Pain

癌痛治疗学

Cancer pain therapy

主 编　谭冠先　罗　健　屠伟峰

副主编　郑宝森　潘灵辉

河南科学技术出版社

·郑州·

内容提要

《癌痛治疗学》共分 52 章，分别阐述了癌痛治疗的现状与趋势，癌痛的原因与全面疼痛评估，癌症"三阶梯"止痛原则及存在问题，癌痛微创介入治疗的概念及方法，癌痛原发病治疗，癌痛的辅助治疗，癌痛治疗的护理，癌痛治疗并发症的防治，癌症患者的康复与姑息治疗和癌痛治疗的组织管理等。本书重点介绍了癌痛的 WHO "三阶梯"止痛原则与发展，并强调癌痛的综合治疗，即以"三阶梯"药物止痛为基础联合神经阻滞、神经毁损、微创介入治疗、外科手术等的综合治疗措施。全书既强调了癌痛的"三阶梯"经典治疗方法，也提出和探讨了一些新的治疗方法与观点和有争议的问题，理论与实际相结合，注重实用，内容广泛，可供临床肿瘤科、疼痛科、麻醉科及其他医务工作者阅读参考。

图书在版编目（CIP）数据

癌痛治疗学/谭冠先，罗健，屠伟峰主编 . —郑州：河南科学技术出版社，2019.9
ISBN 978-7-5349-9624-5

Ⅰ.①癌… Ⅱ.①谭… ②罗… ③屠… Ⅲ.①癌-疼痛-治疗 Ⅳ.①R730.5

中国版本图书馆 CIP 数据核字（2019）第 164859 号

出版发行：河南科学技术出版社
地址：郑州市郑东新区祥盛街 27 号　　邮编：450016
电话：（0371）65788613　65788629
网址：www.hnstp.cn
策划编辑：李喜婷
责任编辑：王月慧　邓　为
责任校对：崔春娟
封面设计：张　伟
版式设计：栾亚平
责任印制：张艳芳
印　　刷：洛阳和众印刷有限公司
经　　销：全国新华书店
开　　本：889 mm×1194 mm　1/16　印张：32　彩插：16　字数：980 千字
版　　次：2019 年 9 月第 1 版　　2019 年 9 月第 1 次印刷
定　　价：198.00 元

编写人员名单

主　　编　谭冠先　罗　健　屠伟峰
副　主　编　郑宝森　潘灵辉
编　　委　（按姓氏笔画排序）
　　　　　　马　飞　中国医学科学院北京协和医学院肿瘤医院
　　　　　　马文庭　天津医科大学第二医院
　　　　　　于世英　华中科技大学同济学院附属同济医院
　　　　　　王　昆　天津医科大学附属肿瘤医院
　　　　　　王仁生　广西医科大学第一附属医院
　　　　　　王建荔　广西医科大学附属肿瘤医院
　　　　　　王春亭　郑州大学第二附属医院
　　　　　　石　英　南部战区总医院
　　　　　　卢振和　广州医科大学附属第二医院
　　　　　　宁俊忠　南部战区总医院
　　　　　　皮治兵　温州医科大学附属第一医院
　　　　　　刘　慧　四川大学华西医院
　　　　　　刘小立　河北医科大学第四医院
　　　　　　刘靖芷　天津医科大学第二医院
　　　　　　刘端祺　中国人民解放军陆军总医院
　　　　　　江锦芳　广西医科大学附属肿瘤医院
　　　　　　许美曦　中山大学附属肿瘤医院
　　　　　　李小梅　中国人民解放军陆军总医院
　　　　　　李永强　广西医科大学附属肿瘤医院
　　　　　　李永瑾　广西玉林市红十字会医院
　　　　　　李全波　天津医科大学第二医院
　　　　　　李廷坤　河南省肿瘤医院
　　　　　　吴良平　南部战区总医院
　　　　　　吴英德　广西医科大学附属肿瘤医院
　　　　　　吴增辉　南部战区总医院
　　　　　　张传汉　华中科技大学同济学院附属同济医院
　　　　　　陈朝板　南部战区总医院
　　　　　　邵月娟　天津医科大学附属肿瘤医院
　　　　　　茅乃权　广西医科大学附属肿瘤医院
　　　　　　罗　健　中国医学科学院北京协和医学院肿瘤医院

金　毅　东部战区总医院
周　萍　南方医科大学附属珠江医院
郑　珉　浙江省人民医院
郑小飞　南部战区总医院
郑汉光　浙江省中西医结合医院
郑宝森　天津医科大学第二医院
郑积华　南部战区总医院
赵　刚　南部战区总医院
赵永斌　南部战区总医院
胡晓桦　广西医科大学第一附属医院
钟进才　广西医科大学第一附属医院
俞卫锋　海军医大学附属东方肝胆外科医院
徐世元　南方医科大学附属珠江医院
黄李平　广西医科大学第一附属医院
曹　红　温州医科大学附属第二医院
梁　锐　广西医科大学附属肿瘤医院
屠伟峰　南部战区总医院
彭志刚　广西医科大学第一附属医院
覃伟武　广西医科大学第一附属医院
曾小芬　广西医科大学第一附属医院
谭诗生　贵州省人民医院
谭冠先　广西医科大学第一附属医院
樊碧发　中日友好医院
潘灵辉　广西医科大学附属肿瘤医院
戴建强　南部战区总医院

其他参编人员　　王文娜　王慧星　韦相兰　石丽君　卢　俊
　　　　　　　　田　浩　朱继庆　刘江涛　许　睿　李　倩
　　　　　　　　杨　阳　杨邦祥　杨艳梅　杨雅丽　肖国有
　　　　　　　　吴　芳　陆永奎　陈观成　林秋菊　罗　杨
　　　　　　　　赵　震　胡　玲　姜　华　洪若熙　祝　畅
　　　　　　　　姚德生　桂伶俐　黄　丽　黄章翔　谭晓丹
　　　　　　　　薄存菊

屠伟峰简介

屠伟峰，男，浙江人。临床医学博士、临床医学博士后，中国杰出麻醉医师（2018年），现为南部战区总医院（原广州军区广州总医院）麻醉科、全军临床麻醉中心主任、主任医师。1984—1997年在南京军区南京总医院麻醉科工作，启蒙老师李德馨教授，期间先后外出学习，获得了南京医科大学临床医学（麻醉学）硕士学位（导师林桂芳和沈健藩教授）、第二军医大学临床医学（外科学）博士学位（导师黎介寿院士）及第三军医医临床医学（烧伤学）博士后证书（合作导师黎鳌院士、肖光夏教授）。1999年博士后出站后以高级医学人才引进来到现单位，先后被聘为南方医科大学、徐州医学院、广州中医药大学、贵阳医学院、第二/三军医大学等多所大学兼职教授，硕士生/博士生导师、博士后指导老师。现任广东省医院协会麻醉科管理专业委员会主任委员，广东省医学会麻醉学分会副主任委员、疼痛学分会和临床输血分会常务委员，中国人体健康科技促进会麻醉与围术期科技专业委员会副主任委员，中国非公立医疗机构协会麻醉专业委员会副主任委员，中国医学教育协会麻醉专业委员会常务委员，广州军区麻醉与复苏专业委员会主任委员，中华医学会麻醉学分会会员，中国医师协会麻醉科医师分会会员，美国ASA会员，美国华人麻醉学院（ICAA）会员等。曾任中国人民解放军麻醉与复苏专业委员会副主任委员（2002—2016），广州市医学会血液保护分会副主任委员（2002—2018），广东省医师协会麻醉科医师分会副主任委员（2013—2016）等多项学术职务。现任《中华医学杂志（英文版）》《中华麻醉学杂志》《临床麻醉学杂志》《国际麻醉学与复苏杂志》《实用医学杂志》《现代医院》等多本专业杂志编委、栏目编委、常务编委等，广东省/广州市医学会医疗事故鉴定专家库专家，军队、省市级及国家各类基金和奖项评审专家等。

从医近40年来，获得了包括国家自然科学基金面上项目、军队重大医学科研基金等各类科研基金近20项，中华人民共和国发明专利3项、实用新型专利8项，军队或省级科技进步或医疗成果二等奖累计5项，军队、省级科研成果进步三等奖8项。二次享受军队II类特殊津贴，获得过"中国十大麻醉新星"（1992）、全国无偿献血金奖、先进党务工作者等若干荣誉称号。主编《麻醉相关并发症处理学》等专著5部，参编《心血管手术麻醉学》等专著13部。培养硕士研究生44名，博士研究生18名，博士后2名。在国内外各类专业学术期刊已发表论著300篇，第一作者和通信作者265余篇，SCI收录20篇，参加"专家共识"4个。

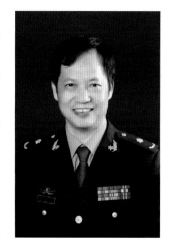

郑宝森简介

郑宝森，教授、主任医师、硕士导师，天津医科大学第二医院疼痛科主任，天津医科大学第二医院麻醉学教研室副主任。现任天津市医学会疼痛学分会主任委员、中国医师协会麻醉学分会委员、中华医学会疼痛学分会常委、中华医学会麻醉学分会疼痛学组副组长、国际疼痛学会中国分会常委、《中华麻醉学杂志》通讯编委、《中国疼痛医学杂志》《实用疼痛学杂志》编委、教育部"十一五"教材《疼痛诊疗学》副主编。

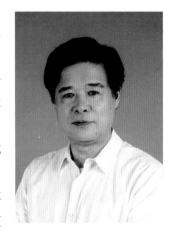

1981 年在麻醉科兼职疼痛治疗工作，2000 年主持疼痛科工作，现开放病床 30 张。治疗特色：用微创介入技术治疗偏头痛、三叉神经痛、舌咽神经痛、颈源性疼痛、腰椎间盘突出症、带状疱疹及后遗神经痛、内脏神经痛、会阴痛、中枢神经痛以及各种癌性疼痛等。

主持天津医科大学麻醉专业麻醉解剖学和疼痛诊疗学教学工作 10 余年，指导硕士研究生 22 人，在《中华麻醉学杂志》等发表论文 50 余篇，主编出版《神经阻滞技术彩色解剖学图解》等疼痛著作 4 部，参编疼痛著作 12 部。承担并指导科研课题 6 项，获得天津市卫生局科技进步奖、天津医科大学科技进步奖 3 项，天津市科技成果 3 项和科技进步奖 2 项。

潘灵辉简介

潘灵辉，男，汉族，广西贵港市人，中共党员，医学博士，教授、主任医师，博士研究生导师，现任广西医科大学附属肿瘤医院、广西壮族自治区肿瘤医院党委书记，广西壮族自治区肿瘤防治研究所副所长，任广西医科大学附属肿瘤医院麻醉科兼重症监护病房（ICU）副主任。广西壮族自治区"新世纪十百千人才工程"第二层次人选，广西临床重点专科肿瘤医院重症医学学科带头人、麻醉与疼痛镇痛诊疗首席专家。任中国抗癌协会理事，中国抗癌协会肿瘤麻醉与镇痛专业委员会常委，广西抗癌协会常务理事兼副秘书长，广西抗癌协会东盟肿瘤麻醉与镇痛专业委员会主任委员，广西医学会麻醉学

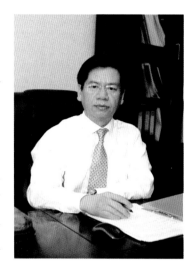

分会副主任委员，广西医师协会麻醉学医师分会副会长，广西抗癌协会生物治疗委员会副主任委员，广西医学会重症医学分会委员。《中国癌症防治杂志》荣誉编委，《肿瘤防治研究》编委，《国际麻醉学与复苏杂志》编委，《广西医科大学学报》编委，《广西医学》编委，《实用癌症杂志》常务编委。

长期从事麻醉学与重症医学的临床与基础研究，以及术后镇痛与晚期癌痛治疗的临床与基础研究等。主攻方向：围术期肺功能维护、ARDS发病机制及治疗的临床与基础研究，麻醉学基础与临床研究。主持国家自然科学基金、广西科技攻关课题、广西自然科学基金等省级以上科研课题8项，厅级课题4项。发表各种学术论文60余篇。荣获广西科学技术进步奖5项，获广西卫生厅颁发广西医药卫生适宜技术推广奖2项，荣获广西医药卫生科技进步奖2项。荣获中国抗癌协会颁发的"为中国抗癌事业做出突出贡献的先进工作者"称号，广西科协优秀学会学术管理工作者，"十一五"广西医药卫生科技工作先进个人，广西医科大学先进教育工作者、师德标兵、优秀教师等荣誉称号。

序言 1

　　谭冠先教授和多位我国著名的癌痛专家合著了一部《癌痛治疗学》，即将出版。我乐于见证我国疼痛医学界这样一件好事、大事。

　　随着医学发展，人类的疾病谱也在悄然发生变化。根据美国疾病控制和预防中心于 2011 年 6 月发布的统计数字，美国四大死亡病因中，占第一位的心脏病和第三位的脑血管病致死率都在显著降低；而占第二位的癌症致死率降低缓慢，到 2009 年癌症已有取代心脏病占致死疾病首位之趋势。在我国，癌症也已成为城市居民死因之首位，乡村死因之第二位。由于癌症晚期 50% 以上有剧烈疼痛，癌痛的防治无疑在疼痛医学中占有极为重要的地位。

　　从癌痛的治疗来说，已经有标准的"三阶梯"疗法，以及我国学者在此基础上发展的多种微创治疗方案。但在医疗实践中，癌痛的控制依然是对医学的一个严重挑战。癌痛原理非常复杂。它既有外周神经受刺激而产生伤害性痛的成分，还有神经受损伤而产生神经病理性痛的成分。疼痛医学界学者熟知，虽然吗啡类药物被列为治疗癌痛的终极武器（第三阶梯），但实践上并非万能。其原因之一，可能是神经病理性痛对吗啡并不十分敏感。这就不难理解，在加用了治疗神经病理性痛的药物后，癌痛的治疗有了长足进步。这都表明，对于这样一个古老而常见的医学问题，仍然大有深入研究的必要。

　　专著的出版可以归纳和反映迄今为止这一领域最佳的诊疗水平，给临床医师一个可资借鉴的规范，具有重大的临床实际意义。祝愿广大医护人员能在此基础上，继续总结提高，推陈出新，为癌痛患者提供优质服务，为医疗改革创造新的经验。

　　是为序。

韩济生

2018 年 7 月于北京

序言 2

《北京市 2010 年度卫生与人群健康情况报告》表明：慢性非传染性疾病包括恶性肿瘤、心脏病和脑血管疾病等。其中恶性肿瘤、心脏病和脑血管疾病三种疾病相加占北京市居民全部死亡病因的 73.8%。而在 1950 年，位居前列的是急性传染病、新生儿死亡和营养不良。因此，目前恶性肿瘤已经成为严重威胁人民健康的常见病、多发病，在临床医学领域内的地位越来越重要。

为了全面控制癌症，WHO 和我国都制定了四个重点措施，也就是：（1）根据病因开展预防；（2）通过筛查早期发现、早期诊断、早期治疗；（3）根治性综合治疗；（4）对不能达到根治的患者采取必要的姑息治疗。WHO 早在 20 世纪 80 年代中期就推出了癌症三阶梯止痛原则，作为姑息治疗的重点、难点及切入点。1990 年我国政府和 WHO 首次在广州召开了会议和培训班正式启动这项工作。为了推广这一工作，卫生部专门发布了文件，使本项工作能够迅速在我国推广。目前，癌症患者可以不痛并保持良好的生活质量的概念已经深入人心，而且各地的疼痛门诊或科室也比较普遍建立，从而给广大肿瘤患者带来了福音。

2006 年 WHO 通过多年来的论证达成共识，将肿瘤纳入"可控慢性疾病"的范畴，这无疑是具有指导意义的大事。多年来大家逐渐认识到肿瘤的形成是一个渐进的慢性过程，是身体的正常细胞经过长期各种外因和内因作用通过上皮化生、间变、增生转化而成的。所以预防干预和早期发现、早期治疗应当成为首要措施。而癌症的姑息治疗和在临床上经过治疗以后的康复同样也是处理慢性疾病的重点。大家知道，近几年癌症姑息治疗除疼痛以外还扩展到贫血、肠梗阻和骨转移等的处理，许多处理都有了规范或共识。

近年来，癌症疼痛无论在诊断、治疗和心理康复等方面每年都有很多新的进展。2010 年 NCCN 中国版已经制定，在药品选择和用药途径等方面都有一定改进。

本书初版（指《癌痛治疗手册》。——编者注）在 2003 年，问世以来有关癌症姑息治疗方面有了很多长足的进展，所以本书的增改成了当务之急。从内容来看，根据近年来的资料特别是循证医学的数据，做了很多增补和修订。本书的出版，对癌痛治疗具有指导意义。

2018 年 7 月

前　言

　　癌症是一种常见病、多发病，目前癌症仍然是严重威胁人类健康和社会稳定的世界性问题。WHO《全球癌症报告 2014》显示，全球 2012 年新发癌症 1 400 万例，预计 2025 年为 1 900 万例，2035 年达 2 044 万。我国 2016 年全国肿瘤登记中心发布的《2013 年中国恶性肿瘤发病和死亡分析》报告显示，我国 2013 年新发恶性肿瘤约 368.2 万例，死亡 222.9 万例；2017 年 2 月国家癌症中心公布的最新数字显示，全国恶性肿瘤发病率为 270.59/10 万，死亡率为 163.83/10 万，恶性肿瘤发病率在全球范围内总体呈增长趋势。

　　疼痛是癌症最常见的症状，2017 年发布的 NCCN 癌痛指南荟萃分析显示：59%正在接受治疗的癌症患者、64%病情进展期患者和 33%治疗后患者存在疼痛。癌痛给患者带来的肉体痛苦和精神创伤有时更甚于死亡。癌痛处理是肿瘤治疗的重要部分，对晚期患者的生存和生活质量有很大影响。WHO 和我国政府都将癌症防治和癌痛治疗列为急需解决的重点问题。《中国癌症预防与控制规划纲要（2004—2010）》中强调"政府领导，全社会参与"，"重视姑息治疗和止痛"，"推广癌症三阶梯止痛指导原则，提高晚期癌症患者的生存质量"。2011 年卫生部颁发的卫办医政发〔2011〕43 号文件"卫生部办公厅关于开展'癌痛规范化治疗示范病房'创建活动的通知"。提出了"进一步加强我国肿瘤规范化诊疗管理，提高癌痛规范化治疗水平，改善对肿瘤患者的医疗服务，提高肿瘤患者生存质量"的要求。

　　自 20 世纪 80 年代起，实施 WHO 提出的癌症三阶梯止痛指导原则和中国医学科学院北京肿瘤医院内科教授孙燕院士和顾慰萍主编、由卫生部发布的癌症三阶梯止痛指导原则以来，我国癌痛治疗有了很大进步，建立了一批癌痛规范化示范病房，癌痛患者及时获得治疗和处方强阿片类药的比例有了提高，癌痛治疗手段也有了较大发展，癌痛多学科综合治疗的理念已基本形成共识。但是仍有部分癌痛患者得不到及时治疗，重度和顽固性癌痛患者的止痛治疗效果仍不够满意，癌症三阶梯止痛指导原则在实施过程中也存在诸多问题。据我国最近调查报告显示：50%中度癌痛患者没有处方强阿片类药，25%重度癌痛患者没有处方强阿片类药，癌痛治疗的形势仍然十分严峻。

2016年国家卫生和计划生育委员会和中医药管理局联合发布了《关于加强肿瘤规范化诊疗管理工作的通知》，再次强调了继续推进癌痛规范化治疗病房的建设。中华医学会疼痛学分会前主任委员韩济生院士在2016年9月北京"蓝丝带癌痛患者协作组"成立大会上指出"科学的规范化疼痛治疗已经成为癌痛治疗中不可忽视的一环"。强化肿瘤科和疼痛科医务人员的癌痛处理意识，建立专门的癌痛治疗组织机构，加强人员培训、提高癌痛治疗的水平与疗效和提倡全社会关爱癌痛患者已成为当务之急。

我和我的同事曾于2003年编著出版了《癌痛治疗手册》一书，此后经常有从事癌痛治疗的同道希望得到此手册。最近10多年，"三阶梯"治疗原则有了新的认识，癌症和癌痛治疗的药物与手段也有了较大发展，多学科治疗积累了许多经验。为此，我和几位主编邀请了国内对癌症和癌痛治疗有丰富临床经验的肿瘤内科、肿瘤外科、麻醉科、疼痛科、放疗科和核医学科等多学科的专家策划，共同编著《癌痛治疗学》，并于2011年完成了第一稿，但由于肿瘤医学和疼痛医学发展很快，我们发现第一稿中，多处内容已跟不上形势的发展，之后经过四次修改，不断补充和增加最新的医学成果与临床循证医学的信息，终于完成了一本我们认为比较满意的癌痛治疗专著。

《癌痛治疗学》编著之初及全过程都强调了严谨的科学态度和实事求是的作风，理论与实践相结合，紧跟国内外肿瘤学和疼痛学的发展。全书共52章，全面、系统地介绍了癌痛治疗的理论知识和治疗方法，介绍了癌症和癌痛治疗的新观点、新理论和新方法，包括癌痛治疗的发展趋势；阐述了癌痛的全面筛查和评估，癌症三阶梯止痛原则的新进展、存在问题及癌痛的多学科治疗的理念和方法等。关于"第四阶梯"的概念本书在几处提到，目前尚有争议，实质就是神经阻滞和介入治疗等方法在难治性、顽固性癌痛的应用。

鉴于癌痛治疗与肿瘤的密切关系，本书也介绍了抗癌治疗的主要方法及在各系统癌痛治疗的应用。肺癌的靶向治疗被认为是精准医学的典型，本书在各系统癌痛疾病特别是肺癌疼痛治疗中也介绍了靶向治疗技术。

我们编著《癌痛治疗学》，旨在为广大医务工作者尤其肿瘤科、疼痛科医师和护士奉献一本系统阐述癌痛治疗的专著，进一步推动"癌症三阶梯止痛指导原则"的实施，发展以"三阶梯"止痛治疗为基础的癌痛多学科、多模式综合治疗，在强调疼痛规范化的基础上，重视个体化治疗，不断提高癌痛治疗的效果和水平。

在《癌痛治疗学》出版之际，特别感谢韩济生院士、孙燕院士，并致以崇高的敬意。

韩济生院士和孙燕院士分别是我国疼痛医学和临床肿瘤内科的奠基人，对我国癌痛治疗做出了卓越的贡献。本书的编著一直得到两位院士的支持和指导，并为本书作序。

对河南科学技术出版社的指导和大力支持，以及各位编著者的辛勤劳动与无私奉献致以由衷的感谢！

　　由于肿瘤学的发展和疼痛治疗与多学科相关，治疗药物及方法也在不断推陈出新，本书无论在内容或文字都可能存在不足，祈盼医学界同道和广大读者不惜赐教。

譚冠先

2018 年 12 月于广西医科大学

目　录

第一章　癌痛的流行病学 ……………………………………………………………（1）

第一节　概述 …………………………………………………………………（1）

第二节　癌痛与临床病因的流行病学 ……………………………………（2）

一、癌症因素 …………………………………………………………（2）

二、治疗因素 …………………………………………………………（2）

三、社会心理因素 …………………………………………………（2）

四、非癌症因素 …………………………………………………………（2）

第三节　常见癌痛的流行病学 ……………………………………………（2）

一、肺癌 …………………………………………………………………（2）

二、胃癌 …………………………………………………………………（3）

三、肝癌 …………………………………………………………………（3）

四、乳腺癌 ………………………………………………………………（3）

五、结直肠癌 …………………………………………………………（4）

六、食管癌 ………………………………………………………………（4）

七、胰腺癌 ………………………………………………………………（4）

八、前列腺癌 …………………………………………………………（4）

九、鼻咽癌 ………………………………………………………………（5）

十、甲状腺癌 …………………………………………………………（5）

十一、妇科癌症 ………………………………………………………（5）

第二章　癌痛现状与癌痛治疗的意义 ……………………………………（8）

第一节　癌痛的危害与癌痛治疗的意义 ………………………………（8）

一、癌痛的危害 ………………………………………………………（8）

二、癌痛治疗的意义 …………………………………………………（8）

第二节　癌痛治疗的成就 …………………………………………………（9）

一、政府重视，制定政策法规 ……………………………………（9）

二、专家牵头，促进癌痛研究 ……………………………………（10）

三、镇痛药品种类增加 ……………………………………………（10）

第三节　癌痛的基础研究 …………………………………………………（11）

一、癌痛动物模型研究进展 ………………………………………（11）

二、骨癌痛是特殊类型的癌痛 ……………………………………（12）

三、骨癌痛的可能机制 ……………………………………………（14）

　　　四、骨癌痛的药物治疗 ……………………………………………………… (17)
　　第四节　癌痛治疗存在的问题及影响因素 ……………………………………… (18)
　　　一、癌痛治疗存在的问题 ………………………………………………………… (18)
　　　二、影响癌痛治疗的因素 ………………………………………………………… (20)
　　第五节　第四阶梯的概念与争论 ………………………………………………… (21)
　　第六节　癌痛治疗的展望 ………………………………………………………… (23)
第三章　癌痛的原因及分类 ……………………………………………………… (25)
　　第一节　癌痛的原因 ……………………………………………………………… (25)
　　　一、癌症本身的原因 ……………………………………………………………… (25)
　　　二、癌症相关性疼痛 ……………………………………………………………… (25)
　　　三、与诊断和治疗相关的疼痛 …………………………………………………… (26)
　　　四、与癌症或相关治疗无关的疼痛 ……………………………………………… (26)
　　第二节　癌痛的分类 ……………………………………………………………… (26)
　　　一、按病因分类 …………………………………………………………………… (26)
　　　二、按病理生理学分类 …………………………………………………………… (26)
　　　三、按病程急缓分类 ……………………………………………………………… (27)
　　　四、按疼痛强度分类 ……………………………………………………………… (27)
　　　五、国际癌痛的分类 ……………………………………………………………… (27)
第四章　癌痛的全面筛查与评估 ………………………………………………… (29)
　　第一节　筛查与评估的内容 ……………………………………………………… (29)
　　　一、筛查内容 ……………………………………………………………………… (29)
　　　二、评估内容 ……………………………………………………………………… (29)
　　第二节　评估原则 ………………………………………………………………… (33)
　　　一、常规评估 ……………………………………………………………………… (33)
　　　二、量化评估 ……………………………………………………………………… (33)
　　　三、全面评估 ……………………………………………………………………… (33)
　　　四、动态评估 ……………………………………………………………………… (33)
　　第三节　评估方法 ………………………………………………………………… (33)
　　　一、视觉模拟评分法 ……………………………………………………………… (34)
　　　二、主诉疼痛程度分级法 ………………………………………………………… (34)
　　　三、数字评分法 …………………………………………………………………… (34)
　　　四、麦吉尔疼痛问卷 ……………………………………………………………… (35)
　　　五、简化的麦吉尔疼痛问卷 ……………………………………………………… (35)
　　　六、行为测定法 …………………………………………………………………… (36)
　　　七、老年痴呆患者疼痛评估方法 ………………………………………………… (37)
　　　八、其他测定方法 ………………………………………………………………… (38)
　　　九、疼痛评估中常见错误 ………………………………………………………… (38)
　　第四节　治疗效果的评价 ………………………………………………………… (38)
　　　一、根据主诉疼痛程度分级评价法 ……………………………………………… (38)
　　　二、疼痛缓解四级评价法 ………………………………………………………… (39)
　　　三、疼痛缓解五级评价法 ………………………………………………………… (39)
　　　四、VAS 加权计算评价法 ………………………………………………………… (39)
第五章　癌痛的诊断 ……………………………………………………………… (41)

第一节　诊断内容 ……………………………………………………………（41）
　　一、原发癌及其分期 ……………………………………………………（41）
　　二、癌痛病因 ……………………………………………………………（41）
　　三、癌痛的病理生理学 …………………………………………………（41）
　　四、癌痛性质 ……………………………………………………………（41）
　　五、癌痛强度 ……………………………………………………………（41）
　　六、癌痛综合征 …………………………………………………………（41）
第二节　诊断方法 ……………………………………………………………（42）
　　一、病史采集 ……………………………………………………………（42）
　　二、临床表现 ……………………………………………………………（42）
　　三、体格检查 ……………………………………………………………（43）
　　四、实验室及其他辅助检查 ……………………………………………（43）

第六章　癌痛治疗的原则与新趋势 …………………………………………（45）
第一节　癌痛治疗的基本原则 ………………………………………………（45）
　　一、综合治疗 ……………………………………………………………（45）
　　二、药物为主的治疗 ……………………………………………………（45）
　　三、有创性治疗 …………………………………………………………（45）
　　四、抗癌治疗和镇痛治疗相结合 ………………………………………（46）
　　五、个体化治疗 …………………………………………………………（46）
　　六、重视多学科协作 ……………………………………………………（46）
　　七、重视终末期患者的镇痛治疗 ………………………………………（46）
　　八、积极防治癌痛治疗引起的副作用 …………………………………（46）
　　九、癌痛筛查、评估与患者及其家属的宣教 …………………………（46）
第二节　癌痛治疗的新趋势 …………………………………………………（48）
　　一、多维疼痛与多维治疗 ………………………………………………（48）
　　二、制订全面的疼痛评估和治疗计划 …………………………………（48）
　　三、三阶梯癌痛治疗的新认识 …………………………………………（48）
　　四、按疼痛的病理生理机制治疗策略 …………………………………（49）
　　五、多学科治疗策略 ……………………………………………………（49）

第七章　癌痛治疗的伦理观 …………………………………………………（53）
第一节　癌痛患者的心理与社会特殊性 ……………………………………（53）
第二节　晚期癌痛治疗的特殊性 ……………………………………………（54）
　　一、癌痛未缓解的原因 …………………………………………………（54）
　　二、癌痛治疗的方法 ……………………………………………………（54）
第三节　晚期癌痛治疗的伦理学意义与问题 ………………………………（55）
　　一、晚期癌痛治疗的伦理学意义 ………………………………………（55）
　　二、晚期癌痛治疗的伦理学问题 ………………………………………（55）

第八章　癌症的三阶梯止痛治疗与综合治疗 ………………………………（66）
第一节　癌痛的三阶梯止痛药物治疗 ………………………………………（66）
　　一、三阶梯止痛概念 ……………………………………………………（66）
　　二、三阶梯止痛药物 ……………………………………………………（67）
　　三、三阶梯止痛原则 ……………………………………………………（68）
第二节　癌痛的综合治疗 ……………………………………………………（73）

第三节 特殊人群癌痛的药物治疗 ……………………………………… （75）
  一、儿童和青少年 ………………………………………………………… （75）
  二、老年人 ………………………………………………………………… （77）
  三、药物滥用者 …………………………………………………………… （77）
第四节 癌痛控制的策略与评估标准 …………………………………… （78）
  一、癌痛控制的三维策略 ………………………………………………… （78）
  二、癌痛控制的评估标准 ………………………………………………… （78）

第九章 阿片类药 ……………………………………………………………… （82）
第一节 阿片类药物的分类 ……………………………………………… （82）
  一、按化学结构分类 ……………………………………………………… （82）
  二、按来源分类 …………………………………………………………… （82）
  三、按受体类型分类 ……………………………………………………… （82）
  四、按药理作用分类 ……………………………………………………… （83）
  五、根据阿片类药的止痛强度分类 ……………………………………… （83）
第二节 阿片类药的药理学 ……………………………………………… （84）
第三节 阿片类止痛药物 ………………………………………………… （85）
  一、磷酸可待因 …………………………………………………………… （85）
  二、磷酸可待因缓释片 …………………………………………………… （85）
  三、酒石酸二氢可待因控释片 …………………………………………… （86）
  四、氨酚待因 ……………………………………………………………… （86）
  五、吗啡 …………………………………………………………………… （86）
  六、硫酸吗啡控释片和盐酸吗啡控释片 ………………………………… （88）
  七、美沙酮 ………………………………………………………………… （88）
  八、哌替啶 ………………………………………………………………… （89）
  九、盐酸羟考酮控释片 …………………………………………………… （89）
  十、他喷他多缓释片 ……………………………………………………… （90）
  十一、芬太尼 ……………………………………………………………… （90）
  十二、芬太尼透皮贴剂 …………………………………………………… （91）
  十三、纳洛酮 ……………………………………………………………… （92）
  十四、羟考酮/纳洛酮缓释片 …………………………………………… （93）
  十五、曲马多 ……………………………………………………………… （93）
第四节 阿片类药物常见不良反应及处理 …………………………… （94）
  一、便秘 …………………………………………………………………… （94）
  二、恶心呕吐 ……………………………………………………………… （94）
  三、嗜睡 …………………………………………………………………… （94）
  四、尿潴留 ………………………………………………………………… （94）
  五、精神错乱及中枢神经毒性反应 ……………………………………… （94）
  六、药物过量和中毒 ……………………………………………………… （94）

第十章 非甾体抗炎药 ………………………………………………………… （97）
第一节 非甾体抗炎药的分类与作用机制 …………………………… （97）
  一、NSAIDs 的分类 ……………………………………………………… （97）
  二、NSAIDs 的作用机制 ………………………………………………… （97）
第二节 非甾体抗炎药药理学 …………………………………………… （99）

一、药理作用 ……………………………………………………………（99）
　　　　二、药代动力学 ……………………………………………………………（100）
　　　　三、药物的相互作用 ………………………………………………………（100）
　　第三节　非甾体抗炎药常见不良反应及对策……………………………………（101）
　　第四节　癌痛治疗中常用非甾体抗炎药…………………………………………（101）
　　　　一、对乙酰氨基酚 …………………………………………………………（101）
　　　　二、特异性 COX-1 抑制剂 ………………………………………………（102）
　　　　三、非特异性 COX 抑制剂 ………………………………………………（102）
　　　　四、倾向性 COX-2 抑制剂 ………………………………………………（105）
　　　　五、特异性 COX-2 抑制剂 ………………………………………………（106）
　　第五节　非甾体抗炎药在癌痛治疗的应用原则…………………………………（109）
第十一章　癌痛治疗的辅助药………………………………………………………（112）
　　第一节　抗抑郁药…………………………………………………………………（112）
　　　　一、抗抑郁药的分类 ………………………………………………………（112）
　　　　二、抗抑郁药的药理作用 …………………………………………………（112）
　　　　三、癌痛治疗的常用药物 …………………………………………………（113）
　　　　四、抗抑郁药在癌痛治疗的应用 …………………………………………（115）
　　第二节　抗惊厥药…………………………………………………………………（116）
　　　　一、抗惊厥药的镇痛机制 …………………………………………………（116）
　　　　二、常用抗惊厥药 …………………………………………………………（116）
　　　　三、抗惊厥药在癌痛治疗的应用 …………………………………………（118）
　　第三节　其他辅助药………………………………………………………………（119）
　　　　一、苯二氮䓬类药 …………………………………………………………（119）
　　　　二、皮质类固醇类激素 ……………………………………………………（120）
　　　　三、氯胺酮 …………………………………………………………………（121）
第十二章　局部麻醉药………………………………………………………………（125）
　　第一节　局部麻醉药分类…………………………………………………………（125）
　　　　一、按化学结构分类 ………………………………………………………（125）
　　　　二、按临床分类 ……………………………………………………………（125）
　　第二节　局部麻醉药的药代动力学及药效学……………………………………（125）
　　　　一、局部麻醉药的药代动力学 ……………………………………………（125）
　　　　二、局部麻醉药的药效学 …………………………………………………（127）
　　第三节　常用局部麻醉药…………………………………………………………（128）
　　　　一、酯类局部麻醉药 ………………………………………………………（128）
　　　　二、酰胺类局部麻醉药 ……………………………………………………（128）
　　第四节　局部麻醉药的不良反应及处理…………………………………………（129）
　　　　一、神经毒性 ………………………………………………………………（129）
　　　　二、变态反应及高敏反应 …………………………………………………（129）
　　　　三、毒性反应 ………………………………………………………………（129）
第十三章　癌痛的神经阻滞术………………………………………………………（131）
　　第一节　头颈部神经阻滞术………………………………………………………（131）
　　　　一、眶上神经阻滞术 ………………………………………………………（131）
　　　　二、眶下神经阻滞术 ………………………………………………………（131）

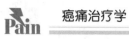

三、上颌神经阻滞术 ………………………………………… （132）

四、下颌神经阻滞术 ………………………………………… （133）

五、腭大神经阻滞术 ………………………………………… （133）

六、半月神经节阻滞术 ……………………………………… （133）

七、舌咽神经阻滞术 ………………………………………… （134）

八、颈椎椎旁神经阻滞术 …………………………………… （134）

第二节　胸腰部神经阻滞术 …………………………………… （135）

一、肋间神经阻滞术 ………………………………………… （135）

二、胸椎椎旁神经阻滞术 …………………………………… （136）

三、腰椎椎旁神经阻滞术 …………………………………… （136）

第三节　蛛网膜下隙阻滞术 …………………………………… （137）

一、解剖学 …………………………………………………… （137）

二、适应证与禁忌证 ………………………………………… （138）

三、技术操作 ………………………………………………… （138）

四、并发症 …………………………………………………… （139）

五、注意事项 ………………………………………………… （139）

第四节　硬膜外阻滞术 ………………………………………… （139）

一、解剖学 …………………………………………………… （139）

二、适应证与禁忌证 ………………………………………… （139）

三、技术操作 ………………………………………………… （139）

四、并发症 …………………………………………………… （140）

五、注意事项 ………………………………………………… （140）

第五节　骶管神经阻滞术 ……………………………………… （140）

第六节　交感神经阻滞术 ……………………………………… （141）

一、星状神经节阻滞术 ……………………………………… （141）

二、胸交感神经阻滞术 ……………………………………… （141）

三、腰交感神经阻滞术 ……………………………………… （142）

四、腹腔神经丛阻滞术 ……………………………………… （143）

五、上腹下神经丛阻滞术 …………………………………… （143）

第十四章　患者自控镇痛术 ………………………………………… （145）

第一节　PCA 的药理学基础 ………………………………… （145）

第二节　PCA 的分类 ………………………………………… （145）

一、硬膜外 PCA …………………………………………… （145）

二、鞘内 PCA ……………………………………………… （146）

三、外周神经 PCA ………………………………………… （147）

四、硬膜外 PCA …………………………………………… （147）

第三节　PCA 的临床应用 …………………………………… （147）

一、适应证与禁忌证 ………………………………………… （147）

二、术前准备 ………………………………………………… （148）

三、操作方法 ………………………………………………… （148）

四、注意事项 ………………………………………………… （148）

第四节　PCA 的技术参数 …………………………………… （148）

一、负荷剂量 ………………………………………………… （148）

二、单次剂量 ……………………………………………………………………（149）

三、锁定时间 ……………………………………………………………………（149）

四、单位时间最大剂量 …………………………………………………………（149）

五、持续注药或背景剂量 ………………………………………………………（149）

第五节　PCA 常用的阿片类药物 ……………………………………………………（150）

一、吗啡 …………………………………………………………………………（150）

二、芬太尼 ………………………………………………………………………（150）

三、曲马多 ………………………………………………………………………（150）

第六节　PCA 相关的副作用 …………………………………………………………（150）

一、恶心、呕吐 …………………………………………………………………（151）

二、瘙痒 …………………………………………………………………………（151）

三、尿潴留 ………………………………………………………………………（151）

四、呼吸抑制 ……………………………………………………………………（151）

五、低血压 ………………………………………………………………………（151）

六、局麻药毒性作用 ……………………………………………………………（151）

七、神经损害 ……………………………………………………………………（151）

第十五章　癌痛的化学性神经毁损术 …………………………………………………（155）

第一节　化学性神经毁损发展史 ……………………………………………………（155）

第二节　常用化学性神经毁损药物 …………………………………………………（156）

一、苯酚 …………………………………………………………………………（156）

二、乙醇 …………………………………………………………………………（157）

三、亚甲蓝 ………………………………………………………………………（157）

第三节　化学性神经毁损的适应证及术前准备 ……………………………………（158）

一、适应证 ………………………………………………………………………（158）

二、毁损治疗前准备 ……………………………………………………………（158）

第四节　常用化学性神经毁损术 ……………………………………………………（159）

一、蛛网膜下隙化学毁损术 ……………………………………………………（159）

二、硬膜外隙神经化学毁损术 …………………………………………………（159）

三、交感神经化学毁损术 ………………………………………………………（160）

第十六章　癌痛的射频治疗 ……………………………………………………………（162）

第一节　射频治疗的历史与发展 ……………………………………………………（162）

第二节　癌痛射频镇痛治疗的原理与模式 …………………………………………（163）

一、射频治疗癌痛的原理 ………………………………………………………（163）

二、射频治疗的模式 ……………………………………………………………（163）

第三节　癌痛射频热凝镇痛的适应证与禁忌证 ……………………………………（164）

一、适应证 ………………………………………………………………………（164）

二、禁忌证 ………………………………………………………………………（164）

第四节　癌痛射频热凝镇痛术 ………………………………………………………（165）

一、神经射频热凝镇痛术 ………………………………………………………（165）

二、肿瘤瘤体射频热凝术 ………………………………………………………（166）

第五节　癌痛射频镇痛的并发症 ……………………………………………………（166）

一、负电极片处皮肤灼伤 ………………………………………………………（166）

二、局部血肿 ……………………………………………………………………（167）

三、脏器损伤 ··· (167)

四、局部感染 ··· (167)

第十七章　鞘内及硬膜外输注镇痛技术 ························· (169)

第一节　可编程植入式吗啡输注系统 ··························· (169)

一、可编程植入式鞘内泵的适应证与禁忌证 ·············· (169)

二、术前准备 ··· (170)

三、操作方法 ··· (170)

四、注意事项 ··· (172)

第二节　硬膜外隙埋入式输注系统 ····························· (173)

一、适应证与禁忌证 ··· (173)

二、术前准备 ··· (173)

三、操作方法 ··· (174)

四、硬膜外第3~4腰椎植入药物输注系统的镇痛管理及护理 ······

··· (174)

第三节　椎管内药物输注方法的选择 ··························· (175)

一、短期胸椎以下镇痛 ······································· (175)

二、中长期胸椎以下镇痛 ······································· (175)

三、颅内肿瘤镇痛 ··· (175)

第四节　椎管内阿片类药物输注治疗的并发症 ··············· (176)

一、出血 ··· (176)

二、血肿 ··· (176)

三、局部感染 ··· (176)

四、硬膜外脓肿 ··· (177)

五、脑脊膜炎 ··· (177)

六、穿刺置管后头痛 ··· (177)

七、药物误注 ··· (177)

八、胃肠道症状 ··· (177)

九、尿潴留 ··· (177)

十、皮肤瘙痒 ··· (178)

十一、嗜睡、头晕、记忆障碍 ······························· (178)

十二、呼吸抑制 ··· (178)

十三、阿片类药物耐药性 ······································· (178)

第十八章　脊髓电刺激镇痛术 ······························· (183)

第一节　设备及其镇痛机制 ··································· (183)

一、设备 ··· (183)

二、镇痛机制 ··· (184)

第二节　适应证与禁忌证 ····································· (184)

一、适应证 ··· (184)

二、禁忌证 ··· (185)

第三节　脊髓电刺激术 ··· (185)

一、术前准备 ··· (185)

二、操作方法 ··· (185)

第四节　并发症与注意事项 ··································· (186)

一、并发症 ·· (186)

　　　　二、注意事项 ·· (186)

第十九章　癌痛的神经外科治疗 ··· (188)

　　第一节　癌痛神经外科手术相关解剖学 ······································· (188)

　　　　一、脊髓背外侧束通路 ·· (188)

　　　　二、上行伤害性传导通路 ·· (188)

　　　　三、皮质投射 ·· (189)

　　第二节　脊髓水平的镇痛手术 ··· (190)

　　　　一、脊神经后根切断术 ·· (190)

　　　　二、脊髓前外侧束切断术 ·· (192)

　　　　三、脊髓白质前联合切开术 ·· (193)

　　　　四、脊髓后正中点状切开术 ·· (193)

　　第三节　立体定向脑内核团毁损镇痛术 ······································· (194)

　　　　一、丘脑核团毁损术 ·· (194)

　　　　二、中脑传导束毁损术 ·· (196)

　　第四节　脑电刺激术 ··· (197)

　　　　一、脑深部电刺激镇痛术 ·· (197)

　　　　二、运动皮层电刺激镇痛术 ·· (198)

第二十章　经皮椎体成形术及球囊扩张椎体后凸成形术 ······························· (201)

　　第一节　经皮椎体成形术 ··· (201)

　　　　一、适应证与禁忌证 ·· (201)

　　　　二、术前准备 ·· (202)

　　　　三、手术方法 ·· (202)

　　　　四、术后处理 ·· (202)

　　　　五、并发症及防治 ·· (203)

　　第二节　经皮球囊扩张椎体后凸成形术 ······································· (203)

　　　　一、适应证与禁忌证 ·· (203)

　　　　二、术前准备 ·· (203)

　　　　三、手术方法 ·· (204)

　　　　四、术后处理 ·· (205)

　　　　五、并发症及防治 ·· (205)

第二十一章　癌痛的化学治疗 ··· (207)

　　第一节　化疗的常用药物 ··· (207)

　　　　一、细胞周期非特异性药物 ·· (207)

　　　　二、细胞周期特异性药物 ·· (207)

　　第二节　化疗镇痛的适应证与禁忌证 ··· (208)

　　　　一、适应证 ·· (208)

　　　　二、禁忌证 ·· (208)

　　第三节　化疗镇痛的用药原则和常用方法 ····································· (208)

　　　　一、化疗镇痛的用药原则 ·· (208)

　　　　二、常用化疗镇痛的方法 ·· (209)

　　　　三、介入性化疗镇痛 ·· (211)

　　第四节　常见不良反应与处理 ··· (211)

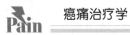

一、骨髓抑制 ……………………………………………………… （212）

二、消化道反应 …………………………………………………… （212）

三、肝毒性 ………………………………………………………… （212）

四、肾毒性 ………………………………………………………… （212）

五、脱发 …………………………………………………………… （212）

六、局部刺激 ……………………………………………………… （212）

七、过敏反应 ……………………………………………………… （212）

八、神经系统毒性 ………………………………………………… （212）

九、心脏毒性 ……………………………………………………… （213）

十、肺毒性 ………………………………………………………… （213）

十一、致癌作用 …………………………………………………… （213）

十二、致畸胎作用 ………………………………………………… （213）

第二十二章　癌痛的放射治疗 …………………………………………… （215）

第一节　放射治疗的机制及照射方式 ……………………………… （215）

一、放射治疗的机制 ……………………………………………… （215）

二、放射治疗的照射方式 ………………………………………… （215）

第二节　癌痛放射治疗的适应证与禁忌证 ………………………… （216）

一、适应证 ………………………………………………………… （216）

二、禁忌证 ………………………………………………………… （216）

第三节　常见癌痛的放射治疗 ……………………………………… （216）

一、肿瘤骨转移的放射治疗 ……………………………………… （216）

二、脑转移癌的放射治疗 ………………………………………… （217）

三、头颈部肿瘤侵犯颅底的放射治疗 …………………………… （218）

四、胰腺癌的癌痛姑息放疗 ……………………………………… （218）

第四节　放射治疗与药物的联合应用 ……………………………… （219）

一、放疗联合双膦酸盐 …………………………………………… （219）

二、放疗联合其他药物 …………………………………………… （219）

第五节　放射性粒子植入治疗 ……………………………………… （219）

一、碘-125 粒子植入治疗的概念 ………………………………… （219）

二、适应证 ………………………………………………………… （220）

三、碘-125 粒子植入治疗的方法 ………………………………… （220）

第六节　放射治疗的并发症及处理 ………………………………… （221）

第二十三章　癌痛的放射性核素治疗 …………………………………… （224）

第一节　放射性核素治疗的原理 …………………………………… （224）

第二节　常用放射性药物 …………………………………………… （224）

一、氯化锶 ………………………………………………………… （225）

二、^{153}钐-乙二胺四甲撑膦酸 ………………………………………… （225）

三、^{188}铼-1-羟基-1，1-二膦酸钠乙烷 …………………………… （225）

四、其他用于治疗肿瘤骨转移的放射性药物 …………………… （226）

第三节　适应证与禁忌证 …………………………………………… （226）

一、适应证 ………………………………………………………… （226）

二、禁忌证 ………………………………………………………… （226）

第四节　治疗方法 …………………………………………………… （226）

一、患者准备 ……………………………………………………………（226）

二、给药方法与剂量 ……………………………………………………（227）

第五节　随访观察与重复治疗 ……………………………………………（228）

一、随访观察 ……………………………………………………………（228）

二、骨痛反应的评价标准 ………………………………………………（228）

三、骨病灶疗效评价标准 ………………………………………………（228）

四、重复治疗 ……………………………………………………………（228）

第六节　疗效评价与不良反应 ……………………………………………（229）

一、氯化锶（$^{89}SrCl_2$）治疗 …………………………………………（229）

二、^{153}钐–乙二胺四甲撑膦酸（^{153}Sm-EDTMP）治疗 ……（229）

三、^{188}铼–1–羟基–1，1–二膦酸钠乙烷（^{188}Re-HEDP）治疗 …

………………………………………………………………………（230）

第二十四章　癌痛的激素治疗 ………………………………………………（232）

第一节　激素的分类与生理作用 …………………………………………（232）

一、激素的分类 …………………………………………………………（232）

二、激素的生理作用 ……………………………………………………（233）

第二节　激素依赖性肿瘤及其激素治疗 …………………………………（235）

一、乳腺癌 ………………………………………………………………（235）

二、前列腺癌 ……………………………………………………………（236）

三、子宫内膜癌 …………………………………………………………（237）

四、肾癌 …………………………………………………………………（238）

五、甲状腺癌 ……………………………………………………………（239）

六、卵巢癌 ………………………………………………………………（239）

第二十五章　癌痛的靶向治疗 ………………………………………………（243）

第一节　靶向治疗的分子生物学机制 ……………………………………（243）

一、靶向治疗的细胞周期机制 …………………………………………（243）

二、靶向治疗的信号传导机制 …………………………………………（244）

三、靶向治疗的抗血管生成机制 ………………………………………（244）

四、靶向治疗的干细胞机制 ……………………………………………（244）

五、靶向治疗的微环境机制 ……………………………………………（245）

六、靶向治疗的免疫治疗机制 …………………………………………（245）

第二节　靶向治疗在癌痛治疗中的作用 …………………………………（246）

一、降低肿瘤负荷 ………………………………………………………（246）

二、抑制炎症反应 ………………………………………………………（246）

三、促进骨修复 …………………………………………………………（246）

第三节　常用的靶点和靶向治疗药物 ……………………………………（246）

一、抗血管生成药物 ……………………………………………………（247）

二、抗表皮生长因子受体家族的药物 …………………………………（247）

三、mTOR 抑制剂 ………………………………………………………（248）

四、靶向 c-MET、RAS、BCR/ABL、BTK 的药物 …………………（248）

五、靶向细胞膜分化相关抗原药物 ……………………………………（248）

六、多靶点药物 …………………………………………………………（248）

七、靶向 ALK、HDAC、BRAF、蛋白酶体的药物 ………（249）

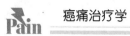

八、免疫治疗药物 ·· (249)
第四节　常见不良反应 ·· (249)
一、皮肤毒性 ·· (250)
二、消化道反应 ·· (250)
三、呼吸系统不良反应 ·· (250)
四、血液学毒性 ·· (250)
五、心血管不良反应 ·· (250)
六、神经系统不良反应 ·· (250)
七、泌尿系统不良反应 ·· (250)

第二十六章　抗溶骨治疗 ·· (253)
第一节　肿瘤与溶骨反应 ·· (253)
第二节　肿瘤性溶骨与疼痛 ·· (253)
第三节　常用双膦酸盐类药物 ·· (254)
一、双膦酸盐治疗溶骨的可能机制 ···································· (254)
二、常用双膦酸盐类药物 ·· (255)
三、双膦酸盐应用的禁忌证 ·· (256)
第四节　抗溶骨治疗的不良反应与处理 ·································· (256)
一、急性反应 ·· (256)
二、肾功能损害 ·· (256)
三、胃肠道反应 ·· (257)
四、颌骨坏死 ·· (257)
五、其他不良反应 ·· (257)

第二十七章　癌痛的康复理疗 ·· (260)
第一节　磁疗法 ·· (260)
一、作用原理 ·· (260)
二、操作方法 ·· (260)
三、注意事项 ·· (261)
第二节　半导体激光疗法 ·· (262)
一、作用原理 ·· (262)
二、操作方法 ·· (262)
三、注意事项 ·· (262)
第三节　红外偏振光疗法 ·· (262)
一、作用原理 ·· (262)
二、操作方法 ·· (263)
三、注意事项 ·· (263)
第四节　作业疗法 ·· (263)
一、概述 ·· (263)
二、操作方法 ·· (263)

第二十八章　癌痛的手术治疗 ·· (266)
第一节　肿瘤根治术 ·· (266)
一、治疗原则 ·· (266)
二、适应证与禁忌证 ·· (266)
第二节　姑息性切除术 ·· (267)

一、治疗原则 ·· (267)
二、常见姑息性手术方法 ·· (267)

第二十九章 癌痛的中医治疗 ·· (270)
　　第一节　中医药治疗癌痛的基本原则及方法 ···················· (270)
　　　　一、癌痛的病因病机 ·· (270)
　　　　二、癌痛的中医治疗原则 ··· (270)
　　　　三、癌痛的中医治疗方法 ··· (271)
　　第二节　癌痛的内治法 ·· (271)
　　　　一、辨证施治 ··· (271)
　　　　二、辨病用药 ··· (272)
　　　　三、经验方 ··· (273)
　　　　四、中成药 ··· (274)
　　　　五、针剂 ··· (275)
　　第三节　癌痛的外治法 ·· (276)
　　　　一、中药熏洗法 ··· (276)
　　　　二、直肠点滴法 ··· (276)
　　　　三、敷贴法 ··· (276)
　　　　四、涂擦法 ··· (277)
　　　　五、搐鼻疗法 ··· (277)
　　　　六、穴位注射法 ··· (277)
　　　　七、穴位离子导入法 ·· (277)
　　附　常用抗癌止痛中草药 ··· (277)

第三十章 癌痛的针刺疗法 ·· (287)
　　第一节　针刺治疗癌痛的机制研究 ···································· (287)
　　　　一、中枢神经系统的机制 ··· (287)
　　　　二、中枢神经递质和体液机制 ······································ (287)
　　第二节　选穴原则与配穴方法 ·· (288)
　　　　一、选穴原则 ··· (288)
　　　　二、配穴方法 ··· (288)
　　第三节　癌痛常用针刺疗法 ··· (288)
　　　　一、常规针刺法 ··· (288)
　　　　二、电针疗法 ··· (289)

第三十一章 癌痛的心理治疗 ·· (291)
　　第一节　癌痛患者的心理障碍 ·· (291)
　　　　一、癌痛患者心理障碍的相关因素 ·································· (291)
　　　　二、癌痛患者心理障碍的常见表现 ·································· (291)
　　第二节　癌痛患者的心理评估 ·· (292)
　　　　一、抑郁测评量表 ··· (292)
　　　　二、焦虑测评量表 ··· (296)
　　　　三、痛苦测定温度计 ·· (298)
　　第三节　癌痛患者的心理治疗 ·· (299)
　　　　一、心理行为干预 ··· (299)
　　　　二、心理治疗方案 ··· (300)

三、癌痛患者心理障碍的药物治疗 …………………………………… （303）
第三十二章　中枢神经系统癌痛的治疗 …………………………………… （306）
　　第一节　脑肿瘤 …………………………………………………………… （306）
　　　　一、临床特点 …………………………………………………………… （306）
　　　　二、病因治疗 …………………………………………………………… （307）
　　　　三、镇痛治疗 …………………………………………………………… （307）
　　第二节　脑脊膜癌 ………………………………………………………… （308）
　　　　一、临床特点 …………………………………………………………… （308）
　　　　二、病因治疗 …………………………………………………………… （308）
　　　　三、镇痛治疗 …………………………………………………………… （308）
　　第三节　颅底转移癌 ……………………………………………………… （309）
　　　　一、临床特点 …………………………………………………………… （309）
　　　　二、病因治疗 …………………………………………………………… （309）
　　　　三、镇痛治疗 …………………………………………………………… （309）
　　第四节　脊髓肿瘤 ………………………………………………………… （310）
　　　　一、临床特点 …………………………………………………………… （310）
　　　　二、病因治疗 …………………………………………………………… （310）
　　　　三、镇痛治疗 …………………………………………………………… （310）
　　第五节　硬膜外转移癌 …………………………………………………… （311）
　　　　一、临床特点 …………………………………………………………… （311）
　　　　二、病因治疗 …………………………………………………………… （311）
　　　　三、镇痛治疗 …………………………………………………………… （311）
第三十三章　头颈部癌痛的治疗 …………………………………………… （313）
　　第一节　临床特点 ………………………………………………………… （313）
　　　　一、鼻咽癌 ……………………………………………………………… （313）
　　　　二、口腔癌 ……………………………………………………………… （314）
　　　　三、口咽癌 ……………………………………………………………… （314）
　　　　四、腮腺癌 ……………………………………………………………… （315）
　　　　五、喉癌 ………………………………………………………………… （315）
　　　　六、甲状腺癌 …………………………………………………………… （315）
　　第二节　病因治疗 ………………………………………………………… （315）
　　　　一、手术治疗 …………………………………………………………… （315）
　　　　二、放射治疗 …………………………………………………………… （316）
　　　　三、化学治疗 …………………………………………………………… （316）
　　　　四、内分泌治疗 ………………………………………………………… （316）
　　　　五、放射性核素治疗 …………………………………………………… （316）
　　　　六、分子靶向治疗 ……………………………………………………… （317）
　　第三节　镇痛治疗 ………………………………………………………… （317）
　　　　一、药物治疗 …………………………………………………………… （317）
　　　　二、神经阻滞及神经毁损治疗 ………………………………………… （317）
　　　　三、硬膜外阻滞镇痛治疗 ……………………………………………… （317）
　　　　四、介入治疗 …………………………………………………………… （318）
　　　　五、鞘内或硬膜外吗啡持续输注镇痛治疗 …………………………… （318）

六、其他治疗 …………………………………………………（318）
第三十四章　胸部癌痛的治疗 …………………………………（320）
　第一节　肺癌 …………………………………………………（320）
　　一、临床特点 …………………………………………………（320）
　　二、病因治疗 …………………………………………………（320）
　　三、镇痛治疗 …………………………………………………（321）
　第二节　食管癌 ………………………………………………（322）
　　一、临床特点 …………………………………………………（322）
　　二、病因治疗 …………………………………………………（322）
　　三、镇痛治疗 …………………………………………………（323）
　第三节　乳腺癌 ………………………………………………（323）
　　一、临床特点 …………………………………………………（323）
　　二、病因治疗 …………………………………………………（324）
　　三、镇痛治疗 …………………………………………………（325）
　第四节　纵隔肿瘤 ……………………………………………（325）
　　一、临床特点 …………………………………………………（326）
　　二、病因治疗 …………………………………………………（326）
　　三、镇痛治疗 …………………………………………………（326）
第三十五章　腹部肿瘤癌痛的治疗 ……………………………（328）
　第一节　胃癌 …………………………………………………（328）
　　一、临床特点 …………………………………………………（328）
　　二、病因治疗 …………………………………………………（328）
　　三、镇痛治疗 …………………………………………………（329）
　第二节　肝癌 …………………………………………………（330）
　　一、临床特点 …………………………………………………（330）
　　二、病因治疗 …………………………………………………（330）
　　三、镇痛治疗 …………………………………………………（331）
　第三节　胰腺癌 ………………………………………………（331）
　　一、临床特点 …………………………………………………（331）
　　二、病因治疗 …………………………………………………（332）
　　三、镇痛治疗 …………………………………………………（332）
　第四节　结直肠癌 ……………………………………………（333）
　　一、临床特点 …………………………………………………（333）
　　二、病因治疗 …………………………………………………（333）
　　三、镇痛治疗 …………………………………………………（334）
第三十六章　泌尿及男性生殖系癌痛的治疗 …………………（336）
　第一节　肾癌 …………………………………………………（336）
　　一、临床特点 …………………………………………………（336）
　　二、病因治疗 …………………………………………………（336）
　　三、镇痛治疗 …………………………………………………（337）
　第二节　膀胱癌 ………………………………………………（337）
　　一、临床特点 …………………………………………………（337）
　　二、病因治疗 …………………………………………………（338）

三、镇痛治疗 ······························ (338)
第三节　前列腺癌 ······························ (339)
一、临床特点 ······························ (339)
二、病因治疗 ······························ (339)
三、镇痛治疗 ······························ (340)
第四节　阴茎癌 ······························ (340)
一、临床特点 ······························ (340)
二、病因治疗 ······························ (340)
三、镇痛治疗 ······························ (341)
第三十七章　妇科癌痛的治疗 ······················ (343)
第一节　子宫颈癌 ······························ (343)
一、临床特点 ······························ (343)
二、病因治疗 ······························ (343)
三、镇痛治疗 ······························ (344)
第二节　子宫内膜癌 ······························ (345)
一、临床特点 ······························ (345)
二、病因治疗 ······························ (346)
三、镇痛治疗 ······························ (346)
第三节　卵巢癌 ······························ (347)
一、临床特点 ······························ (347)
二、病因治疗 ······························ (347)
三、镇痛治疗 ······························ (348)
第三十八章　恶性淋巴瘤癌痛治疗 ··················· (350)
第一节　病因和发病机制 ························· (350)
第二节　恶性淋巴瘤的分型及临床特点 ············· (350)
一、分型 ······························ (350)
二、临床特点 ······························ (351)
第三节　恶性淋巴瘤癌痛的治疗 ················· (352)
一、病因治疗 ······························ (352)
二、镇痛治疗 ······························ (353)
第三十九章　骨癌癌痛的治疗 ······················ (355)
第一节　临床特点 ······························ (355)
一、骨肉瘤 ······························ (355)
二、软骨肉瘤 ······························ (355)
三、Ewing 肉瘤 ······························ (356)
四、骨恶性纤维组织细胞瘤 ················· (356)
五、骨恶性淋巴瘤 ······························ (356)
六、多发性骨髓瘤 ······························ (356)
七、骨转移癌 ······························ (356)
第二节　发病机制 ······························ (356)
一、传统机制 ······························ (356)
二、分子机制 ······························ (357)
第三节　恶性骨肿瘤疼痛的治疗 ················· (357)

一、病因治疗……………………………………………………（357）
二、镇痛治疗……………………………………………………（359）
第四十章　癌痛综合征……………………………………………（361）
　　第一节　发病机制………………………………………………（361）
　　　　一、肿瘤转移趋向…………………………………………（361）
　　　　二、肿瘤转移的过程…………………………………………（361）
　　第二节　癌痛综合征的分类……………………………………（361）
　　　　一、急性癌痛综合征………………………………………（362）
　　　　二、慢性癌痛综合征………………………………………（362）
　　第三节　癌痛综合征的治疗……………………………………（365）
　　　　一、病因治疗…………………………………………………（365）
　　　　二、镇痛治疗…………………………………………………（365）
第四十一章　老年癌痛的治疗……………………………………（369）
　　第一节　老年癌痛的临床特点…………………………………（369）
　　第二节　老年癌痛的评估………………………………………（369）
　　第三节　老年癌痛的治疗………………………………………（370）
　　　　一、病因治疗…………………………………………………（370）
　　　　二、镇痛治疗…………………………………………………（370）
第四十二章　小儿癌痛的治疗……………………………………（373）
　　第一节　小儿癌痛临床特点……………………………………（373）
　　　　一、婴儿期癌痛特点………………………………………（373）
　　　　二、幼儿期癌痛特点………………………………………（373）
　　　　三、学龄前期癌痛特点……………………………………（373）
　　　　四、学龄期癌痛特点………………………………………（373）
　　第二节　小儿癌痛的评估………………………………………（374）
　　　　一、自我评估…………………………………………………（374）
　　　　二、行为学评估………………………………………………（374）
　　　　三、生物学评估………………………………………………（374）
　　第三节　小儿癌痛治疗…………………………………………（374）
　　　　一、病因治疗…………………………………………………（374）
　　　　二、镇痛治疗…………………………………………………（375）
第四十三章　癌痛的家庭治疗……………………………………（378）
　　第一节　癌痛的家庭治疗现状…………………………………（378）
　　第二节　癌痛的家庭治疗方法…………………………………（379）
　　　　一、家庭治疗的流程………………………………………（379）
　　　　二、收治对象的确定………………………………………（379）
　　　　三、探访及病历记录等方面的要求………………………（380）
　　　　四、癌痛家庭治疗的原则…………………………………（380）
　　第三节　照顾者的教育与支持…………………………………（381）
　　　　一、提供实质帮助…………………………………………（381）
　　　　二、建立工作坊……………………………………………（381）
　　　　三、指导内容………………………………………………（381）
第四十四章　抗癌治疗相关并发症所致疼痛的处理……………（383）

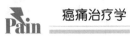
第一节　化疗相关性疼痛及处理……………………………………（383）
　　一、口腔黏膜炎………………………………………………（383）
　　二、药物外渗和静脉炎………………………………………（384）
　　三、末梢神经炎………………………………………………（384）
　　四、化学性膀胱炎……………………………………………（385）
第二节　放疗相关性疼痛及处理……………………………………（385）
　　一、放射性口腔黏膜炎………………………………………（385）
　　二、放射性食管炎……………………………………………（386）
　　三、放射性肠炎………………………………………………（386）
　　四、放射性膀胱炎……………………………………………（387）
第三节　肿瘤患者急性带状疱疹痛和后遗神经痛的处理………（387）
　　一、病因………………………………………………………（388）
　　二、临床表现…………………………………………………（388）
　　三、诊断………………………………………………………（388）
　　四、治疗………………………………………………………（388）

第四十五章　晚期癌症患者的姑息关怀……………………………（392）
第一节　姑息关怀的基本概念与发展………………………………（392）
　　一、基本的概念………………………………………………（392）
　　二、历史、现状与未来………………………………………（392）
　　三、安乐死与姑息关怀………………………………………（394）
第二节　姑息关怀的方法……………………………………………（395）
　　一、评估………………………………………………………（395）
　　二、全人照顾…………………………………………………（396）
第三节　姑息关怀的模式……………………………………………（397）
　　一、住院照顾…………………………………………………（398）
　　二、居家照顾…………………………………………………（398）
　　三、日间纾缓治疗……………………………………………（398）
　　四、共同照顾…………………………………………………（399）
　　五、社区照顾…………………………………………………（399）

第四十六章　癌痛治疗的医患沟通…………………………………（402）
第一节　建立有效的医患沟通关系…………………………………（402）
　　一、医患沟通…………………………………………………（402）
　　二、有效沟通的基础…………………………………………（402）
第二节　常用的医患沟通方式………………………………………（403）
第三节　医患沟通常见困难的对策…………………………………（404）
　　一、充分的准备………………………………………………（404）
　　二、病情告知…………………………………………………（404）
　　三、医患沟通常见问题………………………………………（405）

第四十七章　癌痛患者化疗的护理…………………………………（407）
第一节　化疗患者的特点……………………………………………（407）
　　一、生理特点…………………………………………………（407）
　　二、心理特点…………………………………………………（408）
第二节　化疗患者的常规护理………………………………………（408）

一、基础护理···(408)
二、心理护理···(408)
三、化疗药物副作用的护理····························(409)
第三节　化疗患者疼痛的护理·····························(409)
一、癌症相关性疼痛的护理····························(409)
二、化疗相关性疼痛的护理····························(410)
第四十八章　癌痛患者放疗的护理·····························(414)
第一节　放疗患者的特点·····································(414)
一、生理特点···(414)
二、心理特点···(415)
第二节　放疗患者的常规护理·····························(415)
一、放疗前护理···(415)
二、放疗期间护理···(415)
三、放疗后护理···(416)
第三节　放疗患者疼痛的护理·····························(416)
一、癌症相关疼痛的护理····························(417)
二、放疗相关疼痛的护理····························(417)
第四十九章　肿瘤外科手术患者的护理·····················(420)
第一节　恶性肿瘤手术患者的特点····················(420)
一、生理特点···(420)
二、心理特点···(420)
第二节　肿瘤患者手术前的护理························(420)
一、术前评估···(421)
二、手术前的护理目标····································(421)
三、术前健康教育···(421)
四、术前护理···(422)
第三节　肿瘤患者手术后的护理························(422)
一、术后护理评估···(423)
二、术后护理目标···(423)
三、术后护理内容···(423)
四、术后疼痛的护理···(424)
第五十章　癌痛患者自控镇痛的护理·························(426)
第一节　癌痛患者自控静脉镇痛的护理············(426)
一、PCA 泵使用中的常见问题 ····················(426)
二、PCA 泵使用的护理·································(426)
三、患者的护理···(426)
四、不良反应的护理···(427)
第二节　癌痛患者自控硬膜外镇痛的护理·········(427)
一、PCEA 泵使用常见问题·····························(427)
二、硬膜外导管的护理····································(428)
三、PCEA 患者的护理···································(428)
四、PCEA 相关不良反应的护理·················(428)
第五十一章　癌痛治疗的组织管理·····························(430)

第一节　癌痛治疗的组织机构及人员培训………………………………（430）
　一、医疗机构要求…………………………………………………………（430）
　二、疼痛科内涵及业务范围……………………………………………（430）
　三、科室机构设置…………………………………………………………（430）
　四、人员资质………………………………………………………………（430）
　五、设备配置………………………………………………………………（431）
第二节　癌痛门诊与家庭病床的管理……………………………………（431）
　一、癌痛门诊………………………………………………………………（431）
　二、家庭病床………………………………………………………………（432）
第三节　病房的管理…………………………………………………………（434）
　一、病房工作人员管理……………………………………………………（434）
　二、病房管理………………………………………………………………（434）
　三、物品、器材、药品管理……………………………………………（434）
　四、医疗护理技术管理……………………………………………………（435）
第四节　癌痛治疗药品的管理………………………………………………（435）
　一、癌痛药物的使用………………………………………………………（435）
　二、麻醉性镇痛药的使用和管理………………………………………（435）
第五节　癌痛的诊疗记录与保存……………………………………………（436）
　一、癌痛诊疗记录…………………………………………………………（436）
　二、诊疗记录的保存………………………………………………………（438）
第五十二章　癌痛规范化治疗示范病房的建设与管理…………………（440）
第一节　癌痛规范化治疗示范病房建设…………………………………（440）
　一、成立项目领导机构……………………………………………………（440）
　二、学习与培训……………………………………………………………（440）
　三、成立项目专业机构……………………………………………………（440）
　四、对照标准建设病房……………………………………………………（441）
　五、制度建立………………………………………………………………（441）
第二节　癌痛规范化治疗示范病房的管理………………………………（443）
　一、医院多部门紧密协调…………………………………………………（443）
　二、医护人员定期培训……………………………………………………（443）
　三、制定工作流程、相关文书和表格…………………………………（443）
　四、质量监控………………………………………………………………（443）
　五、多学科联合诊治………………………………………………………（443）
　六、患者宣教………………………………………………………………（443）
第三节　癌痛规范化诊疗……………………………………………………（444）
　一、全面筛查与评估………………………………………………………（444）
　二、正确合理使用阿片类止痛药物……………………………………（444）
　三、多学科综合治疗………………………………………………………（444）
　四、建立癌痛规范化治疗相关流程……………………………………（444）
第四节　癌痛规范化治疗示范病房的初步成果…………………………（447）
第五节　展望与探索…………………………………………………………（447）
　一、癌痛治疗弱化三阶梯治疗原则，提倡及早使用强阿片
　　　类药物 …………………………………………………………………（447）

二、示范病房的转变 ………………………………………………（447）

三、癌痛规范化治疗向基层下沉 …………………………………（448）

四、推广创建癌痛规范化治疗病房 ………………………………（448）

五、创建癌痛规范化治疗医院 ……………………………………（448）

附录一 《NNCN 成人癌痛临床实践指南》（2008 年版）择选 …………（449）

附 1 癌痛处理原则 ………………………………………………（449）

附 2 未使用过阿片类药癌痛患者的处理 ………………………（450）

附 3 短效阿片类药起始剂量滴定及维持 ………………………（450）

附 4 耐受阿片类药癌症疼痛患者的处理 ………………………（451）

附 5 后续疼痛治疗 ………………………………………………（451）

附 6 阿片类不良反应的处理 ……………………………………（452）

附 7 特殊疼痛问题 ………………………………………………（454）

附录二 癌痛治疗相关文件 …………………………………………………（455）

附 1 《麻醉、精神药品管理规定》 ……………………………（455）

附 2 《麻醉药品和精神药品管理条例》 ………………………（456）

附 3 《麻醉药品、第一类精神药品使用知情同意书》 …………（465）

附 4 《癌痛管理制度》 …………………………………………（466）

附 5 《癌症疼痛诊疗规范（2011 年版）》 ……………………（468）

附 6 《卫生部癌痛规范化治疗示范病房标准》（2011 年版）……（474）

附 7 《关于加强肿瘤规范化诊疗管理工作的通知》 …………（477）

附 8 《癌症疼痛疗法规范（2018 年版）》 …………………………（479）

第一章　癌痛的流行病学

第一节　概　述

　　癌症是使人类死亡的首要疾病，在美国和其他发达国家是一个严重的公共健康问题。在北美，大约1/3的成年人会患上癌症，死亡率约为50%。我国亦形势严峻。疼痛常常是预兆疾病的一种早期或主要症状。癌症患者在疾病各个阶段都可能存在疼痛，随着癌症的进展，癌痛发生率更高、疼痛更加激烈，甚至出现爆发性痛。一些国家的流行病学研究表明，大约1/3的患者患有各种癌症引起的疼痛，在接受治疗的患者中，60%~90%的晚期癌症患者出现癌痛。癌症治疗也会引起疼痛，癌症患者还可能存在非癌症相关疼痛。癌痛是一种复杂、独特的主观体验，它受物质和精神因素的影响，包括情绪、认知、动机等，精神因素又受文化、宗教、语言的影响。癌痛的发生与癌症的种类和发病情况密切相关。

　　美国国家癌症网络（NCCN）成人癌痛2018年版指出，国际疼痛研究学会（IASP）将疼痛定义为："疼痛是一种由组织损伤或潜在组织损伤或与这种损伤相关的不愉快的、感觉上的、情感上的体验。"该定义也涵盖了癌症疼痛（cancer pain，简称癌痛）的基本内涵。

　　美国癌症协会（American Cancer Society，ACS）发布的统计数据显示，2017年美国癌症新发病例168.878万，死亡病例60.092万，2018年美国癌症新发病例173.535万，平均每天4 700例，死亡病例60.964万。

　　世界卫生组织（WHO）国际癌症研究机构（International Agency for Research on Cancer，IARC）在《五大洲癌症发病率（Cancer Incidence in Five Continents，CI5）》中发布的统计数据显示，2012年全球癌症新发病例1 410万、死亡病例820万；按发病率排序依次为肺癌（13%）、乳腺癌（11.9%）、结直肠癌（9.7%），死亡率依次为肺癌（19.4%）、肝癌（9.1%）、胃癌（8.8%）；并预测全球癌症病例将呈现迅猛增长态势，在未来20年内，全球每年新发癌症病例约增加70%，由2012年的1 410万上升到2 200万。中国新发癌症病例和死亡病例均居世界首位。

　　我国国家癌症中心发布的统计数据（每年根据全国肿瘤登记中心收集的登记资料汇总一次，数据一般滞后3年）显示，2013年我国癌症新发病例约368.2万（约占世界的1/4）、死亡病例222.9万，癌症发病率270.59/10万、死亡率163.83/10万。2014年我国癌症新发病例380.4万（平均每天超过1万人被确诊为癌症，每分钟就有7人被确诊为癌症）、死亡病例229.6万，癌症发病率278.07/10万、死亡率167.89/10万。肺癌、胃癌、结直肠癌、肝癌、女性乳腺癌、食管癌、甲状腺癌、子宫颈癌、脑瘤和胰腺癌是我国主要的常见恶性肿瘤，约占全部新发病例的77%。肺癌、肝癌、胃癌、食管癌、结直肠癌、胰腺癌、乳腺癌、脑瘤、白血病和淋巴瘤是主要的肿瘤死因，约占全部肿瘤死亡病例的83%。肺癌和乳腺癌分别位居男女性发病的第一位。

　　由上可见，无论是癌症的发病率还是死亡率目前都呈持续上升趋势。

第二节　癌痛与临床病因的流行病学

癌痛可表现为急性疼痛和慢性疼痛，但癌痛常常为慢性疼痛，癌痛的病因主要来自以下四个方面。

一、癌症因素

大多数癌痛是由肿瘤直接侵犯骨骼、神经、软组织及内脏所致。如癌肿压迫骨、神经、内脏，皮肤和软组织的侵犯、转移，癌症本身引起的疼痛约占 63.2%。

二、治疗因素

癌痛也可以由肿瘤的治疗所致，包括手术、化疗、放疗、免疫治疗和生物治疗。如开胸术后疼痛、化学治疗引起的周围神经损伤性疼痛、放射治疗诱发的黏膜炎疼痛。与癌症诊治有关的疼痛约占 22.9%。

三、社会心理因素

由于患者对癌症诊断、治疗及预后的担心，造成患者巨大的精神和心理压力，由此产生恐惧、焦虑、抑郁、愤怒、孤独感，使患者对疼痛的敏感性增加。癌痛可以由社会和（或）心理因素导致、诱发或加重。

四、非癌症因素

癌症患者常合并其他疼痛性疾病或伴有疼痛症状的疾病，如带状疱疹后神经痛、糖尿病周围神经病变、痛风和卒中后遗症等，使癌症患者免疫功能降低，尤其是 65 岁以上的老年癌症患者，容易并发带状疱疹和带状疱疹后神经痛。

第三节　常见癌痛的流行病学

恶性肿瘤原发部位不同，癌痛的发病率亦不同。欧洲的一项研究显示癌痛发生率较高的肿瘤是胰腺癌、骨癌、脑癌、淋巴瘤、肺癌、头颈部肿瘤。于世英报道 4 492 例重度癌痛中，肺癌 1 477 例，占 32.9%；消化系统肿瘤 1 763 例，占 39.2%；头颈癌 272 例，占 6.1%；妇科肿瘤 212 例，占 4.7%；乳腺癌 183 例，占 4.1%；泌尿系统癌 184 例，占 4.1%；骨软组织肉瘤 182 例，占 4.1%；其他肿瘤 4.1%。

一、肺癌

肺癌（lung cancer）已成为全球发病率和病死率最高的恶性肿瘤，国际癌症研究机构（IARC）统计数据显示，2012 年全球新发肺癌病例 180 万、死亡病例 159 万；美国癌症协会（ACS）数据显示，2017 年美国新发肺癌病例大约 22.25 万、死亡病例 15.587 万，80%~85%的患者是非小细胞肺癌（non-small cell lung cancer，NSCLC）；中国国家癌症中心发布的 2014 年我国肺癌的发病率、病死率均位居全国第一，与发达国家水平相当，新发肺癌病例约 78.1 万，且正以每年 26.9%的速度增长，预计到 2025 年，我国每年死于肺癌的人数将接近 100 万人。

肺癌既可以侵犯胸膜、肋骨、胸椎、臂丛神经，也可以远处转移，加之放疗、化疗的后遗症等因素，所以肺癌是引起疼痛的最常见的肿瘤之一。41%的肺癌患者确诊时伴有不同程度的疼痛，肺癌疼痛患者中73%处于晚期，这使得肺癌患者的生活质量受到明显的影响。Hopwood 发现50%小细胞肺癌（SCLC）患者和65%的非小细胞肺癌（NSCLC）患者伴有疼痛，Huhti 则报道分别是40%和26%，而 Chute 发现疼痛的出现与组织学分型没有直接的关系。Kuo 发现80岁以上肺癌患者比40岁以下者出现疼痛要少，分别为8.7%和16.5%，De Maria 和 Morris 也得出了类似的结论。肺癌容易发生胸椎和腰椎转移，故肺癌最常见的疼痛部位是胸部和腰部转移性疼痛，分别为63%和32%。多处疼痛较常见，Portenoy 发现38%患者有2处以上的疼痛。肺癌疼痛患者中28%为重度疼痛，Schonwetter 发现重度疼痛患者生存期较轻度者为短。肺癌疼痛主要为躯体痛，占73%。肺癌发病时约有1/4的患者以胸痛为始发。

二、胃癌

胃癌（gastric cancer）是最常见的消化系统恶性肿瘤，IARC 发布的 2012 年全球胃癌新发病例约95.1万、死亡病例约72.3万，分别位于恶性肿瘤发病率第5位、死亡率第3位；胃癌的流行存在极大的地域差异和人群分布差异，韩国、日本、中国等亚洲东部国家胃癌发病率和死亡率明显高于北美、西欧及非洲地区的国家；我国是胃癌高发国家，新发病例和死亡病例均约占世界的50%。国家癌症中心发布的 2012 年我国胃癌新发病例约42.4万、死亡病例约29.8万，2015年分别约为67.9万和49.8万；全国合计男性胃癌发病率和死亡率均仅次于肺癌，位居同期恶性肿瘤发病的第2位，女性胃癌发病率低于乳腺癌、肺癌和结直肠癌，位居第4位。

胃癌早期疼痛症状不明显，当肿瘤发展、病灶扩大时可出现间歇性剑突下疼痛不适。癌瘤侵犯浆膜、胰周时引起内脏性疼痛。晚期胃癌可发生肝、肾、肺、骨骼、盆腔等部位转移，引起相应部位的疼痛，如骨转移引起的骨痛、腹膜后淋巴结转移引起的腰痛及肠梗阻引起的下腹部绞痛等。有文献表明，进展期胃癌引起疼痛的发生率可高达44%~74%。

三、肝癌

肝癌指原发性肝癌（primary hepatic carcinoma，PHC），是全球常见的恶性肿瘤之一，IARC 发布的 2012 年全球肝癌新发病例为78.2万、死亡病例为74.5万，其中中国新发病例、死亡病例均约占50%，分别为39.4万、38.3万（死亡/发病比约97%），70%~90%的患者是肝细胞癌（hepatocellular carcinoma，HCC），HCC 占全球恶性肿瘤发病率的第3位和死亡率的第2位。

肝癌起病隐匿，早期多无明显症状，因为肝脏没有神经，所以肝癌早期一般不会出现疼痛；随着肿瘤迅速生长使肝包膜张力增大，或肿瘤累及肝包膜，压迫或刺激肝包膜神经时，会发生疼痛，且疼痛剧烈。肝癌引起疼痛的发生率超过50%。

四、乳腺癌

乳腺癌（breast cancer）是女性中发病率最高、最常见的恶性肿瘤。IARC 发布的 2012 年全球女性乳腺癌新发病例超过167万，占女性全部癌症新发病例的25%，位居女性癌症发病之首；同期女性乳腺癌死亡病例约52万。其中，我国占全球乳腺癌新发病例的11%，仅次于美国，位居全球第2位。国家癌症中心公布的 2012 年我国女性乳腺癌新发病例约19万、死亡病例接近5万，分别位于女性恶性肿瘤发病率和死亡率的第1位和第6位；2014年我国女性乳腺癌新发病例约27.89万（占全球乳腺癌新发病例的12.2%），占女性恶性肿瘤发病的16.51%（占全球乳腺癌死亡病例的9.6%），依然位居女性恶性肿瘤发病率的第1位，并且以每年2%的速度递增。全球女性乳腺癌的发病率和死亡率仍呈逐年上升态势。

乳腺癌早期往往不具备典型的症状和体征，常在体检或乳腺癌筛查时发现。约80%的乳腺癌患者以乳腺肿块为首诊，大多数乳腺癌为无痛性肿块，部分患者伴有不同程度的隐痛或刺痛。Miaskowski 和 Dihhle 对97例乳腺癌门诊患者的疼痛情况进行调查发现，47%患者存在与癌症相关的疼痛。乳腺癌晚期疼痛发生率可高达 60%~80%，其疼痛原因主要与抗癌治疗和乳腺癌本身有关。65%~80% 的乳腺癌会发生骨转移。

五、结直肠癌

结直肠癌（colorectal cancer）亦称大肠癌，是指起源于结肠和直肠黏膜的上皮源性恶性肿瘤，是消化系统常见恶性肿瘤之一。据世界肿瘤流行病学调查统计，结肠癌在北美、西欧、澳大利亚、新西兰发病率高，我国属于低发地区。但近几年，我国结直肠癌发病率呈显著增加趋势。GLOBCAN 2012 资料显示：我国结直肠癌新发病例 25.34 万例，位于肺癌、胃癌、肝癌、乳腺癌之后居第 5 位；2014 年数据显示：2010 年全国新发病例 27.48 万，发病率为 20.90%，死亡人数为 13.21 万，死亡率为 10.05%；2017 年 10 月发布的《中国大肠癌流行病学及其预防和筛查白皮书》显示，中国大肠癌的发生率居恶性肿瘤发病谱的第 3 位，仅次于肺癌、胃癌，死亡率居肺癌、肝癌、胃癌、食管癌之后排第 5 位。40~45 岁以后发病率上升，75~80 岁高峰；男性为女性的 1.38 倍，城市为农村的 1.49 倍。结直肠癌发病年龄趋向老龄化；发病部位趋向近端大肠；具有遗传倾向；结直肠癌具有多发倾向；结直肠癌发病率的升高与饮食结构改变和体力活动减少有关；患者经常合并有与此相关的疾病，如糖尿病等。有报道结直肠癌患者中糖尿病检出率高达 17.6%。

结直肠癌早期症状隐匿，当肿瘤广泛浸润肠腔，引起肠道梗阻时可出现腹胀、腹痛。晚期结直肠癌侵犯盆腔可引起下腰骶部持续性疼痛；如发生肠穿孔腹膜炎，则可出现全腹剧烈持续疼痛。

六、食管癌

食管癌（esophagus cancer）是常见的消化系统恶性肿瘤，发病率占全球恶性肿瘤第 8 位（另一说第 9 位）。食管癌在世界各地均有发生，但地区差别很明显，欧美、大洋洲国家食管癌发生率为 1.2%~32%/10 万，我国是食管癌高发国家，男、女食管癌发生率分别为 16.4/10 万和 10.2/10 万，河南省食管癌发病率居全国之首，河南林州食管癌发生率达 478.8/10 万。不同种族人群的食管癌发病率差别很大，美国的非白种人的食管癌发病率为 20.5/10 万，显著高于白种人（5.8/10 万）；亚洲的中国人、日本人高于欧洲人、美国人。食管癌发病率男性高于女性；年龄以 60~64 岁最高，其次为 65~69 岁，70 岁以后逐渐降低。目前我国是世界上食管癌死亡率最高的国家，年平均死亡率为 14.5/10 万，其中河南省最高，死亡率为 32.22/10 万。

食管癌早期症状主要有：①吞咽困难，进食、饮水时有不适或梗塞感。②胸骨后、剑突下疼痛多见，呈烧灼样、针刺样痛，在咽下粗糙、灼热或有刺激食物时疼痛明显。疼痛初起呈间歇性痛，当癌瘤侵犯周围组织或有穿透时，出现剧烈而持续的疼痛。食管癌发生远处转移时，可出现转移部位疼痛，骨转移癌痛常常剧烈而持续。

七、胰腺癌

胰腺癌（pancreatic cancer）是消化系统恶性程度最高的，也是预后最差的肿瘤，被称为"癌症之王"。IARC 发布的 2012 年全球胰腺癌的发病率和死亡率分别列恶性肿瘤第 13 位和第 7 位。美国癌症协会（ACS）2017 年癌症报告显示，胰腺癌新发估计病例数列男性第 11 位、女性第 9 位，列所有癌症死亡率的第 4 位。国家癌症中心发布的 2015 年我国胰腺癌发病率和死亡率分别列我国总体癌症的第 9 位和第 6 位，并且呈快速上升趋势。

胰腺癌多数起病隐匿，早期症状不典型，约占半数以上患者以疼痛为首发症状。疼痛是胰腺癌最主要的症状，在胰腺癌发病过程的任何时期都可能产生疼痛，以中后期多见，有研究发现 75% 的胰腺癌患者诊断时伴有腹痛，晚期患者腹痛比例超过 90%。晚期胰腺癌疼痛剧烈，其程度可谓"痛不欲生"。

八、前列腺癌

前列腺癌（prostate cancer）是威胁男性健康的常见肿瘤之一。IARC 发布的 2012 年全球前列腺癌新发病例 110 万，占所有癌症新发病例的 8%，位居所有癌症的第 4 位、男性癌症的第 2 位；死亡病例 31 万，位居男性癌症的第 5 位。2012 年我国肿瘤登记地区前列腺癌发病率为 9.92/10 万，列男性癌症发病率的第 6 位。资料显示，近 10 年来我国前列腺癌发病率呈现高发趋势，大城市更成为发病"重灾区"。

前列腺癌早期多无症状。随着肿瘤的发展，前列腺腺体逐渐增大，压迫神经会引起会阴部疼痛，并可向坐骨神经放射。前列腺癌易发生骨转移，70% 的前列腺癌患者在疾病过程中会出现骨转移，引起较为严重的骨痛，其中又以邻近前列腺的骨盆与尾椎、腰椎为多见。患者常主诉为骨盆区疼痛或者腰背部疼痛。肿瘤导致的骨质破坏和局部缺血、缺氧的微环境及肿瘤扩散至邻近的软组织或周围神经是疼痛形成的起始因素，此外还有高钙血症及病理性骨折等诸多因素。

九、鼻咽癌

鼻咽癌（nasopharyngeal carcinoma，NPC）是一种起源于鼻咽黏膜上皮细胞的恶性肿瘤。IARC 发布的 2012 年全球鼻咽癌新发病例约 8.67 万、死亡病例约 5 万，中国新发病例约 3.32 万、死亡病例约 2.04 万。中国鼻咽癌分别占全球鼻咽癌发病和死亡的 38.29% 和 40.14%，发病率和死亡率均高于世界平均水平（1.2/10 万，0.7/10 万），分别位列发病和死亡的第 18 位和第 23 位。鼻咽癌已成为我国耳鼻咽喉恶性肿瘤的主要癌种和病死因素，未来发病率和死亡率可能还会持续上升。

70% 的患者在早期诊断时伴有偏头痛，中晚期鼻咽癌患者发生颈部淋巴结转移或侵犯神经可引起剧烈的头、颈或颌面部疼痛。发生骨转移时，转移部位可出现剧烈的顽固性疼痛，常见于胸椎、腰椎和骨盆。

十、甲状腺癌

甲状腺癌（thyroid cancer，TC）是人体内分泌系统最常见的恶性肿瘤，在头颈部恶性肿瘤中发病率最高，占全身恶性肿瘤的 1%~2%。IARC 发布的 2012 年全球甲状腺癌新发病例约 29.8 万、死亡病例约 4 万，虽有 37% 的新发病例来自欧美地区，但死亡主要发生在亚洲。我国甲状腺癌新发病例占全球新发病例的 15.6%、死亡病例占全球死亡病例的 13.8%。国家癌症中心发布的全国癌症统计数据显示：2012 年全国肿瘤登记地区甲状腺癌发病率为 6.6/10 万，女性新发病例约 23 万，列全国女性恶性肿瘤发病率的第 8 位；2013 年甲状腺癌发病率为 7.7/10 万，列全国恶性肿瘤的第 5 位，女性发病率列全国女性恶性肿瘤发病率的第 5 位；2014 年新发病例占全国恶性肿瘤新发病例的 4.46%，列全国恶性肿瘤发病率的第 7 位，女性新发病例占全国女性恶性肿瘤新发病例的 7.50%，列全国女性恶性肿瘤发病率的第 4 位。我国甲状腺癌的发病率逐年上升，大城市患病风险是小城市的 4 倍，东部地区高于西部地区，城市高于农村，女性高于男性，中年人群高发。甲状腺癌的死亡率很低。

甲状腺癌早期很少有疼痛表现，晚期或发生淋巴结转移和侵犯颈部神经，可引起转移部位疼痛或头痛。

十一、妇科癌症

妇科癌症是威胁女性健康的致命杀手，常见的有子宫颈癌（carcinoma of uterine cervix）、子宫内膜癌（carcinoma of endometrium）和卵巢癌（ovarian cancer）。IARC 发布的 2012 年全球女性癌症发病、死亡前 10 位中的妇科癌症有：子宫颈癌新发病例约 52.8 万、死亡病例约 26.6 万，均列第 4 位；子宫内膜癌新发病例约 32 万，列第 6 位，死亡病例未列入前 10 位；卵巢癌新发病例约 23.9 万、列第 7 位，死亡病例约 15.2 万，列第 8 位。IARC 发布的数据显示，2012 年我国子宫颈癌新发病例约为 6.2 万（占全球新发病例的 12%）、死亡病例约为 3 万（占全球死亡病例的 11%）。国家癌症中心公布的 2015 年我国女性妇科癌症发病、死亡的统计数据显示：子宫颈癌新发病例约 9.89 万，列第 7 位，死亡病例约 3.05 万，列第 9 位；子宫内膜癌新发病例约 6.34 万，列第 10 位，死亡病例约 2.18 万，列第 11 位；卵巢癌新发病例约 5.21 万，列第 11 位，死亡病例约 2.25 万，列第 12 位。

目前尚无妇科癌症疼痛发生率的准确及详细报道。有文献报道，在子宫颈癌就诊患者中，约41%出现疼痛症状，而在有疼痛症状的患者中，约71%为Ⅲ、Ⅳ期子宫颈癌。卵巢癌早期可无症状，中晚期会出现腹部疼痛，发生淋巴道、血行和骨转移可引起相应脏器和组织疼痛等。

（罗　健　潘灵辉　朱继庆　罗　扬）

参 考 文 献

［1］ Smith R A, Andrews K S, Brooks D, et al. Cancer screening in the United States, 2017: A review of current American Cancer Society guidelines and current issues in cancer screening. CA Cancer J Clin, 2017, 67 (2): 100-121.

［2］ Torre L A, Islami F, Siegel R L. Global Cancer in Women: Burden and Trends. Cancer Epidemiol Biomarkers prev, 2017 Apr, 26 (4): 444-457.

［3］ Hashim D, Boffetta P, La Vecchia, et al. The global decrease in cancer mortality: trends and disparities Ann Oncol, 2016 May, 27 (5): 926-933.

［4］ Robert A. Swarm, Jutith A. Paice, Doralina L. Anghelescu, et al. NCCN Clinical Practice Guidelines in Oncology Adult Cancer Pain Version, 2018.

［5］ Scott M. Fishmen, Jane C. Ballantyne, James P. Rathmell. Bonica's Management of Pain. 4th ed. Philadelphia: Wolters Kluwer, 2009.

［6］ American Cancer Society. Cancer Facts and Figures, 2016.

［7］ Chen W, Zheng R, Baade, P, et al. Cancer statistics in China. CA Cancer J CLIN, 2016, 66 (2): 115-132.

［8］ Torre L, Bray F, Siegel R, et al. Global cancer statistics. CA Cancer J CLIN, 2015, 65 (2): 87-108.

［9］ World Health Organization, Latest world cancer statistics, Global cancer burden rises to 14.1 million new cases in 2012: Marked omcrease in breast cancers must be addressed, 2013.

［10］ Classification of chronic pain. Descriptiom of chronic pain syndromes and definitions of pain terms. prepared by the International association for the Study of Pain, Subcommitte on Taxonomy. Pain Suppl, 1986, 3: S1-226.

［11］ Carmen R Green, Tamera Hart-Johnson. Cancer Pain: An Age-Based Analysis. Pain Medicine 2010, 11: 1525-1536.

［12］ Goudas L C, Bloch R, Gialeli-Goudas M, et al. The epidemiology of cancer pain. Cancer invest, 2005, 23: 182-190.

［13］ Castel L D, Abernethy A P, Li Y, et al. Hazards for pain severityand pain interference with daily living, with expoloration ofbrief pain inventory cutpoints, among women with metastaticbreast cancer. J Pain Symptom Manage, 2007, 34: 380-392.

［14］ H Breivik, N Cherny, et al. Cancer-related pain: a pan-European survey of prevalence, treatment, and patient attitudes. Eur Soc Med Oncology, 2009, 20: 1420-1433.

［15］ Davis, Declan Walsh. Epidemiology of cancer pain and factors influencing poor pain control. American journal of hospice and palliative, 2004, 21: 137-142.

［16］ Mark J Lema, Kathleen M Foley, Frederick H Hausheer. Types and epidemiology of cancer-related neuropathic pain: the Intersection of cancer pain and neuropathic pain. The Oncologist, 2010, 15 (suppl

2）：3-8.

[17] L Jost，F Roila. Management of cancer pain：ESMO Clinical Practice Guidelines. Annals of oncology，2010，21：257-260.

[18] 罗健．癌症疼痛与姑息治疗//孙燕，石远凯．临床肿瘤内科手册．5 版．北京：人民卫生出版社，2008：251-287.

[19] 谭冠先，郑宝森，罗健．癌痛治疗手册．郑州：郑州大学出版社，2003：28-41.

[20] 罗健，朱继庆．肺癌疼痛//石远凯．肺癌诊断治疗学．北京：人民卫生出版社，2008：374-382.

[21] 谭诗生，罗健．胰腺癌病人疼痛、生活质量及心理评估//赵平．胰腺癌．北京．北京大学出版社，2006：311-318.

[22] 罗健，吴艳芳，黄露洲．妇科恶性肿瘤患者的疼痛治疗．中国实用妇科与产科杂志，2008，7（24）：515-517.

[23] 于世英，孙燕，等．芬太尼透皮贴剂治疗 4492 例癌痛的临床疗效分析．中华肿瘤杂志，2005，27：369-372.

第二章　癌痛现状与癌痛治疗的意义

美国对 1177 名医生进行的调查显示，有 85% 的医生认为大部分癌痛患者未得到足够治疗；69% 的癌痛患者在疼痛未得到治疗时有自杀的想法。WHO 癌症多国多中心镇痛调查（巴西、印度、斯里兰卡、以色列及日本）显示：平均疼痛完全缓解率<10%。癌痛治疗已成为癌症治疗的一个重要组成部分，但不论是在发达国家还是在发展中国家，癌痛治疗又是一个容易被忽视的问题。有效地治疗癌痛，尤其是对晚期癌症患者，是 WHO 癌症综合治疗四个重点之一。中华医学会疼痛学分会前主任委员韩济生院士在 2016 年 9 月北京"蓝丝带关爱癌痛患者协作组"成立大会上指出：科学的、规范化的疼痛治疗已经成为癌痛治疗中不可忽视的一环。

第一节　癌痛的危害与癌痛治疗的意义

一、癌痛的危害

疼痛是恶性肿瘤患者最恐惧的症状之一，常比癌症引起的死亡更令人畏惧。各个临床期的癌症患者都可能出现疼痛。癌痛不仅使患者精神和肉体都遭受痛苦，而且还会造成多方面的严重影响。

（一）生理影响

癌痛本身就是癌症引起的严重的生理改变，癌痛不仅造成患者肉体和精神的极大痛苦，还会带来一系列的生理影响，包括睡眠障碍、食欲减退、恶心呕吐、各种机能减退、免疫功能下降，使患者体质进一步恶化，严重影响患者的生活质量。

（二）心理影响

癌痛患者，尤其晚期癌痛常常呈重度疼痛、顽固性疼痛，甚至出现爆发性痛，令患者痛不欲生。此时，患者常出现焦虑、恐惧、抑郁、精神异常等，不愿与人交往，失去治疗的耐心，放弃根治癌症的机会，结果不仅影响抗癌治疗和镇痛治疗的实施和效果，部分患者因疼痛未得到有效控制而失去生存的希望，甚至导致自杀。

（三）社会影响

由于癌症患者剧烈和持续的疼痛以及由此产生的精神心理障碍，使得患者的家庭、工作单位要花大量的时间和精力照顾患者，无疑增加了家庭和社会的负担，这也是导致患者家庭人财两空、走向贫穷和不和谐的重要因素，甚至危及社会稳定。

二、癌痛治疗的意义

癌痛不仅是一个医学问题，它还是一个社会问题。控制癌痛是全球性的抗癌治疗的重要策略。1982 年 WHO 曾提出"2000 年实现全世界无癌痛"的具体目标，遗憾的是至今还未实现这个目标。目前，大多数国家中，仍有约 80% 癌痛患者疼痛得不到有效治疗。1/3 的患者直到临终仍忍受疼痛的折磨。有效的镇痛治疗，对于晚期癌症患者尤其重要，20 世纪 80 年代，纽约斯隆-凯特林癌症中心与 WHO 成立了以"提高癌症患者的生活质量"为宗旨的项目组，1984 年在东京第 1 次会议上首先提出了生活质量 (Quality of life，QOL) 这一概念，主要包括躯体健康、心理健康、社会人际关系健康和精神健康。聂鋆等人对中国癌症患者 QOL 进行调查，显示疼痛的发生率为 69%，其中轻度疼痛占 21.5%、中度疼痛占 19%、重度疼痛占 28.5%。中重度疼痛患者中消化道肿瘤比例高。疼痛和疾病分期无关。无论是轻、中度疼痛还是重度疼痛均严重影响日常生活、情绪、行为能力、工作、睡眠，疼痛越严重，影响越深。理想的癌痛控制目标为：夜间睡眠良好、消除安静时疼痛和消除身体活动时疼痛，其终极目标为提高患者的生活质量。因此，采取积极、有效的措施控制癌痛，对于提高癌症患者的生活质量有着非常重要的临床和社会意义。

对于各期癌症患者的疼痛都应治疗，镇痛治疗除减轻患者的痛苦外，还有助于提高生活质量，有助于抗癌治疗的顺利完成。抗癌治疗本身能控制疼痛，但镇痛显效需要一定的时间。因此，在根治性抗癌治疗显效前，也有必要积极进行镇痛治疗，以便抗癌治疗能顺利完成。此外，对于已失去根治性抗癌治疗机会的患者来说，镇痛可能是部分患者唯一可接受的治疗方法，因为镇痛治疗可能使癌症患者在无痛状态下长期带癌生存，争取治疗时间和机会。

第二节　癌痛治疗的成就

1982 年，WHO 在意大利米兰召开了关于癌痛治疗的专家会议，与会的麻醉学、神经病学、神经外科、护理、肿瘤学、药理、心理学及外科学等各个方面的专家共同起草了"镇痛指南"，于 1984 年 12 月日内瓦癌痛综合治疗会议后定稿。1986 年，WHO 向全世界推荐了"癌症病人三级止痛阶梯治疗"方案。1995 年，美国疼痛学会主席 James Campbell 提出将疼痛列为第五大生命体征。2000 年，美国第 106 次国会把 2000—2010 年定为"疼痛控制与研究的十年"。2001 年，亚太地区疼痛论坛提出"消除疼痛是患者的基本权利"，WHO 将疼痛确定为继血压、呼吸、脉搏、体温之后的"第五大生命体征"。2002 年，国际疼痛学会 (International Association for the Study of Pain，IASP) 第 10 届世界疼痛大会与会专家达成共识——慢性疼痛是一种疾病。IASP 从 2004 年起将每年的 10 月 11 日定为"全球征服疼痛日"。对疼痛的研究越来越被重视。

自 1990 年 11 月我国卫生部肿瘤防治研究办公室和 WHO 第一次在我国广州市共同举办"治疗癌症疼痛培训班"以来，我国积极推行"癌症病人三级止痛阶梯治疗"方案，深入开展癌痛治疗研究和实践，2011 年开始推行"癌痛规范治疗示范病房"，2016 年在北京成立"蓝丝带关爱癌痛患者协作组"，癌痛规范化管理水平显著提高。

一、政府重视，制定政策法规

1991 年 4 月 22 日，卫生部以卫药发〔1991〕第 12 号文件下达了《卫生部关于在我国开展"癌症病人三级止痛阶梯治疗"工作的通知》，部署在各省肿瘤医院或综合医院肿瘤科开展"癌症病人三级止痛阶梯治疗"方案的试点工作，强调在保证医疗上正当使用止痛剂、解除癌症患者疼痛的同时加强管理、防止滥用。1993 年 5 月 14 日，卫生部又以卫药发〔1993〕第 22 号文件下发了《癌症三阶梯止痛疗法指导原则》，把麻醉药品由原来的"限量供应"改为"计划供应"。1994 年 4 月 29 日，卫生部发布了《癌症病人申领麻醉药品专用卡的规定》，提出"充分满足癌症患者对镇痛麻醉药品的需求"。1998 年 11 月 17 日，国家药品监督管理局国药管安〔1998〕第 160 号文件《关于癌症病人使用吗啡极量问题的通知》，决定"对癌症病人镇痛使用吗啡应由医师根据病情需要和耐受情况决定剂量（即不受药典中关于吗啡极量的限制）"。1999 年 6 月 25 日，国家药品监督管理局药管安〔1999〕第 48 号文件《关于癌痛治疗使用麻醉药品有关问题的通知》中指出"为了方便癌症患者镇痛治疗对麻醉药品的合理需求，癌痛治疗使用麻醉药品控、缓制剂时，每张处方量暂定不得超过 15 日常用量"。2000 年，国家卫生部发布了《麻醉药品临床应用指导原则》，规定了药物使用方法，并明确规定癌痛患者禁忌使用盐酸哌替啶。2011 年，国家卫生部颁布了《癌痛规范化治疗示范病房标准（2011 年版）》（卫医政疗便函〔2011〕178 号）和《癌症疼痛诊疗规范（2011 年版）》（卫办医政发〔2011〕161 号），在全国范围内启动了"癌痛规范化治疗示范病房"创建活动；2013 年 11 月，国家卫生和计划生育委员会在全国范围内召开了"癌痛规范化治疗示范病房"行政管理会议，进一步肯定和支持该项目。2016 年，国家卫生和计划生育委员会与国家中医药管理局联合发布的《关于加强肿瘤规范化诊疗管理工作的通知》中，再次强调了"继续推进癌痛规范化治疗示范病房的建设"。

二、专家牵头，促进癌痛研究

1989 年中华疼痛研究会成立时，孙燕教授、李同度教授牵头成立了"癌症镇痛专业学组"。1997 年李同度教授牵头成立"中国抗癌协会癌症康复与姑息治疗专业委员会"，10 年来，李同度教授等老专家在全国各地巡回演讲几十次，为全国培养大批癌痛治疗业务骨干，使医务人员更新癌痛治疗观念，进一步促进全国癌症镇痛研究工作的开展。1993 年山东省肿瘤防治研究院开展"癌症患者 1027 例调查"，中国医学科学院肿瘤医院孙燕教授开展"癌症患者 1 054 例疼痛调查"，1998 年北京医科大学中国药物依赖心理研究所开展"全国癌症疼痛调研"等研究，为研究我国癌症患者疼痛的发病率、疼痛原因、治疗现状提出了可靠依据。

三、镇痛药品种类增加

1990 年以前，我国用于癌症镇痛的药物仅限于去痛片、强痛定、度冷丁等少数镇痛药物。那时，对晚期剧烈疼痛患者，医务人员仅开几支度冷丁，且再三强调"不到万不得已千万不要使用"。

1989 年我国吗啡消耗量为 10kg，是发达国家的 1/700，发展中国家的 1/2 613。自 1993 年全国大力推动"癌症三级阶梯镇痛治疗"方案之后，1994—1996 年，吗啡的消耗量急速增长，分别达到 106kg、113kg 和 144kg，其中 1996 年是 1989 年的 1 414 倍。近几年来，我国上市的镇痛药品种繁多，包括自行研制开发及从国外进口的品种，其中包括单味药和复方药，制剂种类有普通片、缓释片、舌下含化、针剂和透皮贴剂。药商在推广药品的同时与有关药政部门联合举办培训班，宣传国家政策和有关执行措施，为解除"成瘾恐惧症"的思想顾虑，推广"癌症三级阶梯镇痛治疗"方案起到积极的作用。癌痛的治疗多种多样，而药物治疗是癌痛治疗的首选，尤其 WHO 自 1991 年推行的三阶梯治疗以来，规范的药物治疗可以使 80%～90% 的癌痛患者的疼痛缓解，但药物治疗不是癌痛治疗的唯一方法。癌痛治疗包括抗癌治疗和其他镇痛技术。抗癌治疗包括：化疗、放疗、放射性核素治疗、内分泌治疗、抗溶骨治疗和手术治疗等。其他镇痛治疗技术主要有：①微创药物镇痛技术，包括区域神经阻滞镇痛、内脏神经阻滞镇痛、自控镇痛、化学神经毁损、可编程式植入药物输注系统治疗；②微创治疗，包括射频、冷冻、切断神经治疗；③颅脑外科手术镇痛，包括三叉神经的神经外科治疗、中脑毁损和深部脑/运动皮层电刺激治疗顽固性疼痛等；④脊髓水平外科手术镇痛，包括脊神经后根切断术、脊髓前外侧束切断术、脊髓前连合切开术、脊髓后根入髓区毁损术、脊髓后正中点状切开术、脊髓电刺激术等；⑤经皮椎体成形术、球囊扩张椎体后凸成形术治疗癌性脊椎骨痛；⑥针灸及物理等康复治疗；⑦中医治疗；⑧心理治疗等（详见有关章节）。

（陈朝板　屠伟峰）

第三节 癌痛的基础研究

癌痛是一种机制复杂的慢性疼痛，由于其病理生理学机制不清楚，对于其治疗的研究进展缓慢。传统的治疗方法如放疗、化疗、手术及药物治疗在进行治疗的同时常伴有明显的副作用，这种治疗产生的副作用也常常伴随着疼痛，据报道约45%的癌症患者的疼痛不能得到有效、足够的控制。虽然 WHO 已经针对癌痛制订了癌症三阶梯治疗方案，但由于癌痛的机制仍然不完全清楚，因此这些治疗方案多数是对症治疗，疗效也就相对有限。顽固的癌痛仍然是疼痛治疗的最大挑战。研究癌痛机制，寻找缓解癌痛的新方法，提高肿瘤患者生存质量，成为当前急需解决的问题。

广义的癌痛包括癌症发展直接造成的疼痛、使用各种手段治疗癌症所引起的疼痛和癌症患者并发的疼痛性疾病。由于癌痛模型研究起步较晚，因此癌痛的机制研究受到制约，直到最近十几年来才逐渐有癌痛模型的报道。

一、癌痛动物模型研究进展

（一）化疗诱导周围神经病变模型

周围神经病变和骨髓抑制是两种常见的化学治疗副作用。长春新碱、顺铂和紫杉醇等抗肿瘤药物神经毒性的持久特性，使化学治疗诱导神经病变可发生在治疗停止之后（称为滑翔式"coasting"损害）。应用化疗药物诱导神经病变可建立类似临床的动物模型，为药物神经毒性的原因、机制和治疗提供有利研究条件。

1. 长春新碱诱导周围神经病变模型　长春新碱在细胞分裂中期结合微管蛋白阻止微管聚合，常用来治疗急性白血病、神经母细胞瘤、Kaposi 瘤、Hodgkin 疾病和其他种类淋巴瘤。其治疗副作用之一就是严重的周围神经病变，且病变程度和剂量呈依赖性。长春新碱诱发疼痛动物模型的方法是大鼠连续注射长春新碱 10 d，此模型可诱发痛觉过敏。一些类似的大鼠模型还可观察到机械刺激痛觉过敏和触诱发痛，以及感觉缺失（热敏痛觉减退）。长春新碱连续静脉灌注也可诱导大鼠剂量依赖的触诱发痛，但是没有热敏刺激痛觉过敏的发生。该模型诱发痛觉过敏或触诱发痛的机制尚不清楚，需要进一步研究。

2. 紫杉醇诱导周围神经病变模型　紫杉醇抗肿瘤药来源于太平洋紫杉属树木的叶子，用于多种癌症的治疗，包括卵巢癌、乳腺癌及非小细胞肺癌。紫杉醇和微管蛋白结合（结合位点和长春新碱不同）并有阻止微管聚合作用。紫杉醇可诱发严重的周围神经病理性疼痛，并和药物剂量呈依赖性。紫杉醇诱发神经病变的发病率是 50%～90%，主要症状是手足的感觉迟钝（如麻痹、麻刺感和灼热痛）。紫杉醇诱发神经病理性疼痛的大小鼠模型均有报道，该模型可观察到触诱发痛和热敏刺激痛觉过敏。

3. 顺铂诱导周围神经病变模型　顺铂常用来治疗卵巢癌和小细胞肺癌。顺铂可致多发性神经病变，并呈剂量依赖性和时间依赖性，模型的神经病理改变可持续 10 年。有报道称顺铂致编程性细胞死亡发挥其神经毒性作用。大鼠每日注射顺铂可产生机械刺激触诱发痛和痛觉过敏。该模型常用于研究如何减轻顺铂引起的神经病变。

（二）神经病理性癌痛模型

周围神经损伤和神经炎模型可以用作模拟癌症侵犯引起的周围神经损害。Shimoyama 建立了一种新的神经病理性癌痛模型，利用 Meth-A 肉瘤细胞种植 BALB/c 小鼠坐骨神经周围建立疼痛模型，肿瘤直接压迫和侵犯周围神经的动物模型。由于肿瘤增长压迫神经使得该模型动物发生触诱发痛、热敏刺激痛觉过敏和自发性疼痛（抬足）。这种模型的神经损害随时间逐渐加重。小鼠模型机械刺激伤害疼痛最早发生在造模第 10 天，但是在第 14 天即恢复甚至感受降低，这可能是由于对运动神经的影响所致。临床上，癌症患者受累区域也可有感觉阈如现象发生。

（三）骨癌痛模型

骨，是继肺、肝脏之后第三个肿瘤细胞易转移的部位。临床常见的三大肿瘤如肺癌、乳腺癌、前列腺癌，到了晚期都很容易发生骨转移，肿瘤转移至骨组织常引起剧烈疼痛，因此肿瘤骨转移所引起的疼痛成为癌痛的主要原因。骨癌痛是最常见的癌痛之一，也是最剧烈的疼痛之一。骨癌痛表现主要有3种：持续性疼痛、自发间歇性疼痛和活动诱发的突然性疼痛。其中持续性疼痛是骨癌痛最常见的始发症状，这种持续性疼痛开始表现为钝痛，随着时间的变化出现持续性跳痛并且不断加重，而且活动也能使疼痛加重；当骨内肿瘤灶进一步发展，会出现间断性自发产生的更严重的疼痛；突然性疼痛常见于身体重心下降及受损肢体活动后。突然性疼痛较持续性痛更难控制，其所需的阿片类药物的剂量通常高于持续性痛。但由于对骨癌痛机制了解很少，故其治疗手段也相对缺乏。因此，研究骨癌痛的发生及维持机制具有重要的临床意义，发展与人类骨癌痛相似的骨癌痛动物模型显得尤为重要。

1. 小鼠股骨癌痛模型　1999年，美国的Schiwei等人首次报道了小鼠股骨癌痛模型。其方法是：在C3H/HeJ小鼠股骨远端的骨髓腔内注射同源溶骨肉瘤细胞NCTC2472，并且使用牙科水泥封闭注射部位诱发骨癌痛发生。接种肿瘤后第5天，癌症诱发骨质破坏和溶骨发生。接种后第14天可观察到自发性疼痛（防御行为、自发性缩足）、触诱发痛（触觉诱发缩足）及神经化学物质改变。骨保护素可减弱疼痛的发生，阿片类药物和COX-2抑制剂亦可以逆转疼痛的发生。关于这种模型进一步的研究表明癌性痛不同于典型的炎性疼痛或神经病理性疼痛，癌性痛有其独特的神经化学物质改变，与人类的骨癌痛相似。该模型可观察到患侧脊髓出现星形胶质细胞肥大而无神经元损失。

2. 小鼠跟骨癌痛模型　跟骨癌痛模型与股骨癌痛模型相似。不同的是NCTC2472细胞注射到C3H/HeJ小鼠跟骨骨髓中，骨质溶解、自发性疼痛（舔舐后足）和诱发性疼痛（机械和冷刺激触诱发痛）发生在接种后第6天并持续16d。制模后2周，自发性活动的发展和热痛敏与肿瘤生长相关。足趾内注射ET-A受体拮抗剂BQ-123可以部分阻滞跟骨癌痛模型肿瘤相关的机械触诱发痛。该模型肿瘤植入部位可发现内皮素-1的增多。

3. 小鼠肱骨癌痛模型　该模型是将NCTC2472细胞注射到C3H/HeJ小鼠肱骨骨髓内。该模型患癌肢体接受非伤害刺激后可诱发疼痛行为。

4. 大鼠胫骨癌痛模型　2002年，Medhurst等将MRMT-1大鼠乳腺癌肿瘤细胞注射到SD大鼠胫骨骨髓腔内。肿瘤接种后第10天可观察到骨质破坏，触诱发痛和机械刺激痛觉过敏在接种后10~12d发生，并和接种肿瘤细胞的浓度相关。此后在2005年和2006年又分别出现了以AT-3.1前列腺癌细胞和Walker256乳腺癌细胞种植的大鼠胫骨癌痛模型。

双膦酸盐慢性治疗可以减弱胫骨癌痛模型机械刺激伤害触诱发痛和痛觉过敏。COX-2抑制剂治疗大鼠胫骨癌痛模型与治疗小鼠胫骨癌痛模型不同，表明不同的骨癌痛模型基于动物种类、肿瘤类型和位置的不同有不同的疼痛机制。

二、骨癌痛是特殊类型的癌痛

随着研究的深入，学者们发现癌痛既有与炎症痛和神经病理痛相似之处，又区别于两者。骨癌痛模型存在着不同程度的骨损伤及骨结构的重建，并且患侧肢体出现痛敏与骨质的损伤情况呈正相关。随着肿瘤的生长，不同时期肿瘤动物的痛行为表现不同，小鼠骨癌痛模型在早期表现为热痛觉低敏、机械痛觉过敏，与大鼠角叉菜胶引起的深部组织炎症痛相似；而在晚期，热觉痛敏与机械触诱发痛同时存在。大鼠骨癌痛模型存在镜像痛现象，与神经病理痛相似。转移性骨癌痛模型外周感觉神经元与脊髓后角的神经化学也发生了改变，与炎症痛和神经病理痛相比较，既有相似之处又有其独特之处，见表2-1、表2-2。癌症痛模型中，初级感觉神经纤维出现脱髓鞘现象，初级感觉神经元大量表达ATF3，脊髓背角强啡肽表达上调，星形胶质细胞增生肥大。

表 2-1　炎症痛、神经病理痛及癌痛模型中，初级感觉神经元神经化学的变化

神经化学物质	对照	炎症痛 完全弗氏佐剂	神经病理性痛 脊神经结扎	神经病理性痛 坐骨神经切断	癌痛 胫骨肉瘤
小神经元					
P 物质	21%	↔	↓↓↓	↓↓↓	↔
植物凝集素	65%	↔	↓↓↓	↓↓	↔
降钙素基因相关肽	60%	↔	↓*	↓↓↓	↔
甘丙肽	2%	↔	↑↑	↑↑↑	↔
神经肽 Y	0	↔	↑	↑	↔
大神经元					
P 物质	5%	↔	↓↓↓	↓↓↓	↔
降钙素基因相关肽	25%	↔	↓*	↓↓	↔
甘丙肽	0	↔	↑	↑↑	↔
神经肽 Y	0	↔	↑↑	↑↑	↔

表 2-2　炎症痛、神经病理痛及癌痛模型中，脊髓后角神经化学的变化

	炎症痛 完全弗氏佐剂	神经病理性痛 脊神经结扎	神经病理性痛 坐骨神经切断	癌痛 胫骨肉瘤
脊髓				
P 物质　脊髓后角 I ~ II 层	↗	↓↓↓	↓↓↓	↔
降钙素基因相关肽	↗	↓↓↓	↓↓↓	↔
植物凝集素　脊髓后角 IIi 层	↔	↓↓↓	↓↓↓	↔
甘丙肽　脊髓后角 I ~ II 层	↔	↑↑↑↑↑↑	↑↑↑↑↑↑	↔
生长抑素　脊髓后角 I ~ II 层	↔	↔	↔	↔
神经肽 Y　脊髓后角 I ~ II 层	↔	↑↑	↗	↔
强啡肽　脊髓后角 I ~ II 层	↔	↔	↗	↔
P 物质受体　脊髓后角 I ~ II 层	↗	↔	↔	↔
蛋白激酶 Cr　脊髓后角 IIi 层	↑↑	↑↑	↗	↔
生长相关蛋白-43　脊髓后角 I ~ II 层	↔	↑↑↑	↗	↔
神经元核抗原　脊髓后角 I ~ II 层	↔	↔	↔	↔
强啡肽　脊髓后角 I ~ II 层	↑↑	↔	↔	↑↑↑
胶质细胞				
胶质纤维酸性蛋白	↔	↑↑↑	↑↑↑	↑↑↑↑↑↑
Qx-42	↔	↑↑↑	↔	↔
运动神经元				
神经元核抗原	↔	↔	↓↓↓	↔
甘丙肽	↔	↑↑	↑↑	↔
神经肽 Y	↔	↑↑↑	↑↑↑	↔

除此之外，腹腔注射吗啡可以缓解小鼠骨肉瘤引起的癌痛，并呈剂量依赖；但是与炎症痛相比，完全缓解同样程度的癌痛所需的吗啡剂量要高得多。

以上表明，癌痛既不同于炎症痛和神经病理痛，也不是两者的混合痛，而是有着独特而复杂机制的一种慢性痛。

三、骨癌痛的可能机制

骨癌痛可能与炎症痛及神经病理痛有某些共同的机制，但同时有着其特有的机制。

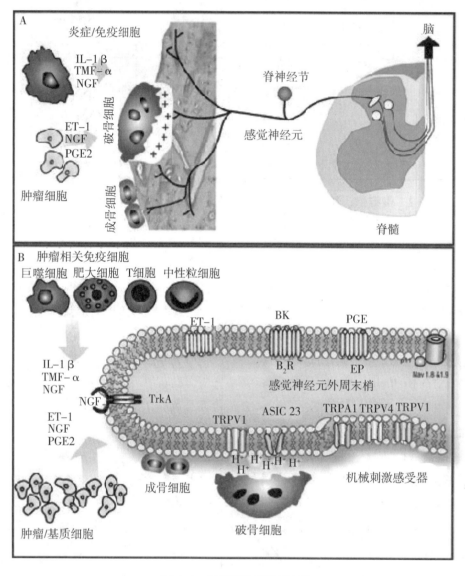

图 2-1　骨癌痛外周机制示意

（一）骨癌痛的外周机制

骨癌引起的痛觉过敏行为主要与脊神经节的初级感觉神经元兴奋性改变、脊髓后角神经化学变化，以及细胞可塑性变化等相关。其中初级感觉神经元兴奋性的改变则是由于破骨细胞的活化，肿瘤细胞及免疫细胞释放各种细胞因子，肿瘤细胞对外周神经纤维的浸润、压迫等因素造成的（如图2-1所示）。

1. 破骨细胞　在大鼠和小鼠的骨癌痛模型中，都可通过组织化学的方法观察到破骨细胞的增殖与活化。骨质破坏主要是由于肿瘤细胞的侵害促进了破骨细胞的生成与激活，打破了骨溶解与骨再生的平衡。侵入骨髓腔内的肿瘤细胞，特别是乳腺癌细胞，分泌甲状旁腺激素相关肽（parathyroid hormone-ralated peptide，PHRP），成为激活破骨细胞的初始因子。这些因子促使成骨细胞、骨髓间质细胞及T细胞表达大量的转录因子 NF-κB 配体 (RANKL); RANKL 通过与破骨细胞前体上的受体 RANK 相结合, 通过 NF-κB 和 JNK 信号转导通路, 诱导破骨细胞的形成。此外, 肿瘤细胞还可以释放肿瘤坏死因子-α (TNF-α)、白细胞介素-6 (IL-6)、前列腺素 2 (PGE$_2$) 及巨噬细胞集落刺激因子 (M-CSF) 等, 促进 RANKL 的表达, 进而诱导破骨细胞的生成。而骨溶解的过程中释放的转化生长因子 β (TGF-β)、胰岛素样生长因子 (IGFs)、成纤维生长因子 (FGFs)、血小板衍生生长因子 (PDGF) 及骨形成蛋白 (BMPs) 等, 则反过来促进肿瘤细胞甲状旁腺素相关肽和促肿瘤生长因子的生成, 从而形成了骨质破坏与肿瘤生长相互促进的恶性循环。研究表明, 骨保护素 (OPG) 与双膦酸盐可以改善骨质破坏, 缓解骨癌痛。OPG 可与表达在成骨细胞和 T 细胞上的配基 OPGL 相结合, 从而阻断 OPGL 与 RANK 的结合, 抑制破骨细胞的生成与活化, 促进破骨细胞的凋亡; 双膦酸盐也可通过促进骨髓瘤细胞与破骨细胞的凋亡, 来阻断骨再吸收, 抑制骨质破坏, 缓解骨癌痛。

2. 氢离子　破骨细胞除了对骨质的破坏作用外, 矿化骨的内表面维持一个微酸环境 (pH 4.0~5.0) 来发挥溶骨作用。研究表明, 支配骨髓腔、骨质、骨膜的感觉神经纤维表达辣椒素受体 (TRPV1) 及酸敏感型离子通道 (acid-sensing ion channels, ASICs), 参与初级感觉神经元的敏化, 介导疼痛信息的传递。过度激活的破骨细胞通过释放大量的 H$^+$ 来激活初级感觉神经纤维末梢的酸敏感型离子通道, 增强初级感觉神经元的兴奋性。

除了破骨细胞, 肿瘤细胞与各种免疫细胞也参与了外周感觉神经元可塑性的调节。肿瘤细胞内的 pH 值较正常细胞低, 肿瘤瘤体周围也形成酸性的微环境。肿瘤细胞释放的大量 H$^+$ 激活了 TRPV1 和 ASICs, 增强初级感觉神经元的兴奋性, 参与骨癌痛的产生与维持。

此外, 肿瘤细胞与各种免疫细胞如巨噬细胞、T 细胞及中性粒细胞, 通过释放各种促炎性因子, 如肿瘤坏死因子 (TNF-α)、白介素-1 (IL-1)、内皮素-1 (ET-1)、前列腺素 (PGE)、神经生长因子 (NGF) 及转化因子 β 等, 作用于各自受体, 激活并敏化外周感受器。

3. 内皮素 (ET)　很多肿瘤细胞系可以分泌 ET-1, 通过两种受体亚型 ET$_A$、ET$_B$ 起作用。外源性给予 ET-1 可以引起急性痛行为。Wacnik 等人研究表明, 骨癌动物模型中肿瘤部位的 ET 含量增多, 骨癌痛模型动物足底注射 ET 则增强了动物的自发痛行为, 而给予 ET$_A$ 受体的拮抗剂可以缓解肿瘤引起的触诱发痛, 提示 ET-1 可能是通过 ET$_A$ 受体参与了骨癌痛模型初级感觉神经元的敏化。

4. 神经生长因子 (NGF)　肿瘤细胞、巨噬细胞及其他炎症细胞均表达释放 NGF, 释放的 NGF 可能参与了感觉神经元兴奋性的调节。Sevcik 等人发现, 连续给予 NGF 的抗体可以使肿瘤动物的自发痛行为及保护行为减少, 同时缓解因运动引起的触诱发痛和防御行为; 给予 NFG 后, 癌症动物脊神经节中损伤的感觉神经元、浸润的巨噬细胞、c-fos 及强啡肽的表达均有明显下调。NGF 可能参与了初级感觉神经纤维多种神经递质 (SP、CGRP)、离子通道 (TRPV1、ASCI-3) 及受体 (bradykinin、P2X3) 的上调、敏化及去抑制, 从而增强了肿瘤骨的伤害性信号。

5. 细胞因子　肿瘤细胞及肿瘤组织中的炎症细胞释放大量的促炎症因子, 如 TNF、IL-1β、IL-6 及 IL-8 等, 也参与了骨癌痛外周机制。已经有研究表明, TNF-α 和 IL-1β 参与炎症痛与神经病理痛 (DeLeo and Yezierski, 2001)。系统给药或脑室注射 TNF-α 和 IL-1β 可以引起伤害性敏化的增强 (Watkins et al., 1994), 而外周的细胞因子主要集中在 TNF-α 的研究上。因为, TNF-α 主要在细胞因子级联反应的早期表达, 它可激活其他细胞因子, 如 IL-8、IL-1 及 IL-6 等, 并增强 PGE、花生四烯酸的合成与释放, 这些因子均可兴奋初级感觉神经元。此外, TNF-α 还可以通过环氧合酶-2 (COX-2), 增强外周感觉神经元对辣椒素的敏感性 (Nicol et al., 1997)。

6、三磷腺苷 (ATP)　实验证明, 损伤的细胞可以释放大量的 ATP, 作用于 TRPV1 及其他嘌呤能受体, 如 P2X3, 增强感觉神经元的兴奋性。因此, 在骨癌痛模型中, 很可能 ATP 也通过相似途径参与骨癌痛的外周机制。

7. 外周神经损伤　除了 H$^+$、各种细胞因子、生长因子及 ET 等参与外周初级感觉神经元的敏化外, Cain 等人发现, 肿瘤接种后外周感觉神经纤维的活性及分布发生了改变。肿瘤动物 C 纤维自发放电增多，热反应阈值下降3.5℃，表明C纤维活性及敏感性增强。上皮神经纤维（ENFs）分支增多使感觉纤维的分布密度增加，离子通道与细胞因子受体分布增加，可能参与了C纤维的敏化。但是，肿瘤晚期ENFs数量急剧减少，可能与C纤维放电活动减少相关，表明癌痛后期神经病理因素参与其中。随着转移性骨癌的发展，肿瘤瘤体不断增大，骨膜受到牵拉，肿瘤浸润引起支配骨膜和骨髓腔感觉神经的损伤、压迫和缺血。并且，肿瘤细胞分泌的蛋白溶解酶也可以溶解感觉神经纤维及交感神经纤维。

（二）骨癌痛的中枢机制

肿瘤细胞浸润骨组织后，激活了破骨细胞，加速了骨质的重吸收；同时，肿瘤细胞及各种免疫细胞逐渐释放 H^+、ATP、促炎症因子、神经转化因子、神经生长因子等物质，使初级感觉神经元异常兴奋，改变了其细胞可塑性；兴奋的初级感觉神经元不断释放兴奋性氨基酸及P物质（SP）至脊髓后角，将外周的伤害性信息传导至脊髓，脊髓及脊髓上水平神经化学及细胞可塑性发生改变，痛觉信息经上行痛觉通路传至脑内的高级痛觉中枢。因此，中枢敏化机制在骨癌痛的调制中起着重要的作用。

完全弗氏佐剂（CFA）诱导的炎症痛模型中，脊髓后角浅层SP及其受体、降钙素基因相关肽（CGRP）、神经肽γ（NPγ）上调；在脊神经结扎或横断脊神经诱导的神经病理痛中，Galinin、NPγ及强啡肽上调。在小鼠股骨癌痛模型的脊髓水平，上述标记物均未发现有明显变化；但是，脊髓后角深层，强啡肽、c-fos及GFAP表达显著上调，而谷氨酸重摄取转运体减少。这些现象提示，骨癌痛的中枢敏化调节机制与炎症痛和神经病理痛是不同的。

1. 胶质细胞　有关疼痛的经典观点认为，痛觉及其调制主要由外周和中枢神经元参与。近年来Watkins、Deleo等人的研究相继发现，在炎症痛与神经病理痛中胶质细胞存在着不同程度的激活，胶质细胞与疼痛的关系逐渐引起了人们的关注。在福尔马林、完全弗氏佐剂、磷脂酶A2、蛇毒及酵母多糖等诱导的炎症痛模型中均发现脊髓胶质细胞的激活。同时，外周神经损伤、坐骨神经炎症性神经损伤、强制刺激坐骨神经、脊髓损伤、脊髓感染等神经病理痛模型中，也观察到了小胶质细胞与星形胶质细胞的激活。给予胶质细胞的抑制剂氟代柠檬酸（FC）或小胶质细胞的抑制剂美满霉素（minocycline）均可以抑制外周炎症或神经损伤诱导的痛觉敏化。

脊髓胶质细胞上表达大量受体，可以被感觉纤维释放的神经递质，如SP、兴奋性氨基酸、CGRP、ATP及神经趋化因子等激活。有研究表明，小胶质细胞在疼痛的早期被激活。感觉神经元释放的趋化因子CX3CL1、ATP等，通过激活胶质细胞上的CX3CR1、P2X4/P2X7等受体，启动了小胶质细胞的激活，对疼痛的早期调制起着重要的作用。活化的小胶质细胞释放 TNF-α、IL-1β、IL-18等促炎症因子，以及前列腺素、超氧自由基和一氧化氮等。这些细胞因子分别作用于星形胶质细胞上的受体，激活星形胶质细胞。活化的星形胶质细胞与小胶质细胞释放大量的ATP、PGEs、TNF与IL-1等细胞因子，参与中枢的敏化机制。这些细胞因子一方面与胶质细胞上的受体结合，激活下游的信号通路，如MAPK家族的p38、ERK等，促进各种细胞因子与谷氨酸的合成与释放，从而进一步促进了胶质细胞的增殖与活化，并增加神经元的兴奋性；另一方面，它们与神经元上的受体相互作用，激活其他离子通道，如 K^+、Ca^{2+}通道，改变膜电导，增强神经元的兴奋性。

Schwei与Medhurst等人分别在小鼠股骨癌痛模型、大鼠胫骨癌痛模型观察到了接种肿瘤侧L4~5节段脊髓后角星形胶质细胞标记物GFAP表达的显著上调，并未观察到小胶质细胞标记物OX-42的表达上调，而Zhang等人在前列腺癌细胞接种的大鼠胫骨癌痛模型中则同时观察到GFAP与OX-42表达上调。Zhang等人研究表明，大鼠胫骨癌痛模型中，脊髓后角IL-1β与NMDA受体亚基NR1的表达上调；且IL-1β与星形胶质细胞标记物共存，IL-1R则与NR1共存于神经元上；给予IL-1β的重组抗体抑制IL-1β与其受体的结合，可以减弱NR1的磷酸化并抑制已经产生的痛觉敏化。在Walker256乳腺癌细胞引起的骨癌痛模型中MAPK信号通路中的星形胶质细胞中的ERK、小胶质细胞中的ERK及p38被激活。以上结果均提示，在骨癌痛模型中，外周肿瘤细胞及炎症细胞释放的各种细胞因子诱导脊髓胶质细胞被激活，胶质细胞可能通过释放大量的促炎症因子，如IL-1β、谷氨酸等，进一步活化胶质细胞，并通过NMDA受体增加伤害性神经元的兴奋，参与骨癌痛的发展与维持。

2. 其他机制　此外，Donovan 等人发现骨癌痛模型中，脊髓后角神经元的性质发生改变。随着骨癌模型痛敏程度的增加，其中记录到的 WDR（wide dynamic range）神经元比例逐渐增多，而 NS（nociceptive specific）神经元比例逐渐减少。给予加巴喷丁则可以部分翻转这种神经元的变化，并且抑制骨癌引起的热痛敏与机械痛敏。

因此，脊髓后角神经元兴奋性的改变可能与大量的 NS 神经元转变为 WDR 神经元有关，而这种神经元性质的变化可能参与了骨癌痛的中枢敏化机制。

骨癌痛模型脊髓Ⅲ-Ⅵ层内强啡肽、c-fos 表达水平显著上调，均显示脊髓部分神经元被激活，两者可能促进了伤害性信息的传导。脊髓水平的伤害性信息经脊髓丘脑束、脊髓网状束等上行通路传导至脑干、丘脑及大脑皮质等高级中枢，然后经感觉下行异化通路，使脊髓的伤害性信息得到加强，产生骨癌痛引起的中枢敏化。

四、骨癌痛的药物治疗

目前，对于癌痛的治疗主要采用的是世界卫生组织（WHO）提出的三阶梯用药原则。第一阶梯针对轻到中度疼痛的患者，选用非阿片类镇痛药，主要是非类固醇抗炎药（NSAID）；第二阶梯针对中度疼痛的患者，选用低剂量的弱阿片类药物如可待因；第三阶梯针对中到重度疼痛的患者，选用高剂量的强阿片类镇痛剂，如吗啡（morphine）和芬太尼（fentanyl）。当用三级镇痛法疗效欠佳或长期大量应用阿片类药物而产生耐药性或其他疗法失败者，可以采用有创性治疗方法，如神经阻滞和（或）微创介入治疗（亦有称为"第四阶梯镇痛"疗法）。

（一）非类固醇类抗炎药（NSAIDs）

非类固醇类抗炎药（NSAIDs）主要作用机制是通过抑制环氧化物酶（COX）来抑制 PGE 的释放。COX 对于催化花生四烯酸生成前列腺素（PGE）起关键作用。COX 包括 COX-1 和 COX-2。COX-1 在胃肠道、血小板和肾细胞中表达，参与调节正常细胞功能，具有保护细胞的作用；COX-2 可以被促炎因子、生长因子及肿瘤刺激物的作用激活，并在肿瘤细胞和其周围的巨噬细胞中均有大量表达。特异性的 COX-2 抑制剂可以不影响 COX-1 的作用，不损伤正常细胞，同时具有抗炎及抗癌的作用。虽然，NSAIDs 在炎症痛中具有很好的疗效，但是在癌痛中其效果并不理想，因此，非固醇类抗炎药在癌症痛中的作用还有待进一步研究。此外，NSAIDs 具有一些副作用，可以影响胃肠、造血系统、肾脏、中枢神经系统及心血管系统的功能。

（二）阿片类镇痛药

阿片类药物主要通过与中枢系统的阿片类受体相互作用发挥镇痛效应。目前临床上吗啡与可待因是治疗癌症疼痛比较有效的一类镇痛药。但是，持续给予吗啡在癌症患者中发现存在阿片受体内吞现象，可以导致癌症患者对其产生耐受。同时，阿片类药物也具有一定的副作用，如兴奋、嗜睡、便秘、恶心、呕吐及呼吸抑制等。这些都限制了阿片类药物的应用。美沙酮（methadone），作为一种合成的阿片类药物正逐渐受到重视。美沙酮除了作用于阿片受体，还可作用于 NMDA、5-羟色胺和儿茶酚胺受体。美沙酮激动 μ 受体和 δ 受体，同时也可以激活 NMDA 受体，翻转吗啡耐受，从而产生较好的镇痛效果。减少阿片类药物剂量，减少耐受，协同应用小剂量阿片拮抗剂，进而提高镇痛效果，是阿片类药物的发展方向。

（三）双膦酸盐（bisphosphonate）

双膦酸盐可以诱导乳腺癌和骨髓瘤细胞凋亡，对破骨细胞活性、破骨细胞和肿瘤细胞增殖、促炎性因子 IL-6 和 MMP-1（matrix-metallo-proteinase-1）的生成发挥抑制作用，因其对钙离子亲和力强而在骨质重构有重要作用。给予骨癌大鼠双膦酸盐可以明显抑制肿瘤细胞增殖和骨质破坏，并对痛行为有缓解，但其可能有胃肠反应、发烧及电解质紊乱等副作用。

（四）氯胺酮（ketamine）

氯胺酮可作用于阿片、肾上腺素、胆碱和 NMDA 受体，是 NMDA 受体的拮抗剂，是一种具有镇痛、镇静和麻醉作用的化合物。对癌症疼痛具有一定的疗效，但是也会产生嗜睡、眩晕、幻觉及流涎等副作用。临床上发现 NMDA 受体 NR2B 亚基特异性拮抗剂 ifenprodil 对癌症疼痛有很好的镇痛效果，且不会产生氯胺酮的副作用。

（五）新型抗癫痫药

加巴喷丁（gabapentin）和普瑞巴林（pregabalin）通过作用于钙离子通道、钠离子通道和 NMDA 受体，抑制神经元兴奋性起镇痛作用，现已作为神经病理性疼痛治疗的一线药物，亦推荐用于癌痛治疗。

（六）待开发新药

根据癌症疼痛的病理机制，更多的靶点可能作为新药开发的目标。其中，ET 受体拮抗剂、TRPV1 拮抗剂、嘌呤受体拮抗剂和酸敏感型离子通道拮抗剂，可能通过抑制肿瘤对外周感受器的敏化来发挥镇痛作用。

（俞卫锋　黄章翔）

第四节　癌痛治疗存在的问题及影响因素

疼痛是肿瘤患者最常见却又最难控制的症状之一。自 1990 年 11 月卫生部与世界卫生组织在广州联合举办 "WHO 癌症镇痛培训班" 至今，我国重视并推广癌症疼痛治疗工作已 20 余年。20 余年来我国在癌痛治疗、研究等方面虽取得长足进步，积累了丰富的经验，实行的三阶梯疼痛治疗法有效地缓解了癌痛患者的痛苦，提高了无数癌痛患者的生活质量，但实际工作中与 "让癌症患者不痛的目标" 仍相距甚远，癌痛治疗存在的问题也是层出不穷，许多因素严重妨碍了癌痛治疗的进展，为癌痛的治疗提出了新的难题。国外的一项调查显示，癌痛患者的疼痛得不到有效的治疗，其原因为医生不愿意查找癌痛的病因，如错误地认为疼痛治疗是 "头痛医头，脚痛医脚"。由于癌痛完全是患者的主观感觉，只有癌痛患者才能有所体会或感觉，医生或患者家属无法感知，而体格检查经常无特殊的病症发现，因此，癌痛的诊治仍存在很多的问题及障碍。

一、癌痛治疗存在的问题

（一）对治疗癌痛药物副反应的认识不足甚至误读

1. 药物耐受性　药物耐受性（drug tolerance）是指癌痛患者长期接受阿片类药物后，其镇痛效果下降，作用时间也缩短，此时需要逐渐增加剂量或缩短给药间隔时间才能维持其治疗效果，药物需要量的提高大多与疼痛因疾病进展而加剧相一致，病情稳定的患者通常不需要增加药物剂量。癌痛患者极少出现阿片类药物的耐受性，因为癌痛患者阿片类药物的剂量增加（剂量滴定），需要经过数周或数月的过程，而不同于无疼痛的静脉注射阿片类药物的吸毒者，后者则会很快出现耐受性，其确切机制仍不很清楚。癌痛患者由于肿瘤进展或恶化，疼痛加重而需要增加药物的剂量，而不是单纯的药理学耐受性。药物耐受性与精神依赖性的加重无关。由于各种阿片类药物无完全交叉性耐药，因此，若应用某种阿片类药物出现的耐受性增加，可及时换另外一种阿片类药物；同理，如果应用某种阿片类药物出现剂量限制性毒副作用，换另外一种阿片类药物，从等剂量的一半开始。此外，对药物耐受性不必很担心，可通过下述方法予以有效解决，如可加用辅助药物；交替使用不同类型的镇痛药；经放、化疗后疼痛减轻应及时递减剂量，延长用药间隔时间；也可配合其他镇痛方法和给药途径。

2. 药物依赖性　是指药物与机体相互作用造成的一种精神和躯体方面的改变，它表现出一种强迫需要连续或定期用该药的行为和其他反应，为的是要求感受它的精神效应，或是为了避免由于停药所引起的不舒适，可以发生或不发生耐受性。药物依赖性是一种病理性心理学反应而不是生理心理学反应。

同一个人可以对一种以上药物产生依赖性。药物依赖性包括以下几个概念：

（1）身体依赖性：身体依赖性（physical dependence），或称生理依赖性（physio logical dependence），是指长期连续使用依赖性药物一段时间后，机体会产生一种适应状态，这时若突然断药或应用拮抗剂，就会出现与所用药物作用相反的症状（称为反跳现象），如焦虑和激动、流涕和流泪、发热和出汗、腹痛、震颤和其他交感神经过度兴奋的系列症候群，称为戒断综合征。阿片类药物戒断症状出现的时间和持续时间取决于应用药物的药代动力学，一般突然停药后前24h出现烦躁不安、打呵欠、流涕、出汗或瞳孔扩大等，以后72h出现易激动、时冷时热及体温、血压、呼吸和心率升高等。这些症状不经治疗多数在5~14d内可自行消失。临床上采用逐渐减量直至停药的方法防止阿片类药物戒断症状发生。身体依赖性与精神依赖性的加重无关。

（2）精神依赖性：精神依赖性（psychic dependence），或称心理依赖性（psycho logical dependence），是指药物对中枢神经系统所产生的一种特殊的精神效应，用药者产生一种追求用药的强烈欲念，称为渴求（craving），这种欲念迫使用药者不顾一切地不断寻求药品满足自己的欲望，这种行为称为觅药行为（drug seeking behavior）。它和用药者另一种行为即用药行为（drug taking behavior）共同主宰用药的日常活动。以往将身体依赖性与成瘾性等同起来或将身体依赖性看作成瘾性是不正确的。成瘾性用药属于强迫性用药（compulsive drug use），反映的是药物的精神依赖性。大部分产生依赖性的药物同时具有精神依赖性和身体依赖性，反复用药过程中，先产生精神依赖，然后产生身体依赖。后者一旦产生，则前者进一步加重，同时，机体对药物产生耐受性，用药者必须加大剂量才能达到原有的效果，但应注意一种药物的多种作用并非一致地产生耐受性。临床研究发现，规范化使用阿片类药物，癌痛患者出现成瘾的现象极为罕见。成瘾可能的原因为，疼痛的伤害性刺激脉冲，沿着传递疼痛的神经通路上行的过程中，疼痛患者的体内生成了特殊的阿片受体。这些受体散布在已有阿片类物质中间，分散了进入体内的缓解疼痛的药物；而没有疼痛的个体不存在这些特殊的受体。此时，任何进入体内的阿片类物质大部分都直接与脑内的受体结合，造成脑内阿片类药物浓度突然增高，增加了成瘾的可能。此外，成瘾的发生率与药物的给药方式有关，直接静脉注射使血药浓度突然增高，易于导致成瘾。在慢性疼痛治疗中多采用阿片类药物的控释制剂，药物在胃肠道缓慢释放，使血药浓度在一定程度上保持恒定。因此可以说，成瘾几乎不发生在疼痛患者中，包括癌症疼痛患者。以上概念，对于晚期恶性肿瘤患者而言，真正出现成瘾者非常罕见。事实上，WHO已经不再使用"成瘾性"一词，替代的术语是"药物依赖性"。癌痛患者用药的增加，多为病情的发展和药物身体耐受的表现，一般癌痛患者在医护人员的正确指导下用药不会产生精神依赖，而身体依赖是正常生理药理学现象，不应视为"成瘾"，更不能成为停药的理由。生理依赖和耐受性乃是使用阿片类药物的正常药理学现象，不应影响药物的继续使用。

（二）对癌痛药物的治疗及疗效评判存在的误解

（1）长期用阿片类药物不可避免会成瘾。

（2）非阿片类药物比阿片类药物更安全。

（3）只有在疼痛剧烈时才用镇痛药。

（4）镇痛治疗能使疼痛部分缓解即可。

（5）用阿片类药物，出现呕吐、镇静等反应，立即停药。

（6）哌替啶是最安全有效的镇痛药。

（7）仅终末期癌症患者才用最大耐受量阿片类药物。

（8）阿片类药物如果广泛使用，必然造成滥用。

（9）一旦使用阿片类药物，就可能终生需要用药。

（10）患者在使用阿片治疗期间不能驾车。

（11）患者用镇痛药不会自行减低剂量或减少用药次数。

（12）对持续性疼痛患者只给予长效阿片类药物即可。

（13）阿片类药物会抑制呼吸。

（14）对阿片类药物剂量的增加应有所保留。

（15）静脉用阿片类药物比口服（透皮）更有效。

（16）如果患者要求增加阿片剂量即表明产生耐受或成瘾。

（17）阿片类药物不能用于治疗神经病理性疼痛。

（18）术后镇痛会影响伤口的愈合。

（19）术后镇痛导致肠胀气和肠运动恢复延迟。

（20）疼痛原因不明时，不可采取镇痛措施以免掩盖症状。

（21）术后镇痛可以导致认知功能障碍。

二、影响癌痛治疗的因素

疼痛治疗中存在的问题和障碍是多方面的，包括疼痛机制尚不完全清楚，以及医护人员、患者及其家属，也包括医药管理部门等。

（一）疼痛机制尚不完全清楚

研究证实，疼痛是由疼痛感受器、传导神经和疼痛中枢共同参与完成的一种生理防御机制。同时，由于疼痛是一种主观上的感觉，缺少客观体征，加上疼痛不仅是躯体对有害刺激因素的生理反应，且有精神和心理因素影响。因此疼痛程度的评估只能通过患者的主诉和医生的观察，而没有一个仪器设备对患者疼痛程度加以测定。疼痛的治疗也不能像导弹击中目标一样精确而有的放矢。对疼痛评估目前常用的方法是根据患者主诉疼痛程度分级法（VRS）和目测模拟法（VAS划线法）。但是目前的评估方法存在极大缺陷，最主要的因素就是主观性太强，由于不同患者个体主观能动性的差异可造成痛觉评估的差异极大，很难客观衡量疼痛的程度，这就可能导致轻者重用、重者轻用的用药错误，无法准确地按三阶梯来指导治疗。

（二）与医务人员有关的原因

1. 缺乏癌痛教育　随着目前WHO三阶梯镇痛原则的广泛开展和应用，尽管绝大部分医务人员对疼痛的认识和治疗较以往有了更多的了解，但仍有部分非肿瘤专科医务人员对疼痛及阿片药物的应用概念模糊，缺乏疼痛教育。国外的调查表明，仍有医务人员认为癌症患者仅在临终时应用吗啡，或应用吗啡会加速患者的死亡速度，或认为疼痛对吗啡不敏感，或吗啡能引起呼吸抑制及严重的毒副作用如便秘、恶心呕吐、嗜睡。在国内，仍有相当多的医生由于缺乏癌症疼痛治疗的新信息、新知识，不按癌症三阶梯止痛原则用药，仅凭老方法、老经验及个人习惯用药，是导致我国麻醉镇痛药量少、水平低、用药结构不合理的主要原因，使许多癌症患者的疼痛得不到有效的缓解，生活质量得不到有效的改善。

2. 用药选择的错误　不掌握疼痛治疗知识，不清楚癌症三阶梯止痛原则以及治疗疼痛的药物，如认为治疗慢性中重度疼痛的首选药是哌替啶，一旦患者被确诊为恶性肿瘤并出现疼痛，往往不分早期、中期或晚期，一开始就应用哌替啶，因该药半衰期短、起效快，但作用时间短，仅可维持2.5~3.5h，需频繁给药，这样很容易出现患者哌替啶的精神依赖或"成瘾"。

3. 顾虑对控制药物的处方管理　医护人员担心对麻醉药品流失负责任，如明文规定癌症患者可开5d常用量而只给开1~2d常用量。过分关注阿片类药物的监督和管理。

4. 十分惧怕阿片类药物的成瘾性、耐受性和毒性　对阿片类药物成瘾性的概念模糊，普遍缺乏正确的认识，并担心患者对镇痛药产生耐受性。此外，对阿片类药物出现的胃肠道反应如恶心、呕吐、镇静及嗜睡等认识不足，一旦出现，就让患者终止用药，造成疼痛反复出现。

（三）与患者有关的原因

1. 不愿如实向医生报告疼痛　一是患者往往认为癌痛是不可避免的且很难治好，视忍痛为美德；二是担心医生致力于疼痛治疗会分散治疗癌症的注意力，以致病情不能及时得到控制而恶化。因此在治疗中患者宁愿忍痛，也不愿如实告诉医生自己的疼痛及其严重程度。这是与患者有关的主要治疗障碍。

2. 对阿片类药物产生恐惧　这也是主要的治疗障碍。担心用吗啡等阿片类药物镇痛会产生药物耐受性，使以后疼痛加重时失去作用；怕镇痛药产生严重不良反应如嗜睡、意识不清、恶心呕吐及便秘等，使原本严重的病情再加重；怕药物成瘾，将阿片类药物与毒品相提并论，从而产生恐惧而拒绝应用。

3. 担心药品价格过高、经济负担过重　不能长期承担阿片类药物的费用等（目前广泛应用的控释吗啡制剂或透皮贴剂价格过高，长期大剂量应用是一笔不小的费用）。因此，患者被动地忍受着疼痛的折磨。

（四）与医药卫生管理和医务部门有关的原因

对癌痛治疗重视不够，对医用控制药品的管理和供应难以随时保证临床需要。医疗机构不能为癌痛患者提供足够的阿片类药物，或者医疗管理机构对麻醉镇痛药物的限制，特别在基层医院，购药渠道少，手续繁杂，阿片类药物不易买到或者数量有限，因此出现了有的患者家属千方百计托关系购买麻醉药品，甚至花高价从社会上购买药物，造成了癌痛患者在疼痛确实不能忍受时用药或疼痛发作时再被动给药，这种情况往往很难达到理想的镇痛效果。

（五）物价方面的原因

尽管目前药品种类繁多，疗效确切，但新上市药品价格过高，患者难以承受。据不完全统计，按照每日使用吗啡 90mg 计算，使用吗啡即释片每日费用在 31 元左右，使用吗啡缓释片每日费用在 300 元左右。使用多瑞吉 25μg/ h ，每日费用在 27 元左右。使用 PCA 泵每日费用在 120 元左右。由此可见，长效缓释制剂在给患者带来用药方便的同时，也给患者带来沉重的经济负担，尤其是长期使用镇痛药物的患者，不仅自费患者负担不起，公费患者因社会医疗保险等因素也难以承受。因此，吗啡缓释片及 PCA等技术在临床实际工作中使用受到限制，这就要求生产厂家研制生产价廉物美的药品和设备。

（六）镇痛药物的副作用

据统计，阿片类药物引起呕吐发生率达 20% 左右，便秘发生率 33% 左右，因剧烈恶心呕吐、便秘及剧烈头晕等吗啡类药物副作用，患者拒绝用药而限制阿片类药物使用。所以镇痛效果确切、副作用少的镇痛药物有待进一步开发。

（七）WHO "癌症三阶梯止痛治疗原则" 推广渠道不畅

20 余年来，尽管国家药政部门做了大量工作，在举办癌痛治疗培训班的同时，从政策法规上允许临床满足癌痛患者使用麻醉药物，但由于我国医疗单位的医疗工作受各省卫生及医政部门直接指导，所以只有由医政部门组织培训班并下发文件要求各级医院开展 "癌症三阶梯止痛治疗原则"，此项工作才会非常顺利开展。北京市卫生主管部门行政干预癌痛治疗工作为全国提供成功经验。

（八）新闻媒体宣传不够

疼痛严重影响癌症患者的生存质量，但仍没引起社会各界及新闻媒体重视，宣传工作有待进一步加强。通过宣传教育、正确引导有助于人们转变观念、加强重视，促进改善癌痛患者的生活质量。

第五节　第四阶梯的概念与争论

1986 年世界卫生组织（WHO）发布 "癌症三阶梯止痛原则"，建议在全球范围内推行 "癌症三阶梯止痛原则"，并使 80%～90% 癌症患者的疼痛得到了基本缓解。然而，晚期癌症常伴随顽固性疼痛，即使经三阶梯规范治疗后仍然有 10%～20% 的患者得不到有效缓解。同时，口服阿片类药物会引起恶心、呕吐、便秘等副作用，加重患者的痛苦，严重影响其生活质量。经过 20 余年的临床实践，加上新的镇痛药物不断问世，使原来癌症三阶梯镇痛治疗方案赋予许多新的理解、新的理念、新的方案，主要表现为：如第二阶梯用药不再采用弱效阿片类药物，而以中效镇痛药物代替；第三阶梯用药种类明显增多，选择余地也明显扩大，从而使吗啡等强效镇痛药的用量逐步减少。此外，"三阶梯" 用药五原则的内涵也有了改变：①强调按阶梯给药。现在更主张选择药物的原则是达到最大的镇痛效应、最小的副作用、最好的功能、最高的生活质量。②强调按时给药。现在更主张对持续或背景疼痛给予控缓释药物，对爆发性疼痛临时加用起效快、作用强的速释药物。③强调无创（首先口服）给药。现在认为无创给药（经皮、经黏膜给药）如能达到患者使用方便满意、作用确实，也是首选给药方法。④强调个体化用药。阿片类药物无封顶效应，而现在强调应区分疼痛性质是伤害性疼痛还是神经病理性疼痛或混合型疼痛，注重多模式的联合镇痛。⑤注意具体细节。对用止痛药的患者要注意监护，密切观察反应，目的是要患者获得最佳的疗效而发生的副作用最小。

对于中、晚期顽固性癌痛患者，在按照 WHO 三阶梯止痛原则治疗口服给药不能有效缓解疼痛或对镇痛药不能耐受时，有学者提出了癌痛"第四阶梯"治疗的概念，将针对癌痛的各种侵入性治疗（有创性治疗），主要包括椎管内或鞘内给药、神经（干、节、丛）阻滞或神经（节、丛）毁损、神经外科核团（中枢丘脑核团）毁损和微创介入治疗等作为 WHO 癌症三阶梯止痛原则的补充和完善。这些针对癌痛的侵入性治疗方法得益于新型药物、镇痛装置的不断问世和影像学的精确引导，具有创伤小、治疗靶点精确、镇痛效果确切、对患者全身影响小等优点。癌痛"第四阶梯"治疗概念的提出，不仅给中、晚期顽固性癌痛患者带来了新的希望，也为临床医生治疗顽固性癌痛提供了新思路。但目前国内外学者对"第四阶梯"的概念仍持有不同观点。

（1）侵入性治疗的同时，疼痛的恶性循环已经形成，并多演变为顽固性癌痛，且侵入性治疗也非万全之策，加之患者可能因机体耐受性差而错过侵入性治疗的机会。因此，有学者认为，干预性止痛治疗，包括侵入性治疗，可以根据病情需要用于"三阶梯"中的每一阶梯，与药物治疗同步或交替地联合应用，不仅可提高单纯药物止痛的疗效，还可显著减少药物用量及其不良反应。如胰腺癌患者出现上腹部疼痛有或无肩胛区牵涉痛，早期采用影像学引导下的腹腔神经丛毁损术，可以减少甚至无须服用阿片类药物，并可减少阿片类药物的增量，反之到终末期，阿片类药物控制不佳时，由于恶病质或后腹膜肿瘤的侵犯，患者可能失去治疗机会。WHO 癌症三阶梯止痛原则有其自身的历史和现实意义，新的技术和治疗方法使癌痛治疗变得更加丰富和多样化，除癌痛的微创介入治疗之外，在癌痛治疗领域中，肿瘤姑息性的放疗、化疗和手术治疗源于抗癌理念的更新；精神、心理治疗源于对癌痛机制的认识并体现了人文关怀；中医中药显示了祖国传统医学的特色和优势，这些方法都可贯穿于"三阶梯治疗"的全过程。因此，癌痛的治疗应是在三阶梯治疗原则基础上的综合治疗和个体化治疗。

（2）有学者认为 WHO 癌痛"三阶梯"治疗中，第 1~3 阶梯均是指使用镇痛药（口服）。如果在"三阶梯"之上提出"第四阶梯"治疗，同样也必须是使用镇痛药，而且应该是一种镇痛效果强于吗啡的药物；否则，不能称为"第四阶梯"治疗。临床上，当采用传统"三阶梯"药物止痛治疗无效，而必须要用其他治疗方法，如微创介入治疗或与镇痛药物联合使用时，应称之为"综合治疗"或"多模式治疗"。

（3）WHO 癌痛治疗专家委员会前主席 Foley 提出，"第四阶梯"提法不当，因为 WHO 止痛原则提出的三阶梯概念的焦点在于药物止痛治疗，根据癌痛的轻、中、重程度选择不同作用强度的止痛药物，而不是针对治疗方法分阶梯。

作者认为，从癌痛程度、治疗难度并结合治疗方法综合考虑，凡可能解决传统 WHO"三阶梯"口服药物治疗无效或能提高其镇痛效果的有创性给药途径者，如静脉给药、直肠给药、椎管内给药等亦可称为"第四阶梯"治疗，适用难治性、顽固性、持续性癌症疼痛患者。可以认为这是对 WHO 癌痛"三阶梯"止痛治疗的进一步补充和完善。基于以上不同观点，反映出对"癌痛第四阶梯"治疗的概念仍存在局限性、不合理性和争议。作者认为对这些不同观点可进一步探讨。

现代癌痛治疗的理念认为，微创介入治疗与 WHO 三阶梯疗法及其他癌痛治疗方法联合应用，能够更有效控制癌症患者的疼痛，对改善癌症患者整体生活质量有重大的现实意义（图 2-2）。有关癌痛的侵入性治疗，包括微创介入治疗的方法及适应证等将在后续章节详细介绍。

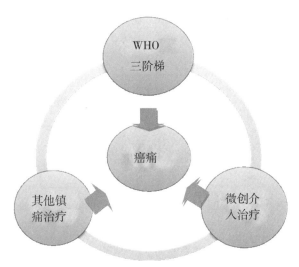

图2-2 癌痛综合治疗

第六节 癌痛治疗的展望

随着国家卫生行政部门及社会各界对癌痛工作越来越重视，社会文明的进步及广大患者对生存质量要求的逐渐提高，以及癌症镇痛方法及治疗手段日益增多，通过广大医务人员及社会各界的共同努力，只要方法得当，措施有力，"让癌症患者无痛，提高癌症患者生存质量"的目标一定能够达到。

在贯彻三级镇痛治疗的目标中，WHO建议推行的三个基本策略——政策、培训和药物，其中药物的可获得性是最基本条件，政府的政策支持是重要保证，而医务人员专业技能的掌握和对癌痛知识的理解则是实现这一目标的关键因素。我国在癌痛治疗方面取得了很大进步，但不同程度地存在一些问题，各地发展亦不均衡。在各个阻碍癌痛治疗的因素中，对癌痛有关理论、概念的理解和长期以来包括医务人员、患者中存在的"恐瘾"心理障碍已成为影响癌痛治疗的重要因素，提示应针对这一薄弱环节，加强对医务人员的教育、培训，并通过他们向患者进行必要的说明和有关知识的灌输。

顾慰萍等根据对我国29个省、自治区和直辖市1555例患者的调查，发生过癌症相关疼痛的患者占被调查总数的61.6%，在疼痛严重程度方面，最初发生疼痛时无痛、轻、中、重度和剧烈疼痛的发生率分别为2.5%、51.8%、27.9%、10.4%和7.4%；患者上述五种疼痛在目前的发生率分别为13.4%、53.8%、27.3%、5.3%和0.3%，经镇痛治疗后大多数患者的癌痛得到了不同程度的缓解。64.8%的患者（507/782）和66.0%的医生认为镇痛药最为有效。疼痛患者在使用镇痛药后中度以上疼痛缓解率达82.4%（599/727）；对镇痛药效果"非常满意"和"比较满意"的占75.4%（548/727），患者对镇痛药"不太满意"或"不满意"的原因，除"感觉药效不好"的因素外，还有"药品价格过高""感觉用药剂量不够""药物副作用""注射途径用药"等原因影响了对镇痛药的有效治疗或妨碍了正常使用镇痛药。从用药时间方面分析，绝大多数（63.0%）的患者是按需用药，33.1%的患者是按时用药。同时，在对29个省、自治区和直辖市933名各级医疗卫生机构的医、护、药等专业人员的调查显示，分别有35.6%、37.0%和26.8%的人认为目前癌痛患者中的70%以上、约50%和30%以下得到了必要的镇痛药物治疗；而认为基本达到WHO三级镇痛治疗阶梯目标的仅占所有被调查者的17.1%，多数人（58.3%）认为有进展但存在差距。这从另一个侧面反映了目前癌痛现状及癌痛治疗的基本情况。

随着三阶梯镇痛治疗的不断深入与普及，目前我国大多数癌症患者疼痛得到了治疗，疼痛得到不同程度的缓解，但仍有相当部分患者的疼痛没有得到治疗或有效治疗。要求卫生行政部门要积极宣传癌症患者镇痛疗法、用药原则及三阶梯镇痛药物的特点，按照国家卫生健康委员会的指导用药原则正确合理使用。

（屠伟峰　陈朝板）

参 考 文 献

［1］ Mercadante S，Portenoy R K. Breakthrough cancer pain：twenty－five years of study. Pain，2016，157（12）：1.

［2］ Blake A，Wan B A，Malek L，et al. A selective review of medical cannabis in cancer pain management. Ann Palliat Med，2017，6（Suppl 2）：805－805.

［3］ Neufeld N J，Elnahal S M，Alvarez R H. Cancer pain：a review of epidemiology，clinical quality and value impact. Future Oncology，2016：0423.

［4］ Lam，David K. Emerging factors in the progression of cancer－related pain. Pain Management，2016：pmt－2015－0003.

［5］ 彭猛青，张茹茹. 早期应用吗啡缓释片对癌痛患者生存质量的影响. 中国实用医学杂志，2010，1，5（2）：35－36.

［6］ 聂鋆，刘淑俊，邸立军. 癌痛及其对癌症患者生活质量影响的调查. 中华肿瘤杂志，2000，22（5）：432－434.

［7］ Stjernsward J，Colleau S M，Ventafridda V. The World Health Organization Cancer Pain and Palliative Care Program. Past，present，and future. J Pain Symptom Manage，1996，12（2）：65－72.

［8］ 袁峰，李保林. 鞘内注射曲马多对手术致痛大鼠脊髓 c－2fos 蛋白表达的影响. 中国实用神经疾病杂志，2010，5，13（9）：25－27.

［9］ Cherny N I，Catane R. Professional negligence in the management of cancer pain：A case for urgent reforms. Cancer，1995，76（11）：2181－2185.

［10］ 阎雪彬，黄晓玲，黄东. NMDA 受体和 NOS 参与骨癌痛小鼠吗啡耐受的形成. 中南大学学报，2010，5（5）：458－463.

［11］ 龚琴，区锦燕，曾因明. 鞘内注射 PI3K 特异性抑制剂 LY294002 对小鼠骨癌痛的影响. 肿瘤学杂志，2010，16（1）：46－49.

［12］ Cathwline，G，Le Guen. Are there long－tern changes in the basal or evoked Fos expression in the dorsal horn of the spinal cord of mononeuropathic rat. pian，1999，80：347－357.

［13］ 孟志强，于尔辛. 癌痛的治疗和中医药的作用. 中华肿瘤杂志，2003，25（4）：408－409.

［14］ World Health Organization. Cancer pain relief，2nd ed. Geneva：World Health Organization，1996：39.

［15］ 胡计嫦，杨建平. 骨癌痛大鼠脊髓背角 pCREB 表达的变化. 中国疼痛医学杂志，2010，16（5）：285－288.

［16］ 刘志民，顾慰萍，周伟华. 中国癌症疼痛现状调查报告. 中国肿瘤，1999，8（2）：57－60.

第三章　癌痛的原因及分类

　　癌痛是由于癌症本身和与癌肿有关的其他因素所致的疼痛。癌痛除了具有一般疼痛的性质之外，往往是一种称为"全方位疼痛"或"总疼痛"（total pain），即除了癌肿本身所引起的疼痛外，还包括癌转移、治疗所致的副作用、合并疾病和癌症患者的精神、心理、社会、经济等因素。明确癌痛的病因及分类对于采取恰当的治疗措施以缓解疼痛、提高患者生活质量有重要意义。

第一节　癌痛的原因

　　癌痛原因大致可分为以下四类，但癌痛常常是多种原因综合影响的结果。

一、癌症本身的原因

　　直接由癌症本身或以癌症为主要原因所致的疼痛占癌痛的 70%~80%，癌肿本身导致疼痛的病理机制包括以下几种：

　　1. 癌肿直接压迫　这种情况常见于巨大癌肿压迫周围器官组织和癌肿压迫神经或血管引起的疼痛。

　　2. 癌肿侵犯神经　常见如上颌窦癌、鼻咽癌侵犯三叉神经，胰腺癌侵犯腹腔神经丛等。

　　3. 癌肿侵犯骨骼　癌肿侵犯骨骼也称为骨转移，这是晚期癌痛的常见病因。肺癌、乳腺癌和前列腺癌最常转移到骨骼，但任何类型的恶性肿瘤均可合并痛性骨损害。许多癌肿可发生骨转移，而且可侵犯任何部位骨骼，因而出现多处疼痛或周身疼痛。

　　4. 中空脏器或实质脏器的导管系统梗塞　常见如食管癌、胃癌、结直肠癌、胆管癌等，当癌肿广泛浸润且肿块巨大者，可因通道梗阻而致疼痛。

　　5. 血管侵犯或阻塞　常见如肝癌，由于肝门静脉、肝静脉受侵犯或癌栓阻塞而致疼痛。

　　6. 黏膜受侵犯或形成溃疡　常见如口腔癌、胃癌。

　　7. 肿瘤分泌致痛因子　肿瘤细胞及其基质细胞释放疼痛因子是产生骨癌疼痛的重要原因。癌细胞可以释放多种疼痛相关物质，包括缓激肽、大麻类物质、内皮素、白介素 6、粒细胞-巨噬细胞集落刺激因子、神经生长因子、蛋白酶、肿瘤坏死因子 α 等，这些因子的大部分可以敏化或直接激活初级传入神经元。

二、癌症相关性疼痛

　　1. 副肿瘤性伤害感受性综合征　分泌绒毛膜促性腺激素（HCG）的肿瘤可能引起慢性乳房疼痛、压痛或男子乳房女性化。

　　2. 伴有全身症状的疼痛　癌肿多处侵犯或晚期癌症由于出现便秘、直肠或膀胱痉挛和压疮等都可引起疼痛。

3. 带状疱疹及带状疱疹后遗神经痛　癌症患者由于免疫功能降低，容易诱发急性带状疱疹或出现带状疱疹后神经痛的并发症。

三、与诊断和治疗相关的疼痛

许多诊断和治疗措施可以引起疼痛。这类疼痛多数为急性痛，在诊断性操作或实施治疗后即时或数天内出现一过性疼痛，少数患者也可持续较长时间。常见的情况包括：

1. 诊断性操作引起的急性疼痛
（1）腰穿后疼痛。
（2）骨髓穿刺后疼痛。
（3）结肠镜检后疼痛。
（4）肝穿刺后疼痛。
（5）胸腔穿刺后疼痛。
（6）脊髓造影后疼痛。

2. 治疗相关的急性疼痛
（1）手术后疼痛。
（2）化疗注射及毒性引起的疼痛。
（3）激素治疗引起的疼痛。
（4）免疫治疗引起的疼痛。
（5）放射治疗引起的疼痛。

四、与癌症或相关治疗无关的疼痛

1. 并存的非癌性疾病疼痛　癌症患者可能并存其他疾病，如带状疱疹及带状疱疹后神经痛、糖尿病周围神经炎、痛风、关节炎、强直性脊柱炎、类风湿等均可引起疼痛。

2. 社会心理因素相关疼痛　患者诊断癌症后常常产生恐惧和对治疗、预后、家庭经济状况等的巨大心理压力，由此可产生痛觉过敏。晚期癌症患者常出现焦虑和抑郁，可导致对疼痛敏感，使已经存在的疼痛表现得更加激烈。

第二节　癌痛的分类

癌痛的分类与非癌痛一样，有各种分类方法，其中按癌痛出现持续时间、病因和疼痛强度来划分是基本的分类方法。在同一患者可存在两种以上的分类。

一、按病因分类

1. 由于肿瘤生长的直接效应引起的疼痛　如痛敏结构受压迫或缺血。
2. 抗癌治疗引起的疼痛　如放射性骨坏死、化疗引起的神经病变、乳腺切除术后综合征。
3. 诊疗操作引起的疼痛　如静脉穿刺、腰椎穿刺、骨髓活检。
4. 慢性疾病及虚弱引起的疼痛　如长期卧床所致肌痉挛、压疮。
5. 癌症病变之前的慢性疼痛　如慢性神经炎、骨关节炎。

二、按病理生理学分类

1. 伤害感受性疼痛　伤害感受性疼痛是由躯体和内脏结构遭受伤害并最终激活伤害感受器所引起

的，可分为躯体痛和内脏痛。

（1）躯体痛：由于肿瘤压迫、浸润、转移或侵犯骨骼、韧带、皮肤或皮下组织而引起的疼痛。疼痛特点是酸麻、刺痛、波动性痛和压迫性痛，往往疼痛定位明确。

（2）内脏痛：因胸腹腔和骨盆脏器如肺、胃、肝、胰、胆道、肠、肾、子宫和附件等受肿瘤浸润、压迫或牵拉所引起。表现为虫咬样痛、痉挛痛、钝痛、刀割样痛、内脏痛的疼痛定位模糊。

2. 神经病理性疼痛 神经病理性疼痛是由外周或中枢神经系统所导致。因肿瘤浸润或治疗引起神经末梢或中枢神经系统受损时，常伴有某部位感觉或运动功能丧失，表现为刀割样痛、电击样痛、烧灼样痛。

三、按病程急缓分类

国际疼痛学会（IASP）对急性疼痛的定义为：新近产生并持续时间较短的疼痛。急性疼痛通常与损伤或疾病有关，慢性疼痛则为持续较长时间（3个月以上）的疼痛。癌痛多为慢性疼痛。

1. 急性痛 由于肿瘤生长迅速或与肿瘤的诊断和治疗操作所引起的新近产生的疼痛为急性痛，如肿瘤脑转移、硬膜外转移、软脑膜转移和由于肿瘤引起的内脏器官梗阻或穿孔、感染及骨折等。

2. 慢性痛 慢性痛是恶性肿瘤晚期癌痛最多见的类型，是由于癌肿进展压迫脏器或脏器包膜膨大，压迫、侵犯神经而引起的疼痛。慢性疼痛患者常伴有焦虑、抑郁等心理障碍。

3. 爆发痛 爆发痛（breakthrough pain，BTP）是指在短期急剧出现的严重疼痛。不同临床分期的恶性肿瘤均可伴爆发痛，但多数发生在晚期癌症患者和体能评分较差的患者。爆发痛可以是自发出现的，也可在可预测或不可预测因素的作用下诱发。爆发痛可以发生在基础疼痛（慢性痛）控制相对稳定或完全控制的情况下，也可发生在基础痛没有得到良好控制的患者。典型的爆发痛首先是快速发作的剧烈疼痛，在数分钟内达到高峰，VAS评分多在7分以上，一般经历约半小时的持续期，有些患者一天内出现多次，具有自限性的特征。

四、按疼痛强度分类

癌痛与非癌痛一样，用视觉模拟评分法（VAS）将疼痛强度分为：0分为无痛；1~3分为轻度痛；4~6分为中度痛；7~10分为重度痛，也有将10分认为极重度痛或难以忍受痛。治疗上根据患者疼痛强度的不同而采取不同的药物和措施。疼痛强度的测量和评估方法见第五章。

五、国际癌痛的分类

国际上癌痛的分类方法实际上是按疼痛的原因分类：

1. 癌肿本身引起疼痛 癌肿本身引起疼痛约占78.2%，包括癌肿浸润、压迫；侵犯血管、神经、内脏、骨骼；皮肤和软组织的转移；颅内压升高等。

2. 与癌肿相关的疼痛 与癌肿相关的疼痛约占6%，如癌性膀胱炎症，病理性骨折，空腔脏器的穿孔、梗阻，长期衰弱不活动，压疮等。

3. 与癌症治疗有关的疼痛 与癌症治疗有关的疼痛约占8.2%，包括外科手术后引起的脏器粘连、瘢痕、神经损伤、幻肢痛；化疗后引起的黏膜损伤、栓塞性静脉炎、中毒性周围神经病变、口腔炎；放疗后的局部损害、周围神经损伤、纤维化、放射性脊髓炎等。

4. 与癌症无关的疼痛 与癌症无关的疼痛约占7.2%，如痛风、骨关节炎、脊椎关节强直、糖尿病末梢神经痛、动脉瘤等。

5. 癌痛伴药瘾的疼痛 癌痛伴药瘾的疼痛，如长期使用美沙酮或大量服用非甾体类药物及滥用药物者。

6. 晚期癌症临终疼痛 晚期癌症临终疼痛是持续时间最长的顽固性疼痛。

此外，癌痛还有疼痛发作时间分类、按临床表现症候群分类和按疼痛发作特点分类等。癌症患者常存在多源性、多部位及多种性质的疼痛。有调查显示，81%的癌症患者有 2 种或 2 种以上不同性质的疼痛，34%的患者有 3 种性质的疼痛。

（谭冠先）

参 考 文 献

［1］ Hashim D，Boffetta P，La Vecchia，et al. The global decrease in cancer mortality：trends and disparities. Ann Oncol，2016，27（5）：926-33.

［2］ Robert A Swarm，Jutith A Paice，Doralina L Anghelescu，et al. NCCN Clinical Practice Guidelines in Oncology：Adult Cancer Pain Version1，2018.

［3］ Neufeld N J，Elnahal S M，Alvarez R H. Cancer pain：a review of epidemiology，clinical quality and value impact. Future Oncol，2017，13（9）：833-841.

［4］ Somani S，Merchant S，Lalani S A. Literature review about effectiveness of massage therapy for cancer pain. Pak Med Assoc，2013，63（11）：1418-1421.

［5］ Swarm R A，Abernethy A P，Anghelescu D L，et al. Adult cancer pain. J Natl Compr Canc Netw，2013，11（8）：992-1022.

［6］ Neufeld N J，Elnahal S M，Alvarez R H. Cancer pain：a review of epidemiology，clinical quality and value impact. Future Oncol，2017，13（9）：833-841.

［7］ 张立生，刘小立. 现代疼痛学. 石家庄：河北科学技术出版社，1999：159-174.

［8］ 宋文阁，傅志俭. 临床疼痛学. 3 版. 济南：山东科学技术出版社，2004：582-585.

［9］ Wall P D，Melzack R. 疼痛学. 4 版. 北京：科学出版社，2001.

［10］ 贾廷珍，汪有蕃，王宪玲. 晚期癌症镇痛. 沈阳：辽宁教育出版社，1999.

［11］ 谭冠先，郑宝森，罗建. 癌痛治疗手册. 郑州：郑州大学出版社，2003.

第四章　癌痛的全面筛查与评估

疼痛的全面评估对确定疼痛的恰当治疗至关重要。对癌痛患者进行全面而精确的筛查和疼痛评估是癌痛治疗的重要步骤，其最终目的是判断疼痛的病因和病理生理机制（躯体痛、内脏痛或神经病理性痛），以便根据患者的临床情况、意愿、功能和生活质量，以最优化的目标制订个体化治疗方案。

第一节　筛查与评估的内容

一、筛查内容

在开始癌痛评估之前，必须先对患者进行癌痛全面筛查，通过筛查以确定癌症患者是否存在疼痛和预测可能会出现的疼痛事件或与疼痛相关的操作。由于疼痛具有主观性，因此筛查的方式首先是问诊。

如果筛查时发现癌症患者存在疼痛，应要求患者（如果可能）对疼痛强度进行量化评分。疼痛强度评分的结果是癌痛治疗决策制定的依据。目前常用的量化方法有：视觉模拟评分法（visual analogue scale，VAS）、数字评分法（numeric rating scale，NRS）和面部表情疼痛评分法（faces pain rating scale，FPRS）等（后述）。除了疼痛强度，还应要求患者描述疼痛性质。对严重未控制的内科急症应立即进行诊治。

如果初次筛查癌症患者无痛，则应在后续的每次就诊时重新进行疼痛筛查，以便及时采取有效治疗措施。

二、评估内容

癌痛的全面评估是一个连续过程，包括自患者接受治疗开始至终结全过程中反复进行的疼痛评估，即治疗前的初始评估、定期随访阶段的评估和新治疗开始时的评估。

（一）初始评估

癌痛的初始评估也称为首次评估，是正确诊断和制订疼痛治疗方案的基础，应尽量做到全面而准确，其主要内容包括以下几方面：①疼痛的情况；②疼痛的病因学；③疼痛的病理生理；④特殊的癌痛综合征；⑤患者对舒适和功能的特殊目标；⑥药物滥用的风险。全面评估的步骤和具体内容如下：

1. 疼痛病史

（1）疼痛定位：包括疼痛的部位和范围、牵涉痛的位置及疼痛有无放射。疼痛部位不仅是诊断癌症病因的依据，也是选择镇痛药和治疗方案的依据。癌症患者出现多部位疼痛时，要警惕是否发生癌肿转移并鉴别原发部位和转移部位。让患者在标有身体各部位的疼痛图上画出其疼痛的区域，有助于确定疼痛的原发部位（脏器）。

（2）疼痛强度：可采用视觉模拟评分法（VAS）、数字评分法（NRS）或其他方法进行测量，同时询问疼痛开始时的情况及过去 24h 和静息或活动时的疼痛情况。

（3）疼痛对日常生活的影响：包括日常活动、情绪、行走、工作、与他人之间的关系、睡眠、欲望和爱好（表4-1）。

表4-1　疼痛对日常生活影响的评估

请患者标出可以描述过去 1 周或 24h 疼痛影响程度的数字

						日常活动					
1	0	1	2	3	4	5	6	7	8	9	10
	无影响										完全影响
						情绪					
2	0	1	2	3	4	5	6	7	8	9	10
	无影响										完全影响
						行走					
3	0	1	2	3	4	5	6	7	8	9	10
	无影响										完全影响
					正常工作（包括家庭以外的工作和家务）						
4	0	1	2	3	4	5	6	7	8	9	10
	无影响										完全影响
						与他人之间的关系					
5	0	1	2	3	4	5	6	7	8	9	10
	无影响										完全影响
						睡眠					
6	0	1	2	3	4	5	6	7	8	9	10
	无影响										完全影响
						生活享受					
7	0	1	2	3	4	5	6	7	8	9	
	无影响										完全影响

注：摘自 Adult Cancer Pain Guideline. Verson 2017 NCCN

（4）疼痛时间：询问疼痛发作的时间与持续的时间，以及疼痛呈持续性还是间歇性，持续性痛是时轻时重还是逐渐加重。

（5）疼痛性质：①皮肤、肌肉、骨骼的躯体性疼痛常表现为酸痛、刺痛、搏动性痛和压迫性痛；②内脏器官的内脏性疼痛常表现为咬蚀样痛、痉挛痛、钝痛、刀割样痛；③神经损伤引起的神经病理性疼痛常表现为刀割样痛、麻刺痛、电击样痛。

（6）疼痛加重或缓解的因素。

（7）目前的主要症状。

（8）目前疼痛治疗的计划：包括药物治疗或非药物治疗。如果是药物治疗，还要了解：①用什么药，处方药还是非处方药；②用药剂量，是否常规用药，每日给药次数；③目前的处方。

（9）患者对目前治疗的反应：①疼痛是否减轻；②对药物治疗的依从性；③有无药物不良反应，如便秘、过度镇静、恶心等。

（10）目前是否存在不能控制的爆发性疼痛。

（11）既往疼痛治疗情况：包括治疗情况、用药原因、持续时间、疗效、停药原因和不良反应。

（12）其他与疼痛相关的特殊问题：①疼痛对患者及其家属的影响；②患者及其家属对疼痛和镇痛用药相关知识的了解与认知；③患者及其家属对疼痛和疼痛表达文化的理解；④患者及其家属的精神或宗教理念及目前存在的痛苦和忧虑；⑤患者及其家属对疼痛处理的目标和期望（舒适度和功能需求）；⑥阿片类药物的应用情况（滥用、不足和转换风险）。

2. 社会心理状态　癌痛患者的社会心理状态主要了解以下情况：

（1）患者是否存在抑郁。

（2）家属和他人支持的力度。

（3）是否有精神疾病史，包括当前和既往用药史。

（4）是否存在滥用镇痛药物或治疗不足的危险因素，包括患者因素（如儿童、老年人、少数民族、女性、交流障碍、文化程度及剧烈或难以控制的神经病理性疼痛等）、环境和社会因素。

3. 医疗史

（1）肿瘤治疗史：了解目前和既往的化疗、放疗和外科手术史。

（2）其他重大疾病治疗史：了解相关的治疗方法、效果，以及目前的状况。

（3）既往所患慢性疼痛治疗史：如偏头痛、类风湿关节炎、骨质疏松症、强直性脊柱炎和劳损等的治疗方法及效果。

4. 体格检查

（1）一般检查：观察患者的精神状态、表情、言谈；检查皮肤、黏膜和淋巴结情况；采用视、触、叩、听等物理学方法检查心、肺、肝、肾等重要脏器情况。

（2）精神系统及运动系统检查：主要检查脑神经和周围神经的功能，检查患者脸部表情、四肢活动状态，注意是否有肌萎缩。

（3）疼痛部位检查：确定疼痛部位及其原发病灶；检查疼痛部位是否有肿块、压痛、牵涉痛和放射痛。

5. 实验室检查和影像学检查　主要是了解患者理化指标和影像变化的情况，以评估疾病进展与否。实验室检查的项目应当与患者的一般情况和总的治疗目的相适应，血常规、肝肾功能、凝血功能应为常规检查。影像学检查有助于证实和判断癌肿的部位、肿瘤侵犯或转移部位和范围，对明确诊断、制定镇痛治疗措施和避免创伤性治疗（如神经阻滞、硬膜外阻滞）的并发症极为重要。

（二）再次评估

由于癌痛是一种慢性疼痛，在疾病过程中疼痛的程度和性质常常会发生变化，有时会出现突发性疼痛加剧或爆发性疼痛。同时癌痛患者对药物或治疗方法容易产生耐受性，同一药物或治疗方法在不同时段其效果差异较大，因此，在治疗过程进行连续性评估十分重要。每次用药或施行治疗操作后须做好记录，重点是治疗效果和不良反应。在治疗过程中的每一个阶段或出现新的疼痛时，应再次评估，并根据评估结果调整治疗方案。在制订新的治疗方案时，除依据疼痛程度的变化用药外，还应注意患者的受教育程度、风俗习惯、宗教信仰等特殊需求。

再次评估的重点内容是初始全面评估内容的第 1 项的（2）（5），即疼痛强度和疼痛性质的变化。再次评估的步骤如下。

（1）判断治疗反应，检测有无病情进展及新症状出现。

（2）在开始试用新的药物或完成一项治疗之后亦应反复再评估。

（3）用简单实用的方法估计疼痛强度，如 VAS、NRS。

（4）注意询问现行治疗方案的疗效及不良反应。

（5）常规询问大便习惯、恶心及警觉状态。

（6）警惕与硬膜外脊髓压迫及其他神经综合征相关的表现。

（7）列出的主要症状及其在治疗后改善的程度。

（8）鼓励患者注重症状有没有改善而不是有没有消除。

（9）估计对治疗总的满意度。

（10）如实记录各种发现及相应治疗措施，根据病情变化及时修改治疗方案。

疼痛全面筛查与评估内容和流程如图 4-1 所示。

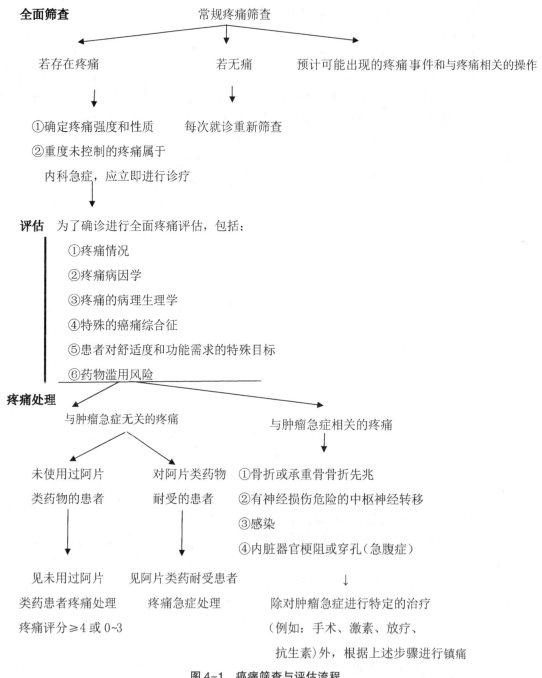

图 4-1　癌痛筛查与评估流程
（摘自《NCCN 癌痛临床实践指南（2018 年版）》）

第二节　评估原则

癌痛评估是合理、有效进行止痛治疗的前提。癌痛评估应当遵循"常规、量化、全面、动态"原则。

一、常规评估

癌痛的常规评估是指医护人员主动询问癌症患者有无疼痛，常规评估疼痛病情，并进行相应的病历记录，应当在患者入院后8h内完成。对于有疼痛症状的癌症患者，应当将疼痛评估列入护理常规监测和记录的内容。疼痛常规评估应当鉴别疼痛爆发性发作的原因，如需要特殊处理的病理性骨折、脑转移、感染及肠梗阻等急症所致的疼痛。

二、量化评估

癌痛的量化评估是指使用疼痛程度评估量表等量化标准来评估患者疼痛主观感受程度，需要患者密切配合。量化评估疼痛时，应当重点评估最近24h内患者最严重和最轻的疼痛程度，以及通常情况的疼痛程度。量化评估应当在患者入院后8h内完成。癌痛量化评估通常使用视觉模拟评分法（VAS）、数字评分法（NRS）、面部表情疼痛评定法（faces pain rating scale，FPRS）及主诉疼痛程度分级法（verbal rating scale，VRS）四种方法。

三、全面评估

癌痛的全面评估是指对癌症患者疼痛病情及相关病情进行的全面评估，包括疼痛病因及类型（躯体性、内脏性或神经病理性）、疼痛发作情况（疼痛性质、加重或减轻的因素）、止痛治疗情况、重要器官功能情况、心理精神情况、家庭及社会支持情况，以及既往史（如精神病史、药物滥用史）等。应当在患者入院后24h内进行首次全面评估。在治疗过程中，应当在给予止痛治疗3d内或达到稳定缓解状态时进行再次全面评估，原则上不少于2次/月。

癌痛的全面评估通常使用"简明疼痛评估量表（brief pain inventory，BPI）"，评估疼痛及其对患者情绪、睡眠、活动能力、食欲、行走能力、与他人交往等日常生活的影响。应当重视和鼓励患者描述对止痛治疗的需求及顾虑，并根据患者病情和意愿，制定患者功能和生活质量最优化目标，进行个体化的疼痛治疗。

四、动态评估

癌痛的动态评估是指持续、动态评估癌痛患者的疼痛症状变化情况，包括评估疼痛程度和疼痛性质的变化情况、爆发性疼痛的发作情况、疼痛减轻及加重的因素及止痛治疗的不良反应等。动态评估对于药物止痛治疗剂量滴定尤为重要。在止痛治疗期间，应当记录用药种类和剂量滴定、疼痛程度及病情变化。

第三节　评估方法

癌痛的测量方法与非癌痛基本相同，但应特别注意对患者心理的评估。目前临床常用的疼痛测量方法有以下几种。

一、视觉模拟评分法

视觉模拟评分法（visual analogue scale，VAS）亦称视觉模拟量表法，有线形图和脸谱图两种，是最常用的疼痛评估工具。国内临床上通常采用中华医学会疼痛学分会监制的 VAS 卡，是一线形图，分为 10 个等级，数字越大表示疼痛强度越大，疼痛评估时用直尺量出疼痛强度数值即为疼痛强度评分；另一种是脸谱图，以 VAS 标尺为基础，在标尺旁边标有易于小儿理解的笑或哭的脸谱，主要适合用于 7 岁以上，意识正常小儿的各种性质疼痛的评估。术前向患者解释疼痛的发生机制、表述方法和使用方法，告诉患者准确地评估自己的疼痛是帮助医务人员了解其疼痛程度的关键，并采取相应措施以消除或减轻疼痛，以求得患者的配合。该评估方法可以较为准确地掌握疼痛的程度，利于评估控制疼痛的效果。

1. 线形图法　也称直观类比标度法。这种方法是在白纸上画一条 10cm 的粗直线，一端标为无痛，另一端标为难以忍受的最剧烈的痛（图 4-2）。患者根据自己感受到的疼痛程度，在直线上的某一点表达出来，然后使用直尺测量从起点到患者确定点的直线距离，用测量到的数字表达疼痛的强度。另外，也可以使用疼痛测量尺，正面是无刻度、长 10cm 的滑道，背面设有具体的刻度，上面有一个可以滑动的标定物，患者根据疼痛的强度滑动标定物至相应的位置，根据标定物的位置可以直接读出疼痛程度指数。有些学者将线段划为竖立的形式，如同体温计一样，便于患者理解，这在儿童患者中使用较多。

VAS 也可以用于评价疼痛缓解的情况，在线的一端标上"疼痛无缓解"，另一端标上"疼痛完全缓解"。疼痛的缓解评分是初次疼痛评分减去治疗后的评分，此方法称为疼痛缓解的视觉模拟评分法。

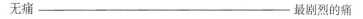

无痛 ———————————————————— 最剧烈的痛

图 4-2　视觉模拟评分法（线形图）

2. 脸谱图法　即 Wong-Baker 面部表情疼痛评定法，由 6 种面部表情及 0~5 分构成（图 4-3），多用于 3 岁以上的儿童，使用时由患儿选择一种表情来反映最接近其疼痛的程度。该法优点在于不要求读、写或表达能力，易于掌握。

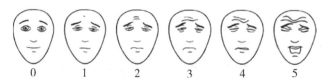

图 4-3　Wong-Baker 面部表情疼痛评定法（脸谱图）

二、主诉疼痛程度分级法

主诉疼痛程度分级法（VRS）也称五点口述分级评分法（VRS-5）。VRS-5 是加拿大"McGill 疼痛调查表"的一部分，是根据疼痛对生活质量的影响程度而对疼痛程度做出的具体分级，每个分级都有对疼痛的描述，客观地反映了患者的疼痛程度，也易于被医务人员和患者理解。其具体分为 0 级（无痛）、1 级（轻度痛）、2 级（中度痛）、3 级（重度痛）、4 级（剧痛）五个等级（图 4-4）。本方法简便，通过患者口述描绘评分，让患者根据自身的疼痛强度选择相应关键词以表达自身的疼痛强度。由于患者文化素养和理解能力的差异，需要医务人员对表达疼痛强度的关键词加以解释和描述，使患者能够正确理解和使用口述描绘评分的方法。

三、数字评分法

数字评分法（NRS）是 VAS 的一种数字直观表达的方法，其优点是较 VAS 更为直观，患者被要求

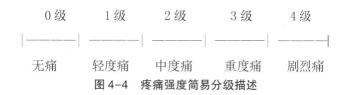

图 4-4　疼痛强度简易分级描述

用数字（0~10）表达出感受疼痛的强度，0 为无痛，10 为剧痛。疼痛程度评分标准为：0，无痛；1~3，轻度疼痛；4~6，中度疼痛；7~10，重度疼痛。这种方法患者易于理解和表达，明显减轻了医务人员的负担，是一种简单有效和最为常用的评价方法（图 4-5）。其不足之处是患者容易受到数字和描述字的干扰，降低了其灵敏性和准确率。

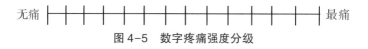

图 4-5　数字疼痛强度分级

NRS 可通过口述或书面的形式使用，此外，在临床上也用于生活质量的评价。教会患者及其家属使用 NRS 的方法，在评价疼痛治疗效果时，患者及其家属在家中能够详细记录每日的动态变化，利于对比治疗前后疼痛强度的变化，为治疗提供参考依据。

四、麦吉尔疼痛问卷

麦吉尔疼痛问卷（McGill pain questionnaire，MPQ）包括的内容广泛、项目繁多，用于评价各种疼痛的治疗效果。但临床应用感觉比较烦琐，因此随后提出了简化的 McGill 疼痛问卷。

1. MPQ 内容　MPQ 采用的是调查表形式，表内包括人体图像指示疼痛的部位，附有分为 4 个组 20 个亚类的 78 个词汇。

（1）感觉类（1~10 组）：表达从时间、空间、压力、热和其他性质等方面来描述疼痛感觉特性的词。

（2）情感类（11~15 组）：从紧张、恐惧和自主性质等方面描述疼痛情感特性的词。

（3）评价类（16 组）：描述被试者全部疼痛过程总强度的评价词。

（4）其他相关类（17~20 组）。

MPQ 所使用的词汇有些较为抽象，难以理解和使用，在使用时耗时较多，有些词汇难以表达疼痛的细微差异，高度的焦虑和其他心理障碍都可能有较高的情感得分。MPQ 中没有一个词对任何一种症状具有特殊的含义，因此 MPQ 对诊断没有特异性帮助。MPQ 不适合用于癌痛患者治疗效果的评价。MPQ 感觉、情感和评价三组之间区别的可靠性和有效性目前仍有争论。

MPQ 需要受过培训的医护人员协助患者完成。要求患者在每一组词中选择出最适合描述自己痛觉的词，没有合适的词可以不选。

2. MPQ 评分　MPQ 评分采用疼痛评估指数（the pain rating index，PRI），即被试者所选自己痛觉描述词汇排序数值（每个组内疼痛最轻的词排序为 1，下一个词的排序为 2，依次类推）的总和。

五、简化的麦吉尔疼痛问卷

简化的 McGill 问卷（short-form of McGill pain questionnaire，SF-MPQ）由 MPQ 的 15 个代表词组成，11 个为感觉类，4 个为情感类（表 4-2）。每个描述语都让患者进行强度等级的排序：0 为无痛，1 为轻度痛，2 为中度痛，3 为严重痛。使用 PPI 和 VAS 提供总的疼痛强度评分。SF-MPQ 对癌痛引起的慢性疼痛也同样有效（表 4-2）。

表 4-2　SF-MPQ 疼痛问卷表

疼痛描述词	无痛	轻微痛	中度痛	重度痛
跳痛	0)——	1)——	2)——	3)——
放射痛	0)——	1)——	2)——	3)——
刺痛	0)——	1)——	2)——	3)——
锐痛	0)——	1)——	2)——	3)——
夹痛	0)——	1)——	2)——	3)——
咬痛	0)——	1)——	2)——	3)——
烧灼痛	0)——	1)——	2)——	3)——
创伤痛	0)——	1)——	2)——	3)——
剧烈痛	0)——	1)——	2)——	3)——
触痛	0)——	1)——	2)——	3)——
割裂痛	0)——	1)——	2)——	3)——
疲劳感	0)——	1)——	2)——	3)——
不适感	0)——	1)——	2)——	3)——
恐惧感	0)——	1)——	2)——	3)——
折磨感	0)——	1)——	2)——	3)——
VAS	无痛 ├─┼─┼─┼─┼─┼─┼─┼─┼─┤ 最剧烈的痛			
PPI	0　无痛 1　微痛（轻度痛） 2　疼痛不适（中度痛） 3　痛苦（重度痛） 4　可怕（极重度痛） 5　极度痛（难以忍受痛）			

六、行为测定法

由于疼痛常对人体的生理和心理都造成一定的影响，所以疼痛患者经常表现出一些行为和举止的改变，如面部表情、躯体姿势、行为和肌紧张度等。通过观察记录的变化，可以为临床疼痛提供一些较客观的辅助依据。目前采用的方式有 UBA 疼痛行为量表（UBA pain behavior scale）。

此评分法将 10 种疼痛行为按严重程度和出现时间做三级评分（0、1/2、1），患者各项行为指标的总积分即为其疼痛行为评分（表 4-3）。UBA 疼痛行为量表是一种使用简单、可靠、结果可信的疼痛间接评价方法。为了提高评价结果的准确性，检测人员须接受一定的训练，以统一其检测标准。

表 4-3　UBA 疼痛行为量表

	疼痛行为	评分
1. 发音性主诉：语言性的	无	0
	偶尔	1/2
	经常	1
2. 发音性主诉：非语言性的（呻吟，喘气）	无	0
	偶尔	1/2

续表

	疼痛行为	评分
	经常	1
3. 躺着的时间（因为疼痛躺着的时间：8：00—20：00）	无	0
	偶尔	1/2
	经常	1
4. 脸部怪相	无	0
	轻微和（或）偶尔	1/2
	严重和（或）经常	1
5. 站立姿势	正常	0
	轻度变形	1/2
	严重变形	1
6. 运动	观察不出影响	0
	轻度跛行和（或）影响行走	1/2
	明显跛行和（或）吃力行走	1
7. 身体语言（抓、擦疼痛部位）	无	0
	偶尔	1/2
	经常	1
8. 支撑物体（按医嘱不算）	无	0
	偶尔	1/2
	经常	1
9. 静止运动	能持续坐或站	0
	偶尔变换位置	1/2
	一直变换位置	1
10. 治疗	无	0
	非麻醉性镇痛药物和（或）心理治疗	1/2
	增加剂量或次数和（或）麻醉性镇痛药和（或）失控	1

七、老年痴呆患者疼痛评估方法

据统计，约70%严重痴呆老人不能使用任何自评疼痛量表，因此，评估痴呆老人的疼痛程度经常需要通过医护人员或其家属进行，即代理（proxy）疼痛评估，但其准确性令人质疑：医护人员倾向于低估患者的疼痛程度，而家属则倾向于高估患者的疼痛程度。

近年来，国外学者开始尝试通过对疼痛行为（种类、是否出现及出现频率）的观察来评估痴呆老人的疼痛程度。美国老年科学学会指出，严重痴呆老人疼痛时可能出现以下六类行为，并建议医护人员通过对这些行为的观察来评估严重痴呆老人的疼痛：①面部表情，如面容扭曲、皱眉头、眼睛紧闭、嘴角向下拉、神情沮丧或惊慌等；②负面声音，如呻吟、发出大声的悲叹、呢喃、哀鸣等；③身体语言，如四肢拉紧、不断接触或摩擦身体某部分、摇摆身体、坐立不安等；④改变与他人的接触，如拒绝接受护理、不愿与人接触、自我孤立、烦躁、辱骂等；⑤改变活动模式，如拒绝进食、胃口欠佳、休息和睡眠模式改变等；⑥心理状况改变，如经常哭泣、迷糊程度加重、易怒、忧伤等（表4-4）。

表4-4　痴呆老人疼痛评估量表（Pain Assessment for the Dementing Elderly，PADE）

临床表现/分值	0分	1分	2分
面部表情	微笑或无表情	悲哀、紧张、皱眉	痛苦表情
负面声音	没有	偶尔小声呻吟	大声呻吟、喊叫
身体语言	放松	紧张、坐立不安	握拳、攻击他人
改变与他人的接触	正常接触	不愿与人接触	拒绝接受护理
改变活动模式	正常	休息和睡眠模式改变	拒绝进食、胃口欠佳
心理状况改变	正常	表情淡漠，有痛苦状	经常哭泣、迷糊程度加重、易怒、忧伤

注：评分表示从无痛到剧痛，总分10分以上为剧痛

八、其他测定方法

临床疼痛评价还可以通过生理测定或生化测定法实现。生理测定是通过记录患者肌电图变化或根据心率、血压、呼吸及局部皮肤温度对疼痛进行评估。这种方法的准确性较低。生化测定是通过测定神经内分泌的变化，如血浆皮质醇含量、血浆和脑脊液 β-内啡肽变化等作为疼痛评估的辅助方法。以上两种方法都属于间接评价。

九、疼痛评估中常见错误

临床上有很多医务工作者忽略疼痛评估是一个动态的评估、全面的评估，往往错误地或不能确切地评估患者真正的疼痛程度，以致给临床疼痛治疗带来错误的指导，出现一系列疼痛治疗的不良反应和并发症，主要表现在以下几方面：

（1）错误地将仅适用于急性疼痛做出评估的评估工具用于慢性疼痛患者。

（2）不同疼痛患者，对相同程度的疼痛表现出来的行为和表情改变，往往存在较大的差异，对这点缺乏相应的认识。

（3）错误地认为慢性疼痛伴有重度疼痛的患者其生理行为、生命体征是绝对不正常的。

（4）仅根据行为、表情来判断疼痛的程度。

（5）认为自述疼痛评分法是评估疼痛的金标准，而忽略了从生理、行动、功能等方面的综合评估。

（6）疼痛评估仅评估患者休息时的疼痛分级，而没有评估患者在活动、咳嗽、深呼吸时的疼痛分级。

第四节　治疗效果的评价

治疗后疼痛缓解的程度是评价目前治疗效果和决定下一步治疗的参考指标。因此，及时地评价治疗效果对疼痛治疗是非常重要的。

疼痛治疗效果的评价方法常用的有以下四种，可以根据治疗的需要选择。

一、根据主诉疼痛程度分级评价法

对比治疗前后患者主诉疼痛程度分级，将疼痛缓解效果分为以下四类：

1. 显效　疼痛减轻2级以上。

2. 中效　疼痛减轻约1级。

3. 微效　疼痛稍有减轻，远不到1级。

4. 无效 疼痛无缓解。

二、疼痛缓解四级评价法

1. 完全缓解（CR） 疼痛完全消失。

2. 部分缓解（PR） 疼痛明显减轻，睡眠基本不受干扰，能正常生活。

3. 轻度缓解（MR） 疼痛有些减轻，但仍感有明显疼痛，睡眠、生活仍受干扰。

4. 无效（NR） 疼痛无减轻感。

三、疼痛缓解五级评价法

1. 0 度 未缓解（疼痛未减轻）。

2. 1 度 轻度减轻（疼痛约减轻 1/4）。

3. 2 度 中度缓解（疼痛约减轻 1/2）。

4. 3 度 明显缓解（疼痛约减轻 3/4）。

5. 4 度 完全缓解（疼痛消失）。

四、VAS 加权计算评价法

根据用药前（A）、后（B）视觉模拟评分法（VAS）的评分，可计算用药后疼痛减轻的百分数。用药后疼痛减轻的百分数 =（A-B）/A×100%。

1. 临床治愈 用药后疼痛减轻的百分数 ≥75%。

2. 显效 用药后疼痛减轻的百分数 ≥50%~75%。

3. 有效 用药后疼痛减轻的百分数 ≥25%~50%。

4. 无效 用药后疼痛减轻的百分数 <25%。

（谭冠先 潘灵辉）

参 考 文 献

［1］ Scott M Fishmen, Jane C Ballantyne, James P Rathmell. Bonica's Management of Pain. 4th ed. Philadelphia：Wolters Kluwer，2009.

［2］ Smith R A, Andrews K S, Brooks D. et al. Cancer screening in the United States，2017：A review of current American Cancer Society guidelines and current issues in cancer screening. CA Cancer J Clin. 2017，67（2）：100-121.

［3］ Neufeld N J, Elnahal S M, Alvarez R H. Cancer pain：a review of epidemiology，clinical quality and value impact. Future Oncol，2017，13（9）：833-841.

［4］ Mercadante S, Portenoy R K. Breakthrough cancer pain：twenty-five years of study. Pain，2016，157（12）：2657-2663.

［5］ Jost L, Roila F. Management of cancer pain：ESMO Clinical Practice Guidelines. Ann Oncol，2012，23（Suppl 7）：257-260.

［6］ Esin E, Yalcin S. Neuropathic cancer pain：What we are dealing with? How to manage it? Onco Targets Ther，2014，7：599-618.

［7］ Grossman S A, Sheidler V R, et al. Correlation patient and caregiver rating of cancer pain. Journal of Pain and Symptom Management，1991，6：53-57.

［8］Von Roenn J H，Cleeland C S，Gronin R，et al. Physicians' attitudes and practice in cancer pain management. A survey from the Eastern Cooperative Oncology Group. Annals of Internal Medicine，1993，119：121-126.

［9］赵宝昌，崔秀云. 疼痛学. 3 版. 沈阳：辽宁教育出版社，2000：644-672.

［10］贾廷珍，汪有蕃，王宪玲. 晚期癌症镇痛. 沈阳：辽宁教育出版，1999：77-100.

［11］王瑛. 癌症疼痛治疗. 天津：天津科技翻译出版公司，1997：19-35.

［12］张立生，刘小立. 现代疼痛学. 石家庄：河北科学技术出版社，1999：159-174.

［13］P. Prithvi Raj. Current review of pain. Current Medicine，1994：37-46.

［14］Faries J E，Mills D S，Goldsmith K W，et al. Systematic pain records and their impact control. Cancer Nus，1991，14：306-313.

［15］Owens M R，McConvey G G，Weeks D，et al. A pilot program to evaluate pain assessment skills of hospice nurses. Am J Hosp Palliat Care，2000，17（1）：44-48.

［16］Ferrell B R，McCaffery M，Grant M. Clinical decision-making and pain. Cancer Nurs，1991，14：289-297.

［17］McMillan S C，Tittle M，Hagan S，et al. Management of pain and pain-related symptoms in hospitalized veterans with cancer. Cancer Nurs，2000，23（5）：327-336.

［18］Zhukovsky D S，Abdullah O，Richardson M，et al. Clinical evaluation in advanced cancer. Semin Oncol，2000，27（1）：14-23.

［19］张葆樽，安得仲. 神经系统疾病定位诊断. 北京：人民卫生出版社，1999：4-9.

［20］江澄川，赵志奇，蒋豪. 疼痛的基础与临床. 上海：复旦大学出版社，2001：180-194.

［21］陈振东，孙燕，王肇炎. 实用肿瘤并发症诊断治疗学. 合肥：安徽科学技术出版社，1997：4-59.

［22］孙燕，顾慰萍. 癌症三阶梯止痛指导原则. 2 版. 北京：北京大学出版社，2002.

［23］Turk DC，Melzack R. Handbook of pain assessment. 2nd ed. New York，2001：585-590.

［24］Vincent P，Ronald S S. Assessment and Management of Pain in Palliative Care Patients. Cancer Control，2001，8（1）：15-24.

［25］Lukas R，Rainer S，Georg Loick，et al. Cognitive impairment and its influence on pain and symptom assessment in a palliative care unit：development of a Minimal Documentation System. Palliative Medicine，2000，14：266-276.

［26］Keiko T，Kaori I，Eiko M，et al. Development of a spiritual pain assessment sheet for terminal cancer patients：Targeting terminal cancer patients admitted to palliative care units in Japan. Palliative and Supportive Care，2006，4：179-188.

［27］Hjermstad M J，Gibbins J，Haugen D F. Pain assessment tools in palliative care：an urgent need for consensus. Palliative Medicine，2008，22：895-903.

［28］Jacob C H，Cand P，Marianne J H，et al. Pain Assessment Tools：Is the Content Appropriate for Use in Palliative Care. Journal of Pain and Symptom Management，2006，32（6）：567-580.

［29］Leili L，Daniel K，Bengt F. Patients' use of digital pens for pain assessment in advanced palliative home healthcare. International Journal of Medical Informatics，2008（77）：129-136.

［30］傅强，郑宝森. 疼痛评估与治疗进展. 实用疼痛学杂志，2009，5：149-151.

第五章　癌痛的诊断

癌痛是癌症患者最常见的症状，也是造成晚期癌症患者主要痛苦的原因之一。癌痛诊断是制订镇痛方案的依据和有效缓解癌痛的基础，鉴于癌痛的复杂性，癌痛诊断除了遵循疾病的临床诊断思路外，还要结合癌症和癌痛的特点进行全面的检查，综合分析判断后方可做出诊断。

第一节　诊断内容

一、原发癌及其分期

癌痛的诊断首先要明确原发癌的诊断及其分期，如肝癌、肺癌、乳腺癌等及 TNM 分期。原发癌的诊断及其分期对判断癌痛的原因、产生机制和制订个体化的镇痛方案都具有重要意义。

二、癌痛病因

对于癌痛的病因，要明确是肿瘤浸润所致还是抗肿瘤治疗所致，如化疗所致的外周神经痛、乳腺癌术后上肢疼痛等；要评估肿瘤患者是否伴有非癌痛，如慢性骨关节疼痛等。

三、癌痛的病理生理学

肿瘤浸润或压迫邻近组织、器官或神经所致的疼痛在临床上都比较常见。例如，肝癌肿瘤病灶可导致肝包膜受牵拉、肝肿胀，引起疼痛；胃癌可因胃黏膜炎症、平滑肌缺血或坏死引起疼痛等。肿瘤压迫或堵塞血管、淋巴管也可导致疼痛。

四、癌痛性质

对于癌痛性质，应鉴别是躯体痛、内脏痛、神经病理性疼痛还是混合性疼痛，并按癌痛发生的过程划分为急性疼痛和慢性疼痛。

五、癌痛强度

确定癌痛强度分级，对选择镇痛药物和综合治疗方法有重要意义。一般将癌痛强度分为三级，即轻度、中度、重度。

六、癌痛综合征

恶性肿瘤常发生骨转移、脑转移和淋巴系统广泛转移。脊柱转移常导致椎体结构破坏，压迫脊髓，形成脊髓压迫综合征甚至截瘫。腹腔淋巴结广泛转移可致肠梗阻、肠穿孔或出血。脑膜转移导致急性重度疼痛等。

第二节　诊断方法

癌痛的诊断遵循临床疾病诊断的基本思路和方法，包括：①病史采集；②临床表现（症状体征）；③体格检查；④实验室及影像学检查。

一、病史采集

癌痛患者的详细病史主要包括：原发癌病史和疼痛病史。具体内容包括以下方面：

1. 一般资料　包括性别、年龄、体重、民族、婚姻、烟酒嗜好等。一些恶性肿瘤的发生和患者对疼痛的认知都可能与上述因素有关。如老年人不明原因持续胸痛或上胸痛伴背部疼痛，应考虑肺癌或肺癌并发骨转移。

2. 疼痛的原因或诱因　疼痛首先是疾病的一种症状，慢性疼痛表示存在某种疾病。椎体转移时，活动可诱发疼痛。胸膜转移时，吸气运动可致疼痛加重。应注意的是，有些疼痛并无明确诱因，如有慢性乙型肝炎病史的患者出现肝区明显疼痛或持续性疼痛，应考虑肝癌。慢性乳腺癌患者出现腰骶部持续疼痛，应考虑骨转移痛。

3. 疼痛特征　包括疼痛部位、疼痛性质、疼痛强度、伴随症状及加重或缓解因素等。肝癌患者出现右上腹部转至中部胀痛，可能是肿瘤生长，局部膨胀或牵引包膜所致；如突然出现右上腹剧痛，进而全腹疼痛，则可能是肝癌破裂，应提高警惕；如出现周身痛，可能为骨转移，应进一步检查。如疼痛部位和性质与原发肿瘤不符合，就应考虑是否因并存其他疾病所致的慢性疼痛。采集病史时应重视患者对疼痛强度的陈述。

4. 持续时间　癌痛多呈慢性过程，随疾病进展而逐渐加重，也可急性发作，称为突发性疼痛或爆发性痛。

5. 既往史、个人史和家族史　前列腺癌患者如出现骨痛，应考虑肿瘤骨转移或原有骨转移病灶进展。乳腺癌根治术后数月仍有切口周围、腋窝或上臂疼痛，临床及诊断性检查无肿瘤复发的依据时，应考虑为术后慢性疼痛。长期大量吸烟者出现长期反复咳嗽、咳血和胸痛时，应考虑肺癌引起的疼痛，要做进一步影像学检查以确诊。某些癌症，如肝癌，存在一定的家族史，当患者出现较长时间的肝区疼痛，家族中又有成员患肝癌或因肝癌病故，应警惕患肝癌的可能性。

二、临床表现

1. 疼痛特点　癌痛尤其晚期癌痛包括躯体、心理、社会和精神等多方面因素，因此，其临床表现也呈多样化。

（1）疼痛的部位与性质不明：大多数患者疼痛部位不明确、范围较广，很难精确地描述疼痛的性质。

（2）伴有强烈的自主神经异常：持续的疼痛，使患者精神和体力明显不支，表现抑郁、焦虑或二者同时存在，进入"失眠→疲乏→疼痛→失眠"的恶性循环。

（3）伴有心理异常：持续的疼痛和生命的威胁，使者在耐受严重疼痛的同时遭受巨大的痛苦，从而产生不良心理反应，如恐惧担心、抑郁焦虑，甚至绝望。

（4）伴有躯体化症状：情绪消极和信心丧失的躯体症状可表现为功能性腹部疼痛（肠易激综合征）。

2. 常见癌症的癌痛表现

（1）乳腺癌：原发肿瘤部位的炎症反应、胸臂的局部浸润、肿瘤破溃及破溃后感染都可出现疼痛。

腋窝转移致淋巴回流受阻、手术损伤腋淋巴系统，都可引起手、臂、肩及背部的肿胀、疼痛。乳腺癌骨转移或其他脏器转移，都可引起相应部位疼痛。骨转移引起高血钙可诱发腹痛。

（2）肺癌：早期可出现四肢关节疼痛。肺癌侵及胸膜可引起胸痛，骨转移引起骨痛，颅脑转移引起头痛，肺尖部癌瘤侵及或压迫臂丛或交感神经可出现严重的肩、臂痛和霍纳（Horner）综合征。

（3）胃肠癌：胃癌可出现胃痛。胃癌及肠道肿瘤出现肝或腹腔淋巴转移，可出现腹及腰背痛。肠道肿瘤出现局部溃疡、炎症可有腹部疼痛伴大便异常。肠道梗塞可引起肠绞痛。如患者出现日益加重的持续性腹痛，应首先考虑恶性肿瘤的可能性。胃肠道肿瘤多见于老年人，其主要症状是经常便血和并发贫血，往往影响正常的循环功能，诱发心绞痛或间歇性跛行，或因肠系膜缺血出现肠绞痛。胃肠手术后发生肠梗阻、肠粘连，也可出现腹部疼痛。

（4）食管癌：因局部溃疡、炎症可出现胸骨后烧灼性疼痛，伴有进食阻塞感，偶可出现胸背痛。食管癌放射治疗后，可因放射损伤引起胸背部放射性疼痛，此种疼痛与进食无明显关系。

（5）脑肿瘤：颅内压增高可出现头痛、恶心、呕吐、头晕、复视、意识模糊等，甚至引起呼吸、脉搏减慢，血压升高。放射治疗后出现脑水肿，也可引起头痛。

（6）其他：子宫颈癌、子宫体癌可出现会阴部及大腿内侧疼痛。口腔癌可引起口腔、耳根部疼痛。

三、体格检查

癌痛患者的体格检查包括全身的系统检查和疼痛专科检查。全身系统检查包括：一般情况，心、肺、肝、肾、神经系统检查和心血管系统检查等。疼痛专科检查要根据患者的主诉有针对性地进行，如观察疼痛局部的皮肤颜色有无变化；带状疱疹后遗神经痛早期常表现为局部皮肤充血，此时疱疹并不多见，局部触诊有助于了解疼痛部位及范围。疑似神经痛的患者，还应进行神经系统定位检查，了解患者有无异常疼痛等。

四、实验室及其他辅助检查

检查的主要目的是为原发肿瘤的诊断和疼痛原因提供依据，还有助于了解患者各重要器官系统功能和全身情况，为选择镇痛方案（药物和或非药物）提供依据。

1. 实验室检查　主要包括：①血常规检查；②肝肾功能检查；③出、凝血功能检查；④血气分析等。这些检查有助于治疗时选择镇痛药物，严重肝肾功能不全的患者应避免或慎用吗啡镇痛；有出血倾向的患者慎用非甾体类抗炎镇痛药物；合并低氧血症的患者在阿片剂量的选择上更应慎重，避免引起二氧化碳潴留。

2. 影像学检查　主要包括：疼痛部位的 MRI、CT、B 超及放射性核素等检查。这些检查有助于确定肿瘤的部位及性质。放射性核素检查对骨转移可较早地提供明确诊断。

3. 神经电生理检查　对疑似神经痛患者，可考虑做此项检查。

（李小梅　刘端祺）

参 考 文 献

［1］American Cancer Society，Cancer Facts and Figures 2016.

［2］Smith R A，Andrews K S，et al. Cancer screening in the United States，2017：A review of current American Cancer Society guidelines and current issues in cancer screening. CA Cancer J Clin，2017，67（2）：100−121.

［3］ Robert A Swarm，Jutith A Paice，Doralina L Anghelescu，et al. NCCN Clinical Practice Guidelines in Oncology：Adult Cancer Pain Version1，2018.

［4］ Scott M，Fishmen，Jane C. Ballantyne，James P. Rathmell. Bonica's Management of Pain. 4th ed. Philadelphia：Wolters Kluwer，2009.

［5］ Future Oncol. 2017 Apr，13（9）：833-841. doi：10. 2217/fon-2016-0423. Epub 2016 Nov 23.

［6］ Turk，DC；Okifuji，A（2001）．"Pain terms and taxonomies of pain"．In Loeser，JD；Bonica，JJ. Bonica's management of pain（third ed.）．Philadelphia：Lippincott Williams & Wilkins. ISBN 0683304623.

［7］ Main，CJ；Spanswick，CC（2001）．Pain management：an interdisciplinary approach Elsevier. p. 93. ISBN 0-443-05683-8.

［8］ Thienhaus，O；Cole，BE（2002）．"Classification of pain"．In Weiner，RS. Pain management：A practical guide for clinicians（sixth ed.）．American Academy of Pain Management. p. 28. ISBN 0-8493-0926-0927.

［9］ Keay，KA；Clement，CI；Bandler，R（2000）．"The neuroanatomy of cardiac nociceptive pathways" In Horst，GJT. The nervous system and the heart. Totowa，New Jersey：Humana Press. p. 304. ISBN 089603.

［10］ Doyle D，Hanks G，MacDonald Ne eds. Oxford Textbook of Palliative Medicine. Oxford：Oxford University，1998.

［11］ Cohen M Z，Easley M K，Ellis C，et al. Cancer pain management and the JCAHO's pain standards：an institutional challenge. Pain Symptom Manage，2003，25：519-527.

［12］ Goudas L C，Bloch R，Gialeli-Goudas M，et al. The epidemiology of cancer pain. Cancer Invest，2005，23：182-190.

［13］ Portenoy R K. Treatment of cancer pain. Lancet，2011，377（9784）：2236-2247.

［14］ Svendsen K B，Andersen S，Arnason S，et al. Breakthrough pain in malignant and non-malignant diseases：a review of prevalence，character istics and mechanisms. Eur J Pain，2005，9：195-206.

［15］ Sneader W. The discovery of aspirin：a reappraisal. BMJ，2000，321：1591-1594.

［16］ Adult Cancer Pain Guideline. V. 1，2010，NCCN.

［17］ Cherny NI. The pharmacologic management of cancer pain. Oncology，2004：1499-1515.

［18］ Hanks G W，Conno F，Cherny N，et al. Morphine and alternative opioids in cancer pain：the EAPC recommendations. BrJ Cancer，2001，84（5）：587-593.

［19］ 张立生，刘小立. 现代疼痛学. 石家庄：河北科学技术出版社，1999.

［20］ 谭冠先，郑宝森，罗建. 癌痛治疗手册. 郑州：郑州大学出版社，2003.

第六章　癌痛治疗的原则与新趋势

癌痛的原因多样、机制复杂，癌痛治疗需要多种方法综合治疗。抗癌治疗是治疗癌痛的重要方法之一。针对癌痛的治疗方法主要包括药物镇痛、神经阻滞治疗、微创介入治疗、心理治疗、物理康复及外科手术等。世界卫生组织（WHO）倡导的癌症三阶梯止痛原则一直被认为是安全、有效、简单、可行的药物镇痛方法，多数癌症患者的疼痛可通过合理的药物治疗得到有效控制，但仍有 10%～20% 的患者镇痛不满意，称为难治性癌痛或顽固性癌痛。最近许多专家提出癌痛治疗应采用综合治疗方法，即以"三阶梯"药物治疗为基本手段，适时、适当联合应用神经阻滞、微创介入、手术等有创性治疗和其他治疗方法。与此同时还应完善疼痛的筛查、评估、随访、患者及其亲属的宣教和多学科协作等诸多方面。

第一节　癌痛治疗的基本原则

癌痛治疗的基本原则如下。

一、综合治疗

综合治疗主要包括：三阶梯药物镇痛和其他辅助方法，合理、适时采用有创治疗手段。姑息性抗癌治疗也是有效的癌痛治疗手段，如化疗、放疗、核医学治疗、内分泌治疗、靶向治疗和生物治疗等。

二、药物为主的治疗

实践证明，80%～90% 患者的癌痛通过规范化和个体化治疗，应用现有的镇痛药物治疗可得到有效控制。WHO 癌症三阶梯镇止原则历经了 30 多年的实践检验，目前仍是全球各国普遍采用的主要镇痛方法。尽管各个国家、地区的法律、经济发展水平、医疗服务体制、文化背景等存在差异，各国或区域性学术团体相继制定了更具本国或本地区特点、更具实用性的癌痛治疗指南，但这些指南仍然遵守了 WHO 癌症三阶梯止痛的基本原则。

WHO 癌症三阶梯止痛原则主要是非介入性药物镇痛，但并不意味着其忽视或排斥有创性和介入性治疗手段。相反，三阶梯止痛原则坚持"让癌症患者疾病全程无痛的基本理念"，提倡无论患者是否采用药物治疗以及采用哪一阶梯药物治疗，如存在明确的介入治疗指征又无禁忌证，应及早进行。

三、有创性治疗

尽管癌痛治疗中，绝大多数患者都能通过药物治疗达到有效镇痛，但当采用三阶梯药物和辅助镇痛药物，镇痛效果不满意，或药物的副作用明显，不能耐受时，应当考虑采用或结合微创介入治疗。微创介入治疗不是癌痛治疗的最后手段，在癌痛的任何阶段，若有指征时，均可积极采用。微创介入治疗需要专门的科室和专业人员，微创介入治疗有明确的适应证和禁忌证，有指征时或顽固性癌痛患者可请疼痛科等相关科室会诊（参见有关章节）。

四、抗癌治疗和镇痛治疗相结合

姑息性抗肿瘤治疗，如局部放疗、内分泌治疗、姑息性化疗、双膦酸盐治疗都可不同程度地缓解疼痛。因此，针对癌痛的治疗，尽可能结合抗肿瘤的原发病因治疗。

五、个体化治疗

个体化治疗是癌痛治疗的重要原则，是在熟练掌握癌痛诊治策略和肿瘤诊治原则基础之上，根据患者自身特点进行有针对性的客观全面的治疗，既是癌痛治疗能否成功的关键之所在，也是衡量镇痛治疗是否正确、恰当的标准。

六、重视多学科协作

癌症及癌痛对患者的影响是全身性的、复杂的。已故现代姑息医学创始人 Cicely Saunders 博士提出了"Total Pain"的概念，国内有学者将之译为"总疼痛"或"全方位疼痛"。此概念被镇痛专家和姑息治疗专家普遍认同，这不仅引起镇痛观念的深刻变革，也对姑息治疗的团队及专科组成产生影响。目前，一些发达国家的姑息治疗团队不仅包括肿瘤专科医生、疼痛医生、心理医生、理疗康复医生，还包括专科护士、社会工作者及志愿者等成员。我国的姑息医学专业尚在萌芽阶段，各级医院很少有姑息治疗专科，因此疼痛专科医生在诊治慢性疼痛，尤其是癌性疼痛时应充分重视多学科协作，积极开展学科间的会诊，这不仅有利于癌痛患者，也有利于多学科医生之间的相互学习、取长补短。

七、重视终末期患者的镇痛治疗

癌症终末期癌痛患者的镇痛治疗不同于一般慢性癌痛的治疗。十分有限的生存期、恶病质状态以及多种症状的叠加，使常规镇痛治疗难以开展或奏效。美国 NCCN 姑息治疗指南及欧洲肿瘤内科学会（ESMO）制定的癌痛指南都建议终末期患者可用镇静剂辅助镇痛，我国已有越来越多的有识人士对此理解并接受。难治性或顽固性癌痛还可以应用微创全身给药方法治疗，微创全身给药系指经皮下、静脉、硬膜外或鞘内给药。该方法包括持续输注和患者自控镇痛（Patient controlled analgesia，PCA），这些给药方法能够维持稳定的血药浓度，持续地镇痛。PCA 还可以及时和个体化治疗结合治疗爆发痛。

八、积极防治癌痛治疗引起的副作用

正确认识和防治镇痛药的不良反应，有助于安全有效地使用镇痛药。阿片类与非阿片类镇痛药的不良反应不同，阿片类镇痛药的恶心呕吐等不良反应大多出现于用药的初期，而非阿片类镇痛药的不良反应则发生在长期用药的患者。部分患者在初次用阿片类药物的最初几天，可能出现不良反应，少数患者甚至在用药剂量尚未达到镇痛治疗作用的时候，即出现呕吐、嗜睡、头晕等不良反应。不过，除便秘外，阿片类药物的不良反应大多是暂时性或可耐受的。对阿片类药物的不良反应进行积极的预防性治疗，可以减少或避免不良反应的发生。非甾体类抗炎药及对乙酰氨基酚等非阿片类药物在用药初期大多无明显不良反应，但长期用药尤其是长期大剂量用药则可能出现消化道溃疡、血小板功能障碍及肝肾毒性等不良反应，应当高度重视。非阿片类镇痛药用量达到一定剂量水平时，增加用药剂量不增加镇痛效果，而毒性反应明显增加。因此，非阿片类镇痛药的剂量达最大时，应及时更换阿片类镇痛药。事实上，小量的阿片类镇痛药物不仅比非阿片类药物的镇痛作用强，而且副作用小。

各种药物的不良反应及神经阻滞和介入治疗的并发症参见有关章节。

九、癌痛筛查、评估与患者及其家属的宣教

癌痛的筛查与全面评估非常重要，关系到治疗的成败，对所有就医的癌症患者均应筛查有无癌痛，

癌痛治疗前应进行综合全面评估，治疗过程中应当反复评估（参见第四章）。对患者及其家属进行有关癌痛知识的宣教，取得合作对癌痛治疗和满足患者的愿望至关重要。

《NCCN成人癌痛临床实践指南》（2018年版）提出的癌痛治疗原则见下表：

附表　癌痛治疗原则

1. 一般原则

（1）越来越多的肿瘤学证据表明，肿瘤患者的生存和症状控制有关，疼痛治疗有助于广泛改善患者生活质量。为了最大限度地提高患者预后，疼痛治疗是肿瘤治疗的重要组成部分。

（2）癌症的镇痛治疗要结合患者多种症状或症状群进行处理。镇痛治疗必须考虑复合药物学疗法的相互作用和镇痛药物的风险，并预先告知患者。

（3）最好有一个多学科的团队。

（4）必须提供心理社会支持，包括情感和信息支持以及对技能的培训。

（5）必须用可以理解的语言和格式给患者及其家属及护理人员提供专门的教育材料，包括关于阿片类药物在癌痛治疗中作用的信息。

（6）要考虑"痛苦"对患者及其家庭的多方面影响，并以文化尊重的方式解决这些问题。

2. 评估

（1）所有患者每次治疗必须进行评估。

（2）疼痛强度必须进行常规测量和记录，疼痛性质必须由患者来表述（尽可能依据患者的沟通能力），包括患者报告爆发性痛、使用支架及其对疼痛的影响、足够的舒适度、对疼痛缓解的满意度，由测试者评估对功能的影响，以及与疼痛治疗相关的任何特殊问题。如果有必要，可从家庭及护理人员获得额外信息，重新评估疼痛对功能的影响。

（3）如患者出现新疼痛或原来的疼痛加重，必须进行全面的疼痛评估，并对顽固性疼痛患者要进行定期评估。

（4）评定患者对阿片类药物是否存在滥用/使用不当/误用。

3. 治疗

（1）疼痛治疗的目标强调要达到以下五点：

1）镇痛（优化的镇痛）。

2）活动（优化日常生活和活动）。

3）不良反应（最小的不良反应）。

4）错误用药（避免误用药物）。

5）疗效（疼痛与情绪的关系）。

（2）由于大多数患者具有多种病理生理问题和多种症状，因此需要全面的疼痛治疗（针对疼痛的病理生理使用药物治疗和非药物的方法）。

（3）预防镇痛药副作用，尤其阿片类药使用引起的便秘。

（4）优化患者和家庭的教育以及行为和认知的干预。

（5）对于急性痛和重度痛或疼痛急症，考虑到医院就诊或住院治疗以满足患者特殊目标。

（6）顽固性癌痛常常需要定时或随时给予镇痛药和辅助镇痛药以控制爆发性疼痛。

（7）癌症晚期的慢性疼痛治疗。

4. 再评估

在疼痛治疗期间必须对患者疼痛强度再评估，以确保镇痛治疗取得最大的有利和最小的副作用，并适当按计划继续治疗。

第二节　癌痛治疗的新趋势

一、多维疼痛与多维治疗

癌症患者的慢性癌痛80%以上的表现形式及类型不止一种，约1/3的慢性癌痛患者有四种以上表现形式的疼痛，约1/3的疼痛并非与肿瘤本身及治疗直接有关。引起癌痛的常见原因有四类，癌痛可能是由多种复杂因素所致，而且以多种复杂形式表现疼痛，既有持续性的背景疼痛，又有爆发痛，既有急性癌痛，又有慢性癌痛。大多数癌痛患者表现出至少两种原因所致的疼痛，约2/3慢性癌痛患者还经历一过性的、剧烈的、令患者痛苦不堪的疼痛。另外，患者的心理痛苦、体质衰竭、各个器官功能失常，均可导致和加重躯体的疼痛。癌痛的临床表现形式却不尽相同，呈多维表现。因此，癌痛治疗也应是多维治疗，包括对躯体的疼痛、心理的痛苦，以及其他症状的治疗。

二、制订全面的疼痛评估和治疗计划

在癌痛治疗过程中应制订全面癌痛评估与治疗的总计划，主要包括以下几个方面：

（1）对所有癌症患者进行癌痛早期筛查和全面的评估，对无痛的患者在每次复诊时询问有无疼痛。

（2）对癌痛患者初始进行快速和有效的镇痛治疗。

（3）制订个体化的癌痛治疗计划，以药物为主，综合治疗。

（4）积极处理癌痛相关急症和爆发痛，如肠梗阻/肠穿孔、脑转移、脑脊膜转移、骨折或负重部位骨转移有骨折危险、硬脑膜转移/脊髓压迫、与感染相关的疼痛等。

（5）疼痛相关症状的处理。

（6）积极防治药物的副作用。

三、三阶梯癌痛治疗的新认识

癌痛药物治疗的经典治疗方案是1986年由WHO提出的癌痛药物三阶梯用药原则，由于新的药物和剂型不断涌现，现今的三阶梯用药和给药方法有了较大的改进。

鉴于目前新药的不断出现，原先的三阶梯原则赋予了更新的内涵。主要表现在：①三阶梯原则强调按阶梯给药，而现在更主张选择药物的原则是达到最大的镇痛效应、最小的副作用、最好的功能、最高的生活质量；②三阶梯原则强调按时给药，而现在更主张对持续疼痛患者给予缓释药物，对爆发性疼痛临时加用起效快、作用强的速释药物；③三阶梯强调个体化用药，阿片类药物无封顶效应，而现在强调应区分疼痛性质是伤害性疼痛还是神经病理性疼痛或混合型疼痛，注重多模式的联合镇痛。

事实上，临床许多癌症患者的疼痛发展过程并不像WHO提出的那样呈阶梯样进展，2005年美国疼痛协会（American Pain Society，APS）的癌痛治疗指南中建议摒弃原来使用的WHO阶梯疗法而改为按步骤治疗。按步骤疗法的主要方法如下：①患者疼痛评估强度为重度疼痛时，立即实施镇痛治疗，可通过静脉或口服途径使用短效、即释强阿片类药物（如吗啡）直至疼痛缓解50%以上；②患者疼痛评估为中度疼痛时，口服即释吗啡（或其等效药物）滴定治疗，直至疼痛缓解50%以上；③患者疼痛评估为轻度疼痛时，若未使用镇痛药者可给予非阿片类药物，若患者已使用镇痛药，或有NSAID禁忌者可加用小剂量短效阿片药；④当应用即释、短效药物滴定满意后（疼痛强度评估为轻度疼痛）可将药物改为长效缓释剂。2005年APS的癌痛治疗指南的治疗宗旨与WHO的阶梯指南是相同的，主要不同在于新指南强调当患者疼痛评估强度为轻度疼痛以上时可考虑使用阿片类镇痛药物，而不应当机械性地先用非阿片类镇痛药，疼痛没有得到缓解时再使用阿片类镇痛药。

四、按疼痛的病理生理机制治疗策略

癌痛的发病涉及多种原因和机制，只有找到疼痛的确切原因，才可以正确治疗。癌痛一般包括：伤害性疼痛、炎性疼痛和神经病理性疼痛。

1. 伤害性疼痛　伤害性疼痛或躯体疼痛是组织损伤导致传入性疼痛神经纤维兴奋的结果，这种疼痛通常定位明确，疼痛可为尖锐的、剧烈的。

2. 炎性疼痛　是介于伤害性疼痛与神经病理性疼痛之间的一类疼痛，炎性细胞浸润、炎性介质释放和刺激、水肿等导致感觉神经的刺激和损伤引起疼痛。如骨骼肌疼痛，可应用镇痛药物如阿片类药物、非甾体类抗炎药治疗，也可应用局部药物注射、躯体感觉神经阻滞治疗。

3. 神经病理性疼痛　系指躯体感觉系统的损伤或疾病所引起的疼痛，肿瘤患者因化疗、放疗、手术或肿瘤生长侵及压迫损伤感觉神经导致神经病理性疼痛。这种疼痛多呈烧灼样、枪击样或撕裂样，同时伴有感觉异常。神经损伤会导致异位神经纤维兴奋，伴有发作性刺激，从而导致严重的疼痛。阿片类药物通常对这类疼痛的疗效不佳，而抗惊厥、抗抑郁等辅助镇痛药物有一定的疗效。神经病理性疼痛多是顽固性癌痛的原因，也是癌痛治疗中的难点。

内脏疼痛是相对应躯体疼痛而言，内脏痛可能包括感受伤害性、炎性和神经病理性疼痛机制。内脏性疼痛通常发生于胸腔内、腹腔内和盆腔内肿瘤的患者，疼痛可为深处的绞痛，范围广，定位不明确。通常有相应的皮肤反射区。牵涉痛最可能的发生机制包括神经元聚集于脊髓后角，牵涉痛的区域可对触觉产生疼痛，阿片类药物通常对内脏性疼痛有效，但有时效果不佳。使用神经毁损通常对有些内脏性疼痛有效，同时还可保留躯体的运动和感觉功能。

五、多学科治疗策略

随着治疗疼痛药物和剂型的发展，大部分癌痛能够得到缓解。对于难治性和顽固性癌痛患者，则需要多学科协作优化的治疗措施。因此，对于癌痛治疗，尤其是顽固性和难治性癌痛的治疗，需要肿瘤科医生、疼痛科医生、麻醉科医生、神经外科医生、精神科医生、心理医生、化疗科医生、放疗科医生和核医学科医生的参与，尽力相互融合知识和经验，为患者提供最大限度的舒适，同时保护器官功能，使患者的风险、花费、不舒服程度最小化。在癌痛的治疗中，肿瘤科、疼痛科和麻醉科是癌痛治疗的主体，加强多学科协作与会诊是关键。

（一）影像学科

影像学诊断在疼痛性疾病的诊断与鉴别诊断中占有重要的地位。许多疼痛症状都与器质性病变有关，如椎管内占位、椎管狭窄、腰椎间盘突出、骨转移、淋巴结转移等。目前常用的影像学检查方法有X线摄影、电子计算机体层成像（CT）、磁共振成像（MRI），以及全身骨显像等。影像学除在疼痛性疾病的诊断与鉴别诊断中占有重要的地位外，近年临床开展了系列在CT等影像学方法引导下的神经丛阻滞或神经丛毁损疗法，对于癌痛的介入治疗起到引导和精准定位作用。

1. X线检查　X线摄影是影像学最基本的诊断手段。X线摄片的空间分辨率很高，但密度分辨率不足，因此适用于骨和含气组织的显像。X线摄影能显示2mm以上的早期病灶等细微结构，暴露出透视所不能发现的病变。

2. 电子计算机体层成像　电子计算机体层成像（computed tomography，CT）检查具有很高的密度分辨率，特别适用于脑、肝、胰、肾、腹膜后和腹腔包块，以及颈、腰椎椎管病变的诊断，尤其是腰椎管内病变几乎常规进行CT检查。CT扫描对骨质的分辨较好，无上下结构的重叠和干扰，密度的测定准确而恒定，但对软组织的分辨较差，需要进行增强扫描。

3. 磁共振成像　磁共振成像（magnetic resonance imaging，MRI）是利用原子核在磁场内的共振而产生影像的一种新的诊断方法。MRI的基本成像原理是将人体安置在强磁场中，使体内氢原子的质子磁化定向，并以一定的频率围绕磁场方向运动，在此基础上给予质子振动频率相同的射频脉冲，来激发质

子磁炬，使之偏转，产生纵向和横向弛豫。接受线圈接受质子弛豫产生信号，通过放大器进行放大，并输入计算机进行图像重建。

自 20 世纪 80 年代 MRI 应用于医学领域以来，充分显示了其对人体无放射性损害、无生物学副作用，并能对人体任何剖面进行直接成像等优点。MRI 的成像参数和脉冲系列，多可使各种组织形成对比，尤其是对软组织的空间分辨率较高，且无骨质对图像所造成的伪影，对骨与软组织系统疾病的诊断提供了一种可靠而安全的方法。由于其对颅脑、脊柱、脊髓及关节病变的诊断价值较高，故在疼痛临床中应用较广。

4. 全身骨显像　通过静脉注射放射性物质，观察放射性物质在全身骨骼部位的异常集聚，以及骨骼的动态变化，敏感度很高，对肿瘤骨转移具有早期的筛查和诊断意义。

（二）超声科

与 CT、MRI 相比，超声检查具有无创、简便、迅速、价廉和短期内可重复检查等优点。超声的种类分为 A 型超声、B 型超声、M 型超声和 D 型超声。A 型超声应用最早，但现在已很少应用。M 型超声又称 M 型超声心动图，主要显示心脏各层结构的周期性变化，对诊断先天性心脏病、心脏瓣膜病、肥厚性心肌病等有一定的诊断价值。D 型超声又称超声多普勒，对诊断心脏病，探测血流速度、血流量及血管搏动情况有较高诊断价值。B 型超声为辉度调制型，能够显示脏器的细微结构和功能状态，是目前临床最常用的一种超声检查。

近年来随着超声内镜技术的发展，在超声内镜引导下腹腔神经节阻滞术向腹腔神经节注射化学药物可起到阻滞神经、缓解疼痛的作用，是缓解胰腺癌和腹腔转移肿瘤所致腹痛安全有效的方法。

（三）肿瘤科

大多数实体瘤都可以通过有效化疗缓解癌痛，晚期癌症的治疗目的不是为了根治疾病，更多的是为了降低肿瘤细胞负荷，减轻癌痛，改善和提高患者生活质量。化疗药物可以有效控制癌痛，特别是近年来不断涌现的抗癌新药。

姑息性化疗治疗疼痛主要适用于多发性骨转移。尤其对淋巴瘤、小细胞肺癌、白血病等化疗敏感的肿瘤引起的压迫或浸润神经组织引起的疼痛能够迅速显效。

肿瘤科对存在癌痛的患者应及时按 WHO 癌症三阶梯镇痛原则给予药物治疗。

随着核医学的发展，亲骨性放射性核素越来越多地用于骨转移癌镇痛的治疗。现在精确的放疗技术，使放疗定位越来越精确，只精确放射有损害的骨痛部位，周围的健康组织不受损伤。目前放射治疗技术做到精确放疗、有效镇痛。临床广泛使用的是 ^{153}Sm-EDTMP（^{153}钐-乙二胺四亚甲基膦酸）治疗骨转移，尤其是多发性早期骨转移引起的疼痛，并能抑制肿瘤的发展。双膦酸盐核素治疗多发性骨转移癌痛，近年来采用 ^{153}Sm-EDTMP 与云克（^{99}Tc-MDP）联合治疗骨转移疼痛。此外，国内、外还有采用放射性核素 ^{89}Sr（89 锶）、^{186}Ra（^{186}镭）等治疗骨转移缓解疼痛。

（四）麻醉科

麻醉科常用的治疗癌痛的方法主要是神经阻滞，包括末梢神经阻滞、神经干和神经丛阻滞、肌筋膜触发点注射、自主神经阻滞、硬膜外阻滞、鞘内神经阻滞等。局部注入局麻药，阻断末梢神经传导，可解除局限性癌痛，简便可行。若局麻药有效但持续时间短者，则可考虑使用无水酒精和苯酚来毁损神经，达到长期镇痛的目的。如对内脏癌痛，采用腹腔神经丛阻滞有效；对浸润臂丛、腰骶丛的癌痛和头颈颜面部癌痛，可行交感神经阻滞。在全部癌痛患者中，约 20% 的人需要做神经毁损性阻滞，其有效镇痛时间为数小时至数月，平均 3~6 个月。因此，在估计癌痛患者生存期超过 6 个月者，不主张做神经毁损性阻滞，否则以后的疼痛更难处理。

（五）疼痛科

疼痛科是癌痛治疗的重要科室，负责癌痛的会诊，制订治疗方案，包括阿片类药物的滴定、维持、更换阿片类药物，更换给药途径，如皮下、静脉和鞘内 PCA。疼痛科治疗癌痛的主要方法是以药物为基础，包括神经阻滞或化学性毁损、介入治疗、脊髓电刺等。神经阻滞治疗和介入为特色的综合治疗，是针对顽固性或难治性癌痛的治疗。

（六）神经外科

神经外科可应用神经毁损、神经刺激法和末梢神经、神经根的切除或离断等方法治疗癌痛。在神经切除术中，以经皮脊髓前外侧柱切除术最为常用，适用于直肠及盆腔肿瘤侵犯神经丛引起的单侧下肢疼痛，生存期估计≤2~3年者。神经毁损或手术切除治疗癌痛应当严格掌握使用适应证，综合考虑，谨慎应用。深部神经刺激术对中枢性及传入神经性痛均有效，且不损伤运动功能，有一定的应用前景。

（七）骨科

肿瘤骨转移，如椎体转移可通过手术，切除病变椎体，置换人工椎体或填充骨水泥，缓解骨痛，防治骨相关事件，改善生活质量。

（八）心理科

癌痛患者因长期遭受病痛折磨、经济负担、社会地位丧失等问题困扰，常产生紧张、焦虑、抑郁一系列心理障碍。可采用家庭和社会支持，认知行为治疗、音乐放松治疗、催眠等帮助患者改变疼痛控制的态度和行为，为患者提供情感支持及照顾，使其积极配合治疗。

（九）理疗与康复科

理疗与康复治疗是癌痛综合治疗中的辅助治疗方法，如深部热疗、磁疗，但有些物理理疗方法如短波、超短波、微波、蜡疗、红光、红外线、超声波等不宜用于癌痛的治疗。

（曹　红　刘小立）

参 考 文 献

［1］Smith R A, Andrews K S , et al. Cancer screening in the United States, 2017: A review of current American Cancer Society guidelines and current issues in cancer screening. CA Cancer J Clin, 2017, 67（2）: 100-121.

［2］Torre L A, Islami F, Siegel R L. Global Cancer in Women: Burden and Trends. Cancer Epidemiol Biomarkers prev, 2017, 26（4）: 444-457.

［3］Hashim D, Boffetta P, La Vecchia, et al. The global decrease in cancer mortality: trends and disparities. Ann Oncol, 2016, 27（5）: 926-933.

［4］Tan W L, Jain A, Takano A, et al. Novel therapeutic targets on the horizon for lung cancer Lancet Oncol, 2016, 17（8）: e347-e362.

［5］Nagini S. Breast Cancer: current molecular therapeutic targets and new players. Anticancer Agents Med Chem, 2017, 17（2）: 152-163.

［6］CA Cancer J Clin. 2017 Mar; 67（2）: 100-121. doi: 10. 3322/caac. 21392. Epub 2017 Feb 7.

［7］Cancer Epidemiol Biomarkers Prev. 2017 Apr; 26（4）: 444-457. doi: 10. 1158/1055-9965. EPI-16-0858. Epub 2017 Feb 21.

［8］Gemma Binefa, Francisco Rodríguez-Moranta, àlex Teule, et al. Colorectal cancer: From prevention to personalized medicine. World J Gastroenterol, 2014, 20（22）: 6786-6808.

［9］Esin E, Yalcin S. Neuropathic cancer pain: What we are dealing with? How to manage it? Onco Targets Ther, 2014, 7: 599-618.

［10］Portenoy R K. Treatment of cancer pain. Lancet, 2011, 377（9784）: 2236-2247.

［11］Jan Gaertner, Christine Schiessl. Cancer Pain Management: What's New? Published online: Curr Pain

Headache Rep，2013，17：328.

［12］Cherny N I，Cleary J，Scholten W，et al. The Global Opioid Policy Initiative（GOPI）project to evaluate the availability and accessibility of opioids for the management of cancer pain in Africa，Asia，Latin America and the Caribbean，and the Middle East：introduction and methodology. Ann Oncol，2013，24（Suppl 11）：7-13.

［13］张传汉，田玉科. 临床疼痛治疗指南. 北京：中国医药科技出版社，2008.

［14］谭冠先. 疼痛诊疗学. 北京：人民卫生出版社，2005.

［15］徐建国. 疼痛药物治疗学. 北京：人民卫生出版社，2007.

［16］Laird B J A，Boyd A C，Colvin L A，et al. Are cancer pain and depression interdependent？A systematic review. Psycho-Oncology，2009，18：459-464.

［17］Burton A W，Fanciullo G J，Beasley R D，et al. Chronic Pain in the Cancer Survivor：A New Frontier. Pain Medicine，2007，8（2）：189-198.

［18］Knudsen A K，Aass N，Fainsinger R，et al. Classification of pain in cancer patients-a systematic literature review. Palliative Medicine，2009，23：295-308.

［19］Hanks G W，Reid C. Contribution to variability in response to opioids. Support Care Cancer，2005，13：145-152.

［20］Zhang C L，Zhang T J，Guo Y N，et al. Effect of neurolytic celiac plexus block guided by computerized tomography on pancreatic cancer pain. Dig Dis Sci，2008，53：856-860.

［21］Dy S，Asch SM，Naeim A，et al. Evidence-Based Standards for Cancer Pain Management. Journal Clinical Oncology，2008，28（23）：3879-3885.

［22］Bardia A，Barton D L，Prokop L J，et al. Efficacy of complementary and alternative medicine therapies in relieving cancer pain. Journal Clinical Oncology，2008，28（23）：3879-3885.

［23］辛浩林，郑宝森. 癌性疼痛与多模式治疗. 实用疼痛学杂志，2008，4：262-265.

［24］刘肖平. 阿片类药在癌痛治疗时能否产生依赖. 中国疼痛医学杂志，2007，3：325-327.

［25］赵雯卿，刘端祺，战淑君. 中国癌痛治疗十年回顾. 中国药物依赖杂志，2008，17：252-254.

［26］苏园林. 持续性癌症疼痛引发的临床问题. 中国疼痛医学杂志，2010，16：129-130.

第七章　癌痛治疗的伦理观

癌症是严重威胁人类健康和生命，危害家庭和社会的主要疾病之一。癌痛给患者造成了巨大痛苦，从生理、心理、精神和社会各方面影响着患者的生存质量。癌痛治疗与患者及其亲属、朋友和社会都密切相关，尤其在晚期癌痛治疗和临终关怀阶段，治疗措施既要达到有效镇痛，尽可能减轻患者痛苦、舒缓患者不适、维持有意义的生活质量，又要避免镇痛过度出现严重的不良反应，同时必须符合医疗法规的要求。因此，在癌痛治疗临床实施过程会涉及许多伦理学问题。

第一节　癌痛患者的心理与社会特殊性

癌痛不仅危害患者的身体健康及生理功能，而且会影响患者的社会心理感受，严重时影响患者生命最终阶段的生存质量。

随着癌症病情的不断进展，癌痛的发生和加剧可使本来就承受巨大心理压力的晚期癌症患者以为是病情加重的信号，躯体不适和功能障碍加剧，加之对死亡的恐惧等，患者常会产生精神和心理障碍，引起强烈的情绪反应，包括恐惧、焦虑、悲伤、抑郁、愤怒等，甚至产生自杀轻生的悲观情绪，可能会导致抑郁，从而明显损害癌症患者的生活质量。另外，如果镇痛效果不佳，担心镇痛药物的耐受性和成瘾性，以及因治疗产生的经济压力，也会加重癌痛患者的心理负担，使之丧失生活信心。

患者躯体上的痛苦、精神上的压力、情感上的依赖及生活信心的丧失，牵动着家属的身心，家属在分担患者痛苦的同时，也承受着精神、心理和照护能力的多种压力。尤其护理癌痛患者，不仅要内心坚强，承受难以满足患者多种需求的心理压力，还要付出大量的精力和体力。为减轻患者痛苦，家属不仅要照顾患者生活，还要尽量从精神上和情感上给予患者安慰、支持及满足，还要学会疼痛评估、帮助患者按时用药、应对复杂的给药方法、观察处理用药后的不良反应等，还要承受因照护患者而出现的社会经济压力。这些繁重的责任使家属专注于患者的需求而漠视自己的身心健康，久而久之必然使家属心力交瘁，反过来又影响了癌症患者的生活质量。癌痛已成为患者及其家庭生活中应对的重点，不可控癌痛造成的社会影响不可小觑。

基于互相帮助和社会支持的理论，近年来社会上出现了癌症支持和互助团体，给癌症患者及其家庭提供了新的支持力量。面对共同压力的癌症患者，可在同一个社会团体中寻求支持，从而找到解决共同问题的方法。这些团体中，有的主要为患者及其家属提供心理上的支持，包括和其他有相似情况的患者分担体验、宣泄情绪、互相给予情感支持；有的由医疗专业人员组建和领导，为患者及其家属提供最新的诊断和治疗信息，同患者共同研究控制疾病及治疗不良反应的最佳方案。这些团体的出现，本身就是全社会对癌症患者关注程度和对癌症认识提高的表现，同时这些团体也必将进一步促进全社会对癌症患者及其家庭的关爱和癌症诊疗技术的不断进步。

第二节　晚期癌痛治疗的特殊性

　　癌痛是癌症患者尤其中晚期患者的一个主要且重要的症状，也是造成晚期癌症患者痛苦的主要原因。癌痛不仅影响着患者的躯体，而且对患者的精神心理和社会关系都产生了不同程度的影响，从而全面影响着患者的生活质量。当一个晚期患者濒临死亡，维持生命变得越来越没有意义，而解除痛苦尽可能维持舒适而有意义的生活质量可能更有价值。癌痛治疗的意义远远超出了疼痛减轻本身，无痛睡眠是镇痛治疗的最低要求，理想的镇痛治疗除达到此目标外，还应争取患者达到无痛休息和无痛活动的目标，以实现真正意义上提高患者生活质量的目的。癌痛是一种多因素、复杂的甚至是严重的顽固性疼痛，癌痛需要综合治疗。

一、癌痛未缓解的原因

　　目前，现有的医疗技术无法治疗晚期癌症，但对于晚期癌痛治疗，尽管在临床治疗方法和社会认知方面都取得了很大的进步，还有大量的患者仍在忍受癌痛的折磨。究其原因，主要有三：

　　1. 认识不足，存在"偏见"　药物治疗有效，但由于惧怕药物成瘾性或缺乏对耐受性及生理依赖性的了解，阿片类药物不能得到充分合理的应用；过度担心引起呼吸抑制的危险性也限制了麻醉类镇痛药物在癌痛治疗中的应用。

　　2. 对疼痛评价不够，治疗不足　选用镇痛药物强度不合理，不能合理联合用药或结合其他治疗方法，不能及时调整治疗方案。

　　3. 逃避心理，忽视治疗重点　患者认为疼痛是癌肿病情加重的表现，因而忽视了以缓解疼痛、增加舒适为主的合理目标。

二、癌痛治疗的方法

　　针对癌痛的特殊性，癌痛治疗应该是多学科协作的综合治疗。

　　1. 药物治疗　是癌痛治疗的主要方法。WHO 推荐的"癌症三阶梯止痛原则"是一种根据患者疼痛程度的不同而分别使用不同等级止痛药物为治疗原则的止痛方法，在国际上已被广泛认同（参见第八、九、十、十一章）。

　　2. 放疗与化疗　也是晚期癌痛治疗的主要方法。放疗主要针对转移性骨肿瘤、脊椎转移、肿瘤对脊髓神经根的压迫，脑瘤、肺癌侵犯臂丛神经，胃癌、胰腺癌侵犯后腹膜等。一般认为，放疗缓解骨转移疼痛的有效率在 71%～100%，但完全缓解只有 25%～50%。有研究表明，单剂量照射量可长期缓解骨转移后的疼痛。放疗镇痛的具体机制不很清楚，其中一个机制是通过对肿瘤细胞的直接作用而遏制癌症发展。随着更有效化疗药物的出现，化疗镇痛作用渐为世人所重视，其原理与减轻肿瘤负荷有关。有人主张适当放宽化疗镇痛的适应证，认为 75 岁以下，无严重并发症者均可用化疗镇痛。放疗和化疗作为治疗手段，其本身也可能增加患者的痛苦，如放疗可致恶心、无力及情绪低落；化疗可引起不适、恶心等。采用这些治疗措施的同时，必须积极处理可能的不良反应，做好利弊平衡。

　　3. 镇痛治疗　对于慢性癌痛的临终患者，疼痛的客观症状和体征通常是不存在的，患者通常也很难精确地描绘出疼痛的部位或性质，这时必须接受患者对疼痛的诉说，并且用各种可能的方法和装置尽量减轻患者的疼痛。神经阻滞疗法、患者自控镇痛、中医中药疗法、物理治疗、心理和精神疗法等都是可供选择的治疗方法。晚期癌痛患者的疼痛受多种因素影响，依靠单一的疗法往往不能得到有效的控制。例如，对于癌痛顽固持续存在的晚期癌症患者，很容易产生抑郁、焦虑等不良情绪。这些不良情绪能明显地加重疼痛的感知和体验，容易引起患者的心理和精神障碍。所以，在控制癌痛时心理和精神治疗往往是必不可少的组成部分。

当癌痛症状不能用药物疗法和其他镇痛疗法控制，而且预期生存时间有限时，可考虑采用神经破坏的方法干预治疗。

不论采用何种治疗方式，应鼓励晚期癌痛患者与医生充分沟通，在治疗方案上及早协商达成一致，以便争取合适的治疗时机，提高治疗效果。

4. 姑息治疗 为 WHO 全球癌症预防和控制策略的四大战略目标之一。其目的和任务是给予治疗无效的患者积极的、全面的医疗照顾，控制患者的疼痛和其他不适症状及心理、社会和精神问题，使患者及其家属获得最佳生活质量。姑息治疗强调的是生活质量而不是生存时间的长短，其核心是症状控制。为患者提供舒适专业的医疗服务，同时要求根据患者及其家庭的需求，给予情感上、精神上积极的支持，包括帮助患者制定现实可行的目标，用积极的心态面对疾病和生活，对患者的亲友进行姑息治疗的宣传教育，让他们接受科学的观念等。一系列研究表明，在患者的临终阶段，与接受常规护理的患者及其家庭相比，接受姑息治疗和临终关怀的患者及其家庭生活质量都有一定的提高，并对这项服务表示满意。

晚期癌痛的治疗更应强调治疗方案的个体化和方法的多样化，更应强调利弊的平衡。晚期癌痛的治疗不仅需要医护人员在医疗技术的提高上不断努力，更需要全社会共同提高对癌痛的认识，共同为患者及其家庭提供全方位的支持。

第三节 晚期癌痛治疗的伦理学意义与问题

一、晚期癌痛治疗的伦理学意义

晚期癌痛患者，往往控制肿瘤的治疗几乎无效或身体条件难以支撑放疗、化疗带来的痛苦，这时如过于重视延长患者的生存时间，而不能有效地控制疼痛和其他不适症状，无疑是延长了患者痛苦的时间，对患者而言生不如死。

晚期癌症患者是否应该继续接受治疗呢？"生命价值论"的观点认为晚期癌症患者的生命已无价值，延长其生命就是延长其痛苦，就是增加患者家属的精神和经济负担，给社会带来负效应；与其对立的"生命神圣论"则认为对生命应无条件地保护和延长，只要患者还有一口气，就要不惜一切代价抢救到底。诚然，生命是神圣不可侵犯的，但生命的意义在于生命的价值和生活质量，生命的神圣是价值和生活质量的前提与归宿。随着现代医学目的的发展和医学认识模式的转变，对于晚期癌痛患者的治疗应本着"以人为本"的思想，力求做到生命神圣与生命质量相统一，生命价值和社会公益相一致，以"减轻痛苦，提高生存质量"为目标，权衡利弊，选择恰当的方法，既尊重生命，又考虑医疗资源的合理利用，消除患者的疼痛和其他不适症状。对晚期癌痛患者来说，这仅仅是延长生存时间可能更有价值、更有意义。在晚期癌痛治疗中，调整好延长生存期和提高生活质量的关系是非常重要的，也是医学伦理的具体表现。

二、晚期癌痛治疗的伦理学问题

（一）三阶梯癌痛治疗方案与成瘾恐惧症

WHO 提出的三阶梯癌痛治疗方案是一个在国际上被广泛认同的药物治疗方案，疗效确切，可谓镇痛的支柱和"金标准"。然而，在临床实践中，广大医务人员、卫生行政管理人员以及社会公众对麻醉性镇痛药物的使用普遍存在着顾虑，即担心长期使用麻醉药品会给患者带来成瘾问题，人们称这种现象为"成瘾恐惧症"（addiction phobia）或"阿片类恐惧症"（opiophobia），也是造成麻醉药品医疗消耗量过低的一个重要原因。实践证明，癌症患者长期使用麻醉性镇痛药后，成瘾现象发生的比例并不大，他们对麻醉药品的需求是为了缓解疼痛的医疗需要，而不是作为娱乐消遣去追求和达到欣快感。如口服给予吗啡，其实是很安全的，当患者因不可耐受的疼痛并有失眠和营养不良达数周或数月而造成枯竭甚至濒临死亡时，吗啡的正确使用可以让患者得以更好地休息和镇痛，从而延长了患者的生命，提高了患者的生活质量。因此，解除这种"成瘾恐惧症"的思想束缚，对贯彻执行癌痛治疗十分必要。

1. 躯体依赖≠精神依赖　对阿片类镇痛药的恐惧是因为广泛存在的错误概念，如将阿片类药物的耐受现象或躯体依赖（生理依赖）等同于精神依赖（成瘾）。癌症疼痛患者对阿片类药产生耐受性或躯体依赖性，并非已成瘾，不影响继续安全用阿片类镇痛药。而医源性成瘾则是由于医疗目的用药不合理所致患者产生精神依赖性。

对阿片类药物产生耐受性，临床表现为随着阿片类药物的反复应用，阿片类药物的镇痛作用下降，需要在一定程度上增加阿片类药物的用药剂量。阿片类药物耐受性在癌症治疗中普遍存在，属于正常生理药理学现象，不影响癌痛患者继续使用阿片类镇痛药。

WHO 已经不再使用"成瘾性"这一术语，替代的术语是"药物依赖性"。而药物依赖性又分为躯体依赖性和精神依赖性两大类，躯体依赖性不等于"成瘾性"，而精神依赖性才是人们常说的"成瘾性"。躯体依赖性常发生于癌痛治疗中，表现为长期用阿片类药物后对药物产生一定的躯体依赖性，突然中断用药时出现戒断症状。精神依赖则是一种反映心理异常的行为表现，其特点是单纯以追求精神享受为用药目的，不择手段和不由自主地渴望得到药物；用药后可以获得一种特殊的心满意足的"欣快感"，从而根深蒂固地在心理上形成了对阿片类镇痛药的依赖。躯体依赖性和精神依赖性在癌痛治疗中是相互独立出现的。癌痛患者因镇痛治疗的需要，对阿片类药物产生的躯体依赖性不影响继续合理使用阿片类镇痛药。临床上，癌痛患者需要长期用阿片类镇痛药，需要增加用药剂量的主要原因是癌痛治疗的需要，而并非"成瘾"所致。在临床上有一种情况可以称为假"成瘾"，用来形容一种因疼痛得不到有效治疗导致的行为改变，称为医源性综合征，这与特发性阿片类药物精神依赖的行为相似，但性质不同。

因此，应正确区分耐受现象、躯体依赖与精神依赖的不同。不能因为癌痛患者使用阿片类镇痛药产生耐受、躯体依赖就把他们当作成瘾者，否则将会导致疼痛患者得不到足够镇痛治疗而遭受不必要的痛苦。

2. 麻醉药品≠毒品，医疗应用≠滥用　所谓药品，是指用来治疗或预防疾病的物质；而毒品则是指出于非医疗目的而反复连续使用能够产生依赖性的物质。凡是列为国家管制的药物，合理使用是药品，非法使用就是毒品。所谓滥用，是指应用药物以达到满足感，产生无助于治疗的效果。所有麻醉品都有可能被滥用，但正常的医疗应用不是滥用，要把合理使用和非法滥用严格区别开来。特别是不能把为寻求解除疼痛而要求得到治疗的患者当成是瘾君子，也不能把增加麻醉镇痛药剂量误认为是药物滥用，更不能把麻醉药品与毒品画等号，而限制患者的正当使用。

3. 规范用药，降低成瘾危险　临床研究发现，阿片类药物在规范化使用情况下，疼痛患者出现成瘾的现象极为罕见。可能的解释是，当伤害性刺激沿着传递疼痛的神经通路上行的过程中，疼痛患者的体内生成了特殊的阿片受体。这些受体散布在已有阿片类物质中间，分散了进入体内的缓解疼痛的药物。而没有疼痛的个体不存在这些特殊的受体，此时，任何进入体内的阿片类物质大部分都直接与脑内的受体结合，造成脑内阿片类药物浓度突然增高，增加了成瘾的可能。因此，在没有药物滥用史患者的疼痛治疗过程中，阿片类药物的成瘾是罕见的。全美的一项调查显示：1 万余例用阿片类药物治疗数周至数月的患者中，仅22 例发生精神依赖，这些患者都曾经有药物滥用史。另外 11 882 例用阿片类药物治疗的住院患者中，仅有4 例产生精神依赖。因此可以说，成瘾几乎不发生在疼痛患者中，包括癌痛患者。此外，阿片类药物成瘾的发生率与药物剂型、给药途径及给药方式有关。静脉直接注射使血药浓度突然增高，容易出现欣快感及毒性反应，从而易于导致成瘾。在癌痛治疗中，多采用控、缓释制剂，口服或透皮给药，按时用药等方法，可以避免出现过高的峰值血药浓度，并且使血液中的活性药物在一定程度上保持恒定。这种规范化的用药方法，可以在保证理想镇痛治疗的同时，显著降低发生成瘾的风险。

4. 更新用药观念，突破治疗瓶颈 由于害怕患者成瘾或担心麻醉药流入非法渠道，因噎废食，在使用上常常因剂量不足影响镇痛效果，甚至避而不用，这是对疼痛患者的不人道做法。认为疼痛治疗是"头痛医头，脚痛医脚"，也是一种错误观念。如果只是从暂时镇痛的角度来看，疼痛治疗似乎只是一种权宜之计，即所谓"治标"。而事实上，由于控制了疼痛以及由疼痛引起的生理功能紊乱，如改善心理状态，改善睡眠，减轻焦虑，就是提高了患者的生活质量，这也是疼痛治疗的一个重要成果。在第九届世界疼痛大会上提出了"疼痛是一种疾病，而不仅仅是一种症状"的观念，医务工作者要把疼痛治疗提高到疾病治疗的高度来认识，政策制定者乃至大众也必须克服疼痛治疗障碍，使疼痛患者得到充分治疗。WHO 药物依赖性专家委员会已发表声明：要求"通过对医务工作者、保健机构和全体公众的教育来促进合理地使用阿片类镇痛药，保证具有合理医疗需要的患者得到充分的治疗"。中国的广大医务工作者要更新用药观念，突破用药瓶颈，使中国的癌痛治疗水平与国际接轨。

(二) 阿片类药物呼吸抑制作用的伦理学争论

在癌痛治疗中存在着一个误区，认为肺癌患者不能用阿片类药物镇痛。事实上，肺癌疼痛患者可以安全有效地使用阿片类镇痛药。人们对肺癌患者使用阿片类镇痛药疑虑的症结在于对阿片类药物呼吸抑制作用的担心。人们担心肺癌、肺转移癌患者可能因呼吸功能不良，对阿片类镇痛药的耐受性降低。肺部疾病所引起的呼吸困难是外周性病变，即肺部病变所致，而阿片类药物引起的呼吸抑制是药物的中枢性作用，即对呼吸中枢抑制的不良反应，一般仅发生在用药过量，尤其是血药浓度峰值急剧快速上升的情况下，如静脉大剂量用药时，或药物蓄积中毒，如肾功能不全时。癌症疼痛患者合理使用阿片类药物，出现呼吸抑制不良反应极少发生，其主要原因：①疼痛是阿片类药物呼吸抑制不良反应的天然拮抗物，剧烈疼痛患者合理用阿片类镇痛药极少出现呼吸抑制；②癌痛患者长期用阿片类药物很快会对药物的呼吸抑制不良反应产生耐受。然而不得不承认，合并呼吸功能不全的晚期癌症患者，使用阿片类药物发生呼吸抑制的可能性更大。因此，这类患者在运用阿片类药物时，更应注意合理的个体化用药剂量，以及在阿片用药初期注意监测及避免过高的血药浓度峰值。

呼吸功能不全的癌痛患者能否使用阿片类药物存在着伦理学争论。从用药解除疼痛是医疗目的，同时也是患者的要求，而且改变了疾病的状况来看，是合乎道德的；从用药有抑制呼吸的不良反应，可能引起患者的死亡来看，是不道德的。从临床角度来看，如果用药是合理的，剂量没有过量，目的是解除疼痛，其行为就是道德的；如果用药超过临床所需要的剂量，导致患者死亡，其行为将被判是不道德的。在临床的具体实施过程中，临床医生应尊重患者知情同意的权利，向患者及其家属说明药物的效果和不良反应，征得患者及其家属同意后再实施。

(三) 充分控制疼痛与过度镇静、姑息性镇静治疗的伦理学问题

Mystakidou 等研究认为96%癌痛患者睡眠质量差，严重影响患者生存质量，导致了抑郁、无助等心理状态。在使用阿片类镇痛药物，或联合运用抗抑郁、抗焦虑等辅助药物后，疼痛得到了充分缓解，但有可能导致另一问题——过度镇静。

有时即将死亡的患者极度地渴望情感交流而又伴随着严重的疼痛。如果过度镇静，将使患者意识模糊，妨碍患者与家庭及朋友之间的情感交流。临床上，医务人员应遵守临床医疗活动中最优化的原则，尽可能达到期望的目标，即最大限度地解除疼痛，最低程度地影响情感交流。但实际上，既要充分解除患者的疼痛，又不影响患者的情感交流，这是目前临床上很难做到的。在此种情况下，是给予镇痛药物来解除患者疼痛，还是不给予镇痛药物使之不影响患者的情感交流，这一伦理问题确实值得我们思考。

除了过度镇静引发的伦理学问题外，姑息性镇静治疗［也称缓和镇静（palliative sedation）、临终镇静（terminal sedation）］也引发了不少伦理学争论。姑息性镇静治疗是指通过持续皮下注射或静脉滴注镇静剂，降低意识程度，缓解顽固性症状引起的极端痛苦。对于常规对症治疗无效或者不能立即见效的极端痛苦的生理症状如疼痛等，而患者预期的存活时间又很短（一般几小时到几天）的时候，医生可以考虑给予镇静剂，使患者的痛苦感受降低到可以容忍或全部消失，甚至使其处于全无知觉的状态。施行

姑息性镇静与否、如何施行，都需要医生和患者或（和）其家属在讨论后共同决定。给药后的患者应有医生或护士留守在身边，以便随时观察情况，调整药量。药量以能够控制症状的最小剂量为准。如果用药后症状减轻或消失，应予停药，否则可以持续姑息性镇静，直到患者死亡为止。

姑息性镇静用于缓解患者生命末期的难治性痛苦是否会增加患者死亡率是个值得注意的问题。这是一个肿瘤学家、姑息性治疗专家、患者和相关人员都关心的问题。以前观念认为，在少数情况下，姑息性镇静的确会缩短患者存活时间，但其治疗目的仍然是减轻痛苦，加速死亡只是一个可能的副作用，根据双重效果论定是符合伦理的。伦理学和法律认为姑息性镇静和安乐死有根本的不同：安乐死是人为故意加速或导致死亡，而姑息性镇静则是为了治疗难治性症状，有目的地诱导和维持镇静状态，而非有意导致死亡。但也有人认为，姑息性镇静疗法是安乐死的一种伪装方式，可能是一种缓慢的或温柔的安乐死，因为给予镇静之后患者通常会很快死亡。

近来，回顾性研究结果显示，使用镇静治疗和未使用镇静治疗的临终患者之间的存活率是没有统计学差异的，因为临终患者时日不多，镇静治疗往往在这个死亡迫在眉睫的阶段被使用，会让一般人误会是药物造成有害的结果：加速死亡。2009年7月《Annals of Oncology》上一项前瞻性研究称，姑息性镇静疗法用于控制晚期癌症患者的难治症状不会增加患者死亡率。研究者们得出结论说，"姑息性镇静疗法用于缓解难治症状时不会缩短患者寿命"。因此镇静应用于伴有顽固性严重痛苦的临终患者是十分重要且必要的，是符合伦理学的。

（四）癌痛第四阶梯疗法的伦理学思考

1998年在我国著名的疼痛生理学家韩济生院士的主持下，中华疼痛学会在广西北海召开了晚期癌痛治疗专题研讨会，与会许多专家正式提出了"三阶梯外疗法或第四阶梯疗法"的概念。虽然目前癌痛"三阶梯治疗"在临床上已经能够使80%以上的患者有效缓解疼痛，提高了生存质量，但是仍然有10%~20%患者不能有效缓解疼痛、无法耐受药物副作用或因为疼痛复发疗效不佳，为了满足这部分患者缓解疼痛的需要，实施应用三阶梯外疗法或第四阶梯疗法非常必要，这也是中国疼痛诊疗专家对WHO三阶梯疗法的补充、发展和完善。什么叫癌痛第四阶梯疗法，就是治疗癌痛过程中，结合患者的实际情况，适时地运用微创介入治疗技术和神经调制技术，通过这些技术应用，往往能有效地缓解疼痛，对提高患者的生活质量具有重要意义。但是，第四阶梯疗法的实施中，又存在着诸多的伦理学问题。

1. 应用于临床的第四阶梯疗法

（1）神经阻滞技术：该疗法是用穿刺针将局麻药或镇痛药注入特定的神经根、神经丛处，从而达到快速镇痛的目的。

（2）硬膜外隙阻滞术：连续硬膜外隙的一次置入导管保留时间已延长到4个月，配合患者自控镇痛泵使患者可以在家中治疗并可外出活动，具有用药少、使用方便，能按时按需给药，镇痛迅速且满意的优点。

（3）神经丛阻滞术：神经丛患者自控镇痛（patient controlled nerve analgesia，PCNA），是利用PCA装置在神经丛或外周神经用药治疗外周疼痛的方法。如腹腔神经丛阻滞术可治疗胰腺癌等腹部顽固性疼痛。本法只要适应证选择合适，有效率非常高，在腹痛消失时并无严重副作用，合并症发生率也低。

（4）蛛网膜下隙编程吗啡泵植入术：植入泵包括一个药物储存器，两个端口（一个药物储存器端口，一个导管插入端口），导管一端放置在蛛网膜下隙，另一端连接一个可用体外程序控制的电脑泵，固定于皮下，泵内注入吗啡，医生通过体外程控仪调节泵速，使镇痛药持续泵入蛛网膜下隙，达到镇痛目的。

（5）神经毁损术：该技术是运用化学性药物或射频热凝使与疼痛有关的神经组织变性，而获得较长时间的持续镇痛。临床常用的神经破坏药主要有无水酒精、苯酚、酚甘油，以及阿霉素、亚甲蓝等。

2. 第四阶梯疗法的伦理学思考　微创方法已成功用于疼痛的治疗，尽管是微创，也会给患者带来创伤性危害，有可能引起严重并发症，特别是在实施神经破坏的手术后。比如，临床医生应该知道神经破坏或刺激方法对处理局限性疼痛是非常有效的，而癌痛常常是弥散性的，因此这种方法有其局限性。临床医生在使用该方法之前，应慎重进行患者的评估与选择，反复斟酌其适应证，选择合适的患者，切不可因力求新技术、新业务的开展或经济因素的诱惑而盲目运用，给本已痛苦不堪的患者增加负担。

介入技术的成功有赖于多学科的协作，它往往需要肿瘤科、疼痛科、影像科医生的通力合作，经过适当的训练和操作，在CT等设备精确引导下治疗，才能保证其安全性与精确性。

临床医生应该了解介入技术的潜在危险和利益，防治潜在的手术并发症，并告知患者及其家属。如术后感染特别是硬膜外感染、硬脊膜血肿、脊髓性头痛、脑脊液外溢、出血、疼痛不适，以及操作中的神经根或脊髓损伤等，特别是神经毁损术的非痛觉神经受损所引起的并发症，包括尿潴留、直肠功能障碍和肌肉瘫痪等。另外，还有特殊仪器如电子泵等相关的并发症，如导管扭结、导管阻塞、程序错误、泵功能失效等。

及时向患者及其家属进行卫生宣教，向患者及其家属介绍特殊仪器如电子泵的组成、功能、性能、保管和操作，治疗的目的，蛛网膜下隙注药的益处及风险，镇痛药吗啡的剂量、给药方式、镇痛效果及潜在的副作用。告知患者应注意的事项，如避免做某些物理运动，以防给植入部位或电子泵带来损伤，接受附加治疗或特殊检查如磁共振之前向医生进行咨询，积极进行短期、远期患者的随访和疗效评估。

（五）晚期癌痛患者心理治疗的伦理学问题

癌痛是慢性顽固性疼痛的典型代表，多发生在癌症的中、晚期。癌痛患者在整个病程中，经历许多刺激，包括伤害性诊断、体力衰退、失去工作能力、依靠别人等。持续不能缓解的疼痛和死亡的威胁都是普遍存在的，然而情绪的波动和心理状态（焦虑、忧虑、孤独）却可因医护人员的态度、医疗技术条件、家庭与单位及朋友的关心和个性差异而不同。

国际疼痛研究学会（IASP）将疼痛定义为"是一种常与组织损伤或潜在的损伤相关的不愉快的主观感觉和情感体验"。由此可见，疼痛包括躯体感觉和情感体验，两者同等重要。癌症患者的疼痛包括多方面成分，涉及生理、感觉、情感认识、行为和社会文化诸多方面，癌症疼痛还具有高度的主观性和独特的个人经历。癌痛在带给患者肉体痛苦的同时，还使患者产生焦虑、烦躁、抑郁、绝望等恶劣心情，后者又会使疼痛进一步加重，形成恶性循环，严重影响患者的生活质量。因此，从伦理学的角度看癌痛的心理治疗是不可忽视的，是癌痛患者治疗的一个重要组成部分。这就要求医护人员以医学心理学各种理论体系为指导，以良好的医患关系为桥梁，应用各种心理学技术，包括医护人员的语言、表情、行为，调动患者体内的代偿功能，增强抗病能力，达到消除病理状态及由此造成的各种心理状态，重新保持个体自身的平衡。

对于晚期癌症患者，我们应该更多关心减轻或解除患者的疼痛和痛苦，减少许多癌痛患者所经受的绝望和无助感，尽量为他们营造一种比较舒适、有意义、有尊严、环境协调的气氛，提高患者有限生命的质量，使他们平静地走完人生的旅途。

（六）晚期癌痛治疗的多学科、多系统性与开展癌痛社区医疗服务的伦理学问题

国家卫生部门制定并颁布了《中国癌症预防与控制规划纲要（2004—2010）》，纲要中明确提出：建立政府领导、多个部门合作和社会广泛参与的癌症防治工作体制。社区正是这个工作体制中最基本的单元和环节。晚期癌痛患者在其舒适的家中接受正规的镇痛治疗，可以密切医患关系。另外，还可以获得家属的支持与配合，共同做好癌症患者身体护理和心理疏导工作，患者的生活质量会得到明显提高。癌痛社区医疗服务的开展，很大程度上解决了晚期癌症患者看病难、住院难的问题，同时缓解了我国宁养床位短缺、临终关怀床位紧张的状况，适合我国国情，是利国利民的好形式。但是，由于癌痛涉及多学科、多系统，社区医疗参与人员水平也参差不齐，目前也没有一个现成的、可操作性强的完善的法规来规范社区癌症患者医护照顾，存在诸多伦理学问题。

1. 社区参与医护照顾人员的职责 参与癌症患者社区医护照顾的人员组成较为复杂，既有专业人士（如肿瘤科医生、心理医生、护士），也有非专业人士（如群众团体、志愿人士、护工甚至患者亲属等）。为了给患者提供合理的、综合性的康复计划，参与的人员之间应该合理分工协作、职责分明。

对于社区癌症患者医护照顾的专业人士，其职责：负责基层社区癌症患者医护照顾网络的构建、维护和监督；负责参与医护照顾的其他人员的培训和考核；严格按规范对所有辖区内的癌症患者进行随访、登记和管理，包括监督患者的医疗随访执行情况；组织或协助其他机构和团体积极开展各种形式的康复活动，严防伪科学和其他带有商业性质的活动介入健康的康复活动中；按规范或协助其他专科医生管理诸如家庭病房、晚期肿瘤病房中需要医护照顾的癌症患者。对于参与社区癌症患者照顾的非专业人士，其职责主要包括在专业人士的指导下为癌症患者提供服务和组织癌症患者互助和康复活动。其形式可以多种多样，如定期组织聚会和集体的康复健身活动；定期安排专家和科普人士进行宣教活动；利用各类传媒给患者提供健康积极的资讯；帮助患者走出癌症阴影，重新融入社会等。

2. 社区癌症患者医护照顾存在的不足及改进措施　由于癌症患者医护照顾是一个涉及多学科、多系统的复杂工程，参与人员也参差不齐，因此存在较多的问题亟待解决和完善。当前存在的主要问题有以下几方面：

（1）缺乏一个科学的、便于各类社区人员操作和实施的"社区癌症患者医护照顾规范"来规范社区对癌症患者的医护照顾。在规范中最好能够明确各类人员的职责和权限，如专业人士所应该承担的职责、志愿人员或其他非专业人士的工作方式和权限等，使得参与社区癌症患者医护照顾的人士既有积极性又能遵循规范开展工作。

（2）对参与社区癌症患者医护照顾的人员缺乏规范、系统的专业培训。对专业人士的培训（如社区医生、护士）应该成为经常性的，甚至是强制性的培训，建立一定的准入制度和考核制度。培训的形式可以多种多样，包括举办专题讲座、选派进修学习、组织病例讨论及其他学术交流活动等，力争使专业人员的知识不断更新、与时俱进。对非专业人士（如群众团体、志愿人士、护工甚至患者亲属等）应该设立专门的机构或学校对他们进行短期的、有针对性的培训，使他们具有对癌症患者进行护理照顾的必备知识和技能。

（3）对癌症患者的心理咨询、心理护理和心理疏导缺乏科学性、经常性和广泛性，此类人才也极度缺乏。其实心理治疗应该和身体治疗具有同等的地位，不应厚此薄彼。

（4）医疗资源的配置和使用不够合理。由于医疗资源是有限的，因此如何配置和使用便变得非常的重要。美国科学家已经从本国诊治癌症的经验中看到，把可以预防或早期救治大量患者的卫生资源耗费在晚期或终末期患者身上，不仅无法挽回生命，而且在某种程度上延长了癌症患者痛苦的时间。对终末期或处于临终关怀的癌症患者，不应该给予过度地甚至是奢侈的医学治疗。应该建立专门的规范化措施来谨慎治疗此类患者，做到既有权威性，又合乎情理。

3. 新兴的社区化癌痛治疗措施

（1）社区心理综合治疗：要针对癌痛患者存在的心理障碍，在情感领域应给予高度重视，应尽量满足癌痛患者在心理和社会方面的需求。在为晚期癌痛患者镇痛治疗时，不但要做好患者的心理疏导工作，同时要做好患者亲朋好友的心理工作，让患者得到社会的关注、维持较好朋友的关系、保持与子女和亲属的友好关系、保持和配偶的亲密关系。在家中为晚期癌痛患者进行心理综合治疗容易得到家属的支持和社会、志愿者的帮助，让患者在熟悉的家庭环境中得到亲人的陪伴和细心照顾，精神心理压力容易得到缓解。况且在家中实施心理综合治疗，可以带动家属发挥潜能，满足患者对家庭的依赖和对亲情的渴望，这是任何现代先进的医疗设施和环境所无法取代的。另外，对晚期癌症患者实施社区心理综合治疗，社会和志愿者的作用不可忽视，他们的帮助能使患者摒弃失落感，产生社会回归感。对晚期癌痛患者在家中实施心理综合治疗是一种较为理想的服务模式，适于在社区医疗服务中推广使用。

（2）患者自控镇痛：患者自控硬膜外、静脉镇痛对晚期中重度癌痛患者的治疗效果确切，不良反应少，可帮助大多数患者解决疼痛，提高晚期的生活质量，但家庭治疗患者需要医务人员付出大量的人力资源，需要工作人员利用业余时间进行随访，在这方面工作要做得非常仔细才能达到良好的效果和社会效益，否则，效果不佳而使患者对治疗失去信心。同时对患者进行心理辅导，介绍镇痛泵的使用方法、硬膜外或静脉通路的保护以及治疗时可能出现的不良反应，以在治疗时取得患者及其家属的配合，这样达到事半功倍的效果。

（3）家居式宁养服务：宁养服务的含义是专门收治晚期癌症患者，为晚期癌症患者进行各种姑息性治疗。20 世纪 90 年代亚洲的日本、新加坡，我国的香港、台湾地区相继成立了专门的宁养机构。1988年在天津医学院成立了临终关怀研究中心，1998 年在汕大成立了第一家宁养院。2001 年李嘉诚先生资助，在全国相继成立 20 家宁养院，免费为晚期癌症疼痛患者镇痛、心理咨询、护理指导。宁养服务可以是宁养病房，也可是家居式服务。宁养病房是综合医院中的病房，而宁养服务小组均为综合医院利用现有的医护人员进行培训即可从事宁养服务。这一模式经济花费高，医疗资源有限。许多患者在前期治疗期间已花费了所有的积蓄，社会医疗保障机构尚未将宁养疗护费用列入保障范围内，宁养疗护的费用需自己承担，很多人无支付宁养服务费用的能力，宁养病房的费用更是无从负担。家居式宁养服务目前看来符合我国的国情及现实的医疗体制，对贫困的晚期癌痛患者的服务是低标准、广覆盖。现有的李嘉诚基金会全国宁养服务提供的是免费服务，但只能满足极少一部分临终患者的需求。

（七）安乐死与临终关怀

1. 安乐死的伦理学争论　人的死亡大体上有三种情况，即自然死、庄严死和安乐死。安乐死一词源自希腊文 euthanasia，原意是指快乐地死亡，或尊严地死亡。它包含两层意思，一是无痛苦地死亡，二是无痛苦致死术。我国对安乐死的定义是：患不治之症的患者在危重濒死状态时，由于躯体和精神的极端痛苦难以忍受，在患者或其家属的合理及迫切要求下，经过医生、权威的医学专家机构鉴定确定，符合法律规定，按照法律程序，用人为的仁慈的医学方法使患者在无痛苦状态下度过死亡阶段而终结生命的全过程。安乐死按照实施手段的不同分为主动安乐死和被动安乐死。主动安乐死是采取某种措施，结束病痛者的生命。被动安乐死则指在死亡之前终止抢救而导致自然死亡。又可细分为四种，即自愿被动、非自愿被动、自愿主动和非自愿主动安乐死。自愿被动安乐死（Ⅰ型）：患者自愿要求放弃和撤除治疗任其死亡；非自愿被动安乐死（Ⅱ型）：患者无决定能力或在不知情情况下，中止维持生命任其死亡；自愿主动安乐死（Ⅲ型）：患者自愿要求有意给药或其他干预引起死亡；非自愿主动安乐死（Ⅳ型）：患者无决定能力或在不知情情况下，有意给药或其他干预引起死亡。

目前，主动安乐死只在荷兰、比利时和卢森堡合法，瑞士、奥地利、丹麦、法国、德国、匈牙利、挪威、斯洛伐克、西班牙、瑞典等国和美国俄勒冈州及华盛顿州的法律允许被动安乐死，执行的方式依各国的法律而不同。目前在我国Ⅰ型、Ⅱ型被动安乐死在临床上并不罕见。Ⅰ型安乐死争论相对较少，这种类型安乐死在某些医院和地方较为普遍。国内之所以有人赞成安乐死，部分是由于他们认同这种安乐死类型，认为临终患者有权拒绝延长生命的人工手段。对Ⅱ型安乐死争论的焦点在于安乐死的标准及执行者动机，包括：①由谁来制定安乐死标准。②执行者的目的是仁慈还是其他。对Ⅲ型安乐死争论的焦点在于患者的自主自决权，谁有决定能力。对Ⅳ型安乐死非议最大、反驳最多，安乐死反对者认为其无异于谋杀，必然会引发社会风险。

安乐死的伦理难题在于人们有没有主动要求死亡的权利，以及家属、亲友和医务工作者有没有帮助病痛者结束生命的权利等，它引起人们对生命权的种种思考。对于安乐死是否人道，是否合乎伦理，学者们众说纷纭，对安乐死是否该合法化更是莫衷一是。

（1）主张安乐死的理由：

1）安乐死符合人道主义：安乐死是社会文明进步的表现，符合人道主义。人并不仅仅是一个生物人，更重要的是也是社会人。生命既是神圣的，同时生命更是有质量和有价值的，人类生命的尊严就体现在生命的质量和价值上。当一个人身患绝症、已无望治愈并遭受着肉体和精神上的极端痛苦时，其生命已无质量可言，勉强延长的不是生命的美好，而是"生不如死"的痛苦煎熬。患者的生命尊严在无尽的痛苦中丧失殆尽，更不用说生命的价值了。既然生命的美好已无法珍惜，与其让精神和肉体经历难以忍受的磨难，不如满足患者的意愿，使之安然无痛苦地逝去。这不仅体现了生命的质量和生命的价值，更符合人道主义。

2）尊重患者对生命的自主权：每个人都有生命权，而生命权包含着死亡权。对医学上无法挽救且存在极大痛苦、自愿要求安乐死的患者，具有选择以安乐的方式死亡或使自己的死亡状态安乐化的权利，这是其生命自主权的体现。建立在自主性基础上的生命自主权，是患者重要的法律权利，是患者的基本人权。允许其安乐死，是对这部分患者基本人权的尊重和保障。现代民法学理论认为，生命权是自然人最为宝贵的人权，是一切民事权利的基础，也是其他民事权利的源权。民事权利是私权，"私权神圣""意思自治""权利自主"是民法理论的基本理念，权利主体完全有权决定在身患绝症并难以忍受痛苦时选择以尊严的、体面的方式结束自己的生命。当一个人用现代医学技术无法救治，活着只能靠医疗手段维持其躯体的存在时，他的生命只是生物意义上的"生命"，对自己、对他人、对社会已经没有任何社会价值，此时，他选择安乐死，我们就应当尊重他的选择。

3）安乐死符合患者的自身利益：尊重生命，保护生命是人道主义的基本准则，对于那些身患绝症、濒临死亡的患者，他们的精神和躯体都处于极度痛苦之中，任何的治疗措施除了维持和延续他们的生命以外，丝毫也不能减轻他们的痛苦，延长其生命就是延长其痛苦，安乐死可以说是解救他们的一个有效而又人道的手段，符合患者的自身利益。

4）安乐死符合患者家属的利益：判断一个身患绝症、濒死的患者值不值得继续活下去，不仅要考虑到患者的利益，而且要考虑到其家属的利益。开始，患者家属可能由于亲情和一种负疚的情感，极力回避安乐死，尽一切可能去治疗患者，但是为了一个无意义的生命去消耗有意义的生命，是对健康人的折磨，花巨资去挽救一个毫无转归希望的人，是对家属利益的最大损害。这类患者的家属在困境面前，承受了极大的感情和经济压力，处在一种苦难的精神状态之中。现实生活中，那种"为了救一人，拖垮一家人"的情况比比皆是，安乐死可以把家属从这种压力下和为难处境中解脱出来，这是不违背医学目的和医学道德的。

5）安乐死有利于卫生资源的公平分配：医学目的所强调的维护患者的生命是指有社会价值的生命，而维持一个毫无意义的生命是没有社会价值的。由于人类认识的局限，地球资源的贫乏，使我们的医药资源处于珍贵而有限的状态。当一个患者生命处于死亡边缘，忍受着无力克服的痛苦，现有的医疗技术无法治愈其疾病时，为维持其生命而花费极高的医疗代价，这是巨大的浪费和社会财力的错误分配，是一种社会效率的失调，不利于社会的发展。在医疗资源有限的情况下，让一个毫无治愈希望的患者耗用了过多的医疗资源（如占用床位、医疗仪器设备及大量的医务人员）后死去，实际上剥夺（至少是影响）了其他患者对床位、医疗仪器设备的使用权，这种卫生资源的不公平分配，实际上损害了一般患者的利益，违背了公平、公正原则。允许符合条件的患者安乐死，就可以将这些卫生资源节省下来，用于更需要的患者身上，对整个社会利益来说，无疑更合理、更公平、更人道。

（2）反对安乐死的理由：

1）"自愿"安乐死并非是患者的真实意愿：求生是人的本能，现实中所谓"自愿"的安乐死要求，很多是一种"假象"。根据心理学家的观察，即使是处在极大痛苦中的晚期病患，真正想要寻求死亡的人属于极少数。患者表达安乐死的意愿时，常常只是传达了绝望或渴求解脱的心理。患者的痛苦有多种因素，既有来自生理的，更有来自心理的，尤其对于贫困的患者来说，昂贵的医疗费使其难以承受巨大的经济压力和心理压力，在这种情况下提出的安乐死往往带有被迫和无奈，不是患者真实的意思表示。其实多数提出安乐死的人心里很想活下去，希望医院、家庭、社会尽力留住他的生命。

2）公民的生命权受法律保护：法学上的生命，并不是泛指一切生物的生命，而是仅指自然人的生命，它是人维持其生存的基本物质，是人的最高人格利益，具有至高无上的人格价值，是人的第一尊严。我国《民法通则》第九十八条规定："公民享有生命健康权。"生命权是自然人最为宝贵的人权，是一切民事权利的基础，也是其他民事权利的源泉。为安乐死立法将剥夺公民的生命健康权，也是与《民法通则》相违背的。

3）安乐死与中国传统的伦理道德相悖：在中国，传承了几千年的中国传统的儒家文化中的"仁""爱""孝""义"等道德伦理观念在人们心中根深蒂固。儒家认为："身体发肤，受之父母，不敢毁伤，孝之始也。"在儒家的道德观念中，亲人患了重病，子女应倾其所有，为亲人治病，应当尽力陪守床前，直到生命的最后一刻,以尽孝心,决不能催其早死,否则将背上不孝的罪名。而安乐死是与传统伦理、道德观念相冲突的,因而,人们接受安乐死的理念注定会存在困难,特别是想到让自己的亲人去安乐死,更快地离开自己,很多人恐怕就更难以接受。

4) 安乐死违背了医生的天职:救死扶伤是医生的道义责任,预防死亡、延长生命是医学天经地义的目的。对于垂危患者,不管其情况如何,都要想方设法抢救,这样的医生才算尽职尽责。医生对不治之症患者实施安乐死,既违背了医生的职业道德,也将阻碍医学事业的发展。从现代医学的角度来说,什么是不治之症,本身就没有一个统一的标准。今天的不治之症,在不远的将来就可能成为可治之症。医学研究的目的就在于去揭示疾病的奥秘并逐步攻克之。认为无法医治就不去救治,无益于医学的发展。现实中,许多被医学判定为不可救药的患者,最终活下来了,而实行安乐死,就等于剥夺了患者康复的可能性。

这两方面观点不一而足,可谓见仁见智。对于安乐死的推行,目前在我国尚未以制定有关的法规。尽管在医学领域小范围进行了讨论,但限于群众和社会习俗、伦理和生死观等影响难以在短时间被社会接受和推行。但是,不管怎样,医学必须正确对待死亡,重视对死亡的研究,提倡优生更要提倡优死,防止早死,并为优死提供服务,帮助患者减少死亡时的痛苦,使其完满安详地走完人生的最后阶段。这就提出了一个新医学领域"临终关怀"。

2. 临终关怀的伦理观 临终关怀是近代医学中的一门新兴学科,它涉及医学、护理学、伦理学、社会学等诸多领域,有独特的伦理道德价值。临终关怀是指对现代医学治疗无望的患者实施缓解其极端痛苦,维护其至死尊严,增强其对临终生理、心理状态的适应能力,并帮助临终者安详、舒适、无痛苦、有尊严地走完生命最后历程,同时对临终患者的家属也提供身心关怀的社会卫生服务。临床上预见生存期少于 6 个月者,称为临终阶段。

临终关怀的目的不是以延长临终者生存时间为重,而是以提高患者临终阶段的生命质量为宗旨。因此,临终关怀需要从生理学、心理学和生命伦理学的角度对患者及其家属进行照护。生理学角度的临终关怀,包括了解和满足患者基本生理需求,及时解除病痛、控制疾病症状等,尽最大可能使患者处于舒适状态。心理学角度的临终关怀,包括了解和理解患者及其家属心理学需要并予以心理支持,用各种确实有效的办法使患者正视现实,摆脱恐惧。生命伦理学角度的临终关怀则侧重于指导医护人员及临终患者认识生命价值及其弥留之际生存的社会意义,使患者在临终阶段活得有意义、有价值、有尊严、安详、舒适、毫无牵挂。

临终关怀患者中,癌症患者占极大的比例。临终患者的疼痛,绝大多数与晚期癌症有关。据国外文献报道:5%患者临终前 1 周左右呈高度疼痛状。因此医务人员必须用科学的手段,用姑息、支持疗法,最大限度地、有效地控制和缓解临终者疼痛等不适症状。对于此类患者的照顾,多数集中在家庭病房、晚期肿瘤病房(宁养医院)和各级医院的急诊留观室。社区照顾的对象主要是前两者,服务的重点项目有:症状的控制(姑息性治疗,如控制癌痛、并发症的治疗)、家庭护理、心理咨询、营养评估缓解治疗、精神指导、家庭支持服务等。临终关怀具有重要的伦理意义。

(1) 临终关怀是人道主义的具体体现:救死扶伤是广大医务工作者的崇高职责,但当一个人患了现时医疗技术无法治愈的疾病时,死亡对于他来说是不可避免的。人活着希望非常幸福,死时也希望十分安然。当一个人在生命的最后时刻,人间的温暖、社会的尊重、家人及社会的关怀显得格外重要。临终关怀不但可以减轻患者的身心痛苦,也是人道主义的具体要求。如果一个晚期患者得到了成功的护理,他死时就会感到活得有价值。这样的患者能够让别人感到他的晚期生命和他的死亡对他们都很重要,从而最后体验到人道主义的温暖。

(2) 临终关怀可以避开安乐死的道德难题:有些学者认为临终关怀实际上是一种安乐死,其实不然,两者存在严格的区别,不可等同。临终关怀是贯穿生命终末端全程的立体卫生服务项目,而安乐死则是为临终关怀打上一个完美的句号。安乐死的最终结果是使患者安宁死去,因此,许多人对此提出异议,认为它是不道德的,也违背了医务工作者的崇高职责。而临终关怀是为患者提供更多的卫生服务,既可以满足患者的需要，也可以为绝大多数人所接受，不存在道德上的争议。

我国临终关怀事业起步较晚，1988 年天津医学院设立临终关怀研究中心后，同年，上海也诞生了临终关怀医院——南汇护理院。1992 年，北京市接收濒危患者的松堂关怀医院正式成立。目前全国已有数十家临终关怀医院，临终关怀病房遍布大部分省（区、市）。一些街道居委会、社区也陆续成立了临终关怀小组，承担着护理晚期患者、联系亲属和照顾家庭等无偿服务。对于我国目前"4-2-1"倒金字塔家庭人口结构，以及老龄人口迅速增长的现状而言，临终关怀事业已成为社会发展的迫切需要。但由于受经济等因素制约，特别是经济发展不平衡，城乡之间差距甚大，仅就疼痛控制而言，即便在上海，也与世界卫生组织提出的 2000 年使所有的癌症患者无痛的目标相去甚远。李嘉诚基金会为解决这一问题，每年捐资 2 500 万元，为那些无法支付昂贵医疗费用的贫困患者提供三阶梯免费镇痛药物。目前全国已在 20 余家医院开展这种服务。而知晓这种服务的人并不多，以至于在痛苦中饱受煎熬，寄希望于安乐死来结束痛苦。同时，这种服务也满足不了现实的需要。全国肿瘤登记中心发布的《2012 年中国肿瘤登记年报》显示：2009 年中国肿瘤发病为 285.91/10 万，全国每年新发肿瘤病例估计约为 312 万例，平均每天 8 550 人，全国每分钟有 6 人被诊断为恶性肿瘤。全国每年用于癌症患者的医疗费用在 1 000 亿元左右，约占全国医疗总费用的 20%。这些患者中有 50% 有中度或重度疼痛，其中 30% 为重度疼痛患者。由此看来，并不是每个临终者都能得到舒缓和控制疼痛的照顾，即便能得到这种照顾，充其量也只是用医学手段来控制肉体疼痛，而生理疼痛外的痛苦，其控制或消除似乎至今还未引起足够重视。

（张传汉　祝　畅　桂伶俐）

参 考 文 献

［1］ Bukberg J，Penman D，Holland J C. Depression in hospitalized cancer patients. Psychosom Med，1984，46（3）：199-212.

［2］ Cella D F，Yellen S B. Cancer support groups：the state of the art. Cancer Pract，1993，1（1）：56-61.

［3］ 田毅，柳培雨，田国刚，等．疼痛治疗方法在晚期癌痛患者中的应用．医学与哲学，2008，29（2）：34-36.

［4］ Melzack R. The tragedy of needless pain. Sci Am，1990，262（2）：27-33.

［5］ 王昆．晚期癌症疼痛患者的治疗选择与伦理．中国医学伦理学，2003，16（1）：14-15.

［6］ 李志平，黄莉君，郝德治，等．癌症疼痛治疗伦理思考．中国医学伦理学，1999，64：57-58.

［7］ 曾瑶池，胡敏予．从"生命价值论"谈晚期癌症的理性治疗．中国医学伦理学，2007，112：69-70.

［8］ Mystakidou K，Parpa E，Tsilika E，et al. How is sleep quality affected by the psychological and symptom distress of advanced cancer patients. Palliat Med，2009，23（1）：46-53.

［9］ Maltoni M，Pittureri C，Scarpi E，et al. Palliative sedation therapy does not hasten death：results from a prospective multicenter study. Ann Oncol，2009，20（7）：1163-1169.

［10］ 李伟伟，钟进才．意义治疗在晚期癌症患者中的研究进展．广西医学，2008，30（3）：583-585.

［11］ 冀红杰．晚期癌痛的控制与心理治疗．基层医学论坛，2008，12：435-437.

［12］ 马振山，黄建华，邵军，等．晚期癌痛患者在家中镇痛治疗的意义．首都医科大学学报，2003，24（3）：305-306.

［13］ 王杰军，邹建军，郑莹，等．上海市社区癌症患者医护照顾的现状和展望．中国肿瘤，2005，14

（1）：22-25.

［14］马振山，林萍，贾爱华．社区心理综合干预治疗晚期癌痛效果观察．中国医师杂志，2005，7（9）：1209-1210.

［15］叶智荣，唐炬光，王松，等．晚期癌痛患者自控镇痛的临床研究．现代医院，2007，7（9）：23-25.

［16］杨云辉，白艳春．国际宁养服务概况及宁养服务理念在我国的应用．国外医学护理学分册，2005，24（9）：541-543.

［17］张晓华．安乐死离我们还遥远　临终关怀离我们却很近．中国卫生事业管理，2007，7：467-468.

［18］张洪珍，胡金娣，边林．晚期癌症与安乐死的探讨．医学与哲学，2006，27（3）：48-49.

［19］薛纪秀，倪家骧，徐娜．脊髓电刺激镇痛术的研究现状．中国临床康复，2004，8（29）：6462-6463.

［20］Choi Y S，Billings J A. Changing perspectives on palliative care. Oncology（Williston Park），2002，16（4）：515-522；discussion 522-527.

［21］卢启华．医学伦理学．2版．武汉：华中科技大学出版社，1999.

［22］罗爱伦．患者自控镇痛：镇痛治疗新概念．北京：北京医科大学中国协和医科大学联合出版社，1999.

［23］赵继军．疼痛护理学．北京：人民军医出版社，2002.

［24］谭冠先．疼痛诊疗学．北京：人民卫生出版社，2000.

［25］吴均林．医学心理学教程．北京：高等教育出版社，2001.

第八章　癌症的三阶梯止痛治疗与综合治疗

自 1986 年 WHO 发布"癌症三阶梯止痛原则"，建议在全球范围内推行癌症三阶梯止痛治疗方案以来，30 多年的临床实践证明，癌痛治疗取得了显著成就，癌痛治疗知识不断更新、规范和普及，澄清了药物耐受性、药物身体依赖性、药物精神依赖性等基本概念，解除了阿片类止痛药"成瘾恐惧症"的思想束缚。越来越多的癌痛患者得到了合理止痛治疗，我国吗啡医疗消耗量大幅度增长。阿片类药物管理政策不断调整完善，阿片类镇痛药品供应由"限量制"调整为"计划制"再调整为"备案制"，每次处方量由≤2d 常用量或≤3d 常用量、连续使用不得超过 7d，调整为≤5d 用药量并且医生可根据晚期癌痛患者病情开镇痛处方，吗啡用量由医生根据患者病情需要和耐受情况决定（不受药典中关于吗啡极量的限制），麻醉药品控缓释剂每张处方量由 5d 延长至 15d，对确需使用麻醉药品或第一类精神药品的患者应当满足其合理用药需求，从而保障了止痛药的供应。据统计，实施癌症三阶梯止痛治疗方案以来，90% 以上患者的癌痛得到了满意缓解，部分患者由于疼痛的消失，求生信心增加，生存质量得以改善，生命得以延长。

由于癌痛病因复杂，从生理、心理、社会和精神等多个方面影响着患者的生活质量，实施更加规范、有效的疼痛多学科综合治疗手段，已得到越来越多的关注。早在 20 世纪 70 年代孙燕教授等即提出的癌症综合治疗的概念，2002 年罗健博士据此就提出了癌痛综合治疗的概念及定义，即根据癌痛患者的机体状况，以及疼痛的不同程度、性质与原因，有计划地、合理地应用现有的治疗手段，以期尽可能地缓解癌痛及其并发症，改善患者生存质量，提高患者接受抗癌治疗的依从性，从而进一步延长患者的生存期。

第一节　癌症的三阶梯止痛药物治疗

一、三阶梯止痛概念

三阶梯止痛是 WHO 于 20 世纪 80 年代针对癌痛提出的一种止痛疗法，是癌痛治疗的"金标准"。

所谓癌症三阶梯止痛疗法是指根据患者疼痛的不同程度、性质及原因，单独和（或）联合应用以阿司匹林为代表的非甾体抗炎药物（non-steroidal antiinflammatory drugs，NSAIDs）。一阶梯是以可待因为代表的弱阿片类药物。二阶梯是以吗啡为代表的强阿片类药物。三阶梯，配合其他必要的辅助药物，以使 80% 以上的癌痛患者获得满意缓解（图 8-1）。

轻度癌痛宜采用一阶梯药物，中度癌痛采用二阶梯药物，重度癌痛需采用三阶梯药物，随着癌痛程度的加剧，止痛药物的使用亦应由弱到强逐级增加。急性痛和轻度痛可选择低阶梯的疗法，慢性痛和中重度疼痛可选择高阶梯的疗法。这些止痛药物均为特殊管理药品。

自 WHO 三阶梯止痛疗法使用 30 多年来，国内外研究及实践表明，其作为癌痛药物治疗的代表性治

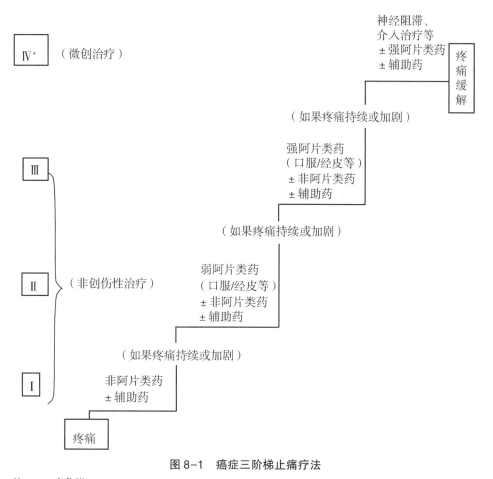

图 8-1　癌症三阶梯止痛疗法

注：*—有争议

疗方法在全世界得到广泛认可和应用，但在临床实践中由于各种主、客观原因，完全缓解癌痛仍较难实现，尚有 10%~20% 的难治性顽固性癌痛存在。不仅疼痛和应激会对机体的免疫系统产生危害，作为疼痛治疗的一线药物——阿片类药物，除恶心、呕吐、便秘等常见不良反应让癌症患者难以耐受外，也会产生免疫抑制。因此，"多模式止痛"的理念受到广泛推崇，有学者建议在原来三阶梯止痛疗法——口服药物疗法的基础上，增加第四阶梯止痛疗法，即创伤性（或称侵袭性）疗法，如神经阻滞、介入治疗等。然而早在 2006 年《NCCN 成人癌痛临床实践指南》就曾经指出：WHO 三阶梯原则作为癌痛治疗指南及教育工具已被广泛接受，但癌痛治疗临床实际工作远比三阶梯原则复杂。目前在临床上也并非一步一步地按阶梯实施三阶梯止痛疗法，对于难治性顽固性癌痛则是趋向于提前实施创伤性介入治疗，以便及时充分缓解疼痛并减少全身给药的不良反应。

二、三阶梯止痛药物

目前，止痛药物的分类方法有几种，一般根据作用机制及临床应用可分为：阿片类药物（亦称麻醉性止痛药，包括弱、强阿片类药物）、非阿片类药物（亦称非麻醉性止痛药，主要是非甾体抗炎药物）及辅助药物。在上述概念中，"麻醉药品"（narcotic drug）具有法律上的含义，意味着纳入"麻醉药品"范畴的所有药品必须实施特殊管理政策，其供应渠道是专用的药品流通渠道。而阿片（opioid）一词仅具有药理学上的含义，该词涉及可待因、吗啡及其他天然或合成的通过阿片受体作用于中枢及周围神经系统而产生作用的药物。两者既有联系，也有区别。WHO 推荐的基本镇痛药物见表 8-1。

表 8-1　WHO 推荐的缓解癌痛基本药物

种类	基本药物	替代药物
非阿片类	乙酰水杨酸（阿司匹林）、对乙酰氨基酚（扑热息痛，醋氨酚）、布洛芬、吲哚美辛（消炎痛）	三水杨酸胆碱镁 二氟尼柳（二氟苯水杨酸） 萘普生 双氯芬酸（双氯灭痛）
用于轻至中度疼痛的阿片类[a]	可待因[b]	双氢可待因、右丙氧酚、曲马多
用于中至重度疼痛的阿片类[a]	吗啡	美沙酮（美散痛）、羟吗啡酮、羟考酮、左啡诺（羟甲左吗喃）、哌替啶
阿片拮抗剂	纳洛酮	丁丙诺啡[c]（叔丁啡）
抗抑郁剂[d]	阿米替林	丙米嗪
抗惊厥药[d]	卡马西平（酰胺米嗪）	丙戊酸
皮质类固醇[e]	泼尼松龙、地塞米松	泼尼松、倍他米松

注：a—临床上常将阿片类药物分为两大类，一类用于轻至中度疼痛，一类用于中至重度疼痛。b—对于轻至中度疼痛，大多数国家没有将可待因及其他一些阿片药物列为基本药物，因此这些药物更容易得到。c—丁丙诺啡是阿片部分激动剂（即在药理作用上有封顶效应），低剂量（0.2mg/次，每 8h 一次）时，可作为可待因替代品；高剂量（1mg/次，每 8h 一次）时，作用相当于口服吗啡 30mg/次，每 4h 一次。d—抗抑郁剂及抗惊厥药可用于治疗神经痛。e—在神经压迫、脊髓压迫疼痛或颅内高压所致头痛时有效。骨痛时，可作为非甾体抗炎药物（NSAIDs）的替代药物或与之联合使用；若作为 NSAIDs 使用，胃肠道不良反应及水钠潴留发生率可能明显增加。

三、三阶梯止痛原则

1. 尽量采用口服　口服镇痛药是一种无创性和低危险性方法，其治疗的优点有：①使用方便，免于注射之苦；②任何学科训练有素的医生都可实行；③家庭、医院均可应用，保持患者独立性；④能应付各种多发性疼痛；⑤效果满意；⑥不良反应少（避免医源性感染，将耐受性和依赖性降低到最低限度）。所以，口服镇痛药是一种简单、经济、科学的镇痛方法。

2010 年《NCCN 成人癌痛临床实践指南（中国版）》指出：一般来说，口服为最常见的给药途径；但是，有指征时也可考虑其他给药途径（静脉、皮下、直肠、经皮、经黏膜、含服），最大限度地使患者感觉舒适。在中国，芬太尼透皮贴剂给药是常用的无创给药方式。

经皮芬太尼贴剂（多瑞吉）已广泛应用于不能口服（吞咽困难或胃肠梗阻）或不愿口服（口服疗效欠佳或毒副反应较明显）的患者。临床上有含吗啡的直肠栓剂，而且控释吗啡片剂在特殊情况下也可考虑直肠给药。高脂溶性药物则适合于舌下含服给药途径。以反复脉冲式给药方式为特点的胃肠外给药途径，如静脉、肌内或皮下注射，对某些患者止痛可能十分有效，但常常合并有明显的毒副反应，而且注射本身可引起痛苦，也不方便使用，故不推荐作为常规用药途径。此时可以借助于不需要反复皮肤穿刺、埋藏于体内的静脉或皮下注射装置来完成。皮下注射给药方式类似于持续静脉输注。

2. 定时给药　所谓"定时"，即下一次剂量应在前次剂量效果消失前给予，维持有效血药浓度，可减少患者不必要的痛苦及机体的耐受性。对于持续性或反复发作性疼痛的患者应"按钟点"给药。对于在"按时给药"过程中出现的疼痛（"爆发性"疼痛）应给予"解救"药物（按需给药）。无论采取何种给药途径，"解救"药物的种类及其剂量的选择也应按"三阶梯原则"逐渐"爬坡"。"解救"药物应作为常规治疗用药的一种补充，每 1~2h 就可以口服一次，或每 15~30min 就可以通过胃肠外途径给予一次，在此基础上根据"解救"药物剂量的总量来滴定及调整（上调）按时给药所需要的药物剂量。

目前常用的吗啡控释剂型一般在用药后 3~5h 达血药浓度峰值，有效作用时间长达 8~12h。多瑞吉初次用药时，一般在 6~12h 达到有效血药浓度，24h 达血药浓度峰值，作用持续 72h。这样就进一步减少了"按时给药"带来的用药不便。

3. 按阶梯给药　如果以前未给予止痛治疗或未按 WHO 癌症三阶梯止痛疗法治疗，那么可考虑开始第一阶梯治疗，只有当标准的第一阶梯治疗无效时才开始第二阶梯治疗，以此类推。但自 2005 年以来，《NCCN 成人癌痛临床实践指南》就指出，对于轻度疼痛，在推荐 NSAIDs 的同时，也推荐短效阿片类药物。这与 WHO 最初提出的基本用药原则不同。目前，这一观点在临床上已被普遍认可和接受，《NCCN 成人癌痛临床实践指南（2018 年版）》亦强调，根据患者情况及功能活动的期望可及时给予短效阿片类药。另一方面，若患者就诊时疼痛已达到中至重度，可直接应用阿片类药物治疗，不必再从第一阶梯开始。评价疗效时，应将单阶梯治疗和三阶梯治疗区别开来。

轻至中度癌痛患者可首先接受非阿片类药物治疗（表 8-2），视患者具体情况可联合使用辅助性镇痛药。非阿片类药物的镇痛作用具有"封顶效应"，因此，当使用一种非阿片类药物而疼痛得不到满意缓解时，可增至最大推荐剂量，此时若疼痛仍得不到满意缓解，则不宜再换用其他非阿片类药物（除非是因为不良反应而换药的），而应直接升到第二阶梯用药（表 8-3）。阿片类药物应与非阿片类药物联合应用，也可以视具体情况同时给予辅助药物。

表 8-2　常用 NSAID 类止痛药

药品	半衰期（h）	常用有效剂量（mg/次）	给药途径及用法	主要不良反应	最大剂量（mg/d）
阿司匹林*	2~3	250~1 000	口服，每 4~6h 一次	过敏、胃肠及血小板功能障碍	4 000
扑热息痛	2~3	500~1 000	口服，每 4~6h 一次	肝肾毒性	4 000
布洛芬	2	200~400	口服，每 4~6h 一次	胃肠道刺激、血小板减少	1 600
消炎痛	2~3	25~50	口服，每 4~6h 一次	消化道反应、头痛头昏	200
萘普生	12~14	25~500	口服，2 次/d	轻度胃肠反应	—
加合百服宁	2	1~2 片/次	口服，痛时服用	肝肾毒性	8 片
意施丁	4.6	25~50	口服，1~2 次/d	胃肠道反应	200
麦力通（萘丁美酮）△	24	1g/次	口服，1 次/d（睡前）	与阿司匹林交叉过敏，轻度胃肠反应	2000
氯诺昔康△	3~5	8	口服，2~4 次/d	轻度胃肠反应	24
双氯芬酸钠	1~2	25~50	口服，3 次/d	胃肠反应	150
美洛昔康△	20	7.5~15	口服，1 次/d	轻度胃肠反应	15
塞来昔布△	8~12	200	口服，1 次/d	头疼、头晕、消化道不适	400

注：*—代表药；△—COX-2 抑制剂；'—COX-1 选择性较高

表 8-3　弱阿片类镇痛药物

药物	半衰期（h）	常用剂量（mg/次，每 4~6h 一次）	作用持续时间（h）	给药途径	主要不良反应
可待因	2.5~4	15~30	4	口服，肌内注射	轻度恶心、呕吐、便秘、头晕
氨酚待因Ⅰ号（扑热息痛 500mg+可待因 8.4mg）	2~4	1~2 片	4	口服	轻度胃肠反应、肝功异常
氨酚待因Ⅱ号（扑热息痛 300mg+可待因 15mg）	2~4	1~2 片	4	口服	轻度胃肠反应、肝功异常
*双氢可待因	3~4	30~60	4~5	口服	偶见恶心呕吐、便秘、头晕
路盖克（扑热息痛 500mg+双氢可待因 10mg）	3~4	1~2 片	4~5	口服	轻度胃肠反应、肝功异常
布桂嗪（强痛定）	2~4	30~60	3~4	口服	偶有恶心

药物	半衰期（h）	常用剂量（mg/次，每4~6h一次）	作用持续时间（h）	给药途径	主要不良反应
		50~100		肌内注射	眩晕、困倦
曲马多	6~8	50~100	4~5	口服	头晕、呕吐恶心、出汗、嗜睡、排尿困难
		50~100		肌内注射	少见皮疹，血压下降
泰勒宁（扑热息痛500mg+羟考酮5mg）	4.5	1片	4~6	口服	呕吐恶心、出汗、嗜睡、排尿困难

临床上，第二阶梯（弱阿片类）药物仍然具有重要作用，此类药物处方方便，比吗啡等更易被患者接受，因而临床上出现不少复方制剂，弱阿片类药物的安全使用剂量往往被其复合剂型中具有封顶效应的其他非阿片类药物剂量所限制。如果第二阶梯治疗后疼痛没有得到充分缓解，患者应该接受强阿片类药物（表8-4），可联合应用非阿片类药物或辅助药物。

表8-4 强阿片类止痛药物简表

药物	起效时间（h）	常用有效剂量（mg/次，每4~6h一次）	给药途径	作用时间（h）	主要不良反应
盐酸吗啡	5~30min	5~30	口服	4~5	便秘、呕吐/恶心
	2~5min	5~10	肌内、皮下注射		嗜睡、呼吸抑制等
硫酸吗啡控释片（美施康定）	1	10~30	口服	8~12	嗜睡、呼吸抑制等
盐酸吗啡控释片（美菲康）	1	10~30，2次/d	口服	8~12	嗜睡、呼吸抑制等
芬太尼透皮贴剂（多瑞吉）	8~10	25~50g/h	贴皮	72	与吗啡类相似，但大剂量使用时较同等剂量吗啡轻
美沙酮	0.5~1	10~20，2次/d	口服	8~12	与吗啡类相似
盐酸羟考酮控释片	0.5~1	10~20，2次/d	口服	12	与吗啡类相似

4. **个体化原则（因人而异）** 所谓合适剂量，就是能满意镇痛的剂量，标准的推荐剂量要根据疼痛程度、既往使用止痛药情况、药物药理学特点来确定及调整。应从小剂量开始，逐步增加剂量直到获得满意的疼痛缓解。到目前为止，癌痛处理文献中尚无吗啡极量的报道，中国日剂量超过2 000mg，日本日剂量超过7 000mg。如普通吗啡，有效剂量范围从每4h使用5mg一直到1000mg以上。2006年，《NCCN成人癌痛临床实践指南》特别强调了阿片类药物的合理应用。M. Bercovitch等调查651例临终关怀患者使用大剂量吗啡的情况，发现69.58%的患者使用吗啡，其中55例（12.14%）使用吗啡>299mg/d，原发性乳腺癌、泌尿生殖系统肿瘤、肿瘤骨转移及脊椎转移患者吗啡用量较高，未发现明显的剂量限制性不良反应，表明使用吗啡的临床安全性高，使用大剂量吗啡对生存期无不良影响。

5. **注意细节及实际效果** 对使用止痛药者，要注意监护其可能出现的不良反应并给予积极的处理（详见下述），目的是使患者获得最大的治疗利弊比。《NCCN成人癌痛临床实践指南》特别强调对不良反应（特别是便秘）的预防及处理，强调对患者进行疼痛知识的宣传教育等。

WHO癌症三阶梯止痛原则自提出以来，在实践中不断改进、发展。K. M. Foley博士在总结WHO癌症三阶梯止痛原则发布20周年成就时提出以下观点。

（1）WHO癌症三阶梯止痛疗法可简单归纳为"经口""按时""按阶梯""个体化"和"细节化"五个原则，其含义是：简单地应用现有的和为数有限的药物解除大部分癌痛患者的痛苦是现实可行的，77%~100%的晚期癌痛患者可以控制疼痛。

（2）最近一项系统评价显示，弱阿片类药物并不优于足量 NSAIDs，有人质疑是否需要第二阶梯这一分类，或是简单地将"轻中度"疼痛合并扩展为第一阶梯，而将"重度"疼痛作为第二阶梯。K. M. Foley 博士认为这主要是个学术争论的问题，从实践角度看，临床医生发现将疼痛分为三个阶梯比较有用，可以有更大的选择范围，新患者必须按照其疼痛强度进入相应阶梯。具体患者对某种阿片类药物的反应是由多种因素决定的：疼痛严重程度、以前阿片类暴露史、患者年龄、癌症程度和伴发疾病等。

（3）在以前，吗啡是首选的强阿片类药物。但是，现在全球各地已越来越多地使用羟考酮、芬太尼和美沙酮作为重度疼痛的首选阿片类药物。在临床药理研究中，吗啡一直是这些药物进行比较的金标准，但并非一定是指每例重度疼痛患者的最好药物是吗啡。基于现有数据，吗啡与氢吗啡酮、美沙酮、芬太尼和左啡诺一样有效。但由于给药方法的更新，药物之间的费用差距已越来越大。然而，从 WHO 的观点来看，每个国家都必须有一种强阿片类药物让患者容易得到，无论是在医院里还是在家中都能广泛使用。而且，由于不同患者之间和不同药物之间的疗效与不良反应存在差异，因此必须供应多种类型的阿片药物，以便患者在需要时换用另一种阿片药物。

（4）针对是否将介入治疗列为第四阶梯，K. M. Foley 博士回答"不"。镇痛阶梯主要是有关药物治疗的方法，有关介入治疗的讨论必须在同时使用止痛阶梯的情况下考虑，介入治疗可能适合轻、中度或重度疼痛的所有患者。止痛阶梯基于疼痛强度而不是治疗策略。根据患者的需要，每个阶梯都可以使用介入技术。

此外，WHO 的癌症三阶梯止痛疗法包含了大量三级止痛阶梯以外的信息，医务人员必须参考完整的 WHO 指南，不能只依据三级止痛阶梯进行临床实践活动。总之，WHO 的癌症三阶梯止痛指导原则是教育各个国家在各种条件下如何使用容易获得的手段来控制疼痛，因此其设计从简。通过使用一个阶梯和一个时钟的图标，我们就可以使复杂的药物调整方法简单化。因此，由于 WHO 的癌症三阶梯止痛疗法简单直观、易于操作和遵循，一直是一个很有用的教学工具。

《NCCN 成人癌痛临床实践指南（2018 年版）》关于阿片类药物在癌痛患者临床应用的策略见图 8-2~图 8-5。

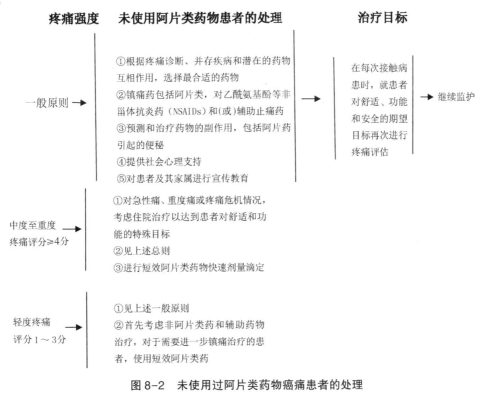

图 8-2　未使用过阿片类药物癌痛患者的处理
（摘自 NCCN 成人癌痛临床实践指南（2018 年版））

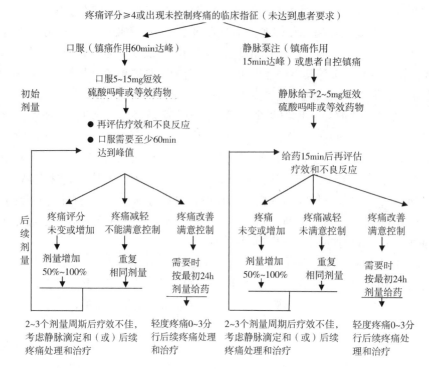

图 8-3 未使用过阿片类药物的癌痛患者初始应用短效阿片类药物治疗
（摘自《NCCN 成人癌痛临床实践指南（2018 年版）》）

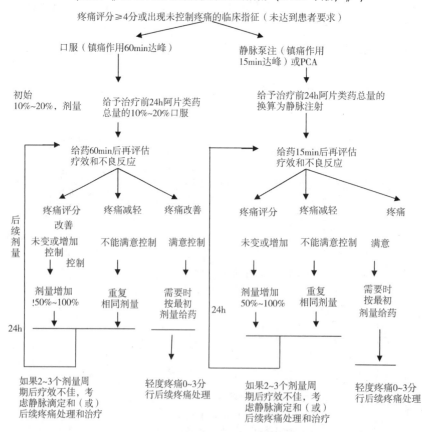

图 8-4 阿片类药物耐受癌痛患者的疼痛处理
（摘自《NCCN 成人癌痛临床实践指南（2018 年版）》

关于阿片类药物、非阿片类药物和辅助药物的临床应用参见相关章节。

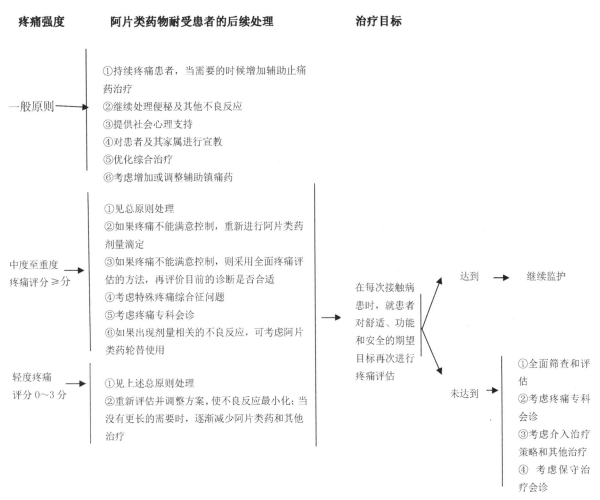

图 8-5 阿片类药物耐受癌痛患者的后续疼痛处理
（摘自《NCCN 成人癌痛临床实践指南（2018 版）》）

第二节 癌痛的综合治疗

目前，肿瘤已进入综合治疗即多学科治疗（multi-modality therapy，MTD）时代。我国内科肿瘤学开拓者之一、著名肿瘤专家孙燕院士在综合肿瘤学前辈经验及观点的基础上，结合自己对现代肿瘤学发展的深刻认识，指出肿瘤的综合治疗是根据肿瘤患者的机体状况，以及肿瘤的病理类型、侵犯范围和发展趋向，合理地、有计划地综合应用现有的治疗手段，以较大幅度地提高患者的生存期和生活质量的治疗方法。由于癌痛的复杂性，对癌痛的处理如同对癌症的处理一样，也需要综合治疗。罗健等根据上述定义的内容及格式在 2002 年提出了癌痛综合治疗的概念及定义，即根据癌痛患者的机体状况，以及疼痛的不同程度、性质和原因，合理地、有计划地应用现有的治疗手段，尽可能地缓解癌痛及其并发症、改善患者的生活质量、提高患者接受抗癌治疗的依从性，以进一步延长患者的生存期（率）。癌痛的综合治疗不仅关系到卫生经济学，还关系到药物经济学，选择性价比高的药物及措施或方法，使癌痛患者活得更久、更好，这不仅仅是一门医术，更是一门艺术。综合治疗的原则见表 8-5。

表 8-5　癌痛处理原则

1. 癌痛综合评估

2. 癌痛的综合治疗

（1）姑息性抗癌治疗及全身性非阿片类或阿片类止痛药物：

①姑息性抗癌治疗的作用及地位

②非阿片类及阿片类止痛药物的选择

③止痛药临床给药细节：给药途径、药物选择及剂量确定

④止痛药不良反应的处理

（2）若全身性阿片类药物治疗弊大于利时可考虑非侵袭性干预措施

（3）通过以下途径减少阿片类药物需求量：

①恰当的姑息性抗癌治疗；加用非阿片类药物；加用辅助药物；应用一些认知或行为干预措施；借助于矫形疗法或其他物理治疗措施

②换用另一种阿片类药物

（4）若全身性阿片类药物治疗弊大于利时可考虑侵袭性干预措施：

①区域性镇痛技术（脊髓或脑室内给予阿片类药物）

②神经阻滞术

③神经切断术

（5）若上述方法无效时，应用镇静剂等辅助药物协助处理顽固性疼痛

　　因为肿瘤发展的各个阶段都有疼痛，对于直接由肿瘤发展侵犯引起的疼痛或肿瘤相关疼痛，可在积极镇痛的同时进行抗肿瘤治疗，合理的抗肿瘤治疗有时是治疗疼痛的最有效方法，特别是对于那些发展较快、容易发生远处转移且对抗癌治疗敏感的肿瘤。抗癌治疗手段的应用可明显降低镇痛药物的用量，几种主要抗癌手段在癌痛治疗中的适应证如表 8-6 所示。

表 8-6　几种主要抗癌手段在癌痛治疗中的适应证

主要抗癌手段	主要疼痛适应证
放射治疗	骨转移、脊髓外压迫、脑转移及外周神经肿瘤性压迫或侵犯所致疼痛
化学治疗	化学敏感肿瘤所致的神经伤害性或神经病理性疼痛综合征
外科手术	病理骨折及脊髓压迫固定术、肠梗阻解除术及腹水引流引起的疼痛
抗生素治疗	明显感染（如盆腔脓肿、肾盂积脓）或隐匿性感染（如头颈部肿瘤或其他溃疡性肿瘤）所致疼痛

　　总之，癌痛的治疗原则是：①综合治疗；②WHO 的"三阶梯止痛"是基本的、主要的治疗方法；③从无创性和低危险性方法开始，然后再考虑有创性和高危险性方法。癌痛治疗的目的是：宏观而言，对处于早期、正接受积极抗癌治疗的患者，治疗目的是充分缓解癌痛，使患者能耐受抗癌治疗所必需的诊治措施，从而提高抗癌治疗效果；对于晚期患者，目的是充分缓解癌痛、改善其生活质量，使其能相对无痛苦地死亡。微观而言，最初以疼痛不影响睡眠（增加无痛睡眠时间）为目标，其次以在白天安静时无疼痛（解除休息时疼痛）为目标，最后以站立、活动时无疼痛（解除站立或活动时疼痛）为目标。

　　癌痛治疗的研究及临床工作不仅评估癌痛缓解程度，还要评估镇痛剂的不良反应，即要全面评估疼痛缓解前后患者生活质量（quality of life, QOL）的变化情况。因为对于大多数姑息治疗患者来说，追求 QOL 是其最高准则。

第三节　特殊人群癌痛的药物治疗

一、儿童和青少年

对于儿童，癌症也是一个主要的健康问题。在发达国家，癌症是引起 1 ~ 14 岁儿童死亡的主要原因。由于诊断时病情已到晚期，得不到根治性治疗，而且儿童肿瘤治疗在各国都没有受到应有的重视，因此儿童肿瘤治疗的重点主要是姑息性治疗。

（一）治疗策略

儿童癌痛的治疗应采取综合治疗的方法，包括对原发病的积极治疗及采取药物性和非药物性干预手段减轻癌痛。患儿的家庭及社会其他有关人员可以对医疗工作者提供帮助和支持。

（二）治疗原则

正确使用止痛药能够使大多数儿童的癌痛得到缓解。儿童癌痛的止痛治疗原则完全同成年人。

（1）按阶梯给药，如前所述。

（2）按时给药。如果在患儿疼痛时给药，则其在疼痛缓解前已经历了疼痛的折磨，他们会担心疼痛不能被控制，从而增加对疼痛的恐惧感。而且用于缓解业已存在的或难以忍受的疼痛所需阿片类药物剂量常常高于预防用药的剂量。所以，对于儿童癌痛患者尤其应该强调"按时给药"。

（3）以适当方式给药：对于儿童患者，应采取最简单、最有效、痛苦最小的方式给予止痛药。这种方式通常是口服给药。止痛药有片剂、酊剂等口服剂型。另外，经皮、静脉、皮下等给药方式也可使用。

（4）按个体给药：对于不同的儿童个体及同一患儿的不同病期，缓解疼痛所用阿片药物的剂量都有很大差别。一些患儿需要反复多次大剂量给予阿片类药物才能达到镇痛效果。如果这些患儿必须用如此大剂量才能达到有效镇痛，而且不良反应较轻或可通过辅助药物加以控制使患儿感到舒适的话，那么这一剂量就是适合的剂量。

（三）止痛药物

1. 非阿片类止痛药　具有解热、镇痛作用，除对乙酰氨基酚（扑热息痛）外，还具有抗炎作用。对乙酰氨基酚的优势在于对儿童的治疗指数很高，推荐剂量为 10 ~ 15mg/kg，每 4 ~ 6h 口服一次。对乙酰氨基酚不具有胃肠道及血液学毒性，也不会导致瑞夷综合征（Reye's syndrome），新生儿和婴儿对其耐受性好。与成人相比，肿瘤患儿在使用 NSAIDs 时风险更大，肿瘤患儿一般血小板都较低，出血倾向是一个关键问题。WHO 基本药物目录中所列举的两个代表性药物包括布洛芬（10mg/kg，每 6 ~ 8h 口服一次）和吲哚美辛（1 ~ 3mg/kg，每 6 ~ 8h 口服一次，但不包括 12 岁以下的儿童）。

2. 阿片类药物

（1）用于轻、中度疼痛的阿片类药物：以可待因为首选。6 个月以上的儿童推荐可待因初始剂量为 0.5 ~ 1.0mg/kg，每 4 ~ 6h 口服一次；6 个月以下儿童的用量应为上述剂量的 1/4 ~ 1/2。可待因通常和非阿片类药物（一般为对乙酰氨基酚）固定搭配使用。非肠道剂型用量应为口服剂量的 2/3。若患儿在此剂量下仍感到疼痛，应在继续给予可待因的基础上加用一种强阿片类药物，否则单纯增加可待因用量不仅不能提高疗效，还会增加其不良反应。

（2）用于中、重度疼痛的阿片类药物：强阿片类药物用量没有固定的极限，有时可高达标准初始剂量的 1000 倍。任何使用阿片类药物超过 7d 者都会产生生理性依赖。此时，应使患儿逐渐减少其用量至停药，以避免出现撤药症状。标准的减量方案为给予 2d 50% 剂量之后每 2d 减量 25%，直至阿片类药物摄入量镇痛效果相当于口服吗啡 0.6mg/（kg·d）（患儿体重<50kg）或 30mg/d（患儿体重>50kg），这时才能停药。

使用阿片类药物会出现一些不良反应，如果出现应给予积极治疗。吗啡在婴儿体内药代动力学与年龄大一些的患儿不同，因此，6个月以下婴儿的用量为6个月以上者的1/4～1/3。由于吗啡可使婴儿出现延迟性呼吸抑制，因此应经常进行观察，视具体情况可随时停药及干预。对于严重营养不良、肝肾功能异常、多器官系统衰竭或已处于昏迷状态者，初始剂量应减量。

吗啡是纳入WHO基本药物目录中的强阿片类药物，其替代药有氢吗啡酮、美沙酮和芬太尼。哌替啶（度冷丁）没有任何镇痛优势，而且在治疗中其毒性代谢物蓄积可引起中枢神经系统兴奋、肌阵挛和癫痫发作，因此不作为儿童推荐用药。儿童（体重<50kg）患者阿片类药物应用见表8-7。

表8-7 儿童（体重<50kg）患者阿片类药物应用指南

阿片类药物	相等剂量* (mg)		静脉或皮下注射剂量	与口服剂量比	起始剂量	半衰期/h
	注射	口服				
短效阿片类						
可待因	130	200	不推荐	1：1.5	0.5～1mg/kg，每3～4h一次	2.5～3
羟考酮	–	30	–	–	0.2mg/kg，每3～4h一次	2～3
哌替啶#	75	300	0.75mg/kg，每2～4h一次	1：4	1～1.5mg/kg 每3～4h一次	3
吗啡	10	30	注射：0.05～0.1mg/kg 滴注：0.03mg/（kg·h）	1：3	0.15～0.3 mg/kg，每4h一次	2.5～3
氢吗啡酮	1.5	7.5	0.015mg/kg，每2～4h一次	1：5	0.0mg/kg 每4h一次	2～3
羟吗啡酮	1	–	0.02mg/kg，每2～4h一次	–	–	1.5
芬太尼	100μg	–	0.5～2μg/h 连续滴注			3
长效阿片类						
控释吗啡	–	–	–		0.06mg/kg，每8h一次 或 0.9mg/kg，每12h一次	–
美沙酮	10	20	0.1mg/kg，每4～8h一次	1：2	0.2mg/kg，每4～8h一次	15

注：*—相等剂量是从成人单次剂量推算的；#—不推荐用于慢性疼痛，因其毒性代谢物半有效期长，可能蓄积。

（1）吗啡：可作为控制剧痛的首选药，推荐初始剂量为0.3mg/kg，每4h口服一次；或静脉滴注直至疼痛缓解。硫酸吗啡和盐酸吗啡都有口服剂型，其水溶液味苦，制成糖浆更易被患儿接受。吗啡溶液应避光、放于深色瓶中及阴凉处，还应防腐保存，这一点在气候较暖地区尤其重要。

如果不能口服给药，以0.03～0.05mg/（kg·h）的速度连续静脉滴注或皮下注射是产生长时间镇痛作用的有效方法。另外，也可通过留置的静脉输液通路以0.1mg/kg为初始剂量每2～3h间断给药。长期给药者，口服吗啡用量为肠外给药剂量的2～3倍。

如果疼痛持续时间长，则可给予口服吗啡控释片，推荐起始剂量为0.6mg/kg，每8h一次；或0.9mg/kg，每12h一次。与普通吗啡相比，缓释剂型的药效不易被正确确定。因此，为了滴定其正确的剂量，首先应得到每4h口服一次普通吗啡达到24h疼痛缓解时的最大剂量，然后把达到镇痛效果的一日用量（每12h或8h给药）的一半转化为控释剂量，即为其正确的剂量。

（2）辅助药物：在治疗中的地位与其在成人用药（如前所述）中的地位相似。

安定和劳拉西泮（氯羟安定）被推荐作为一种缓解急性焦虑和肌痉挛的短效药，而咪达唑仑常作为一种疼痛预防性药物而提前给予。安定的推荐剂量为口服0.05～0.1mg/kg，可逐步增加，最大剂量为5mg/kg，每4～6h一次。劳拉西泮推荐剂量为静脉注射或口服0.02～0.04mg/kg，最大剂量为4mg/次，每4～6h一次，需要时给药。不良反应与长期用药有关，包括镇静和抑郁作用。新生儿使用安定时应谨慎小心。咪哒唑仑在疼痛前5～10min静脉滴注0.05mg/kg，必要时可重复2次；口服剂量为0.3～

0.5mg/kg，最大起始剂量 5mg/次，疼痛前 30~60min 给药。

皮质类固醇类药物中，以泼尼松、泼尼松龙和地塞米松最为常用，其用量根据临床情况而定。皮质类固醇与非甾体抗炎药合用时，胃肠道不良反应可能加重。类固醇药也可引起高血压、末梢神经病变、焦虑、高血糖、精神疾病及机会性感染。情绪变化和体重增加可能会严重影响患儿。皮质类固醇类药物长期用药后可出现肾上腺抑制，停药前须逐渐减量。

二、老年人

因以往对老年疼痛认识不足，对于老年癌痛患者，误以为老年人对疼痛的敏感性降低、对疼痛的耐受性增高、不能耐受阿片类药物，故经常给予老年癌痛患者非阿片类或低剂量阿片类药物而使疼痛治疗不足，癌痛得不到充分缓解。老年癌痛患者应与其他成年人一样，需要积极地进行疼痛评价和治疗。

在老年患者中，非阿片类止痛剂致胃和肾毒性的危险性明显增加，其他不太常见的药物反应包括认知能力的损害、便秘、头痛、肠梗阻、呼吸抑制、尿潴留（是前列腺增生老年男性患者的危症）等。很多因素影响老年人不良反应的改变，包括老年人可能罹患多种疾病、多种药物相互作用及药代动力学的改变。若担心出现胃溃疡，可选择胃毒性较低的 NSAIDs（如三水杨酸胆碱镁），还可联用胃黏膜保护剂。

阿片类药物对大多数老年癌痛患者是有效的。老年人在睡眠中出现陈-施（Cheyne-Stokes）呼吸者并不少见，不需要立即停用阿片类药物。Kaiko 认为老年人对阿片类趋向于更敏感、有较高的高峰效应，疼痛缓解时间延长。老年人，特别是未用过阿片类的患者，对镇静和呼吸抑制也倾向于更敏感，这可能是老年人在药物的代谢、分布和排泄方面改变的结果。基于这个原因，长期应用美沙酮等长效药物需要谨慎。

一般地，老年人体内脂肪与肌肉比率增加，肾小球滤过率减少。阿片类药物产生认知能力障碍和神经精神病科症状的部分原因为吗啡-6-葡糖苷酸或去甲哌替啶等具有生物学活性代谢产物的蓄积（Melzack，1990）。局麻剂包括利多卡因或阿片类药物，如在输注时达到一定血药浓度即可引起认知障碍。三环类抗抑郁药等可造成直立性低血压和活动不便。

三、药物滥用者

用阿片类药物治疗药物滥用及成瘾者的疼痛是困难的，甚至连最有经验的医生也会感到棘手。在治疗中应区分以下三种患者：①在急性疼痛治疗期主动滥用阿片类药物等的成瘾者；②不再滥用药物的过去成瘾者；③用美沙酮维持治疗的成瘾者。

上述患者应假定具有一定的耐药性，其起始剂量要高而服药间隔时间要短于一般非成瘾人群。例如，吗啡平均镇痛持续时间为 3~4h，而对有很高耐药性的阿片类成瘾者疼痛只能缓解 1~2h。此外，此类患者经常出现焦虑和抑郁等精神障碍，影响疼痛的感觉，往往需要治疗精神障碍，并且通常要请有经验的精神病学医生会诊。同时应注意到，这些患者可能因疾病压力和急性疼痛的痛苦而造成严重的焦虑，并重新出现滥用药物行为。

应绝对禁止使用阿片激动-拮抗剂。这类药物不仅有镇痛作用的极限（天花板效应），不适用于严重疼痛，而且对生理依赖患者会促发戒断反应，增加疼痛。同样，对于此类患者的严重疼痛，不能只用非阿片类来替代阿片类止痛药。用美沙酮维持方案治疗成瘾的患者，也可用美沙酮止痛，但必须频繁给药。在这种情况下，美沙酮仍是有用的，因为在治疗疼痛发作后，剂量易于逐渐减量到维持水平。然而实际上，大多数为不同患者规定的美沙酮维持方案在增加每日剂量或增加给药次数上（每日 1 次或 2 次之外）并没有灵活性。

医生应与患者就他们的期望进行讨论并规定一些行为限制。如用带有安全锁的药物输注泵（几乎所有患者自控镇痛泵都有安全锁），以防止患者将剂量增加到超出医生处方量。如果患者正在口服阿片类止痛药，应告诉他们服药时要有人照看，并采取常规的预防措施，如仔细检查病房有无隐藏的药片或囤积迹象。

总之，有疼痛并滥用药物的患者需要多学科的评价和治疗。同时应对疼痛治疗问题和药物滥用问题，不是一个医生或一个临床科室所能解决的，不同科室的处理也常常是相互矛盾的。例如，一方面，治疗阿片类药物成瘾的传统方法是给患者解毒，并提供药物学和心理学疗法以维持疗效；另一方面，在治疗有癌痛的成瘾者时，无法避开使用阿片类药物。

第四节　癌痛控制的策略与评估标准

一、癌痛控制的三维策略

1. 教育　包括对公众、健康卫生专业人员（医生、护士、药剂师）及其他人员（卫生政策制定者、行政管理人员、药品管理者）进行癌痛控制教育。

2. 药品可获得性　改变医疗卫生规章制度；制定法律来促进药品可获得性（尤其阿片类药物）；在药品处方、分配、配方及应用等方面加以完善。

3. 国家政策　应强调缓解慢性癌痛的切实必要性及紧迫性。

二、癌痛控制的评估标准

1. 实施过程评估　执行癌痛控制三维策略，要求达到：①80%以上的肿瘤专科人员接受过有关癌痛缓解项目指导原则的教育及培训；②50%以上的普通医院医生了解或掌握癌痛缓解项目指导原则；③50%以上的癌痛患者及其家属认识到缓解癌痛是完全可能的。

2. 作用影响评估　通过实施癌痛控制三维策略，做到：①在主要医疗卫生机构有口服吗啡可供使用；②80%以上的肿瘤专科医院已遵从 WHO 癌痛缓解计划指导原则；③50%以上的普通医院已遵从 WHO 癌痛缓解计划指导原则。

3. 最终结果评估　通过实施癌痛控制三维策略，最高实现以下目标：①短期，50%以上的癌痛患者接受过口服吗啡治疗；②中期，30%以上的癌痛患者免受剧烈癌痛折磨；③长期，80%以上的癌痛患者免受剧烈癌痛折磨。

附1：应用吗啡治疗癌痛的20条建议（供参考）

1992 年，欧洲姑息治疗协会召集来自不同学科和国家的专家成立了一个工作组，以制定应用吗啡治疗癌痛的建议。根据所获得的有关用药途径的资料，工作组提出了 20 条建议。征得同意后将建议全文刊登于 1996 年 3 月 30 日出版的《英国医学杂志》（第 312 卷第 823-826 页）上，全文如下。

1. 应用吗啡的最佳途径是口服。有两种剂型：速释片用于确定剂量，控释片用于维持治疗。

2. 最简单的剂量测定方法是每 4h 给予同等剂量的速释吗啡一次，并在出现难忍的剧痛时加给一次相同剂量的吗啡，甚至多达每小时加一次。逐日记录每日的吗啡用量。根据应急追加吗啡的多少来调整吗啡的常规用量。

3. 如果疼痛总是在下次常规用药前出现，则应增加常规用药的剂量。一般来说，两次口服速释吗啡片的时间间隔不应短于 4h，两次口服控释吗啡片的时间间隔不要短于 12h。

4. 有些国家没有吗啡速释剂型。如果以控释吗啡片开始治疗，则需要采取不同的用药策略。

5. 对于每 4h 接受一次速释吗啡片的患者来说，在睡觉前将剂量加倍是防止痛醒的简单有效方法。

6. 8h 应用控释吗啡片一次有时是必要或可取的。

7. 目前有几种控释剂型，但没有证据表明它们在作用时间和镇痛效能上有明显不同。

8. 若患者不能口服药物，最好的替代途径是直肠和皮下给药。

9. 由直肠和口服给药，吗啡的生物利用度和镇痛时间是相同的。

10. 口服吗啡与直肠应用吗啡的相对效能比是1:1。

11. 控释吗啡片不能碾碎应用，也不能由直肠和阴道给药。

12. 皮下用吗啡既可以是每4h一次的冲击式注射，也可以是持续输注。

13. 口服吗啡与皮下用吗啡的相对效能比是1:2。

14. 一般来说，应用吗啡治疗慢性癌痛不肌内注射，因为皮下途径更简单而且注射痛较轻。

15. 有些阿片药物因具有更强的可溶性，可能比吗啡更适用于肠外用药。如英国应用海洛因，其他一些地区应用二氢吗啡酮。

16. 皮下用吗啡可能不适用于以下患者：①全身水肿；②因皮下给药而产生红斑、溃疡或无菌性脓肿；③凝血障碍；④外周循环极差。对于这些患者应静脉给药。对于因其他原因而置有静脉导管的患者，静脉给药也是最好的给药途径。

17. 口服吗啡与静脉用吗啡的相对效能比是1:3。

18. 以上规则在80%的患者中可有效控制慢性癌痛。在其余的20%患者中，必须考虑应用其他控制癌痛的方法，包括脊髓单独给予阿片镇痛药，或配合局部阻滞或其他药物。由于没有足够的资料，所以尚不能对这些用药途径的精确指征提出建议。

19. 不推荐以口腔、舌下、喷雾途径应用吗啡，因为现在尚无证据表明这些给药方法比常规途径更有临床优越性。

20. 舌下或透皮应用其他阿片药物可能是皮下注射的一种替代方法。

附2：癌痛管理的十个基本原则（供参考）

1. 排除非癌症相关疼痛的原因：如胃炎、尿路感染、病理性骨折及心肌梗死。

2. 除药物治疗外，还要考虑放射治疗的潜在益处。

3. 阿片类药物治疗：

（1）如果痛苦是中度至重度：根据阿片类药物治疗原则和WHO癌症三阶梯止痛原则使用三阶梯药物。

先用μ受体激动剂（例如吗啡、二氢吗啡酮、芬太尼、羟考酮）。

（2）常规基础阿片类用药，例如缓释吗啡或二氢吗啡酮作为背景，按需给予即释吗啡作为解救用药，解救剂量为每日缓释吗啡剂量的1/6或小于1/6。

（3）根据疼痛的类型及特点来调整SR的剂量，例如，如果疼痛在白天较重，应将SR阿片类药物早晨用量加倍。

（4）识别癌症爆发性疼痛。

（5）识别疼痛诱发因素（如体力活动）。

（6）教育患者爆发痛发作前提前采取即释吗啡类药物治疗。

（7）若爆发疼痛需快速处理（15min内），可使用快速起效芬太尼（ROF）黏膜（颊）或鼻内给药。

（8）若每日口服吗啡>300mg（等镇痛剂量），可考虑阿片类药轮换。

4. 识别伴随的神经性疼痛，及时使用辅助止痛药（如普瑞巴林）。

5. 找出导致疼痛的其他因素，并进行相应处理。例如：其他症状（呼吸困难行辅助通气，焦虑、抑郁等则抗焦虑抗抑郁治疗）、社会心理方面（患者具孤独寂寞感，增加家属和患者情感交流）、精神负担（患者具愧疚感和失去尊严感，则给予心理辅导）、生存痛苦（患者想提前结束生命，感觉生命没有意义，给予专业心理辅导）。

6. 晚期疾病阶段：考虑糖皮质激素的可能益处。

7. 固定而有规律地使用非阿片类药物（NSAIDs，如安乃近等）。

8. 考虑双膦酸盐类药物或放射性核素治疗的潜在好处。

9. 结合专业的各种姑息治疗方法。

10. 侵入性操作（如神经阻滞）很少使用，但很重要。

（罗　健　李　倩　洪若熙　王文娜）

参 考 文 献

［1］ Scott M Fishmen，Jane C Ballantyne，James P Rathmell. Bonica's Management of Pain. 4th ed. Philadelphia：Wolters Kluwer，2009.

［2］ 孙燕，顾慰萍．癌症三阶梯止痛指导原则. 2 版．北京：北京医科大学出版社，2002，1-110.

［3］ Robert A Swarm，Jutith A Paice，Doralina L Anghelescu，et al. NCCN Clinical Practice Guidelines in Oncology Adult Cancer Pain Version1，2018.

［4］ Cancer Epidemiol Biomarkers prev. 2017 Apr，26（4）：444-457.

［5］ Hashim D，Boffetta P，La Vecchia，et al. The global decrease in cancer mortality：trends and disparities. Ann Oncol，2016 May，27（5）：926-933.

［6］ Tan WL，Jain A，Takano A，et al. Novel therapeutic targets on the horizon for lung cancer. Lancet Oncol，2016 Aug，17（8）：e347-e362.

［7］ Cherny NI，Cleary J，Scholten W，et al. The Global Opioid Policy Initiative（GOPI）project to evaluate the availability and accessibility of opioids for the management of cancer pain in Africa，Asia，Latin America and the Caribbean，and the Middle East：introduction and methodology. Ann Oncol，2013，24（Suppl 11）：7-13.

［8］ Mercadante S. Intravenous morphine for management of cancer pain. Lancet Oncol，2010，11：484-489.

［9］ Mercadante S. Cancer pain. Curr Opin Support Palliat Care，2013，290：2476-2479.

［10］ 谭冠先，郑宝森，罗健．癌痛治疗手册．郑州：郑州大学出版社，2003.

［11］ 黄丽，罗健．癌症患者的疼痛//黄丽，罗健．肿瘤心理治疗．北京：人民卫生出版社，2000：424-457.

［12］ 罗健，袁芃译．癌症疼痛缓解及姑息性治疗//董志伟，高翠巧译．常见恶性肿瘤预防及控制手册．北京：中国协和医科大学联合出版社，1999：78-111.

［13］ 罗健译．疼痛控制//孙燕，汤钊猷，等译．临床肿瘤学手册（UICC）. 7 版．长春：吉林科学技术出版社，2001：779-793.

［14］ 罗健．肿瘤患者疼痛的药物治疗//周际昌．实用肿瘤内科学．北京：人民卫生出版社，2011：176-182.

［15］ 李树婷．癌症疼痛的治疗．北京，人民卫生出版社，1998：1-55.

［16］ 罗健，孙燕．癌症疼痛及其药物治疗的研究进展．中国疼痛医学杂志，1997，3（4）：242-246.

［17］ 蔡锐刚，罗健．癌痛患者的觅药行为很少是成瘾表现．中国医学论坛报（肿瘤专刊），2001（6）：1.

［18］ 孙燕，张海春，吴一龙（全国多瑞吉Ⅳ期临床协作组），等．多瑞吉镇痛效果上市后的临床观察．中国肿瘤杂志，2002，29（7）：514-518.

［19］ B Domer，M Zenz. Transdermal fentanyl：a new step on the therapeutic ladder. Anti-Cancer Drugs，1995，6（suppl. 3）：39-43.

［20］罗健，孙燕，吴冠青，等．789 例癌症患者疼痛及生活质量的研究．中国疼痛医学杂志，1996，2：152-157.

［21］Bercovitch M，Waller A，Adunsky A. High dose morphine use in the hospice setting-a database survey of patient characteristics and effect on life expectancy. Cancer，1999，86（5）：871-877.

［22］于世英，孙燕，吴一龙，等．芬太尼透皮贴剂治疗 4492 例癌痛的临床疗效分析．中华肿瘤杂志，2005，27（6）：369-372.

［23］辛浩林，郑宝森．癌性疼痛与多模式治疗．实用疼痛学杂志，2008，4：262-265.

［24］桂琦，于世英．三阶梯止痛治疗在西部一家县级医院的现况调查．中国疼痛医学杂志，2010，16：80-82.

［25］杨兴华，方明治，陈娟．大剂量阿片类药物治疗终末期癌痛患者的临床分析．中国疼痛医学杂志，2010，16：83-86.

［26］赵雪卿，刘端祺，战淑君．中国癌痛治疗十年回顾．中国药物依赖杂志，2008，17：252-254.

第九章　阿片类药

　　阿片类止痛药是中重度疼痛治疗的首选药物。除少数作用弱的药物以外，此类药物若使用不当可成瘾，但合理用于医疗目的，成瘾的发生率极低。我国规定阿片类止痛药的处方需要用麻醉药品专用处方，由具备麻醉药品处方资格的医师开具。应用阿片类药物止痛宜根据患者疼痛强度、个体需要，选用不同的药物进行个体剂量滴定，尽快达到无痛。

　　阿片类药物的止痛作用机制是多平面的：外周神经有阿片受体；阿片药物可与位于脊髓后角胶状质（第二层）神经元上的阿片受体结合，抑制 P 物质的释放，从而阻止疼痛传入脑内；阿片物质也可作用于大脑和脑干的疼痛中枢，发挥下行疼痛抑制作用。

第一节　阿片类药物的分类

一、按化学结构分类

　　分为吗啡类和异喹啉类，前者即天然的阿片生物碱（如吗啡、可待因），后者主要是罂粟碱，有平滑肌松弛作用。

二、按来源分类

　　可分为天然阿片类、半合成衍生物（如双氢可待因、二乙酰吗啡）和合成的阿片类镇痛药。合成药物又分为四类：①苯丙吗啡烷类，如哌替啶、芬太尼等；②吗啡喃类，如左吗喃；③苯异吗啡烷类，如喷他佐辛；④二苯甲烷类，如美沙酮。

三、按受体类型分类

　　可分为 μ、κ、δ 受体，该三种受体的分子结构已被确定，并被成功克隆。并可能进一步分为 μ_1、μ_2、κ_1、κ_2、κ_3 和 δ_1、δ_2 等亚型。表 9-1 为阿片受体激动后的药理作用。

表 9-1　阿片受体激动后的作用

受体	作用
μ_1	脊髓以上水平镇痛，镇静，催乳素分泌
μ_2	呼吸抑制，欣快，瘙痒，缩瞳，抑制肠蠕动，恶心呕吐，依赖性
κ	脊髓镇痛，呼吸抑制，镇静，致幻
δ	脊髓镇痛，平滑肌效应，缩瞳，调控 μ 受体活性

四、按药理作用分类

阿片类止痛药按受体类型可分为阿片受体激动药，如吗啡、芬太尼、哌替啶等；阿片受体激动-拮抗药，如喷他佐辛、布托啡诺、烯丙吗啡和纳布啡等；拮抗药如纳洛酮等三类。

（一）激动药

主要激动 μ 受体，短期内反复应用容易产生耐受性和成瘾性，无天花板效应。代表药物为吗啡、哌替啶和芬太尼。控缓释制剂如吗啡缓控释片、芬太尼贴剂等因成瘾性低广泛应用于晚期癌痛的治疗。

（二）激动-拮抗药

主要激动 κ 受体，对 δ 受体也有一定激动作用，而对 μ 受体则有不同程度的拮抗作用。由于对受体作用不同，这类药物通过 κ 受体产生镇痛和呼吸抑制作用，有"天花板"效应，很少产生依赖性；通过 κ 受体产生精神作用和幻觉。

根据激动-拮抗程度不同，纳布啡和布托啡诺主要用作镇痛药，而另一些药如烯丙吗啡主要用作拮抗药。在临床应用中，已应用纯激动药治疗的患者不能换用混合激动-拮抗药，否则可能导致戒断反应，而用混合激动-拮抗药进行治疗的患者可较安全地换用纯阿片激动药，不会产生戒断反应。

（三）拮抗药

拮抗药是通过与受体结合拮抗吗啡作用，如纳洛酮，临床用于治疗吗啡等阿片类药引起的呼吸抑制。

五、根据阿片类药的止痛强度分类

临床分为弱阿片药和强阿片药。弱阿片药主要用于轻至中度急慢性疼痛和癌痛的治疗，强阿片类药用于全身麻醉诱导维持和术后镇痛，中至重度癌痛及慢性疼痛的治疗。弱阿片类药常用有可待因、二氢可待因、氨酚待因、氨酚羟考酮和曲马多等（表9-2）。强阿片类药常用有吗啡片、吗啡控释片、芬太尼透皮贴剂、美沙酮、盐酸羟考酮控释片等（表9-3）。舒芬太尼和类芬太尼主要用于全身麻醉，不在本章介绍。

表 9-2　弱阿片类药物及复方制剂

药物	半衰期（h）	常用剂量 [mg/（4~6）h]	作用持续时间（h）	给药途径	主要不良反应
可待因	2.5~4	30	4	口服	恶心、呕吐、便秘、头晕
双氢可待因*	3~4	30~60	4~5	口服	偶见恶心、呕吐、便秘、头晕
曲马多	6~8	50~100 50~100	4~5	口服 肌内注射	头晕、恶心、呕吐、出汗、嗜睡、排尿困难，少见皮疹、血压下降
氨酚待因Ⅰ号（对乙酰氨基酚500mg+可待因8.4mg/片）		1~2 片		口服	胃肠道反应、肝功能异常
氨酚待因Ⅱ号（对乙酰氨基酚300mg+可待因15mg/片）		1~2 片		口服	胃肠道反应、肝功能异常
舒尔芬（双氯芬酸钠25mg+可待因15mg）		1~2 片		口服	胃肠道反应、肝功能异常
达宁（右丙氧芬50mg/对乙酰氨基酚500mg）		1~2 片		口服	轻度胃肠道反应、肝功能异常、头晕、恶心、呕吐、出汗
氨酚羟考酮片（对乙酰氨基酚325mg+羟考酮5mg）		1 片		口服	嗜睡、排尿困难、肝功能异常

*亦可用于重度疼痛

表9-3 强阿片类药物

药物	半衰期（h）	常用剂量	作用持续时间（h）	给药途径	主要不良反应
吗啡片	2.5	5~30mg/（4~6）h	4~5	口服、肌内注射、皮下注射	便秘、呕吐、恶心、嗜睡、排尿困难、呼吸抑制
吗啡控释片		10~30mg/4~12h	8~12	口服	同上
芬太尼	4.2	100~200μg/次	30min	静脉	恶心呕吐
芬太尼透皮贴剂		25~100μg/h	72	贴皮肤	与吗啡相似，但程度轻
美沙酮	7.5~48	10~20mg/次	8~12	口服	与吗啡相似
盐酸羟考酮控释片	4.5~5.1	10mg/12h	12	口服	与吗啡相似

第二节 阿片类药物的药理学

阿片类药物的起效时间、峰时间和作用时间，取决于药物的脂溶性、离子化程度和蛋白结合率。脂溶性高、分子量小的药物有较高的生物膜渗透性。非离子化药物的脂溶性比离子化药物大1 000~10 000倍，故非离子化药物的比率越高，可被弥散入中枢神经系统的药物越多，起效越快。蛋白结合力影响药物的再分布是因为只有未被结合的药物可弥散透过生物膜，蛋白结合率高，可用作补偿血浓度降低的储备量也较多。

根据消除半衰期的长短可将阿片类药物分为两大类。短半衰期者作用时间为3~4h；较长半衰期的药物作用时间可达8~12h；作用时间最长者可达72h。阿片类药物的半衰期与分布容积及清除率相关。分布容积大，消除半衰期延长，清除率增加，则消除半衰期缩短。故芬太尼虽清除率高，但分布容积大，半衰期仍长。除瑞芬太尼主要由红细胞和骨骼肌中的非特异性酯酶代谢外，其余阿片类药物的代谢主要在肝脏进行。常用阿片类药物的药代学参数见表9-4。

表9-4 常用阿片类药物的作用强度和药代学参数

药物名称	等效剂量（mg）	静注峰效应时间（h）	静注维持时间（h）	非离子化百分比（%）	血浆蛋白结合率	分布容积（L/kg）	消除半衰期（h）	清除率[mL/（min·kg）]
舒芬太尼	0.01	3~5	0.5~1	20	93	2.5~3.0	2.5	10~15
芬太尼	0.1	3~5	0.5~1	8	84	3~5	4.2	10~20
阿芬太尼	1	1.5~2	0.2~0.3	89	92	1~2	1.2~1.5	6~7
吗啡	10	20~30	3~4	23	20~40	3~3.5	2~3	15~30
哌替啶	100	5~7	2~3	10	39	3~4.2	2.4~4	8~18
瑞芬太尼	0.1	1.5~2	0.1~0.2	67	80	0.2~0.3	9.5min	30~40

阿片类药物的作用强度和药动学性质不同，因此，各种阿片类药物之间存在着剂量换算关系，表9-5为临床常用的阿片类药物剂量换算表。

表 9-5 阿片类药物剂量换算表

药物	非胃肠给药	口服	等效剂量
吗啡	10mg	30mg	非胃肠道：口服=1：3
可待因	130mg	200mg	非胃肠道：口服=1：1.2 吗啡（口服）：可待因（口服）=1：6.5
羟考酮	6mg	10mg	吗啡（口服）：羟考酮（口服）=1：0.5
芬太尼透皮贴剂	25μg/h		芬太尼透皮贴剂（μg/h）q72h 剂量=口服吗啡总剂量（mg/d）×1/2

第三节 阿片类止痛药物

一、磷酸可待因

磷酸可待因（codeine phosphate）是弱阿片类止痛药，其化学名是 17-甲基-3-甲氧基-4，5α-环氧-7，8-二去氢吗啡喃-6α-醇磷酸盐倍半水合物。

（一）药理作用

磷酸可待因药理机制是对延髓的咳嗽中枢有选择性地抑制，镇咳作用强而迅速。也有镇痛作用，其镇痛作用为吗啡的 1/12~1/7，但强于一般解热镇痛药。能抑制支气管腺体的分泌，可使痰液黏稠。

（二）药动学

可待因及其盐类口服后经胃肠道吸收快而完全，血浆蛋白结合率约 25%，半衰期为 2.5~4h，生物利用度为 40%~70%，镇痛起效时间为 30~45min，镇痛达峰时间为 60~120min，持续作用时间约为 4h。在体内主要经肝脏代谢，转换为可待因-6-葡萄糖醛酸，另有 10%脱甲基转换为吗啡与葡萄糖醛酸结合，主要经肾脏排泄，约有 10%的可待因在体内脱甲基而成吗啡。

（三）适应证

频繁剧烈干咳，对胸膜炎或大叶性肺炎早期伴有胸痛的干咳者尤适用。

（四）用量与用法

磷酸可待因 30~60mg/次，口服，每日 3~4 次，每次用量不超过 100mg，每日总量不超过 250mg。

（五）不良反应

不良反应有：心理变态或幻想；轻度呼吸抑制；惊厥、耳鸣、震颤或不能自控的肌肉运动等。

（六）禁忌证

支气管哮喘性咳嗽、阻塞性肺部疾病、患严重肺气肿和对本品过敏的患者禁用。

（七）注意事项

（1）小儿过量可发生惊厥，以纳洛酮对抗。

（2）胆石症患者可引起胆管痉挛。

（3）颅脑外伤或颅内病变，本品可引起瞳孔变小，视物模糊。

（4）前列腺肥大患者使用本品易引起尿潴留。

（5）重复给药可产生耐药性，长期使用可能产生精神依赖。

（6）可透过胎盘，引起新生儿的戒断症状如过度啼哭、打喷嚏、打呵欠和呼吸抑制等。

二、磷酸可待因缓释片

磷酸可待因缓释片（codeine phosphate sustained release tablets）的基本成分为磷酸可待因。本品的

药理作用、药代动力学和适应证及禁忌证与磷酸可待因相同（见本节）。由于此药能抑制呼吸道腺体分泌和纤毛运动，故对有少量痰液的剧烈咳嗽，应与祛痰药并用。止痛作用仅用于中度疼痛。

（一）用法与用量

磷酸可待因缓释片必须整片吞服，不可截开或嚼碎。成人：每次 15~30mg，每日 30~90mg。极量每次 100mg，每日 250mg。儿童：镇痛，每次 0.5~1.0mg/kg，每日 3 次；镇咳，为止痛剂量的 1/3~1/2。

（二）不良反应

偶见恶心、呕吐、便秘和眩晕。一次口服剂量超过 60mg 时，一些患者可出现兴奋及烦躁不安。多痰患者禁用，以防因抑制咳嗽反射，使大量痰液阻塞呼吸道，继发感染而加重病情。

（三）注意事项

注意事项与磷酸可待因相同。

三、酒石酸二氢可待因控释片

酒石酸二氢可待因控释片（dihydrocodeine tartrate controlled release tablets）活性成分是二氢可待因，为阿片类生物碱可待因的衍生物。其镇痛作用相当于吗啡的 1/6~1/4。本品的药理作用、药代动力学和适应证及禁忌证与磷酸可待因相同。

（一）用量与用法

60~120mg/次，每 12h 一次，吞服，切勿嚼碎。

（二）不良反应

主要不良反应有头晕、恶心、呕吐和便秘等，少数出现轻度木僵，一般服药 3~4 d 后症状逐渐减轻或消失；呕吐和便秘症状经对症处理均可缓解。服用酒石酸二氢可待因可以引起血压下降、晕厥。

（三）注意事项

与磷酸可待因相同。

四、氨酚待因

氨酚待因（paracetamol and codeine phosphate）为对乙酰氨基酚和磷酸可待因的复合物，是中等强度镇痛药。适用于各种手术后疼痛、骨折、中度癌症疼痛、骨关节疼痛、牙痛、头痛、神经痛、全身痛、软组织损伤及痛经等。

（一）药理作用

氨酚待因具有可待因和对乙酰氨基酚的作用。对乙酰氨基酚为非甾体类药物，在体内的结合部分仍不清楚，几乎没有抑制周围环氧化酶的作用。现认为主要是通过中枢发挥解热作用。

（二）药动学

对乙酰氨基酚口服后胃肠吸收迅速而完全，约 25% 与血浆蛋白结合，大剂量时血浆蛋白结合率可达 45%，90%~95% 在肝脏代谢，可待因的药代动力学见本节之"一"。

（三）适应证与禁忌证

与磷酸可待因相同。

（四）用法与用量

每日 1~2 片/d，口服，即相当于对乙酰氨基酚 600~1 000mg 和磷酸可待因 30mg 或 16.8mg。不良反应及注意事项与可待因相同。

五、吗啡

吗啡（morphine）是阿片中的主要生物碱。吗啡比阿片更易使人成瘾。注射吗啡，可使人产生一种强烈的欣快感，这是产生滥用和成瘾的主要根源。

（一）药理作用

1. 止痛 通过模拟内源性抗痛物质脑啡肽的作用，激动中枢神经阿片受体而产生强大的止痛作用，对一切疼痛均有效，对持续性钝痛效果强于间断性锐痛和内脏绞痛。

2. 镇静 吗啡有明显的镇静作用，可改善疼痛患者的紧张情绪。

3. 呼吸抑制 抑制呼吸中枢，降低呼吸中枢对二氧化碳的敏感性，对呼吸中枢抑制程度为剂量依赖性，过大剂量可导致呼吸衰竭。

4. 镇咳 可抑制咳嗽中枢，产生镇咳作用。

5. 兴奋平滑肌 由于兴奋平滑肌可使肠道平滑肌张力增加而导致便秘，可使胆道、输尿管、支气管平滑肌张力增加。

6. 扩张血管 通过促进内源性组胺释放而导致外周血管扩张、血压下降、脑血管扩张、颅内压增高。

（二）药动学

吗啡口服后经胃肠道吸收，皮下及肌内注射后 15～30min 起效，40～90min 产生最大效应，清除半衰期为 1.7～3h，作用持续 4～6h，静脉注射后 20min 产生最大效应，血浆蛋白结合率为 26%～36%，吸收后可分布于肺、肝、脾、肾等组织，并可通过胎盘，仅少量通过血脑屏障，主要经肝脏代谢，60%～70% 在肝内与葡萄糖醛酸结合，10% 脱甲基为去甲基吗啡，20% 为游离型。主要经肾脏排泄，少量经胆汁和乳汁排泄。

（三）适应证

（1）镇痛：短期用于其他止痛药无效的急性剧痛，如手术、创伤、烧伤的剧烈疼痛；晚期癌症患者的三阶梯镇痛。

（2）心肌梗死：用于血压正常的心肌梗死患者，有镇静和减轻心脏负荷的作用，缓解恐惧情绪。

（3）心源性肺水肿：暂时缓解肺水肿症状。

（4）麻醉和手术前给药：使患者安静并进入嗜睡状态。

（四）用法与用量

成人患者临床使用方法与剂量如下。

1. 口服

（1）首次用药和无耐受性者，常用量为 5～15mg/次，15～60mg/d。极量为 30mg/次，100mg/d。

（2）重度癌痛应按时、按需口服，逐渐增量，个体化给药。首次剂量范围较大，3～6 次/d。

（3）缓释片和控释片应根据癌痛的严重程度、年龄及服用镇痛药史来决定，个体差异较大，首次用药者一般 10mg 或 20mg，每 12h 一次，根据镇痛效果调整用药剂量。

2. 皮下注射 常用量为 5～15mg/次，15～40mg/d。极量为 20mg/次，60mg/d。

3. 静脉注射 镇痛的常用量为 5～10mg/次，对于重度癌痛首次剂量范围可较大，3～6 次/d。

4. 硬膜外注射 极量为 5mg/次，若在胸段硬膜外用药减为 2～3mg/次。

5. 蛛网膜下隙注射 单次 0.1～0.3mg。

老年人用量酌减。

（五）不良反应

吗啡不良反应主要有便秘、恶心、呕吐、口干、瘙痒、尿潴留、呼吸抑制和血压下降。

（六）禁忌证

阿片类药及吗啡过敏、呼吸抑制、支气管哮喘、慢性阻塞性肺疾病、严重肝肾功能不全、妊娠、新生儿和婴儿禁用。

（七）注意事项

（1）儿童、老年人及肝肾功能不全患者慎用。

（2）长期应用可能产生耐受或药物依赖。

（3）使用单胺氧化酶抑制剂者，必须停药2~3周后，才可应用本药。

（4）本药急性中毒的主要症状为昏迷、呼吸抑制、瞳孔极度缩小、血压下降、发绀、尿少、体温下降、皮肤湿冷、肌无力，最终可致休克、循环衰竭、死亡，应予鉴别。

六、硫酸吗啡控释片和盐酸吗啡控释片

硫酸吗啡控释片（morphine sulfate controlled-release tablets）和盐酸吗啡控释片（morphine hydrochloride controlled-release tablets）是吗啡的两种特制剂型，方便用于癌痛和神经病理性疼痛的长期止痛治疗。

硫酸吗啡控释片和盐酸吗啡控释片为纯粹的阿片受体激动剂，有强大的镇痛作用，同时也有明显的镇静作用，并有镇咳作用。其药理作用与吗啡相同（参见本章第三节之"五"）。

硫酸吗啡控释片和盐酸吗啡控释片口服后由胃肠道黏膜吸收，与盐酸吗啡相比，口服控释片后起效较慢，为1~2h，吗啡为控制释放，在血中无明显降谷现象，消除半衰期为3.5~5h，作用维持8~12h。

吗啡控释片的适应证、禁忌证与吗啡相同（参见本章第三节之"五"）。

硫酸吗啡控释片和盐酸吗啡控释片必须整片吞服，不可截开或嚼碎。成人每12h按时服用一次，用量应根据疼痛的严重程度、年龄及服用止痛药史决定用药剂量，个体间可存在较大差异。最初应用本品者，宜从每12h口服5~15mg开始，静脉给药时2~5mg开始（根据《NCCN癌痛治疗指南（2017年版）》），根据镇痛效果调整剂量，随时增加剂量，达到缓解疼痛的目的。

不良反应及注意事项与吗啡相同（参见本章第三节之"五"）。

七、美沙酮

美沙酮（methadone）为合成吗啡类药，阿片受体激动剂。主要作用于μ受体。

（一）药理作用

美沙酮的药理作用与吗啡相似，镇痛效能和持续时间与吗啡相当。也具有镇咳、降温、缩瞳和呼吸抑制作用。镇静作用较弱。

（二）药动学

口服吸收良好，30min起效，约4h达高峰。血浆蛋白结合率87%~90%，生物利用率61%~94%，主要分布在肝、肺、肾和脾。只有小部分进入脑组织。血浆半衰期约为7.6h。主要在肝脏代谢，由尿排泄，少量原形从胆汁排泄。酸性尿液可增加其排泄。

（三）适应证

（1）镇痛：美沙酮适用于慢性疼痛。但其镇痛常不够完全；对急性创伤疼痛常缓不济急，故少用。

（2）药物依赖：采用替代递减法，用于各种阿片类药物的戒毒治疗，尤其是用于海洛因依赖；也用于吗啡、阿片、哌替啶、二氢埃托啡等的依赖。

（四）用量与用法

1. 成人 5~7.5mg/次，口服，每6~8h一次，根据疼痛程度逐渐调整剂量。

2. 儿童 0.7mg/kg，口服，每4~8h一次。

（五）不良反应

不良反应与吗啡相近，主要有轻度头痛、头晕、恶心、呕吐、嗜睡，可有口干、瞳孔缩小、便秘和排尿困难等。

（六）禁忌证

呼吸功能不全、孕妇、临产、哺乳期及婴幼儿禁用。

（七）注意事项

（1）甲状腺功能减退症、胃十二指肠溃疡和慢性胃炎、慢性肝病患者慎用。

（2）长期应用美沙酮可有身体依赖，精神依赖比吗啡相对较少。

八、哌替啶

哌替啶（pethidine）是人工合成的阿片类止痛药，为阿片受体激动剂。

哌替啶的药理作用与吗啡相似，通过作用于中枢神经系统的阿片受体而发挥作用。皮下或肌内注射后 10min 可产生镇静、镇痛作用，但持续时间比吗啡短，仅 2~4h。镇痛效力弱于吗啡，注射 80~100mg 哌替啶约相当于 10mg 吗啡的镇痛效力。10%~20% 患者用药后出现欣快。哌替啶与吗啡在等效镇痛剂量时，抑制呼吸的程度相等。对延髓化学感受器触发区（CTZ）有兴奋作用，并能增加前庭器官的敏感性，易致眩晕、恶心、呕吐。

哌替啶能中度提高胃肠道平滑肌及括约肌张力，减少推进性蠕动，但因作用时间短，故不引起便秘，也无止泻作用。能引起胆道括约肌痉挛，提高胆道内压力，但比吗啡弱。治疗量对支气管平滑肌无影响，大剂量则引起收缩。对妊娠末期子宫，不对抗催产素兴奋子宫的作用，故不延缓产程。

哌替啶口服后经胃肠道吸收。口服后 1~2h 血浆浓度达峰值。肌内注射后 10min 起效，45min 达血浆峰浓度，作用持续 3~5h。血浆蛋白结合率为 60%；主要在肝脏代谢为哌替啶酸及具有中枢兴奋作用的去甲哌替啶，再以结合型或游离型自尿排出。哌替啶血浆半衰期为 3h。

哌替啶用于各种创伤性疼痛、手术后疼痛、内脏绞痛、晚期癌痛和麻醉前给药消除患者手术前紧张、恐惧情绪。

哌替啶口服：每次 50~100mg。极量：每次 150mg，每日 600mg。皮下注射或肌内注射：每次 25~100mg。极量：每次 150mg，每日 600mg。两次用药间隔不宜少于 4h。皮下注射或肌内注射后 10min 可产生镇痛、镇静作用，持续 2~4h。胆、肾绞痛需与阿托品合用。

颅脑损伤、颅内疑有占位性病变、支气管哮喘、慢性阻塞性肺疾病和严重肝功能不全者忌用。儿童慎用。

哌替啶的不良反应与吗啡相似，副作用有头昏、头痛、出汗、口干、恶心、呕吐、心悸和直立性低血压。过量时可致瞳孔散大、心动过速、幻觉、血压下降、呼吸抑制、昏迷。

九、盐酸羟考酮控释片

盐酸羟考酮控释片（oxycodone hydrochloride；oxycontin，奥施康定）为半合成强阿片类药。

（一）药理作用

盐酸羟考酮控释片是一种纯粹的阿片受体激动剂，作用于脑和脊髓中的 κ、μ 和 δ 受体。其镇痛作用和副作用均与吗啡类似，具有镇痛、抗焦虑和镇静作用。

（二）药动学

盐酸羟考酮控释片口服后经胃肠道吸收，羟考酮的绝对生物利用度 60%~87%，血药浓度达峰时间为 2~3h。消除半衰期为 3~4.5h，主要代谢产物为去甲羟考酮和羟氢吗啡酮。羟氢吗啡酮具有镇痛活性。本品采用 AcroContin 控释技术，38% 羟考酮快速释放，62% 持续缓慢释放。服药后出现双吸收时相，快吸收时相消除半衰期为 37min，慢吸收时相消除半衰期为 6.7h，羟考酮主要在肝脏内分解，通过肾脏排泄。

2017 年 NCCN 癌痛治疗指南提出：盐酸羟考酮片可以与对乙酰氨基酚合用，但是必须调整后者用量，以减少对乙酰氨基酚的肝毒性。

（三）适应证

缓解癌症及术后中到重度疼痛患者。

（四）用法与用量

必须整片吞服，勿嚼碎。成人初次剂量为 10mg，每 12h 一次，根据疼痛程度调整剂量，如疼痛程度增加每 1~2d 调整药量一次，以 25%~50% 递增，达到疼痛缓解。

（五）不良反应

常见的不良反应包括便秘、恶心、呕吐、头昏、瘙痒、风疹、头痛、口干、出汗、嗜睡和乏力。

（六）禁忌证

对羟考酮过敏、呼吸抑制、颅脑损伤、麻痹性肠梗阻、急腹症、胃排空延迟、慢性阻塞性肺疾病、严重肝肾功能损害、慢性便秘和妊娠期禁用。

（七）注意事项

（1）使用单胺氧化酶抑制剂患者必须停药2周，才可使用本品。

（2）肝肾功能损害患者的起始剂量最好为常用量的1/3~1/2，并注意观察疗效及不良反应。

十、他喷他多缓释片

他喷他多（tapentadol）缓释片是一种合成的新型阿片类中枢性止痛药，2011年获得美国FDA批准上市。

（一）药理作用

确切的作用机制尚不清楚，但临床前研究已表明，其既具有μ阿片受体激动作用，又具有去甲肾上腺素重吸收抑制作用，互补的两种作用机制，既增强了镇痛作用，又不产生耐药性和依赖性。其镇痛效能介于吗啡和曲马多之间。

（二）药动学

一项健康男性受试者的研究表明，他喷他多口服吸收迅速，1.25~1.5h血药浓度达峰值，平均半衰期为3.93 h。静脉注射后，平均分布体积为（540±98）L，约20%与血浆蛋白结合。单剂量口服后人的生物利用度为32%。在体内的代谢转化主要在肝脏，且代谢稳定。99%在肾脏排泄。

（三）适应证

适用于成人中至重度癌痛、神经病理性疼痛和其他慢性疼痛。

（四）用法与用量

口服，初始剂量50~100mg/次，每4~6h一次，然后根据疼痛程度滴定100~250mg治疗范围内的最佳剂量；首次服用后如疼痛不能减轻，1h后可服用第2次；日最大剂量500mg。中度肝功能障碍：初始剂量50mg/次，每24h一次，日最大剂量100mg，每24h一次。

（五）不良反应

主要有恶心、便秘、头痛、头晕、嗜睡、呼吸抑制、中枢神经系统抑制及低血压。恶心呕吐等不良反应较羟考酮轻。

（六）注意事项

（1）建议成人使用。

（2）必须完整吞服，不能敲碎、咀嚼、溶解或研磨成粉。

（3）不推荐使用的情况：①显著的呼吸抑制、严重哮喘或高碳酸血症（在无监护装置或复苏设备的情况下）及麻痹性肠梗阻。②在使用单胺氧化酶抑制剂期间或停用14d以内。③严重肝肾功能不全。④慢性阻塞性肺疾病、肺心病、重度肥胖、睡眠呼吸暂停综合征、中枢神经系统抑制、昏迷、颅内压增高、癫痫、肾上腺皮质功能不全。⑤震颤性谵妄、中毒性精神病、甲状腺功能减退症、妊娠期和哺乳期。⑥服用三环类抗抑郁药、曲坦类药物（抑制5-羟色胺的代谢）或混合激动剂/拮抗剂（喷他佐辛、纳布啡、布托啡诺）、部分激动剂（如丁丙诺啡），以及抗胆碱药者。

十一、芬太尼

芬太尼（fentanyl）是人工合成的高效阿片类药物，为阿片受体激动剂，作用强度为吗啡的60~80倍。与吗啡和哌替啶相比，本品作用迅速，维持时间短，不释放组胺、对心血管功能影响小，能抑制气管插管时的应激反应。本品对呼吸的抑制作用弱于吗啡，但静脉注射过快则易抑制呼吸。有成瘾性。纳洛酮等能拮抗本品的呼吸抑制和镇痛作用。

芬太尼口服经胃肠道吸收，但临床一般采用注射给药。静脉注射 1min 即起效，4min 达高峰，维持 30~60min。肌内注射时 7~8min 发生镇痛作用，可维持 1~2h。肌内注射生物利用度 67%，蛋白结合率 80%，消除半衰期约 3.7h。主要在肝脏代谢，代谢产物与约 10% 的原形药由肾脏排出。

芬太尼适用于各种疼痛，全身麻醉诱导及维持的复合用药，局部麻醉辅助用药和手术后镇痛等。

芬太尼用于全身麻醉诱导：成人 40~60μg/kg，小儿 10~20μg/kg，静脉注射；静脉复合麻醉维持：每 30min 给予 0.5~2.5mg，静脉注射或以 2~10mg/（kg·h），持续静脉泵注；术后镇痛：50~100mg/h，持续静脉泵注（复合其他药物）；局部麻醉辅助用药：0.05~0.1mg/次；急性爆发性癌痛时可采用芬太尼静脉镇痛，剂量参考术后镇痛。

芬太尼的不良反应主要包括：头晕、嗜睡、口干、瘙痒、恶心、呕吐、便秘、排尿困难等。静脉注射时可能引起胸壁肌强直。

支气管哮喘、呼吸抑制、重症肌无力患者，以及对本品过敏者、婴幼儿、孕妇和哺乳期禁用。使用单胺氧化酶抑制药患者必须停药 14d 以上方可使用芬太尼。

十二、芬太尼透皮贴剂

芬太尼透皮贴剂（fentanyl transdermal system，商品名为多瑞吉）是芬太尼的特殊剂型。

（一）药代动力学

芬太尼透皮贴剂的药物透过皮肤吸收入血液，在应用后的 72h 内持续释放芬太尼，芬太尼的释放速率相对保持恒定，该速率由聚合物释放膜及芬太尼透皮的速率所决定。开始使用芬太尼透皮贴剂后，血清芬太尼的浓度逐渐增加，通常 12~24h 达到稳态，并在此后保持相对稳定直至 72h。芬太尼的血清浓度与贴剂的剂量成正比，在持续使用同样剂量的贴剂时，血清浓度保持稳定。

在去除芬太尼透皮贴剂后，血清芬太尼浓度逐渐下降，大约 17h（13~22h）内下降 50%。与静脉注射相比，透皮持续吸收芬太尼时，其血清药物浓度的降低比静脉注射缓慢。老年、恶病质或虚弱的患者其芬太尼的清除率可能会降低，因此在这些患者中，芬太尼的半衰期可能延长。芬太尼主要在肝脏代谢，约 75% 的芬太尼主要以代谢产物的形式排泄入尿，原形药物少于 10%，约 9% 以代谢产物的形式排泄入粪便，血浆中未结合的芬太尼平均值估计为 13%~21%。

（二）使用方法

根据 2017 年 NCCN 癌痛治疗指南，芬太尼贴剂常用于难以口服药物患者、吗啡不耐受患者或吗啡依从性差的患者。

芬太尼透皮贴剂的剂量应根据患者的个体情况而决定，并应在给药后定期进行剂量评估。贴剂应在躯干或上臂未受刺激及未受辐射的平整皮肤表面上贴用。最好选择无毛发部位，如有毛发，应在使用前剪除（勿用剃须刀剃除）。在使用贴剂前可用清水清洗贴用部位，不能使用肥皂、油剂、洗剂或其他有机溶剂，因其可能会刺激皮肤或改变皮肤的性质。在使用本贴剂前皮肤应完全干燥。贴剂应在打开密封袋后立即使用。在使用时需用手掌用力按压 2min，以确保贴剂与皮肤完全接触，尤其应注意其边缘部分。多瑞吉可以持续贴用 72h。在更换贴剂时，应更换粘贴部位，几天后才可在相同的部位重复贴用。

芬太尼透皮贴剂的初始剂量应依据患者使用阿片类药物的既往史确定，包括对阿片类药物的耐受性、患者的身体状况和医疗状况。未使用过阿片类药物的患者，应以贴剂的最低剂量 25μg/h 为起始剂量。使用过阿片类药物的患者，应将口服或肠外给药的剂量转换为芬太尼透皮贴剂的剂量。

不能在使用贴剂后的 24h 内即评价其最佳镇痛效果，这是因为在使用本贴剂最初 24h 内血清芬太尼的浓度逐渐升高。在首次使用贴剂时，应逐渐停止以前的镇痛治疗直至多瑞吉产生镇痛效果。

剂量的调整及维持治疗：每 72h 应更换一次贴剂。应根据个体情况调整剂量直至达到足够的镇痛效果。如果镇痛不足，可在初次使用后每 3 天进行一次剂量调整。剂量增加的幅度通常为 25μg/h，但同时应考虑附加的其他疼痛治疗（口服吗啡 90mg/d≈多瑞吉 25μg/h）及患者的疼痛状态。当剂量大于

50μg/h，可以使用一片以上的贴剂。患者可能定时需要短效镇痛药，以缓解突发性疼痛。在多瑞吉剂量超过 300μg/h 时，一些患者可能需要增加或改变阿片类药物的用药方法。治疗终止去除贴剂后，由于芬太尼浓度逐渐降低，应逐渐开始其他阿片类药物的替代治疗，并从低剂量起始，缓慢加量。一般来说，任何阿片类止痛药都应逐步停药，以避免出现戒断症状。

（三）不良反应

与阿片类药物相似，包括恶心、呕吐、便秘、呼吸抑制、低血压、心动过缓、嗜睡、头晕、头痛、精神错乱、幻觉、瘙痒、出汗及尿潴留等。这些反应通常在去除贴剂后 24h 内消失。某些使用过阿片类止痛药改用芬太尼透皮贴剂的患者中，可能会出现阿片类药物的戒断症状，如恶心、呕吐、腹泻、焦虑和寒战。

（四）禁忌证

（1）已知对芬太尼或对本贴剂中黏附剂敏感的患者。

（2）急性或手术后疼痛的治疗。

（3）40 岁以下非癌性慢性疼痛患者（艾滋病和截瘫患者疼痛治疗不受年龄及疼痛病史的限制）。

（五）注意事项

（1）与芬太尼相似（参考本节之"十一"）。

（2）使用芬太尼透皮贴剂出现局部瘙痒、麻木或皮疹者应除去贴剂。

十三、纳洛酮

纳洛酮（naloxone）为羟二氢吗啡酮的衍生物，其化学结构与吗啡相似，仅在吗啡的 N-甲基以烯丙基取代，6 位羟基变为酮基。

（一）药理作用

纳洛酮为纯粹的阿片受体拮抗剂，本身无内在活性。但能竞争性拮抗各类阿片受体，对 μ 受体有很强的亲和力。纳洛酮生效迅速，拮抗作用强。纳洛酮同时逆转阿片激动剂所有作用，包括镇痛。另外，其还具有与拮抗阿片受体不相关的回苏作用，可迅速逆转阿片止痛药引起的呼吸抑制，可引起高度兴奋，使心血管功能亢进。本品尚有抗休克作用，不产生吗啡样的依赖性、戒断症状和呼吸抑制。

（二）药动学

静脉注射后 1~3min 即产生最大效应，持续 45min；肌内注射后 5~10min 产生最大效应，持续 2.5~3h。本品吸收迅速，易透过血脑屏障，血浆半衰期为 30~78min，主要在肝内生物转化，产物从肾脏排泄。

（三）适应证

（1.解救麻醉性镇痛药急性中毒，拮抗这类药的呼吸抑制，并使患者苏醒。

（2）拮抗麻醉性镇痛药的残余作用，新生儿受其母体中麻醉性止痛药影响而致呼吸抑制，可用本品拮抗。

（3）解救急性乙醇中毒：静脉注射纳洛酮 0.4~0.6mg，可使患者清醒。

（4）对疑为麻醉性镇痛药成瘾者，静脉注射 0.2~0.4mg 可激发戒断症状，有诊断价值。

（5）促醒作用：可能通过胆碱能作用而激活生理性觉醒系统使患者清醒，用于全麻催醒及抗休克和某些昏迷患者。

（四）用法与用量

1. 解救阿片类止痛药急性中毒　先以 0.3~0.4mg 静脉注射，15min 后 0.6mg 肌内注射，继之以 5μg/（kg·h）静脉滴注。

2. 解救酒精急性中毒　纳洛酮 0.4~0.6mg 静脉注射，必要时 15min 后给予 0.2~0.3mg 静脉注射。

（五）不良反应

不良反应少见，偶可出现嗜睡、恶心、呕吐、心动过速、高血压和烦躁不安。

（六）注意事项

（1）应用纳洛酮拮抗麻醉止痛药后，由于痛觉恢复，可产生高度兴奋。表现为血压升高，心率增快，心律失常，甚至肺水肿和心室颤动。

（2）由于此药作用持续时间短，用药起作用后，一旦其作用消失，可使患者再度陷入昏睡和呼吸抑制。用药需注意维持药效。

（3）心功能不全和高血压患者慎用。

十四、羟考酮/纳洛酮缓释片

羟考酮/纳洛酮缓释片（targiniq ER）为固定剂量的缓释强阿片激动剂羟考酮和缓释阿片拮抗剂纳洛酮的复方制剂。羟考酮和纳洛酮的比例一般为 2：1。由于强阿片类药物胃肠道 μ 阿片受体激动，使胃肠蠕动减少和肠道腺体分泌减少，因此导致便秘。口服羟考酮/纳洛酮片后，缓释片中的纳洛酮通过拮抗胃肠道中的阿片受体，在不影响羟考酮的镇痛效能的同时，能明显改善阿片类药物导致的便秘。

羟考酮/纳洛酮缓释片主要用于慢性癌性疼痛或非肿瘤性慢性疼痛。2017 年 NCCN 癌痛治疗指南提出：盐酸羟考酮/纳洛酮合剂，长期应用于癌痛患者时，可以产生和羟考酮相似的镇痛作用，但是便秘发生率大大降低。

每日 2 次口服。未服用过阿片类药物者的初始剂量为羟考酮：纳洛酮＝5mg/2.5mg，口服每日 2 次；弱阿片类药物不敏感者初始剂量为 10/5mg 或 20/10mg，口服每日 2 次；从其他强阿片类药转换过来者，应给予以前所服剂量全面评估，最大剂量为 40/20mg。

不良反应主要为恶心和呕吐。心功能不全和高血压患者慎用。

十五、曲马多

盐酸曲马多（tramadol）是人工合成的中枢性止痛药，具有弱阿片类和非阿片类二者的性质。无致平滑肌痉挛作用。在推荐剂量下，不会产生呼吸抑制作用，对血流动力学亦无显著影响。耐药性和依赖性很低。

（一）药理作用

曲马多是通过激动 μ 阿片受体和抑制突触前膜对 NA 和 5-HT 的再摄取产生镇痛作用。

（二）药动学

曲马多经胃肠道的吸收迅速完全，分布于血流丰富的组织和器官。本缓释制剂，可以延长体内盐酸曲马多治疗浓度的维持时间，减少血药浓度的波动。本品在肝脏代谢，原形药和代谢物几乎完全从肾脏排出体外。

（三）适应证

中度至重度癌痛和慢性疼痛。

（四）用法与用量

吞服，勿嚼碎。用量视疼痛程度而定。一般成人及 14 岁以上中度疼痛的患者，单次剂量为 50～100mg。体重不低于 25 千克的 1 岁以上儿童的服用剂量为每千克体重 1～2mg，成人最低剂量为 50mg/次。每日最高剂量通常不超过 400mg。治疗癌性痛时也可考虑使用相对的大剂量。肝肾功能不全者，应酌情使用。老年患者的剂量要考虑有所减少。两次服药的间隔不得少于 8h。

（五）不良反应

曲马多不良反应包括恶心、呕吐、出汗、口干、眩晕和嗜睡等，一般症状较轻。

（六）禁忌证

对曲马多高度敏感，酒精、安眠药、镇痛剂或其他精神药物急性中毒患者，呼吸功能不全，颅压增高（无人工呼吸设备）及 1 岁以下婴幼儿禁用。

（七）注意事项

（1）长期使用本品，应注意耐药性或药物依赖性的形成。

（2）常用量情况下，本品也会有可能影响患者的驾驶或机械操作的反应能力。

（3）如用量超过规定剂量或与中枢神经镇静剂合用，可能会出现呼吸抑制。

（4）肝肾功能受损的患者，因其半衰期延长，用药间隔应适当延长。

（5）孕妇如需使用该药时，必须限制用量。怀孕期间长期应用，新生儿出生后会出现戒断症状。

第四节　阿片类药物常见不良反应及处理

阿片类药物是目前镇痛作用最强的药物，并且没有"天花板"效应，镇痛作用随剂量的增加而增强，因此并不存在所谓最大或最佳剂量。对个体患者而言，最佳剂量由镇痛作用与可耐受不良反应之间的平衡决定，若判定患者对阿片类药物仅部分敏感（如部分神经病理性疼痛），则不应再增加剂量。因此，在获得镇痛作用的同时处理阿片类相关不良反应具有重要意义。

一、便秘

阿片类药物引起的便秘发生率高（90%~100%）。阿片类止痛药长期用药，便秘可能持续存在。应鼓励患者多饮水，多摄取含纤维素的食物，适当活动，预防便秘。治疗便秘选择番泻叶、麻仁丸、便乃通缓泻剂或容积性泻药。

二、恶心呕吐

阿片类药物引起恶心呕吐的发生率约为30%，一般发生于用药初期。初次用阿片类药物第1周内，最好同时给予胃复安预防呕吐。治疗恶心呕吐选用胃复安、氯丙嗪或氟哌啶醇，必要时用恩丹西酮或格拉司琼。

三、嗜睡

少数患者用药最初几天内可能出现思睡及嗜睡等过度镇静不良反应，数日后症状多自行消失。初次使用阿片类药物时剂量不宜过高，剂量调整以25%~50%幅度逐渐增加。老年人尤其应注意谨慎滴定用药剂量。出现嗜睡时可根据患者情况适当减量或暂停用药。

四、尿潴留

尿潴留发生率低于5%。同时使用镇静剂、腰麻术后、前列腺增生等可能出现。避免同时使用镇静剂。避免膀胱过度充盈，给患者良好的排尿时间和空间。必要时诱导自行排尿或导尿。

五、精神错乱及中枢神经毒性反应

老年人及肾功能不全注意阿片类药物用药剂量。WHO不推荐使用容易发生中枢神经毒性反应的哌替啶。出现精神错乱及中枢神经毒性反应可根据病情适当减少或暂停用药，必要时更换其他类型止痛药和给予镇静抗焦虑药。

六、药物过量和中毒

用药过量可导致呼吸抑制。表现为呼吸次数减少（<8次/min）和（或）潮气量减少、潮式呼吸、发绀、针尖样瞳孔、嗜睡状至昏迷、骨骼肌松弛、皮肤湿冷，有时可出现心动过缓和低血压。严重时可

出现呼吸暂停、深昏迷、循环衰竭、心脏停搏、死亡。呼吸抑制的解救治疗主要包括：

（1）建立通畅呼吸道，辅助或控制通气。

（2）呼吸复苏。

（3）使用阿片拮抗剂：纳洛酮 0.4mg 加入 10mL 生理盐水中，静脉缓慢推注，必要时每 2min 增加 0.1mg。严重呼吸抑制时每 2~3min 重复给药，或将纳洛酮 2mg 加入 500mL 生理盐水或 5% 葡萄糖液中（0.004mg/mL）静脉滴注。输液速度根据病情决定。

（4）严密监测，直到患者恢复自主呼吸。值得注意的是，缓释剂型的阿片类药物过量和中毒的观察时间，需要根据药物蓄积在体内吸收代谢时间而定。例如，持续作用 12h 的口服吗啡或口服羟考酮缓释片引起的呼吸抑制，解救治疗需要持续监测 12h。持续作用 24h 的口服氢吗啡酮片，则需要持续解救及监测 24h。芬太尼透皮贴剂过量引起的中毒，即使在揭掉贴剂后，还需要持续监测约 16h。

（于世英）

参 考 文 献

[1] Scott M Fishmen, Jane C Ballantyne, James P Rathmell. Bonica's Management of Pain. 4th ed. Philadelphia：Wolters Kluwer, 2009.

[2] Glick J L, Christensen T, Nyeong Park J, et al. Stakeholder perspectives on implementing fentanyl drug checking：results from a multi-site study. Drug Alcohol Depend, 2018 Nov 13, 194：527-532.

[3] Gallagher R. Opioid-related harms：simplistic solutions to the crisis ineffective and cause collateral damage. health serv insights, 2018 25, 11：

[4] Volkow N D, Jones E B, Einstein E B, et al. Prevention and Treatment of opioid misuse and addiction：a review. JAMA Psychiatry, 2018 Dec 5. et al：3126.

[5] Read K, Khatun M, Murphy H. Comparison of transdermal fentanyl and oral tramadol for lateral thoracotomy in dogs：cardiovascular and behavioural data. Vet Anaesth Analg, 2018 Oct 13, S1467-2987.

[6] Treillet E, Laurent S, Hadjiat Y. Practical management of opioid rotation and equianalgesia. J Pain Res, 2018 Oct 29, 11：2587-2601.

[7] Ping Y, Jing C, Qing J. Comparison of the use of different analgesics in the course of anesthesia care based on pharmacoeconomics. Pak J Pharm Sci, 2018 Sep, 31（5）：2241-2247.

[8] Colcic M, Dobrila-Dintinjana R, Golcic G, et al. Differences between transdermal fentanyl and buprenorphine in the elderly hospice patients. Pain Res Treat.

[9] Bisagno V, Cadet J L. Expression of immediate early genes in brain reward circuitries：differential regulation by psychostimulant and opioid drugs. Neurochem Int, 2018 Dec, 14.

[10] You Z B, Bi G H, Galaj E. Dopamine D3R antagonist VK4-116 attenuates oxycodone self-administration and reinstatement without compromising its antinociceptive effects. Neuropsychopharmacology, 2018 Nov, 27.

[11] Nobel T B, Zaveri S, Khetan P, et al. Temporal trends in opioid prescribing for common general surgical procedures in the opioid crisis era. Am J Surg, 2018 Dec8.

[12] Kim M K, Ahn S E, Shin E. Comparison of analgesic efficacy of oxycodone and fentanyl after total hip replacement surgery：a randomized controlled trial. Medicine（Baltimore）, 2018 Dec, 97（49）.

[13] World Health Organization. Cancer pain relief. Geneva：WHO, 1986.

［14］World Health Organization. Cancer pain relief. 2nd ed. Geneva：WHO，1996.

［15］孙燕，顾慰萍 . 癌症三阶梯止痛指导原则 . 2 版 . 北京：北京医科大学出版社，2002.

［16］World Health Organization. Cancer pain relief and palliative care in children. Geneva，1998.

［17］ World Health Organization. Achieving balance in national opioids control policy：guidelines for assessment. Geneva，2000.

［18］Derek Doyle，Geoffrey Hanks，Nathan Cherny，et al. Oxford Textbook of Palliative Medicine，3rd ed. Oxford University Press，2003.

［19］National Comprehensive Cancer Network. Palliative Care. V. 1. 2009. NCCN Clinical Practice Guidelines in Oncology. 2009.

［20］杨兴华，方明治，陈娟 . 大剂量阿片类药物治疗终末期癌痛患者的临床分析 . 中国疼痛医学杂志，2010，16：83-86.

［21］赵雯卿，刘端祺，战淑君 . 中国癌痛治疗十年回顾 . 中国药物依赖杂志，2008，17：252-254.

［22］刘肖平 . 阿片类药在癌痛治疗时能否产生依赖 . 中国疼痛医学杂志，2007，3：325-327.

［23］孙少华，安波，刘洪杰 . 癌痛患者使用麻醉药品中的问题与对策 . 实用疼痛学杂志，2008，4：284-286.

第十章　非甾体抗炎药

非甾体类抗炎药（nonsteroidal antiinflammatory drugs，NSAIDs）是一类具有解热、镇痛、抗炎、抗风湿和抗血小板聚集作用的药物。由于其化学结构和抗炎机制与甾体类抗炎药不同因而得名。虽然NSAIDs 种类繁多，化学结构不同，但它们的药理作用相似。

NSAIDs 是 WHO 癌症三阶梯止痛指南推荐的第一阶梯药物，对炎症性疼痛具有良好的缓解作用，如骨膜受肿瘤机械性牵拉、肌肉或皮下等软组织受压，胸膜、腹膜受压等产生的炎症性癌痛；NSAIDs 也是第二和第三阶梯的重要的辅助用药，尤其与阿片类药物联合治疗骨肿瘤、转移性骨肿瘤引起的癌痛时，可以减少阿片类药物的用量，提高镇痛质量。原则上 NSAIDs 药物主要用于缓解轻、中度癌痛，或作为辅助用药与阿片类药物联合用于中、重度癌痛。但其对重要脏器的毒性作用也不应忽视。

第一节　非甾体抗炎药的分类与作用机制

一、NSAIDs 的分类

非甾体类抗炎药分类方法很多，按其化学结构分为：①水杨酸类（阿司匹林）；②丙酸类（布洛芬）；③苯乙酸类（双氯芬酸）；④吲哚乙酸类（吲哚美辛）；⑤吡咯乙酸类（托美丁）；⑥吡唑酮类（保泰松）；⑦昔康类（吡罗昔康）；⑧昔布类（塞来昔布）。按其半衰期长短可分为长效（代表药物是吡罗昔康、萘丁美酮等）和短效（代表药物是布洛芬、双氯芬酸钠等）NSAIDs。目前临床医生更为推崇的是按照 NSAIDs 对环加氧酶（chyclo-oxygenase，COX）抑制作用的选择性，也就是按 COX-1 IC_{50}/COX-2 IC_{50} 的比值将 NSAIDs 分成 4 类：

1. COX-1 特异性抑制剂（SCOX-1I，比值≥2）　如小剂量阿司匹林（≤300mg/d）。

2. COX 非特异性抑制剂（NSCOXI，0.12~≤2）　如中等剂量以上的阿司匹林（>300mg/d）、吲哚美辛、布洛芬、双氯芬酸、萘普生和吡罗昔康等。

3. COX-2 倾向性抑制剂（PCOX-2I，比值 0.12 ≤，即对 COX-2 作用明显大于 COX-1，但在 20 倍内）　如美洛昔康、氯诺昔康和依托度酸等；

4. COX-2 特异性抑制剂（SCOX-2I，比值 ≤0.01，即对 COX-2 作用比 COX-1 大 100 倍）　如塞来昔布、依托考昔、帕瑞昔布钠。

二、NSAIDs 的作用机制

NSAIDs 的解热、镇痛和抗炎等作用通过抑制 COX，减少体内前列腺素的生物合成（图 10-1），从而抑制了前列腺素介导的炎症反应和外周感受器对化学和机械刺激的敏化。

目前发现 COX 有 COX-1、COX-2、COX-3 三种同工酶。COX-1 主要在胃黏膜、肾、血小板、中枢神经系统、单核细胞和巨噬细胞等组织细胞中呈原生型表达。COX-2 则在 CNS（包括大脑皮质、海马、下丘脑等）、胃肠道、肾、肺、骨骼和生殖系统（前列腺、睾丸、子宫等）中呈原生型表达，在单核细胞、巨噬细胞、内皮细胞、软骨细胞、成骨细胞和滑膜细胞等细胞中表现为诱生作用。COX-1 是"看家基因"，一般情况下表达量相对稳定，受刺激后表达仅上升 2~4 倍；而 COX-2 是"炎症反应基因"，在正常生理状态下多数组织内检测不到，在各种刺激因素作用下便可从头合成，COX-2 可在 30min 内迅速增加，并保持 6~8h，24h 后降至基础水平，其表达可上调 10~80 倍。Simmons 等人通过剪切 COX-1 得到了 COX-3 及 COX-1 的两个亚型：pCOX-1a 和 pCOX-1b。三种蛋白都以糖基化形式存在，但只有 COX-3 具备催化活性。RT-PCR 等实验的结果表明 COX-3 主要分布在脑（表达量约是 COX-1 的 5%）、心脏和主动脉内。在所有对 COX-1 和 COX-2 不敏感的 NSAIDs 当中，对乙酰氨基酚和非那西丁对 COX-3 的抑制作用最强。COX-3 很可能参与了疼痛的发生，对乙酰氨基酚的中枢镇痛与其抑制 COX-3 有关。

既往的研究认为，NSAIDs 所引起的胃肠反应与抑制 COX-1 有关，而其抗炎、止痛作用则通过抑制 COX-2 实现；并认为以往的 NSAIDs 因无选择地对两种 COX 都抑制，故在临床上疗效和不良反应并存。理想的 NSAIDs 应选择性抑制 COX-2，而不影响 COX-1。随着研究的深入逐渐发现，COX-1 和 COX-2 的分布有重叠现象，COX-1 有可能也参与炎症反应，COX-2 也可能参与维持人体的某些正常功能。转基因动物模型研究发现，COX-1 缺失小鼠并不发生自发性胃溃疡，COX-2 缺失的纯合子小鼠也能产生正常的炎症应答。这显然与 COX-2 在炎症反应中占主导地位的观点相矛盾。随后研究发现，痊愈的溃疡组织周围存在 COX-2，COX-2 有利于胃肠道炎症的消退。也有研究者发现 COX-1 抑制剂抑制 COX-1 后可以导致胃黏膜层分泌 COX-2（可能是一种保护机制），因此认为胃肠道中的一种 COX 同工酶受抑造成的损失可由另一种同工酶的作用补偿，只有混合抑制剂才能造成胃肠道的损伤。混合型抑制剂可以同时阻断 COX-1 和 COX-2，减少了人体内具有保护作用的前列环素的合成，因此在胃肠道、心血管及其他方面产生副作用。

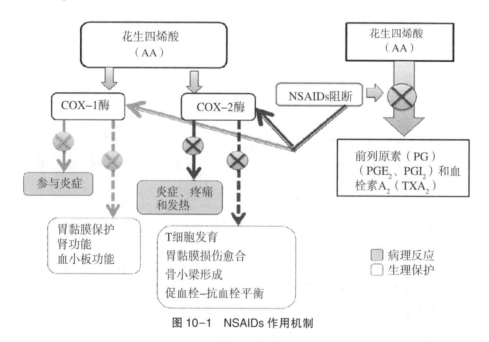

图 10-1　NSAIDs 作用机制

第二节　非甾体抗炎药药理学

一、药理作用

（一）镇痛作用

NSAIDs 有中等程度的镇痛作用，并具有"封顶效应（ceiling effect）"，即超过最大有效剂量，止痛效果也不再增加，而副作用有可能增加。一般来说 NSAIDs 作用的封顶剂量：镇痛<抗炎<解热。因此 NSAIDs 适用于癌痛的第一阶梯治疗和第二、三阶梯的辅助止痛治疗，但在使用中应掌握用量，不要盲目增加剂量。

（二）解热作用

NSAIDs 能降低发热者的体温，而对正常体温无明显影响。NSAIDs 主要通过抑制中枢前列腺素合成发挥解热作用。肿瘤合并感染或引起组织损害时均能引起白细胞介素-1β（IL-1β）、IL-6、干扰素-α（IFN-α）、IFN-β 和肿瘤坏死因子-α（TNF-α）等细胞因子产生，而这些细胞因子又促使下丘脑视前区附近合成 PGE_2，通过 cAMP 促发下丘脑体温调节中枢增加产热，使体温升高。NSAIDs 通过抑制 PGE_2 的生成从而发挥解热作用。

（三）抗炎作用

NSAIDs 除苯胺类药物非那西丁、对乙酰氨基酚外，都具有不同程度的抗炎作用。前列腺素是参与炎症反应的重要物质，研究发现将极微量的前列腺素 E_2（PGE_2）皮内或动静脉内注射均能引起炎症反应；而炎性组织中也发现有大量前列腺素存在；癌症组织也能伴发炎性反应。NSAIDs 能抑制炎性反应时的前列腺素合成，从而能缓解癌症患者的炎性疼痛。

（四）血液系统作用

NSAIDs 中除阿司匹林外均为可逆性抑制前列腺素的合成，影响血小板聚集。NSAIDs 通过抑制血小板 COX（主要为 COX-1），减少血小板中血栓素 A_2（TXA_2）的生成，而影响血小板的聚集及抗血栓形成，达到抗凝作用。大剂量的 NSAIDs 也能直接抑制血管壁中的 COX（主要为 COX-2），从而影响前列环素 2（PGI_2）的合成。PGI_2 是 TXA_2 的生理对抗剂，它的合成减少能促进血栓的形成。但是血小板中 COX 对 NSAIDs 的敏感性远较血管中 COX 高，从而使 TXA_2/PGI_2 失去平衡，导致凝血功能下降。除了药物的药理特性引起的上述血液系统作用外，还存在因药理依赖的免疫机制引起的全血系统减少，如贫血、粒细胞减少和血小板减少症。因此，癌痛患者长期因服用 NSAIDs 时需定期检查血常规。

（五）胃肠道作用

NSAIDs 能直接刺激胃黏膜细胞和抑制胃壁组织 COX-1 生成前列腺素如 PGE_2，而后者能增加胃黏膜血流，促进黏液分泌，从而保护胃黏膜细胞。因此 NSAIDs 口服可能引起上腹不适、恶心、呕吐，较大剂量时可引起胃溃疡及无痛性胃出血，同时服用米索前列醇或制酸药能减轻这一副作用。特异性 COX-2 抑制剂因对 COX-1 影响较小，所以对胃肠道副作用相对较小，因此如需长期使用 NSAIDs 治疗癌痛，倾向于选择特异性 COX-2 抑制剂。近期的研究还显示，特异性 COX-2 抑制剂甚至对胃肠道肿瘤有抑制作用。

（六）肾脏作用

NSAIDs 可引起肾功能不全和明显的肾中毒。其机制包括：抑制 COX-1，致肾脏血管舒张剂前列腺素合成减少，血管紧张素原分泌受损，从而导致肾血流和滤过率下降，肾小管水钠重吸收增加。NSAIDs 引起可逆性的急性肾衰竭，多见于原有充血性心衰、慢性肾功能不全、肝硬化腹水患者；NSAIDs 也是引起过敏性间质性肾炎和肾中毒的原因之一，最常见于布洛芬；NSAIDs 影响肾小管功能的机制是抑制肾脏前列腺素产生，而后者刺激血管紧张素原产生，导致醛固酮分泌增加，最常见于消炎痛，可引起高钾血症。特异性 COX-2 抑制剂肾脏不良反应相对较少。

（七）中枢作用

中枢神经系统功能障碍主要表现为类似水杨酸中毒症状，如头晕、恶心呕吐、耳鸣、视听力减退等。有报道还可以出现识别功能失调，即注意力不集中，短时间记忆和计算能力缺失。最新研究报道特异性 COX-2 抑制剂有脑保护作用，其机制为：通过降低脑 PGE_2 水平，降低大脑皮质和海马 COX-2 免疫反应性，减少活化的细胞凋亡蛋白酶 3（Caspase-3）免疫反应性细胞，从而改善神经反射和记忆功能。另有研究证明特异性 COX-2 抑制剂能阻断 β_2 淀粉样蛋白自身毒性炎性环路，因而改善脑淀粉样变性作用而能抗阿尔茨海默病。

（八）抗肿瘤作用

近年的研究发现，COX-2 与肿瘤有着千丝万缕的联系，已证明 COX-2 在大肠癌、胃癌、肺癌、子宫颈癌及头颈部肿瘤等多种恶性肿瘤及癌前病变中的表达率达 40%~80%。肿瘤血管内皮及邻近肿瘤浸润部位的正常组织（<2mm）均表达 COX-2。越来越多的研究表明 COX-2 表达与肿瘤分期、恶性程度及预后明显相关。COX-2 抑制剂抗肿瘤还存在不依赖于 COX-2 的分子靶点，综合起来可能机制包括以下几方面：

1. 抑制血管增生　有临床前实验证明，西乐葆抑制血管内膜发芽增殖，通过增加抑制性蛋白的表达，诱导 G1 期的血管内皮细胞凋亡。

2. 诱导肿瘤细胞凋亡　Witters 等将 COX-2 抑制剂 SC236 应用于乳腺癌患者发现，它能通过抑制 PGE_2 下调 Bcl22 表达，引起肿瘤细胞系的凋亡，包括肿瘤生长因子、刺激因子、原癌基因、癌基因。此外，NS398 能上调 par（前列腺凋亡反应基因），并能抑制核因子 κB（NF-κB）的激活，从而启动肿瘤细胞凋亡。

3. 改变细胞周期　尼美舒利可使胃癌细胞 G0/G1 期比例增高，降低 S、G2/M 期比例，提示选择性尼美舒利具有明显的 G0/G1 期阻滞作用，使进入 S 期细胞明显减少，从而抑制胃癌细胞生长和诱导其凋亡。

4. 具有放射增敏作用　Saha 等证实 NS398 具有增加 COX-2 超表达的肺肿瘤细胞放射敏感性。第四届亚太消化疾病 2004 会议纲要认为：NSAIDs 可使大肠癌长期发病者发病率降低 30%~50%，可推荐在高危人群中使用。

二、药代动力学

口服吸收迅速，大部分经小肠上段吸收，极少部分在胃吸收。饱食能延缓药物吸收，降低血药高峰浓度，延长药物起效时间。NSAIDs 90% 以上与血浆蛋白结合，组织分布少，仅非结合部分发挥药理作用。和蛋白结合率高的药物合用时，合用药物可能竞争其蛋白结合位点，导致非结合型药物血清浓度增加。该类药物有抗凝药、降糖药和抗惊厥药。如与华法林合用，导致显著的出血危险，故与之合用时应减量。老年人血浆白蛋白降低，导致游离型药物血清浓度增加，效能和毒性均增加。DSAIDs 依靠肝脏广泛代谢，仅有小部分以原形从肾脏排出，故很少依赖肾脏排出。

三、药物的相互作用

长期服用酶诱导剂苯巴比妥等可相对缩短 NSAIDs 的血浆半衰期，反之长期服用酶抑制剂西咪替丁等可延长其血浆半衰期。磺胺能降低肾脏的 NSAIDs 的排出，增加其血药浓度。故与磺胺合用时应该减量。

第三节　非甾体抗炎药常见不良反应及对策

NSAIDs 常见不良反应主要是对胃肠道、肾功能、血小板功能的影响以及心血管的不良反应和肝毒性。在癌痛治疗中，对于 NSAIDs 的高危因素（表 10-1）患者应慎用或避免使用。

胃肠道的不良反应最常见也是最重要的，包括消化不良、消化道溃疡、出血等。值得注意的是，约一半出现消化道溃疡的患者没有前驱症状。NSAIDs 对胃肠道黏膜直接损伤；也可因通过抑制 COX-1，使胃肠道黏膜 PG 产生减少，使胃肠道黏膜失去保护作用。长期使用倾向于选择特异性 COX-2 抑制剂。

肾脏毒性也应警惕。NSAIDs 抑制前列腺素合成，使肾灌注和肾小球滤过率下降，致使体液和电解质紊乱，轻则出现轻微的水钠潴留、高血钾，重则出现可逆的急性肾功能不全、间质性肾炎及肾坏死等。对慢性肾功能不全患者禁用 NSAIDs。

NSAIDs 影响血小板的功能和心血管系统副作用可能源于服药后体内两种 COX 同工酶作用的不协调。COX-1 表达于血小板，促进血小板产生血栓素 A_2（TXA_2），具有促血小板聚集、血管收缩和血管增生的作用；而在内皮细胞由 COX-2 催化产生的前列环素（PGI_2）则可抑制血小板聚集，促使血管舒张，并可防止血管平滑肌细胞增生；正常情况下，TXA_2 和 PGI_2 处于平稳状态。一般认为，非选择性 NSAIDs（如阿司匹林、布洛芬和萘普生等）可通过抑制血小板聚集降低心肌梗死的发病危险；而选择性 COX-2 抑制剂可有效抑制 COX-2，却不抑制 COX-1，导致 PGI_2 产生受阻而不影响 TXA_2 形成，增强血小板聚集和血管收缩作用，从而可致血液高凝状态、血压升高，加速动脉硬化，在动脉粥样斑块脱落时易发生血管栓塞事件。目前的观点认为，NSAIDs 的心血管系统副反应是 NSAIDs 的"类反应"，并且与疗程相关，长期使用者应监测心血管功能。

NSAIDs 最常见的肝脏毒性反应是转氨酶升高，也可出现于淤胆性肝损伤或混合性肝损伤，罕见致命性肝衰竭。转氨酶轻度增高无须停药，除非合并肝损伤的其他临床表现，如血清白蛋白水平下降或凝血时间延长等。对乙酰氨基酚的肝损害隐匿、缓慢，常为不可逆损害，应严格控制使用剂量。

NSAIDs 的过敏反应表现为：皮疹、荨麻疹、皮肤瘙痒及光敏。阿司匹林过敏反应最常见，常表现为阿司匹林哮喘，严重者可致死。发生原因与其抑制前列腺素合成有关。用药前应注意其既往过敏史。

表 10-1　使用 NSAIDs 的高危因素

·年龄>60 岁（男性易发）
·原有易损脏器的基础疾病：上消化道溃疡、出血史；缺血性心脏病或脑血管病史（冠状动脉搭桥围术期禁用，脑卒中或脑缺血发作史慎用）；肾功能障碍；出、凝血机制障碍（包括使用抗凝药）
·同时服用皮质激素或血管紧张素转换酶抑制剂（ACEI）及利尿剂
长时间、大剂量服用
高血压、高血糖、吸烟、酗酒

第四节　癌痛治疗中常用非甾体抗炎药

一、对乙酰氨基酚

对乙酰氨基酚（扑热息痛，醋氨酚，Paracetamol，Acetaminophen，APAP）是临床常用的解热镇痛药，抑制中枢的 COX-2，并对 COX-3 选择性易感，还有调节抑制下行的五羟色胺（5-HT）能通路和抑制中枢一氧化氮（NO）的合成的作用。APAP 是不少非处方止痛药的重要成分，也是癌痛"第一阶梯"止痛药中的首选药，同时被视为与"第二、三阶梯"阿片类药物联合止痛最常用的辅助用药。单独应用对轻至中度疼痛有效，与阿片类或曲马多或 NSAIDs 药物联合应用或制成合剂（氨酚待因：APAP500mg+磷酸可待因 8.4mg；氨酚曲马多：APAP 325mg+曲马多 37.5mg；氨酚羟考酮：APAP 325mg+羟考酮 5mg），可发挥镇痛相加或协同效应。

近来，在欧美国家对乙酰氨基酚因成为急性肝衰竭的首要原因而备受关注。因此 2011 年 1 月 13 日美国食品药品监督管理局（FDA）正式发文，要求生产含 APAP 成分处方药物的厂商对单剂剂量进行严格限制，即每一片剂或胶囊 APAP 的含量不应超过 325mg。国外一般限制 APAP 的用量不宜超过 4g/d，连续用药不得超过 2 周。国内文献主张，国人对乙酰氨基酚的用量应低于上述剂量，以 2g/d 为宜，且连续使用应不超过 2 周。

治疗剂量的 APAP 大部分与葡萄糖醛酸或硫醇结合后失活排泄，小部分经肝细胞色素 P450 氧化酶 CYP2E1、1A2、3A 代谢产生活性代谢产物 N-乙酰对苯醌亚胺（N-acetyl-p-benzoquinone imine，NAPQI），后者与结合谷胱甘肽（GSH）通过胆汁排出到体外。中毒剂量的 APAP，肝脏对 APAP 的结合消除能力达到饱和，更多的 APAP 通过肝药酶途径进行代谢，产生大量的 NAPQI_ x0007_ 并很快耗竭肝内的谷胱甘肽，造成过量的 NAPQI 在肝内堆积。APAP 导致的肝细胞的损害是一个缓慢的过程，在服药初期不易显现，常在 4~8 周后才表现为肝功能异常，其临床表现也较为隐匿。若在出现较典型的肝细胞中毒症状时再停止使用，往往已造成重度肝损害。对癌症患者而言，这种损害可能是致命的。在我国，肝炎病毒感染者在人群中所占的比例甚高，尤其应当注意患者在应用止痛药时的"保肝"问题。癌症患者的肝损害比较常见，主要与以下因素相关：

（1）癌症患者常因化疗、放疗而造成药物性或放射性的肝损害。

（2）肝脏血流丰富，是不少肿瘤（如结直肠癌、胃癌、肺癌、乳腺癌等）转移灶的寄居地，常存在影像学提示的肝转移灶，或虽无影像学证据但高度怀疑存在隐性癌细胞微小转移灶。

（3）对肝癌患者，50%~80% 在癌变前即有慢性肝炎或肝硬化病史，多数患者长期肝功能不正常。

（4）有肝脏手术切除史的患者，可能因功能正常肝细胞数量明显减少而导致肝功能储备力下降。

（5）另有部分患者，肝脏本身并没有器质性改变，但是由于心、肾、胆管、血管等器官的某些原因造成肝血流量的下降或肝血流淤滞，进而间接造成肝功能损伤。

因此对已发现有肝损害或怀疑肝脏储备功能较差的癌症患者，一般不主张使用对乙酰氨基酚，此时的镇痛药物可考虑非甾体类固醇药物或阿片类药物。

二、特异性 COX-1 抑制剂

特异性 COX-1 抑制剂主要作用于 COX-1，小剂量阿司匹林特异性抑制 COX-1，小剂量阿司匹林（75~300mg/d），具有抗血小板聚集的作用；中等剂量（500~3 000mg/d）具有解热镇痛效应；大剂量（超过 4000mg/d）则具有抗炎、抗风湿的作用。镇痛剂量下阿司匹林对 COX 的作用表现为非特异性抑制作用，其胃肠道副作用及出血风险堪虞，因此近年在癌症止痛中已逐渐被"边缘化"，很少单独、大剂量用于慢性疼痛和癌症姑息止痛治疗。

三、非特异性 COX 抑制剂

（一）吲哚美辛（消炎痛，Indomethacin）

1. 药理特性　本药为具有抗炎及解热镇痛特性的吲哚乙酸化合物，其抗炎作用强大，比氢化可的松大 2 倍。口服易吸收，生物利用度 98%，服药后 2h 内血药浓度达峰值；血浆蛋白结合率达 90%，$t_{1/2}$ 为 4.5h 左右。直肠给药后峰值血药浓度的出现快于口服给药，但其浓度较低。该药经受显著的肠肝循环，大部分在肝脏和肾脏内转化为无活性代谢产物，并随尿排出（60%），其中 10%~20% 以药物原形排出，少部分从粪排出（约33%）。

2. 适应证　主要用于以炎性疼痛为主的癌痛。

3. 用法与用量　口服：25～50mg/次，3次/d。直肠给药：50mg/次，50～100mg/d。

4. 不良反应　治疗剂量下有：35%～50%患者发生不良反应，其中有20%因不能耐受而被迫停药。主要不良反应包括：

（1）胃肠道反应：厌食、恶心、呕吐、腹痛、腹泻、诱发或加重溃疡，甚至造成出血或穿孔。

（2）中枢神经系统反应：严重前额头痛，可发生在25%～50%长期服用该药的患者中，其他如眩晕、困倦等，偶有精神失常。

（3）造血系统反应：粒细胞减少、再生障碍性贫血、紫癜、血小板减少及骨髓抑制等，但罕见。

（4）皮肤及过敏反应：瘙痒、结节性红斑、荨麻疹、血管性水肿、阿司匹林哮喘、呼吸困难、急性呼吸抑制、血压急剧下降。

（5）某些临床情况下可导致肾功能不全。

5. 注意事项

（1）对阿司匹林或其他NSAIDs过敏者慎用。

（2）妊娠、哺乳期妇女以及14岁以下儿童禁用。

（3）老年人易发生毒性反应，慎用。

（4）患哮喘、消化性溃疡、癫痫、帕金森综合征、精神障碍、肝肾功能不全者禁用。

（5）高血压、心功能不全、出血性疾病或血友病、再生障碍性贫血、粒细胞减少者慎用。

（6）与氨苯蝶啶合用可引发急性肾衰竭。

（二）双氯芬酸钠（扶他林，Diclofenac Sodium，Voltaren）

1. 药理特性　本药系苯乙酸的衍生物，抗炎作用在芬酸类中最强，镇痛效能比吲哚美辛强2～2.5倍，比阿司匹林强26～50倍。该药口服吸收迅速，有首过效应，约60%原形药到达体循环。口服给予肠衣片后，吸收延迟，在2h内达到血药浓度峰值，$t_{1/2}$平均为1.2～1.8h，血浆蛋白结合率99.7%。肌内注射后血药浓度在15min后达到峰值，其曲线下面积约为口服或直肠给药的2倍。主要经尿（61%）和粪（30%）排出。约90%的口服或静脉给予的双氯芬酸在前96h排出。

2. 适应证　用于各种轻、中度癌痛，或与阿片类药物联合用于恶性肿瘤骨转移等疼痛。

3. 用法与剂量

（1）成人口服：50mg/次，6～8h一次。肌内注射：75mg/次，每12h一次，可用至一周。

（2）1岁以上儿童口服：0.25～3mg/（kg·d），分2～3次服。

4. 不良反应和注意事项

（1）胃肠道副反应最常见，次为转氨酶升高，过敏样反应少见。

（2）消化性溃疡及对本品过敏的患者禁用，对阿司匹林过敏、有哮喘史及荨麻疹史者不宜使用。

（3）肝、肾功能不全，孕妇、哺乳期妇女以及服用锂剂者慎用。

（4）长期服用时，应监测肝肾功能及血象。

（5）最好在饭后服药。

（三）布洛芬（芬必得，Ibuprofen，Fenbid）

1. 药理特性　本药为苯丙酸类抗炎药。其抗炎、镇痛作用不如双氯芬酸强，但胃肠道反应轻。该药口服吸收迅速完全，1～2h达峰值血药浓度。血浆半衰期约为2h。99%以上的布洛芬与白蛋白结合，可通过胎盘及进入乳汁。主要经肝脏代谢，60%～90%经肾随尿排出。

2. 适应证　多用于风湿和类风湿关节炎、骨关节炎、急性痛风等治疗。用于缓解对双氯芬酸不能耐受的轻到中度癌痛。

3. 用法与剂量

（1）成人：200～400mg/次，口服，每4～6h 1次，每日量不超过3 200mg。

（2）14 岁以下小儿不宜应用。

4. 不良反应和注意事项

（1）少数患者可出现轻度胃肠道反应和胃肠道出血。

（2）孕妇、哺乳期妇女、哮喘患者禁用。

（3）其他注意事项同阿司匹林。

（四）氟比洛芬及氟比洛芬酯（Flurbiprofen，Flurbiprofen axetil）

1. 药理特性　氟比洛芬及氟比洛芬酯属苯丙酸类。氟比洛芬 50mg 比对乙酰氨基酚 650mg 单用或与可待因 60mg 联合使用镇痛效果更好。口服吸收良好，单次给药后 1.5～3h 血药浓度达峰值，$t_{1/2}$ 为 3～4h，血浆蛋白结合率在 99% 以上。氧化和结合作用是其重要代谢途径。有 20%～25% 的药物以原形经尿排出，其余主要作为代谢物排泄。

氟比洛芬酯是由脂微球和其包裹的氟比洛芬组成。脂微球是一种以脂肪油为软基质并被磷脂膜包封的微粒体分散系，平均直径为 200nm，外膜为卵磷脂，内层为软基质油，其中包裹脂溶性药物。脂微球对其包裹的药物具有靶向性，使包裹药物在炎性组织、手术切口及肿瘤部位靶向聚集，从而增强药效；包裹药物的释放受到控制，使药效持续时间更长；由于药物是脂溶性，易于跨越细胞膜，从而促进包裹药物的吸收，进一步缩短起效时间。氟比洛芬酯静脉注射后，脂微球与血浆蛋白接触，脂微球中的大部分药物从脂微球向血中移行，被血中酯酶迅速水解，成为其活性代谢物氟比洛芬。静脉注射制剂 5mL/50mg 后 5～10min 全部水解为氟比洛芬，6～15min 血药浓度即达峰值。给药量在 10～80mg 时血药浓度呈线性。半衰期为 5.8h。主要以羟化物和结合物的形式经肾脏排泄。氟比洛芬到达炎症部位后被前列腺素合成细胞（如巨噬细胞和中性粒细胞）摄取，抑制前列腺素的合成从而达到镇痛作用。研究表明，氟比洛芬酯的镇痛作用强于阿司匹林或酮洛芬肌内注射。与口服氟比洛芬相比，氟比洛芬酯起效更快，镇痛作用相似或更强，而对胃黏膜损伤作用比口服制剂低，安全系数高（50% 引起胃黏膜损伤剂量/50% 有效剂量为口服制剂的 3～20 倍）。该药静脉注射后 15min 起效，30min 作用明显，1～5h 作用达高峰，镇痛持续时间 3～6h，有时可达 9h 以上。国内研究表明，在上腹部手术后与阿片类药物联合使用，可减少阿片类药物 35%～50%，在下腹部和骨科手术也有相当的阿片"节俭作用"，采用超前镇痛加 PCA 方法优于术后给药。

2. 适应证　口服制剂使用较少，注射制剂目前主要用于术中或术后镇痛和不能口服的癌痛患者的短期治疗。

3. 用法与用量　静脉注射 50mg/次，注药时间应持续 1min 以上，24h 用药不超过 200mg，也可将其溶于 100mL 生理盐水 30min 内静脉滴注或镇痛泵中持续注射。口服镇痛剂量 25～50mg，每 4～6h 一次，50mg 为优选剂量，每日最大剂量：300mg。

4. 不良反应　短期使用不良反应发生率低。不良反应发生在胃肠道（5.8%），中枢神经系统及特殊感觉（1.4%），皮肤（0.60%）及生殖泌尿道（0.5%）。胃肠道的不良反应主要包括：消化不良、腹泻、腹痛、恶心、呕吐等；而头痛则是中枢神经系统常见的不良反应。少数表现为发热、心悸、胸闷、嗜睡、畏寒、血压降低、四肢麻痹、急性肾功能不全、胃肠道出血及痉挛等。个别患者出现注射部位疼痛，低于 1% 的患者出现转氨酶异常，但不能确定是否为药物所致。在口服病例中罕见的并发症还包括剥脱性皮炎、再生障碍性贫血等。

5. 注意事项

（1）阿司匹林哮喘或对其他 NSAIDs 过敏者、严重消化道溃疡、出血性疾病、肝肾功能障碍、严重高血压或心脏疾病者忌用。

（2）妊娠及哺乳妇女尽量避免使用（因为氟比洛芬酯可通过胎盘）。儿童应慎用。

（3）与苯二氮䓬类合用可出现嗜睡或低血压。

（4）氟比洛芬酯与第三代喹诺酮类抗生素如诺氟沙星、洛美沙星、依洛沙星等合用可能会引起痉挛，故禁忌与其合用。

四、倾向性COX-2抑制剂

（一）美洛昔康（Meloxicam）

1. 药理特性　本药是烯醇酸类非甾体类抗炎止痛药。治疗剂量下选择性抑制COX-2，对COX-1的抑制作用呈剂量依赖性。本药对炎症部位的前列腺素生物合成的抑制作用强于对胃黏膜或肾脏的前列腺素生物合成。临床研究表明使用本药推荐剂量，胃肠道穿孔溃疡或出血等不良反应发生率比应用其他NSAIDs低。

本药经口服或肛门给药吸收良好。进食时服用药物对吸收无影响。口服7.5mg和15mg的药物浓度分别与其剂量成比例。用药3~5d可达稳态，连续治疗1年以上患者体内药物浓度和初次进入稳态的患者相似。药物的血浆蛋白结合率为99%以上。$t_{1/2}$为20h。每日7.5mg或15mg口服，血浆药物浓度在相当小的峰-谷间波动。本药代谢彻底，从粪便中排泄的原型药物少于每日剂量的5%，只有少量以原形从尿中排出。肝肾功能不全或轻、中度肾功能不全对本药药代动力学均无较大影响。平均血浆清除率为8mL/min，老年人的清除率降低，分布体积小，平均为11L，个体间差异达到30%~40%。

2. 适应证　用于各种轻、中度癌痛，或与阿片类药物联合用于恶性肿瘤骨转移等疼痛。

3. 剂量与用法　美洛昔康7.5mg/d，或15mg/d，口服。每日最大建议剂量为15mg。儿童适用剂量尚未确定，目前只限于成人使用。

4. 不良反应和注意事项　消化不良、腹痛、短暂的肝功能异常、食管炎、胃十二指肠溃疡、结肠炎等胃肠道反应。瘙痒、皮疹、口炎、荨麻疹、感光过敏等。对本药过敏者、活动性消化性溃疡、严重肝肾功能不全、<15岁以下的儿童、孕妇或哺乳者禁用。与乙酰水杨酸和其他非甾体类抗炎药可能会有交叉过敏反应，使用乙酰水杨酸和其他非甾体类抗炎药后出现哮喘、鼻腔息肉、血管水肿或荨麻疹等症状的患者不宜使用美洛昔康。

（二）氯诺昔康（可塞风，Xafon）

1. 药理特性　本药通过抑制环氧化酶活性来抑制前列腺素的合成，并且抑制COX-2的作用强于COX-1（COX-2∶COX-1=1∶6）同时并不抑制5-脂氧化酶的活性，不抑制白三烯的合成，也不将花生四烯酸向5-脂氧化酶途径分流。因而封闭了后两者的逆向传递作用，使向脊髓疼痛的冲动传递减弱。血浆半衰期3~5h。对中到重度疼痛具有良好的镇痛作用，同时氯诺昔康通过激活内源性阿片类物质β-内啡肽而具有部分中枢性镇痛作用。

2. 适应证　急性或慢性疼痛，包括癌痛、风湿痛、术后痛。

3. 剂量与用法　口服8mg，2~4次/d；静脉或肌内注射8mg，2次/d。

4. 不良反应和注意事项　恶心、呕吐、眩晕、思睡、头痛等，胃肠道损害及出血的危险少于萘普生。对本品及非甾体类抗炎药过敏、消化道溃疡出血或发作、妊娠、哺乳、严重肝肾功能以及心功能受损者禁用。肝肾功能不全、有消化道溃疡病史、凝血障碍者慎用。

（三）依托度酸（乙哚酸，吲哚吡喃乙酸，Etodolac）

1. 药理特性　本药为吡南羧酸类。主要在炎症部位选择性抑制前列腺素的合成，可降低骨关节损害的发生率，使疾病进程逆转。口服吸收迅速，止痛作用出现在口服后30min，峰作用出现在1~2h，平均半衰期约为7h，99%以上与血浆白蛋白结合，在肝内广泛代谢，主要经肾排泄，24h内排泄服用剂量的60%，7d内排泄92%。依托度酸200~400mg、阿司匹林650mg及对乙酰氨基酚600mg加可待因60mg的镇痛作用相当。

2. 适应证　用于类风湿关节炎、骨关节炎及轻中度疼痛。可用于轻、中度癌痛的治疗。

3. 用法与用量　口服。急性疼痛推荐剂量200~300mg，需要时每6~8h一次，每日总剂量不超过1200mg。

4. 不良反应和注意事项

（1）多见胃肠紊乱、头痛、困倦、眩晕、耳鸣以及皮疹。

（2）对阿司匹林及其他非甾体类抗炎药过敏者、活动性消化性溃疡禁用，妊娠及哺乳期妇女慎用。

（3）肝肾功能不良者应酌情减量。

（4）尿中依托度酸代谢物的存在可引起胆红素的假阳性反应。

五、特异性 COX-2 抑制剂

（一）塞来昔布（西乐葆，Celecoxib，Celebrex）

1. 药理特性　本药是特异性 COX-2 抑制剂。与基础表达的 COX-1 的亲和力极弱，治疗剂量的塞来昔布不干扰组织中与 COX-1 相关的正常生理过程，尤其在胃、肠、血小板和肾等组织中。因此，胃肠道副作用少，安全性较好。口服吸收良好，约 2~3h 达到血浆峰浓度。胶囊口服后的生物利用度为口服混悬液生物利用度的 99%。在治疗剂量范围内，塞来昔布具有线性且与剂量成正比的药代动力学特征。本药的血浆蛋白结合率与浓度无关，在治疗时，血浆蛋白结合率约为 97%。主要经肝脏代谢、排出，<1% 的药物以原形从尿中排出。多剂服药后清除半衰期为 8~12h。连续服药 5d 内达到稳态分布容积均值，表明该药在组织中广泛分布。本药可通过血脑屏障。

2. 适应证　急性或慢性疼痛。

3. 用法与用量　口服，100mg/次或 200mg/次，2 次/d。老年人、轻至中度肝功能不全，或轻至中度肾功能不全的患者不必调整用药剂量。重度肝功能或肾功能不全的患者无临床应用经验。

4. 不良反应和注意事项

（1）常见不良反应包括（>1%）：消化不良、腹痛、腹泻、便秘、轻微头痛、流感样症状、外周水肿、短暂肝肾功能指标异常等。在超过对 3 000 例患者的临床研究中，未证实本药与致命的、严重的，或罕见的不良反应有因果关系。

（2）对本品过敏者，已知对磺胺过敏者禁用。

（3）哮喘、荨麻疹或急性鼻炎患者慎用。

（4）本品不宜用于妊娠和哺乳期妇女。

（二）帕瑞昔布钠（Parecoxib Sodium）

1. 药理特性　本药是特异性 COX-2 抑制剂，属于昔布类 NSAIDs 止痛药。帕瑞昔布钠是伐地昔布的前体药物，在静脉注射或肌内注射后经肝脏酶水解，迅速转化为有药理学活性的伐地昔布。

（1）吸收：帕瑞昔布钠每日给药 2 次，静脉注射剂量不超过 50mg 及肌内注射剂量不超过 20mg 的情况下，其曲线下面积（AUC）与峰浓度（C_{max}）之间呈现线性关系。帕瑞昔布钠每日给药 2 次，在 4d 内可达到伐地昔布的稳态血药浓度。帕瑞昔布钠单次静脉注射或肌内注射 20mg，伐地昔布分别于注射后 30min 或 1h 达到峰浓度。

（2）分布：静脉注射后，伐地昔布的分布容积约为 55L。伐地昔布（而非帕瑞昔布钠）可广泛分布于红细胞内。

（3）代谢：帕瑞昔布钠在体内快速并几乎完全地转化为伐地昔布和丙酸，血药半衰期约为 22min。伐地昔布的消除在肝脏内通过多种途径广泛进行，包括细胞色素 P450（CYP）3A4 与 CYP2C9 同工酶代谢以及磺胺葡萄糖醛化（约 20%）。

（4）消除：伐地昔布钠主要在肝脏内消除，少于 5% 的伐地昔布通过尿液以原形排泄。

2. 适应证　临床上多用于中度或重度术后急性疼痛的治疗。对不能口服的癌痛患者或急性炎性疼痛的癌痛患者可短期使用，原则上连续使用不超过 3d。

3. 用法与剂用量　推荐剂量为 40mg，静脉注射或肌内注射给药，随后视需要间隔 6~12h 给予 20mg 或 40mg，每天总剂量不超过 80mg。可直接进行快速静脉推注，或通过已有静脉通路给药。肌内注射应选择深部肌内缓慢推注。疗程不超过 3d。

由于帕瑞昔布钠与其他药物在溶液中混合出现沉淀，因此不论在溶解或是注射过程中，帕瑞昔布钠严禁与其他药物混合。如帕瑞昔布钠与其他药物使用同一条静脉通路，帕瑞昔布钠溶液注射前后须采用相容溶液充分冲洗静脉通路。

儿童与青少年：没有在儿童或青少年中的使用经验，因此不推荐此类人群使用。处于妊娠后 1/3 孕程或正在哺乳的患者禁忌使用。

4. 不良反应　根据国外文献报道，在不同发生率类别中，不良事件按其严重程度降序排列如下：

（1）常见不良反应：术后贫血、低钾血症、焦虑失眠、感觉减退、高血压和低血压、呼吸功能不全和咽炎、干槽症，消化不良和胃肠胀气、瘙痒、背痛、少尿、外周水肿、肌酐升高。

（2）少见不良反应：伤口感染。少见血小板减少、脑血管疾病、心动过缓、胃及十二指肠溃疡、瘀斑、天冬氨酸氨基转移酶（AST）升高、丙氨酸氨基转移酶（ALT）升高、血清尿素氮升高。

（3）罕见不良反应：急性肾衰、肾衰、心肌梗死、充血性心力衰竭、腹痛、恶心、呕吐、呼吸困难、心动过速和皮肤黏膜眼综合征（Stevens-Johnson 综合征）。

（4）非常罕见不良反应：多形性红斑，剥脱性皮炎及超敏反应（包括过敏反应和血管性水肿）。依据上市后经验，曾有使用伐地昔布发生中毒性表皮坏死松解症的报道，不能排除使用帕瑞昔布发生该不良反应的可能。

5. 禁忌证　下列情况禁用帕瑞昔布钠：

（1）有严重药物过敏反应史，尤其是皮肤反应，如皮肤黏膜眼综合征（Stevens-Johnson 综合征）、中毒性表皮坏死松解症、多形性红斑，或已知对磺胺类药物过敏者。

（2）活动性消化道溃疡或胃肠道出血。

（3）服用阿司匹林或其他非甾体抗炎药后出现支气管痉挛、急性鼻炎、鼻息肉、血管神经性水肿、荨麻疹以及其他过敏反应的患者。

（4）处于妊娠后 1/3 孕程或正在哺乳的患者。

（5）严重肝功能损伤（血清白蛋白<25g/L 或 Child-Pugh 评分≥10 分）。

（6）炎症性肠病。

（7）充血性心力衰竭、冠状动脉搭桥术后、已确定的缺血性心脏疾病。

（8）外周动脉血管和（或）脑血管疾病。

6. 注意事项

（1）建议临床连续使用不超过 3d。在剂量增加而疗效并未随之改善时，应考虑其他治疗选择。如果患者具有发生心血管事件的高危因素（如高血压、高血脂、糖尿病、吸烟），采用本品治疗前应认真权衡利益风险。有高血压和（或）心力衰竭（如液体潴留和水肿）病史的患者应慎用。

（2）由于选择性 COX-2 抑制剂缺少抗血小板作用，它不能代替阿司匹林用于预防心血管血栓栓塞类疾病。因此，治疗期间不能终止抗血小板治疗。帕瑞昔布钠与华法林或其他口服抗凝血药同时使用时，应密切观察。

（3）帕瑞昔布治疗中曾有患者出现上消化道并发症穿孔、溃疡以及出血，其中有些导致严重结果。因此应对老年人或服用其他非甾体抗炎药有过胃肠道疾病病史（如溃疡或胃肠道出血）的患者进行密切关注。

（4）临床监测显示，接受帕瑞昔布治疗的患者有发生严重皮肤反应的报道，包括多形性红斑，剥脱性皮炎和皮肤黏膜眼综合征（Stevens-Johnson syndrome）。治疗中应监测皮肤反应，告知患者如出现任何突发的皮肤状况，立即向医生报告。患者一旦出现皮疹、黏膜损伤，或其他超敏征兆，应停止帕瑞昔布钠治疗。有磺胺类药物过敏史的患者可能更易产生皮肤反应。

（5）对有受孕计划的妇女不推荐使用帕瑞昔布钠。

（6）避免与其他非甾体抗炎药，包括选择性 COX-2 抑制剂合并用药。

（三）依托考昔（Etoricoxib）

1. 药理特性　本药为具有口服活性的、特异性 COX-2 抑制剂。依托考昔口服吸收良好。平均口服生物利用度接近 100%，在人体，稳态时的分布容积约为 120L。成人空腹口服 120mg，每日 1 次，直至达到稳态时，给药约 1h 后出现血浆峰值浓度，其药代动力学在临床剂量范围呈线性。本品代谢完全，主要代谢途径是由细胞色素 P450（CYP）酶催化，形成 6'-羟甲基衍生物。在人体中已发现 5 种代谢产物，其主要代谢产物为 6'-羧酸衍生物，由 6'-羟甲基衍生物进一步氧化形成。这些主要代谢产物或检测不出活性，或仅有环氧化酶-2 抑制剂的微弱活性。这些代谢产物均非 COX-1。在健康个体中，静脉给予单剂量 25mg 放射标记的依托考昔，70% 的放射活性在尿中、20% 的放射活性在粪便中可检测出，多数以代谢产物的形式存在，药物原形不足 2%。依托考昔的清除几乎只以代谢产物的形式通过肾脏排泄。给予依托考昔 120mg，每日 1 次，7d 内可达稳态浓度。蓄积比约为 2，相应的蓄积半衰期约为 22h。血浆清除率约为 50mL/min。

2. 适应证　适用于轻、中度急、慢性疼痛和癌痛的治疗。

3. 用法与用量　120mg，1 次/d 用于急性疼痛治疗或作为负荷剂量，维持剂量 60mg，1 次/d。老年人、不同性别和种族的人群均不需调整剂量。肝功能不全者：轻度肝功能不全患者（Child-Pugh 评分 5~6 分），本品使用剂量不应超过 60mg，1 次/d。中度肝功能不全患者（Child-Pugh 评分 7~9 分），应当减量，不应超过隔日 60mg。对重度肝功能不全患者（Child-Pugh 评分>9 分），目前尚无临床或药代动力学资料。肾功能不全者：患有晚期肾脏疾病（肌酐清除率<30mL/min）的患者不推荐使用本品。对于轻度肾功能不全（肌酐清除率≥30mL/min）不需要调整剂量。

4. 不良反应　用本品治疗长达 12 周的患者，发生率≥1%，且高于安慰剂组的不良事件包括：无力/疲乏、头晕、下肢水肿、高血压、消化不良、胃灼热、恶心、头痛、ALT 和 AST 增高等。使用本品治疗 1 年或更长时间，其不良事件的发生情况相类似。比较少见的不良反应（发生率<1%）包括：血小板减少症、超敏反应、过敏性或类过敏样反应、焦虑失眠、意识错乱、味觉障碍、嗜睡、消化道溃疡包括穿孔和出血（主要发生在老年患者）、呕吐、腹泻、Stevens-Johnson 综合征、中毒性表皮坏死溶解症、肾功能不全包括肾衰，一般在停药后可恢复。

5. 注意事项

(1) 因为选择性环氧化酶-2 抑制剂的心血管危险性可能会随剂量升高和用药时间延长而增加，所以应尽可能缩短用药时间和使用每日最低有效剂量，对伴有明显的心血管事件危险因素（如高血压、高血脂、糖尿病、吸烟）或末梢动脉病的患者必须慎用本品。

(2) 对晚期肾脏疾病患者，不推荐用本品治疗。肌酐清除率<30mL/min 的患者应用本品的临床经验非常有限。如必须用本品开始治疗这些患者，建议密切监测患者的肾功能。

(3) 对原患有水肿、高血压或心衰的患者使用本品时，应考虑到体液潴留、水肿或高血压的可能性。本品在高剂量时，与一些非甾体抗炎药和其他选择性环氧化酶-2 抑制剂相比，可能会更经常发生高血压或发生较严重的高血压，因此要密切注意血压监测。

(4) 如果肝功能持续异常（正常上限的 3 倍），应当停用本品治疗。

(5) 对既往曾因水杨酸盐或非选择性环氧化酶抑制剂而导致急性哮喘发作、荨麻疹或鼻炎的患者，应慎用本品。

(6) 有关的严重皮肤反应，包括剥脱性皮炎、Stevens-Johnson 综合征和中毒性表皮坏死松解症在内的部分致命性反应极为罕见。这些严重事件可以发生在没有任何预兆的情况下，患者在治疗期早期出现这些不良反应时的危险性最高，大多数病例在治疗开始的最初 1 个月内发生。

(7) 某些选择性环氧化酶-2 抑制剂可以增加有药物过敏史的患者诱发皮肤反应的危险性。应该在首次出现皮疹、黏膜损伤或任何其他过敏症的症候时停止使用依托考昔。

(8) 此外，进行抗感染治疗的患者应用本品时应注意，本品可能会掩盖感染的发热体征。

第五节　非甾体抗炎药在癌痛治疗的应用原则

原则上所有 NSAIDs 药物均可用于缓解轻、中度癌痛，或作为辅助用药与阿片类药物合用治疗中重度癌痛，尤其是炎性疼痛，具有协同效应并可"节俭阿片"，降低阿片类药物副作用。但在使用时需注意：

（1）轻度非炎性疼痛时，首选对乙酰氨基酚止痛，疗效不佳或合并炎性疼痛时再考虑使用或联合使用 NSAIDs 治疗。

（2）慢性癌痛长期应用 NSAIDs 时会增加心梗和中风的危险。低剂量阿司匹林或 NSAIDs 长期应用时可增加胃出血风险。任何 NSAIDs 均不宜长期、大剂量服用，以避免毒性反应。

（3）NSAIDs 均有"封顶"效应，故不应超量给药；此类药物的血浆蛋白结合率高，故不应同时使用两种药物，但一种药物效果不佳，换用一种药物仍可有效；如果连续使用两种 NSAIDs 都无效，应改用其他镇痛方法；如果一种 NSAID 治疗有效但出现非重度毒性反应，考虑换用另一种 NSAIDs。

（4）当存在高危因素，如年龄大于 60 岁，胃溃疡，酒精滥用，重要器官功能不全包括肝功能不全、肾功能不全，已经应用心脏保护性低剂量阿司匹林时应慎用 NSAIDs，已经预防性或治疗性应用抗凝剂时应避免口服 NSAIDs，可以用巴布膏。

（5）无胃肠道溃疡或出血的危险因素时，可用非选择性 COX 抑制剂，酌情考虑是否同时给予质子泵抑制剂。

（6）长期服药应首选特异性 COX-2 抑制剂 NSAIDs。老年人使用前应评估心血管事件的风险，如同时合并心血管疾患，最好用对乙酰氨基酚或弱阿片类药物替代。

（7）合并 NSAIDs 使用禁忌证的患者可选择对乙酰氨基酚止痛或直接选择阿片类镇痛药。

（8）用 NSAIDs 时，注意与其他药物的相互作用，如 β 受体阻滞剂可降低 NSAID 药效；应用抗凝剂时，避免同时服用阿司匹林；与洋地黄合用时，应注意洋地黄中毒。

（9）存在 NSAIDs 高危因素时应避免使用。除禁忌证（慢性肾功能不全、冠状动脉搭桥术后）外，如确需 NSAIDs 治疗的，应定期监测血压、尿素氮、肌酐、血常规和大便潜血。

（金　毅　皮治兵）

参 考 文 献

［1］Robert A S，Jutith A P，Doralina L A，et al. NCCN Clinical Practice Guidelines in Oncology Adult Cancer Pain Version1，2018.

［2］Scott M Fishmen，Jane C Ballantyne，James P Rathmell. Bonica's Management of Pain. 4th ed. Philadelphia：Wolters Kluwer，2009.

［3］Sivaganesan A，Chotai S，White-Dzuro G，et al. The effect of NSAIDs on spinal fusion：a cross-disciplinary review of biochemical，animal，and human studies. Eur Spine J，2017 Nov；26（11）：2719-2728. doi：10. 1007/s00586-017-5021-y. Epub 2017 Mar 10. Review.

［4］Yap P R，Goh K L. Non-Steroidal Anti-Inflammatory Drugs（NSAIDs）Induced Dyspepsia. Curr Pharm Des，2015，21（35）：5073-5081.

［5］ Xu H，Han W，Wang J，Li M. Network meta-analysis of migraine disorder treatment by NSAIDs and triptans. J Headache Pain，2016 Dec，17（1）：113.

［6］ Gargiulo G，Capodanno D，Longo G，et al. Updates on NSAIDs in patients with and without coronary artery disease：pitfalls，interactions and cardiovascular outcomes. Expert Rev Cardiovasc Ther，2014 Oct，12（10）：1185-203. doi：10.1586/14779072. 2014. 964687. Epub 2014 Sep 15. Review.

［7］ Badri W，Miladi K，Nazari Q A，et al. Encapsulation of NSAIDs for inflammation management：Overview，progress，challenges and prospects. Int J Pharm，2016 Dec 30，515（1-2）：757-773. doi：10.1016/j. ijpharm. 2016. 11. 002. Epub 2016 Nov 6. Review.

［8］ Hamilton K，Davis C，Falk J，et al. High risk use of OTC NSAIDs and ASA in family medicine：A retrospective chart review. Int J Risk Saf Med，2015，27（4）：191-9. doi：10.3233/JRS-150662.

［9］ Meulendijks L G，Adomako E A，Appiah E B，et al. Safe use of NSAIDs and RAS-inhibitors at Agogo Presbyterian Hospital，Ghana. Ghana Med J，2016，50（1）：22-30.

［10］ Ungprasert P，Cheungpasitporn W，Crowson C S，et al. Individual non-steroidal anti-inflammatory drugs and risk of acute kidney injury：A systematic review and meta-analysis of observational studies. Eur J Intern Med，2015 May，26（4）：285-91. doi：10.1016/j. ejim. 2015. 03. 008. Epub 2015 Apr 8. Review.

［11］ Dona I，Salas M，Perkins J R，et al. Hypersensitivity reactions to non-steroidal anti-inflammatory drugs. Curr Pharm Des，2016，22（45）：6784-6802. doi：10.2174/1381612822666160928142814. Review.

［12］ Belshaw Z，Asher L，Dean R S. The attitudes of owners and veterinary professionals in the United Kingdom to the risk of adverse events associated with using non-steroidal anti-inflammatory drugs（NSAIDs）to treat dogs with osteoarthritis. Prev Vet Med，2016 Sep 1，131：121-126. doi：10.1016/j. prevetmed. 2016. 07. 017. Epub 2016 Aug 1.

［13］ Harirforoosh S，Asghar W，Jamali F. Adverse effects of nonsteroidal antiinflammatory drugs：an update of gastrointestinal，cardiovascular and renal complications. J Pharm Pharm Sci，2013，16（5）：821-847.

［14］ Zingler G，Hermann B，Fischer T，et al. Cardiovascular adverse events by non-steroidal anti-inflammatory drugs：when the benefits outweigh the risks. Expert Rev Clin Pharmacol，2016 Nov，9（11）：1479-1492. doi：10.1080/17512433. 2016. 1230495. Epub 2016 Sep 8. Review.

［15］ Karakitsiou M，Varga Z，Kriska M，et al. Risk perception of NSAIDs in hospitalized patients in Greece. Bratisl Lek Listy，2017，118（7）：427-430. doi：10.4149/BLL_2017_083.

［16］ Ma L，Mao X，Sun X，et al. Biotransformation of NSAIDs by pig liver microsomes in vitro：Kinetics，metabolites identification and toxicity prediction. Chemosphere，2017 Nov，186：466-474. doi：10.1016/j. chemosphere. 2017. 08. 026. Epub 2017 Aug 8.

［17］ Eccleston C，Cooper T E，Fisher E，et al. Non-steroidal anti-inflammatory drugs（NSAIDs）for chronic non-cancer pain in children and adolescents. Cochrane Database Syst Rev，2017 Aug 2，8：CD012537. doi：10.1002/14651858. CD012537. pub2. Review.

［18］ 张晖. 非甾体抗炎药的临床应用情况及不良反应研究. 临床医药文献杂志，2018，5（66）：125-126.

［19］ 谢建翔，牛丹. 非甾体抗炎药不良反应报告分析. 中国药业，2013，22（23）：47-49.

［20］ 张念森. 非甾体抗炎药的临床应用及不良反应. 北方药学，2013，10（2）：12-13.

［21］ 王海为，李剑勇，杨亚军，等. 非甾体抗炎药物研究进展. 动物医学进展，2011，32（1）：77-80.

［22］ 魏晶，潘卫三，杨悦，等. 非甾体抗炎药不良反应特点研究. 中国药事，2010，24（7）：725-

728.

［23］龚培力，杨晓燕，曾繁典，等. 非甾体抗炎药存在的安全性问题——FDA 的声明及各国的反应［J］药物流行病学杂志，2005（3）：172-175.

［24］姚中强，于孟学，韩淑玲. 非甾体抗炎药. 北京医学，2005（5）：295-300.

［25］杨宝峰，苏定冯. 药理学.6 版. 北京：人民卫生出版社，2005：185-187.

［26］张立生，张小立. 现代疼痛学. 石家庄：河北科学技术出版社，1999：778-787.

［27］张传汉，田玉科. 临床疼痛治疗指南. 北京：中国医药科学出版社，2008：133-146.

［28］中华医学会麻醉学分会. 成人手术后疼痛处理专家共识. 北京，2008.

［29］中华医学会. 临床诊疗指南——疼痛学分册.2007：328.

［30］Rostom A，Goldkind L，Laine L. Nonsteroidal anti-inflammatory drugs and hepatic toxicity：a systematic review of randomized controlled trials in arthritis patients. Clinical Gastroenterology And Hepatology，2005 May，3（5）：489-498.

［31］皮治兵，蒋宗滨.COX-抑制剂临床研究新进展. 中国疼痛医学杂志，2006，12（5）：297-299.

［32］Egan K M，Lawson J A，Fries S，et al. Cyclooxygenase-2-derived prostacyclin confers atheroprotection-on female mice. Obstetrical & Gynecological Survey，2005，60：309-310.

［33］Egan K M，Wang M，Lucitt M B，et al. Cyclooxygen-ases，Thromboxane，and atherosclerosis：plaque-destabilization by cyclooxygenase22 inhibition combined with thromboxane receptor antagonism. Circulation，2005，111：334-342.

［34］Chenevard R，Hurlimann D，Bechir M，et al. Selective COX22 inhibition improves endothelial function in coronary artery disease. Circulation，2003，107：405-409.

［35］Witters L M，Crispino J，Fraterrigo T，et al. Effect of the combination of docetaxel，zoledronic acid，and a COX-2 inhibitoron the growth of human breast cancer cell Lines. American Journalof Clinical Oncology，2003，26（4）：S92-S97.

［36］Saha D，Pyo H，Choy H. COX22 inhibitor as aadiation enhancer：new strategies for the treat2entof lung cancer. American Journal of Clinical Oncology，2003，26（4）Supplement 2：S70-S74.

［37］Gopez J J，Yue H F，Vasudevan R，et al. Cyclooxygenase-2-specific inhibitor improves functional out-comes，provides neuroprotection，andreduces inflammation in a ratmodel of traumatic brain injury. Neurosurgery，2005，56：590-604.

第十一章 癌痛治疗的辅助药

癌痛治疗的辅助药物主要包括：抗抑郁药、抗惊厥药、皮质类固醇药物、抗痉挛药物，以缓解特殊病情的疼痛。癌痛治疗的辅助药物可应用于癌症三阶梯止痛治疗的任一阶段，与止痛药物联合可提高镇痛效果，并减少镇痛药物用量及缓解镇痛药物的毒副作用，改善临床症状。2013年版《NCCN成人癌痛治疗临床实践指南》指出：当癌痛复合神经病理性疼痛时，可以辅助应用抗抑郁/抗惊厥药和局部药物；当癌痛伴有神经压迫或炎症时可以辅用糖皮质激素；当癌痛伴有与炎症有关的疼痛时可以试用NSAIDs或糖皮质激素。而2017年版的《NCCN成人癌痛治疗临床实践指南》指出：抗抑郁药和抗惊厥药为慢性癌痛的一线用药；当癌痛对阿片类药物仅部分敏感时抗抑郁和抗惊厥药是有效的；患者对辅助药物反应个体差异很大；辅助药物剂量可以逐渐增加，直到达到最大镇痛效果，或出现副作用不能耐受，或达到其传统最大剂量为止。本章节就上述辅助用药分述如下。需要强调的是，癌痛治疗的辅助药物，不仅仅限于本章节的药物。

第一节 抗抑郁药

一、抗抑郁药的分类

抗抑郁药（antidepressants）是指具有提高情绪、增强活力的药物。临床上将抗抑郁药主要分为：①三环类抗抑郁药（TCAs）；②选择性5-羟色胺（5-TH）和去甲肾上腺素（NE）再摄取抑制剂（serotonin and norepinphrine reuptake inhibitors，SNRIs）；③去甲肾上腺素能和特异性5-HT能抗抑郁药（noradrenergic and specific sero-tonergicantidepresants，NaSSA）；④选择性5-羟色胺（5-HT）再摄取抑制剂（selective serotonin reuptake inhibitors，SSRIs）；⑤四环类抗抑郁药、单胺氧化酶抑制剂（MAOIs）以及其他类的抗抑郁药。抗抑郁药可显著改善一些慢性疼痛的症状，其镇痛作用既有继发于抗抑郁作用的效应，也具有不依赖其抗抑郁作用的独立镇痛效应。

二、抗抑郁药的药理作用

（一）三环类抗抑郁药（TCAs）

TCAs是目前治疗神经病理性疼痛疗效确切的药物之一，为治疗神经病理性疼痛的一线药物。它通过阻断NE和5-HT递质的再摄取，增加突触间隙内这两种递质的浓度，降低传入神经对痛觉的传导，增强中枢神经系统疼痛下行抑制系统，也可阻断Na^+和Ca^{2+}还有腺苷和N-甲基-D-天冬氨酸受体（NMDAR）而抑制神经元的高兴奋性，达到镇痛效果，其镇痛效应可不依赖于抗抑郁作用。TCAs被广泛应用于各种神经病理性疼痛的治疗，包括糖尿病周围神经痛、带状疱疹后神经痛、癌性神经病理性疼痛等。与治疗抑郁症的用药剂量相比，癌痛治疗时三环类抗抑郁药镇痛的平均剂量相对要小，起效作用也要快。此外，这类药物还有改善睡眠、稳定情绪及抗焦虑等辅助作用。有分析表明，三环类抗抑郁药（TCAs）可以使30%神经病理性疼痛患者的疼痛至少减轻50%。

（二）选择性5-TH和去甲肾上腺素（NE）再摄取抑制剂（SNRIs）

SNRIs通过抑制突触前5-HT和NE再摄取发挥作用，也被用作治疗神经病理性疼痛，其代表药物为度洛西汀（duloxetine）和文拉法辛（venlafaxine）。5-HT神经元轴突从中脑脊核发出，经过头端延髓腹内侧区和脑桥中缝后，下行至脊髓。5-HT调节下行抑制和下行易化2条通路，因此既有抑制伤害性感受又有易化伤害性感受的作用。NE神经元轴突从脑干内的蓝斑核发出，通过脑桥背外侧区和臂旁核，下行至脊髓。NE只有抑制伤害性感受作用，通过下行抑制通路中的肾上腺素能受体发挥作用。5-HT和NE重吸收抑制剂可以增强这2条下行抑制通路功能，减少脊髓内伤害性感受通路信号的上传，发挥镇痛作用。而单纯作用于一条下行抑制通路（特别是5-HT）的药物，则镇痛效果不佳。SNRIs对广泛性焦虑、纤维肌痛综合征、糖尿病患者周围神经痛、躯体化疼痛疗效确切，对其他神经病理性疼痛也有一定疗效。与TCAs相比，这类药物有更好的耐受性以及较少的不良反应和毒性反应，但没有TCAs的突触后膜受体阻滞效应以及奎尼丁样膜稳定作用。

（三）去甲肾上腺素能和特异性5-HT能抗抑郁药（NaSSA）

NaSSA通过选择性拮抗位于5-HT能神经元末端突触前膜α_2受体使NE释放的抑制作用减弱，从而增加NE的释放。释放出的NE作用于5-HT能神经元胞体上的α_1受体而加速了5-HT能神经元瞬间点燃率，使神经末梢5-HT释放增加。这类药物的镇痛作用较弱，抗抑郁作用起效快，并具有抗焦虑及显著改善睡眠质量的作用，其代表药为米氮平（mirtazapine）。

（四）选择性5-羟色胺（5-HT）再摄取抑制剂（SSRIs）

SSRIs与传统的TCAs不同在于能选择性的抑制5-HT再摄取，而对NE影响微弱，镇痛效果不佳。此类药物包括舍曲林（sertraline）、帕罗西汀（paroxetine）、氟西汀（fluoetine）、氟伏沙明（fluvoxamine）和艾司西酞普兰（escitalopram）等。

（五）单胺氧化酶抑制剂（MAOIs）

MAOIs通过抑制MAO及其其他酶的活性，减少中枢单胺递质的分解，以提高突触间隙单胺类递质长度而提高中枢神经的兴奋性。代表药为苯乙肼、吗氯贝胺。由于此类药可产生高血压危象及肝脏毒性，而且可增加其他抗抑郁药的不良反应，因此在癌痛和其他神经病理性疼痛伴抑郁症患者中少用。

三、癌痛治疗的常用药物

（一）阿米替林

阿米替林（amitriptyline）是一种传统的三环类抗抑郁药。

1. **药理作用**　阿米替林通过抑制中枢神经内突触前膜对5-HT的摄取和NE的再摄取发挥抗抑郁作用，提高患者的情绪并增强中枢神经系统对疼痛下行传导的抑制而产生镇痛作用。

2. **药代动力学**　阿米替林口服，胃肠道吸收完全，生物利用度为31%～61%，蛋白结合率82%～96%，半衰期（$t_{1/2}$）为31～46h，表观分布容积（V_d）5～10L/kg。口服6h左右达到峰浓度，5～7d达到相对稳定的血药浓度。主要在肝脏代谢，活性代谢产物为去甲替林，阿米替林和去甲替林在肝脏经羟化酶作用形成羟化阿米替林和羟化去甲替林。主要以代谢产物自肾脏排泄。

3. **适应证**　用于治疗各种类型抑郁症和抑郁状态，如癌痛、带状疱疹后神经痛伴抑郁症患者。对兼有焦虑的癌痛和病理神经痛患者疗效肯定。

4. **用法与用量**　口服，25mg/次，2～4次/d，每周加量一次，每次增加25mg，逐渐增加剂量至150～300mg/d，维持量50～150mg/d（老年体弱者适当减量）。

5. **不良反应及注意事项**　①治疗初期可能出现抗胆碱能反应，如多汗、口干、视物模糊、排尿困难、便秘等；②中枢神经系统不良反应可出现嗜睡、震颤、眩晕；③体位性低血压；④偶见癫痫发作、骨髓抑制及中毒性肝损害等；⑤用药前应告知患者可能出现的相关不良反应及应对方法；⑥建议患者睡前服药，若早晨嗜睡疲乏仍明显，可提前到傍晚服药。

6. 禁忌证　禁用于严重心脏病、近期有心肌梗死发作史、癫痫、青光眼、尿潴留、甲状腺功能亢进症、肝功能损害及对三环类药物过敏者。

（二）丙咪嗪（米帕明，imipramine）

1. 药理作用　本品为三环类抗抑郁药，通过阻断中枢神经突触后膜 5-HT 与去甲肾上腺素作用而产生抗抑郁效应。

2. 适应证　用于各类型抑郁症治疗，如癌痛、糖尿病神经痛等。

3. 用法与用量　口服，成人 25～50mg/次，3 次/d，初始剂量 25mg，睡前 1～2h 服，逐渐增量至 200～300mg/d，分 3 次服。

4. 不良反应及注意事项　①常见不良反应有口干、出汗、眩晕、皮疹、便秘、排尿困难和心动过速等；②不宜与单胺氧化酶抑制剂合用；③大剂量应用时宜定期查白细胞计数。

5. 禁忌证　高血压、心脏病、前列腺肥大、青光眼、孕妇和癫痫患者禁用。

（三）氟西汀

1. 药理作用　氟西汀（百忧解，fluoxeline）是一种强效选择性 5-HT 再摄取、吸收抑制剂，通过选择性抑制中枢神经系统 5-HT 的再摄取而产生抗抑郁作用。

2. 适应证　用于治疗伴有焦虑的癌痛，慢性疼痛和各种抑郁症患者。

3. 用法与用量　口服，20mg/次，1 次/d，根据病情需要可增加至 60～80mg/d。

4. 不良反应及注意事项　常见不良反应有失眠、恶心、呕吐、头痛、头晕、乏力、皮疹、震颤和食欲减退等。

（四）文拉法辛

1. 药理作用　文拉法辛（venlafaxine）为苯乙胺衍生物。主要通过抑制 5-HT 和 NE 的再摄取而发挥抗抑郁作用并增强中枢神经系统疼痛下行抑制系统。小剂量时主要抑制 5-HT 的再摄取，大剂量时对 5-HT 和 NE 的再摄取均有抑制作用。文拉法辛对多巴胺（DA）的再摄取，仅有轻微的抑制作用，对 M 胆碱受体，肾上腺素 α_1、α_2，β 受体，组胺 H_1 受体几乎无亲和力。其活性代谢产物 O-去甲基文拉法辛亦可抑制 5-HT 和 NE 的再摄取，活性比原形药低。此外，文拉法辛无论短期、长期用药均能减少 cAMP 的释放，因而引起肾上腺素 β 受体的快速下调作用，可使总的睡眠时间减少，觉醒时间增加，总的快波睡眠时间（REM）缩短。

2. 药代动力学　文拉法辛口服吸收快，健康志愿者单次或多次口服本药 75mg，经过首过消除效应，2h 均达 C_{max}：0.1mg·L^{-1}。分布容积大，V_d：6～7L·kg^{-1}，血浆蛋白结合率低（约 30%）。口服本药 75mg，1 次/8h×3d，总清除率（C_L）为 1.24L·h^{-1}·kg^{-1}，文拉法辛及其活性代谢产物 O-去甲基文拉法辛消除半衰期分别为 4h 和 10h，主要经肾排泄，亦经乳汁排泄。

3. 用法与用量　推荐起始剂量 75mg/d，口服，根据抑郁症状或疼痛的严重程度逐渐增加，最大剂量可达 375mg/d，分 3 次服用。

4. 不良反应与注意事项　不良反应少。①主要不良反应有：头痛、失眠、恶心、便秘、出汗和口干等。②少见不良反应有：性功能障碍、血压升高、癫痫发作等。③可引起 5-HT 综合征，表现为出汗、震颤、言语不清、肌阵挛、烦躁不安、腹泻等。不良反应与药物剂量增加有关，随着治疗时间的延长而减少，2 周后可明显减轻。④中度肝功能不全者，剂量应减少 50%。轻、中度肾功能不全者，剂量应减少 25%。老年人不需要调整剂量。⑤长期应用此药，尤其剂量大于 150mg/d，疗程大于 3 个月者，突然停药会出现停药反应，一般在停药后 24h 内发生，主要症状为恶心、腹泻、头晕、头痛、失眠、噩梦等，故停药时应逐渐减量。⑥与 MAOI 合用时，易发生这种严重反应，甚至可致死亡，故不能与 MAOI 合用或在其停药后 14d 内应用。⑦患者在服用文拉法辛后使用华法林，可能会出现抗凝血作用。

（五）度洛西汀

1. 药理作用　度洛西汀（dutoxetine）是 5-HT 和 NE 再摄取的双重抑制剂。体外试验发现度洛西汀抑制 5-HT 和 NE 重摄取的作用分别是文拉法辛的 3.5 倍和 8.8 倍。在体内，度洛西汀抑制 5-HT 与 NE 重摄取的比率为 9.4，而文拉法辛为 30，因此度洛西汀又被称为相对非选择性 5-HT 及 NE 再摄取重吸收抑制剂。度洛西汀有明显的直接镇痛作用且不依赖其抗抑郁作用。对严重抑郁症、糖尿病性神经病性疼痛和纤维肌痛综合征三种疼痛疾病使用度洛西汀后的患者症状改善程度进行路径分析（path analysis），发现度洛西汀的镇痛效果中分别有 50%、90%、80% 是直接作用。糖尿病性神经病性疼痛不伴有抑郁症状的病例，发现度洛西汀有明显的镇痛作用。

2. 药代动力学　度洛西汀口服吸收良好，服药后 2h 开始吸收，达峰时间（T_{max}）约为 6h，与食物同服或夜间服用可延长 4h，食物不影响度洛西汀的峰值浓度（C_{max}），但可使 T_{max} 延迟到 10h，并使 AUC 降低 10%。夜间服用可使 C_{max} 降低 28.7%，使血浆药物浓度-时间曲线下面积（AUC）减少 17.8%。度洛西汀与血浆蛋白结合率较高（>95%）。口服清除率平均为 114L·L^{-1}，表观分布容积平均为 1640 L，消除半衰期平均为 12.5 h，达到血浆稳态浓度需 3~5 d。该药主要经肝脏由细胞色素氧化酶（CYP1A2、CYP2D6）代谢，主要以代谢产物的形式经尿液排泄（> 70%），以药物原形经尿液排泄的不到 1%。

3. 用量与用法　本品的起始剂量为 20mg/d，1 次/d，口服，逐渐增加至 60mg/d，2 次/d。

4. 适应证　适用于各类型抑郁症，包括癌痛及病理性神经痛伴抑郁症患者。

5. 不良反应及注意事项　①度洛西汀与帕罗西汀、氟西汀、奎尼丁等强效 CYP2D6 酶抑制剂合用可引起度洛西汀浓度显著升高；②度洛西汀对 CYP2D6 酶有中等强度抑制剂。因此与其他一些经 CYP2D6 酶代谢的药物如三环类抗抑郁药，以及 IC 类抗心律失常药普罗帕酮合用应慎用。

（六）米氮平

1. 药理作用　米氮平（mirtazapine）为 NE 能和特异性 5-HT 能抗抑郁药（NaSSA）。通过阻断 NE 能神经元 α_2-肾上腺素受体，增加 NE 释放，NE 作用于 5-HT 能神经元细胞体上的 α_1-肾上腺素受体，从而使 5-HT 能神经元放电增强，使神经末梢 5-HT 释放增加。因此米氮平被认为有双重抗抑郁机制。米氮平具有抗抑郁活性和通过抗组胺受体（H_1）起着镇静作用。米氮平选择性兴奋 $5-HT_1$ 受体，而产生抗抑郁和抗焦虑作用。该药有较好的耐受性，几乎无抗胆碱能作用，其治疗剂量对心血管系统无影响。米氮平治疗抑郁伴慢性疼痛患者与阿米替林有同等疗效，但米氮平控制抑郁焦虑、改善或消除疼痛症状比阿米替林迅速，且不良反应相对较轻。米氮平通过阻断中枢 $5-HT_2$ 受体，在治疗抑郁症的同时，增加患者慢波睡眠（中度睡眠期和深睡期）、延长非快眼动睡眠（NREM）潜伏期，提高睡眠效率，改善睡眠结构。

2. 药代动力学　口服米氮平后吸收迅速，约 2h 后血浆浓度达到高峰，生物利用度约为 50%。约 85% 与血浆蛋白结合。平均半衰期为 20~40h，偶见长达 65h，在年轻人中也偶见较短的半衰期。血药浓度在服药 3~4d 后达到稳态，此后将无体内聚积现象发生。在所推荐的剂量范围内，米氮平的药代动力学形式为线性。大多数米氮平通过脱甲基及氧化反应在肝脏被代谢。75% 经尿液排泄（代谢产物及部分药物原形），仅 15% 经粪便排出。脱甲后的代谢产物与原化合物一样仍具药理活性。中度和重度肾功能不全时，本药的清除率分别下降 30% 和 50%。老年人的清除率与年轻人相比有所降低。

3. 用法与用量　米氮平初始剂量为 7.5mg/d，1 次/d，口服，以后酌情增加至 30mg/d，有效剂量通常为 15~45mg/d，宜晚上一次顿服。当剂量合适时，抗抑郁作用在 1~2 周内有显著疗效。若效果不够显著，可将剂量增加直至最大剂量。但若剂量增加 1~2 周后仍无作用，应停止使用。

4. 不良反应及注意事项　主要不良反应为口干、嗜睡、镇静、食欲增加、体重增加、头晕、便秘及口干。少见不良反应为意识错乱、焦虑、情绪不稳、兴奋、皮疹、水肿、呼吸困难、低血压、肌痛、感觉迟钝、疲乏、眩晕、恶心、呕吐、腹泻、尿频。严重的不良反应是惊厥和恶病质。

5. 禁忌证　①米氮平过敏者或 2 周内接受过单胺氧化酶抑制药（MAOI）治疗者、妊娠、哺乳期妇女及儿童禁用；②肝、肾功能不全，传导阻滞，心绞痛，心肌梗死，癫痫，精神分裂症和高血压患者慎用。

四、抗抑郁药在癌痛治疗的应用

在癌痛治疗过程中，抗抑郁药物通常用于治疗伴有抑郁状态或对阿片类药物无足够反应的持续性神经病理性疼痛，以及对阿片类药物和其他特异辅助药物不起作用的撕裂性神经病性疼痛。其作用机制包括：改善心情、增强阿片类药物镇痛效果以及直接镇痛作用。TACs、SNRIs 以及 NaSSA 均有不同程度的镇痛作用。其中三环类抗抑郁药阿米替林最常用，但副作用较大，SNRIs 以及 NaSSA 副作用相对较少，NaSSA 药物米氮平可有效改善癌症患者的睡眠。

抗抑郁药治疗应遵循从小剂量开始，特别是在一些虚弱的患者，剂量应缓慢增加直到有效剂量。如此，既可充分利用其镇痛作用，又可减少副反应，提高治疗的依从性。

第二节 抗惊厥药

大量的临床实践证明，抗惊厥药（anti-epileptic drugs，AEDs）对各种神经病理性疼痛有确切的疗效，对癌性神经病理性疼痛也有疗效。抗惊厥药包括卡马西平（carbamazepine）、奥卡西平（oxcarbazepine）、拉莫三嗪（lamotrigine）、加巴喷丁（gabapentin）、普瑞巴林（pregabalin），其中加巴喷丁和普瑞巴林是治疗神经病理性疼痛应用最广泛的药物之一。

一、抗惊厥药的镇痛机制

基于观察到癫痫和神经病理性疼痛模型具有相似的病理生理过程，AEDs 治疗神经病理性疼痛的可能机制包括：①抑制电压依赖性 Na^+ 通道，减少神经元 Na^+ 内流，减少持久反复的神经元兴奋；②抑制电压门控型 Ca^{2+} 通道，减少 Ca^{2+} 内流，减少突出前膜兴奋性神经递质的释放；③增强 γ-氨基丁酸（GABA）作用；④提高 GABA 水平或抑制 GABA 降解；⑤拮抗兴奋性氨基酸；⑥通过消耗神经递质谷氨酸的存储或阻断谷氨酸的 NMDA 受体作用位点以减少兴奋性神经递质谷氨酸的活性，抑制缓激肽释放，阻止动作电位形成，减弱不良刺激向心传导，抑制异位放电，提高痛觉阈值，从而减少疼痛的产生和（或）抑制痛觉形成。

二、常用抗惊厥药

（一）卡马西平

1. 药理作用　卡马西平（carbamazepine）又称酰胺咪嗪，是一种三环类抗抑郁剂的亚氨基类化学衍生物。卡马西平对神经病理性疼痛的主要作用机制是阻断电压依赖性 Na^+ 通道。由于离子导电的阻断具有频率依赖的特点，卡马西平能抑制 A-δ 及 C 纤维的自发放电，以及抑制神经细胞的过度兴奋状况但不影响运动及感觉神经的正常传导。另外，体外研究还发现，卡马西平还能阻断中枢神经系统腺嘌呤核苷受体 A1 及 A2 的活性。卡马西平对癫痫发作和中枢性疼痛，如三叉神经痛，疗效明显。对抗焦虑和抑郁症状有明确作用。

2. 药代动力学　卡马西平口服给药后通常经 4~8h 后达到血药峰浓度，半衰期为 10~20h，生物利用度 75%~85%，血浆蛋白结合率约为 75%，但随血浆 α-1 酸性糖蛋白浓度而变化。卡马西平的生物转换有 40% 是经环氧化作用实现，25% 经羟基化作用，15% 经糖脂化作用，5% 经硫化作用，卡马西平通过细胞色素 P4503A4 以自身诱导方式进行代谢（卡马西平在多次重复给药后会诱发自身代谢），这种自身诱导作用能增加清除率，缩短半衰期及降低血浆浓度。代谢产物 10，11-环氧化卡马西平的药理活性与原形药相似，其在血浆和脑内的浓度可达原形的 50%。主要以无活性代谢物形式分别经尿和粪便排出 72% 和 28%。本品能通过胎盘、能分泌入乳汁。

3. 适应证　适用于癫痫发作、三叉神经痛、舌咽神经痛，以及各种神经病理性疼痛，联合抗抑郁药用于癌痛伴抑郁症患者。对头面部肿瘤侵犯三叉神经导致的继发性三叉神经痛为首选。

4. 用法与用量　口服，成人开始剂量 100mg/次，2 次/d，逐渐递增至 300~400mg/次，3 次/d。最大量不超过 1200mg/d。

5. 不良反应及注意事项　常见不良反应为视力模糊、复视、眼球震颤等中枢神经系统反应，以及头晕、乏力、恶心呕吐等，少见皮疹、荨麻疹、瘙痒、甲状腺功能减退症等。

6. 禁忌证　心、肝、肾功能不全，房室传导阻滞，血象严重异常，有骨髓抑制病史者，以及孕妇和哺乳期妇女应禁用卡马西平，青光眼、心血管严重疾患、糖尿病及老年人等应慎用。

（二）奥卡西平

1. 药理作用　奥卡西平（oxcarbazepine）结构与卡马西平类似，为卡马西平的 10-酮基衍生物。奥卡西平主要是通过阻断电压依赖性 Na^+ 通道，从而稳定过度兴奋的神经细胞膜，抑制神经元重复放电，减少神经冲动的突触传递。另有证据表明，奥卡西平还能通过阻断 N 型钙通道而起作用。

2. 药代动力学　口服奥卡西平后 95% 的药物被胃肠道快速吸收，因其结构上没有 C10-C11 双重键，口服吸收后约 90% 以上迅速代谢成有活性的代谢物 10-羟基卡马西平（10-Mono hydroxycarbazepine，MHD）。其半衰期为 8~10h，大部分羟基奥卡西平以原形经尿液排出，在肝脏以糖脂化作用代谢，不存在自身诱导作用。药代动力学有更好的线性关系。

3. 适应证　是治疗三叉神经痛的一线药物，对其他类型的神经病理性疼痛包括癌痛，亦有一定疗效。

4. 用法与用量　起始剂量为 300mg/d，2 次/d，口服，每隔一周每日增加 300mg，日维持剂量范围在 900~1 800mg/d，2 次/d。

5. 不良反应及注意事项　本品最常见的不良反应有：疲劳、头晕、头痛、嗜睡、复视、恶心、呕吐等。

6. 禁忌证　禁忌用于房室传导阻滞者或对本药过敏者。

（三）加巴喷丁

1. 药理作用　加巴喷丁（gabapentin）为第二代抗惊厥药。其镇痛机制主要包括：①与脊髓后角神经元突触前膜的 N 型及 PQ 型电压门控钙离子通道 α_2-δ 亚基相结合，阻断（调节）传入神经元与中枢胶质细胞神经元之间突触后膜钙离子通道作用，从而阻滞信息的传入；②提高脑内 GABA 受体的效应水平；③加巴喷丁增加 GABA 的合成和减少 GABA 的降解；④抑制 NMDA 受体的活性，抑制致 NMDA 受体介导的疼痛过敏（wind-up）作用，但其具体作用方式还不清楚。本品有明显的抗癫痫作用，可抑制癫痫发作，小剂量有镇静作用。能缓解中枢及外周神经病理性疼痛，以及改善疼痛带来的一些伴随症状，如睡眠障碍及生活质量的下降等。加巴喷丁对糖尿病性神经痛、带状疱疹后神经痛、脊髓损伤痛、幻肢痛均有显著疗效。此外，对癌性神经源性疼痛综合征亦有较好疗效。

2. 药代动力学　口服一次剂量加巴喷丁（300~900mg）的生物利用度为 60%，但与剂量不成比例，随剂量增加生物利用度下降。服药后 2~3h 达到血浆峰浓度，血浆蛋白结合率小于 3%。制酸药可降低加巴喷丁生物利用度 20% 左右，故宜在 2h 前给予。消除半衰期（$t_{1/2}$）完全取决于肾功能，一般为 5~7h。并且不随剂量与合并用药改变，故需每日 3 次服用。在肾功能不全的患者中清除时间要延长，因此在这些患者中，药物使用必须减量。加巴喷丁在体内几乎无代谢，约 80% 的药物以原形经肾脏排泄，20% 从粪便排出。

3. 适应证　适用于癫痫、带状疱疹及带状疱疹后神经痛、癌痛及其他神经病理性疼痛。

4. 用法与用量　口服，12 岁以上患者，第一天 300mg/次，1 次/d，第二天 300mg/次，2 次/d，第 3 天 300mg/次，3 次/d，之后维持此剂量服用。根据病情和疗效，最大剂量可增加至 2 400~3 600mg/d。

5. 不良反应及注意事项　不良反应包括嗜睡、眩晕、共济失调、疲劳、恶心、便秘等。这些副作用常见于用药早期。只要从小剂量开始，缓慢地增加剂量，多数人都能耐受。儿童偶尔会急躁易怒，停药以后会消失。

6. 禁忌证　禁用于急性胰腺炎患者和对此药过敏者。

（四）普瑞巴林

1. 药理作用　普瑞巴林（pregabalin）结构与加巴喷丁相似。普瑞巴林特异性与中枢神经系统 N 型电压门控钙通道 $a_2\text{-}\sigma$ 蛋白亚单位结合，减少钙离子内流，从而减少谷氨酸盐、去甲肾上腺素、P 物质等兴奋性神经递质的释放，使过度兴奋的神经元恢复正常状态。普瑞巴林还可以延长 ATP 依赖性 K^+ 通道的开放时间，对运动皮质的作用与 GABA 再摄取抑制剂相似。

2. 药代动力学　普瑞巴林口服给药后能被迅速吸收，到达血浆峰浓度（C_{max}）的时间为 1.3h，生物利用度约为 90%。与食物同服时延迟吸收，C_{max} 下降，C_{max} 时间延长，但 AUC 和清除半衰期不变，吸收程度不受影响。血药浓度与药物剂量为线性关系，清除半衰期为 4.6~6.8h，不受剂量影响。因其不与血浆蛋白结合以及很少的肝脏代谢，因此具有很少的药物间相互作用。普瑞巴林为外消旋化合物，具有脂溶性，通过转运亮氨酸、异亮氨酸和缬氨酸的特异性转运通道，透过血脑屏障的细胞膜。肾脏排泄是主要的清除方式，98% 的普瑞巴林以药物原形从尿中排出。消除半衰期约为 6h，肾脏的清除与肾功能如肌酐清除率有关，肾功能不全者其 AUC 增加，半衰期延长，当 $C_L<60\text{mL}\cdot\text{min}^{-1}$ 需减小剂量。

3. 适应证　适应证与加巴喷丁相同，可用于治疗神经病理性疼痛、癌痛、广泛性焦虑障碍、纤维肌痛综合征和癫痫的辅助治疗。

4. 用法与用量　口服，起始剂量可为 75mg，每日 2 次；可在 2~3d 内根据疗效及耐受性增加至每次 150mg，每日 2 次，日最高剂量不超过 600mg。

5. 不良反应及注意事项　主要有头晕、嗜睡、共济失调、意识模糊、乏力、思维异常、视物模糊、运动失调、口干、水肿、体重增加及"思维异常"。

6. 禁忌证　对本品所含活性成分或任何辅料过敏者禁用。妊娠慎用，哺乳妇女用药期间应停止哺乳。17 岁或以下患者不宜使用。

三、抗惊厥药在癌痛治疗的应用

当外周或中枢神经系统遭受肿瘤伤害时容易伴发神经病理性疼痛。盆腔部肿瘤最容易发生，如子宫颈癌、直肠肛管癌等。此时单用阿片类镇痛药可能不敏感，这也是此类癌痛常常需大剂量使用阿片类镇痛药物的原因。此时如果辅助应用抗惊厥药物，不仅能明显缓解疼痛，而且能大大减少阿片类药物的使用，从而减轻其并发症。此类药物用于治疗肿瘤性神经病理性疼痛，特别适用于治疗撕裂性疼痛和烧灼样疼痛。癌性神经病理性疼痛的辅助治疗是根据其疼痛的主要临床特征来选择的。此类临床常用药物见表 11-1。

表 11-1　依据临床特征对神经病性疼痛选择辅助性镇痛药的指南

持续性疼痛	撕裂性疼痛	交感神经所致持续性疼痛
抗抑郁药物	抗惊厥药物	
阿米替林	加巴喷丁、普瑞巴林	苯氧苄胺
多塞平	卡马西平	哌唑嗪
米帕明	苯妥英钠	皮质类固醇类
地昔帕明	氯苯西泮	硝苯地平
去甲替林	新丙戊酯	普萘洛尔
曲唑酮		降钙素
马普替林		
口服局麻药 美西律	口服局麻药	

持续性疼痛	撕裂性疼痛	交感神经所致持续性疼痛
可乐定	巴氯芬	
辣椒素		

卡马西平可能会产生短暂的剂量相关性骨髓抑制，对正在接受有骨髓抑制的治疗如化疗、放疗的患者要特别小心。卡马西平、苯妥英钠的毒性常常与血清中高药物浓度有关。定期检查血清中血药浓度是必要的。加巴喷丁、普瑞巴林等均具有头晕、嗜睡等不良反应，从小剂量开始，从晚上开始，剂量逐渐增加至合适有效剂量，患者多半可以耐受。

第三节　其他辅助药

一、苯二氮䓬类药

苯二氮䓬类（benzodiazepines，BZ）也称抗焦虑药或安定药，具有抗焦虑、镇静、肌肉松弛和抗惊厥等作用。因其具有抗焦虑、镇静和催眠作用，故可用于癌痛伴抑郁症患者。

脑内存在特异性苯二氮䓬（BZ）受体和 γ-氨基丁酸（GABA）受体。苯二氮䓬与 BZ 受体结合后，阻止调控蛋白发挥作用，促进 GABA 与其受体结合，使氯离子通道开放，从而产生苯二氮䓬类的药理效应。苯二氮䓬类药物在脑中的主要作用部位是脑干网状系统和大脑边缘系统。苯二氮䓬类药物与 BZ 受体结合，抑制去甲肾上腺素能神经元作用，并使 5-HT 增加，从而产生抗焦虑和镇静作用，与皮质的 BZ 受体结合则产生抗惊厥作用。

苯二氮䓬类药物按其血浆半衰期分为三类，即短效、中效和长效（表 11-2）。

表 11-2　苯二氮䓬类药物的分类

短效（半衰期<5h）	中效（半衰期 5~25h）	长效（半衰期>25h）
三唑仑（2~5h）	劳拉西泮（10~20h）	氯硝西泮（22~38h）
咪达唑仑（1.5~2.5h）	奥沙西泮（9~24h）	氯氮䓬（5~30h）
	替马西泮（8~15h）	硝西泮（18~34h）
		地西泮（24~48h）

苯二氮䓬类药物的药理特性（表 11-3）。

表 11-3　部分苯二氮䓬类药物的药理学特性

药名	抗焦虑	夜间镇静	肌肉松弛	抗惊厥
地西泮（diazepam）	+++	+	+++	+++
劳拉西泮（lorazepam）	+++	+	+	+
氯硝西泮（clonazepam）	+	+++	+	+++
硝西泮（nitrazepam）	+	+++	+	+
氟硝西泮（flunitrazepam）	+	+++	+	+

药名	抗焦虑	夜间镇静	肌肉松弛	抗惊厥
氯氮 (clorazepate)	+	+	0	+
奥沙西泮 (oxazepam)	+++	+	0	0
三唑仑 (triazolam)	0	+++	0	0
咪达唑仑 (midazolam)	++	+++	+	+

注：0—微弱作用；+—轻作用；++—中等作用；+++—强作用

癌痛患者多半具有焦虑、失眠。失眠可能引起患者精疲力竭、精力无法恢复，辅助应用 BDZ 能明显缓解焦虑情绪，改善患者睡眠状况，提高癌痛患者生活质量。此外，BDZ 在癌痛患者还可缓解肌肉紧张、痉挛及惊厥的治疗，并因此缓解肌肉痉挛痛。BDZ 种类繁多，其药理作用也各有侧重，不同状况下应选择合适的 BDZ（表 11-4）。

表 11-4　BDZ 用于癌痛患者治疗选择

治疗作用	BDZ 选择与用法用量
夜间镇静	1. 咪达唑仑：2.5~10mg 2. 三唑仑：0.25~0.5mg 3. 替马西泮：10~40mg 4. 氯硝西泮：0.5~2mg
抗焦虑	1. 劳拉西泮：1~2mg　2~3 次/d 2. 替马西泮：10mg　2~3 次/d 3. 地西泮 2~20mg　1 次/d
肌肉松弛	地西泮：2~20mg　1 次/d
抗惊厥作用	1. 地西泮：初始剂量 5mg（老年人 2mg） 2. 咪达唑仑：效能为地西泮的 3 倍 多灶性肌阵挛：5mg 皮下注射，维持，10~30mg/d 末期焦虑不安抗惊厥：10mg 皮下注射，维持，30~60mg/d 3. 氯硝西泮：氯硝西泮作用很强，晚期癌症患者只需很小剂量，如 0.5~1mg，每 3~5d 增加 0.5mg 的剂量，直至 2~4mg

当癌痛患者有意或无意过量服用苯二氮䓬类药物时，可能出现苯二氮䓬类中毒。此类药物中毒时出现记忆力减退、幻觉、发音困难、眼球震颤、共济失调、惊厥、昏睡、昏迷、呼吸抑制、体温降低、反射减退，偶可发生急性肌张力障碍，但很少死亡。老年体弱者易发生晕厥。同时摄取其他中枢抑制药、吗啡或乙醇时，可使其毒性增强。BDZ 类中毒一般症状较轻，出现深昏迷、严重低血压和呼吸抑制时应除外酒精、阿片类或三环类抗抑郁药等中毒。

二、皮质类固醇类激素

在癌痛治疗中，皮质类固醇类激素（corticosteroids，CTS）主要用于神经压迫、脊髓压迫、颅内压升高导致的疼痛和转移性关节痛。CTS 抗炎作用强大，通过减轻脑、脊髓水肿，缓解脑转移导致的颅内压升高引起的头痛；通过减轻组织水肿，缓解脊髓、神经受压导致的神经压迫痛；通过对受损神经自身活性的直接抑制作用，缓解外周神经（如臂丛或腰、骶丛）受压导致的疼痛。此外 CTS 对癌痛患者还具有抗呕吐、增加食欲、改善情绪等作用。其他对 CTS 有反应的疼痛状况包括：上腔静脉综合征、转移性骨痛、症状性淋巴性水肿、肝囊性肿胀、肠水肿腹胀等。

1. 地塞米松（dexamethasone）　地塞米松是癌痛患者最常用的 CTS，其作用持续时间可达 36~54h，而泼尼松龙（prednisolone）仅为 18~36h。地塞米松的抗炎效能是泼尼松龙的 7 倍。每日初始剂量根据适应证和一般经验而不同。厌食一般使用地塞米松 2~4mg/d，脊髓压迫则使用 16~32mg/d，8~16mg/d 的剂量通常用于颅内压增高。

2. 甲泼尼松龙（methylprednisolone）　甲泼尼松龙虽然抗炎效能不及地塞米松（为地塞米松的 1/6~1/5），但其对神经组织的亲和力远大于地塞米松，因此对缓解脑肿瘤引起的颅内高压、脊髓压迫和神经水肿效果可靠。一般 40~80mg/d（每日 1 次）。

其他 CTS 用于恶性肿瘤患者的姑息治疗和局部使用的 CTS 本节不作详述。

癌痛患者，使用 CTS 时只要达到症状缓解即可，应避免长期使用，应该在最短时间内使用最低有效剂量。延长使用 CTS 可出现一些副作用，特别是大剂量较长时间使用时容易出现，有时可能相当严重的，并且随用药时间的延长而增加。常见如免疫力低下、真菌感染、消化不良、神经精神改变（诱发精神障碍和癫痫）或淤血、水肿、体重增加或类库欣综合征（满月脸、水牛背等向心性肥胖体质，高血压、多毛、糖尿和皮肤变薄等），其他如肌痛、高血糖、骨质疏松、肌萎缩、伤口愈合延缓、诱发或加重溃疡病。由于病情需要长期用药者，减量过快或突然停药，可引起肾上腺皮质功能不全或反跳现象。因此当疼痛缓解时，需逐渐减量停药。

活动性消化性溃疡和全身感染是应用皮质类固醇类作为辅助镇痛药的相对禁忌证。当必须应用时，需同时服用胃黏膜保护药和抑制胃酸分泌药。

三、氯胺酮

氯胺酮（ketamine）主要是选择性地抑制丘脑内侧核，阻滞脊髓至网状结构的上行传导，兴奋边缘系统，并对中枢神经和脊髓中的阿片受体有亲和力。产生麻醉作用，主要是抑制兴奋性神经递质（乙酰胆碱、L-谷氨酸）及 NMDA 受体的结果；镇痛作用主要由于阻滞脊髓至网状结构对痛觉传入的信号及与阿片受体的结合。新近研究表明，硬膜外隙使用氯胺酮，可以改善晚期癌痛患者对阿片类药物耐受，从而产生协同镇痛作用，改善晚期癌痛患者疼痛管理。

对于晚期癌痛患者，可以使用氯胺酮 100mg+吗啡 10mg/100mL，2mL/h 硬膜外泵注。

不良反应主要有：可出现幻觉、多梦、躁动不安、唾液分泌增多，血压、颅压及眼压升高，偶有呼吸抑制或暂停、喉痉挛及气管痉挛。

顽固、难治性高血压，严重的心血管疾病及甲亢患者禁用。

注意事项如下：①颅内压增高、脑出血、青光眼患者不宜单独使用；②静脉注射切忌过快，否则易导致一过性呼吸暂停；③剂量过大时可出现噩梦幻觉，预先应用镇静药，如苯二氮䓬类，可减少此反应。

（皮治兵　金　毅）

参 考 文 献

［1］Scott M Fishmen, Jane C Ballantyne, James P. Rathmell. Bonica's management of pain. 4th ed. Philadelphia：Wolters Kluwer, 2009.

［2］Robert A Swarm , Jutith A Paice, Doralina L Anghelescu, et al. NCCN Clinical Practice Guidelines in Oncology Adult Cancer Pain Version1，2018.

［3］Cooper T E, Heathcote L C, Clinch J, et al. Antidepressants for chronic non-cancer pain in children and adolescents. Cochrane Database Syst Rev, 2017 Aug 5; 8, CD012535. doi: 10.1002/ 14651858. CD012535. pub2. Review.

[4] Leppert W. Role of oxycodone and oxycodone/naloxone in cancer pain management. Pharmacological Reports, 2010, 62 (4): 578-591.

[5] Ad V. Gabapentin for the treatment of cancer-related pain syndromes. Rev Recent Clin Trials, 2010, 5 (3): 174-178.

[6] Arslan D, Koca T, Akar E, et al. Cancer pain prevalence and its management. Asian Pac J Cancer Prev, 2014, 15 (20): 8557-8562.

[7] Sheng J, Liu S, Wang Y, et al. The Link between Depression and Chronic Pain: Neural Mechanisms in the Brain. Neural Plast, 2017 Jun, 19.

[8] Xu L, Zhang Y, Huang Y. Advances in the Treatment of Neuropathic Pain. Adv Exp Med Biol, 2016, 904: 117-129.

[9] Ebede C C, Jang Y, Escalante C P. Cancer-related fatigue in cancer survivorship. Med Clin North Am, 2017, 101 (6): 1085-1097.

[10] Rolke R, Rolke S, Hiddemann S, et al. Update palliative pain therapy. Internist (Berl), 2016, 57 (10): 959-970.

[11] Wiffen P J, Cooper T E, Anderson A K. Opioids for cancer-related pain in children and adolescents. Cochrane Database Syst Rev, 2017 Jul 19, 7: CD012564. doi: 10.1002/ 14651858. CD012564. pub2. Review.

[12] Fallon M T. Neuropathic pain in cancer. Br J Anaesth, 2013 Jul, 111 (1): 105-111.

[13] Guan J, Tanaka S, Kawakami K. Anticonvulsants or antidepressants in combination pharmacotherapy for treatment of neuropathic pain in cancer patients: a systematic review and meta-analysis. Clin J Pain, 2016, 32 (8): 719-725.

[14] Larsson I M, Ahm S, rensen J, et al. The post-mastectomy pain syndrome-a systematic review of the treatment modalities. Breast J, 2017, 23 (3): 338-343.

[15] van den Beuken-van Everdingen M H, de Graeff A, et al. Pharmacological treatment of pain in cancer patients: the role of adjuvant analgesics, a systematic review. Pain Pract, 2017 Mar, 17 (3): 409-419.

[16] Hershman D L, Lacchetti C, Dworkin R H. American Society of Clinical Oncology. Prevention and management of chemotherapy-induced peripheral neuropathy in survivors of adult cancers: American Society of Clinical Oncology clinical practice guideline. J Clin Oncol, 2014 Jun 20, 32 (18): 1941-1967.

[17] Walker A K, Kavelaars A, Heijnen C J, et al. Neuroinflammation and comorbidity of pain and depression. Pharmacol Rev, 2013 Dec 11, 66 (1): 80-101.

[18] Parás-Bravo P, Paz-Zulueta M, Alonso-Blanco M C, et al. Association among presence of cancer pain, inadequate pain control, and psychotropic drug use. PLoS One, 2017 Jun 8, 12 (6): e0178742.

[19] Haumann J, Joosten EBA, Everdingen MHJVDB. Pain prevalence in cancer patients: status quo or opportunities for improvement? Curr Opin Support Palliat Care, 2017 Jun, 11 (2): 99-104.

[20] Marchant J. Acupuncture in cancer study reignites debate about controversial technique. Nature, 2017 Dec 14, 552: 157-158.

[21] Eisenberg E, Suzan E. Drug combinations in the treatment of neuropathic pain. Curr Pain Headache Rep, 2014 Dec, 18 (12): 463.

[22] Corona-Ramos J N, Déciga-Campos M, Romero-Pi? a M, et al. The effect of gabapentin and tramadol

in cancer pain induced by glioma cell in rat femur. Drug Dev Res, 2017 Aug, 78 (5): 173-183.

[23] Laufenberg-Feldmann R, Schwab R, Rolke R, et al. Cancer pain in palliative medicine. Anaesthesist, 2012, 61 (5): 457-467.

[24] Reddi D. Preventing chronic postoperative pain. Anaesthesia, 2016 Jan, 71 Suppl 1: 64-71.

[25] Dou Z, Jiang Z, Zhong J. Efficacy and safety of pregabalin in patients with neuropathic cancer pain undergoing morphine therapy. Asia Pac J Clin Oncol, 2017, 13 (2): e57-e64.

[26] Shinde S, Gordon P, Sharma P, et al. Use of non-opioid analgesics as adjuvants to opioid analgesia for cancer pain management in an inpatient palliative unit: does this improve pain control and reduce opioid requirements? Support Care Cancer, 2015 Mar, 23 (3): 695-703.

[27] Mishra S, Bhatnagar S, Goyal G N, et al. A comparative efficacy of amitriptyline, gabapentin, and pregabalin in neuropathic cancer pain: a prospective randomized double-blind placebo-controlled study. Am J Hosp Palliat Care, 2012, 29 (3): 177-182.

[28] Wickham R J. Cancer Pain Management: Comprehensive Assessment and Nonopioid Analgesics, Part 1. J Adv Pract Oncol, 2017, 8 (5): 475-490.

[29] Yamaguchi T, Shima Y, Morita T, et al. Clinical guideline for pharmacological management of cancer pain: the Japanese society of palliative medicine recommendations. Jpn J Clin Oncol, 2013, 43 (9): 896-909.

[30] Brogan D M, Kakar S. Management of neuromas of the upper extremity. Hand Clin, 2013 Aug, 29 (3): 409-420.

[31] Miguel-Jimeno J M, Forner-Cordero I, Zabalza-Azparren M. Postmastectomy pain syndrome in our region: characteristics, treatment, and experience with gabapentin. Rev Neurol, 2016 Mar 16, 62 (6): 258-266.

[32] J Pain Symptom Manage, 2014, 48 (6): 1145-1159.

[33] Vadalouca A, Raptis E, Moka E, et al. Pharmacological treatment of neuropathic cancer pain: a comprehensive review of the current literature. Pain Pract, 2012, 12 (3): 219-251.

[34] Bredlau A L, Thakur R, Korones D N, et al. Ketamine for pain in adults and children with cancer: a systematic review and synthesis of the literature. Pain Med, 2013 Oct, 14 (10): 1505-1517.

[35] Guo C H, Bai L, Wu H H, et al. Midazolam and ropivacaine act synergistically to inhibit bone cancer pain with different mechanisms in rats. Oncol Rep, 2017 Jan, 37 (1): 249-258.

[36] Gambeta E, Kopruszinski C M, Dos Reis R C, et al. Evaluation of heat hyperalgesia and anxiety like-behaviors in a rat model of orofacial cancer. Neurosci Lett, 2016 Apr 21, 619: 100-105.

[37] Cruickshank M, Henderson L, MacLennan G, et al. Alpha-2 agonists for sedation of mechanically ventilated adults in intensive care units: a systematic review. Health Technol Assess, 2016 Mar, 20 (25): 111-117.

[38] Boland J W, Allgar V, Boland E G, et al. Effect of opioids and benzodiazepines on clinical outcomes in patients receiving palliative care: an exploratory analysis. J Palliat Med, 2017 Nov, 20 (11): 1274-1279.

[39] Lim F M Y, Bobrowski A, Agarwal A, et al. Use of corticosteroids for pain control in cancer patients with bone metastases: a comprehensive literature review. Curr Opin Support Palliat Care, 2017 Jun, 11 (2): 78-87.

[40] Lizano-Díez X, Ginés-Cespedosa A, Alentorn-Geli E, et al. Corticosteroid injection for the treatment of morton's neuroma: a prospective, double-blinded, randomized, placebo-controlled trial. Foot Ankle Int, 2017 Sep, 38 (9): 944-951.

［41］ Haywood A，Good P，Khan S，et al. Corticosteroids for the management of cancer-related pain in a-dults. Cochrane Database Syst Rev，2015 Apr 24，（4）：CD010756.

［42］ Eastman P，Le B. Corticosteroids as co-analgesics with opioids for cancer pain：a survey of Australian and New Zealand palliative care clinicians. Intern Med J，2015，45（12）：1306-1310.

［43］ Kübler H. Corticosteroids in the management of advanced prostate cancer. Urologe A，2017 Feb，56（2）：217-223.

［44］ Erlendsson A M，Karmisholt K E，Haak C S. Topical corticosteroid has no influence on inflammation or efficacy after ingenol mebutate treatment of grade I to III actinic keratoses（AK）：a randomized clinical trial. J Am Acad Dermatol，2016，74（4）：709-715.

［45］ Beloeil H，Viel E，Navez M L. Recommandation formalisée d´experts. Guidelines for regional anesthetic and analgesic techniques in the treatment of chronic pain syndromes. Ann Fr Anesth Reanim，2013 Apr，32（4）：275-284.

［46］ 邹聪，何云武，龙石银，等. 加巴喷丁联合蛛网膜下隙吗啡输注治疗晚期癌痛的临床研究. 中国疼痛医学杂志，2012，18（10）：618-622，627.

［47］ 司马蕾，樊碧发，徐仲煌. 钙通道阻滞剂联合阿片治疗神经病理性癌痛的前瞻性研究. 中国疼痛医学杂志，2017，23（5）：361-365.

［48］ 倪志强，江显卓，侯俊杰，等. 普瑞巴林治疗癌痛的疗效分析. 世界最新医学信息文摘，2016，16（77）：254-255.

［49］ 窦智，蒋宗滨，钟进才. 普瑞巴林与吗啡联合应用对癌性神经病理性疼痛的治疗效果. 临床麻醉学杂志，2013，29（6）：538-541.

［50］ 刘劲松，张弓. 地塞米松在晚期癌症疼痛治疗中的应用. 医学新知杂志，2008（1）：55-56.

［51］ Roberta L H，Stephen E A. Pain medicine：the requisites in anesthsiology. Mosby，2006.∥王保国主译.疼痛医学：麻醉必会技术. 北京：人民卫生出版社，2008，194-195.

［52］ Lussier D，Huskery A G，Portenoy R K. Adjuvant analgesics in cancer pain management. Oncologist，9（5）：571-591.

［53］ Mercadante S，Portenoy R K. Opioid poorly responsive cancer Pain. Part 3. pain Symptom Manage，2001，2：338-354.

［54］ 谭冠先. 疼痛诊疗学.2版. 北京：人民卫生出版社，2000：35-36.

［55］ 庄心良. 现代麻醉学.3版. 北京：人民卫生出版社.2004.

［56］ 史学莲，刘小立. 加巴喷丁用于癌症与非癌症患者神经病理性疼痛的疗效分析. 中国疼痛医学杂志，2009，15：187.

第十二章　局部麻醉药

局部麻醉药（local anesthetics）是一类能完全和可逆地阻滞作用部位或相应神经支配区域的神经冲动产生和传导功能的药物。自 1884 年 Koller 首次把可卡因作为表面麻醉剂应用于眼科手术，继而 Einhorn 于 1905 年合成了可行注射的局部麻醉药普鲁卡因，至今有百余年的历史。局部麻醉药主要用于临床麻醉，也是疼痛治疗包括癌痛治疗的常用药物。目前，临床使用的局麻药有十余种之多。本章主要介绍癌痛和各种急、慢性疼痛治疗常用的局部麻醉药。

第一节　局部麻醉药分类

一、按化学结构分类

局麻药均属于芳香基–中间链–氨基结构的化合物，中间链为羰基，又可分为酯链和酰胺链；前者为酯类局麻药，后者为酰胺类局麻药。酯类局麻药有：普鲁卡因、氯普鲁卡因、丁卡因、可卡因。酰胺类药物有：利多卡因、甲哌卡因、布比卡因、罗哌卡因、依替卡因、丙胺卡因。

酯类和酰胺类局麻药，除了在起效时间和时效有明显不同外，前者的代谢是在血浆内被水解或胆碱酯酶所分解，酰胺类则在肝内被酰胺酶所分解。一般认为，酯类局麻药所含的对氨基化合物可形成半抗原，以致引起变态反应；酰胺类则不能形成半抗原，故引起变态反应者极为罕见。

二、按临床分类

根据临床上局麻药作用时效的长短，分为短效、中效和长效三类：短效局麻药有普鲁卡因和氯普鲁卡因；中效局麻药有利多卡因、甲哌卡因和丙胺卡因；长效局麻药有布比卡因、丁卡因、罗哌卡因和依替卡因。

第二节　局部麻醉药的药代动力学及药效学

一、局部麻醉药的药代动力学

局麻药进入体内中央室的速率与给药方式直接有关。如部位麻醉时的吸收速率主要取决于该部位的血液灌流状态，一般需经 15~30min 血内浓度才达到峰值，若行静脉内注射，则血内浓度即时就可达到峰值。各个局麻药的分布形式大体上相似，但人体对不同药物的处置速率并不相同，与各个药物的理化性质相关。

（一）吸收

局部麻醉药的吸收受多种因素影响，主要包括：①使用剂量；②注射部位；③局部阻滞血流；④药物与阻滞结合等。

1. 剂量　血内局麻药浓度的峰值与剂量直接相关。如应用大容量的稀释局麻药液，其血内浓度将比应用等剂量小容量的药液为高。高浓度的局麻药，虽其所形成的浓度梯度有利于药物弥散，但因浓度高、容量小，与组织接触界面也小。因此在相同剂量下，1%溶液与2%溶液在血内浓度相似，毒性也相似。为了避免局部麻醉药的毒性反应，应严格掌握使用剂量。

2. 注射部位　不同部位神经阻滞的局麻药吸收速率不相同，特别是注射部位血管丰富者，吸收的速率和程度都较快较多。通过如下不同途径的利多卡因给药，发现血管内以肋间神经阻滞为最高，呈下列递减之顺序：肋间神经阻滞>骶管阻滞>硬膜外隙阻滞>臂丛神经阻滞>坐骨-股神经阻滞。

3. 血液灌注　局麻药吸收的快慢与该部位的血液灌注直接相关。血液灌注充足部位局麻药吸收快，有报告当犬的血容量降低15%时，可使硬膜外隙吸收利多卡因的速率降低30%。临床上，在局麻药溶液中加用肾上腺素，可减慢局麻药的吸收速率，降低血内局麻药浓度，减少全身性的不良反应。

4. 与组织的结合　主要涉及局麻药的脂溶性与组织的结合力两方面：①脂溶性：神经膜含有丰富的脂质和蛋白质，因此局麻药的脂溶性可作为衡量局部麻醉药与神经亲和力的尺度。长效局麻药，如布比卡因和丁卡因比短、中效的利多卡因和甲哌卡因更具有脂溶性，也易于与注射部位的组织结合，只有相对小量的局麻药被摄入中央室。同时，大多数器官对局麻药的亲和力远较血浆蛋白为大，可视为一个有效的贮存库而缓冲了局麻药在血内的浓度。②组织的结合力：多以组织/血浆分配系数来表示，这对于用局麻药来治疗心律失常有较大的意义，希望有更多的利多卡因分子能与心肌相结合。从局麻药离解出来带电荷的季铵基不能通过血脑屏障。至于高 pKa 药物（如利多卡因）是否更易于通过血脑屏障，目前不能肯定。

5. 与血浆蛋白的结合　吸收至血内的部分局麻药将与血浆蛋白相结合，被结合的药物将暂时失去药理活性。血浆蛋白结合的多寡，除了与亲和力有关外，还受药物浓度和血浆蛋白含量的影响。局麻药与血浆蛋白的结合率与血内局麻药浓度成反比，一旦其结合已达饱和，则血内将出现更多非结合（游离）形式的药物。由此可说明，为何低蛋白血症患者易于发生局麻药的毒性反应。

6. 理化因素　局部麻醉药的作用受机体和组织中 pH 的影响，在酸性溶液中，同量的局麻药复合盐只离解出较少的碱基。欲产生相当麻醉量的碱基，势必要提高每单位容量局麻药复合盐的密度，也就是必须增加局麻药的浓度，才能达到在较高 pH 下用较低浓度局麻药所能达到的阻滞效果。在人体发生组织感染或脓肿周围注射局麻药，因该部位堆积着较多的乳酸和其他酸性物质，使 pH 下降而影响到局麻药碱基的产生，导致局麻效能的削弱，甚至失效。

在局麻药溶液中加入其他药物如肾上腺素，亦将影响其离解度和麻醉效能。

（二）分布

局麻药从注射部位经毛细血管吸收分布至各器官系统，首先分布到血液灌注好的器官，如心、脑、肝和肾，随后以较慢的速率再分布到血液灌注较差的肌肉、脂肪和皮肤；通过人体静脉缓慢滴注酰胺类局麻药进行动力学研究发现，经3~6h的测定曲线，以数学三次幂函数来模拟药物在人体内三室模室的分布。

1. 快速稀释相　人体初始的稀释容量约为0.44~0.77L/kg。如利多卡因在数秒内便可广泛稀释为水相或脂-水相，从血内向外弥散至细胞外间隙而不受血管壁的影响，此相的半衰期为1.5min。

2. 慢分布相　是快速稀释相之后的第二相，表明局麻药已进入第二室。此时局麻药浓度-时间曲线呈缓慢并接近直线下降。此相是反映血液灌注差的器官和组织对局麻药的摄取。从药物输入、摄取和清除往往需数小时。

3. 稳态分布容积（V_{ss}）　随着药物初始快速稀释和器官摄取，药物分布渐趋稳定状态。人体的

V_{SS} 一般要超过体内总容量，提示有更多的局麻药分布于脑、肝、脂肪之中。各种局麻药的分布容积并不相同，正常人体利多卡因、依替卡因和布比卡因的 V_{SS} 分别为91L、133L、72L。V_{SS} 至少比初始阶段分布容积大1倍，是一个有价值的"贮存库"，为用药量起到缓冲的作用；也可用来说明为何局麻药诱发的惊厥表现是短暂和自限的。若多次反复给药，则可使"贮存库"接近饱和，有发生药物蓄积的可能。酰胺类局麻药的药代动力学参数见表12-1。

表 12-1 酰胺类局麻药的药代动力学特性

局麻药	分布容积（L）	$t_{1/2\,\alpha}$（min）	$t_{1/2\,\beta}$（min）	$t_{1/2\,\gamma}$（min）	消除率（L/min）
利多卡因	91	1.0	9.6	1.6	0.95
甲哌卡因	84	0.7	7.2	1.9	0.78
布比卡因	72	2.7	28	3.5	0.47
罗哌卡因	41	2.8	30.0	2.0	0.44
依替卡因	133	2.2	19	2.6	1.22

注：$t_{1/2\,\alpha 1}$ =快速分布半衰期

$t_{1/2\,\alpha 2}$ =慢速分布半衰期

$t_{1/2\,\beta}$ =消除半衰期

（三）生物转化和清除

局麻药以原形形式从尿内排泄的比率受到种族、化学结构、给药途径、尿液 pH 值及其他因素的影响。其余部分局麻药则通过酶的催化作用进行转化，并从粪便和尿液排泄出不同的代谢物，很少通过呼气和唾液排泄。酯类局麻药主要是通过血内酯酶催化而进行水解，产生芳香族酸和氨基醇。酰胺类局麻药代谢主要在肝细胞内质网内进行，经微粒体酶的催化及需 NADPH 和氧的参与，再经氧化脱烃作用把叔胺降解为较易于水解的仲胺。

清除是指从分布容积中清除局麻药（溶质）的全部效能，一般以每分钟的流量（L/min）来表示。原形药物在体内清除几乎与肝内清除相当。因此局麻药清除速率可以作为药物相对毒性的参考之比。

二、局部麻醉药的药效学

（一）局部麻醉作用

局麻药对神经冲动的产生和传导有阻滞作用。阻滞的程度与局麻药的剂量、浓度、神经纤维类别及刺激强度等因素有关。局麻药必须与神经组织直接接触后才发生作用。浓度自低而高，痛觉最先消失，依次为温觉、触觉和深部感觉，最后才是运动功能。欲获得满意的神经传导阻滞，应具备三个条件：①局麻药必须达到足够的浓度；②必须有充分的时间，使局麻药分子到达神经膜上的受体部位；③有足够的神经长轴与局麻药直接接触。

（二）全身效应

局麻药从给药部位吸收后能引起全身效应。最重要的是中枢神经系统和心血管系统的反应，特别是剂量过大时易出现毒性反应。

1. 局麻药对中枢神经系统的影响　局麻药对中枢神经系统既有抑制作用也有兴奋作用。但多数的局麻药应用初期表现为兴奋、震颤、寒战甚至惊厥等。如吸收量过大，最后出现中枢神经系统普遍抑制。

2. 局麻药对心血管系统的影响　电生理研究表明，非心脏毒性剂量的局麻药都有程度不同的抗心律失常作用。在中毒剂量时，局麻药明显降低浦肯野纤维和心肌的最大去极化速率，降低心肌动作电位 0 相的幅度和传导速度，而静息膜电位无明显变化。随着用量增加，心室传导时间延长，心电图表现 P-R 间期延长，QRS 波增宽，最终则抑制窦房结起搏功能，引起窦性心动过缓和窦性停搏。

局麻药的直接负性肌力作用与血药浓度有关，不同的局麻药的作用程度也很不相同。低浓度时，对心肌收缩力、舒张期容积、心室内压和心排血量均无明显影响。达中毒浓度时，则对心肌有直接的抑制作用，表现为心肌收缩力降低，舒张期容积增加，心室内压力下降和心排血量降低。

第三节　常用局部麻醉药

一、酯类局部麻醉药

普鲁卡因（奴佛卡因，procaine，novocaine），组织穿透力低，作用时效短，一般维持30~45min，目前临床仅偶尔用于局部浸润麻醉或在疼痛治疗中用于痛点注射，成人一次最大剂量为1g。

二、酰胺类局部麻醉药

（一）利多卡因（lidocaine）

本品为氨酰基酰胺类中效局麻药。具有麻醉效力强、起效快、阻滞穿透性强，无明显扩张血管作用和心脏毒性小等优点。广泛用于浸润麻醉、咽喉气管表面麻醉、神经阻滞、硬膜外麻醉、蛛网膜下隙麻醉和疼痛治疗。临床也常用于治疗室上心律失常。

咽喉气管表面麻醉用2%~4%浓度；神经阻滞用0.8%~1%浓度；硬膜外麻醉用1.5%~2%浓度；蛛网膜下隙麻醉用2%浓度。成人一次最大剂量为400mg。癌痛患者硬膜外镇痛治疗一般用1%浓度，痛点注射用0.2%~0.25%浓度。

利多卡因很少有过敏反应和其他不良反应。但若误注入血管也可引起毒性反应。临床使用应严格控制剂量，注射前注药过程必须反复回抽，避免局麻药误入血管引起毒性反应。

（二）布比卡因（bupivacaine）

本品为长效局麻药，麻醉效力强，作用持续时间3~6h或更长时间。起效时间比利多卡因慢，心脏毒性作用比利多卡因大，临床使用时切勿误注入血管。一旦发生心肌毒性，可引起循环虚脱，复苏较困难。

临床常用于神经阻滞、硬膜外麻醉和蛛网膜下隙麻醉。因其作用时间较长，又适用于术后镇痛和癌痛及其他慢性疼痛的镇痛治疗。神经阻滞麻醉用0.2%~0.25%浓度；硬膜外麻醉用0.5%~0.75%浓度；蛛网膜下隙麻醉用0.5%浓度。术后镇痛、癌痛及慢性疼痛治疗用0.15%~0.25%浓度。布比卡因成人一次最大剂量150mg，剂量不超过200mg。

布比卡因很少发生过敏反应。但本品毒性较大，应严格控制用量。

（三）罗哌卡因（ropivacaine）

本品是长效酰胺类局麻药，有麻醉和镇痛双重效应，高剂量可产生外科麻醉，低剂量时则产生感觉阻滞（镇痛），仅伴有局限的非进行性运动神经阻滞，即运动和感觉分离现象。罗哌卡因的药效作用比布比卡因弱约20%，心脏毒性比布比卡因小。适用于区域阻滞麻醉、椎管内麻醉和硬膜外术后镇痛和无痛分娩镇痛，亦可用于鞘内给药治疗晚期癌痛。神经阻滞用0.25%~0.375%浓度，硬膜外麻醉用0.75%浓度10~20mL，成人一次最大剂量不超过200mg。硬膜外术后镇痛和癌痛或慢性疼痛治疗用0.125%~0.2%浓度。

第四节　局部麻醉药的不良反应及处理

一、神经毒性

由于局麻药浓度过高或神经接触的时间过长，可造成神经损害。所涉及的因素包括创伤性注射方法、药物浓度过高、吸收不良和其他机械性因素所引起的肉眼或显微镜下的组织损伤。若在神经或神经束内直接注射麻醉药，则可引起功能或结构上的改变，这可能与物理因素（压力）有关。有报告因不慎将 2%~3%氯普鲁卡因 20mL 注入蛛网膜下隙后，引起运动和感觉的长期缺失。因此，不主张使用高浓度局麻药，如 4%以上利多卡因行蛛网膜下隙麻醉。

二、变态反应及高敏反应

（一）变态反应

变态反应发生率只占局麻药不良反应的 2%，真正的变态反应是罕见的。变态反应是由于亲细胞性免疫球蛋白 E（IgE）附着于肥大细胞和嗜碱粒细胞的表面，当抗原与抗体再次相遇时，则从肥大细胞颗粒内释放出组胺和 5-羟色胺，激发起全身防御性反应，出现气道水肿、支气管痉挛、呼吸困难、低血压、荨麻疹，并伴有瘙痒，严重者可危及患者生命。酯类局麻药引起变态反应远比酰胺类多见。预防局部麻醉药变态反应目前仍采用用药前行皮内注射试验，如试验显示阳性，原则上不适用局麻药或不用酯类局麻药，但皮内试验阴性者仍有发生变态反应或高敏反应的可能。一旦发生变态反应，应立即处理，包括输液、吸氧、静脉注射地塞米松、皮下注射肾上腺素、维持血压，必要时静脉给予 α 肾上腺素维持血压和对症治疗，如利尿脱水，解痉，纠正心律失常、酸中毒和高血钾等。

（二）高敏反应

患者个体对局麻药的耐受有很大的差别。接受小剂量的局麻药，或其用量低于常用量时，患者就出现类似毒性反应症状称为高敏反应。高敏反应除具有一般毒性反应症状和体征外，也可突然发生晕厥、呼吸抑制，甚至循环虚脱。一旦出现高敏反应，应立即停止给药，静脉注射咪唑安定解除痉挛、吸氧改善缺氧、输液维持循环，必要时给予 α 肾上腺素维持血压，应用肾上腺皮质激素改善患者全身情况。如发生呼吸、心搏骤停，立即进行心肺复苏。

三、毒性反应

临床上出现局麻药中毒反应的原因有局麻药误注入血管内，一次用药超过最大剂量，注射部位血管丰富或有炎症反应等，因局麻药吸收过快，致血内局麻药浓度过高，而引起毒性反应。

局麻药毒性反应的临床表现主要为：中枢神经系统和心血管系统中毒症状。早期有精神症状，如嗜睡、意识模糊、呼吸浅慢、血压下降、心率减慢或心律失常等。重者出现惊厥、昏迷、呼吸心搏骤停。

局麻药毒性反应的预防主要是严密掌握局麻药的浓度、剂量和注射速度，防止误注入血管，老年、体弱患者应适当减少局麻药的浓度和用量。局麻药毒性反应的治疗主要包括：①立即停止局麻药注入、吸氧，并进行辅助或控制呼吸。开放静脉输液，维持血流动力学的稳定。②烦躁不安或出现惊厥患者，给予咪唑安定 5~10mg 肌内或静脉注射。发生惊厥时要注意保护患者，避免发生意外的损伤。如患者在静脉注射咪唑安定后仍出现惊厥，则可考虑应用肌松药。③发生呼吸、心搏骤停者，应立即行心肺脑复苏。

（卢　俊　徐世元）

参 考 文 献

［1］庄心良，曾因明，陈伯銮. 现代麻醉学. 3 版. 北京：人民卫生出版社，2003，702-716.

［2］Ronald D Miller. 米勒麻醉学. 8 版. 邓小明，曾因明，黄宇光译. 北京：北京大学医学出版社，2016.

［3］Dillane D，Finucane B T. Local anesthetic systemic toxicity. Can J Anaesth，2010，57（4）：368-380.

［4］Ogle O E，Mahjoubi G. Local anesthesia：agents，techniques，and complications. Dental Clinics of North America，2012，56（1）：0-148.

［5］Boyce R A，Kirpalani T，Mohan N. Updates of topical and local anesthesia agents. Dental Clinics of North America，2016，60（2）：445-471.

［6］Strazar A R，Leynes P G，Lalonde D H. Minimizing the pain of local anesthesia injection. Plastic and Reconstructive Surgery，2013，132（3）：675-684.

［7］Weinberg G L，Ramaraju G A，Garcia-Amaro M F，et al. Pretreatment or resuscitation with a lipid infusion shifts the dose-response to bupivacaine-induced asystole in rats. Anesthesiology，1998，88：1071-1075.

［8］Rosenblatt M A，Abel M，Fischer G W，et al. Successful use of a 20% lipid emulsion to resuscitate a patient after a presumed bupivacaine-related cardiac arrest. Anesthesiology，2006，105：217-218.

［9］Guidelines for the management of severe local anaesthetic toxicity. London，AAGBI，2007.

第十三章　癌痛的神经阻滞术

"神经阻滞"按传统观念认为是一种麻醉学技术，或称区域神经阻滞技术。其意指对手术区域通过神经阻滞使该区域失去痛觉功能从而完成手术治疗。现代"神经阻滞治疗"含义，在原有基础上增加了用该技术完成对急、慢性疼痛患者的治疗。包括用药物或物理手段，暂时或长期解除患者疼痛。中重度癌痛和顽固癌痛按 WHO "癌症三阶梯治疗"原则处理疗效不满意时，联合神经阻滞可提高疗效。本章仅将常用于癌痛治疗的神经阻滞技术分述如下。

第一节　头颈部神经阻滞术

本节主要介绍常用于癌痛治疗的周围神经阻滞，主要有三叉神经节及其分支阻滞、舌咽神经阻滞等。

一、眶上神经阻滞术

（一）解剖学

眶上神经由三叉神经的眼神经支发出，前行于上睑提肌和眶顶壁之间，经眶上切迹或眶上孔分布于眼睑和前额部，其额支纤维可以延伸至颅顶与枕大神经交通。

（二）适应证

适用于眶上神经痛、额部带状疱疹痛、带状疱疹后遗神经痛及该范围癌痛。

（三）操作技术

患者平卧位，于患侧眶上缘内 1/3 处或在眉中间可触及眶上切迹。用手指尖可诱发出疼痛扳机点，常规消毒后，用细短针头沿着眶上孔或切迹刺入 0.5cm 深度即可注药 0.5~1.0mL。由于眶上孔变异较大，以往做眶上孔阻滞仅有 20% 左右能刺进眶孔内，改做眶内阻滞操作可以提高成功率。操作方法为：针尖沿眶顶部骨质进针 1.5~2cm 后，回吸无血即可注射 1% 利多卡因 1mL+复方倍他米松 0.5mL。行化学性神经毁损者注射无水乙醇或 3%~5% 的酚甘油约 0.5mL。

（四）并发症及注意事项

避免消毒液造成结膜或角膜损伤。穿刺时术者左手示指始终保护患者眼球。穿刺不超过 2.0cm，进针 1.5cm 即可注药。治疗当天不要洗脸，避免针眼感染。如注射后出现局部肿胀可用冰袋冷敷。眶内阻滞不宜注射神经损毁药物。

二、眶下神经阻滞术

（一）解剖学

眶下神经为三叉神经发出的上颌神经直接延续的主支或最大的终支，经眶下裂入眶后称为眶下神经，其分支有下睑支、鼻支、上唇支和颊支，为终末支，分布于下眼睑、同侧鼻背、上唇和颊部。

（二）适应证

除用于眶下神经痛治疗外，也用于该神经区域带状疱疹、带状疱疹后遗神经痛和癌痛治疗。

（三）操作技术

患者仰卧位，在眶下缘正下方，距鼻中线 3cm 处，触摸到呈凹陷状的眶下孔，做标记，常规消毒，用 3.5cm 长 7 号针，通过孔周皮肤直接进针。穿刺点体表定位是从直视瞳孔至同侧口外角做一垂直线，再从眼外侧联合（眼外眦）至上唇中点做一连线，两线交叉点即为穿刺点。常规消毒，用 3.5cm 长的 7 号针，进针向外或内上方，感觉针尖出现落空感，即表明针尖进入眶下孔，刺入 2~2.5cm 即可注射 1% 利多卡因 1.0~1.5mL。观察 2~3min 患者眶下区痛觉消失，注射皮质激素 0.5mL，行化学性神经毁损者注射无水乙醇或 3%~5% 酚甘油 0.5~0.8mL。拔针后轻压穿刺处 3~5min。

（四）注意事项

避免消毒液损伤结膜或角膜。注药后轻压 3~5min，避免局部血肿。此处不建议反复注射药物，避免局部肌萎缩。

三、上颌神经阻滞术

（一）解剖学

上颌神经自圆孔出中颅窝，进入翼腭窝，发出的分支主要包括眶下神经、上牙槽神经、颧神经和神经节支（翼腭神经）。上牙槽神经分为前、中、后三支，后支在翼腭窝内自上颌神经主干发出，中支和前支分别在眶下沟和眶下管内由眶下神经发出，分布于上颌牙、牙龈及上颌窦黏膜。颧神经在翼腭窝内自上颌神经上部分出，经眶下裂入眶，沿眶内侧壁向前又分为颧面支和颧颞支，分布颧、颞部皮肤。上颌在翼腭窝内发出 2~3 支神经节支，与翼腭神经节连接，直接加入神经节的眶支、鼻支和腭支。上牙槽神经后支自上颌神经在翼腭窝发出单支或 2~3 分支，分布于上颌窦、后磨牙及其颊侧的牙龈。与上颌神经相关的疼痛包括：下睑支分布于下睑的皮肤及黏膜，鼻外支分布于鼻外侧区后部皮肤，鼻内支分布于鼻前庭皮肤，上唇支分布于上唇及附近颊部皮肤黏膜，腭大神经分布于上腭后部黏膜。

（二）适应证

治疗上颌神经痛、急性带状疱疹、带状疱疹后遗神经痛、术后疼痛、癌痛、创伤疼痛、放疗后疼痛。

（三）操作技术

1. 侧入路法上颌神经阻滞术　取患侧向上卧位。体表定位：患者微张口，确定颧弓中点和下颌切迹中点。在两中点之间做一连线，在连线前侧 0.5cm 作为穿刺点。常规消毒后，局麻下用带有深度标记的 10cm 长 7 号穿刺针垂直进针 3.5~4.4cm 到翼突外板，将针体标记置于距离皮肤 1cm 处。退穿刺针至皮下，调整穿刺针角度对准瞳孔方向进针。重新进针不超过设定的深度标记，如果患者未出现电击样反应，可用针尖做扇形寻找直至上牙或上唇出现电击样反应，表明针尖到达上颌神经根。回吸无血，注射 1% 利多卡因 1mL，观察患者 3~5min 疼痛减退，无其他不适，注射治疗药物。注药后轻压 3~5min，用创可贴粘敷。如果患者翼突外板较长，应放弃侧入路法改为旁正中入路穿刺法。为避免反复穿刺，用神经定位刺激器可以更准确确定穿刺针到达神经干的部位。

2. 旁正中入路穿刺法　参见神经节阻滞术有关内容。

（四）注意事项

不宜反复注射神经毁损药，避免局部组织萎缩。穿刺血肿影响患者治疗，损伤的血管是由上颌动脉发出的脑膜中动脉。部分患者注射神经损毁药会出现面部肿胀。局部血肿严重者可用冰袋间断冷敷直至水肿消失。

四、下颌神经阻滞术

（一）解剖学

下颌神经是三叉神经的最大分支，自卵圆孔出颅后入颞下窝。发出分支有：脑膜支、翼内肌神经支、下颌神经前股（含颞深神经、咬肌神经、翼外肌神经）、颊神经、下颌神经后股（含舌神经、下牙槽神经、耳颞神经）。脑膜支又称为棘孔神经，由下颌神经干发出后，经棘孔返回入颅，分布于硬脑膜和乳突小房黏膜，可能是诱发头痛的原因。翼内肌神经主要是运动纤维。下颌神经前股主要发出运动神经纤维支配咀嚼肌（颞肌、咬肌、翼外肌）。颊神经发出感觉神经纤维，主要支配面颊部至口角区的皮肤。舌神经位于下牙槽神经前内侧，终末支分布于舌黏膜深层，在下颌最后磨牙尖稍后侧，仅被口腔黏膜所覆盖。下牙槽神经为后股最大一支，经下颌管至颏孔分为两支：一支为颏神经，出颏孔分布于唇下皮肤。另一支继续在下颌管前行，称为切牙支，形成下牙神经丛。耳颞神经由后股发出，位于翼外肌和腭帆张肌之间，再经蝶下颌韧带与下颌关节之间入腮腺上部，跨颧弓根部分为耳支和颞支，主要分布于腮腺、下颌关节、外耳道、耳屏、耳郭上部和颞部皮肤。

（二）适应证

治疗下颌神经各支神经分布区域疼痛、癌痛、外伤性疼痛、放疗后疼痛、带状疱疹及其带状疱疹后遗神经痛。

（三）操作技术

取患侧向上卧位。体表定位：同上颌神经。当退针至皮下，改向外耳道方向或外后方重新进针达标记处，使针尖抵达翼突外侧板后侧的卵圆孔外口，患者出现下颌电击样感觉，提示针尖已触及下颌神经干。注药同上颌神经阻滞术。

（四）注意事项

穿刺出血占50%，多见于经卵圆孔出颅的蝶导静脉损伤，也见于卵圆孔后外侧出棘孔的脑膜中动脉。注射药液前一定反复回吸，防治同上颌神经阻滞技术。

五、腭大神经阻滞术

（一）解剖学

腭大神经由上颌神经和岩大神经组成，起源于翼腭神经节，经腭大管下降出腭大孔，分布于口腔上牙龈和硬腭黏膜腺体。其感觉神经纤维来自下颌神经，副交感神经纤维来自岩大神经（面神经的分支之一），交感神经纤维来自颞深神经，这两支神经合成翼管神经连翼腭神经节。该神经节发出许多小分支，包括眶支（支配眶骨膜及泪腺）、鼻支（支配鼻上部的后侧）、鼻腭神经（支配牙龈、硬腭、软腭、悬雍垂及扁桃体）。

（二）适应证

治疗鼻及腭部手术疼痛、翼腭神经痛、上颌神经痛残余痛及该部位癌痛。

（三）操作技术

患者取仰卧位，肩下垫枕头尽量后仰，口张大。穿刺定位：第三磨牙牙龈线内侧0.5cm处。常规消毒后，用10cm7号长穿刺针或用传统弯针刺入腭大孔，进针3~4.5cm。回吸无血，注射2%利多卡因1~2mL即可。

（四）注意事项

避免反复穿刺引起出血或血肿。穿刺深度不应超过5cm，以避免损伤翼腭神经节。

六、半月神经节阻滞术

（一）解剖学

三叉神经节又称半月神经节，位于颅腔内颞骨岩部的底部。从神经节发出节后纤维，形成第一分支即眼神经。第二分支为上颌神经，经圆孔出颅中窝。第三分支为下颌神经，经卵圆孔出颅中窝并分前后两支。

（二）适应证

治疗三叉神经痛、该区域癌痛、面部带状疱疹、带状疱疹后遗神经痛、面部外伤痛、放疗后疼痛、颅内血管减压术后顽固性疼痛。

（三）操作技术

需在影像显示器或神经刺激器引导下穿刺。患者取仰卧位，头轻后仰。体表定位：经眶外缘的垂直线与口裂的水平线的交点于同侧口角外侧 3~4cm 处的上颌磨牙与下颌骨之间处，术者用手指深压的间隙即为进针点。常规消毒后，局麻下用 10cm7 号长穿刺针，进针方向为：正面观针尖对准瞳孔稍内侧，侧面观针尖对准颧弓中点。进针到 4~5cm 时，针尖触及骨性感觉，提示针尖抵达卵圆孔周围骨面，此时在影像显示器或神经刺激器引导下调整针尖方向进针，直至出现电击样或下颌肌肉收缩，说明针尖抵达卵圆孔附近的下颌神经。经影像监视器侧位显示针尖进入卵圆孔的深度，回吸无血脑脊液，注射 1% 利多卡因 1mL，数分钟后患者出现一侧三叉神经分布区感觉减退。再次检查患者视觉、眼球运动无异常，即可注射治疗药物 0.5~1mL。注药后轻压穿刺点 3~5min，创可贴粘敷。

（四）注意事项

注射神经损毁药（甘油或酒精）不宜超过 0.5mL，注药过多可能损伤眼神经或角膜感觉丧失，导致角膜溃疡甚至失明。进针过深刺入硬脑膜，患者可出现剧烈头痛，注射局麻药可出现头晕、恶心、呕吐反应。穿刺针超过三叉神经节进入后方的海绵窦会造成颅内血肿。大量局麻药误注入蛛网膜下隙可造成心搏、呼吸停止。

穿刺针误伤出卵圆孔伴随的蝶导静脉出血，是最常见的并发症。术前确认患者出凝血功能是否正常。注射神经损毁药浓度过高或剂量过大，会导致周围神经长期或永久性本体感觉减退或丧失。术后可用冰袋间断冷敷，避免肿胀。

三叉神经节阻滞术要求技术十分精确，应限于有经验的医生操作，并要求患者签署知情同意书。

七、舌咽神经阻滞术

（一）解剖学

舌咽神经起源于延髓外侧面，经颈静脉孔同迷走神经和副神经出颅，形成舌咽神经干，神经干上有膨大的上、下神经节。出颅后分出交通支与交感神经节、迷走神经节耳支、迷走神经和面神经联系。其分支包括：分布到颈动脉窦内的压力感受器和颈动脉体内的化学感受器的窦神经，支配咽黏膜感觉的咽神经；分布于腭扁桃体上部和软腭邻近部位黏膜的扁桃体神经；分布于舌体后 1/3 黏膜及会厌前黏膜的舌支。

（二）适应证

舌咽神经痛、肿瘤转移性疼痛。

（三）操作技术

患者取患侧向上侧卧。体表定位：确定乳突前缘，紧靠外耳道下部为穿刺点，常规消毒后，用 3.5cm 长的 7 号短针垂直刺入约 1cm 可触到茎突，然后沿茎突后缘刺入 1cm。注气无阻力、回吸无血后，注射 1% 利多卡因 1~2mL。治疗癌性疼痛注射神经损毁药 0.5~1mL。

（四）注意事项

注射药物后可能同时阻滞副神经或迷走神经，偶有患者出现心动过速。注射局麻药剂量不宜过多。穿刺过深可能误伤颈内静脉。疼痛治疗建议用神经定位刺激器或影像引导穿刺。

八、颈椎椎旁神经阻滞术

（一）解剖学

颈椎椎旁神经阻滞只有在第 2~7 颈神经之间进行，第 1~4 颈神经前支组成颈丛。枕大神经为第 2

颈神经后内侧支，出椎管绕过头下斜肌下缘向上内走行，穿头半棘肌和头最长肌之间分布于枕后至顶部皮肤，可与眶上神经末梢交通。枕小神经、耳大神经、颈横神经和锁骨上神经为颈浅支，从胸锁乳突肌后缘中点穿出。第5颈神经至第1胸神经前支组成臂丛。现认为某些头晕、头痛可能与上颈部椎间盘突出压迫脊髓或神经根有关。

（二）适应证

用于治疗颈源性头痛、偏头痛、丛集性头痛、颈肩部疼痛、颈椎根性神经痛、颈部带状疱疹及疱疹后神经痛、颈部手术后镇痛。

（三）操作技术

颈椎椎旁神经阻滞有两种入路。

1. 侧入路法　患者仰卧位，头转向健侧，肩下垫一薄枕，以突出颈椎。或取患侧在上侧卧位，头垫薄枕，头稍侧向健侧，使颈部尽量暴露。以乳突为骨性标志，乳突间下方1~1.5cm处为第2颈椎横突；从乳突间至锁骨中点连线的中点为第4颈椎横突位置（相当于甲状软骨上缘水平），第2和第4颈椎横突之间为第3颈椎横突位置。又以第4颈椎横突为标志，向尾端下移1.5~1.8cm处，并结合触摸确定下一颈椎横突，以此类推。在拟阻滞的颈椎部位皮肤做标志。常规消毒，以左手示指轻轻按压，触及颈椎横突结节。用3.5cm长的7号针与皮肤垂直进针，针尖指向横突，一般进针1~1.5cm（肥胖患者2~2.5cm）触及横突前结节并滑过其前缘，回抽无血无脑脊液，每点注射局麻药3~4mL。

2. 后外侧入路法　取患侧向上卧位，头垫薄枕并稍低头。颈椎体表位置的确定与侧入路法相同。在拟阻滞颈神经相应颈椎横突水平，颈椎棘突中线旁开3cm，颈椎后缘处为进针点。常规消毒，用5~7cm长的7号穿刺针与皮肤垂直进针。然后，稍向中线（5°~10°）推进，触及颈椎小关节后外侧，将针体标记物退至距皮肤1cm处。退针至皮下沿椎小关节外缘缓慢进针至标记物，触及皮肤，注气阻力消失，提示针尖进入椎旁间隙。每节段可注射局麻药3~4mL，后路法穿刺保持沿椎弓板外侧垂直穿刺不会损伤椎动脉。

（四）并发症及注意事项

侧入路法穿刺针刺及前结节即可，穿刺过深至气管-食管沟阻滞喉返神经，或误注入椎动脉或蛛网膜下隙出现呼吸、心搏抑制。后外侧法穿刺过深可致阻滞侧出现霍纳（Horner's）综合征，或阻滞喉返神经出现声音嘶哑。

第二节　胸腰部神经阻滞术

一、肋间神经阻滞术

（一）解剖学

肋间神经由胸神经前支组成，除第1胸神经前支和第12胸神经前支分别参与组成臂丛和腰丛外，其余均走行于相应肋间隙。唯第12胸神经前支走行于肋下，称肋下神经。第2~6肋间神经出椎间孔处，位于壁层胸膜和肋间内肌之间发出的肌支支配肋间内、外肌及腹横肌；外侧皮支行至肋角附近分出，到达腋中线向外穿过肋间外肌及前锯肌至皮下分出前、后两支。前支分布于胸外侧皮肤；后支向后分布于肩胛下部的皮肤；在胸骨旁穿出支配皮肤称为前皮支，分布于相应肋间隙胸前皮肤。女性第2、3、4肋间神经前皮支分支至乳房，称乳房内侧支。

第7~12胸神经在肋间斜向前下进入腹横肌和腹内斜肌之间，再穿腹直肌鞘至皮下。肌支分布于肋间内、外肌，腹横肌、腹内斜肌和腹直肌。外侧皮支穿肋间外肌分为前、后两支。前支支配胸、腹部前外侧壁的皮肤，后支支配背阔肌表面的皮肤。

（二）适应证

用于术后、胸壁外伤、肋骨骨折、肋间神经炎、肋骨软骨炎、带状疱疹及疱疹后神经痛治疗。注射神经损毁药治疗胸壁癌痛。肋间神经沟留置导管可以连续镇痛。

（三）操作技术

取患侧向上侧卧位，上臂抬高至头，使肩胛骨高举暴露腋前线或腋后线。在腋后线和肋角之间，术者用拇指、示指确定穿刺进针点。用 3.5cm 长 7 号短针于拇指和示指间，沿肋骨下缘向头侧约 20° 角刺及肋骨，再将针尖向肋缘下移动，再进针 2~4mm 刺入肋骨下缘，出现阻力消失。回吸无气无血，注入局麻药 3~5mL。

（四）注意事项

常见并发症有气胸，刺及胸膜会出现剧痛感。较大范围阻滞可导致局麻药中毒。

二、胸椎椎旁神经阻滞术

（一）解剖学

胸椎椎旁间隙横截面近似三角形，外侧是三角形的顶点，三角形的底部由椎体后外侧面和椎间孔构成，三角形后边由肋骨上部肋横突韧带构成，该韧带沿下缘横穿到下个肋骨的上缘。三角形的前边由胸膜构成。胸神经穿椎间孔进入椎旁间隙立即分为前支和后支。后支走行于椎体后部，环绕肋横突韧带上中部边缘平行于椎旁间隙；前支走行于外侧并形成肋间神经。前、后支均包含感觉和运动神经纤维，其发出的交通支沿前支与交感神经链结合，该交感神经链位于椎旁间隙的前角，因此注入椎旁间隙的局麻药可影响感觉、运动和交感神经纤维。胸椎旁间隙之间无直接相通，这是由于其前侧胸膜紧附着于肋骨的前侧面，在其后侧下部的肋横突韧带横跨于自身的肋骨向前走行，且由此将上部和下部间隙封闭起来。然而沿三角形底部疏松组织注射的药液，有可能沿此间隙向上和向下扩散。注射一个剂量的局麻药能够产生一个以上节段的麻醉范围。

（二）适应证

胸椎旁神经损毁适用于缓解癌痛，包括胸椎、后肋、胸腔和上腹壁的侵袭性恶性肿瘤。此外，应用局麻药物、神经损毁药物、射频热凝等行胸椎旁神经阻滞或损毁可用于缓解胸椎骨转移、胸椎病理性或压缩性骨折、带状疱疹后神经痛、肋间神经痛、胸部外伤和术后疼痛治疗。

（三）操作技术

本操作必须在影像显示器引导下进行操作。患者取患侧向上卧位。因相邻肋间神经相互交通，需上下各扩展一阻滞间隙。体表定位：在胸椎棘突最高点旁开 2~3cm 做一标记，局麻下用 10cm 长的 7 号穿刺针向内 5°~10° 刺入直至针尖触及小关节后缘，以后操作同颈椎旁阻滞。做神经阻滞注射局麻药至少 6~8mL，做脊神经节损毁仅用 0.5~1mL。

（四）并发症及注意事项

由于接近胸膜腔，胸椎旁神经阻滞术后可能发生气胸，在影像引导下行此项操作可有效避免此类并发症发生。针尖过于靠近中线可能造成药物被误入硬膜外、硬膜下及蛛网膜下隙或造成脊髓及神经根的损伤。在横突尖进针过深则可能造成胸神经根的损伤。

三、腰椎椎旁神经阻滞术

（一）解剖学

腰椎椎旁各支脊神经在横突下方沿相应椎间孔走行，出椎间孔后脊神经发出一个回返支（窦椎神经）支配脊柱韧带、脊膜和相应的椎体。腰神经发出前、后两支，后支向后走行与其分支一起分布于小关节及背部肌肉和皮肤。腰神经的前支粗大，向前侧方走行于腰大肌深面，由第 1~4 腰神经融合成腰丛，第 12 胸神经也发出分支汇入腰丛。腰丛主要支配下腹壁、腹股沟、部分外生殖器及部分下肢。

（二）适应证

（1）下腹部和下肢癌痛的治疗。

（2）下腹部和下肢急性带状疱疹神经痛或带状疱疹后遗神经痛。

（3）腰肌损伤、腰椎间盘突出症及脊椎病引起的根性神经痛的治疗。

（4）一侧下肢手术麻醉。

（三）操作技术

患者取患侧向上侧卧或俯卧位。体表定位：先确定穿刺部位的腰椎棘突，向患侧距棘突尖旁开 3～3.5cm 做一标记。用 0.5%碘伏常规皮肤消毒。在穿刺点用 1%利多卡因做皮丘，用 8～10cm 长的 7 号穿刺针垂直刺入直至触及同侧椎板外侧。一旦触及椎板，将套在针体上的标记移动至距皮肤 1～1.5cm 处。退针 1～2cm 或退针至皮下，使穿刺针稍向外斜 5°～10°再进针，沿椎板外侧缘使针尖超过椎板外侧约 1cm，此时，有空松感或穿刺针标记刚好触及皮肤。回抽无血液或脑脊液，注气少许无阻力，即可注入局部麻醉药 3～5mL。

（四）并发症及注意事项

由于腰椎旁神经邻近脊神经及神经根，该操作必须由对局部解剖非常熟悉并有丰富疼痛介入治疗经验的医生来完成。针尖过于靠近中线可能造成药物被误入硬膜外、硬膜下及蛛网膜下隙或造成脊髓及神经根的损伤。在横突尖进针过深则可能造成腰神经根的损伤。感染较少见，但对于免疫功能低下的恶性肿瘤患者应予以注意。对晚期恶性肿瘤患者，即使凝血功能异常或正在接受抗凝治疗，用 25G 穿刺针行腰椎椎旁神经阻滞也相对安全，但术后发生瘀斑和血肿的风险加大。

（郑宝森　刘靖芷）

第三节　蛛网膜下隙阻滞术

一、解剖学

（一）脊柱

脊柱由 24 块椎骨通过椎间盘、前纵韧带和后纵韧带相连接而成，椎骨的前部是椎体，后部是椎弓。椎弓所包围的空腔称为椎孔，所有椎孔上下相连成为椎管，椎管中央为脊髓所在的部位。脊柱共有颈、胸、腰、骶 4 个生理弯曲，坐位时颈、腰曲椎向前，胸、骶曲向后突出，第 4 颈椎至第 4 胸椎之间及腰椎的棘突与地面平行，第 4 胸椎至第 12 胸椎棘突斜向地呈叠瓦状。

（二）韧带

棘突上面与棘突相连接的韧带称棘上韧带。连接于上下棘突之间的韧带为棘间韧带。棘间韧带的深面，连接相邻两椎弓板之间的韧带即黄韧带，参与构成椎管的后壁，是质密、坚实、有弹性的结缔组织。穿刺时有突然阻力减小的感觉，即针穿过了黄韧带进入了硬膜外隙。

（三）脊髓的被膜

脊髓间有三层被膜，自外而内依次为硬脊膜、蛛网膜及软脊膜。在椎体骨膜与硬脊膜之间的空隙为硬膜外隙。蛛网膜与覆盖于脊髓上的软脊膜之间为蛛网膜下隙。蛛网膜下隙即是局麻药与神经根发生作用的部位。

（四）硬膜外隙

硬膜外隙是位于硬脊膜囊与椎管壁之间的狭窄间隙，头端附着于枕骨大孔边缘，尾端终止于骶管裂孔，由骶尾韧带封闭。硬膜外隙内有丰富的脂肪结缔组织和动脉、静脉及淋巴管。脊神经根经硬膜外隙出椎间孔。成人硬膜外隙总容积约 100mL，其中骶管容积约为 25mL。硬膜外隙分为前间隙、后间隙和根间隙（侧间隙）。后间隙位于椎弓板与黄韧带前方，硬脊膜囊与神经根的后方。腰段硬脊膜外隙最宽，为 5~6mm，中胸段次之，为 3~5mm，颈部最窄，为 1.5~2mm。硬脊膜外麻醉是通过后间隙穿刺，注入局麻药，癌痛和慢性疼痛治疗可经后隙或根间隙注射镇痛药物或置入导管持续镇痛。

（五）蛛网膜下隙

脊髓蛛网膜衬于硬脊膜的内面，向头端与脑脊膜相连，向尾端在第 2 骶椎高度形成一盲端。蛛网膜与包裹着脊髓的软脊膜之间为脊髓蛛网膜下隙，内充满脑脊液。蛛网膜下隙向头端经枕骨大孔与颅蛛网膜下隙相通，在尾端，成人第 1 腰椎下缘水平以下已无脊髓，蛛网膜下隙扩大，称为终池，有马尾与终丝浸于脑脊液中。所以，临床抽取脑脊液或行蛛网膜下隙麻醉时穿刺点应选择在第 2 腰椎以下椎间隙，而第 3~4 或第 4~5 腰椎间更为安全。脊髓蛛网膜衬着硬脊膜终止于第 2 骶椎水平，因此骶管麻醉时穿刺针向头端进针不能超过第 2 骶椎水平，否则可进入蛛网膜下隙。

（六）脊髓

脊髓位于椎管内，浸泡于脑脊液中。头端起于枕骨大孔，尾端终止于第 1 腰椎水平（小儿则更低一些）。在第 1 腰椎以下的脊神经分开成为马尾，在此部位进行穿刺时不易损伤脊髓，因马尾浮于脑脊液中，对穿刺针的冲击有一定的避让作用。

（七）脑脊液

成人脑脊液为 100~150mL，脊髓腔内的脑脊液为 25~35mL，pH 值为 7.4，是无色透明液体，密度为 1.003~1.009，脑脊液压力为 0.7~1.7kPa（7~17cmH$_2$O）。

二、适应证与禁忌证

（一）适应证

用于下腹部、会阴及下肢手术麻醉，产科镇痛、癌痛和各种顽固性疼痛的镇痛治疗。

（二）禁忌证

肿瘤本身发生在脊髓或椎体或该部位有转移癌、穿刺点皮肤或全身严重感染、凝血机制障碍、休克、脊柱结核或严重畸形、中枢神经系统疾患等为禁忌。

三、技术操作

患者取侧卧位、坐位或俯卧位，但后者临床很少采用。外科手术可选用第 2~5 腰椎为穿刺点，癌痛治疗一般选择第 3~4 腰椎间隙为穿刺点，实施化学性神经毁损者，则根据病变区域的神经支配选择相应的穿刺间隙（参见第十五章）。

常规皮肤消毒铺巾，确定穿刺点，于皮肤、棘上韧带及棘间韧带做完善的局部浸润麻醉。为避免腰椎穿刺后头痛，目前推荐使用小号（即 24G 或 25G 腰穿针）。

穿刺进路主要有两种：①正中入路法，亦称正入法；②旁入路法，亦称侧入法。一般首选正中入路法，老年患者或正中入路穿刺困难时可改为旁入路法。

1. 正中入路法　将腰穿针经穿刺点与皮肤垂直方向刺入，经皮肤、皮下组织、棘上韧带、棘间韧带至黄韧带，此时有阻力增加感，并具有一定韧性，继续进针，当穿过黄韧带及硬脊膜时有两次突破感（或落空感），但因腰穿针口径细小、针尖锐利故穿破硬脊膜的突破感往往不明显，尤其当进针速度较快时，穿刺针在穿过黄韧带的同时将硬脊膜穿破，而进入蛛网膜下隙。此时，可见脑脊液从穿刺针溢出，如无脑脊液溢出时可稍旋转腰穿针或稍推进 1~2mm，必要时轻轻回抽，当观察到有脑脊液溢出或抽出脑脊液时才能确定穿刺针位于蛛网膜下隙。然后根据需要蛛网膜下隙注射局麻药或疼痛治疗药物。癌痛治疗时行蛛网膜下隙置入导管，连接体内植入式吗啡泵可产生持续镇痛效果，行化学性毁损者则注射无水乙醇或酚甘油（参见第十五章）。

2. 旁入路法　穿刺点位于穿刺间隙脊柱中线旁开 1.5~2cm 处，腰穿针与皮肤成 30°~45°角度穿刺，针尖向中线及稍向头端推进。穿刺针不经过棘上韧带，只穿过部分棘间韧带，然后穿过黄韧带及硬脊膜而进入蛛网膜下隙。其余操作同正中入路法。

四、并发症

1. 低血压　蛛网膜下隙阻滞后可发生低血压，应注意预防及纠正。
2. 头痛　因穿刺后脑脊液溢出，颅内压降低所致，采用小号笔尖式腰穿针后明显降低。
3. 膀胱功能障碍　为膀胱平滑肌松弛或膀胱括约肌神经麻痹所引起，可采用针灸、热疗，一般数天后可逐渐恢复。
4. 下肢运动麻痹　蛛网膜下隙阻滞后可出现不同程度的下肢麻痹，出现步行困难，可因穿刺损伤或局麻药作用所引起。行化学性神经毁损者神经麻痹的时间可持续数月。

五、注意事项

（1）应细心操作和合理使用局麻药，避免神经并发症发生。
（2）蛛网膜下隙化学性毁损有严重并发症发生可能，应做好急救准备，加强监测，术前必须向患者及其家属详细说明，取得理解并签署知情同意书。

第四节　硬膜外阻滞术

硬膜外阻滞是通过硬脊膜外穿刺，将局麻药或镇痛治疗药物注入硬膜外隙，起到镇痛或治疗的作用。

一、解剖学

详见本章第三节。

二、适应证与禁忌证

（一）适应证
（1）上腹部以下各部位的癌痛治疗。
（2）颈部以下各部位手术的麻醉及疼痛治疗。颈部高位硬膜外麻醉由于对循环呼吸影响较大，许多学者不推荐使用。
（二）禁忌证
禁忌证与腰麻相似。凡患者有穿刺点皮肤感染、凝血机制障碍、休克、脊柱结核或严重畸形、中枢神经系统疾患等均为禁忌。

三、技术操作

硬膜外穿刺可在颈、胸、腰、骶各段间隙进行。由于硬膜外隙内无脑脊液，药液注入后依赖本身的容积向两端扩散。硬膜外穿刺术和蛛网膜下隙穿刺术相似，分正中入路和旁入法两种。除穿刺间隙的选择不同外，穿刺操作步骤和穿刺针所经过的解剖层次基本相同。主要不同之处有：①硬膜外阻滞是根据阻滞区域的不同而选择不同的穿刺间隙；②穿刺针穿过黄韧带出现第一次阻力消失或落空感进入硬膜外隙后须停止前进，不能穿破硬脊膜。因此，判断穿刺针穿破黄韧带抵达硬膜外隙十分重要，判断方法有阻力消失法和毛细玻管负压法（亦称水滴法）。

（一）阻力消失法

硬膜外穿刺针较粗，其尖端呈勺状，便于特定导管置入硬膜外隙，又使其通过各层次时感觉较明显。穿刺针通过棘上韧带经过棘间韧带时阻力较小，抵达黄韧带时，阻力增大并有韧性感，此时，将针芯取下，接一3~5mL专用注射器（亦可用光滑的玻璃注射器），内盛少许生理盐水并带一鱼眼大小空气泡，推动注射器时有弹回的阻力感，空气泡被压缩，表明针尖已达黄韧带。然后右手拇指持续给注射器一定压力下缓缓进针，当穿刺针穿过黄韧带进入硬脊膜外间隙时，注射器内压力突然消失，液体被毫无阻力地推进，气泡不被压缩，同时有突破感（或落空感），提示穿刺针已进入硬膜外隙，回抽无脑脊液或血液，再推注少量生理盐水毫无阻力，可确认穿刺成功。根据阻滞目的可采用单次注射药物或行化学性神经毁损（参见第十五章）；如行手术麻醉或长时间镇痛治疗者经硬膜外穿刺针置入导管。

（二）毛细玻管负压法

穿刺针抵达黄韧带时，注气有阻力。取下注射器，在针蒂上连接盛有液体的毛细玻璃管（或在针蒂上置一水滴），继续缓慢进针。当针尖进入硬膜外隙时，毛细管内液体（或针蒂上水滴）被吸入，同时往往有突破感（落空感），此即硬膜外隙的负压现象，提示穿刺针针尖位于硬膜外隙。其余操作步骤同阻力消失法。

四、并发症

（一）全脊髓麻醉

全脊髓麻醉是由于硬膜外麻醉所用局麻药大部分或全部误注入蛛网膜下隙，使全部脊神经被阻滞。为了防止全脊髓麻醉的发生，施行硬膜外阻滞时，必须严格遵守操作规程，穿刺时仔细谨慎，导管置入硬膜外隙后应回吸无脑脊液，用药时必须给试验剂量，确定未误入蛛网膜下隙后方可继续给药。

（二）局麻药毒性反应

硬膜外隙内有丰富的静脉丛，对局麻药的吸收很快；导管可误入血管内，将局麻药直接注入血管内；导管损伤血管也可加快局麻药的吸收。以上原因都可引起不同程度的毒性反应。此外，一次用药剂量超过限量，也是发生毒性反应的常见原因。

（三）血压下降

血压下降主要因交感神经被阻滞而引起的张力血管和容量血管的扩张，导致血压下降。

（四）神经损伤

神经损伤可因穿刺针直接创伤或导管因质硬而损伤脊神经根或脊髓。

（五）硬膜外血肿

凝血功能障碍或应用抗凝药者容易发生，有凝血功能障碍或正在抗凝治疗者，禁用硬膜外阻滞。

（六）硬膜外隙感染

因无菌操作不严格，或穿刺针经过感染组织引起硬膜外隙感染并逐渐形成脓肿。临床表现出脊髓和神经根受刺激和压迫的症状，如放射性疼痛、肌无力及截瘫，并伴有感染征兆。应予大剂量抗生素治疗，并及早进行椎弓板切开引流。

五、注意事项

与蛛网膜下隙麻醉基本相同。

第五节　骶管神经阻滞术

骶管神经阻滞是通过骶管裂孔穿刺将局部麻醉药或镇痛药物注入骶管硬脊膜外隙阻滞骶神经，或进行疼痛治疗。单次法可用一般的 7 号短针，连续法应准备硬膜外穿刺包和 18 号硬膜外穿刺针。体位取俯卧位或侧卧位均可。穿刺点选择在骶管裂孔。两侧骶角和尾骨形成等边三角形，从尾骨尖端向头端 5 ~6cm 处凹陷部为穿刺点即为骶管裂孔。在穿刺部位做局麻皮丘，穿刺针和皮肤垂直（单次法）或成 45°，在筒塞轻轻加压的同时刺入，针尖到达骶尾韧带时可有阻力，穿过骶尾韧带时阻力消失。做抽吸试验无脑脊液或血液，提示穿刺针已进入骶管，常规注入 1% 利多卡因 2~3mL 试验剂量，观察 3~5min 无蛛网膜下隙阻滞现象，即可根据治疗的需要注射局麻药或镇痛药物。

（郑宝森 刘靖芷）

第六节 交感神经阻滞术

一、星状神经节阻滞术

（一）解剖学

星状神经节由第 6~7 颈神经节构成的颈下交感神经节与第 1 胸交感神经节组成，因其形状像星星，故称星状神经节，又称颈胸神经节。星状神经节位于第 1 肋骨颈突起和第 7 颈椎横突根部前方，后方为锁骨下动脉和椎动脉起始部，下方为胸膜顶。星状神经节发出分支经灰交通支连接第 7~8 颈神经和第 1 胸神经，有时连接到第 6 颈神经和第 2 胸神经。随之分布于至头颈及上肢的血管、汗腺、竖毛肌、骨、关节、椎动脉、锁骨下动脉和心脏等。

（二）适应证

星状神经节阻滞适用于治疗头面、胸背部及上肢的癌痛镇痛、各种神经病理性疼痛、交感神经性疼痛和非疼痛性疾病，如急性带状疱疹及带状疱疹后神经痛、幻肢痛、灼性神经痛、偏头痛、更年期综合征、雷诺氏病、硬皮病、慢性心绞痛、脑血管痉挛、反射性交感神经营养障碍症、过敏性鼻炎和突发性耳聋等。

（三）操作技术

患者取仰卧位，双肩下面垫一薄枕。体表定位：先沿锁骨上缘向内侧触及气管外缘，再沿气管向上 2cm，平行于气管外缘触及动脉搏动。术者左手中指将胸锁乳突肌及颈动脉鞘拉向外侧，中指尖下压触及第 6 或第 7 颈椎横突，有骨性感觉，并尽量向内抵住气管外缘后稍向外移动中指，暴露穿刺部位。用 3.5cm 长的 7 号短针沿术者中指尖轻轻垂直进针，至针尖触及第 6 或第 7 颈椎横突根部骨质，退针尖 1~2mm 回吸无血，注射 1% 利多卡因 6~8mL。观察 2~3min 出现同侧霍纳（Horner）征，表明阻滞成功。

（四）并发症及注意事项

向下穿刺过深误将局麻药注入椎动脉引起患者意识丧失。局麻药误注入蛛网膜下隙，引起呼吸、心搏停止。进针过浅且注射局麻药剂量过大，浸润气管食管间沟内的喉返神经导致声音嘶哑。穿刺部位过高和局麻药药量过大，可能阻滞膈神经，出现腹式呼吸减弱。穿刺针过于朝向尾侧，可能刺伤胸膜顶或肺尖引发气胸。严禁同时行双侧星状神经节阻滞。

二、胸交感神经阻滞术

（一）解剖学

胸部交感神经节有 10~12 对，每侧相邻神经节间相互连接成纵行的干，上承颈交感干，下延腰交感干。胸部交感干位于肋骨小头的前方，肋骨胸膜后方的胸内筋膜中。其数目不定是因为神经节相互间有融合的倾向。各胸交感节大小、形态不同，一般多为 8mm×3mm 大小。各胸交感神经节都有灰白交通支与胸神经相连，随肋间神经分布于胸、腹壁的血管、汗腺、立毛肌等。上 5 对胸交感神经节发出小支至胸主动脉、食管、气管及支气管，并参加形成心丛及肺丛。下 7 对胸交感神经节发出未经换元的节前纤维，组成三条内脏神经：①内脏大神经：起自第 5~9 或第 10 胸交感神经节，由穿过椎旁节的节前纤维和内脏传入纤维组成，向下沿椎骨表面倾斜下降穿过膈肌脚，节前纤维大部止于腹腔动脉根部的腹腔神经节，其余止于主动脉肾节和肾上腺髓质。②内脏小神经：起自第 10~12 胸交感神经节，由穿过椎旁节的节前纤维和内脏传入纤维组成，节前纤维穿过膈脚后终止于主动脉肾节。③内脏最小神经：起自最下部的胸交感神经节，与交感干一起进入腹腔，节前纤维终止于主动脉肾节。由腹腔节、主动脉肾节发出的节后纤维分布至肝、肾、脾等实质性器官和腹腔内结肠左曲以上的消化道。

（二）适应证

用于上肢、胸部及腹部癌痛，慢性顽固性疼痛及神经病理性疼痛的镇痛治疗。亦可用于顽固性心绞痛。

（三）操作技术

本操作应在影响影像显示器引导下进行。患者取健侧卧位，阻滞侧在上，低头、拱背，使穿刺部位后弓。按诊断的疾病或疼痛部位的神经支配决定穿刺节段的相应胸椎棘突间隙，并做标记。于脊柱正中线向患侧旁开 3~3.5cm 为穿刺点。术前开通静脉输液，监测 BP、HR、ECG 和 SpO_2。术者戴无菌手套，术区皮肤常规消毒铺巾，穿刺点做皮丘，用 10cm 长 7 号带标示的穿刺针垂直刺入，一般进针 3.5~5cm 即抵达胸椎横突骨质。此时于针干上距皮肤 3cm 处做标记，然后略退针，在显示器指引下，针尖向内侧偏斜约 20°，紧靠横突上缘缓慢进针至针干上标记的深度，如遇骨质则提示触及椎体，稍退针再进针 1cm，即达胸交感神经节附近。回吸无气体、血液或脑脊液即可注入局麻药或镇痛复合液阻滞胸交感神经。为慎重起见，确认穿刺针抵达椎体前方后可经穿刺针注入造影剂 1~2mL。

行胸交感神经节段毁损术者，应先注入 1% 利多卡因 3~5mL，观察 5min，若疼痛缓解，再注入毁损药物，如注射无水乙醇，注药后保持患侧向上体位 2~4h，严密观察病情及生命体征。

（四）并发症及注意事项

（1）误穿破胸膜可发生气胸、血胸、血气胸；误穿破硬脊膜可发生蛛网膜下隙阻滞，如大量注入局麻药或化学性破坏药，则可引起严重神经并发症。

（2）穿刺操作必须在影像显示指引下进行，严格按规范操作，注射化学性神经破坏药前，必须先注射试验剂量局麻药并严密观察反应。

三、腰交感神经阻滞术

（一）解剖学

腰交感神经位于腰椎椎体前外侧，一般两侧各有 4 个神经节，借节间支连成腰交感神经干，上接胸交感神经干，下行于腰椎椎体前外侧与腰大肌之间，经髂总血管的后方入盆腔，与盆交感神经干相连。

（二）适应证

用于治疗下肢各种交感神经痛及神经病理性疼痛疾病，如灼性神经痛、幻肢痛和糖尿病末梢神经痛、下肢雷诺病、血栓闭塞性脉管炎、缺血性病变和冻伤等。注射化学性神经破坏药可用于治疗下肢骨转移癌痛。

（三）技术操作

本操作需在影像监视器引导下进行。患者取俯卧位或患侧向上侧卧位，确定第 2 腰棘突，正中线旁开 6~8cm。局麻下用 12cm 长 7 号穿刺针，与皮肤成 60°角，在影像监视器引导下朝脊柱中线进针触及椎体外侧缘，再调整针尖到达椎体前外侧的交感干附近。注射造影剂显示造影剂位于椎体前外侧，注气阻力消失，回吸无血，注射局麻药 8~10mL，数分钟后患者自觉下肢发热感，行化学性神经毁损治疗时，注射无水乙醇 15~20mL。保持原体位 4~6h。如需长期治疗，置入硬膜外导管连接输注泵。通常需要做双侧治疗。

（四）并发症及注意事项

操作穿刺过深可能误伤腹腔脏器，老年患者注射局麻药可能出现血压下降，术中和术后需要全程监测患者的生命体征。

四、腹腔神经丛阻滞术

（一）解剖学

腹腔丛位于后腹壁，相当于第 12 胸椎和第 1 腰椎体前上部，在腹主动脉上段的前面和两侧，围绕腹腔动脉和肠系膜上动脉的根部。由腹腔神经节发出的分支，大部分是节后纤维，也有少量节前纤维，它们在到腹腔丛分出的肠系膜上、下神经节交换神经元。迷走神经后干的腹腔支参与组成肝丛、肾丛、脾丛、胰丛、胃丛，以及肠系膜上、下丛等。上述脏器损伤或炎症病变均可产生内脏神经痛。

（二）适应证

治疗上腹部原发或转移性肿瘤引起的内脏癌痛、腹腔血管痉挛性疼痛、腹部手术后内脏痛以及不明原因的内脏痛。

（三）技术操作

本操作须在影像显示器引导下进行。术前开放静脉，术中监测生命体征。患者俯卧位，确定第 12 肋下缘和第 1 腰棘突下缘连线，旁开 6~8cm，常规消毒铺巾。局麻下用 14~16cm 长 7 号穿刺针，与棘突成 30°~45°角进针。在影像显示器引导下针达第 1 腰椎体外侧，继续将针尖滑过第 1 腰椎体外侧缘或经第 1~2 腰椎间盘做阻力消失法进针椎体前侧。注射造影剂 2~3mL，显示影像为条索状，呼吸时不随腹腔脏器移动证明穿刺成功。注入局麻药 1% 利多卡因 20~30mL，患者随即感觉腹部疼痛减轻，之后注射同容积无水乙醇。本操作也可在侧卧位下进行，步骤同前。

（四）并发症及注意事项

注射药物剂量过多或患者身体条件较差可能出现体位性低血压，术前须补充血容量。用神经毁损性药液扩散至腰神经丛可能引起神经痛或运动障碍，术后应取俯卧位 4~6h。选用细针穿刺避免损伤血管引起后腹膜血肿。术中开放静脉，完备各种药品。

五、上腹下神经丛阻滞术

（一）解剖学

上腹下神经丛也称为骶前神经，位于第 5 腰椎至第 1 骶椎体前上侧，腹主动脉分叉处。其神经纤维来自腹主动脉丛、肠系膜下丛，以及腰神经节发出的第 3、4 腰内脏神经。继续向下随髂内动脉分成左腹下神经和右腹下神经，连接下腹下丛（盆丛）。其发出分支至双侧输尿管丛、精索丛、膀胱丛、直肠丛及髂丛。

盆神经的副交感神经纤维也加入此神经丛，随乙状结肠血管、降结肠血管及其分支分布。也可单独形成腹膜后神经，支配结肠左曲或横结肠左侧、降结肠及乙状结肠。

（二）适应证

治疗慢性和顽固性下腹疼痛、腰骶术后疼痛，直肠癌、前列腺癌、子宫颈癌、卵巢癌、膀胱癌性疼痛和骶骨转移疼痛。

（三）技术操作

本操作需在影像显示器引导下进行。术前开放静脉输液，患者取侧卧位或俯卧位，确定第 5 腰椎和第 1 骶椎棘突间隙，旁开 6~8cm 做标记。局麻下用 12~16cm 长 7~9 号穿刺针与皮肤成 60°角在影像监视器下缓慢进针达椎体外缘。如穿刺针进入椎间盘时，阻力明显增加。继续加压进针直至出现阻力消失，显示器确认穿刺针位于第 5 腰椎和第 1 骶椎椎体前缘。缓慢注射造影剂 2~3mL，观察造影剂扩散范围，证实无误后，注射 1% 利多卡因 15~20mL，观察 2~3min 后患者疼痛消失，注射同容积无水乙醇。退针后用创可贴贴敷穿刺针孔，嘱患者仰卧位 4~6h。

（四）并发症及注意事项

同腹腔丛阻滞。

（戴建强　屠伟峰）

参 考 文 献

［1］郭曲练，姚尚龙．临床麻醉学．北京：人民卫生出版社，2016.

［2］Ronald D Miller. 米勒麻醉学．8 版．邓小明，曾因明，黄宇光译．北京：北京大学医学出版社，2016.

［3］Robert A S，Jutith A P，Doralina L A，et al. NCCN Clinical Practice Guidelines in Oncology Adult Cancer Pain Version1，2018.

［4］Rigaud J，Delavierre D，Sibert L，et al. Sympathetic nerve block in the management of chronic pelvic and perineal pain. Prog Urol，2010，20（12）：1124-1131.

［5］Rigaud J，Riant T，Delavierre D，et al. Somatic nerve block in the management of chronic pelvic and perineal pain. Prog Urol，2010，20（12）：1072-1183.

［6］Scott M F，Jane C B，James P R. Bonica's Management of Pain. 4th ed. Philadelphia：Wolters Kluwer，2009.

［7］郑宝森．神经阻滞技术解剖学彩色图解．天津：天津科技翻译出版社，2006.

［8］Swarm R A，Paice J，Anghelescu D L，et al. NCCN Prietice Guidelines for Cancer Pain National Comprehensive Cancer Network，2014.

第十四章　患者自控镇痛术

　　患者自控镇痛（patient-controlled analgesia，PCA）是 20 世纪 70 年代初 Sechzer 提出的一种新型的治疗方法，主要用于术后镇痛和癌痛治疗。由于患者个体间对疼痛的感受及其对各种疼痛药的敏感程度不同，不同患者对阿片类药剂量的需求量存在很大的个体差异。因此，固定一个常规剂量的镇痛药会存在剂量不足、镇痛不全或过量中毒的危险。PCA 即是当患者感觉疼痛时，主动按压由微电脑智能控制的镇痛输液泵启动键，向体内注射事先由医生根据患者年龄、体重及疼痛情况等设定的药物剂量进行镇痛。其特点是患者在需要时按照医生设置的范围自行控制使用镇痛药，真正达到了用药剂量个体化。与传统的镇痛方法相比，其具有操作简单、镇痛及时、用药灵活、安全有效及呼吸抑制等不良反应少的优点，是一种更符合患者的心理和生理需求的镇痛治疗模式。该技术日臻完善，目前在临床已广泛应用。

第一节　PCA 的药理学基础

　　不同个体在不同条件下所需最低有效止痛药物的剂量和最低有效剂量不同。传统的单次肌内注射或持续静脉注射均难以保持血药浓度稳定。PCA 技术通过合理的个体化的参数设计和患者根据自身对疼痛的感受及需要控制给药时间，可以维持较平稳的血药浓度并持续接近最低血药浓度，达到持续的满意的镇痛效果而不会出现过量中毒。

　　有效阿片镇痛的两个先决条件：①个体化剂量并滴定到疼痛缓解，实现最小有效镇痛浓度（MEAC）以致镇痛产生；②维持稳定的阿片浓度，避免出现浓度波峰和波谷。疼痛必要时给药和定时肌内注射给药无法实现上述要求。图 14-1 比较两种不同的镇痛治疗方案：护士间歇给药达到镇痛或多次小剂量患者自控镇痛（PCA）。阴影部分代表目标镇痛浓度。间歇给药，血药浓度或高于目标镇痛浓度，或远低于目标镇痛浓度，而 PCA 给药，阿片的血药浓度基本落在目标镇痛浓度范围。

第二节　PCA 的分类

　　根据给药途径不同，PCA 包括：硬膜外、鞘内输注、静脉、皮下、外周神经导管给药等，临床应用较多的有硬膜外和静脉 PCA（图 14-1）。

一、硬膜外 PCA

　　硬膜外患者自控镇痛（patient controlled epidural analgesia，PCEA）是较常用的方法之一。通过硬膜外输注镇痛药物而实现镇痛的优化，达到患者的个人需求，具有镇痛效果优良、患者满意度提高、硬膜

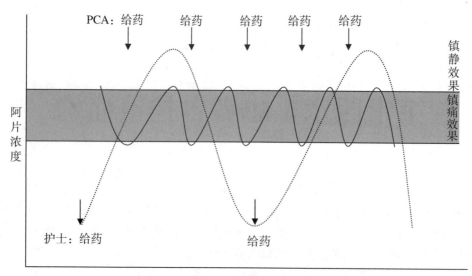

图 14-1　两种不同镇痛治疗方案的药代动力学特点

外镇痛药使用量减少、副作用少（特别是交感神经和运动神经阻滞）等优点。目前认为，应用 PCEA 需配合连续输注，特别是使用局麻药时，能更好地维持神经阻滞作用。药液配方多采用局麻药加水溶性阿片药，如吗啡，也可用局麻药加脂溶性阿片药，如芬太尼、舒芬太尼。局麻药选用低浓度和长效药物，如罗哌卡因、布比卡因和左旋布比卡因，可产生良好镇痛作用。

硬膜外阿片给药的部分药代动力学特性及建议剂量见表 14-1、表 14-2。

表 14-1　硬膜外阿片类药的药代特性

阿片类药	起效时间（min）	峰作用时间（min）	维持时间（h）
吗啡	20	30~60	12~24
芬太尼	4~10	20	1~5
氢吗啡酮	15	20	8~12

表 14-2　硬膜外阿片给药的建议剂量

药物	药物浓度（μg）	负荷量	背景量	单次剂量（μg）	锁定时间（min）
吗啡	50~100	1~6	0.1~1.0	50~200	30~45
芬太尼	5~10	50~100	50~100	15~20	10
氢吗啡酮	10	0.4~1	30~120	20~40	15

二、鞘内 PCA

鞘内患者自控镇痛（patient controlled spinal analgesia，PCSA）受脑脊液容积限制，灌注容量有限。脑脊液对吗啡清除速率相当于血浆的清除率。但是，由于药液相对浓度高，持续作用时间较长。鞘内注射吗啡的消除是通过脊髓血液供应血管的吸收和脑脊液到血浆再分布的过程来进行的，所以脑脊液中很少发现其代谢物（M6G 和 M3G）。与硬膜外吗啡相比，鞘内注射吗啡能更有效地控制顽固性疼痛而药物剂量较低，导管闭塞率低。

鞘内注射吗啡泵是基于脊髓存在阿片受体，可实现"选择性脊髓镇痛"目的而设计。它能提供长时间阿片药注入治疗恶性肿瘤疼痛患者，以减少患者难以承受全身用药带来的副作用与较差的治疗效果。PCSA 主要用于顽固性癌痛（包括严重的慢性疼痛）的治疗（详见第十七章）。

三、外周神经 PCA

外周神经患者自控镇痛（patient controlled nerve analgesia，PCNA）是通过对外周神经丛或神经干置管，行 PCA 治疗。主要适用于单侧上肢或下肢手术术后镇痛、慢性顽固性疼痛和癌痛治疗。PCNA 利用个体化给药，实现最低限度的运动障碍。

常用长效局部麻醉药物，如布比卡因、罗哌卡因、左旋布比卡因等。癌痛患者可加用适量阿片类药。PCNA 的常用药物配方及参数见表 14-3。

表 14-3　外周神经导管自控镇痛的药物配方

方法	药物	背景输注速率（mL/h）	单次剂量（mL）	锁定时间（min）
臂丛神经阻滞	0.15%~0.2%罗哌卡因	5~8	2~5	20~30~60
	0.2%罗哌卡因（芬太尼 3μg/mL）	2	0.5	15
	1%利多卡因和 0.25%布比卡因	2	3	45
股神经阻滞	0.125%布比卡因	4~5	2.5~3	20~30
	0.2%罗哌卡因	5	5	60
	0.2%罗哌卡因	7	7	120
坐骨神经阻滞	0.2%罗哌卡因	8	2	20

四、硬膜外 PCA

皮下患者自控镇痛（patient controlled subcutaneous analgesia，PCSA）主要适用于硬膜外和静脉穿刺受限的患者。PCSA 是通过 25G 小口径蝶翼针（butterfly needle，即头皮针）来完成。植入部位可以是胸部、腹部、上臂或大腿。这些部位在注药数天后多数需要变换。要达到镇痛效果，需使用高浓度小容量阿片类药，如吗啡 25mg/mL。皮下 PCA 的主要问题是注药位置改变、药液分布吸收速率不恒定、局部红斑肿胀或针脱出等等。皮下给药比静脉给药起效要慢，另外需限制高容量给药方案。

第三节　PCA 的临床应用

一、适应证与禁忌证

（一）适应证

PCA 临床应用范围和适应证较为广泛，主要包括：

（1）各种术后镇痛。

（2）各种癌痛镇痛治疗。

（3）神经病理性疼痛，如带状疱疹后神经痛、术后幻肢痛、糖尿病性神经炎等。

（4）分娩镇痛。

（二）禁忌证

1.绝对禁忌证

（1）因精神或神志异常，患者无法理解与配合 PCA 治疗者。

（2）不能理解或正确使用 PCA 泵的小儿患者。

（3）患者拒绝接受疼痛治疗。

（4）缺乏训练有素的医护人员。

（5）神志不清或意识障碍患者。

2. 相对禁忌证

（1）既往对镇痛药物过敏者。

（2）有药物成瘾史者。

（3）呼吸功能不全，上呼吸道不通畅者。

（4）循环功能不稳定或低血容量状态。

（5）睡眠呼吸暂停患者。

二、术前准备

1. 术前访视　PCA 实施前必须了解患者的一般情况，既往病史包括中枢神经系统、心血管系统、呼吸系统（如哮喘史）、胃肠道疾病病史，肝肾功能状况，长期用药史，酗酒、吸毒史，手术患者手术种类、手术方式。综合患者疼痛需求和意愿以及患者病理生理状况选择合适 PCA 泵、方法和药物。

2. 签具知情同意书　向患者及其家属介绍 PCA 方法及其优缺点，以及患者采用 PCA 治疗的适应证。必要时向患者显示 PCA 泵的运作及 PCA 键的使用方法；告知患者可能出现的不良反应并评估患者接受 PCA 的意愿，签署 PCA 同意书。

三、操作方法

1. 医嘱　PCA 前由主治医生开出医嘱，注明 PCA 方式及持续时间。

2. 配制镇痛药　由专门护士根据医生的医嘱选择 PCA 泵，配制 PCA 镇痛液并设置 PCA 参数。

3. 实施　PCA 泵通过针头肝素塞或三通开关连接套管针，连接 PCA 泵前应严格实行"三查三对"。

4. 监测和评估　实施 PCA 期间，严密观察患者生命体征（包括血压、心率、呼吸和意识，必要时采用无创监测）、评估治疗效果（定期用 VAS 或 VRS 评估镇痛效果）和不良反应。

四、注意事项

（1）安装和使用 PCA 泵，要严格按无菌操作，防止接头松动或脱落，保证 PCA 的正常运转。

（2）记录和填写 PCA 治疗效果及患者生命监测有关表格；根据镇痛效果和镇痛泵运转情况随时调整 PCA 参数。

（3）保持患者与病房（护士站）密切联系，随时处各种不良反应和并发症。

第四节　PCA 的技术参数

PCA 的技术参数包括：①负荷剂量（最初剂量）；②单次剂量（PCA 剂量）；③锁定时间；④单位时间最大限制量；⑤持续注药或背景剂量。

一、负荷剂量

负荷剂量（loading dose）指 PCA 开始前的用药剂量，也称初始剂量，目的是为了较快达到镇痛所需的稳态血药浓度，缩短起效时间，使患者疼痛迅速缓解。负荷剂量可通过计算或由医护人员进行滴定，使药物达到 MEAC 为止。表 14-4 列出几种阿片药物负荷剂量的设置范围供参考。

表 14-4　患者静脉自控镇痛的几种阿片药物负荷剂量设置

PCA 的药物	负荷剂量
吗啡（Morphine）	5～10 mg
芬太尼（Fentanyl）	50～100μg
舒芬太尼（Sufentanyl）	4～6μg

二、单次剂量

单次给药剂量即 PCA 剂量（PCA bolus，bolus dose），通过 PCA 按钮给予，由患者按动按钮可获得单次输注镇痛药物的剂量，也是维持有效血中浓度的需求剂量。每个患者使用 PCA 模式前，需要推测其能产生镇痛的 PCA 剂量（每次需求剂量），目标是能够使疼痛得以控制。单次给药剂量过大或过小均可能导致药物过量，发生不良反应或镇痛效果欠佳。

三、锁定时间

锁定时间（time lockout）是指在该时间内，PCA 装置对患者按压 PCA 泵不起反应。其作用是为了防止患者过度操作致药物过量。这是 PCA 技术安全用药的重要保证。锁定时间的长短需根据不同的药物起效速度以及不同的 PCA 给药途径而定，并与药物作用部位达到足够的止痛浓度的时间有关。此外，还受 PCA 剂量（单次给药剂量）大小的影响。

四、单位时间最大剂量

单位时间最大给药剂量是 PCA 装置在单位时间内给药剂量限定参数，有 1h 和（或）4h 总量限制，目的是限制 1h 或 4h 患者所用镇痛药剂量不超过总累计剂量，如吗啡 1h 限制剂量为 5mg，4h 限制剂量为 30mg。其他多数阿片类药的 4h 限量不一定设置。单位时间限制量存在个体差异，应根据不同情况来设定。这些限定是 PCA 装置的一种安全措施。而批评者认为，没有数据显示能增加患者安全性。此外，如果患者使用的剂量足以达到 1h 或 4h 限制量，他们可能需要更多的镇痛药来弥补不足。

五、持续注药或背景剂量

持续输注或背景剂量（basal rate，background dose）是一个恒定的给药速率，不受 PCA 触发的影响。其目的是维持稳定的血药浓度，减少患者操作次数。在药物背景流量下，患者可继续自控给药，但要注意呼吸并发症。对于背景输注的设置，目前尚有争议。

表 14-5 推荐初次使用静脉自控镇痛的常用阿片类药物的单次剂量、锁定时间和连续基础输注速率。

表 14-5　对初次使用静脉自控镇痛的常用阿片类药物治疗方案

阿片类药物	单次剂量	锁定时间（min）	连续基础输注 （不推荐初用者）
吗啡（Morphine）	1～2mg	10～15	0～2mg/h
芬太尼（Fentanyl）	20～50μg	10～15	0～60μg/h
舒芬太尼（Sufentanyl）	4～6μg	10～15	0～8μg/h
曲马多（Tramadol）	10～20mg	10～15	0～20mg/h

第五节 PCA 常用的阿片类药物

一、吗啡

吗啡（Morphine）仍然是癌痛患者静脉 PCA 的"黄金标准"，也常用于 PCEA 和 PCSA。对于口服吗啡的癌痛患者和顽固性慢性疼痛患者，可换算每日静脉输注量。每日静脉总量＝每日口服吗啡总量/3，每小时输注量＝每日静脉总量/24，负荷量为每小时剂量的 2 倍。如果疼痛未被控制，可给予负荷量，或在每小时剂量基础上增加 20%。

快速控制的方法，负荷剂量 1.5mg/kg 10min，静脉滴定到患者疼痛缓解，然后连接 PCA 镇痛。非初次使用吗啡的患者，可根据具体情况并用背景剂量，0.5~2mg/kg，单次剂量为背景剂量的 50%~150%。

吗啡的代谢产物，吗啡-6-葡萄糖苷酸（M6G），可产生镇痛、镇静作用，也可引起呼吸抑制作用。单剂量吗啡其 M6G 的活性作用不一定显示出来，但长时间使用吗啡后，它在中枢系统累积并可发挥活性作用。肾衰患者 M6G 血浆峰浓度会明显延长，所以需注意迟发性的呼吸抑制。血清肌酐>176μmol/L，应避免吗啡的静脉 PCA 给药。

二、芬太尼

芬太尼（Fentanyl）镇痛效能是吗啡的 80~100 倍，但其作用时间短，特别是给药的早期阶段（药物代谢动力学的再分布特性）。一组双盲实验提示，PCA 单剂量芬太尼 25~30μg 和吗啡 1mg 等当量，一个 PCA 芬太尼效能是吗啡的 33~40 倍。由于芬太尼的亲脂性，使其起效时间比吗啡短。因此芬太尼很适合用于 PCA 镇痛，是吗啡耐受患者的一个很好选择，并适用于肾衰竭患者，因为它不依赖肾脏排泄消除。

三、曲马多

曲马多（Tramadol）广泛用于顽固性癌痛和慢性疼痛患者的静脉 PCA，曲马多对 μ 受体亲和力强，而对 κ 受体和 σ 受体亲和力较差，与 μ 受体结合力是吗啡的 1/6000，其代谢产物 O-去甲基曲马多（即 M1 代谢物）对阿片受体则有较大的亲和力，并且被认为可促进曲马多的镇痛作用。曲马多也能阻止中枢对去甲肾上腺素和 5-羟色胺的摄取。因此，曲马多是通过阿片和非阿片两种介导机制发挥镇痛作用。曲马多镇痛效能是吗啡的 1/10，曲马多 10mg 镇痛效能相当于吗啡 1mg。曲马多单次剂量为 10~20mg，锁定时间 5~10min。曲马多 PCA 在镇静方面与吗啡相当，但恶心呕吐发生率比吗啡要多。

用于静脉 PCA 的阿片类药还有舒芬太尼。舒芬太尼静脉 PCA 的报道较多，最合适的初始剂量是 4~6μg。

第六节 与 PCA 相关的副作用

PCA 的副作用包括不良反应和并发症。主要由阿片类药物和穿刺损伤所引起，常见的并发症包括：①恶心呕吐；②瘙痒；③尿潴留；④呼吸抑制；⑤低血压；⑥局麻药毒性反应；⑦神经损害（参考本书相关章节）。

一、恶心、呕吐

与阿片类药物相关，是常见的并发症。Dolin 等回顾大手术后，三种镇痛方法（肌内注射、患者自控静脉镇痛和硬膜外镇痛）的并发症，涉及文献 800 多篇，病例数超过 100 000 例。恶心总发生率为 17%～58.2%，平均 25.2%。静脉 PCA 在以上三种方法中恶心、呕吐发生率最高，呕吐发生率为 16.2%～49.3%，平均 20.2%，使用抗吐药不降低发生率。呕吐发生率在三种镇痛技术中无差别。恶心呕吐女性发生率明显高于男性。

二、瘙痒

目前报道自控镇痛瘙痒发生率为 3.4%～35.7%，硬膜外吗啡镇痛发生率最高。瘙痒患者可用抗组胺药治疗或暂停药，或更换其他镇痛药。瘙痒有可能影响自控镇痛的进程，造成这种并发症的原因尚不清楚。抗组胺药可能有效，另外，瘙痒发生一定程度上反映不同镇痛效果及镇痛方式。

三、尿潴留

尿潴留发生率在 1.7%～38%，硬膜外 PCA 并发尿潴留的发生率最高，尿潴留与阿片类药及局麻药有关。阿片类药物引起尿道自主神经功能障碍，导致膀胱膨胀、弛缓，残留尿量增加，使尿路感染的风险增加。Lingaraj 等发现接受硬膜外镇痛患者及男性患者尿潴留风险增加。男性伴有良性前列腺增生症或尿道狭窄可视为一个独立危险因素，可能是由于机械性梗阻导致发病率增加。

四、呼吸抑制

不同 PCA 给药方式对呼吸的影响有不同，硬膜外镇痛出现呼吸抑制需要纳洛酮解救的情况约为 0.25%～0.4%，呼吸频率 8 次/min 或以下的总发生率为 0.7%～1.7%，血氧饱和度在 90% 以下的比例为 10.2%～26.9%。肌内注射吗啡镇痛发生低氧血症的机会最高。动脉 $PaCO_2$ 超过 50mmHg 的发生率为 0.5%～6.0%，与硬膜外镇痛技术的关系最大。呼吸抑制除与阿片类药物有关外，胸部硬膜外给予局麻药也与呼吸抑制有关。对接受阿片类药物治疗的患者，应定期评估镇静水平。呼吸频率和脉搏氧饱和度，呼吸少于 8 次/min 和镇静评分>2 分，应停止 PCA 使用及给予相应处理。

五、低血压

将低血压定义为收缩压低于 100mmHg，或下降 20% 幅度。PCA 发生率为 2.7%～8.8%。PCA 患者低血压情况少，而 PCEA 发生率最高。治疗期间应当明确低血压的原因，如属于血容量不足，应补充胶体液（血浆代用品）；如果收缩压低于 85mmHg，暂停使用 PCA 并给予吸氧。

六、局麻药毒性作用

连续周围神经阻滞可能出现局麻药毒性反应，动物实验证实连续布比卡因和罗哌卡因周围神经阻滞，能诱导肌纤维坏死和凋亡而导致心脏毒性。然而罗哌卡因产生的毒性反应明显低于布比卡因。Birnbaum 等报道 60 例臂丛神经阻滞术，起始剂量 0.75% 罗哌卡因 40mL，4h 后接灌注泵连续阻滞，0.2% 罗哌卡因 7mL/h 为背景量，需求剂量为 7mL，锁定时间 20min，注射后 5min、30min、1h、3h 和 24h 测定血浆罗哌卡因浓度，所有病例血浆总浓度明显增加，最高值出现在 30min 到 60min，达到 4.8μg/mL 水平，观察期间没有患者出现毒性症状。

七、神经损害

硬膜外 PCA（PCEA）由于硬膜外穿刺和持续留置导管，可能发生暂时性的神经损害，永久性的神经损害较罕见。目前尚未见到因连续周围神经阻滞导致永久神经损伤的报道，短暂神经损伤可能与导管或穿刺引起的机械损伤（包括血肿压迫）或局麻药毒性有关。Bradley 等对 405 例连续腋路导管臂丛神经阻滞的神经学并发症做回顾性研究，使用的局麻药为 0.125%~0.25% 布比卡因（Bupivacaine）（占 87.7%）和 0.5%~1.25% 甲哌卡因（Mepivacaine）（占 11.1%），连续灌注时间 55h。负荷量 0.125%~0.75% 布比卡因或 0.5%~1.25% 甲哌卡因 31±12mL，平均输注速度为（10±2）mL/min。神经学并发症 4 例，发生率为 0.98%，主要表现为患肢感觉敏感、疼痛，或长时间麻木无力。症状持续 4 周到 4 个月。这些患者置管顺利，置管期间无异常感觉，其中 2 例考虑与局麻药毒性无关。连续周围神经阻滞期间出现的神经损伤，与患者因素、手术创伤、镇痛或麻醉方法有关，穿刺针或导管引起的损伤和局麻药毒性已被确定为麻醉相关风险因素，应用神经电刺激技术或超声引导技术可减少穿刺和置管相关的神经损伤。

（许美曦）

参 考 文 献

［1］ Clausen J. Cancer pain management-opportunities beyond the WHO ladder. MEMO, 2009, 2: 125-126.

［2］ Enck R E. Patient-controlled analgesia (PCA). Am J Hosp Care, 1918, 5 (4): 13-15.

［3］ Abrolat M, Lhj E, Kalmus G, et al. Patient-controlled Analgesia (PCA): an Overview About Methods, Handling and New Modalities. Anasthesiologie Intensivmedizin Notfallmedizin Schmerztherapie Ains, 2018, 53 (4): 270.

［4］ Singh K, Bohl D D, Ahn J, et al. Multimodal Analgesia Versus Intravenous Patient-Controlled Analgesia for Minimally Invasive Transforaminal Lumbar Interbody Fusion Procedures. Spine, 2017, 42 (15): 1145.

［5］ Mercadante S. Intravenous morphine for management of cancer pain. Lancet Oncol, 2010, 11: 484-489.

［6］ Anghelescu D L, Faughnan L G, Oakes L L, et al. Parent-controlled PCA for pain management in pediatric oncology: Is it safe. Pediatr Hematol Oncol, 2012, 34 (6): 416-420.

［7］ Breivik H, Cherny N, Collett B, et al. Cancer-related pain: a pan-European survey of prevalence, treatment, and patient attitudes. Annals of Oncology, 2009, 20: 1420-1433.

［8］ Roe B B. Are postoperative narcotics necessary. Arch Surg, 1963, 87: 912-915.

［9］ Forrest W H J r, Smethurst P W R, Kienitz ME. Selfadministration of intravenous analgesics. Anesthesiology, 1970, 33: 363-365.

［10］ Keeri-Szanto M. Apparatus for demand analgesia. Canad Anaesth Soc, 1971, 18 (5): 581-582.

［11］ Austin K L, Stapleton J V, Mather L E. Relationship between blood meperidine concentrations and analgesic response: a preliminary report. Anesthesiology, 1980, 53 (6): 460-466.

［12］ Badner, N H, Doyle, J A, Smith, M H, et al. Effect of varying intravenous patient-controlled analgesia dose and lockout interval while maintaining a constant hourly maximum dose. Clin Anesth, 1996, 8 (5): 382-385.

［13］ Parab P V, Ritschel W A, Coyle D E, et al. Pharmacokinetics of hydromorphone after intravenous, peroral and rectal administration to human subjects. Biopharm Drug Dispos, 1988, 9: 187-199.

［14］ Simopoulos T T, Smith H S, Peeters-Asdourian C, et al. Use of meperidine in patient-controlled analgesia and the development of a normeperidine toxic reaction. Arch Surg, 2002, 137 (1): 82-88.

［15］ Erolcay H, Yuceyar L. Intravenous patient-controlled analgesia after thoracotomy: a comparison of morphine with tramadol. Eur J Anaesthesiol, 2003, 20: 141-216.

[16] Chauvin M, Samii K, Schermann, J M, et al. Plasma pharmacokinetics of morphine after i. m. , extra-dural and intrathecal administration. Br J Anaesth, 1982, 54 (8): 843-847.

[17] Rawal N, Allvin R, Axelsson K, et al. Patient-controlled regional analgesia (PCRA) at home: controlled comparison between bupivacaine and ropivacaine brachial plexus analgesia. Anesthesiology, 2002, 96: 1290-1296.

[18] Nielson K C, Klein S M, Steele S M. Femoral nerve blocks. Tech Reg Anesth Pain Mgmt, 2003, 7 (1): 8-17.

[19] 成忠新，肖兰英. 罗比卡因自控区域镇痛对断指再植患者血液流变学的影响. 咸宁学院学报（医学版），2004, 18 (2): 110-112.

[20] 刘慧丽，邓晓明，黄宇光. 连续周围神经阻滞用于术后镇痛的研究进展. 现代实用医学, 2004, 16 (1): 6-9.

[21] Karakaya D, Buyukgoz F, Baris S, et al. Addition of fentanyl to bupivacaine prolongs anesthesia and analgesia in axillary brachial plexus block. Reg Anesth Pain Med, 2001, 26 (5): 434-438.

[22] Ilfeld B M, Morey T E, Thannikary L J, et al. Clonidine added to a continuous interscalene ropivacaine perineural infusion to improve postoperative analgesia: a randomized, double-blind, controlled study. Anesth Analg, 2005, 100: 1172-1178.

[23] Sema Tuncer, Zlem Akkoyun Sert, et al. Patient-controlled femoral nerve analgesia versus patient-controlled intravenous analgesia for postoperative analgesia after trochanteric fracture repair. Acute Pain, 2003, 4: 105-108.

[24] Singelyn F J, Gauvernour J M. Extended three-in-one block after total knee arthroplasty: continuous versus patient-controlled techniques. Anesth Analg, 2000, 91: 176-180.

[25] Eledjam, Jean Jacques, Cuvillon, et al. Postoperative analgesia by femoral nerve block with ropivacaine 0. 2% after major knee surgery: continuous versus patient-controlled techniques. Regional Anesthesia and Pain Medicine, 2002, 27 (6): 604-611.

[26] Dauri, Mario, Fabbi, et al. Continuous femoral nerve block provides superior analgesia compared with continuous intra-articular and wound infusion after anterior cruciate ligament reconstruction. Regional Anesthesia and Pain Medicine, 2009, 34 (2): 95-99.

[27] Brian M I, et al. Continuous Popliteal Sciatic Nerve Block for Postoperative Pain Control at Home, A Randomized, Double-Blinded, Placebo-Controlled Study. Anesthesiology, 2002, 97: 959-965.

[28] Kerr I, Sone M, DeAngelis C, et al. Continuous narcotic infusion with patient-controlled analgesia for chronic cancer pain in outpatients. Ann Intern Med, 1988, 108: 554.

[29] Walsh T D, et al. A pilot study, review of the literature, and dosing guidelines for patient-controlled analgesia using subcutaneous morphine sulphate for chronic cancer pain. Palliat Med, 1992, 6: 217-226.

[30] Dolin S J, Cashman J N. Tolerability of acute postoperative pain management: nausea, vomiting, sedation, pruritis, and urinary retention. Evidence from published data. Br J Anaesth, 2005, 95: 584-591.

[31] 黄强. PCEA 用于晚期癌痛治疗的临床观察. 现代医院, 2006, 6 (1): 44-45.

[32] 朱定成，李爱萍，沈怡. 晚期癌痛患者自控芬太尼静脉镇痛与吗啡硬膜外镇痛的临床应用. 中国肿瘤, 2005, 13 (10): 681-682.

[33] Lingaraj K. Identification of risk factors for urinary retention following total knee arthroplasty: a Singapore hospital experience. Singapore Med J, 2007, 48 (3): 213-216.

[34] Cashman J N, et al. Respiratory and haemodynamic effects of acute postoperative pain management: evidence from published data. British Journal of Anaesthesia, 2004, 93 (2): 212-223.

［35］ Zink W, Seif C, Bohl J R E, et al. The acute myotoxic effects of bupivacaine and ropivacaine after con-tinuous peripheral nerve blockades. Anesth Analg, 2003, 97: 1173-1179.

［36］ Birnbaum, et al. The effect of stimulating versus nonstimulating catheters for continuous interscalene plex-us blocks in short-term pain management. Journal of Clinical Anesthesia, 2007, 19: 434-439.

第十五章　癌痛的化学性神经毁损术

临床实践和研究表明 WHO 癌症三阶梯止痛原则，可以使 80%~90% 的肿瘤患者的疼痛得到有效缓解。但仍有部分癌痛患者仅采用常规药物治疗，难以取得满意的镇痛效果，如癌症爆发痛、骨转移引起的活动性疼痛和神经病理性疼痛。若给予更大剂量的阿片类药物来达到患者满意的镇痛效果，可能同时出现患者难以耐受的严重副作用。所以，必须平衡镇痛药物的效果和副作用的关系，以及探讨 WHO 常规药物治疗以外的有效缓解难治性癌痛的方法。采用某些化学性药物，对神经通路实施化学性毁损，可以有效消除疼痛和延长疼痛缓解时间，其中内脏神经毁损，常用于腹腔恶性肿瘤相关疼痛的治疗。

第一节　化学性神经毁损发展史

20 世纪早期就已经采用化学方法毁损神经以达到镇痛效果，随着新的镇痛药物和无创治疗疼痛技术的进展，神经毁损技术的使用明显地减少。然而，这些技术仍然在一些特殊疼痛患者中使用，如常用药物治疗不能达到满意镇痛效果，阿片类药出现严重不良反应；在不发达国家由于经济上的限制或不能接受药物治疗的患者等。如果合理选择适应证，使用介入技术，如硬膜外或鞘内神经毁损可以获得有效的镇痛，并且副作用小或没有副作用。

最早在 1863 年，Luton 首先报道采用硝酸银或氯化钠高渗溶液行神经毁损缓解癌痛。1905 年，La Porte 报道了使用乙醇作为神经毁损药物，很少出现皮肤腐蚀而且毒性低。1914 年，Hartel 第一次报道了在神经根应用腐蚀剂以缓解疼痛。1926 年，Doppler 发现苯酚可破坏神经。1936 年，Putnam 和 Hampton 第一次将苯酚作为神经破坏物质用于神经节阻滞。1931 年，Dogliotti 初次描述了酒精应用于蛛网膜下隙神经组织毁损术，从而获得更长时间的疼痛缓解。

1955 年，Maher 描述了通过蛛网膜下隙途径给予苯酚的镇痛方法，所需要的浓度较高（7.5%），因此作者使用甘油作为溶剂，这可以帮助浓缩的苯酚逐渐释放到甘油中。2 年后，Maher 报道了硬膜外注射方法，但这种方法不便于使用 X 线摄影定位，因此没能成为常用技术。1959 年，Kelley、Gautier-Smith 和 Nathan 重新使用鞘内给予 10% 苯酚治疗数例中枢类型的痉挛性疼痛。

直至最近，有学者报道了通过硬膜外隙给予苯酚成为一种安全的技术，获得了 24h 疼痛缓解。其他使用者通过对这项技术的研究发现，这是一种几乎可以仅影响感觉神经纤维的神经毁损方法，因此，比较通过蛛网膜下隙给药的方法，运动神经障碍的风险是很低的。

第二节　常用化学性神经毁损药物

一、苯酚

(一) 物理与化学性质

苯酚是一种碳酸（C_6H_5OH），又名石炭酸，为无色结晶，具有特殊臭味，沸点 182℃，熔点 41℃，易溶于乙醚、乙醇、苯等有机溶剂中。在 25℃ 时，100g 水能溶解 6.7g 苯酚，68℃ 以上时，可完全溶于水。临床应用有 5% 和 8% 苯酚水溶液。如果需要强效制剂时，以 50% 水和等倍甘油（V/V）作为溶媒，配成苯酚水甘油溶液。苯酚在甘油内溶解缓慢，注药后苯酚从甘油中慢慢释放出来，然后发挥治疗作用。临床应用苯酚甘油溶液可配置成 5%、10% 和 15% 浓度。苯酚甘油溶液为重比重液，5%~7% 苯酚甘油比重约为 1.068，7.5%~10% 苯酚甘油比重约为 1.25。苯酚容易氧化，应分装于棕色瓶内并注意避光保存。

(二) 药理作用

1%~2% 苯酚溶液可作为局部麻醉药，5% 苯酚溶液直接接触组织，可引起组织蛋白凝固。苯酚作用于神经时，首先阻断痛觉，随后阻断触觉和本体感觉，最后出现运动障碍。随着其浓度增高，对感觉及运动神经的损害也随之增加。苯酚阻断感觉传导的顺序，与局麻药类似，首先是细纤维，而后粗纤维，其恢复过程则恰相反。1963 年，Nathan 等指出低浓度苯酚是局麻药，具有神经选择性，但随浓度增高可引起神经变性，且丧失选择性。苯酚与酒精比较结果是，3% 苯酚溶液等效于 40% 酒精。

苯酚被肝药酶快速代谢，经肾脏结合氧化排出。苯酚误注入血管内或吸收过快时可导致暂时性的耳鸣和脸部发红。给药剂量如高于推荐的 600~2 000mg 可导致癫痫、中枢神经抑制和心血管意外。慢性中毒可导致慢性肝肾功能不全。苯酚对动脉的亲和力大于对神经磷脂的亲和力，因此，由苯酚引起的并发症多数是血管损伤。尽管 1%~10% 苯酚，1~10mL 的临床剂量不会导致严重中毒，Boas 建议苯酚不能用于在较多血管附近的腹腔神经丛的阻滞，可用于内脏阻滞。Jain 等人对 57 名接受纯乙醇或 6% 水和苯酚的外周神经崩解阻滞的癌症患者进行非随机队列研究，发现苯酚有与乙醇相同的缓解疼痛效果，但全身性副作用发生率高。

早前的经验通常误认为苯酚对神经的毁损作用机制主要是选择性破坏小直径的无髓鞘神经纤维 C 传入（慢痛）、Aδ 传入（快痛）、A∂ 传出（肌张力）。最近的研究发现了苯酚浓度与神经破坏广度间的直接联系。Nathan 等人从组织病理学和电生理学上发现了非选择性的神经纤维破坏的证据。

苯酚对神经组织破坏程度随浓度增加而增加。大于 5% 时，导致与乙醇相似的蛋白凝固和非选择性脱髓鞘（也称华勒氏变性）作用。5%~6% 时，产生破坏伤害性神经纤维作用，并且副作用最小。更高浓度可导致轴突变形、神经根破坏、脊索梗死、蛛网膜炎和髓膜炎。这些作用可在用 10% 苯酚进行长期持续交感神经阻滞时发生。

1977 年，Maher 和 Mehta 在研究中使用低于 5% 的苯酚注射，如蛛网膜下隙进行感觉阻滞。更高浓度时可发生运动阻滞。这使苯酚能作为硬膜外神经崩解术的试剂。

(三) 临床应用

神经破坏药按注入部分的不同，其浓度和体积也不同，蛛网膜下隙神经毁损时，用 5%~15% 酚甘油溶液；硬膜外隙神经毁损用 10%~15% 酚甘油溶液或 7% 苯酚水溶液；腹腔丛阻滞用 5%~10% 苯酚甘油溶液；交感神经节阻滞用 10% 苯酚甘油溶液。

蛛网膜下隙神经毁损和硬膜外隙神经毁损一次毁损的神经范围一般不超过 6 个神经节段。根据毁损神经节段的范围，决定注射药物的容量，蛛网膜下隙毁损时，酚甘油注入 1~2mL；硬膜外隙神经毁损时根据毁损的部位不同，酚甘油注入剂量不同，胸段阻滞毁损时，阻滞毁损每一节段脊神经用量 1~1.5mL；腰段阻滞毁损时，阻滞毁损每一节段脊神经用量 1.5~2mL。

躯体的癌痛采用蛛网膜下隙或硬膜外隙神经毁损时一般行单侧神经毁损。酚甘油为重比重液，故穿刺注药时应安置患者疼痛侧在下体位，并且后仰约 45°使脊神经后根位于最低点，以达到毁损后根而不影响前根（运动神经）的目的。

二、乙醇

（一）物理与化学性质

乙醇（CH_3CH_2OH），又名酒精，乙醇为轻比重液，普通乙醇含乙醇量为 95.57，比重 0.816。99.5%的乙醇为无水乙醇，比重 0.785。乙醇为无色透明液体，沸点 78.5°C，易燃，分子量为 46.05。无水乙醇对水有很强的亲和力，能迅速从空气中吸收水分；同时，乙醇又容易氧化，因此，医用无水乙醇必须分装在安瓿内（一般 2~5mL）。

（二）药理作用

乙醇的神经破坏作用是通过脱水，使神经纤维，包括有髓与无髓纤维变性。此过程作用在神经纤维节和髓磷脂鞘上，产生脱髓鞘。在蛛网膜下隙注射的脊神经根可看到这一改变。组织病理学检查时，片状脱髓鞘区可在后柱和后根见到。华勒氏变性随后扩散至后角。因此，大量注射乙醇可导致硬膜炎性改变和脊髓破坏。

根据感觉和运动相分离的理论，应用乙醇化学性神经毁损时可采用不同浓度。能产生满意的镇痛效果，而没有引起麻痹或瘫痪的乙醇最低浓度为 33%。48%~100%的乙醇可产生不完全的暂时性、进行性或持久性运动麻痹。大多数意见认为，95%的乙醇阻断交感神经和混合神经的感觉和运动成分。

乙醇易溶于水，可快速从注射部位扩散，如需充分的神经毁损，要求大剂量注射，但可导致周围组织损伤。

体外研究发现乙醇与动脉血管痉挛有关，这是腹腔丛阻滞后脊髓大动脉痉挛导致下身麻痹的理论基础。一名使用拉氧头孢——可抑制乙醛脱氢酶的 β-内酰胺类抗生素的患者，使用乙醇进行神经毁损，术后出现了乙醛综合征双硫仑样效应。在注射 67%的乙醇 15mL 10min 后，患者出现了脸红、发汗、头晕眼花、呕吐和显著低血压。医生应对服用类似性质药物的患者特别注意，如甲硝唑、氯霉素、β-内酰胺类抗生素、口服降糖药甲苯磺丁脲和氯磺丙脲以及双硫仑。

神经炎和传入神经阻滞疼痛，特别是外周腰交感神经松解术使用乙醇比苯酚多。乙醇可以在注射部位引起组织坏死和蜂窝织炎。乙醇阻滞腹腔丛后，血浆浓度在 21~54mg/dL。尽管都低于导致全身酒精中毒的浓度，但在同时伴有镇静或中枢神经系统抑制药物时应加以注意。

（三）临床应用

酒精与脑脊液比较为低比重，使得在合适的患者身上更容易用于蛛网膜下隙神经毁损术。无水乙醇可用于蛛网膜下隙阻滞。患者通常采用侧卧位，使疼痛部位朝上，这样可以使轻于脑脊液的乙醇作用于支配疼痛部位一侧的脊神经根。随后患者再倾斜 45°角，使后根在乙醇的接触峰上，称为侧斜位。阻滞每一节段脊神经注射乙醇 0.3~0.5mL。硬膜外隙阻滞毁损 50%~75%乙醇，阻滞每一节段脊神经用量根据阻滞的节段不同，胸段约 1mL，腰段 1~1.5mL。

三、亚甲蓝

（一）物理与化学性质

亚甲蓝（methylene blue，MB）也称美蓝、次甲蓝、甲烯蓝，属噻嗪类。是一种碱性蓝色染料。亚甲蓝含有三分子结晶水，无臭，暴露在空气中无变化，易溶于水和乙醇，水溶液中加入氢氯化钠时，溶液变成紫蓝色。

（二）药理作用

亚甲蓝为氧还原剂，注射到体内在酶的作用下，对血红蛋白呈现两种不同的作用。低浓度时，亚甲蓝被还原后将氢离子传递给带三价铁的高铁血红蛋白，使其还原为带二价铁的正常血红蛋白，因此可对抗因高铁血红蛋白形成而导致的中毒（如亚硝酸盐中毒等）；高浓度时，亚甲蓝将正常血红蛋白氧化为高铁血红蛋白，由于高铁血红蛋白易与 CN^- 结合形成氰化高铁血红蛋白，但数分钟后两者又离解，故仅能暂时性抑制氰化物对组织的毒性。

亚甲蓝镇痛作用的可能机制有：①亚甲蓝是一种鸟苷酸环化酶抑制剂，可通过影响脊髓内的一氧化氮/环鸟核糖单磷酸盐系统的兴奋性起阻断痛觉传导的作用，而非通过损害神经髓质来实现。②亚甲蓝是一种化学性质活泼的氧化还原剂，因其具有较强的亲神经性，可直接阻碍感觉神经的异常传导。加之其参与糖代谢，能促进丙酮的继续氧化，改善神经阻滞效果，达到镇痛目的。③亚甲蓝可对神经髓质造成损害而产生阻滞作用，损害程度随亚甲蓝浓度的不同而有差异，浓度越高损害越大，越接近神经破坏药。亚甲蓝用作局部阻滞镇痛治疗的浓度为 0.05%~0.2%。

（三）临床应用

亚甲蓝可用于周围神经、硬膜外隙和蛛网膜下隙神经毁损。临床一般用 2% 浓度，周围神经毁损每点注射 0.2~0.5mL；蛛网膜下隙神经毁损和硬膜外隙神经毁损的用药原则与酚甘油神经毁损相同，首选疼痛最激烈的脊神经支配阶段进行毁损治疗。蛛网膜下隙神经毁损一般一次注药 1~2mL，硬膜外神经毁损根据毁损部位和毁损脊神经的节段数注入不同容量亚甲蓝溶液（参照酚甘油毁损方法）。

亚甲蓝起效慢，需 3~4h，故蛛网膜下隙毁损和硬膜外隙毁损注药后因使患者处于治疗体位，待药物作用充分后才能变更体位。

（四）注意事项

（1）神经破坏药对各种组织都有破坏作用，进行神经毁损治疗时，可能影响到正常组织，因此应精确确定毁损部位，严格控制用药量，拔针前要注射少量生理盐水，避免损伤邻近的正常阻滞。

（2）需要进行双侧毁损治疗时，因先阻滞一侧，间隔 3~5d 后，待疗效和患者身体反应稳定，再阻滞另一侧。

（3）使用神经破坏药进行神经毁损时，可能发生一定的并发症，故治疗前一定要向患者及其家属详细阐明利弊和可能发生的并发症，取得理解并签具同意书。

第三节 化学性神经毁损的适应证及术前准备

一、适应证

化学性神经毁损由于神经破坏药对身体任何组织都有破坏作用，如误注射到正常组织或用量过大，可能引起并发症，故因严格掌握适应证，有选择地应用，主要适应证为：

（1）晚期癌痛和癌痛综合征，采用其他方法难以奏效者。

（2）病理性神经痛，如带状疱疹后神经痛、复杂性区域疼痛综合征等。

二、毁损治疗前准备

（1）详细询问病史，体格检查，实验室检查及影像检查，根据所得资料进行患者风险评估。

（2）明确癌痛部位和神经支配，正确选择神经毁损的方法和药物。

（3）详细对患者或其家属解释神经毁损技术和可能发生的并发症，取得理解，并签具同意书。

（4）做好穿刺器材和生命监测仪器的准备和检查。需要在介入下进行穿刺操作时，应准备好相应的设备，如 CT、超声等。

第四节　常用化学性神经毁损术

常用的化学性神经毁损术主要有：①蛛网膜下隙化学毁损术；②硬膜外隙化学性毁损；③交感神经化学性神经毁损。

一、蛛网膜下隙化学毁损术

蛛网膜下隙化学毁损术依据毁损的脊神经节段不同，有：①颈段蛛网膜下隙神经毁损；②胸段蛛网膜下隙神经毁损；③腰段蛛网膜下隙毁损。

（一）操作技术

1. 体位　患者置于侧卧位，采用乙醇毁损时患者毁损侧在上体位，采用酚甘油毁损时患者毁损侧在下体位。

2. 穿刺点　颈段蛛网膜下隙神经毁损，穿刺点选择第 6~7 颈椎间隙；胸段和腰段穿刺点则根据疼痛部位的脊神经支配选择支配疼痛区域中心，或疼痛最明显部位相应的脊神经节段的椎间隙。

3. 操作方法　蛛网膜下隙穿刺采用二次穿刺法，先采用 18G 硬膜外穿刺针行硬膜外腔穿刺，穿刺针进入硬膜外隙后，再通过硬膜外穿刺针置入脊麻针。为预防术后头痛，现推荐使用笔尖式脊麻针（24 或 25 号）。穿刺操作方法参见第十三章相关内容。确认脊麻针进入蛛网膜下隙后，注入无水乙醇或 5%~10% 酚甘油，脊段毁损注入 0.5~1mL，胸段 1~1.5mL，腰段 1.5~2mL。采用无水乙醇毁损时，注药后调整患者体位为侧卧前倾 45°，使脊神经后根处于最高点；采用酚甘油毁损者，注药后患者调整为侧卧后倾 45°。使脊神经后根处于最低点，目的都是使药液集中阻滞脊神经后根，避免损伤脊神经前根。为了使药物充分作用于需要毁损的脊神经和避免对正常阻滞的影响，注药后患者需保持注药后体位 30~60min，如采用亚甲蓝毁损时则需静卧 1~2h。

（二）并发症

（1）蛛网膜下隙穿刺后头痛。现采用笔尖式细针穿刺后已很少发生。

（2）感染，包括穿刺点局部感染和椎管内感染。后者一旦发生病情十分危重，故必须严格消毒，无菌操作。

（3）脊神经前根毁损可影响运动功能，需尽量防范。

（4）穿刺操作误伤神经根或脊髓可导致暂时性或永久性神经损害，严重的脊髓损伤可导致截瘫。

二、硬膜外隙神经化学毁损术

硬膜外隙神经化学毁损与蛛网膜下隙神经毁损相比，因神经破坏药不直接接触神经根，对运动神经影响可能性小，故安全性较高。尤其适用于颈、肩上肢的癌痛治疗。硬膜外隙神经毁损根据毁损的脊神经节段不同分为：①颈段硬膜外毁损；②胸段硬膜外毁损；③腰段硬膜外毁损。

硬膜外隙化学毁损推荐首选酚甘油，也可采用乙醇或亚甲蓝。

（一）操作技术

1. 体位　患者侧卧，采用酚甘油毁损时患侧在下，采用乙醇毁损者，患侧在上。

2. 穿刺点　选择疼痛区域支配的脊神经的中心及相应的棘突间隙为穿刺点。

3. 操作方法　一般以正中入路为宜，穿刺方法参见第十三章，确认穿刺针进入硬膜外隙后，注入 1%~2% 利多卡因 3mL 试验剂量，观察 5min，无脊麻现象后，将针尖斜口转向患侧，缓慢注入 5%~10% 酚甘油或 50%~75% 乙醇或 2% 亚甲蓝。由于酚甘油较黏稠，可稍加温后再注入。每对脊神经毁损药用量：颈段约1mL，胸段1~1.5mL，腰段1.5~2mL，一次神经毁损注药总量3~6mL。拔出硬膜外穿刺针前，注入0.9%氯化钠溶液1~2mL，冲洗穿刺针针腔，避免在拔出穿刺针时将神经破坏药带到正常组织。

（二）并发症

硬膜外化学毁损的并发症较少，可能的并发症有：

（1）硬膜外穿刺误伤神经根，可导致神经损害；误伤脊髓可导致截瘫，故应细心操作，避免穿刺损伤。

（2）穿刺后腰痛。一般疼痛较轻，提高一次穿刺成功率，可减少术后腰痛的发生。

（3）感染，包括穿刺部位感染和硬膜外隙感染。应严格消毒，无菌操作。

（4）腰骶神经毁损时如影响到脊神经前根，可排尿困难和尿潴留。

三、交感神经化学毁损术

内脏恶性肿瘤或肿瘤内脏转移引起的癌性疼痛采用交感神经化学毁损效果确切。依据毁损部位不同，交感神经化学毁损包括：颈胸交感神经（星状神经节）毁损、胸交感神经节毁损、腹腔丛毁损、上腹下丛毁损和腰交感神经节毁损。

交感神经毁损推荐采用乙醇，其镇痛效果好，维持时间长，安全性较高。交感神经毁损治疗前，应开放静脉输液，术中连续监测血压、心率、呼吸和血氧饱和度，并注意患者的反应。

各种部位交感神经化学毁损的操作技术参见第十三章相关内容。穿刺点的体表定位要准确，穿刺操作必须在影像显示器引导下进行。穿刺到位后先注入1%利多卡因，观察到患者感觉局部发热和出现阻滞效果后，缓慢注入无水乙醇（也有用50%~75%乙醇）。不同毁损部位注射局麻药药量和乙醇用量不同。

（一）颈胸交感神经（星状神经节）毁损术

先注射1%利多卡因6~8mL，再注入无水（或50%~75%）乙醇6~8mL。注药后患者置于半坐或半卧位1~2h。

（二）胸交感神经节毁损术

先注射1%利多卡因5~8mL，再注入无水乙醇20~30mL。注药后患侧向上静卧2~4h。

（三）腰交感神经节毁损术

先注射1%利多卡因15~20mL（另说8~10mL），再注入无水乙醇15~20mL。注药后患侧向上位2~4h。

（四）腹腔丛毁损术

先注射1%利多卡因10~20mL，再注入无水乙醇20~40mL。注药后患者仰卧位4h。

（五）上腹下丛毁损术

先注射利多卡因15~20mL（另说8~10mL），再注射无水乙醇15~20mL。注药后患者仰卧位4h。

各种交感神经化学性毁损的适应证、并发症及注意事项参见第十三章。

（王 昆）

参 考 文 献

[1] Robert A S, Jutith A P, Doralina L A, et al. NCCN Clinical Practice Guidelines in Oncology. Adult Cancer Pain Version1，2018.

［2］ Neufeld N J, Elnahal S M, Alvarez R H. Cancer pain: a review of epidemiology, clinical quality and value impact. Future Oncol, 2017, 13 (9): 833-841.

［3］ Mercadante S, Portenoy R K. Breakthrough cancer pain: twenty-five years of study. Pain, 2016, 157 (12): 2657-2663.

［4］ Scott M Fishmen, Jane C Ballantyne, James P Rathmell. Bonica's management of pain. 4th ed. Philadelphia: Wolters Kluwer, 2009.

［5］ Didier Bouhassira, Michel Lante'ri-Minet d, Nadine Attal, et al. Prevalence of chronic pain with neuropathic characteristics in the general population. Pain, 2008, 136: 380-387.

［6］ Fields M, Cassell C. Institute of Medicine. Approaching death: improving care at the end of Life. Washington, DC: National Academies Press, 2007: 1-437.

［7］ Bethesda. National Institute of Health. State of the science conference on improving end of life care, 2004, 12: 6-8.

［8］ Kori S H, Foley K-M, Posner J B. Brachial plexus lesions in patients withcancer: 100 cases. Neurology, 1981, 31: 45-50.

［9］ Foley K M. Pain assessment and cancer pain syndromes. In: Doyle D, Hanks GW, MacDonald RN, eds. Oxford Textbook of Palliative Medicine, Second Edition. New York: Oxford University Press, 1998, 310-331.

［10］ World Health Organization Guidelines for cancer pain relief: a 10-year prospective study. Pain, 1995, 63: 65-76.

［11］ Miguel R. Interventional treatment of cancer pain: the fourth step in the WHO analgesic ladder? Cancer Control, 2000, 7: 149-156.

［12］ Burton A W, Hamid B. Current challenges in cancer pain management: does the WHO ladder approach still Have relevance. Expert Rev Anticancer Ther, 2007, 7: 1501-1502.

［13］ Erdine S. Interventional treatment of cancer pain. Eur J Cancer Suppl, 2005, 3: 97-106.

［14］ James Giordano, PhD, Carlos F. Gomez, MD, PhD, and Charles Harrison, MD. On the potential role for interventional pain management in palliative care. Pain Physician, 2007, 10: 395-398.

［15］ 严兴福. 亚甲蓝治疗慢性疼痛的实验研究与临床应用. 中国疼痛医学杂志, 2009, 15, (2): 111-113.

［16］ 陈旭清, 邹展. 亚甲蓝用于神经阻滞的疗效及不良反应分析. 广西中医学院学报, 2005, (8) 3: 87-88.

［17］ 周训蓉, 李江萍. 亚甲蓝的化学、药理研究及临床应用进展. 中国药业, 2008, 17 (4): 62-64.

［18］ Raslan A M. Percutaneous computed tomognography-giy-guided radiofre-quency ablation ion of upper spinal cord pain fin pathways for cancer-reatedpain. Neurosurgery 2ry, 2008, 62: 226-233.

第十六章　癌痛的射频治疗

射频（radio frequency，RF）癌痛治疗技术是通过特定穿刺针，精确输出超高频电波，使局部组织产生高温，起到热凝固或毁损神经，从而阻断疼痛的"信号"传导，以达到镇痛目的的技术，被称为"射频热凝"或"射频消融"。中重度癌痛及顽固性癌痛采用"三阶梯"治疗镇痛效果不满意时，联合痛点或病灶射频治疗可提高镇痛效果。

第一节　射频治疗的历史与发展

早在19世纪已有人提出用电流毁损中枢神经的设想，Beunis和Fowlie分别于1868年、1873年利用直流电进行了脑毁损动物实验。1905年，Horsley和Clark对电流强度与毁损面积的关系进行了大体量化。20世纪20年代，Hunsperger和Wyss率先试验射频热凝技术。1931年，Krischner用直流电透热装置，热凝固三叉神经节治疗三叉神经痛，后因并发症多而放弃。1969年，Sweet等首先报道了三叉神经节射频热凝治疗技术，并确认了该疗法的长期效果。1975年，Shealy首次报道应用射频热凝技术治疗小关节病变导致的腰痛，但当时的设备和安全问题影响了射频技术在疼痛领域的进一步发展。1977年，Uematsu用射频热凝脊神经节治疗脊椎源性疼痛，由于当时的高温和粗探头导致脊神经节严重损伤，发生脊神经毁损后遗症即神经病理性疼痛，以及潜在的运动神经功能损伤等。因此，射频技术的进一步开展受到阻碍，一度影响了医学界对射频镇痛技术的兴趣。

1981年是射频技术发展的转折点。Sluijter采用22G细射频针内置热耦电极进行射频毁损，减少了患者的不适感和软组织损伤，更重要的是可避免穿刺过程对脊神经主干的机械性损伤。随后医学界进行了一系列随机前瞻性大样本临床研究，射频技术也逐渐被广泛应用于疼痛医学领域。

20世纪90年代前，射频技术应用于疼痛治疗的主要方式是神经毁损，包括神经末梢、脊神经、三叉神经、交感神经和传导束等的射频毁损均在临床神经病理性疼痛治疗中得到应用。90年代后期以来，非神经毁损的"脉冲射频"（pulsed radio frequency，PRF）技术快速发展，如在癌症患者射频镇痛治疗中，利用射频缩小肿瘤体积，以达到更明显和持久的镇痛作用等。

20世纪50年代制造出了第一台射频电流频率可安全用于人体的医用仪器，使用的频率接近无线电发射机的电流频率而被命名为射频仪；60年代初在射频电极尖端安置了温度测量装置，从而取得与确定损伤范围相关的最重要参数；70年代后专门生产用于疼痛治疗的射频仪。至今，经过近80年的不断改进和完善，射频仪器在原有单一用于神经热凝的基础上，出现了调整神经传导介质的脉冲射频、局部形成线性热凝的双极射频、加大髓核固缩减压作用范围的弯形电极、双针冷水循环椎间盘射频热凝电极、有组织切割作用的低温等离子射频及松解治疗慢性肌筋膜疼痛综合征的多极射频等。

2002年，我国在引进国外先进脉冲射频镇痛仪的基础上，进行了大量的实验研究和临床研究，还进行了纤维环双极射频和脑垂体射频镇痛治疗，我国的射频镇痛技术很快接近国际水平。2006年提出了"非神经毁损射频镇痛"的新理念，即把射频毁损神经镇痛的治标疗法改变为保护神经的治本疗法。

21世纪以来，射频技术在疼痛诊疗领域的临床应用范围正迅速扩大，逐渐成为治疗慢性疼痛的有力工具。

第二节　癌痛射频镇痛治疗的原理与模式

一、射频治疗癌痛的原理

射频镇痛治疗的原理是使用射频镇痛仪器，将射频穿刺针穿刺到拟治疗目标（靶部位），通过射频治疗仪产生的超高频电波，在针尖周围的组织产生高温而凝固或坏死，使肿瘤体积缩小；松开瘢痕，减少或消除对神经的卡压或通过射频热凝毁损神经阻滞疼痛信号传导，达到缓解或消除疼痛的目的。42℃以上的脉冲射频可杀死肿瘤细胞或引起DNA损伤，破坏肿瘤细胞的生长但不影响神经的正常功能。中重度癌痛尤其是神经病理性疼痛者，当肿瘤广泛浸润、巨大肿瘤或肿瘤无法手术切除时，可行针对性的射频神经消融毁损。

二、射频治疗的模式

（一）单极射频热凝模式

单极射频热凝模式是传统的射频治疗技术，单根射频套针穿刺到达需治疗组织后，调节电流通过针尖的射频输出功率的大小，使针尖旁局部达到所需要的温度，形成一个固定范围的不同程度的蛋白凝固灶，即精确的组织热凝破坏作用。电流将在组织中很快减弱弥散，从皮肤表面的导电负极板引流回到仪器。

（二）双极射频热凝模式

双极射频与单极射频热凝的差别，是双极射频时两根射频套针同时到达组织，仪器发出的电流在两电极之间流动即同时加热甚至热凝灶会连接起来，产生一个比单极射频热凝范围大得多的热凝灶。由于双极射频电极针中的一极作为射频正电流输入，电流输出的另一极作为负电极板作用，形成了射频的电流回路，患者身上不需要放置另外的体表负电极板。双极射频适合需较大面积的加温治疗，包括肿瘤瘤体毁损、神经毁损、椎间盘凝固或大片肌筋膜瘢痕热凝松解治疗等。通过在射频发生器上的转换接头，连接两根相同型号、相同长度和相同裸露针尖的射频电极针施行双极射频治疗。双极射频电极与纤维环成形的电热导丝电极不同，后者的双极射频加热由电流通过SpineCATH内的阻力线圈产生。部分双极射频热凝仪器设计的应用于椎间盘破裂的修复和减压时，配套有特殊的冷水循环降温的套针和水泵。

（三）集束电极射频消融模式

集束电极射频消融的治疗原理是基于肿瘤细胞对热的耐受能力比正常组织细胞差，42℃以上可杀死肿瘤细胞或引起DNA损伤。在B超或CT等影像技术引导下，将多极带鞘针经皮穿刺插入肿瘤组织内，多根电极同时散开分布在瘤体组织内通电加热，直接使电极覆盖的相当范围内的组织被加热并杀灭肿瘤细胞。这种集束电极展开时最大直径达3.5cm，因此，射频消融一次治疗可使3.5cm³以上的区域发生凝固性坏死。通过调节射频输送的功率、电流和时间，可以将目标毁损的肿瘤组织温度控制在60~100℃。如果过快采用高功率进行射频高温热凝，会使组织迅速被加热并变干，组织凝块将会大大减少通过组织传送的射频电流和热能，导致凝固坏死的区域过小。因此，射频治疗起始功率一般为30~40W，然后每1~2min增加10W，最终增加到90W。用这种较低的起始功率开始治疗，并逐渐增加的方法，可使电极针周围的组织温度逐渐升温。在不会阻碍射频电流和热能的传递前提下，增大热凝肿瘤组织的坏死范围。

（四）脉冲射频模式

由射频仪间断发出的脉冲式电流传导至针尖前方，其作用点与连续射频针尖裸露侧方主轴不同，脉冲射频的针尖与神经轴方向的关系是由连续射频的平行方向改为垂直方向。脉冲射频电流在神经组织附近形成高电压，但电极尖端温度不超过 42℃，因此不会损伤正常组织。脉冲射频的镇痛作用是通过调整中枢产生疼痛物质，并非破坏神经传递功能。临床实践中还发现脉冲频率可以破坏肿瘤细胞的生长但不影响神经的正常功能。对禁忌行热凝治疗的神经性疼痛患者或肿瘤患者，运用脉冲射频治疗可取得显著效果并且不出现神经热离断效应，术后不会出现感觉减退、酸痛或灼痛，更不会损伤运动神经。

第三节　癌痛射频热凝镇痛的适应证与禁忌证

一、适应证

（一）中、重度顽固性癌痛

中、重度顽固性癌痛，按 WHO 癌症三阶梯止痛原则处理无效或镇痛不满意者。

（二）肿瘤瘤体压迫神经引起的疼痛

癌痛大部分是肿瘤压迫局部神经末梢或感觉神经支所致，部分是卡压局部的感觉神经支或神经节。所以首选镇痛方式最好是针对压迫神经的原因即压迫神经的肿瘤瘤体，射频热凝可有效缩小肿瘤体积，减少疼痛的同时能治疗癌症疾病本身。包括体表肿瘤、肌筋膜肿瘤、椎体肿瘤、肝癌等。

（三）癌症治疗后软组织瘢痕形成引起的疼痛

肿瘤手术治疗或放疗路径上常产生软组织瘢痕，卡压感觉神经末梢或神经支，导致顽固性疼痛。射频热凝能准确地靠近压迫或卡压神经的瘢痕组织进行射频消融，当卡压神经的原因去除后常能根治性镇痛。

（四）癌症侵犯神经引起的疼痛

对癌症侵犯神经或压迫神经所致的剧烈疼痛，或晚期癌痛但致痛的原因不清，或原因已明确但无法去除时，可考虑进行相关支配的感觉神经射频消融，达到快速有效镇痛。

二、禁忌证

（一）绝对禁忌证

（1）严重凝血功能障碍。

（2）生命体征不平稳，如全身衰竭的晚期或终末期患者。

（3）患者或其家属不接受治疗。

（二）相对禁忌证

（1）患者精神不稳定或不合作。

（2）治疗的不良反应或副作用。

（3）安装心脏起搏器患者。

第四节　癌痛射频热凝镇痛术

一、神经射频热凝镇痛术

（一）术前准备

1. 术前检查　癌痛患者实施射频镇痛治疗前，必须详细询问病史和进行体格检查，明确诊断及癌痛的主要原因，对射频治疗的有效性和安全性进行全面评估，严格掌握适应证与禁忌证。

2. 实验室检查　血常规、凝血功能，必要时检查肝肾功能。

3. 影像学检查　采用 B 超、X 线、CT 或 MRI 检查，明确拟行消融射频治疗的神经或肿瘤的部位及其与周围血管的关系。

4. 签署知情同意书　向患者及其家属详细说明射频治疗的作用及目的。告知患者及其家属手术方式、手术风险、术中及术后可能发生的并发症。签署知情同意书。

（二）操作方法

1. 输液和监测　患者于术前或入室后行上肢静脉穿刺，建立静脉通道和输注复方林格液。无创监测 BP、HR、RR、ECG 和 SPO_2。

2. 体位与标记　根据手术部位的不同可采用仰卧位、俯卧位和侧卧位。在穿刺点皮肤做好标记。

3. 消毒、铺巾　用碘伏常规术野皮肤消毒、铺巾。

4. 定位与穿刺　根据治疗部位的不同采用 C 型臂荧光屏 X 光机或 CT 先行拟毁损靶神经定位，在局麻下采用射频套针，按解剖学并在 C 型臂或 CT 引导下进行穿刺，直至穿刺针抵达靶神经。

5. 电刺激试验　当射频套针抵达靶神经后，在患者清醒状态下（如采用丙泊酚镇静或麻醉者，应使患者清醒），进行电刺激。根据不同神经采用不同的刺激频率及强度，例如：①三叉神经 50Hz，0.5V；三叉神经第 1、第 2 支 2Hz，0.4~1.0V；三叉神经第 3 分支 2Hz，0.5V。②脊神经节 50Hz，0.5~0.7V；胸脊神经节 50Hz，0.4V；腰脊神经节 50Hz，0.5V。③颈脊神经后支 150Hz，<0.5V；胸脊神经后支 50Hz，0.5~1.0V；腰脊神经后支 50Hz，0.5V。④颈交感神经节 2Hz，2V；胸交感神经节 50Hz，0.5V；腰交感神经节 50Hz，1V。⑤翼腭神经节 50Hz，1.0V。刺激频率及强度应根据刺激后诱导患者出现原病灶部位疼痛而无肌肉收缩为原则。如影像显示针尖到达靶神经而电刺激测试患者无反应，应适当调整针尖位置。

6. 射频消融　电刺激时患者出现明显原靶神经支配区的酸麻感或异感，即可进行射频消融（毁损）。射频针加温前，先以 1%~2% 利多卡因，0.5~1mL 行神经阻滞以减少热凝引起的疼痛，敏感部位如三叉神经或必要时可静脉注射适量麻醉药丙泊酚镇静或使患者意识消失。热凝温度根据不同神经采用的温度稍有不同，其原则是既能达到感觉神经毁损，又不损伤运动神经。

（1）三叉神经第 1 支射频热凝：一般以 65℃ 开始热凝，加至 67~70℃，各持续 60s；第 2、第 3 支：65℃ 开始热凝，加至 72~80℃，维持 2~4min。

（2）脊神经节射频热凝：60℃ 开始，持续 60s，然后增至 70℃ 并持续 60s；胸脊神经节：65℃，持续 60s；腰脊神经节：43℃，持续 120s。

（3）颈脊神经后支射频热凝：75℃，持续 60s 或 80℃，持续 60s；胸脊神经后支：75℃，持续 60s，然后增至 80℃，持续 60s；腰脊神经后支：75~80℃，持续 60s。

（4）颈交感神经节射频热凝：75℃ 和 80℃，各持续 80s；胸交感神经节：80℃，持续 90s；腰交感神经节：80℃，持续 60~180s。

（5）翼腭神经节射频热凝：80℃，持续 60s，分三次热凝毁损。

由于热凝温度较高，可引起局部疼痛不适，术前根据手术及患者情况可选择一种或联合使用消炎镇痛类药、阿片类镇痛药和精神安定类药等。术后1~3d根据创伤情况继续给予非甾体类及弱阿片类镇痛药镇痛，减轻穿刺部位及消融部位的水肿和炎症性疼痛。

二、肿瘤瘤体射频热凝术

（一）术前准备

参照"神经射频热凝镇痛术"。

（二）操作方法

1. 体位　根据肿瘤不同的部位选择仰卧位或者俯卧位。

2. 皮肤标记　CT、DSA或B超引导下显示所要穿刺的部位，于体表定位并做标记。

3. 穿刺　局麻后射频套针或者集束射频电极在影像学引导下多根射频针向肿瘤瘤体穿刺；采用CT、DSA或B超下显示针尖均在瘤体内中央，然后可准备行运动和感觉测试；监测射频针电阻。

4. 电生理刺激　在影像显示下对到达治疗部位的每根射频针进行电刺激，目的是使射频治疗达到坏死肿瘤细胞而避免神经损伤。

（1）感觉刺激测试：对可能涉及重要神经的射频针，在正常电阻范围之内，可进行感觉刺激试验：①电压>0.9V没有出现疼痛觉或麻木等异常为最佳热凝位置；②电压<0.9V出现疼痛或麻木，根据患者术前沟通情况亦可用60~80℃温度行肿瘤热凝。感觉刺激试验完成后，将电压调到0，并关闭刺激模式。当诱发相应神经支配区的症状的电压越大，针尖离实际神经的位置越远；反之越近，容易造成神经损伤。

（2）运动刺激测试：当感觉试验不能诱发相应区域疼痛时，可进行运动刺激试验。2Hz刺激频率，1V电压的电刺激时，没有出现肌肉颤动或肌体颤动为好；2Hz刺激频率，1V以下出现肌肉颤动，需按下感觉刺激模式按钮，应采用50Hz刺激频率，逐渐加大电压，直到电压至少达到能诱发患者出现感觉症状的电压数的2倍，再次询问患者是否感觉到疼痛或压迫感，以及它们的范围和强度。如患者相应区域出现节律性的敲击感或肌肉跳动感，说明针尖离神经太近，需重新调整针尖的位置。在每个位置都必须重复进行感觉和运动测试，电压越大越说明针尖离神经越远；运动刺激完成后，将电压调到0，并关闭刺激模式。

5. 射频热凝

（1）单极射频热凝：一旦影像引导下射频针位置正确，电刺激无发现重要神经后，可启动射频热凝治疗。因射频针毁损范围比较小（0.5cm），据肿瘤体积一般需要数根射频针分别平行进入肿瘤中，每针距1.0~2.0cm，到位后给予射频：75℃持续60s，然后升温至85℃持续60s。

（2）集束电极射频：打开菊花瓣状多极电极，利用290kHz频率的射频波，产生95℃的热能凝固，在计算机的自动控制下，20min一次的治疗肿瘤细胞在持续39℃以上可灭亡，可以灭活5cm的肿瘤，延长治疗时间，还可以扩大治疗范围甚至达到10cm。

（3）脉冲射频：对于靠近脊髓或血管等重要组织射频时，采用脉冲射频，42℃可灭活肿瘤而不破坏神经。

第五节　癌痛射频镇痛的并发症

一、负电极片处皮肤灼伤

由于射频热凝机负电极片与皮肤接触不良，可产生漏电或高温导致局部皮肤灼伤。术前应仔细检查负电极片，使其与皮肤紧密粘合并加以固定。术后检查，如发生灼伤，应及时处理。

二、局部血肿

对术前凝血功能不正常或估计可能发生血肿高风险患者，尽量避免行深部射频穿刺。当射频热凝治疗部位周围有重要血管时，应在彩色B超或CT引导监测下穿刺，密切注意穿刺针尖附近是否贴近血管或进入血管，治疗前注射造影剂，热凝启动前，应回抽观察是否有血液，排除针尖进入血管内。

三、脏器损伤

重要脏器区附近或深部操作，应在CT引导下进行，一般不主张通过中空脏器穿刺和热凝操作。避免发生气胸、胸腔积液、结肠瘘和胆管损伤等并发症。

四、局部感染

由于癌痛患者常常身体虚弱，接受化学治疗后白细胞降低，全身抵抗力进一步下降，同时射频热凝治疗为有创性治疗，容易发生穿刺部位局部感染。因此，穿刺器械和术野皮肤要严格消毒，操作全过程应严格遵守无菌操作原则。如术前患者白细胞过低，应避免深部治疗。

（卢振和）

参 考 文 献

［1］ Robert A S, Jutith A P, Doralina L A, et al. NCCN Clinical Practice Guidelines in Oncology Adult Cancer Pain Version1, 2018.

［2］ Scott M Fishmen, Jane C B, James P Rathmell. Bonica's management of pain. 4th ed. Philadelphia: Wolters Kluwer, 2009.

［3］ Zhao C, Chen J, Yu B, et al. Improvement in quality of life in patients with nasopharyngeal carcinoma treated with non-invasive extracorporeal radiofrequency in combination with chemoradiotherapy. Int J Radiat Biol, 2014, 25: 1-6.

［4］ 张树荣，范宗江，李德树，等. 经皮集束电极射频消融治疗小肝癌. 成都军区医院学报，2003，5（5）：156-157.

［5］ 冯威健. CT介导的微创诊疗技术在肿瘤临床的应用. 中国现代医生，2007，7（40）：1-3.

［6］ 张智坚，吴孟超，陈汉. 射频消融肝脏恶性肿瘤并发症的防治. 中国微创外科杂志，2005，5（2）：113-115.

［7］ 卢振和，高崇荣，宋文阁. 射频镇痛治疗学. 郑州：河南科学技术出版社，2008.

［8］ Bagla S, Sayed D, Smirniotopoulos J, et al. Multicenter prospective clinical series evaluating radiofrequency ablation in the treatment of painful spine metastases. Cardiovasc Intervent Radiol, 2016.

［9］ Ito T, Oura S, Nagamine S, et al. Radiofrequency ablation of breast cancer: a retrospective study. Clinical Breast Cancer, 2017: S1526820917302410.

［10］ Iguchi T, Hiraki T, Gobara H, et al. Radiofrequency ablation of pulmonary tumors near the diaphragm. Diagnostic & Interventional Imaging, 2017, 98 (7).

［11］ Lane M D, Le H B, Lee S, et al. Combination radiofrequency ablation and cementoplasty for palliative treatment of painful neoplastic bone metastasis: experience with 53 treated lesions in 36 patients. Skeletal

Radiol，2011，40（1）：25-32.

［12］ Dikomey E，Dahm-Daphi J，Distel L. Prediction of the reaction of normal tissue and tumor cells to radio-therapy. Strahlenther Onkol，2012，188（Suppl 3）：304-307.

第十七章　鞘内及硬膜外输注镇痛技术

将阿片类药物注射到蛛网膜下隙或硬膜外隙治疗疼痛统称为椎管内注射镇痛技术。蛛网膜下隙注射阿片类药，在疼痛治疗称为鞘内吗啡镇痛；将阿片类药注射到硬膜外隙称为硬膜外吗啡镇痛。1979 年，Wang 等首次报道蛛网膜下隙注射吗啡控制癌痛以来，鞘内吗啡镇痛用于治疗癌痛和各类慢性顽固性疼痛得到了广泛认可。鞘内吗啡输注具有缓解疼痛起效快、用药量少、镇痛效果确切等优点。我国在 2000 年开始使用该技术。目前国内普遍使用的椎管内注射阿片类药镇痛技术主要包括可编程植入式吗啡输注系统和埋入式硬膜外输注系统。大量的临床经验和资料显示，椎管内尤其鞘内输注阿片类药物能有效地解除癌症患者的疼痛和避免中重度癌痛患者大量口服吗啡所产生的不良反应。

第一节　可编程植入式吗啡输注系统

可编程植入式吗啡输注系统也称鞘内泵或吗啡泵。该系统包括 EL 植入式电脑输注泵、鞘内输注导管、灌注组件、导管检测入口组件以及皮下隧道组件。电脑输注泵根据容量大小包括 18mL 和 40mL 两种规格。程序化泵的特点是可以随时对注射速度进行微调，大约需要 5 年更换一次动力电池。

一、可编程植入式鞘内泵的适应证与禁忌证

（一）适应证

（1）中、重度顽固性癌痛，经三阶梯止痛治疗效果不佳者。

（2）癌痛患者采用三阶梯治疗出现阿片类药物严重不良反应者，如剧烈恶心、呕吐、便秘、尿潴留及精神障碍等。

（3）消化道肿瘤或晚期癌症患者出现或可能发生胃肠道梗阻，造成药物吸收障碍，患者不能口服给药者。

（4）癌症晚期，存活期可能超过 3 个月，肝肾功能及全身状况尚可。

（5）非癌性神经病理性疼痛，如带状疱疹后遗痛、糖尿病性神经炎、区域疼痛综合征等。

（二）禁忌证

（1）全身性严重感染，手术部位有炎症或感染者。

（2）腰椎穿刺节段或上下相邻节段有局部肿瘤转移者。

（3）严重恶病质及心、肺和肝肾功能严重异常及用药禁忌证难以耐受体内泵植入手术。

（4）硬膜外隙应用吗啡镇痛测试效果欠佳者。

（5）有精神疾病史或表达不清患者。

二、术前准备

(一) 术前检查

1. 体格检查　术前详细询问病史和进行与疾病相关的重点体格检查，明确诊断疼痛的主要原因并对鞘内输注阿片类镇痛治疗的有效性和安全性进行评估。

2. 实验室检查　血常规、凝血功能、肝肾功能及血沉等检查。

3. 影像学检查　腰椎 X 线检查，必要时行 MRI 检查以排除穿刺及置管部位有无肿瘤或其他影响穿刺和置管的疾病，如巨大椎间盘突出症、脊柱结核等。

(二) 签署知情同意书

(1) 向患者及其家属详细说明鞘内输注药物镇痛系统的作用及目的。

(2) 告知患者及其家属手术方式、手术风险、术中及术后可能发生的并发症。

(三) 镇痛效果试验性治疗

由于鞘内输注阿片类药物镇痛系统价格过高，为保证植入后患者的镇痛效果，在选择应用体内植入泵装置之前，应常规进行几项临床试验中的一项：

1. 硬膜外隙单次注射吗啡　根据患者平常口服吗啡剂量，于硬膜外单次给予转换后同等镇痛效果的吗啡剂量，观察患者镇痛情况。

2. 硬膜外隙置管连续镇痛　选择腰椎合适节段穿刺，置入硬膜外导管，经导管以恒定速度持续输注。根据术前每日口服吗啡量折算为硬膜外隙日总剂量的 8% 镇痛，同时给予患者自控加药，以达到满意镇痛效果。其优点是可根据患者疼痛情况随时调整药物输注量，获得确切的测试结果与剂量。

3. 鞘内单次注射吗啡　选择 $L_{2/3}$ 或 $L_{3/4}$ 节段进行蛛网膜下隙穿刺，成功后单次注射 1～2mg 吗啡，观察患者疼痛改善情况。

4. 鞘内持续输注　鞘内穿刺成功后，经穿针置入连续腰麻导管，经腰麻导管接镇痛泵，给予定量的持续镇痛。

目前应用较多的是单次注射，而且多数临床试验也是以这种方法进行的。但 Minroer 等认为单次注射明显不如连续输注可靠。首先，安慰剂效应会干扰一次性注射的试验结果，而对长期持续输注的影响要小得多。其次，一次性注射的方法使得患者无法尝试在日常的运动中如睡眠、休息、散步、站立、上楼等情况下的试验效果。此外，单次注射试验难以精确滴定出患者适用的最佳剂量。因此，Minroner 等建议所有接受临床试验的慢性疼痛患者都应该对所选定长期适用的阿片类药物进行持续输注试验。置管时，导管有可能发生迂曲使管端经由椎间孔移出椎管内而造成测试假阴性的结果，因此最好在 X 线引导下置管。

(四) 手术器械及药品准备

1. 无菌手术布包　无菌手术布包包括无菌手术衣、无菌敷料、无菌布单及无菌手术器械。

2. 药物准备　主要包括造影剂（欧乃派克）、丙泊酚、芬太尼、阿托品、肾上腺素、麻黄碱、吗啡、纳洛酮、利多卡因、无菌注射用水等。

3. X 线引导设备　主要有 DSA 或 C 型臂。

(五) 术前禁食及术前用药

1. 术前禁食　一般主张术前禁食 8h，禁饮 6h。目前，有主张对术前禁食时间放宽为术前 4h。

2. 术前用药　给予镇痛药包括 NSAIDs 或适量阿片类肌内注射或静脉注射，精神紧张患者可给予安定类药物镇静。

三、操作方法

(一) 建立静脉通路与监测

患者入室后，用外周留置静脉套管针行上肢静脉置管，输注复方林格液维持输液。无创监测 BP、

HR、RR、ECG 和 SpO$_2$。

(二) 体位及消毒铺巾

患者取术侧向上侧卧位，常规用碘伏或其他消毒术液消毒（包括腰部、肋部及半侧腹壁），铺无菌巾，放大无菌洞，洞口应包括腰椎穿刺部和目测埋置程控泵的下腹部。

(三) 穿刺及置管

选择第 3~4 腰椎或第 4~5 腰椎间隙，采用 16G 或 18GTuohy 针行蛛网膜下隙穿刺置管。一般采用旁正中穿刺路径。穿刺点在预置泵的位置同侧。在局部当浸润麻醉下行蛛网膜下隙穿刺，穿刺针的勺状面朝向头端，可避免导管置入尾侧。当穿刺针穿过黄韧带时，有突破感或出现负压现象，提示穿刺针进入硬膜外隙，再缓缓推进 2~4mm，可有第二次突破感，拔出针芯，可见有脑脊液流出，提示穿刺针进入蛛网膜下隙。然后在 X 线监视下植入导管，导管的远端最好到达第 8 胸椎体节段水平。在导管内注入一定量的造影剂，在 X 线下观察造影剂的扩散，以确定导管的位置正确。

确定导管的位置正确后，在穿刺棘突旁做一个与棘突平行的 2~3cm 长的垂直切口。切口深达棘上韧带和椎旁筋膜，用 2.0 丝线在穿刺针周围筋膜进行荷包缝合，拔出穿刺针后缝线打结固定导管。

使用肘状固定器固定导管。由于切口几乎与导管引出的隧道垂直，直线型固定器容易导致导管扭曲，肘形固定器的角度应与导管经皮下隧道连接泵的自然弯曲度保持一致。用干纱布临时覆盖伤口。

(四) 建立药物输注装置的皮下植入囊袋

完成上述步骤后，于静脉给予一定量的芬太尼和丙泊酚，使患者入睡。在预定要埋入镇痛泵的部位，以 0.5% 利多卡因行局部浸润麻醉，然后切开皮肤，向下分离皮下脂肪，直达浅筋膜，钝性分离出与镇痛泵大小相当的皮下泵袋，"泵袋"的大小恰好能置入泵体即可，以防止术后泵在泵袋内的移位或翻转，然后连接经隧道进入的导管。

(五) 建立导管皮下隧道

泵袋制作完毕后，经隧道引入导管。从背上切口的隧道置入导管是较好的方法，而腹部的皮肤和皮下脂肪比背部松软，隧道针的末端容易通过。手术者左手持隧道针，右手按住腹部进行操作，应随时能触及皮下软组织中隧道针的尖端，隧道针从背部向腹部穿刺时，应把隧道针稍微弯曲顺着背部弧线潜进。当隧道针到达腋前线时，将针旋转 180° 并继续在腹部皮下前进。同时将腹部切口拉向隧道针尖端。将导管穿过隧道针，然后把隧道针抽出。操作全过程都要注意观察从导管口的脑脊液滴出是否流畅，必要时用注射器回抽有无脑脊液，防止导管扭曲或折叠，从隧道出口连接泵时应多预留 5~6cm 以防止导管过短。

(六) 药物输注装置与导管的连接

导管从皮下引出到达泵袋后，用灌注系统穿刺针将泵内原有的注射液用水抽吸出来，再注入相同容量的纯吗啡注射液。将导管与泵上的导管连接口相连，接口的上方放置硅橡胶垫，并用两根 2.0 丝线分别结扎固定。

在植入异物的无菌手术过程中，很有必要预防性应用抗生素。为了增加药效，预防性抗生素必须在术前 30min 内应用。许多研究已经证实，手术前注射一次抗生素与在手术期间多次注射抗生素的疗效是一样的。

(七) 鞘内输注阿片类药镇痛的管理

泵植入后首次注药量应与试验量相同（若是硬膜外隙测试，可以将硬膜外隙剂量换算为鞘内注药量），每次增加日总量的 10%~20%，首日总量给予折算为鞘内量的 1/2，一般在 2~3d 内逐渐增加药量。此期间，患者可以辅以口服阿片类药物，这样不仅能减缓手术后的疼痛和爆发痛，还可以预防患者手术前应用吗啡剂量较大时在术后吗啡用量骤然降低而发生的停药综合征。随着鞘内注射药物的不断调整，口服阿片类药物应逐渐减量。行鞘内输注阿片类药物镇痛治疗的患者，必要时可口服少量的阿片类药物以防止发生爆发痛。

若患者在某一持续量下出现多次的爆发痛时，可给予一次临时量，约为持续量的 2%，然后调整日持续量增加 20% 左右。给药后，30~60min 再次评估患者疼痛，直至将患者疼痛评分（VAS）控制在 3 分以内。如果患者夜间或白天的某些时段疼痛较明显，可以分时段给予不同的剂量。即将此疼痛明显时段的每小时持续量调至大于其他时段持续量的 10%~20% 以取得较满意的镇痛效果。

（八）计算"桥接量"

当药物浓度或药物的种类改变时，药泵需重新编程，以确定阿片类药物输注量和输注速度等指标，谓之"桥接量"。鞘内植入药物输注系统（吗啡泵）现有的公式很复杂而且通常是被工作人员机械地套用。在计算过程中出现任何错误或在计算器上按错键就会导致严重后果。Mironer 等观察到"桥接量"错误的发生率最高。他介绍了一个简单的方法来计算"桥接量"，以下是桥接量的简单计算方法：

1. 新浓度×0.4＝桥接荷量

2. 旧浓度×0.4＝实际进入桥接量

3. 桥接量÷预期注射速度＝桥接量输注的持续时间

举例：设定旧浓度为 10mg/mL，新浓度为 25mg/mL，预期注射速度为 5mg/d：

1. 25mg/mL×0.4＝10mg（输注的桥接量是 10mg）

2. 10mg/mL×0.4＝4mg（"实际"输注的桥接量是 4mg）

3. 4mg/5mg×24h＝19.2h（19h12mim）（输入桥接量的注射时间为 19h）

四、注意事项

（一）植入泵"异物"反应

植入泵"异物"反应很罕见，其临床特点与植入起搏器类似，可能是一种过敏反应，在先前有钛置入史的患者容易发生。

（二）泵移位

泵袋血肿形成或患者体重迅速变化可增加泵的活动度，使泵的位置下移，压迫髂骨产生不适感。偶有吗啡泵在泵袋内发生翻转，导致无法经腹壁将药物注入泵中或造成导管折叠堵塞。如遇到这种情况，需适当调整泵袋位置，重新放置并固定植入的程控镇痛泵，或使用新的涤纶固定物。

（三）鞘内药物输注系统故障

根据文献报道，应用鞘内药物输注系统治疗过程中，超过 20% 出现过泵输注系统故障，包括电池耗尽、泵功能障碍和导管堵塞等。使用新一代输注装置后，泵功能障碍是极少出现的。在现行的程序化镇痛泵系统中，不存在剂量输注不准确的情况。电池没电也很容易诊断和处理。根据故障做相应更换调整。

（四）输注导管阻塞

输注导管阻塞多数由于导管扭曲折叠引起。常发生于鞘内导管与连接管之间，也可以发生在导管的其他部位。当给泵体灌装药物时，如果泵内的残留量显著多于计算机计算量，这提示可能发生导管阻塞。此时，可通过 X 线注射造影剂以判断导管阻塞并发症。注射造影剂之前，应该先从导管内回抽出至少 0.4mL 容量的液体，以避免直接瞬间向脑脊液中推入过量的阿片类药物。如果不能直接抽出导管内液体即表明发生了导管阻塞并发症。在 X 线下置入导丝确定导管阻塞部位，根据扭曲折叠做相应调整。在阻塞造影结束后如果没有发现导管阻塞问题，应即设定泵快速输注与导管容量相当的负荷量药物。

使用有角度的固定器、改良的缝线以及将固定器位置靠近棘间韧带等方法，可减少导管阻塞等技术故障的发生。

（五）连接管松脱

治疗期间，如果泵体的位置移动过大或旋转，可能导致导管与泵的连接部松脱。最容易发生的部位是在导管与金属连接器处。如发生导管与泵的连接松脱，则造成药物输注系统工作停顿。因此，在安装药物输注系统时应注意使导管与吗啡泵的金属连接器紧密连接。

（六）鞘内导管脱出

鞘内导管固定不牢或由于患者不合作，过多移动躯体时，可导致鞘内导管脱出。导管脱出鞘内或硬膜外隙会引起药物不能准确进入靶位置，可导致患者发生剧烈的急性痛。有时候也可能出现疼痛逐渐增加。当确认鞘内导管脱出，镇痛无效时，应拔除导管，必要时重新置管。

如果埋置泵没有设置副注药孔时，所有药液应该是从贮药器中被抽出来的，这时需用造影剂充满泵，当显示泵内容量的形状正常时就按程序注射负荷量。因为这种情况下仅有极少量的造影剂沿着导管前进，所以有必要行 CT 检查，它可以提供精确的导管形状的图像。

除了最简单的导管断开情况之外，上面描述的所有导管并发症都需要手术调整和纠正。

（卢振和　薄存菊）

第二节　硬膜外隙埋入式输注系统

硬膜外隙埋入式输注系统也称为化疗药盒，该系统并非程序化泵也并非完全植入体内，其过程是在硬膜外隙置入注药导管，经皮下隧道引出导管并于皮下埋置药囊及动力系统，即注射泵。随后用普通针头经皮肤并固定在药囊的管道连接口，外连接镇痛泵，也称为注药盒，连续给药，亦可每天定时经皮肤穿刺之注药盒内推注吗啡注射液进行镇痛。

阿片类药物吗啡经导管直接进入硬膜外隙，迅速渗入蛛网膜下隙与脊髓后角的靶受体结合，阻断疼痛信息传导，同时激活脊髓部位的阿片受体，激发内啡肽的释放，起到镇痛作用。吗啡镇痛强度取决于脑脊液内药物浓度而非血浆浓度，极少量的吗啡存在于蛛网膜下隙即可达到强效持续镇痛作用，且引起呼吸抑制的可能性较小，硬膜外隙镇痛的效果源于局麻药对躯体神经的阻滞作用和吗啡的中枢镇痛作用的总和。因此，随着镇痛时间的延长，经硬膜外隙镇痛的综合效果愈显突出，梁锐等研究发现硬膜外隙镇痛方法用于癌病患者镇痛可获得良好的镇痛效果，同时有利于提高患者的免疫功能，患者经过持续有效的镇痛治疗后生存期超出了预期时间。

一、适应证与禁忌证

适应证与禁忌证与可编程植入式鞘内泵相同（参见本章第一节）。尤其适用于胸以下神经节段性分布的疼痛。

二、术前准备

（一）术前检查
参照本章第一节。

（二）签署知情同意书
参照本章第一节。

（三）硬膜外隙输注阿片类药物镇痛效果试验性治疗
由于输注阿片类药物镇痛系统价格过高，为保证植入后患者的镇痛效果，在术前，应常规进行硬膜外隙置管镇痛的临床试验：选择腰椎合适节段穿刺，置入硬膜外导管，经导管以恒定速度持续输注。根据术前每日口服吗啡量折算为硬外日总剂量的 50% 和 0.125% 布比卡因镇痛液镇痛，同时给予患者自控加药，观察镇痛效果。可根据患者疼痛评分随时调整药物输注量，观察能否满意镇痛效果和获得确切的剂量。

（四）手术器械及药品准备

准备硬膜外隙植入镇痛药物输注系统。其他设备、药品与鞘内输注阿片类药物镇痛术基本相同（参见本章第二节）。

（五）术前禁食及术前用药

参照本章第一节。

三、操作方法

（一）开放静脉通路与检测

患者入室后开放静脉通路。无创监测 BP、HR、RR、ECG 和 SpO_2。

（二）体位及消毒铺巾

患者取术侧向上侧卧位、常规用碘伏或其他消毒液消毒术野、铺无菌巾。

（三）穿刺及置管

选择第 3~4 腰椎或第 4~5 腰椎间隙行硬膜外穿刺置管，一般采用旁正中穿刺路径。穿刺点在预置泵的位置同侧。在局部浸润麻醉下，在穿刺间隙棘突旁做一个与棘突平行的 1~2cm 长的切口，切口深达筋膜。用 18G Tuohy 针行硬膜外穿刺，穿刺针的勺状面朝向头端，可避免导管植入尾侧，当有突破感或出现负压现象，提示穿刺针进入硬膜外隙。注射 1~2mL 蒸馏水或空气无阻力，回抽无血液及脑脊液，确认穿刺针针尖位于硬膜外隙，然后在 X 线监视下植入导丝，经导丝植入硬膜外导管，导管的远端最好到达相应椎体节段水平。在导管内注入一定量的造影剂，在 X 线下观察造影剂的扩散，以确定导管口的位置正确。使用肘状固定器固定导管。建立药物输注装置的泵袋，在预定要埋入镇痛泵的部位，以 0.5% 利多卡因行局部浸润麻醉，然后切开皮肤，向下分离皮下脂肪，直达浅筋膜，钝性分离处理皮下组织，大小能置入泵体即可，以防止术后泵在泵袋内的移位或翻转。深度约 5cm，避免切口与术后穿刺点过近。

（四）建立导管皮下隧道

从穿刺点切口用隧道针引导导管到泵袋，以 0.5% 利多卡因行局部浸润麻醉后，将导管连接隧道针，手术者左手持隧道针，右手按住隧道针进行操作，应随时能触及皮下软组织中隧道针的尖端，应把隧道针稍微弯曲顺着背部弧线潜进。在皮下前进引出到达泵袋。

（五）药物输注装置与导管的连接

导管从皮下引出到达泵袋后，留 3~5cm 导管，剪除其多余导管，并将导管与泵上的导管连接口相连，将泵固定于筋膜上，止血完全后进行缝合。硬膜外埋入式输注系统埋入体内后，通过专用无损伤弯针与 PCA 泵相连，泵额定容量为 250mL（生理盐水+吗啡+布比卡因）混合液。

四、硬膜外第 3~4 腰椎植入药物输注系统的镇痛管理及护理

（一）硬膜外第 3~4 腰椎植入药物输注系统的镇痛管理

1. PCA 应用　PCA 用药量少、血药浓度恒定、与剂量相关的药理副作用少、使用方便、镇痛及时、患者镇痛自主性强、效果较好，提高疼痛质量、降低不良反应发生率和提高患者满意度的优点。由于患者自身参与，PCA 是目前解决疼痛个体化差异大的最有效手段，因此，硬膜外吗啡输注镇痛推荐应用PCA 技术，PCA 的管理见第十四章。

2. 药物调控　泵植入后首次注药量应该与试验测试量相同，一般在 2~3d 内逐渐增加药量。此期间，患者可以辅以口服阿片类药物，这样不仅能减缓手术后的疼痛和爆发痛，还可以预防患者的停药综合征。随着硬膜外隙注射药物的不断调整，口服阿片类药物逐渐减量。镇痛期间，定期评估患者疼痛评分，根据镇痛效果，帮助患者及时调整药物使用量和浓度，达到最小有效量和浓度，直至将患者疼痛评分（VAS）控制在 3 分以内，每日爆发痛少于 3 次，保证患者安全。近年来国内外都有报道证实，椎管内注入吗啡用于治疗晚期癌痛，其效果确切，用药量小，但剂量因患者疼痛程度不同存在比较大的个体

差异。

3. 互联网+技术的应用　近年来，医学界及医学工程技术人员开始研究PCA信息化管理系统，即将互联网技术应用于PCA，使PCA的临床应用与管理实现信息化、智能化。PCA信息化管理系统由无线镇痛泵及无线镇痛管理系统组成，无线镇痛泵由电子输注驱动装置和一次性专用药盒组成，无线镇痛管理系统由基站及中央监测工作站组成；无线镇痛泵发射无线信号给无线镇痛管理系统的基站，通过中央监测工作站显示无线镇痛泵的运行、患者自控、报警信息及评价信息，系统实时收集患者疼痛数据和信息储存等，及时提醒、指导患者治疗，及时调节参数，让患者的疼痛实现个体化调控，使医务人员能够实现主动服务，方便医务人员规范化、信息化、安全、高效管理癌痛患者。李永瑾等采用智能镇痛系统药物控制癌性疼痛，介入系统的健康教育功能帮助癌痛患者提高对癌痛和镇痛知识的认知，开发诸如语音、视频等便捷畅通的沟通方式，医学干预和行为干预两者结合提高癌痛患者对参数的调节参与度，提高癌痛患者的满意度。目前智能镇痛系统尚不能远程调节镇痛泵参数，有待于进一步完善，开发生命体征等监测元素，将具有十分重要的现实意义。

（二）硬膜外植入药物输注系统术后护理

（1）密切观察植入部位有无肿胀、血肿、感染，以及泵体有无药液渗漏、脱落。泵面皮肤突出，应避免受压和摩擦。切口应定期消毒预防感染。

（2）PCA泵系统管道要固定好，防止受压、折曲、脱落，保持管道的通畅和密闭性。

（3）每次加药要严格无菌操作，注入时使用细菌过滤器，加药后接头处用无菌胶布密封防止细菌向管道侵袭，严防椎管内感染。

（4）泵袋穿刺连接时要严格无菌操作，将针体弯曲成60°，以泵面皮肤中心做穿刺点，垂直刺入直达泵腔底面金属板部，然后固定，敷料覆盖。定期通过移动皮肤更换穿刺点，避免反复穿刺。

（李永瑾　谭冠先）

第三节　椎管内药物输注方法的选择

根据患者的具体情况以及手术者的条件，椎管内阿片类药物输注镇痛可选择不同的方法。

一、短期胸椎以下镇痛

短期镇痛和胸椎以下局部疼痛可选用硬膜外隙置管单次或连续输注镇痛。

二、中长期胸椎以下镇痛

中长期镇痛和胸椎以下局部疼痛选用硬膜外隙置管系统复合自控镇痛系统或蛛网膜下隙置管系统复合自控镇痛系统镇痛。蛛网膜下隙置管系统复合自控镇痛系统，具有全植入蛛网膜下隙置管系统和硬膜外隙置管系统复合自控镇痛系统的优点，胸椎以下局部镇痛可以复合局麻药镇痛，相对全植入蛛网膜下隙置管系统镇痛方法效果更佳，其次镇痛液容量更大，可持续镇痛的时间更长。但相对全植入蛛网膜下隙置管系统镇痛方法外挂自控镇痛系统是其不足和管理难点。与硬膜外隙置管系统复合自控镇痛系统比较，蛛网膜下隙置管系统复合自控镇痛系统镇痛范围更加广泛，镇痛药物使用量更少，效果更确切；同时在镇痛液容量相同情况下可持续镇痛的时间更长。

三、颅内肿瘤镇痛

颅内肿瘤镇痛选用蛛网膜下隙置管系统复合自控镇痛系统镇痛，必要时可以经蛛网膜下隙行缓慢颅内引流减压，避免长期反复脱水治疗导致电解质紊乱。

全植入蛛网膜下隙置管系统适用于中长期镇痛，管理相对容易，但镇痛费用高昂，目前尚未普及。各种椎管内阿片类药输注方法对比见表17-1。

表 17-1　椎管内阿片类药输注方法对比

方法	硬膜外隙置管 （单次或连续）	硬膜外隙置管系统 复合自控镇痛系统	蛛网膜下隙置管系统 复合自控镇痛系统	全植入蛛网膜 下隙置管系统
操作技术	简易	简便	简便	复杂
使用时间	短期	长期	长期	长期
吗啡用量	大	大	小	小
局麻药使用	有	有	有或无	无
单次追加总药量	大（250mL）	大（250mL）	大（250mL）	小（（20~40mL）
单日用量	大	大	小	小
追加镇痛药时间间隔	短	短	长	长
感染机会	多	少	少	少
管理及护理	困难（需住院治疗）	容易（可居家治疗）	容易（可居家治疗）	容易（可居家治疗）
治疗部位	胸椎以下区域性疼痛	胸背以下区域性疼痛	全身	全身
总费用	少（约数百元）	较大（1万~2万元）	较大（1万~2万元））	昂贵（约20万元）

（李永瑾　谭冠先）

第四节　椎管内阿片类药物输注治疗的并发症

一、出血

在植入吗啡泵过程中术野大量出血非常罕见。一般情况下，手术野少量出血，压迫止血并不困难。蛛网膜下隙穿刺可能出现硬膜外隙或蛛网膜下隙出血，但多数情况是仅少量出血，可自行止血，不至于造成严重后果。如果患者凝血功能障碍或误伤脊髓、动脉，可能出现较大量出血，甚至造成血肿，严重者可导致脊髓压迫、截瘫。因此，如怀疑硬膜外隙或蛛网膜下隙出血，就应在神经外科医生和放射科医生的帮助下，进行连续神经学检查，必要时做 MRI 或 CT。

二、血肿

泵袋切口皮下或在泵袋形成血肿，是常见并发症，一般只需压迫止血。多数情况下，症状较轻，一般采用加压腹带即可止血和促进血肿吸收，不需特别处理。硬膜外隙或蛛网膜下隙血肿，出现脊髓压迫症状者，应及时进行手术清除，避免发生截瘫。

三、局部感染

长期安置皮下吗啡泵，由于手术和异物植入，可出现局部感染，如果感染的唯一症状是埋泵处蜂窝织炎，而没有波动感，可静脉滴注抗生素控制感染。如形成脓肿或感染沿导管扩散时，就应尽快取出植入物。

四、硬膜外脓肿

硬膜外隙感染未及时控制可导致硬膜外脓肿，其脊髓压迫症状与硬膜外血肿相似，需要立即进行手术治疗。

五、脑脊膜炎

脑脊膜炎在硬膜外隙植入镇痛药物输注系统治疗中很罕见，其临床特点是出现脑膜刺激征和全身感染症状。一旦发生对患者危害极大，故手术前半小时常规预防性应用抗生素，手术操作全过程应注意严格消毒、无菌。出现脑脊膜炎并发症时，需要神经科专家和感染科专科联合处理，留取脑脊液样本和取出植入物。

六、穿刺置管后头痛

蛛网膜下隙穿刺置管后头痛是常见并发症，其机制是穿刺置管后发生脑脊液漏，使脑脊液压力降低，牵拉脑膜和脑神经所致。对轻微头痛者，可采取取枕平卧、补液或镇静等保守治疗。对持续性头痛的患者，可行硬膜外隙注射生理盐水。为了避免损坏导管，硬膜外隙穿刺应在X线监视下，低于原来置管位置的下一个椎间隙进行。对于伴有窦道形成的持续性脑脊液漏，要行切开引流以免形成脑脊液囊肿。佩带腹带能增加泵袋内压，减少脑脊液漏状况并能促进硬脊膜愈合。严重脑脊液漏经以上治疗无效时应拔除导管或重新置管。用丝线荷包缝合导管入口处的棘上韧带能减轻导管周围脑脊液漏的程度。

七、药物误注

在吗啡泵再次加药时，如药物误注到镇痛泵贮液池外（在皮下），输注后可导致严重的并发症。通过皮下组织吸收极高剂量的阿片类药物在1～3h内就会导致阿片类过量。有些患者泵的位置很难确定，因而穿刺针沿泵表面的滑动可能误认为已经进入贮液器内。预防方法是再注药时要始终寻找针刺到泵底时坚硬的"终板"的感觉。

Mironer等建议采取以下三种方法，以确定再注药的准确性：①回抽出透明的液体，并且量与计算机显示的残留量相等；②再注药时贮液器的初始负压可以使接上注射器后活塞自行移动；③再注药过程中能够容易回抽出注射药物。

如果发现药物注射到了皮下，必须把患者移送至急救室，急救医疗小组在场并准备好纳洛酮。检测患者的呼吸频率、血氧饱和度及精神状态。症状通常会在注射后至少1h内出现。有作者报告的经验是，皮下注射240mg硫酸吗啡的患者，在没有任何药物治疗的情况下也要观察12h。

八、胃肠道症状

1. 便秘 是应用鞘内吗啡输注系统治疗较多见的并发症。主要处理措施包括增加水和纤维的摄入量，使用粪便软化剂（如番泻叶、麻仁丸、便乃通等，并随吗啡的用药剂量增加而增加缓泻剂剂量），或减少吗啡剂量或更换其他药物等。

2. 恶心和呕吐 是较常见的并发症，但与全身使用大剂量阿片类药物相比，其发生率较低，症状较轻。可通过使用常用的止吐剂得到控制。如症状较为持久或严重，则可以考虑更换阿片类药物。

九、尿潴留

尿潴留与鞘内应用阿片类药物有关，多见于治疗后24～48h。随着治疗时间的延长而自行缓解。手术和麻醉的应激反应也可引起尿潴留，如考虑尿潴留由于药物引起，可以口服纳洛酮0.4～0.8mg，一次/h，连续2d。症状严重者可将吗啡泵暂时关闭几天，当症状缓解后，应从低速率重新开始输注，然后再慢慢向上滴定。如果症状持续存在，且排除了泌尿系统病变后，更换阿片类药物或许能减轻尿潴留。目前已经证明羟基吗啡酮和美沙酮引起尿潴留的概率比吗啡低。

十、皮肤瘙痒

鞘内应用阿片类药物引起的皮肤瘙痒仍较常见。通常在试验阶段就有此症状，此时就应当更换阿片类药物。羟基吗啡酮的瘙痒发生率比吗啡低。在大多数情况下，使用羟基吗啡酮代替吗啡可完全解决皮肤瘙痒的问题。但不排除有些患者在硬膜外隙试验中没有出现，而鞘内注射时却出现了瘙痒。

十一、嗜睡、头晕、记忆障碍

嗜睡、头晕、记忆障碍是鞘内阿片类药物镇痛较常见的并发症，与鞘内应用的阿片类药物向头端扩散有关。一般不需特殊处理，当使用向头端扩散小的阿片类药物时，这些症状就会减轻。临床上没有发现美沙酮向高位脊髓扩散的现象。

十二、呼吸抑制

癌痛患者按常规使用鞘内吗啡输注系统镇痛时，一般不容易发生呼吸抑制，因为癌痛患者常常对阿片类药物具有耐受性。但首次应用阿片类药物者，采用鞘内注射吗啡则呼吸抑制的发生率较高，一旦发生严重呼吸抑制和低氧血症，可危及患者生命。因此癌痛患者首次应用阿片类药物时，不应选择鞘内输注阿片类药物治疗。长期应用鞘内输注阿片类药物的患者，在吗啡泵再编程过程中因疏忽造成的错误、用错药物浓度、过快的滴定或不适当使用辅助药物都可能影响呼吸功能，引起呼吸抑制。当发生与阿片类药物相关的呼吸抑制时，可用纳洛酮解救。

十三、阿片类药物耐药性

长期使用相同剂量的阿片类药物可能产生药物耐受性使镇痛效果减弱，一般可增加阿片类药物的滴定速率或替代阿片类药物和增加非阿片类药物。动物实验已证实右旋美沙终止鞘内应用吗啡的耐受性。

（卢振和　薄存菊）

参 考 文 献

［1］ Sato C, Okabe T, Nakanishi K, et al. A case of cancer pain management by long-term intrathecal PCA. J Nippon Med Sch, 2010, 77 (6)：333-337.

［2］ Deer T R, Smith H S, Burton A W, et al. Comprehensive consensus based guidelines on intrathecal drug delivery systems in the treatment of pain caused by cancer pain. Pain Physician, 2011, 14 (3)：E283-E312.

［3］ Brogan S E, Winter N B. Patient-controlled intrathecal analgesia for the management of breakthrough cancer pain: a retrospective review and commentary. Pain Med, 2011, 12 (12)：1758-1768.

［4］ 余健，程震，印红梅，等．椎管内植入式药物输注系统治疗中重度癌痛的临床效果．蚌埠医学院学报，2016, 10 (41)：1331-1333.

［5］ 魏建梅，张达颖，王志剑，等．自我管理对晚期鞘内镇痛植入癌痛患者生活质量的影响．中国疼痛医学杂志，2016, (12)：923-926.

［6］ 丁超，李斌，吴晓明，等．简易植入式硬膜外隙输注系统治疗区段性顽固性癌痛的临床研究，中国

疼痛医学杂志，2015，21（8）：626-629.

[7] 付霜，曲丕盛，袁晓红，等．应用无线镇痛系统治疗难治性癌痛的临床观察，中国现代医生，2015. 53（2）：104-106.

[8] 李永翠，毛勇，唐晓，等，埋入式输注系统植入鞘内与植入硬膜外隙联合自控镇痛泵治疗顽固性癌痛的比较．中国临床医生杂志，2015，43（1）：50-51.

[9] 孟静，刘志梅，于树红 ，家庭护理模式应用于自控镇痛泵治疗顽固性癌痛的临床护理研究．临床普外科电子杂志，2014，2（1）：41-44.

[10] 王昆．鞘内输注系统治疗顽固性癌痛．中国肿瘤临床，2013，（18）：1141-1144.

[11] 贾宏彬，宗健，孙含哲．远程无线自控鞘内镇痛系统在晚期癌痛患者的疗效观察．临床麻醉学杂志，2013，29（7）：672-674.

[12] 谢文强，李伟彦，刘健，等．持续鞘内吗啡联合布比卡因用于中重度晚期癌痛患者的疗效和安全性．临床麻醉学杂志，2012，（6）：585-587.

[13] 夏智群（综述），于永浩．椎管内阿片类药的作用机制．医学综述，2010，16（15）：2371-2374.

[14] 冯智英．鞘内药物输注镇痛治疗和管理——多学科专家共识．中国疼痛医学杂志，2013，19（10）：577-579.

[15] 陈革，刘男．吗啡用于癌症晚期患者的健康教育指导．临床合理用药，2017，10（7）：88.

[16] Wang J F, Nauss L A, Thomas J E. Pain selief by intratheclly applied morphine in man. Anesthesiology, 1979, 50：149-151.

[17] Sinatra R S. Spinal and epidural opioids. In：Rogers MC, Tinker JH, Covino BG, et al. eds. Principles and practice of anesthesiology. St. Louis, MO：Mosby Year Book, 1993：1425-1443.

[18] Walia K, Mitchell V, Staats P S. Intrathecal analgesics as we approach the new millennium. Pain Digest, 2000, 10：34-50.

[19] Chaney M A. Side effects of intrathecal and epidural opioids. Can J Anaesth, 1995, 42：891-903.

[20] Krames E S, Olson K. Cilnical realities and economic considerations：patient selection in intrathecal therapy. J Pain Symptom Manage, 1997, 14：S3-S13.

[21] Krames E S. Spinal administration of opioids for nonmalignant pain syndromes：a U. S. experience. In：Waldman SD, Winnie AP, eds. Interventional pain management. Philadelphia：W. B. Saunders, 1996：443-446.

[22] Krames E S. Intraspinal opioid therapy for chronic nonmalignant pain：current practice and clinical guidelines. J Pain Symptom Manage, 1996, 11：333-352.

[23] Tollison C D, Hinnant D W. Psychological testing in the evaluation of the patient in pain. In：Waldman SD, Winnie AP, eds. Interventional Pain Management. New York, Philadelphia：W. B. Saunders, 1996：119-128.

[24] Tollison C D. The comprehensive diagnosis of spinal pain：a new psychodiagnostic instrument. Orthopaedic Review, 1993, 22：335-340.

[25] Willoughby S G, Hailey B J, Wheeler L C. Pain patient profile：a scale to measure psychological distress. Arch phys Med Rehabil, 1999, 80：1300-1302.

[26] Paice J A. Penn R D, Shott S. Intraspinal morphine for chronic pain：aretrospective, multicenter study. J Pain Symptom Manage, 1996, 11：71-80.

[27] Anderson V C, Burchiel K J, Cpoke B. Randomized screening trial of Intraspinal morphine for selection of patients for chronic opioid therapy. Presented at the Worldwide Pair Conference, San Francisco, CA. July 2000.

[28] Maeyaert J. Kupers RC. Long. term intrathecal drug administration in the treatment of persistent noncancer pain: a 3 - year experience. In: Waldman SD. Winme AP, eds. Interventional pain management. Philadelphia: WB. Saunders, 1996: 447-1456.

[29] Du Pen S L Williams A. Tunneled epidural catheters: practical con. siderations and implantation techniques. In: Waldman SD. Winnie AP eds. Interventional pain management. Philadelphia: WB. Saunders, 1996: 457-472.

[30] Dahm P, Nitescu P Appelgren L, et al. Efficacy and technical compli cations of long-term continuous intraspinal infusions of opioid and/or bupivacaine in refractory nonmalignant pain: a comparison between the epidural and the intrathecal approach with externalized or implanted catheters and infusion pumps. The Clinieal Journal of pain, 1998, 14: 4-16.

[31] Krames E S. Implantation techniques for totally implantable drug administration system ~ In: Waldman SD. Winnie API eds. Interventipnal Pain Management. Philadelphia: WR Saunders, 1996: 473-482.

[32] Kroin J S, Ali A, York M, et al. The distribution of medication along the spinal canal after chronic intrathecal administration. Neurosurgery, 1993, 33: 226-230.

[33] Ummenhofer W C, Arends R H, Shen Dn, et al. Comparative spinal distribution and clearance kinetics of intrathecally administered morphine, fentanyl, alfentanil, and sufentanfl. Anesthesiology, 2000, 92: 739-753.

[34] Krarnes E, Buchser E, Hassenbusch S J, et al. Future trends in the development of 10cal drug delivery systems: intraspinal. intracerebral, and intraparenchymal therapies. Neuromodulation, 1999, 2: 133 - 148.

[35] Chaplan S R, Duncan S R, Brodsl v JB. et al. Morphine and hydromorphone epidural analgesia; a prospective, randomized comparison. Anesthesiology, 1992, 77: 1090-1094.

[36] Nichols R L. Bacteriology in surgery. In: Nyhus LM. Baker RJ. Eds. Mastery, surgery. Boston: Little, Brown and Company, 1992: 83-94.

[37] Hassenbusch S J, Garber J - Buchser E, et al. Alternative intrathecal agents for the treatment of pain. Neuromodulation, 1999, 2: 8501.

[38] Hassenbusch S J, Portenoy R K. Current practices in intraspinal therapy-a survey of clinical trends and decision making. J Rzin Symptom Manage, 2000, 20: S4-S11.

[39] Mironer Y E, Grumrnan S. Experience with alternative solutions in intrathecal treatment of chronic nonmalignant pain. Pain Digest, 1999, 9: 299-302.

[40] Goodarzi M. Comparison of edidural morphine. hydromorphone and fentanyl for postoperative pain control in children undergoing orthopaedic surgery. Paediatric anaesthesia, 1999, 9: 419-422.

[41] Naumann C, Erdine S, Koulousakis A, et al. Drug adverse events and system complications of intrathecal opioid delivery for pain: origins, directions, manifestations, and management. Neuromodulatipn, 1999, 2: 92 -107.

[42] Paice J A, Winkelmuller W, Burchiel K, et al. Clinical realities andeconomic considerations: eflicacy of intrathecal pain therapy. J Pain Symptom Manage, 1997, 14: S14 - S26.

[43] Krames E S. Intrathecal infusional therapies for intractable pain: patient management guidefines. J Pain Symptom Manage, 1993, 8: 36-46.

[44] Bennett G, Burchiel K, Buchser E, et al. Clinical guidelines for intraspinal infusion: report of an expert panel. J Pain Symptom Manage, 2000, 20: S37-S43.

[45] Krames E S, Schuchard M. Implantable intraspinal infusional analgesia: management guidelines. Pain Review, 1995, 2: 243-267.

［46］ Goodarzi M. Comparison of analgesic potency of epidural fentanyl. hydromorphone and morphine for postoperative analgesia in children. Anesthesiology, 1997, 87: A1049.

［47］ Schuchard M, Krames E S, Lanning R. Intraspinal analgesia for nonmalignant pain. Neuromodulation, 1998, 1: 46-56.

［48］ Parker R K. Ⅵmite PE epidural patient controlled analgesia: an alter native to intravenous patient-controlled analgesia for pain relief after cesarean delivery. Anesth Anak, 1992, 75: 245-251.

［49］ Liu S, Carpenter R L, Mulroy M F, et al. Intravenous versus epidural administration of hydromorphone. Anesthesiology, 1995, 82: 682-688.

［50］ Winkelmuller M, Winkelmuller W. Long-term effects of continuos Intrathecal opioid treatment in chronic pain of nonmalignant etiology. J Neurosurg, 1996, 85: 458-467.

［51］ Chrubasik J, Chrubasik S, Friedrich G, et al. Long-term treatment of pare by spinal opiates: an update. The Pain Cliniec, 1992, 5: 147-156.

［52］ coe A, sarginson A, Smith M W, et al. Pain followillg thomcotomy. Anaesthesia 1991; 40: 918-921.

［53］ Thi T V, Orliaguet G, Liu M, et al. A dose range study of intrathecal meperidine combined with bupivfdcaine. Acta Anaesth Scand, 1992, 36: 516-518.

［54］ Harvev S C, o' Neil MG, POpe CA, et al. Contilmous intrathecal meperidine via an implantable infusion pump for chmnic nonmalignant pain. Ann Pharmacother, 1997, 31: 1306-1308.

［55］ Ong B, Segstro R. Respjratory depression associated with meperidine spinal anesthesia. Can J Anaesth, 1994, 41: 721-727.

［56］ Chung K S, Sinatra R, Fermo L, et al. Perioperative efficacy of intrathecal methadone-buDivacaine fbr cesarean section: comparison with fentanyl. Anesthesiology, 1993, 79: A1026.

［57］ Boutte J N, Martindale M L, Rfdmanathan J. Comparison ofintrthecal methadone and fentanyl for labor analgesia. Anesthesiology, 1992, 77: A993.

［58］ Gorman A L, Elliott K J, I nturrisi C E. The d-and 1-isomers of methadone bind to the non-conlDetitive site on the N—methyl-D-aspartate (NMDA) receptor in rat forebrain and spinal cord. Neurosci Lett, 1997, 223: 5-8.

［59］ Morlev J S. New perspective in our use of opioids. Pain Forum, 1999, 8: 200-205.

［60］ Shimovama N Shimovfdma M, Elliott K J, et al. Memadone is antinociceptive in the rat formalin test. J Pharmacol Exp Ther, 1997, 283: 648-652.

［61］ Mimner Y E, Haasis J C, Chapple I T, et al. Successful use of methadone in neuropathic pain: a multicenter studv by the National Forunl of Independent Pain Clinicians. Pain Digest, 1999, 9: 191-193.

［62］ Mjroner Y E, Tollison C D, Methadone in the treatment of chronic nonmafignant pain resistant to other neuroaxial agents: the first experience. Neuromodulation, 2000.

［63］ Pean R D, Paice J A, Kroin J S. Octreotide: a potent new no-opiate analgesic for intrathecal infusion. Pain, 1992, 49: 13-19.

［64］ Klamt J G, Slullitel A, Garcia I V, et al. Postoperative analgesic effect of intrathecal neostigmine and its influence on spinal anaesthesia. Anaesthesia, 1997, 52: 547-551.

［65］ Bouaziz H, Chuanyao T, Eisenach J C. Postoperative analgesia from intrathecal neostigmine in sheep. Anesth Analg, 1995, 80: 1140-1144.

［66］ Hood D D, Eisenach J C, Tuttle R. Phase I safety assessment of intrathecal neostigmine methylsulfate in humans. Anesthesiology, 1995, 82: 331-343.

［67］ Yang C Y, Wong C S, Chang J Y, et al. Intrathecal ketamine reduces morphine requirements in patients with terminal cancer pain. Can J Anaesth, 1996, 43: 379-383.

［68］Beltrutti D P C，Coletta P Di Santo S，et al. The spinal administration of ketamine：lights and shadows. Pain Digest，1997，7：127-135.

［69］Hassenbusch S J，Satterfield W C，Gradert T L，et al. Preclinical toxicity studv of intrathecal administration of the pain relievers dextrorphan，dextromethorphan，and memantine in the sheep model. Neuromodulation，1999，4：230-240.

［70］Borg P A J，Krijnen H J. Long-term intrathecal administration of midazolam and clonidine. Clin J Pain，1996，12：63-68.

［71］Taira T Kawamura H，Tanikawa，et al. A newapproachto control central deafferentation pain：spinal intrathecal baclofen. Stereotact Funct Neurosurg，1995，65：101-105.

［72］vinkelmuller W，Burchiel K，Van Buyten J P. Intrathecal opioid therapy for pain：efficacy and outcomes. Neuromodulation，1999，2：67-76.

［73］Tutak U，Doleys D M. Intrathecal infusion systems for treatment of chronic low back and leg pain of noncancer origin. South Med J，1996，89：295-300.

［74］Mueller. Schwefe G Hassenbusch S J，Reig E. Cost effectiveness of intrathecal therapy for Dain. Neuromodulation，1999，2：77-84.

［75］Hassenbusch S J，Paice J A，Patt R B，et al. Clinical realities and economic considerations：economics of intrathecal therapy. J Pain Symptom Manage，1997，14：S36-S48.

［76］Patt R B，Hassenbusch S J. Implantable technology for pain control：Identification and management of problems and complications. In：Wildman SD. Winnie AP eds. Interventtonal pain management. Philadelphia：WB. Saunders，1996：483-499.

［77］Erdine S，Yucel A. Complications of drug delivery systems. Pain Reviews，1995，2：227-242.

［78］Mironer Y E，Flandry R E，Grurnman S. Local erythema and edema of soft tissue after intrathecal morphine pump implant：an unusual complication. Pain Digest，1998，8：171-172.

［79］Fbllett K A. Naumann C P A prospective study of catheter-related complications of intrathecal drug delivery systems. J Pain Symptom Manage，2000，19：209-215.

第十八章　脊髓电刺激镇痛术

脊髓电刺激（spinal cord stimulation，SCS）是指通过植入椎管内的脊髓刺激器电极将方波脉冲电流传递至硬膜外隙刺激脊髓及其他神经结构以减轻或缓解疼痛的治疗方法。应用 SCS 治疗慢性疼痛，最初是由 C. Norman Shealy 等于 1967 年提出的，并首次将刺激电极植入脊髓背侧治疗某些不适宜手术的慢性顽固性疼痛病例获得成功。1975 年，Dooley 提出经皮穿刺将脊髓电极植入脊髓背侧硬膜外隙的新方法；1982 年，第一次在临床上应用了完全植入式神经刺激器，从此以后，SCS 技术得到了快速发展，尤其随着硬膜外永久性埋植脊髓刺激系统的出现，其越来越受到临床疼痛工作者的广泛重视。2003 年年底，SCS 开始在我国应用。SCS 已成为当今临床疼痛领域里的一项重要镇痛技术，主要应用于神经病理性疼痛和重度顽固性癌痛经镇痛药物治疗效果不满意的患者。目前在全球每年有 5 万以上病例进行脊髓电刺激治疗，总有效率约 80%。

第一节　设备及其镇痛机制

一、设备

脊髓电刺激系统通常由三个部分组成：植入患者硬膜外隙的电极、植入腹部或臀部皮下发放电脉冲的刺激器及连接两者的延伸导线（图 18-1）。

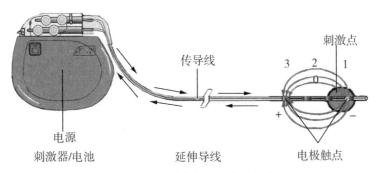

图 18-1　脊髓电刺激系统的组成

刺激器分为全植入式和半植入式，前者是指电极、导线和刺激器都埋在体内，置于体外的控制器发射脉冲射频信号控制皮下刺激器，使其发出刺激电流；后者是指只有电极植入体内，刺激器携带在患者身上，两者以导线相连，故导线一半在体内，一半在体外。现在的刺激器采用集成电路，体积很小，但功能齐全，大多数是多通道、程控化的，一般为恒压型。

电极目前已多种多样，如导管电极（catheter electrode）、双极电极（biopolar electrode）、三极电极

(tripolarel ectrode) 等。由于双通道的三极或四极电极的强度输出范围宽（感觉阈与运动阈相差大）、不易移位、可输出更大的电流，更易控制皮肤的异常感觉，其应用越来越多。

电极的形状细长，一般用铂-铱合金做电极材料，外面涂以环氧树脂绝缘材料，多股铂-铱合金丝绕制成电极导线，导线直径在 $80 \sim 250 \mu m$，尖端裸露 $2.5 \sim 5.0mm$ 即为电极。导线亦可用不锈钢钢丝绕制，长度 22.5cm 左右。双极电极两个电极的极性可以交替变换。

二、镇痛机制

（一）SCS 可有效阻抑外周痛觉信号的接收和上传

正常情况下，外周疼痛的"电化学"信号是通过直径较细的无髓鞘 C 纤维及少量有髓鞘的 A_δ 纤维接收、上传的。电刺激脊髓后索产生的电活动可影响痛觉信号经脊髓后角的传导，激活闸门控制系统，减弱或终止疼痛冲动的上传，从而减轻疼痛。

（二）SCS 改变甚至阻断了经脊髓后索通路上"电化学"信号的传导

电刺激脊髓后索产生的电冲动逆行削弱甚至阻断了顺行性痛觉信号经脊髓后索通路上"电化学"信号的传导，从而影响了痛觉的神经传导功能。其实，外周神经对电刺激的反应，以及皮肤疼痛感受器对机械刺激的反应都可产生上述神经抑制作用。然而，在脊髓后索受到损伤的情况下，上述神经抑制作用在损伤平面以下消失，而脊髓侧索不受影响。

（三）SCS 可影响脊髓上行神经纤维痛觉信号的传导

电刺激脊髓后索不仅阻抑脊髓后角外周疼痛信号的接收和上传，还上行性干扰丘脑、皮质区信号的传导，降低了上行性疼痛信号的传入，起到镇痛的作用，可能与脊髓上位的痛觉调节中枢有关。

（四）SCS 可阻抑交感神经的中枢传出样作用

有研究显示，SCS 可引起类似交感神经阻滞后舒血管效应，因逆向阻抑了交感神经的中枢传出样作用，顺行激活或加强了脊髓后角或脊神经节的下行通路，同时释放了血管活性肽、P 物质、降钙素基因相关肽等舒血管物质。正是由于 SCS 的舒血管作用已大量被用于血管闭塞性或痉挛性疾病患者的治疗，不仅能有效地缓解疼痛，还有利于促进其痛性缺血性溃疡的愈合、降低截肢率。进一步的研究表明，SCS 以后体循环的改变微乎其微，但皮肤毛细血管密度却显著增高，红细胞速率增快，钠荧光素灌注的毛细血管数量增加，同时 SCS 后钠荧光素出现时间缩短，反映了 SCS 以后微循环的显著改变。

（五）SCS 改变了中枢和外周神经递质内环境

有研究显示，SCS 治疗后患者不仅内啡肽含量升高，而且持续至疼痛缓解后数分钟、数小时、数天，甚至长达 1 个月以上。此外，SCS 后患者脑脊液中其他神经递质如肾上腺素、P 物质、γ-氨基丁酸（GABA）、5-羟色胺（5-HT）及其代谢产物 5-羟吲哚乙酸（5-HIAA）明显升高，有人推测 SCS 引起中枢和外周神经递质内环境的改变可能是缓解疼痛的重要物质基础之一。

第二节　适应证与禁忌证

一、适应证

1. 神经病理性疼痛　包括背部手术失败综合征（failure back surgery syndrome，FBSS）、复杂性区域疼痛综合征（complex regional pain syndrome，CRPS）、幻肢/残肢痛、带状疱疹后神经痛等。

2. 顽固性癌痛　经药物治疗或神经阻滞治疗无效的癌痛。

3. 周围缺血性疼痛　如糖尿病足、雷诺病。

4. 顽固性心绞痛　其他方法治疗无效的、不能或不宜手术治疗者。

5. 其他　如神经根病、粘连性蛛网膜炎等。

二、禁忌证

基本与硬膜外输注术相同，包括败血症、凝血障碍及手术操作部位有感染者。

第三节　脊髓电刺激术

一、术前准备

(一) 患者准备

1. 健康教育　术前应进行较为全面的健康教育，尤其是疼痛学方面的相关知识，使患者一定要认识到疼痛的多样性，疼痛的本质是由感觉和情绪组成。这一点在评价疼痛缓解度方面极为重要。

2. 术前检查　除一般外科术前检查外，要着重了解患者的椎管内情况，特别是拟定穿刺间隙及刺激电极走行方向是否通畅，相应脊髓节段有无病变等。

(二) 器械和药物准备

包括腰椎穿刺包、电刺激仪、生命监测仪及急救药品等。

(三) 开放静脉与监测

患者入手术室后，常规开放静脉通路，静脉输注抗生素，进行循环呼吸监测。

二、操作方法

(一) 患者体位与定位

一般采取俯卧位，常规消毒、铺巾。用 C 型臂 X 射线透视法确定适合的椎间隙穿刺，并在皮肤上做出相应进针穿刺点标记。

(二) 麻醉与穿刺

在标记点行局部浸润麻醉，并给予辅助镇静麻醉，术中识别试验刺激所产生的刺激反应在身体上的确切分布范围及运动刺激是确保治疗成功的关键步骤，因此需要患者清醒并能与医生完全配合。一般而言，只有当植入点在第 1~4 脊髓颈段或拟置入区域曾有开放手术病史者才需要在全麻下进行电极植入。采用 Tuohy 针从标记点行硬膜外隙穿刺，应用阻力消失法及 X 射线确认穿刺针进入硬膜外隙。如果患者疼痛范围较大，可选择使用两个电极，这时需要选择两个椎间隙行硬膜外隙穿刺，两根穿刺针可以平行或者相差一个节段。电极植入点至少要低于靶点水平两个脊髓节段以上，以确保电极在硬膜外隙保留一定的长度，有利于位置稳定性和减少电极移位。临床上，对于下背部疼痛电极植入点可选择第 12 胸椎至第 1 腰椎或第 1~2 腰椎椎间隙穿刺进针，两上肢靶点则需要在第 4~5 脊髓胸段进行植入。

(三) 位置确认与刺激电极放置

硬膜外隙穿刺成功后，经硬膜外隙穿刺针先导入临时测试电极，并在透视下确认电极放置情况。若临时刺激电极置入困难，可小心使用硬膜外导丝，在 X 线引导下按预定方向探路，然后退出导丝，再行电极置入。

(四) 连接与筛选测试

电极置入成功后，将电极末端与体外临时延伸导线、体外刺激器连接；寻找患者主诉整个疼痛区都出现异常感觉的电极位置，即刺激所产生的麻刺感能完全或基本覆盖患者主诉疼痛范围（刺激参数：刺激频率多在 5~500Hz，电压 0.3~15V，波宽 0.1~1.0ms，以患者自觉疼痛缓解、感觉舒适为宜）。

（五）体外测试

筛选测试成功后，固定临时电极，准备 4~7d 的连续体外测试。

（六）永久植入

经过 4~7d 的连续体外测试，疼痛程度明显缓解（VAS 评分降低 50% 以上），生活质量明显提高，可考虑进行永久电极植入（操作基本同上）。

第四节　并发症与注意事项

一、并发症

1. 感染　一般永久植入时感染机会并不多见。在测试期间因硬膜外隙处于开放状态，应按严格无菌操作，术后应用抗生素 1 周。

2. 电极移位　电极植入早期（数日内）应避免剧烈身体活动，如颈部、躯干过度屈伸及回旋等。

3. 导线断裂　应尽量选用旁正中法进行硬膜外隙穿刺，以防棘突间隙狭小损害电极。

4. 植入刺激器部位异物感及疼痛　多数患者在植入早期会有异物感，程度严重者可用镇静药对症处理。也有极少数患者出现植入刺激器游走，须重新固定。

5. 神经根刺激痛　多为电极直接压迫神经根引起。在电极植入时应注意避免进入椎间孔。

6. 神经根损伤　在植入过程中神经根或脊髓损伤或椎管内血肿导致继发性脊髓压迫所造成。

7. 其他　如脑脊液漏、过敏反应等，甚至可诱发溃疡性结肠炎的发生。

二、注意事项

（1）通过影像学检查明确电极置于正确位置。

（2）避免损伤和穿破硬脊膜。

（3）严格消毒，避免椎管内感染。

（4）妥善固定电极，防止脱出。

（5）采用 VAS 法评定镇痛效果，若持续进行 4~7d 疼痛缓解达 50% 以上、生活质量显著改善、镇痛药物用量明显减少，表明临时测试成功，可更换永久性埋植神经刺激系统。

（6）若临时测试有效，且疼痛缓解率大于 80%，适当延长治疗时间，可以直接取出临时电极，而不须埋植永久性脊髓电刺激器。

（郑小飞　屠伟峰）

参 考 文 献

［1］Scott M F, Jane C B, James P. Bonica's Management of Pain. 4th ed. Philadelphia：Wolters Kluwer, 2009.

［2］Grider J S, Manchikanti L, Carayannopoulos A, et al. Effectiveness of spinal cord stimulation in chronic spinal pain：a systematic review. Pain Physician, 2016, 19（1）：E33.

［3］White, Carolyn W. Spinal cord stimulation for cancer-related pain in adults. Cancer Nursing, 2017, 40

（4）：339-340.

［4］ Xing F，Yong R J，Kaye A D，et al. Intrathecal drug delivery and spinal cord stimulation for the treatment of cancer pain. Current Pain and Headache Reports，2018，22（2）：11.

［5］ Epstein L J，Palmieri M. Managing chronic pain with spinal cord stimulation. Mt Sinai J Med，2012，79（1）：123-132.

［6］ Neufeld N J，Elnahal S M，Alvarez R H. Cancer pain：a review of epidemiology，clinical quality and value impact. Future Oncol，2017，13（9）：833-841.

［7］ Mercadante S，Portenoy R K. Breakthrough cancer pain：twenty-five years of study. Pain，2016，157（12）：2657-2663.

第十九章　癌痛的神经外科治疗

神经外科手术治疗癌痛的方法包括调制性治疗和破坏性治疗。调制性治疗又分为电刺激（脊髓、周围神经、运动皮层和深部脑刺激）和中枢药物输注（椎管内和脑室内），通过电流或药物刺激手段调节神经中枢系统的活动以改善中枢性疼痛症状；破坏性治疗为通过破坏神经核团、皮质回部或传导束，阻断疼痛的躯体感觉通路和情感相关通路以缓解部分中枢性疼痛。调制性治疗的优点是微创、可逆、可调控和治疗效果持久，主要的缺点是费用昂贵（包括装置的费用和维持的费用）、需要维持（如泵的再灌注、更换刺激器的电池）及装置相关的并发症，要求患者的预期生存期应足够长（如大于 3 个月）。破坏性治疗可能导致其他神经功能缺失，且具有不可恢复性，疗效取决于选择合适患者的疼痛类型，但更适合于生存期较短的癌痛患者。在过去的二三十年中，顽固性疼痛的神经外科治疗经历了很大的变革，尽管调制性治疗日趋盛行，但破坏性治疗在癌痛的神经外科治疗中仍占有重要地位。

癌痛调节性治疗中，脊髓电刺激和中枢性药物椎管内输注治疗，已在其他章节介绍，本章主要介绍破坏性神经外科治疗和脑深度电刺激镇痛。

第一节　癌痛神经外科手术相关解剖学

一、脊髓背外侧束通路

当脊神经后根内的伤害神经元轴突位于浅表的脊神经后根入口时，会分叉形成小的上升支和下降支，覆盖后角，即形成脊髓背外侧束通路。这个通路主要由细小的有髓鞘和无髓鞘初级传入神经纤维组成，同时也混有少量粗的有髓鞘神经纤维。脊髓背外侧束通路中的许多神经纤维都参与对伤害性信息的调节。伤害性初级传入神经纤维从脊髓背外侧束通路出来后进入脊髓后角，与位于后角的中间神经元和投射神经元形成突触。

二、上行伤害性传导通路

（一）前自主神经投射

脊髓灰质 I 层神经元投射至脊髓延髓交界处、胸腰交感神经节前区域和骶副交感神经区域。在脑干下部，来自脊髓灰质 I 层神经元的投射终止于延髓腹外侧和脑桥背外侧的前自主神经投射区。脊髓灰质 I 层神经元主要投射至臂旁核（通过脊髓中脑通路），后者是主要的内脏感觉整合位点，连接着导水管周围灰质、下丘脑和小脑扁桃体。这些投射对处理疼痛与机体内环境稳定的关系十分重要。脊髓 V 层神经元主要投射到脑干下部的中心区域，负责行为功能的调节。

（二）脊髓丘脑束

疼痛感觉的主要上行传导通路是交叉的脊髓丘脑侧束，它携带来自脊髓灰质 I 层神经元的信息从侧索的中部经过，终止于丘脑背外侧核团（posterior part of the ventral medial nucleus，VMPO）。这些核团含有特异性伤害性神经元和特异性温度感受神经元，可以对刺激的位置和强度进行定义。VMPO 神经元投射至岛叶皮质的背侧边缘。在中央沟中，VMpo 神经元从侧面投射至 3a 区域。脊髓灰质Ⅰ层神经元还终止于主要负责身体感觉的丘脑中继核［即腹后下核（ventral posterior inferior，VPI）］。VPI 神经元投射至皮质次级体感区（SⅡ）。还有来自脊髓灰质Ⅰ层神经纤维投射至丘脑背内侧核，这些核团再投射至扣带回前部皮质。脊髓灰质Ⅴ层神经元携带伤害性信息和触觉信息通过前方的脊髓丘脑束到达丘脑体感中继核（即腹后内侧核）和腹后外侧核，再投射至中央后回的初级体感皮层。

（三）脊髓网状束

网状结构在引发觉醒、对疼痛产生激发性和情感性感知以及产生躯体及自主反射方面起着重要作用。这个传导束的细胞起源于脊髓灰质Ⅶ和Ⅷ层，Ⅰ、Ⅴ和Ⅹ层也含有该传导束的细胞。在腰段，脊髓网状束主要走行在对侧。到达颈段之后，两侧的细胞聚集到一起继续上行。在脊髓中，脊髓网状束与脊髓丘脑束和脊髓中脑束伴行，但到达脑干之后，脊髓网状束与其他两个传导束相比走行更靠近内侧。

（四）脊髓中脑束

脊髓中脑束的大部分神经纤维终止在网状结构，因此与脊髓网状束非常相似。此外，脊髓中脑束的投射也包括自主反射和激发性或情感性反应。脊髓中脑束还投射至丘脑腹侧基底部，因此还具有分辨功能。脊髓中脑束的细胞起源于脊髓灰质Ⅰ层，此外，Ⅴ层和更深的层面中也含有它的起源细胞。这些细胞大部分投射到对侧的脊髓前外侧系统和后侧索，而有 25% 投射到同侧。在中脑水平，脊髓中脑束终止于网状结构的吻侧亚核，包括导水管周围灰质外侧亚核、丘间核、楔状核、上丘、Darkschewitch 核和动眼神经副核（E-W 核）。此外，脊髓中脑束吻侧的投射区还包括丘脑腹侧基底部核团、丘脑内侧核团及边缘系统。

（五）其他上行系统

1. 与伤害性感受有关的上行系统　一小部分组成后柱突触后系统的神经元，可能只对伤害性刺激有反应。这些细胞起源于Ⅲ层和Ⅳ层。后柱突触后系统以躯体定位模式投射至后柱核团（如下肢感觉投射至薄束核，而上肢感觉投射至楔束核），之后主要行至丘脑的腹后外侧核。有人认为，这条传导通路在疼痛感觉过程中起着辨别或调节的作用。

2. 本体脊髓多突触上行系统　也是人们比较感兴趣的传导通路，它位于后柱的深部，处于Ⅹ层，主要接收来自深部感受器和中线结构的传入信息。这条传导通路投射至吻侧的脑干网状结构，然后到达丘脑的内侧核团和板内核。有人认为，在疼痛节段以上施行中线脊髓切开术有时可以缓解疼痛。

3. 从三叉神经复合体发出的上行传导通路　三叉神经脑干核复合体神经元有许多投射至三叉神经以外的结构中，如丘脑核团、运动核团、上丘、顶盖核、臂旁核、下橄榄核、孤束核、网状结构、导水管周围灰质、脊髓和小脑等。脊髓三叉神经核交叉后投射至对侧丘脑 VPM 与脊髓丘脑束合并。主核神经元主要组成了离丘脑投射。它们在 VPM 对侧及同侧的内侧亚核处形成突触。对侧投射起源于主核的腹侧，之后向尾侧交叉到达脚间核，并与内侧丘系上行。来自极间、吻侧和尾侧亚核神经元的投射组成了 VPM 投射中的一小部分。除 VPM 外，三叉神经脑干核复合体的尾侧亚核还投射至丘脑后部及内侧髓板。来自丘脑内侧核团尾部（在猫被称为中线下核的区域）的双侧投射对于伤害性感觉可能特别重要。从三叉神经尾侧亚核至臂旁核的双侧投射是三叉神经-桥脑-杏仁核传导通路的一部分，它在机体内对伤害性刺激进行情感应答及自主应答方面起着重要作用。

三、皮质投射

皮质结构中对伤害性刺激进行应答的部分包括 SⅠ、SⅡ、扣带回前部皮质和岛叶皮质。

（一）初级感觉皮质

SI 位于中央后回，从大脑半球纵裂伸展至大脑外侧沟。SⅠ接收同侧丘脑腹侧基底部核团（即 VPL 和 VPM）传来的伤害性输入信息，这是外侧上行系统的一部分。丘脑中央外侧核（centralis lateralis，

CL) 的伤害性信息也传至 S Ⅰ。在猴子的单细胞神经生理学研究中发现，S Ⅰ伤害性神经元经过Ⅴ层的 3b 区和 1 区呈束状聚集于Ⅲ层。S Ⅰ伤害性神经元可以将刺激强度分为不同的等级。它的接收区域较小，以躯体定位的模式沿中央后回分布。同样，对人类的功能成像研究也表明，到达 S Ⅰ的伤害性传入信息是以躯体定位模式排列的。S Ⅰ伤害性神经元对伤害性刺激具有辨别作用（可以分辨刺激强度并对刺激部位精细定位）。正电子发射计算机断层显像（PET-CT）、功能性磁共振成像（functional magnetic resonance imaging，FMRI）、脑磁波及脑电图研究得出的结论也证明了 S Ⅰ在人类感受疼痛过程中的作用。然而，临床的发现又有些不同。在局部麻醉患者接受手术时，用粗电极刺激 S Ⅰ区域很少能产生疼痛。试图通过切除体感皮质以缓解疼痛的方法也失败了，只有极少数的患者在切除中央后回后疼痛可以缓解。而且，体感皮质病变还会引起一种与丘脑痛相似的综合征。据报道，对初级运动皮质的慢性强烈刺激可以缓解皮质下或丘脑梗死引起的传入疼痛，可能是通过相关皮质与体感皮质的连接或离开皮质至丘脑腹侧基底部的投射来介导。

（二）次级体感区域

另一个对伤害性刺激产生应答的皮质区域是 S Ⅱ。它位于大脑外侧沟上方的顶叶皮质内。与 S Ⅰ相似，S Ⅱ接收来自位于外侧（VPL 和 VPM）或内侧上行系统（CL）中的丘脑核发出的伤害性信息。S Ⅱ对伤害性刺激的辨别能力不如 S Ⅰ。在 S Ⅱ的中心几乎没有伤害性神经元，在 S Ⅱ中间边缘部位发现的伤害性神经元并不能精细辨别疼痛的强度。目前认为，S Ⅱ神经元在空间发现疼痛刺激方面起着重要作用。

（三）扣带回前部皮质

扣带回前部皮质是边缘系统的一部分，它接收来自丘脑内侧核团（即背内侧核的腹尾部分，束旁核和中央外侧核）的信息传入。扣带回前部皮质的伤害性神经元可以反映上行至丘脑内侧核团的伤害性神经元的特性，它也可以辨别刺激强度，它的接受区域很大，可能包括全部体表，但没有体感定位特点。因此，扣带回部皮质的神经元不适合对伤害性信息进行感觉辨别。扣带回前部皮质神经元可以感应对疼痛的不快。对扣带回皮质进行外科破坏后可以减少对疼痛的情感感受以及减少对疼痛刺激的厌恶感，但扣带回皮质损伤并不影响机体对疼痛刺激的感觉能力。

（四）岛叶皮质

岛叶皮质与边缘系统相连，也经过脊髓丘脑系统接受伤害性信息传入。岛叶皮质可以感受除味觉和其他内脏感觉之外的多种感觉，包括伤害性感觉、触觉和前庭感觉。岛叶皮质的前部可以被疼痛刺激激活。从丘脑中继核、VMPO 到岛叶中部及前部存在直接的连接，在这些连接中存在着大量的神经元，它们具备特异性的伤害性感受特征和温度感受特征。有人认为这个区域对机体的生理信息包括特异性感觉和温度进行整合。在将信息传递至颞叶的边缘系统之前，岛叶将来自 S Ⅱ和丘脑的疼痛感觉与其他感觉模式的相关信息进行整合。

第二节　脊髓水平的镇痛手术

一、脊神经后根切断术

（一）应用解剖

对于顽固性癌痛采用脊神经后根切断术可使相应节段感觉分布区丧失感觉，从而达到镇痛目的。脊神经后根依其所在部位可分为 4 段。①硬脊膜内段：位于脊髓后外侧沟与硬脊膜初级裂孔之间。②硬脊膜外隙段：位于硬脊膜初级裂孔与椎管内口之间。③脊神经节段：为脊神经节所在部位，恰在椎间孔内。④脊神经节外侧段：位于椎间孔外口附近，为脊神经节外侧至前后根汇合成脊神经处，此段贴近脊神经前根、脊神经干，不易分离。脊神经后根在硬膜内段较长，尤其腰骶部脊神经后根硬脊膜内侧段最长，在儿童其长度为 4~15cm，在成人其长度为 6~20cm。此段内侧 1/3 为近脊髓的根丝，每对脊神经后根丝数量，在儿童有 4~6 束根丝，在成人有 8~12 束根丝。此段外侧 2/3 为后根丝聚集的上、下干。在手术显微镜下观察可见上、下两干内各根丝的轮廓及穿行于两干之间的椎间血管。在硬脊膜初级裂孔处后根较粗，为两干组成，位于前上。而前根则较细为单干，位于前下。后根外径与前根外径之比为3:2者占90%，另有10%其前、后根外径几乎相等，此段外侧 2/3 远离脊髓，易确定序数，易与前根区别。故临床上脊神经后根切断术多采用硬脊膜内段方法。

（二）适应证

（1）躯干和四肢节段或区域性癌痛和慢性顽固性非癌性痛。

（2）腹部内脏癌痛。

（三）禁忌证

（1）一般状况较差，存在严重的呼吸、循环功能障碍，以及有肝、肾或凝血功能衰竭而不能耐受手术者。

（2）手术部位或其附近存在感染灶、血管畸形及其他性质难以明确的病变者。

（3）疼痛的范围、性质和程度等经常变化不定者。

（四）术前准备

（1）必须向患者详细说明治疗的步骤和手术可能发生的不良反应及风险，并签署知情同意书。

（2）影像设备、手术显微镜和急救药品准备。

（五）手术方法

（1）患者侧卧位，患侧在上，或者俯卧位。取后正中皮肤直切口，切口上下范围要超过预计脊椎节段椎弓板 1 或 2 个棘突。

（2）手术一般在全麻下进行，因为处理神经根时会引起患者剧烈疼痛。

（3）取后正中皮肤直切口，切口上下范围要超过预计脊椎节段椎弓板 1 或 2 个棘突。依次切开皮肤、皮下组织，剥离两侧椎旁肌肉，暴露相应椎弓板和棘突。分块咬除棘突和椎弓板，注意保留两侧的关节突。

（4）在手术显微镜下纵行切开硬脊膜，显露准备切断的脊神经后根，根据椎间孔的位置确定脊神经后根的节段，分离与脊神经后根伴行的血管并加以保护，然后在脊神经后根靠近脊髓的部位切断脊神经后根。

（5）仔细确认止血，严密缝合硬脊膜，逐层缝合肌肉、皮下组织和皮肤。必要时可留置硬脊膜外引流管或引流条。

（六）并发症

1. 感觉障碍和感觉异常　手术相关区域的其他感觉的减退或丧失，如触觉和深感觉的障碍等；有时也会出现麻木感、烧灼感、冰凉感、蚁行感等异常感觉，这种感觉异常大多是暂时性的，经过一段时间基本可以消失。

2. 大小便功能障碍　主要表现为尿失禁。少数由手术直接损伤引起的大小便功能障碍会在术后立即出现。大多数为术后 2~3d 发生的迟发性大小便功能障碍，主要是由于术后脊髓水肿所致，一般经脱水药物治疗或水肿消退后大小便功能可以逐渐恢复。

（七）注意事项

（1）脊神经后根的切断范围应包括疼痛水平上下各 2 个神经根，一般需要切断相邻的 3 或 4 个脊神经后根才能产生一个带状的感觉缺失。

（2）行脊神经后根切断术之前，应先行诊断性的相应脊髓节段的椎旁神经阻滞，如果椎旁阻滞后疼痛明显缓解，则脊神经后根切断术的止痛效果较好。

（3）手术应在显微镜下操作，注意分辨脊神经前根和后根，避免损伤前根。

（4）术中注意保护与脊神经后根一同进入脊髓的根动脉和根静脉，防止术后发生脊髓缺血性损害。

二、脊髓前外侧束切断术

（一）应用解剖

脊髓前外侧束切断术是指切断脊髓的前外侧束，以阻断痛觉传导到脊髓丘脑侧束，从而达到止痛的目的。痛觉纤维从后根进入脊髓后，在楔束中分成升降两支。升支向上攀行4~5个节段，降支向下行1~2个节段。升支与降支在这5~7个节段中再发出分支，这些分支进入次质后角的胶状质内与第二神经元形成突触。从第二神经元发出的纤维越过灰质前连合交叉到对侧侧索的前外侧部，形成脊髓丘脑侧束。故欲在脊髓某一节段的前外侧切断痛觉传导纤维，切断部位必须在该节段上方5个节段处，才能将该节段的神经根的全部二线痛觉纤维切断。第二神经元（后角细胞）发出的纤维交叉至对侧时，系由内侧进入脊髓丘脑束，故可将来自下部脊髓节段的纤维挤向外侧，结果造成脊髓丘脑侧束的纤维以骶、腰、胸、颈节段依次由外向内排列，其厚度达3~4mm。因此，在切断脊髓前外侧束时，切割越深，痛觉丧失的节段就越高，且不同节段的纤维间有重叠现象。

（二）适应证

（1）躯体及内脏癌痛。

（2）上腹部、胸部及上肢癌痛，切断脊髓第2颈节水平的脊髓前外侧束。

（3）下腹部、会阴部及下肢癌痛，行脊髓第2胸节水平的脊髓前外侧束切断。

（4）癌痛部位位于中线或双侧者，可行两侧脊髓前外侧束切断。

（三）禁忌证

中颈路切割易影响膈肌运动，造成呼吸困难，故禁用。

（四）术前准备

（1）必须向患者详细说明治疗的步骤和手术可能发生的不良反应及风险，并签署知情同意书。

（2）影像设备、手术显微镜和急救设备准备。

（五）手术方法

（1）手术在全麻或局麻加静脉镇静下进行，局麻有利于术中观察痛觉消失平面的变化和肢体的运动功能，避免损伤脊髓的皮质脊髓束。

（2）患者多取侧卧位，痛侧在下方；如为两侧性手术，取俯卧位。后正中直切口，切除第2~3颈椎或第1~2胸椎的棘突和椎板，纵行切开硬脊膜。

（3）切开硬脊膜后，将脊髓轻轻牵向对侧，在脊髓的上、下两个神经根之间找到齿状韧带，其基底部应位于脊神经前根和后根之间的中点。齿状韧带前方为脊髓前外侧束（脊髓丘脑侧束），后方为皮质脊髓束。在切断神经束前应仔细检查齿状韧带底缘的位置是否正常。一般其位置应在脊髓前根与后根之间的中点。在齿状韧带前方，选择一脊髓无血管区，用锋利的尖刀片沿冠状面将脊髓切开至前根的内侧，切开深度一般不能超过4.5mm，必要时可以重复切割2~3次。清醒患者可于术中检查躯体感觉改变情况，以达到所需的范围。

（六）并发症

（1）术侧轻偏瘫。

（2）括约肌与性功能障碍。

（3）双侧脊髓前外侧束切断术可能出现肢体轻瘫、大小便功能障碍、性功能障碍等。

（4）呼吸功能障碍，其发生率约4%，主要为膈肌瘫痪所致。呼吸麻痹多为暂时性的，一般可自行缓解。双侧颈髓前外侧束切断后，呼吸麻痹较为多见，是手术致死的主要原因。

（七）注意事项

（1）术中用蚊式血管钳钳住齿状韧带，切断其硬膜上的附着点，牵拉齿状韧带，使脊髓向后旋转45°，充分显露脊髓前外侧，以便于手术切断脊髓前外侧束。

（2）行双侧脊髓前外侧束切断术时，两侧脊髓的切口不能在同一水平上，上下至少要相差2cm，否则会影响脊髓的血供，导致严重并发症。

（3）双侧脊髓前外侧束切断术，最好分两次完成两侧的脊髓前外侧束切断，时间间隔2周以上，以避免严重并发症发生。

三、脊髓白质前联合切开术

（一）应用解剖

痛温觉的二级纤维自后角神经元发出后，经白质前联合交叉到对侧脊髓丘脑侧束中。行白质前联合切开术可使躯体两侧的痛温觉缺失，以解除该区疼痛，同时又可不损伤其他脊髓传导通路，避免了严重并发症。

（二）适应证

（1）躯体双侧和中线部位的癌痛。

（2）腹腔、盆腔、会阴或下肢的顽固性癌痛。

（3）因脊髓蛛网膜炎、外伤、神经根炎等非恶性癌性顽固性疼痛。

（三）禁忌证

上肢及上胸部癌痛，因须在上颈段手术，风险大，应慎用。

（四）术前准备

（1）必须向患者详细说明治疗的步骤和手术可能发生的不良反应及风险，并签署知情同意书。

（2）影像设备、手术显微镜和急救设备准备。

（五）手术方法

（1）患者俯卧位或侧卧位。

（2）一般采用全身麻醉。

（3）在相应椎骨节段行椎板切除，沿正中线纵行切开硬脊膜。根据脊髓背侧的后正中静脉或后正中沟的蛛网膜纵隔的位置，确定脊髓的中线。Sourek（1969）提出用细针刺激脊髓背面以核对中线的位置，即用针刺激后索表面常可引起疼痛，针刺点越近中线，则疼痛越靠近躯体的远端，越靠近外侧则疼痛越靠近躯体的近端。在手术显微镜下，将其表面的血管推开，用锋利的刀片沿中线先切开软脊膜，再从中线顺后正中沟纵向切开达中央管，再向前切开白质前合，切口的腹侧达前正中裂的底部，覆盖在前正中裂表面的软脊膜不予切开，以保护位于腹侧的脊髓前动脉。一般切口深7~8mm才能达到白质前联合。切口长度应包括2~3个体节，即切开前联合的水平要高于预定除痛的2~3个脊髓节段。

（六）并发症

（1）术中有时可出现下肢无力或排尿障碍，多由于脊髓水肿所致，可逐渐好转。

（2）术后可出现皮肤痛觉消失，有时可出现相应节段的对称性痛觉减退。

（七）注意事项

（1）由于从脊髓后角发出的痛觉二级神经传导纤维在3个节段以上仍有交叉，脊髓前连接切开的范围应比疼痛相应的脊髓节段高出3个节段以上。

（2）切开脊髓前连接时，应注意不要切开脊髓前正中裂腹侧的软脊膜，以避免损伤软脊膜腹侧的脊髓前动脉。

（3）脊髓切口中的出血最好用小棉片压迫止血，尽量避免电灼。

（4）晚期癌症或癌痛患者，多数病情严重，如估计患者难以耐受脊髓前外侧束切断术，术前应结合患者的全身情况，慎重考虑。

四、脊髓后正中点状切开术

（一）应用解剖

传统理论认为内脏痛觉的传导通路与躯体痛觉一样，疼痛刺激由脊神经后根进入脊髓后交叉至对侧，主要经由脊髓丘脑束上行至丘脑腹后外侧核，然后投射到大脑皮质中央后回形成痛觉。近年来，有研究证实内脏痛觉的传导并不像以前所认为的那样，而是主要经同侧脊髓背柱（dorsal column，DC）的中间部向上传导至延髓薄束核，然后再经对侧丘脑腹后外侧核投射到大脑皮质中央后回。特别是对于盆腔和下腹部的内脏痛觉传导，DC 的作用甚至要超过脊髓丘脑束。PMM 正是以这种新理论为依据开展的一种新的止痛手术，它与传统的脊髓止痛手术不同，只是选择性切断了 DC 中间部传导内脏痛觉的神经纤维。

（二）适应证

主要适用于腹腔和盆腔脏器顽固性内脏痛。

（三）禁忌证

胸腔癌痛由于对应的节段在高位颈髓，手术风险大，可能发生呼吸困难等严重并发症，一般不宜采用。

（四）术前准备

（1）必须向患者详细说明治疗的步骤和手术可能发生的不良反应及风险，并签署知情同意书。

（2）影像设备、手术显微镜和急救设备准备。

（五）手术方法

（1）患者俯卧位。

（2）采取全身麻醉。

（3）根据不同部位内脏痛的脊髓对应节段，盆腔癌痛的镇痛手术选择胸髓 7~8 节段，下腹部痛选择胸髓 4~5 节段，上腹部痛选择胸髓 2~3 节段。在相应椎骨水平切开皮肤、筋膜，暴露棘突，咬除相应棘突，椎弓板正中开窗，一般只需咬除约 2cm×3cm 大小的部分椎弓板，沿中线切开硬脊膜。然后在手术显微镜下用手术尖刀片在脊髓后正中沟的内脏痛觉纤维两侧分别行宽约 2mm、深约 5mm 的点状切开。

（六）并发症

暂时性下肢麻木、深感觉减退，持续一段时间后会逐渐恢复，可能与手术刺激脊髓、损伤薄束或术后水肿累及薄束有关，一般不会出现严重并发症。

（七）注意事项

（1）手术时要注意保护脊髓后正中静脉，应先将其分离并向一侧牵拉，然后再行脊髓后正中切开。

（2）脊髓切开的角度要与脊髓表面垂直，注意不要过多偏离中线或切开过深，以免损伤脊髓的其他重要结构。

（郑小飞　屠伟峰）

第三节　立体定向脑内核团毁损镇痛术

立体定向脑内核团毁损术安全有效且并发症少，是目前顽固性癌痛神经外科治疗的有效方法之一，主要包括丘脑核团毁损术和中脑毁损术等。

一、丘脑核团毁损术

（一）应用解剖

丘脑又称背侧丘脑，是间脑中最大的卵圆形灰质核团，位于第三脑室两侧，左、右丘脑借灰质团块（称中间块）相连。来自全身各种感觉的传导通路（除嗅觉外），均在丘脑内更换神经元，然后投射到大脑皮质，故丘脑是最重要的感觉传导接替站。丘脑与下丘脑、纹状体之间，有纤维互相联系，三者成为许多复杂的非条件反射的皮质下中枢。

丘脑被 Y 形的白质板（内髓板）分割成前核、内侧核和外侧核三大核群。根据纤维联系，丘脑核团分为三类：①第一类（感觉接替核），是接受感觉的投射纤维，并经过换元进一步投射到大脑皮质感觉区的细胞群。这些细胞群是所有特定感觉，如面部感觉、上肢感觉、下肢感觉、躯干感觉，传向大脑皮质的换元接替部位。②第二类（联络核），是接受由第一类核团其他皮质下中枢来的纤维，经过换元，发出纤维投射到大脑皮质某一特定区域，参与内脏活动调节、肌肉运动调节或各种感觉的联系。③第三类（主要是髓板内核群），是靠近中线的所谓内髓板以内的各种结构，包括中央中核、束旁核和中央外侧核等。有研究指出，束旁核可能与疼痛有关。因此，毁损丘脑核团，可破坏感觉（包括痛觉）向皮质投射，起到止痛作用。

丘脑后部，位于丘脑后外侧的下方，包括内侧膝状体、外侧膝状体和丘脑枕，丘脑枕的深面为枕核，接受内、外侧膝状体核发出的纤维，并发出纤维至顶下小叶、枕叶和颞叶后部的皮质。

（二）适应证

（1）范围较大的躯体和头面部各种癌性疼痛。

（2）躯干和四肢疼痛，行疼痛部位对侧丘脑腹后外侧核的毁损。可同时进行丘脑板内核群或丘脑枕核毁损。

（3）头面部疼痛：选择疼痛部位对侧丘脑腹后内侧核毁损。可同时进行丘脑板内核群或丘脑枕核毁损。

（三）禁忌证

（1）患者一般状况较差，存在严重的呼吸、循环功能障碍，以及有肝、肾或凝血功能衰竭而不能耐受手术者。

（2）手术部位或其附近存在感染灶、血管畸形及其他性质难以明确的病变者。

（3）疼痛的范围、性质和程度等经常变化不定者。

（四）术前准备

（1）必须向患者详细说明治疗的步骤和手术可能发生的不良反应及风险，并签署知情同意书。

（2）CT、MRI 和急救设备准备。

（五）手术方法

（1）在局麻下，给患者安装立体定向头架，行 MRI 扫描，计算靶点坐标。丘脑腹后外侧核（VPL）参考定位坐标为：后联合（PC）前方 3~4mm，前联合-后联合（AC-PC）线上方 4mm，AC-PC 线旁开 15~17mm。丘脑腹后内侧核（VPM）的参考定位坐标为：PC 前方 4~5mm，AC-PC 线上方 4mm，AC-PC 线旁开 8~10mm。板内核群的定位参考坐标为：AC-PC 线中点后方 7~8mm，AC-PC 线上方 1~2mm，AC-PC 线旁开 5~7mm。枕核的参考定位坐标为：PC 后方 3~5mm，AC-PC 线上方 4~5mm，AC-PC 线旁开 10~18mm。

（2）患者仰卧位，将立体定向头架固定在手术床上，核对靶点坐标，校正定位仪，常规消毒，铺布。

（3）在标记冠状缝前旁开 3cm，行纵行直切口，长 3~4cm，依次切开头皮皮下组织腱膜，在切口中心位置，行颅骨钻孔，"十"字形切开硬脑膜，在预定的穿刺部位电灼切开皮层。

（4）导入神经微电极，监测和记录神经生理指标。进行适当电刺激，观察患者对侧肢体或头面部的感觉或运动功能变化，进一步验证和确定靶点的位置。

（5）导入射频毁损电极，先以温度 50~55℃持续 20~30s 的试验性毁损，如无不良反应出现，再以 65~85℃持续 60~120s 的确切毁损。

（6）撤除电极和定位仪，仔细止血后逐层缝合头皮切口。

（六）注意事项

（1）应根据不同部位的疼痛，确定毁损靶点的中心位置，以提高疗效和减少并发症的发生。

（2）由于疼痛的非特异性投射纤维是双侧性的，一般需要双侧的板内核群毁损。即使是单侧性疼痛，双侧板内核群的止痛效果要优于单侧板内核群毁损。

（3）丘脑枕核内毁损范围直径一般以 6~12mm 为宜，毁损灶多选择在丘脑枕核的前部。一侧性疼痛可毁损对侧丘脑枕核，双侧性疼痛或中线部位的疼痛应毁损双侧丘脑枕核。

二、中脑传导束毁损术

（一）应用解剖

中脑导水管穿经中脑，周围环绕着中央灰质，中央灰质由小核团和短突触构成多突触网状系统。中脑前背侧分为三个区域。中脑导水管的背侧是四叠体。四叠体上半部分为双侧上丘，参与整合头部和眼对视、听和躯体刺激的反应。四叠体下部由下丘构成，下丘接受来自外侧丘系的听觉纤维，参与听反射的构成。下丘的损伤能导致听觉的损害。

两个大脑脚构成了中脑的最腹侧部分，大脑脚包含许多大脑向低级结构的投射纤维，以及与中脑内中继结构的最低限度的直接联系。大脑脚中间 3/5 包括按躯体皮质定位排列的皮质脊髓束和皮质核束的纤维；最内侧 1/5 是额桥束；最外侧 1/5 是顶枕颞桥束。

被盖位于大脑脚的背侧和顶盖的腹侧，是一个包含许多核团、中继结构和穿经纤维的紧凑区，被盖部位于上丘的腹侧。

动眼神经核位于被盖部内，中脑导水管中央灰质的腹外侧。传出纤维在下丘水平分散穿过红核，在大脑脚之间离开中脑时，这些纤维重新聚集在一起形成动眼神经。滑车神经核和展神经核也同样位于下丘水平，并且通过内侧纵束与动眼神经核联系，共同参与整合眼球运动。

内侧丘系传导来自脊髓后柱的躯体感觉。内侧丘系正好位于脊髓丘脑束前外侧和红核的背外侧。由于内侧丘系紧靠脊髓丘脑束，因此在脊髓丘脑束毁损治疗疼痛时，可能损伤内侧丘系。立体定向手术精确定位靶点可以避免损伤内侧丘系。

脊髓丘脑束恰好位于内侧丘系的内侧，紧邻中脑背外侧面（参见本章第一节）。

随着脊髓丘脑束在脑干内上升，离束纤维离开束内，以突触和脊髓网状系统联系，并参与中脑网状系统的形成。这些多突触通路向两个区域投射，其中一个投射区域是丘脑板内核和中央中核区域，这是立体定向毁损治疗疼痛的两个靶点。脊髓网状系统还投射至下丘脑，这些区域同样是严重的慢性顽固性疼痛伴有情绪因素时的手术靶点。

（二）适应证

1. 头颈部及上肢癌痛　中脑毁损术最主要的适应证是治疗头、面、颈及上肢的癌痛。在丘脑背内侧核、板内核或者丘脑底核进行额外的毁损可能会显著地提高成功率。

2. 中枢性疼痛　中脑毁损术治疗中枢性疼痛效果较好，如带状疱疹后面部或者上肢疼痛，三叉神经痛患者术后的痛性麻木。

3. 癌痛综合征　接受大剂量麻醉药物治疗疼痛综合征的患者，在施行中脑毁损术后突然撤药，可产生最小的撤药反应。

（三）术前准备

（1）必须向患者详细说明治疗的步骤和手术可能发生的不良反应及风险，并签署知情同意书。

（2）CT、MRI 和急救设备准备。

（四）手术方法

（1）术前给患者安装立体定向头架，在 MRI 扫描下首先确定 AC-PC，在轴位片上测量靶点的坐标，然后建立联合间线，确定间线中点，确定并测量靶点坐标。中脑脊髓丘脑束的参考定位坐标位：PC 后方 5mm，AC-PC 线下方 5mm，AC-PC 线旁开下方 7~10mm。

（2）手术在局麻下常规在头及对应的位置行直切口，颅骨钻孔，电灼切开硬脑膜、软脑膜和皮层。

（3）将微电极导入靶点，使用 2~300Hz 范围的不同频率刺激来确定直径 1.2mm 电极触点的位置。寻找能预示刺激点周围结构的反应，当刺激脊髓丘脑束时，会出现对侧躯体疼痛、麻木、触电感等反应。根据电刺激的结果确定毁损靶点位置。

（4）采用直径小于 1.1mm、尖端裸露 2mm 以内的射频毁损电极，以 70~75℃ 毁损持续 40~60s。若疼痛是双侧的，最好是只在疼痛严重侧肢体的对侧进行毁损。

（五）注意事项

（1）术中保持患者神志清楚，能与医生交流和配合。在进行电刺激时，注意观察患者对侧躯干或头面部感觉的变化以及患者眼球活动情况，以确定毁损的靶点位置，避免损伤动眼神经核的其他中脑结构。

（2）毁损时，要注意控制毁损的温度和时间，使毁损灶的直径不超过 3mm，避免损伤中脑其他结构。

第四节　脑电刺激术

一、脑深部电刺激镇痛术

脑深部电刺激（DBS）是近年来发展起来的一项新技术，主要采用立体定向手术将微电极植入患者脑内靶点，将刺激发生器植入患者前胸皮下，通过电脉冲刺激脑内特定部位，抑制靶点细胞的异常功能，从而改善临床症状。其具有可逆性、参数可调、对组织非破坏性等特点，临床疗效已得到肯定，目前几乎完全取代了毁损术。

（一）适应证

（1）顽固性癌痛经 WHO 三阶梯药物治疗和理疗、神经阻滞、触发点注射、生物反馈、心理分析等多种疗法治疗无效者。

（2）各种范围较大的癌痛。可选择的刺激位置有脑室旁丘脑腹后外侧核（VPL）、丘脑腹后内侧核（VPM）、导水管周围灰质（PAG）和第三脑室后下部脑室旁灰质（PVG）刺激。

（3）意识清醒合作。

（二）禁忌证

（1）意识不清或不能合作的患者。

（2）严重出凝血功能障碍或正使用抗凝治疗患者。

（3）安装心脏起搏器患者（相对禁忌）。

（三）术前准备

（1）必须向患者详细说明治疗的步骤和手术可能发生的不良反应及风险，并签署知情同意书。

（2）CT、MRI 和急救设备准备。

（四）手术方法

1. 丘脑电刺激术

（1）头架的应用和立体定向：在局部麻醉下安置头架之后，将定位框固定在头架上，用 CT 或 MRI 行定位扫描。

（2）常规消毒铺巾后，在切口部位局部麻醉。做直切口，其 2/3 在冠状缝前，1/3 在冠状缝后，切口在中线旁 1.5~2cm，与手术靶点和中线之间的距离相近，这样可以获得一条相对较直的轨道。

（3）在冠状缝前面钻一个直径 14mm 的小洞，必须注意洞的边缘要平坦，恰好能够伸入 14mm 的洞口。充分止血，穿过硬膜和脑表面之后，硬膜切口用纤维蛋白胶封闭，以防手术过程中脑脊液漏和脑中线结构移位。

（4）设定 X、Y、Z 三维空间坐标。在电生理定位开始之前，将一钝头导管插入至靶点上方 10～15mm，通过这个导管可以放入微小极或刺激宏电极，进行电生理定位。

（5）通常以丘脑腹后核为靶点，较为广泛的癌痛，可选择内侧丘系或内囊为靶点。有人提出刺激丘脑放射较丘脑腹后核对神经性疼痛更有效，对于面部癌痛宜选用腹后内侧核。

1）丘脑电刺激的解剖定位：腹后内侧核位于中线旁开 8～10mm，前联合-后联合（AC-PC）线中点后 8～10mm。腹后外侧核位于中线旁开 14～16mm，AC-PC 线中点后 10～12mm。内囊后肢位于中线旁开 25mm，AC-PC 线中点后 12～24mm。内侧丘系位于 AC-PC 线的下方，中线旁开 12～14mm。

2）生理学定位：由于存在解剖结构的个体差异，生理学定位是必需的。通常先试用一条或多条轨道进行刺激，刺激以每 2mm 一步的速度向解剖定位的靶点深入，在 AC-PC 线上 10mm 处开始，到其下 6mm 处为止。当到达适当的靶点时，低电压刺激就可在包括整个疼痛区域在内的范围内产生感觉异常，选择出刺激所致感觉异常，能最好地覆盖患者疼痛区域的位点为靶点。

3）刺激参数：Kumar 报道的刺激参数是频率 50～100Hz、电压 2～8V、脉宽 0.2～0.8ms，所用的都是双极刺激方式。

在完成解剖学和生理学定位以后，即可进行电极埋置。检验性刺激在埋置电极 2～3d 后开始，这样可使切口疼痛和电极周围水肿有时间消退。检验性刺激持续 5～7d，可允许患者选择控制疼痛疗效最好的电极组合、频率、脉宽及刺激时间。当检验性刺激效果满意（疼痛缓解>50%）时，就可行持久性刺激系统的埋置，否则就去除检验性刺激电极。

2. 导水管和脑室周围灰质电刺激

（1）头架的应用和立体定向、切口、钻孔和安置立体定向框架操作与丘脑电刺激术相同。

（2）靶点定位和刺激参数。

1）解剖定位：导水管周围灰质位于中线旁开 3～4mm（取决于第三脑室的宽度，电极尖端应该在第三脑室壁内 1～2mm），在 AC-PC 平面水平，PC 前 2mm 处。脑室周围灰质位于中线旁开 2～3mm，或中脑导水管旁开 1～2mm（取决于导水管宽度），在 AC-PC 线下方 2～3mm，PC 后 1～2mm。

2）生理学定位：在导水管和脑室周围灰质未能发现自发的或诱发的特征电活动可以帮助定位。当给予频率 50～60Hz，脉宽 0.1～1ms，4～5V 或稍高一些电压的刺激时，常可诱发一种舒适、温暖或漂浮样的感觉。随着刺激强度的增加，常伴有紧张、焦虑和兴奋的感觉。此时的心血管监测常发现明显心动过速和高血压，当减弱刺激强度或停止刺激后，这些现象可以消失。

3）刺激参数：Kumar 报道的最近刺激参数（双极刺激）是频率 25～50Hz，电压 1～5V，脉宽 0.1～0.5ms。开始检验性电刺激时，所用参数通常是频率 50～60Hz，脉宽 0.1～0.5ms，刺激强度则逐渐调整到疗效最佳的水平。

（五）注意事项

（1）丘脑腹后内侧核和丘脑腹后外侧核一般选择在疼痛部位的对侧，导水管周围灰质或第三脑室后下部脑室旁灰质刺激可选择疼痛的对侧或双侧。

（2）刺激电极要牢固固定，避免电极移位造成刺激位置变化或损伤脑深部主要结构。

二、运动皮层电刺激镇痛术

运动皮层电刺激术（motor cortex stimulation，MCS）是一种利用电极刺激中央前回运动皮层，起到调控神经的作用，从而治疗顽固性疼痛的方法。最早由 Tsubokawa 于 1991 年报道治疗中枢性疼痛，其较高的有效率引起了人们的广泛关注和研究，后其适应证被扩展到各种神经病理性疼痛。

MCS 的手术方法是在全麻下通过微创的开颅手术，将 4 个触点的刺激电极埋植在硬膜外，通过诱发电位等技术，保证刺激电极与运动皮质的最近距离，而脉冲发生器则永久性地植入皮下。其有效刺激参数为频率50Hz，脉宽200~400μs，电压3~6V，持续刺激2h后，自动关闭2h。

刺激参数的设置没有统一的标准，不同中心采用的参数不尽一致，同一中心不同患者也可以不一样。大多数参数设置波动在频率15~130Hz，脉宽60~450μs，电压0.5~9.5 V；其中电压的选择一般为术中电刺激引起疼痛区域运动时阈值的1/2~2/3为宜。

术后良好的止痛效果与术中精确定位中央前回、电极的放置位置、术后刺激参数调节等密切相关。MCS术中常用的定位中央前回的方法有立体定向技术、正中神经体感诱发电位、功能磁共振（f-MRI）、术中神经影像导航技术、术中直接电刺激运动皮质等。

MCS具有手术安全、疗效确切、可调控、可逆性等优点，其适应证主要针对经药物、脊髓刺激、鞘内输注甚至脑深部刺激等治疗效果不满意的顽固性中枢痛，如中风后中枢顽固性疼痛、原发性三叉神经痛、带状疱疹后神经痛、反射性交感萎缩症和臂丛神经撕脱所致的神经痛。

文献中报道的并发症主要有癫痫、一过性神经功能障碍、感染、血肿（硬膜外/下）、刺激装置相关问题等，总体发生率不高，并且不会对患者造成严重影响。

（赵　刚　屠伟峰）

参 考 文 献

[1] Scott M F, Jane C B, James P R. Bonica's management of pain. 4th ed. Philadelphia：Wolters Kluwer, 2009.

[2] Miller C, Khan R, Lemole G M Jr, et al. Osteoblastoma of the lateral skull base：work-up, surgical management, and a review of the literature. J Neurol Surg Rep, 2013, 74（1）：37-42.

[3] Zenz M, Willweber-Strumpf A. Opiophobia and cancer pain in Europe. Lancet, 1993341：1075-1076.

[4] WHO. Cancer Pain Relief（ed 2）. Geneva, Switzerland, WHO, 1996.

[5] 吴承远. 临床神经外科学. 北京：人民卫生出版社, 2001.

[6] 谭冠先, 郑宝森, 罗健. 癌痛治疗手册. 郑州：郑州大学出版社, 2003：28-41.

[7] 段国升. 神经外科手术学. 北京：人民卫生出版社, 2004.

[8] M G, 亚萨吉尔. 显微神经外科学. 凌锋译. 北京：中国科学技术出版社, 2001.

[9] 马文珠. 三叉神经痛. 北京：中国中医药出版社, 2005.

[10] 项永生, 刘灵慧, 陈善成, 等. 定位脑立体定向丘脑中央中核毁损治疗癌症顽痛的应用. 现代生物医学进展, 2009（10）：1907-1909.

[11] 胡永生, 李勇杰, 石青, 等. 脑立体定向镇痛手术治疗中枢性疼痛. 中国疼痛医学杂志, 2005, 11（4）：197-200.

[12] 任本, 丁田贵, 尹丽杰, 等. 癌性疼痛的立体定向放射治疗. 中国疼痛医学杂志, 2002, 8（4）：195-197.

[13] 刘灵慧, 徐如祥. 立体定向脑内核团毁损治疗癌症疼痛. 中国微侵袭神经外科杂志, 2007, 12（3）：141-144.

[14] Greco M T, Roberto A, Corli O, et al. Quality of cancer pain management：an update of a systematic review of undertreatment of patients with cancer. J Clin Oncol, 2014, 32：4149-4154.

[15] Meyerson B A. The role of neurosurgery in the treatment of cancer pain. Acta Anaesthesiologica Scandinavica Supplementum, 2010, 26（s74）：109-113.

[16] Roberts D G, Pouratian N. Stereotactic radiosurgery for the treatment of chronic intractable pain：a sys-

tematic review. Operative Neurosurgery，2017.

［17］Borius P Y，Garnier，Stéphanie Ranque，et al. An open-label，analgesic efficacy and safety of pituitary radiosurgery for patients with opioid - refractory pain：study protocol for a randomized controlled trial. Neurosurgery，2017.

［18］Hernández-Durán，Silvia，Hanft S，et al. The role of stereotactic radiosurgery in the treatment of intramedullary spinal cord neoplasms：a systematic literature review. Neurosurgical Review，2016，39（2）：175-183.

第二十章 经皮椎体成形术及
球囊扩张椎体后凸成形术

经皮椎体成形术（percutaneous vertebroplasty，PVP）是指经皮穿刺通过椎弓根向椎体内注入骨水泥或人工骨，以达到增强椎体强度和稳定性、防止塌陷、缓解疼痛，甚至部分恢复椎体高度为目的的一种微创脊椎外科技术。1984 年首先由法国医生 Galibert 和 Deramond 开展，用于治疗椎体血管瘤。1990 年，Deramond 将 PVP 用于骨质疏松性椎体压缩性骨折并取得满意止痛效果和强化椎体作用，开创了骨质疏松性椎体压缩性骨折治疗新纪元。1994 年美国医生 Jensen 将 PVP 引入美国，除了治疗症状性椎体血管瘤、脊柱转移瘤、椎体骨髓瘤外，更多地应用于治疗骨质疏松性椎体压缩性骨折伴有顽固性疼痛的患者，并取得了良好的疗效，迅速被美国介入放射学和骨外科学届广泛认同。

1998 年 Wong 等首次实施经皮椎体后凸成形术（percutaneous kyphoplasty，PKP）。PKP 是在 PVP 的基础上发展起来的。该技术是经皮向病变椎体内导入可扩张球囊，扩张球囊使塌陷椎体复位并在椎体内形成空腔，然后将聚甲基丙烯酸甲酯注入其内，以达到治疗目的。与 PVP 相比，并发症较少，疗效也明显提高。

骨质疏松、原发性或转移性恶性骨肿瘤和椎体良性浸润性肿瘤（如椎体血管瘤）均可导致椎体压缩性骨折（compression fracture of vertebral body，CSVB）。经皮椎体成形术可以有效减轻疼痛，加强疏松性骨折和溶骨性破坏椎体的强度。在恶性肿瘤椎体压缩性骨折中，59%～86%的患者能减轻疼痛。

第一节 经皮椎体成形术

一、适应证与禁忌证

（一）适应证

（1）骨质疏松性压缩性骨折，疼痛持续不能缓解。

（2）椎体溶骨性转移瘤。

（3）椎体多发性骨髓瘤。

（4）脊柱转移癌。

（5）椎体血管瘤。

（二）禁忌证

1. 绝对禁忌证　包括：①严重凝血功能障碍患者；②脊柱局部感染；③原发性脊柱肿瘤；④椎体扁平。

2. 相对禁忌证　包括：①广泛的椎体破坏者；②凝血功能异常；③妊娠；④全身性感染者；⑤严重心肺疾病者或极度衰竭者和不能忍受者；⑥成骨性转移瘤；⑦椎体压缩超过 75%；⑧椎弓根或关节突

关节骨折伴有骨块后突；⑨有神经损害症状患者。

二、术前准备

1. 术前检查　详细询问病史，进行体格检查、实验室检查和 CT 或（和）MRI 检查。明确诊断，对病情及治疗的安全性进行评估。

2. 签署知情同意书　向患者及其家属详细说明手术方式、手术风险和可能发生的并发症。签署知情同意书。

3. 术前抗生素　术前 30min 常规静脉滴注抗生素。常用头孢唑林钠 1g，如果由于过敏的原因必须更换抗生素时，可改为氧氟沙星 500mg 术前 12h 口服，抗生素预防每日 2 次，用至术后 24h。

4. 器械与药品准备　无菌 11G 或 13G（分别长 10cm 或 15cm）的骨穿针；无菌硫酸钡或其他造影剂和聚甲基丙烯酸甲酯（PMMA）和骨水泥；氧气、麻醉机、气管内插管用具、多功能监测仪、影像设备（C 型臂 X 线机）和急救复苏药品。

三、手术方法

1. 患者体位与麻醉方式　采用俯卧位。手术一般在局部麻醉下进行，常用 0.5% 利多卡因。为减轻术中患者紧张和焦虑，可给予辅助镇静药，常用适量咪唑安定和芬太尼或舒芬太尼。如患者术前存在重度疼痛，不能忍受俯卧体位，并有心理障碍不能在清醒状态下完成手术者可采用全身麻醉。

2. 椎体穿刺

（1）穿刺入路：①椎弓根入路。为经典入路。②经椎弓根旁入路（或称为经肋椎入路），穿刺针经椎弓根的外侧方路径，进入目标椎体。③后外侧入路（仅用于腰椎），进针路线与椎弓根旁入路相似，但穿刺针进入时通常更偏向椎体下部且仅穿过侧壁。④前外侧入路（仅用于颈椎），可作为颈椎 PVP 穿刺进入的一种选择，穿刺针必须避开颈动脉鞘；或使用 CT 来显示颈动脉，从而选择一条避开血管结构的路径；亦可插入一根小的导针以确保精确定位在颈动脉鞘外。

（2）穿刺方法：确定进针入路后，以 2% 利多卡因在穿刺进针部位行局部浸润麻醉，然后使用手术尖刀在皮肤穿刺点做一个小切口。然后在 X 线透视下将穿刺针套管–管道系统穿过皮肤和皮下组织直抵靶椎体椎弓根后缘骨膜。骨质疏松的患者，穿刺针穿过骨皮质进入椎体内通常相当容易。而骨肿瘤患者，骨组织可能会变得十分致密和坚硬（除非已被肿瘤破坏），在这种情况下，可借助外科锤将穿刺针慢慢敲入（明显优于仅用手推进针）。不管经椎弓根入路还是椎弓根旁入路，在侧位投影下，针尖都应放置在椎体中线的前方。通常可尝试从椎体的前中 1/3 开始进入一个更靠前方的位置。

（3）骨水泥注射：证实穿刺针位置准确无误后调配 PMMA 并开始注射。注射速度、注射时机和注射量因不同的部位、病变和病变范围而定。注射骨水泥应在侧位 X 线严密透视下缓慢进行，当 PMMA 到达椎体后壁时说明充填完好，即可停止注射。注射完毕后，应在骨水泥硬化之前拔针。拔出穿刺针时，先置入针芯将残留在穿刺针套管内的骨水泥推入椎体内，旋转穿刺针向后退出，穿刺点局部压迫 3~5min 后包扎。观察 10~20min，患者无异常反应后再行 CT 复查，观察 PMMA 在椎体内的分布情况。

骨水泥注射量一般颈椎为 1~2mL、胸椎 3~5mL、腰椎 4~6mL。60%~65% 压缩性骨折患者仅单侧注射就可将对侧充盈，一侧注射不满意者可行双侧注射。

四、术后处理

（1）术后第 1 小时，患者应保持仰卧绝对休息，监测血压、心率、呼吸、心电图、血氧饱和度。同时对患者神经系统的改变或功能障碍做出评价，由于患者术前存在疼痛和 PVP 后可能出现局部疼痛加重，因此，要进行疼痛的评估。如术后疼痛强度评分 3 分以上应给予口服 NSAIDs 或镇痛药。如出现持续性剧烈疼痛，应详细检查神经系统改变；出现持续加重的疼痛，应立即开始查找疼痛的原因，包括 CT 扫描、观察有无骨水泥渗漏现象。如发生骨水泥渗漏，根据具体情况，必要时行外科手术处理。

（2）如术后第 1 小时生命体征平稳，无不良反应和并发症发生，患者可以坐起；2h 后可以开始慢慢行走；24~48h 内仍需要有家人陪护照顾。1~3d 后生命体征平稳可出院。

（3）术后 4~48h 疼痛开始减轻。但为了加强镇痛效果和患者的舒适度，仍需服用镇痛药物。

（4）局部包扎敷料可在 24h 后去除，保持局部清洁干燥 48h。48h 后，如果局部无红肿、渗液，就不再需特殊处理。

（5）术后 1~2 周对患者进行电话随访，以评价治疗效果与及时发现不良反应并进行处理。

五、并发症及防治

1. 骨水泥渗漏　骨水泥渗漏是 PVP 最常见的并发症。包括漏入椎管内硬膜外隙、神经根管、椎间盘、脊柱旁软组织、椎旁静脉丛和穿刺针针道等。发生椎管及椎间隙渗漏可出现神经根痛，如压迫脊髓或马尾神经可导致瘫痪。预防骨水泥渗漏并发症的主要措施为：①选择在骨水泥"黏稠期"注射；②在侧位影像学严密监视下注射，一旦发现椎旁较多渗漏应立即停止注射；③严格限制骨水泥注入量，宁少勿多；④骨水泥注入速度不应过快。

2. 肺栓塞　是 PVP 罕见的并发症，一旦发生则十分危险。原因是骨水泥大量漏入椎旁静脉而回流至肺动脉分支内。表现多呼吸困难、胸痛、发绀、心动过速和低血压等。严重者可发生循环呼吸衰竭而死亡。正确掌握骨水泥的注射量和速度，避免骨水泥静脉内渗漏是预防肺栓塞的关键。一般一次穿刺不超过 2 个椎体（有主张不超过 3 个椎体）。一旦出现肺栓塞，立即静脉注射地塞米松 5~10mg、吸氧、给予血管收缩药维持血压等对症处理。必要时行气管内插管人工呼吸。

3. 气胸　发生在胸椎，主要原因是穿刺针偏外，刺破胸膜引起气胸。术前仔细阅读 CT 或 MRI 片，术中准确定位和正确操作可避免气胸发生。

4. 神经损伤　穿刺操作可能损伤脊神经根和硬膜外隙静脉丛。脊神经根损伤可导致相应支配区疼痛或麻木。硬膜外血肿压迫脊髓可导致截瘫。

5. 其他并发症　其他罕见的并发症，包括脊椎感染、注射骨水泥引起的低血压等。

第二节　经皮球囊扩张椎体后凸成形术

球囊扩张椎体后凸成形术（PKP）是在经皮椎体成形术（PVP）的基础上发展而来的，不仅可缓解患者的疼痛症状，而且可恢复被压缩椎体的高度，矫正脊柱后凸畸形，避免了 PVP 因直接将骨水泥高压注入压缩椎体而致骨水泥渗漏椎管压迫脊髓造成患者截瘫的可能，甚或流入椎旁引流静脉导致患者血管栓塞的可能，提高了椎体成形手术的安全性，减少了手术并发症，已成为微创脊柱外科的重要技术之一。

一、适应证与禁忌证

1. 适应证　与 PVP 基本相同（参见第一节）。目前主要用于治疗骨质疏松性椎体压缩性骨折和恶性肿瘤脊柱转移癌痛，尤其是保守治疗无效或疼痛加重者，椎体严重压缩不能插入导针和注入骨水泥或椎体后缘破坏、脊髓受压等情况。

2. 禁忌证　与 PVP 基本相似（参见第一节）。绝对禁忌证为凝血功能障碍患者。相对禁忌证包括：①无痛的骨质疏松或骨质疏松性椎体压缩性骨折不是疼痛的主要原因；②骨髓炎或全身性感染；③存在向后方凸出的骨块或是位于后方可能危及椎管的肿瘤团块；④有神经损害症状者。

二、术前准备

术前准备参照第一节，主要包括：术前检查、签署知情同意书、术前抗生素、手术器械、影像设备、无创监测、急救器材与药品准备等。

三、手术方法

1. 患者体位　患者俯卧于可透视的手术台上，手术脊椎位于 C 型臂机的中心，两臂伸向头侧，双手安放在额下。将上肢放置这种体位对于避免影响肘前静脉回流是重要的。肘部需要捆扎固定在合适的位置，以避免术中肘部突然落下以及旋转透视时带来的潜在伤害。

2. 穿刺入路定位　后凸成形术操作时必须使用高分辨率的 C 型臂机或双平面透视机。患者体位的放置要使脊柱位于 C 型臂机的中心，然后透视确定骨折部位。通常采用的手术入路是双椎弓根途径，但在较大的下位腰椎（几乎均为第 5 腰椎，第 2~4 腰椎较少），可采用单侧的后外侧途径。当椎弓根太小以致无法容纳后凸成形术的工具时（通常在胸椎的中上段），则必须采用椎弓根外侧途径。定位后在皮肤做标记。

3. 消毒铺布及麻醉　手术野用碘伏常规消毒、铺巾，并将透视设备用无菌材料遮盖；以 0.5% 利多卡因行穿刺部位皮肤、皮下组织、肌肉局部浸润麻醉并使麻醉药扩散至椎弓根的骨膜。术中可静脉给予适量咪唑安定和芬太尼或舒芬太尼辅助麻醉。不能俯卧的患者可以采用全身麻醉。

4. 椎体穿刺　在透视指引下将穿刺针徐徐推进到目标椎体骨质。经椎弓根途径时，穿刺针经椎弓根直接进入椎体的后方。对于非常小的椎弓根可采用经椎弓根外途径，进针点定在椎弓根的上外侧（在胸椎约为肋骨与椎体交界点）。如选择单侧的后外侧途径，可沿着与椎间盘造影相似的后外侧路径建立通道。此方法适合较大的腰椎尤其第 5 腰椎。应注意避免损伤神经根；进针点不应该太靠外侧，否则可能损伤肠管和肾脏。采用后外侧途径进入时，在后前位和侧位上，钻头都应当穿过椎体中线。经斜位透视确认位置准确无误。

5. 置入扩张套管　确认穿刺针抵达目标椎体后，抽出套管针的针芯，经套管将一根克氏针管插入骨质，拔出套管。然后在透视指导下，扩张套管沿克氏针穿入骨质到达克氏针所在位置。经椎弓根途径的克氏针和扩张套管到达椎体的后 1/3。在置入克氏针时应小心操作。因克氏针锐利的针尖很容易穿透柔软的骨质，使椎体前缘的骨皮质破裂。

6. 置入工作套管及钻头　做皮肤切口置入工作套管，工作套管经软组织沿着扩张套管，经椎弓根至椎体后部，然后拔出克氏针和扩张套管，经套管置入一个 3mm 的钻头，并且从多平面透视，反复检查工作套管的方向。钻头理想的路径是沿着后外稍向前内的方向进入椎体，直至钻头尖端到达椎体前缘的后方 3~4mm 处，至少也要进入椎体的前 1/3。应当避免钻头突破椎体前方的皮质。对于双侧的经椎弓根途径或经椎弓根外途径，可在另一侧重复相同的操作顺序。

7. 置入扩张球囊

（1）扩张球囊的准备：将扩张球囊内的空气排净；在血管成形术注射装置（与压力监测器相连）的存储器中注入 10mL 稀释的碘造影剂。如果患者对碘过敏，可以用钆替代；将钻头取出。如果怀疑病变有潜在恶性可能，可以在钻头从工作套管取出之前，通过轻微的前后推动钻头在腔内收集骨屑，以便进行活检。

（2）置入扩张球囊及充气：在透视下，通过工作套管将扩张球囊置入椎体的最前端。如果操作者感受通过孔道的过程中有阻挡，可能由于小骨片引起，可以插入钻头或者骨水泥推入管，沿着孔道进退 1~2 次以清除碎骨片。扩张球囊置入到位后，缓慢地扩张球囊。在持续透视下，通过注射装置开始扩张，使球囊压力增加到约 50kPa 以防止其移位。将钢丝从球囊轴内取出，记录存储器内造影剂的量。逐步扩张球囊，每次增加造影剂 0.5mL，并且反复检查球囊内压力是否降低。球囊系统压力估计可达到 180psi，实际操作时最大可达 220psi。在骨密度较高的椎体中，通过缓慢地扩张，压力甚至可以超过 220psi。如果球囊破裂，可从工作套管中取出重新更换套囊。

（3）球囊终止扩张的指征：①椎体高度恢复至正常；②无高度恢复但球囊已扩张至终板；③球囊接触到一侧外侧皮质；④扩张时球囊压力不再降低；④已达到球囊的最大容量或最大压力。整个扩张过程都必须在操作者视觉和双手控制之下，在到达扩张终点之后，记录扩张球囊所用的液体量。这个容量与产生的空腔体积相当，它也可以作为注入骨水泥量的一个估计值。如果没有取得实质性的高度恢复，重新放置球囊进行再扩张可能有用。

（4）充填骨水泥：球囊充分扩张后，采用和PVP一样的方法混合骨水泥。将骨水泥混合物盛入10mL注射器内，并连接骨水泥推入管。注入的骨水泥量约比每个可扩张球囊形成的空腔体积多1mL。骨水泥一旦由液体变至黏稠、柔软的状态（大约在混合后的3~4min），骨水泥推入管便可经工作套管进入椎体空腔的前部。然后一边退出推入管一边向空腔内注入骨水泥，同时持续地从椎体侧方透视，监视骨水泥是否向椎管、椎旁静脉、下腔静脉或椎间盘区域内渗漏。

在侧位和正位透视都证实骨水泥注入空腔后，可将骨水泥推入管退出一部分，以利于空腔的完全充填，也可以在其完全退出之前用它将骨水泥在合适的位置夯实。将工作套管旋转（为了使其不被黏合在骨质中）取出，切口给予压迫止血。用无菌创可贴闭合创口。患者继续俯卧于手术台上直至混合容器内剩下的骨水泥完全变硬。后凸成形术所用时间通常为35~45min。

四、术后处理

球囊扩张椎体后凸成形术的术后处理参照本章第一节PVP。

五、并发症及防治

球囊扩张椎体后凸成形术的并发症与经皮椎体成形术基本相同，主要包括骨水泥渗漏、肺栓塞、气胸、神经损伤、脊椎感染和骨水泥引起的心血管不良反应等（参见本章第一节PVP）。

（吴增辉）

参 考 文 献

[1] Wang H，Sribastav S S，Ye F，et al. Comparison of percutaneous vertebroplasty and balloon kyphoplasty for the treatment of single level vertebral compression fractures：a meta-analysis of the literature. Pain Physician，2015，18（3）：209.

[2] Yang H，Liu H，Wang S，et al. Review of Percutaneous Kyphoplasty in China. Spine，2016，41 Suppl 19：B52.

[3] Sun Z Y，Li X F，Zhao H，et al. Percutaneous balloon kyphoplasty in treatment of painful osteoporotic occult vertebral fracture：A Retrospective study of 89 Cases. Medical science monitor：international medical journal of experimental and clinical research，2017，23：1682-1690.

[4] Galibert P，Deramond H，et al. Preliminary note on the treatment of vertebral angioma by percuta-neous acrylic vertebroplasty. Neurochirurgie，1987，33（2）：166-186.

[5] Barr J D，Barr M S，Lemley T J. CT as the sole imaging modality foy performance of percutaneous vertebroplasty. Poster Presented at the 36th American Society of Neuroradiology，Philadelphia，1998May：17-12.

[6] Gangi A，Kastler B A，Dietemann J I. Percutaneous vertbroplasty guided by a combination of CT and fluo-roscopy. Am J Neurorradiol，1994，15（1）：83-86.

[7] Barr J D，Baarr M s，Lemley T J，et al. percutaneous verebroplasty for pain relief and spinal stabilization. Spine，2000，25（8）：923-928.

［8］ Mathis J M, Pertri M, Naff N. Percutaneous vertebroplasty treatment of osteporotic with the Prophylacsion fractures. Arthetis Rheum, 1998, 41 (1): 171-175.

［9］ Eckman J B, J R, Henry S L, Mangino P D, et al. Wound and serum levels of tobramycin with the pro-phylyactic use of tobramycin-impregnated polymethymethacrte beads in compound fractures. Clin Orthop, 1988, 237: 213-215.

［10］ Jensen M E, Dion J E. Percutaneous vertebroplaisty in the treatment of osteporotic compression fractu-ares. Neuroimaging Clin North Am, 2000, 10 (3): 547-568.

［11］ Norden C W. Antibiotic prophylaxis in orthopedic surgery. Rev Lnfect Dis , 1991, 10 (13 Suppl): S842-846.

［12］ Jensen M E, Evans A J, Mathis J M, et al. Percutanures Polymethylmethacrylate vertebropasly in the treat-ment of osteoporotic vertebral body compression fractures: Technical aspects. Am J Neurordiol, 1997, 18 (10): 1897-1904.

［13］ Craig F S. Vertebralbody biopsy. J Bone Joint Surg, 1956, 38A (1): 93-102.

［14］ Mathis J M, Eckel T S, Belkoff S M, et al . Percutaneous vertbroplasty: a therapeutic option for painas-sociated with vertebral body compression fracture. J Back Muculoske Rehab, 1999, 13 (1): 11-17.

［15］ Belkoff S M, Maroney M, Fenton D C, et al. An in vitro biomechantion of bone cement used in percuta-neous vertbroplasty. ONE, 1999, 25 (2 suppl): 23S-26S.

［16］ Jasper L E, Deramond H, Mathis J M, et al. The effect of monomer-to-powder ratio on the material proper-ties of Cranioplastic. Bone, 1999, 25 (2 Suppl): 27S-29S.

［17］ Cotton A, Dewatre F, Cortet B, et al. Percutaneous vertebroplasty for osteoltic metastases and myeloma: Effects of the percentage of lesion filling and the leakage of methyl methacrylate at clinical follow-up. Radiology, 1996, 200 (20): 525-530.

［18］ Belkoff S M, Mathis J M, Jasper L E, et al. The biomechanics of vertebrroplasty. The effect of ce-mentvolume on mechanical behavior. Spine, 2001, 26 (14): 1537-1541.

［19］ Tohmeh A G, Mathis J M, Fenton D C, et al. Biomechanical efficacy of unipedicular versus bipedicular versus bipedicular vertebroplasty for the management of osteoportic compression fractures. Spine, 1999, 24 (17): 1772-1776.

［20］ Jasper L E, Deramond H, Mathis J M, et al. Material properties of various cements for use with vertebro-plasty. J Mate Sci Mate Med, 2002, 13 (1): 1-5.

［21］ Galibert P, Deramond h, ROSAT P, et al. Preliminary note on the treatment of vertebral angioma by percutaneous acrylic verylic vetebroplasty. Neuroshirurgie, 1987, 33 (2): 166-168.

［22］ Jensen M E, Evans A J, Mathis J M, et al. Percutaneous polymethylmethacrylate in the treatment of os-teoporotic vertebral body compression fractures: Technical aspects. Am J Neuroradiol, 1997, 18 (10): 1897-1904.

［23］ Gangi A, Kastler B A, Dietemamnn, J L. Percutaneous vertebroplasty guided by a combination of CT and fluo-roscopy. Am J Neuroradiol, 1994, 15 (1): 83-86.

［24］ Cotton A, Dewatre F, Cortet B, et al. Percutaneous vertebroplasty for osteolytic metastases and myelo-ma: Effects of the percentage of lesion filling and the leakage of methyl methacrylate at clinical follow-up. Radiology, 1996, 200 (2): 525-530.

第二十一章　癌痛的化学治疗

化疗是化学药物治疗恶性肿瘤（下称癌症）的简称，是通过使用化学药物杀伤和杀灭癌细胞从而达到治疗目的。化疗是目前治疗癌症最主要的手段之一，与手术、放疗和生物靶向治疗（以下简称靶向治疗）一起并称癌症的四大主要治疗方法。手术和放疗属于局部治疗，只对治疗部位的肿瘤有效，对于已扩散的癌细胞、亚临床转移灶和已经发生临床转移的癌症就无法发挥有效治疗作用了。而作为药物治疗的化疗和靶向治疗则属于全身治疗，药物进入人体后会随着血液循环遍布全身的绝大部分器官和组织。因此，对一些有全身播散倾向的肿瘤及已经扩散转移的中晚期肿瘤，化疗和靶向治疗是主要的治疗手段。由于靶向治疗需要特异性的治疗靶标，而目前很多的恶性肿瘤尚没有找到特异性的靶点，因此，相对靶向治疗而言，化疗的适用范围则更广泛。对于癌痛的治疗，化疗可通过杀伤和杀灭癌细胞而减轻或消除癌症对组织、器官的直接和间接损伤、破坏和对功能的影响而发挥对癌痛的治疗作用。

第一节　化疗的常用药物

目前，临床常用的抗癌药物有 80 余种，按细胞增殖动力学分类，分为细胞周期特异性药物与细胞周期非特异性药物两大类。

一、细胞周期非特异性药物

本类药物可杀伤处于各种增殖状态的细胞，包括休止期（G_0）细胞。此类药物大多在大分子水平上直接破坏 DNA 的双链，并与之结合成复合物，因而影响 RNA 的转录与蛋白质的合成。对癌细胞作用强而快，能迅速杀死癌细胞。在机体能耐受毒性限度内，杀癌细胞的能力随着剂量的增加而增加。因此，此类药物宜一次性静脉给药，常用的抗癌药物如下：

1. 抗生素类　该类药物主要包括柔红霉素、多柔比星、表柔比星、吡柔比星、米托蒽醌、丝裂霉素等。

2. 烷化剂　该类药物主要包括环磷酰胺、异环磷酰胺、马利兰、马法兰、噻替哌、瘤可宁和替莫唑胺等。

3. 亚硝脲类　该类药物主要包括环己亚硝脲、甲基环己亚硝脲、卡氮芥等。

4. 杂类　该类药物主要包括顺铂、卡铂、奥沙利铂、奈达铂、氮烯咪胺、甲基苄肼和门冬酰胺酶等。

二、细胞周期特异性药物

本类药物只能杀伤处于增殖周期中某些时相的细胞，在小分子水平上阻断 DNA 的合成，因而影响 RNA 的转录与蛋白质的合成。本类药物作用慢，需要一定时间才能发挥其杀伤作用，其剂量-反应曲线是一条渐近线，即在小剂量时类似于直线，达到一定剂量后不再上升，出现一个平台期，影响疗效的浓度和时限的关系中，时限是主要因素。因此，此类药物以缓慢静脉滴注、肌内注射或口服为宜。常用的抗癌药物如下：

1. 植物碱类　该类药物主要包括长春花碱、长春新碱、长春瑞滨、长春地辛、依托泊苷、替尼泊苷、伊立替康、托泊替康、高三尖杉酯碱、紫杉醇、多西他赛、脂质体紫杉醇和白蛋白紫杉醇等。

2. 抗生素类　该类药物主要包括放线菌素 D、丝裂霉素和平阳霉素等。

3. 抗代谢类　该类药物主要包括氟尿嘧啶类（5-FU、替吉奥和卡培他滨等）、阿糖胞苷、吉西他滨、地西他滨、培美曲塞、氟达拉滨、甲氨蝶呤、巯嘌呤和羟基脲等。

4. 激素类　该类药物主要包括他莫昔芬、氨鲁米特、来曲唑、阿那曲唑、依西美坦、氟维司群、氟他胺、己烯雌酚、丙酸睾丸酮、戈舍瑞林、甲状腺素、泼尼松和地塞米松等。

第二节　化疗镇痛的适应证与禁忌证

一、适应证

1. 造血系统的恶性肿瘤　如白血病、多发性骨髓瘤、恶性淋巴瘤、朗汉斯细胞增生症等。

2. 化疗效果较好的实体瘤　如小细胞肺癌、皮肤癌、绒毛膜上皮癌、恶性葡萄胎、精原细胞瘤、卵巢癌和非小细胞肺癌等。

3. 其他　对化疗药物或方案具有一定敏感性的晚期肿瘤。

二、禁忌证

（1）年老体弱或恶病质。

（2）既往化疗等原因导致存在血象长期低下且有出血倾向者。

（3）有肝肾等器官功能严重异常及心脑血管等严重疾病者。

（4）严重贫血或重症营养障碍及血浆蛋白明显低下者。

（5）严重肾上腺皮质功能不全者。

（6）有严重感染、高热及其他严重并发症。

第三节　化疗镇痛的用药原则和常用方法

一、化疗镇痛的用药原则

尽管在晚期肿瘤的姑息治疗中，化疗作为综合治疗的手段之一，对减轻患者的癌痛等症状已越来越重要。但在临床实践过程中须注意遵循以下原则。

1. 化疗越早越好　对药物敏感的肿瘤，愈早化疗，效果愈好。出现明显肿块时，肿块愈大，转入休止期的肿瘤细胞愈多，对化疗的敏感性降低。且肿块局部血供不良，药物难以进入瘤体发挥作用。

2. 在体质较好时化疗　应争取在患者体质较好时化疗。患者体质好，机体的承受能力强，较易渡过毒副反应关；且机体抵抗力较强，药物发挥疗效时体内的免疫防御机制还可进一步杀灭肿瘤细胞，从而提高疗效；否则于生命垂危之际，免疫能力丧失殆尽，再好的药物也将无能为力。

3. 全方位制订化疗方案　制订用药方案应根据不同疾病、病情、肿瘤类型、发展速度、患者体质和药物特点等因素，全面考虑。

4. 联合用药　多药联合应用的效果多胜于单药，可预防和延缓抗药性的产生，且可在一定程度上减少毒副反应。应尽可能地选用获得循证医学证实的疗效较好的方案，避免化疗药物的随意性的搭配。只有在高龄、体弱等难以耐受联合化疗方案的情况下才考虑选用单药化疗。

二、常规化疗镇痛的方法

化疗可通过对肿瘤细胞的杀灭和抑制，而能使对化疗敏感的肿瘤如淋巴瘤、小细胞肺癌、卵巢癌、骨髓瘤或白血病等造成的破坏、浸润以及压迫神经组织等引起的疼痛能够减轻和控制。下面简要介绍常见恶性肿瘤癌痛的化疗方法。

（一）鼻咽癌化疗

1. PF 方案　顺铂（DDP）80mg/m²，静脉滴注，第 1 日或分 3d（第 1~3 日）给药；氟尿嘧啶（5-FU）750~1000mg/m²，静脉滴注，第 1~5 日给药。每 21d 为一个疗程。这是目前头颈部癌的标准化疗方案，对晚期鼻咽癌的总有效率为 30%~60%，对未能达到临床客观疗效标准的患者，生存质量也可获得改善。

2. TIP 方案　用于 PF 方案化疗后复发或转移的患者。紫杉醇（TAXOL）175mg/m²，静脉滴注，第 1 日给药；异环磷酰胺（IFO）1000mg/m²，静脉滴注，第 1~3 日给药；顺铂（DDP）60mg/m²，静脉滴注，第 1 日或分 3d（第 1~3 日）给药。每 21d 为一个疗程。该方案为鼻咽癌常用的二线化疗方案，有效率仍可达 58%，完全缓解率为 17%。

近年来，吉西他滨联合铂类的化疗方案在鼻咽癌的姑息治疗方面亦显示出具有较好的疗效。

（二）乳腺癌化疗

晚期乳腺癌常用的方案为 FAC：氟尿嘧啶（5-FU）500mg/m²，阿霉素 50mg/m²，环磷酰胺（CTX）500mg/m²，静脉滴注，第 1 日给药，每 28d 为一疗程。该方案治疗转移性乳腺癌的有效率为 40%~65%。目前治疗转移性乳腺癌有效率较高的还有紫杉醇类、吉西他滨和长春瑞滨等为主的联合方案。

（三）肺癌化疗

1. 非小细胞肺癌　应用较多的化疗方案有以下两种。

（1）培美曲塞联合顺铂方案：培美曲塞 500mg/m²，顺铂 75mg/m² 或 80mg/m²，静脉滴注，第 1 日给药，每 21d 为一个疗程。

（2）GP 方案：吉西他滨 1 000mg/m²，静脉滴注，第 1 日和第 8 日给药；顺铂 100mg/m²，静脉滴注，第 1 日给药，每 21d 为一个疗程。

2. 小细胞肺癌　常用的标准方案为 PE 方案。即顺铂 20mg/m²，静脉滴注，第 1~5 日给药；依托泊苷 80mg/m²，静脉滴注，第 1~5 日给药。每 21d 为一个疗程。该方案对广泛性小细胞肺癌的有效率高于 60%。

（四）淋巴瘤化疗

1. 霍奇金病　常用的化疗方案为 MOPP 和 ABVD。

（1）MOPP 方案：氮芥 6mg/m²，静脉滴注，第 1 日和第 8 日给药；长春新碱（oncovin，vincristine）1.4mg/m²，静脉滴注，第 1 日和第 8 日给药；甲基苄肼 100mg/m²，泼尼松 40mg/m²，口服，第 1~14 日给药。每 28d 为一个疗程。

（2）ABVD 方案：多柔比星（阿霉素）25mg/m²，静脉滴注，第 1、15 日给药；博来霉素 10mg/m²，静脉滴注，第 1、15 日给药；长春碱 6mg/m²，静脉滴注，第 1、15 日给药；达卡巴嗪 375mg/m²，静脉滴注，第 1、15 日给药。每 28d 为一个疗程。随机对照研究发现，ABVD 方案的效果优于 MOPP 方案，且 ABVD 方案没有诱发生殖功能障碍及白血病等不良反应，故该方案为目前霍奇金淋巴瘤治疗的标准方案。

2. 非霍奇金病淋巴瘤　最常采用 CHOP 方案或以此为基础演变而来的 R-CHOP 方案。

（1）CHOP 方案：环磷酰胺（CTX）750mg/m^2，静脉滴注，第 1 日给药；多柔比星（ADM）50 mg/m^2，静脉滴注，第 1 日给药；长春新碱（VCR）1.4mg/m^2，静脉滴注，第 1 日给药；泼尼松 100mg/m^2，口服，第 1~5 日给药。每 21d 为一个疗程。该方案完全缓解率为 50%~70%。

（2）R-CHOP 方案：是在 CHOP 方案的基础上加利妥昔单抗而成，在每个疗程开始的第 1 日联合使用利妥昔单抗 375mg/m^2，静脉滴注。

（3）其他方案：对于缓解后复发的患者还可采用 MINE 方案（异环磷酰胺、美司钠、米托蒽醌、依托泊苷）、ESHAP 方案（依托泊苷、甲基强的松龙、阿糖胞苷、顺铂）、DICE 方案（地塞米松、异环磷酰胺、顺铂、依托泊苷）、DHAP 方案（顺铂、阿糖胞苷、地塞米松）等。

（五）多发性骨髓瘤化疗

1. M-2 方案　长春新碱 1.4mg/m^2、卡莫司汀 25mg/m^2、环磷酰胺 400mg/m^2，静脉滴注，第 1 日给药；美法仑 6~8mg/m^2，口服，每日 1 次，第 1~7 日给药；泼尼松 40mg/m^2，口服，每日 1 次，第 8~21 日给药。该方案是多发性骨髓瘤的常用标准化疗方案，总有效率为 72%，5 年生存率为 26%。

2. MP 方案　美法仑 6~8mg/d，口服，连续 5~7d；泼尼松 40~60mg/d，口服，连续 5~7d。每 4~6 周重复一次，应坚持用药 1 年以上。该方案有效率为 50%。

多中心随机对照研究发现，M-2 方案优于 MP 方案。因此，在患者可耐受的情况下应尽可能采用 M-2 方案，但对体质较差、年龄大于 70 岁的患者，建议选用 MP 方案。近年来较多的报道提示：含有新药氟达拉滨的方案对多发性骨髓瘤具有较高的疗效。

（六）睾丸肿瘤化疗

睾丸精原细胞瘤的标准化疗方案为 PEB（由顺铂、依托泊苷注射液和博来霉素或平阳霉素组成）方案（顺铂 20mg/m^2，静脉滴注，第 1~5 日给药；依托泊苷 100mg/m^2，静脉滴注，第 1~5 日给药；博来霉素 30mg/m^2，静脉滴注，第 2、9 和 16 日给药）。每 21d 为一个疗程。该方案的完全缓解率可达 83%，对于肿瘤负荷较大者完全缓解率也高达 77%。

（七）上皮性卵巢癌化疗

卵巢生殖细胞肿瘤对化疗较敏感，化疗药物的选用与男性生殖细胞肿瘤的方案类似；卵巢上皮癌对化疗亦较敏感。卵巢癌的化疗常采用含铂类药物的联合化疗方案，有效率约 60%。近年来的随机对照研究证实顺铂或卡铂联合紫杉醇的方案有效率高于 70%，明显优于铂类 +CPM（由环磷酰胺、顺铂和美法仑组成）方案，因此，该方案已被公认为卵巢癌化疗的新标准方案。

（1）紫杉醇 175mg/m^2 静脉输注 3h，后接卡铂 AUC 5~6 静脉输注 1h，第 1 天。每 3 周重复 ×6 个周期。

（2）多西他赛 60~75mg/m^2 静脉输注 1h，后接卡铂 AUC 5~6 静脉输注 1h，第 1 天。每 3 周重复 ×6 个周期。

（3）紫杉醇 60mg/m^2 静脉输注 1h，后接卡铂 AUC 2 静脉输注 30min。每周 1 次，共 18 周。

（八）铂类方案化疗无效或复发者

可采用依托泊苷、异环磷酰胺、多西他赛、去甲长春花碱、伊立替康或托泊替康等药物治疗。

（九）原发灶不明的恶性肿瘤化疗

通常采用含铂类的联合化疗方案，总有效率约为 30%。未分化癌的化疗效果稍优于腺癌。具体的方案大多是选用转移灶的位置和所推测的原发灶可能部位肿瘤的化疗方案。近年来的多中心临床研究证实，应用紫杉醇、卡铂、依托泊苷组成的联合化疗方案对原发灶不明的恶性肿瘤的有效率达 47%，且对腺癌的疗效与未分化癌相近。

控制晚期癌症患者癌痛的化疗，其目的不是为了根治疾病，而更多的是为了降低肿瘤细胞负荷，减轻癌痛，提高患者生活质量。但化疗并非对所有肿瘤均有疗效。当前各类肿瘤的化疗疗效可分成下列几种情况：①可延长生存期或治愈的肿瘤：绒毛膜上皮癌、Burkitt 淋巴瘤、睾丸肿瘤、肾胚胎肉瘤、神经母细胞瘤、急性淋巴细胞白血病和霍奇金氏病等；②可缓解并延长生存期的肿瘤：急性早幼粒细胞白血病、慢性淋巴细胞白血病、恶性淋巴瘤、慢性粒细胞白血病、多发性骨髓瘤、卵巢癌、前列腺癌、乳腺癌、支气管肺癌、消化道癌、头颅部肿瘤和子宫颈癌等；③缓解并可能延长生存期的肿瘤：骨肉瘤、原发性肝癌、胰腺癌和恶性胸膜间皮瘤等；④可能缓解的肿瘤：子宫内膜癌、软组织肉瘤、黑色素瘤、膀胱癌、肾癌和脑胶质瘤等。

三、介入性化疗镇痛

介入治疗技术中临床上多分为血管性介入治疗和非血管性介入治疗，前者主要包括各类肿瘤的经动脉栓塞/灌注化疗术，后者则包括各类经皮穿刺活检/引流、局部注射药物、消融术（冷冻、射频、激光、高能聚焦超声等）、空腔脏器恶性狭窄的支架植入术等，但无论何种方法，都具有微创性、可重复性、准确定位、疗效高、见效快、并发症少、恢复快的特点。

肿瘤癌痛控制的介入治疗方法是经肿瘤供血动脉灌注化疗（TAI）和（或）经动脉化疗栓塞术（TACE），以及影像设备导引下的经皮穿刺消融术。尽管介入治疗可用于全身多个部位肿瘤的治疗，但以原发性肝癌的介入治疗疗效最为显著，经肝动脉化疗栓塞术已成为最经典的治疗手段，相关研究也比较深入，总体 5 年生存率达 35% 以上。经皮穿刺注射无水乙醇及冷冻治疗、射频、微波、激光、高能聚焦超声等消融手段均取得了令人鼓舞的成就，与经血管介入治疗技术结合应用，效果更佳。因此，对于支气管肺癌、消化道肿瘤、泌尿系肿瘤、头颈部肿瘤、骨骼肌肉肿瘤所致的癌痛，部分可通过介入治疗予以控制。

1. 经动脉灌注化疗 经动脉灌注化疗（TAI）是指经导管于肿瘤供血动脉内注入化疗药物。由于首过效应在动脉给药途径中有明显特点，因此 TAI 具有肿瘤局部药物浓度高，而外周血药浓度低的特点，从而使疗效提高，全身毒副作用减少。肿瘤介入治疗常用的化疗药物为阿霉素类、铂类、羟基喜树碱、丝裂霉素、吉西他滨等，单药或联合用药，用量根据患者的一般情况、肝肾功能、血常规等决定。转移瘤根据原发肿瘤病理类型决定，但如为一次性冲击灌注化疗应选用细胞周期非特异性药物。

2. 经动脉栓塞术 经动脉栓塞术（TAE）是将导管置于靶动脉并注入栓塞剂，以达到治疗目的的较为主要的肿瘤介入治疗技术。目前用于临床的栓塞剂种类繁多，临床上主要根据病变的血流动力学变化、导管的位置、是否需要重复治疗和与化疗药物的亲和性等选择。主要的栓塞剂有明胶海绵、微粒栓塞剂、大型栓塞剂、液态栓塞剂等。

3. 空腔脏器内支架植入术、介入性疏通术 空腔脏器内支架植入术是指在影像设备导引下，通过相关器材，将支架置于因良、恶性疾病所致的空腔脏器狭窄，使之再通重建管道、再成形，维持其功能的一系列技术。目前在因恶性肿瘤所致空腔脏器狭窄治疗中应用较为广泛的有胆道支架植入术、食管支架植入术等。这一技术作为介入医学的一项高新技术，用于临床的历史虽然不长，但发展十分迅速，在很多方面取得了突破性的进展。这一技术用于解决空腔脏器因良、恶性肿瘤造成的狭窄所导致的疼痛，具有创伤小、并发症少、疗效显著而持久的特点。但治疗后由于黏膜上皮组织增生和肿瘤内生所致的再狭窄是亟待解决的主要临床问题，以尽可能提高中长期疗效。介入疏通术包括经皮穿刺引流术、狭窄或闭塞空腔脏器的扩张术等。

第四节 常见不良反应与处理

由于肿瘤细胞与正常细胞间缺乏根本性的代谢差别，因此，抗癌药缺乏理想的选择性，所以在杀癌细胞的同时，往往对机体增殖旺盛的细胞如骨髓、消化道的上皮细胞、毛囊等具有一定的影响，各种抗癌药物均具有共同的不良反应与特有的不良反应两大类，以下为临床化疗常见不良反应和处理对策。

一、骨髓抑制

各类血细胞化疗后的减少取决于其半衰期的长短，白细胞和血小板的半衰期短，分别为 5~7d 及 6h，因此容易发生减少；红细胞的半衰期 120d，因此其减少不易反映出来。当前，对于骨髓抑制尚无有效的预防措施，故目前采取白细胞在 $2.5×10^9$/L 与血小板 $50×10^9$/L 以下时停止化疗，给予隔离，防止感染。粒细胞集落刺激因子可刺激多种造血干细胞向粒单系祖细胞分化，从而提高外周血中粒细胞数。白细胞介素-11 和血小板生长因子具有一定的预防和提升血小板的作用。对于有出血倾向的血小板减少者可给予血小板输入治疗。大剂量化疗后的干细胞移植，可帮助患者骨髓重建。

二、消化道反应

大多数的抗癌药物都可引起不同程度的恶心、呕吐。除了抗癌药物直接刺激局部胃肠道引起的呕吐外，血液中的化疗药物作用于延髓的呕吐中枢引起呕吐，也可刺激第四脑室底的化学感受器触发带而引起恶心、呕吐。5-羟色胺与多巴胺等药物均为化学感受器触发带受体的传导介质，因此抗多巴胺类药物胃复安和抗 5-羟色胺类药物均可用于抑制抗癌药物引起的呕吐。

三、肝毒性

肝毒性多发生在长期或大剂量使用抗癌药物时，在原来肝功能不太好的情况下，易引起肝损害。长期应用 MTX（甲氨蝶呤）可引起纤维化、肝硬化。肝动脉注射抗癌药物后可引起化学性肝炎。

四、肾毒性

抗癌药物所致的肾毒性可在治疗过程中随时发生，亦可以长期用药或停药以后延迟发生，不仅表现为氮质血症而且出现明显的肾毒性。可能发生肾毒性的抗癌药物，归纳为以下几类：①易发生急性肾毒性的抗癌药物有 DDP（顺铂）、HD-MTX（大剂量甲氨蝶呤）、STZ（链脲佐菌素）；②长期应用易发生肾毒性的抗癌药有 CCNU（洛莫司汀）、MMC（丝裂霉素）、Me-CCNU（司莫司汀）；③可能发生肾毒性的有静脉给 HD-MTX（大剂量甲氨蝶呤注射液），静脉注射大剂量 6-TG（6-硫代鸟嘌呤）；④仅有氮质血症而无肾毒性的抗癌药物有氮烯咪胺和门冬酰胺酶；⑤偶有肾毒性的药物有卡氮芥、环磷酰胺和阿霉素。

五、脱发

抗癌药物均可引起不同程度的脱发，其中以紫杉醇类、阿霉素和依托泊苷最为明显。用减少头皮的血流措施效果明显。在停止化疗后，头发可以再生。

六、局部刺激

刺激性的化疗药物若外溢至皮下会引起红肿或溃烂，若抗癌药物漏至血管外，可用无菌生理盐水注射于皮下，并用冰袋冷敷。在注射化疗药物时，应从远端至近端，从小静脉至大静脉，每日更换注射部位，以免发生静脉栓塞。

七、过敏反应

紫杉醇类、博来霉素类、某些蛋白制剂及门冬酰胺酶引起过敏反应。VP-16（依托泊苷）属大分子药物，快速静脉注射可引起喉头痉挛、虚脱过敏反应。预防措施为提前给予预防过敏的处理。

八、神经系统毒性

VCR（长春新碱）最易引起外周神经毒性，主要表现为远端麻木，感觉减退，肌无力，深反射抑制；便秘、肠麻痹，严重时肠梗阻。5-Fu（5-氟尿嘧啶）及其衍生物冲击治疗时可发生小脑共济失调；DDP 发生听力减退。MTX（甲氨蝶呤）鞘内注射，也可引起脑组织损伤，产生化学性脑膜炎，出现恶心、呕吐、发热、偏瘫。

九、心脏毒性

以蒽环类为最常见：①心律失常和传导阻滞，10%~15%发生急性心脏改变，心电图异常一般为 S1 段 T 波改变，在 1~2 周内消失。心律失常为数分钟、数小时内消失或 1~2 周消失。②急性心力衰竭，心包炎、心肌炎、心律失常。多见心动过速，以及药物引起心血管痉挛，其中急性心力衰竭是致命的，可发生在治疗后 280d，病情发展迅速死亡。发生率为 1.5%。累积剂量为 $500\sim600mg/m^2$ 时，心力衰竭发生率为 10%。大于 $600mg/m^2$，则可增至 30%~40%。

十、肺毒性

以博来霉素为最常见，其次是马利兰、甲氨蝶呤、环磷酰胺、苯丙氨酸氮芥、卡氮芥、丝裂霉素等，均可引起间质性肺炎和肺纤维化。抗癌药物所致肺毒性病因不明，而产生的期限也不肯定，用皮质激素治疗可有一定的疗效。

十一、致癌作用

关于抗癌药物继发恶性肿瘤的报道屡见不鲜。CTX（环磷酰胺）、HN_2（氮芥）、PAM（解磷定）、BUS（马利兰）、MMC、PCB（甲基苄肼）、MTX、VCR、VLB（长春花碱）、ADM（肾上腺髓质素）、DACT（放线菌素 D）均有致癌作用。

十二、致畸胎作用

由于抗癌药物对染色体的作用，在运动试验中均可引起流产或畸胎，主要发生在妊娠 3 个月，引起染色体的退行性改变，在妊娠 16 周以后使用抗癌药物比较安全。在早期妊娠 3 个月内已做过化疗者，应考虑终止妊娠。

（胡晓桦　陆永奎）

参 考 文 献

［1］Scott M Fishmen，Jane C Ballantyne，James P Rathmell. Bonica's management of pain. 4th ed. Philadelphia：Wolters Kluwer，2009.

［2］Robert A Swarm，Jutith A Paice，Doralina L Anghelescu，et al. NCCN Clinical Practice Guidelines in Oncology Adult Cancer Pain Version1，2018.

［3］Neufeld N J，Elnahal S M，Alvarez R H. Cancer pain：a review of epidemiology，clinical quality and value impact. Future Oncol，2017，13（9）：833-841.

［4］秦叔逵，马军，游伟程 . 中国临床肿瘤学进展 . 北京：人民卫生出版社，2010.

［5］周彩存，王禄化，周道安 . 肿瘤学 . 上海：同济大学出版社，2010.

［6］Stinchcombe T E，Bogart J，Wigle D A，et al. Annual review of advances in lung cancer clinical research：a report for the year 2009. Thorac Oncol，2010，5（7）：935-939.

［7］Jemal A，Siegel R，Ward E，et al. Cancer statistics. CA Cancer J Clin，2009，59（4）：225-249.

［8］ Scott M Fishmen, Jane C Ballantyne, James P Rathmell. Bonica's management of pain. 4th ed. Philadelphia：Wolters Kluwer, 2009.

［9］ Rivera F, Lopez-Tarruella S, Vega-Villegas M E, et al. Treatment of advanced pancreatic cancer：from gemcitabine single agent to combinations and targeted therapy. Cancer Treat Rev, 2009, 35（4）：335-339.

［10］ 孙燕，石远凯．临床肿瘤内科手册．北京：人民卫生出版社，2009.

第二十二章　癌痛的放射治疗

放射治疗简称放疗，是利用放射性同位素所产生的 α、β、γ 射线，X 射线治疗机和各类加速器所产生的不同能量的 X 射线、电子束、质子束、中子束和其他重粒子束等，通过照射来治疗恶性肿瘤的一种方法。恶性肿瘤患者中约 70% 在其治疗的不同阶段需要接受放射治疗，WHO 的资料显示有 45% 的恶性肿瘤可以治愈，其中外科治疗占 22%，放射治疗占 18%，化学治疗占 5%。

大约 30% 的恶性肿瘤患者有疼痛的症状，特别是晚期患者疼痛的发生率可达 70%~90%，常见的如鼻咽癌、颅内原发肿瘤引起的头痛，肺癌、纵隔肿瘤、胸膜间皮瘤等引起的胸痛，胰腺癌、肝癌引起的腹痛，骨转移癌和脑转移癌疼痛等。本章主要介绍放射治疗的机制和方法，并以骨转移癌和胰腺癌为范例说明。

第一节　放射治疗的机制及照射方式

一、放射治疗的机制

放疗不仅最大限度地抑制或消灭肿瘤细胞，同时最大限度保存正常组织的结构和功能，并可直接作用于引起癌性疼痛的病因，缓解癌痛以及因原发癌局部侵犯所致的症状，提高患者的长期生存率和生活质量。当肿瘤压迫或浸润神经引起疼痛时，70%~80% 的患者可以通过放射治疗使疼痛症状缓解。

（1）放射治疗可破坏肿瘤组织，使肿瘤缩小甚至消失，而且解除局部压迫或阻塞，改善局部血液循环。

（2）抑制了正常骨细胞释放化学性疼痛介质（前列腺素），或释放止痛性介质（神经肽）参与镇痛过程。

（3）大剂量照射时，可能与肿瘤细胞被杀死或溶解有关。

二、放射治疗的照射方式

照射方式按放射源与病变的距离可分为：

1. 远距离照射（外照射）　治疗时放射源距人体有一定的距离，集中照射人体某一部位，主要特点是治疗计划设计合理时受照射靶区内剂量相对均匀。如直线加速器、钴-60 治疗机等。癌痛放射治疗多用外照射方式。

2. 近距离照射（内照射）　指放射源与肿瘤距离很近的放射治疗，可通过人体自然管道把放射源置于肿瘤附近，也可通过穿刺、手术直接把放射源置于肿瘤组织内，故也称腔内和组织间放射治疗。特点是各部位剂量大小与距离的平方呈反比，故受照射靶区内剂量不均匀，临床上多用于外照射的补充。目前认为粒子埋置对晚期癌症和癌痛有较好效果，但临床应用仍受一定限制。

放射治疗按治疗目的可分为：根治性放疗和姑息性放疗。根治性放疗是指在足够剂量的放射治疗后肿瘤可治愈，患者可获得长期生存，治疗的毒副反应控制在可接受的限度内。姑息性放射治疗的目的在缓解疼痛、延长寿命及在一定程度上控制肿瘤，放射治疗的剂量较低，一般不会产生严重的毒副作用，应以不增加患者痛苦为原则。

第二节　癌痛放射治疗的适应证与禁忌证

一、适应证

（1）患者一般情况尚可，可耐受放疗。
（2）为缓解肿瘤压迫症状、止痛、止血等，可行姑息性放疗。
（3）白细胞总数不低于 $3.0×10^9/L$，血红蛋白不低于80g/L。

二、禁忌证

（1）患者一般情况差，不能耐受放疗。
（2）伴有多器官功能衰竭者。
（3）伴有癌性胸水、心包积液或腹水者。
（4）伴有严重感染者。
（5）食管或胃肠道有穿孔倾向者。

第三节　常见癌痛的放射治疗

一、肿瘤骨转移的放射治疗

骨是恶性肿瘤常见的转移部位，约占远处转移的近一半。80%的肿瘤骨转移发生在乳腺癌、前列腺癌和肺癌，以脊柱、骨盆最多，其次是肋骨和四肢骨，通常为多发，单发转移者仅占约10%。放疗是治疗骨转移疼痛最有效的方法，能有效缓解疼痛，预防病理性骨折和脊髓压迫症的发生，改善生存质量和延长生存期。

1. 照射剂量-时间分割　目前骨转移癌疼痛最佳的照射技术、剂量及时间分割仍在探讨之中。研究表明，骨转移放疗随剂量的增强，疗效可增加。目前常用的方案包括：

（1）长疗程、每次小剂量分割的常规方案：照射量200cGy/次，1次/d，5次/周，总剂量4 000~5 000cGy/4~5 周/20~25 次。

（2）高分次量、少（低）分割的短疗程方案：
1）照射量300cGy/次，隔日1次，3次/周，总剂量3 000cGy/2 周/10 次。
2）照射量400~500cGy/次，2次/周，总剂量2 000cGy/1~2 周/4~5 次。
3）照射量300~500cGy/次，2~3次/周，总剂量1 500cGy/1~2 周/3~5 次。

（3）单次大剂量照射方案：800~1 000cGy/次。

对于估计生存期较长且一般情况较好者，宜给予300cGy/次，共10次，或200cGy/次，共20次，不仅副作用较小，而且疼痛缓解维持稍好。有条件者应倾向于选择多次照射，特别是估计有长期生存可能者。

2008 年中国抗癌协会癌症康复与姑息治疗专业委员会（The Committee of Rehabilitation and Palliative Care，China，CRPC）和中国抗癌协会临床肿瘤学协作专业委员会（Chinese Society of Clinical Oncology，CSCO）推出了《恶性肿瘤骨转移及骨相关疾病诊疗专家共识》，认为体外照射是骨转移姑息性放疗的首选放疗方法。体外照射的主要适应证：①有骨疼痛症状的骨转移灶，用于缓解疼痛及恢复功能；②选择性用于负重部位骨转移的预防性放疗，如脊柱和股骨转移。

该共识提供了三种体外照射剂量分割方案，即：①300cGy/次，共 10 次；②400cGy/次，共 5 次；③800cGy/次，单次照射等有效的治疗。

2. 常见骨转移的放射治疗

（1）多发性肿瘤骨转移：对于多发性肿瘤骨转移病变，可采用大野照射，甚至半身照射，其疗效优于小野、多野的局部照射。Hoskin 等报道单次 6~7Gy 半身照射，24h 后出现疼痛缓解，可取得 75% 的疼痛缓解率。Salazar 等报道了一个随机分组观察不同分割剂量半身照射结果，在 3Gy×5 次、3Gy×2 次和 4Gy×2 次的 3 组中，照射后 3~8d 疼痛缓解率为 90%，而且在 3Gy×5 次组中，疼痛缓解持续时间明显长于另外两组。半身照射疼痛缓解明显，而且有随剂量增加疼痛缓解率提高的趋势。但半身照射易出现更多的并发症，如胃肠道反应、骨髓抑制和放射性肺炎，因此半身照射时要注意保护肺、肾等重要组织，不能超过耐受剂量。

（2）下肢和骨盆承重骨骨转移与骨折：下肢和骨盆承重骨肿瘤骨转移的治疗，重点在于预防和治疗骨折。对于骨折和有骨折风险者进行内固定是有效的镇痛方法，但其镇痛作用是暂时的。对于孤立性骨转移的骨折，可进行手术切除后给予内固定，而后给予放射治疗可取得比较满意的效果。

放射治疗不仅有镇痛的作用，还有预防病理性骨折的作用。对于股骨的转移瘤，放射治疗后发生骨折者约为 1.3%。Yvette 报道放疗后发生骨折者在单次放疗者明显多于多次放疗者（分别为 23% 和 7%），比多次放疗者高 2~3 倍。发生骨折的中位时间分别为放疗后的 10 周和 20 周，显示多次照射比单次照射者疗效要好。

对于局部病变，手术切除后可减轻疼痛，手术切除肿瘤者是否需要给予放射治疗以及疗效待定，但仅行固定或切除不净者应给予放射治疗。

二、脑转移癌的放射治疗

25%~40% 的颅外恶性肿瘤在病程中将发生脑转移，常见的原发肿瘤为肺癌、乳腺癌、恶性黑色素瘤、消化道肿瘤，其中肺癌占 64%。脑转移患者的预后非常差，治疗后的中位生存时间为 1~10 个月。

头痛是最常见的症状，多发生在清晨，提示肿瘤为多发或位于后枕部，其次是定位功能差和精神异常。体征为半身瘫痪或活动受限，其次是感觉异常和视神经盘水肿。CT 检查时，多发脑转移占 50% 以上，MRI 能更精确、更早地发现更小的病变，MRI 诊断多发脑转移者占脑转移的 2/3~3/4。

1. 全脑放疗　恶性肿瘤多发性颅内转移的标准治疗是全脑放疗（Whole Brain Radiation Therapy，WBRT），WBRT 的近期客观有效率近 60%，1 年生存率 10%~20%。全脑放疗的最佳时间剂量分割仍不能确定，增加全脑照射剂量，并不能明显增加疗效，反而可能在长期生存者，有增加神经系统慢性毒性的可能。

一般认为全脑放疗以 DT 4 000cGy/20 次或 3 000cGy/10 次为宜，分割剂量不宜大于 300cGy/次（大于 300cGy/次会增加神经系统毒性），可依据病情给予病灶局部加量。对于多发脑转移瘤，因转移数目多不宜行 X 刀或 γ 刀进行补量者，可适当增加到全脑放疗剂量到 5 000cGy/25 次以内。

2. 全脑放疗联合 X 刀或 γ 刀局部补量　全脑放疗改善了脑转移癌的疗效，但全脑放疗后约有 1/3 以上的病变未达到局部控制。

在单发转移或转移数少（病灶≤3~5 个）的脑转移癌，全脑放疗加 X 刀或 γ 刀补量比单纯全脑放疗，能增加脑转移癌的控制率，延长生存期。而在多发转移者，不能明显增加生存时间；但加 X 刀或 γ 刀补量后，能提高脑转移癌的局部控制率及生存质量，但伴有轻度的急慢性毒性增加。

3. 单纯的 X 刀或 γ 刀治疗　立体定向放射外科（SRS）尤其适用于肿瘤位置较深无法行外科手术切除者，对 WBRT 后脑部再次复发时功能状态较好者和颅外病灶稳定者仍是一种有效的治疗方式，放疗不敏感肿瘤（如肾癌、黑色素瘤、肉瘤等）脑转移也可从 SRS 获益。对于有较好预后因素而又无法接受手术者（如转移灶位于脑干、基底核和大脑皮质功能区等），建议选择 SRS+WBRT。

4. 手术切除后的放射治疗　手术切除脑转移肿瘤仅适合单发转移者，手术后加全脑放疗能减少局部复发和提高功能正常的生存时间，而且治疗并发症不明显，但不能提高总生存时间。

5. 放疗联合激素治疗　放疗期间给予激素治疗（相当于地塞米松 5~10mg），可降低颅内压和放疗引起的水肿加重，症状改善率 70% 以上。激素治疗 6~24h 后，症状开始出现改善，3~7d 可达最佳效果。

三、头颈部肿瘤侵犯颅底的放射治疗

头痛是头颈部肿瘤的常见症状之一，如鼻咽癌确诊时 50%~70% 的患者伴有头痛。头颈部肿瘤容易侵犯颅底骨质，浸润压迫神经、血管，引起头痛。多表现为持续性一侧为重的偏头痛，少数为颅顶枕后或颈项部痛。

头颈部肿瘤引起头痛的原因有：①合并感染：原发肿瘤表面坏死合并感染，刺激颅底骨膜导致头痛，经局部冲洗、抗炎治疗后症状常可缓解。②肿瘤侵及筋膜、骨膜、颅底骨、三叉神经脑膜支、鼻旁窦、血管（或血管受压）、颅内及颈椎等，均可出现头痛并进行性加重。③颅内受侵：可因颅内占位、脑水肿、颅内高压出现全头痛并伴恶心、呕吐。枕骨髁、寰枕关节、颈椎受侵可致枕后、颈项部、肩部疼痛，可伴有颈强直或颈部活动障碍。

对于头颈部肿瘤颅底受侵而引起头痛的放疗照射野，要根据其原发肿瘤的部位而定。照射野可包括原发灶及颅底，或为了缓解疼痛而先设颅底小野，待症状缓解后重新设定照射野，包括原发灶及颅底。

鼻咽癌颅底野的边界如下：

（1）前界：上颌窦后壁。

（2）上界：与前、后床突水平或根据肿瘤侵犯的边界而定。

（3）后界：沿斜坡后 0.5cm。

（4）下界：上界下 4~5cm，包括鼻咽顶壁。

对鼻咽癌而言，颅底野可作为颅底，尤其是蝶窦、圆孔、卵圆孔、破裂孔和斜坡破坏时，海绵窦受侵时的缩野补量照射，通常采用双侧对穿照射，照射范围应根据 MRI 和 CT 显示的病灶范围作为缩野的依据。

四、胰腺癌的癌痛姑息放疗

晚期胰腺癌往往出现剧烈的顽固性癌痛，有效缓解患者疼痛、减少躯体症状、降低患者不良心理反应、最大限度提高生存质量是癌痛治疗的理想目标。放疗能使肿瘤缩小，可提高胰腺癌局部控制率，有助于缓解疼痛并改善局限期和局部晚期胰腺癌生存和生活质量。主要放疗方式如下：

1. 胰腺外照射　随着放疗技术的进步，目前胰腺癌外照射技术可实现肿瘤受到高剂量照射的同时最大限度保护周围正常组织，已成为治疗策略的重要组成部分。美国国立综合癌症网络（National Comprehensive Cancer Network，NCCN）推荐胰腺癌外照射总剂量常采用 45~54Gy（1.8~2Gy/次）或对于需要缓解疼痛的转移性胰腺癌给予 30~36Gy（2.4~3Gy/次）；也有观点认为，采用高剂量低分割（3~6Gy/次）的照射方式可能改善放疗生物剂量从而改善放疗效果，放疗后 1 个月腹背痛缓解总有效率95.9%、完全缓解率 81.6%。此外，研究认为放疗联合吉西他滨化疗能更好地控制疼痛，疼痛缓解率65%~70%。

2. 术中放疗　与体外放疗不同，术中放疗定位准确，能在术中一次大剂量直接照射胰腺癌组织，显著减少肿瘤负荷，迅速缓解胰腺癌疼痛，可用于胰腺癌的手术辅助治疗或不能切除进展期胰腺癌的姑息镇痛治疗。有报道提出，20~25Gy 剂量的术中放疗，可以使胰头癌患者止痛药停用率和减用率分别减少为 36.7% 和 40%；胰体尾癌的止痛显效率和有效率也达 30.8% 和 16.2%，证明了术中放疗对胰腺癌疼痛的显著效果。

3. 粒子植入治疗　王俊杰等经腹腔镜超声引导下对 14 例晚期胰腺癌患者进行[125]I 植入治疗，靶位主要针对癌性病损区域，平均剂量为 120Gy，除了治疗肿瘤之外，87.5% 的患者疼痛症状部分或者完全缓解。Jin Z 等在一项前瞻性研究中，全部 22 例晚期胰腺癌患者经超声内镜下植入放射性[125]I 并联合化疗，2 年内随访发现 VAS 评分从 5.07±2.63 分下降至 1.73±1.91 分，证实了疼痛能够明显缓解。

第四节　放射治疗与药物的联合应用

一、放疗联合双膦酸盐

双膦酸盐药物与骨有高度亲和力，能被优先转移到骨形成或吸收加速的部位。双膦酸盐被骨的破骨细胞选择性吸收，并选择性抑制破骨细胞的活性，诱导破骨细胞凋亡，从而抑制骨吸收。双膦酸盐通过抑制破骨细胞介导的骨吸收作用，减轻骨疼痛，降低骨相关事件发生的风险。特别是在乳腺癌，在使用双膦酸盐药物时，对疼痛明显的骨转移部位配合局部的放射治疗，可达到较长期的缓解，但并不明显改善生存期。

二、放疗联合其他药物

研究表明，与单纯化疗相比，化疗联合放疗可以明显缓解晚期癌症疼痛。另有研究发现，醋酸甲地孕酮分散片联合盐酸羟考酮缓释片和放疗治疗前列腺癌骨转移引起的疼痛，具有减少阿片类药物使用剂量及使阿片类药物维持治疗时间短，降低阿片类药物的毒副反应等作用，大大提高了患者的生活质量。此外，华蟾素等中医药联合放疗在缓解骨转移疼痛方面亦有较好的作用。

第五节　放射性粒子植入治疗

放射性粒子植入（radioactive seed implantation）是一种近代新型近距离放射治疗技术，最早开始于 1901 年，Pirre Curie 在肿瘤中植入特制的镭管。19 世纪 80 年代以来随着计算机三维系统、影像监视系统和低能核素碘 125-（[125]I）粒子的研制成功，放射粒子植入术以其高度适形靶区、操作简便、并发症少等特点在临床得到迅速推广。目前常用的放射性粒子有[125]I 和钯-103（[103]Pd），尤其是[125]I 放射性粒子，已经在临床中成功用于治疗各种肿瘤，如头面部肿瘤、肝癌、肺癌、子宫颈癌、前列腺癌等，取得了良好的治疗效果。

一、碘-125 粒子植入治疗的概念

放射性粒子植入，指借助影像学技术包括 B 超、CT、MRI 等进行引导定位或手术中，将放射性颗粒子源[125]I 粒植入患者体内的恶性肿瘤靶区（瘤床），通过放射性粒子持续发射的 β 或 γ 射线，经低剂量辐射作用，杀死肿瘤细胞或抑制肿瘤细胞生长，消除或控制肿瘤发展，达到治疗肿瘤或缓解症状的目

的。放射性粒子植入属于近距离放射治疗的一种，不同于后装治疗、管腔内治疗等，植入肿瘤瘤体内的粒子是永久性植入，一般无须取出。但也有例外，如用于食管癌的放射性粒子支架，在有效缓解患者进食困难的同时，对原发灶进行内放疗，标本同治，必要时可取出。

二、适应证

^{125}I 粒子植入术适用于多种恶性肿瘤和晚期癌痛患者，包括脑胶质瘤、脑膜瘤、脑转移癌、鼻咽癌、口腔癌、淋巴瘤、乳腺癌、食管癌、肝癌、胆管癌、胰腺癌、胃癌、结直肠癌、骨转移癌等。具体适用于以下的癌症患者：

（1）未经治疗的原发肿瘤，如前列腺癌、晚期喉癌。

（2）无法手术切除的实体肿瘤，如中、晚期胰腺癌。

（3）转移性肿瘤或术后复发、转移灶较孤立者。

（4）外照射剂量不足，造成残留病灶，作为局部剂量补充。

（5）肿瘤根治术后，预防扩散，增强根治效果的预防性植入。

（6）术中残存肿瘤或切缘距肿瘤太近（< 0.5cm）。

（7）需要保留功能性组织或手术将累及重要脏器的肿瘤。

（8）肿瘤进展期，外照射效果不佳或远处转移灶或失败的病例。

（9）预防扩散，增强根治效果的预防性植入。

（10）患者不愿意手术的早、中期实体肿瘤。

三、碘-125 粒子植入治疗的方法

尽管用于引导的影像学设备不同，但粒子植入术的方法大致相同，主要操作方法及步骤如下：

（1）在术前，应进行癌症的确诊，根据不同部位的肿瘤病灶、疼痛程度进行评估，根据适应证和禁忌证，符合的，确定施行粒子植入术。

（2）使用 TPS，导入 B 超、CT 或者 MRI 的影像数据，做出术前计划。

（3）在介入手术室，选择合适的体位，对术野进行消毒、麻醉等操作。

（4）按计划对目标靶区进行穿刺和布针，要注意避开周边脏器、血管等。B 超可实时调整，CT 和 MRI 在过程中需要多次扫描，调整进针方向、深度和位置。

（5）释放粒子。数量、间距等结合计划和实时情况进行粒子植入操作。

（6）术后严密观察病情变化，及时处理并发症。

放射性粒子植入流程见图 22-1。

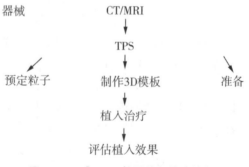

图 22-1　碘-125 粒子植入治疗流程

第六节　放射治疗的并发症及处理

由于放射线种类、放射方法、照射面积、照射部位、单次剂量、总剂量、总的分割次数及总治疗时间等因素的不同，以及患者对放射线敏感性的差异，放射治疗并发症的发生概率及严重程度也各不相同。这就要求放射治疗工作者一方面了解放射治疗并发症，另一方面要熟悉各正常组织的放射耐受剂量。腹部、盆腔器官对放射治疗的耐受量见表 22-1。

表 22-1　腹部、盆腔器官对放射线的耐受量（cGy）

器官	表现	损伤概率 1%~5% 所需剂量	损伤概率 25%~50% 所需剂量	照射体积（cm³）
皮肤	溃疡、严重纤维化	5 500	7 000	100
肌肉		10 000		全
骨	坏死、骨折	6 000	15 000	100
软骨	坏死	6 000	10 000	全
脊髓	坏死	5 000	6 000	5
主动脉	粥样硬化	5 000~6 000		
毛细管	扩张、硬化	5 000~6 000	7 000~10 000	
淋巴管	硬化	5 000	8 000	
小肠	溃疡、狭窄	4 500	6 500	100
结肠	溃疡、狭窄	4 500	6 500	100
直肠	溃疡、狭窄	5 500	8 000	100
肾	硬变	2 300	2 800	全
膀胱	挛缩、溃疡	6 000	8 000	全
输尿管	狭窄梗阻	7 500	10 000	5~10
卵巢	永久绝育	200~300	625~1 200	全
子宫	坏死、穿孔	10 000	20 000	全
阴道	溃疡、瘘	9 000	10 000	5
胚胎	死亡	200	450	

外照射治疗常见的并发症如下：

1. 局部皮肤反应　由于疼痛放疗的剂量不大，故皮肤反应较轻，主要表现为局部皮肤红斑、色素沉着、轻度灼痛等。通常在放疗结束后 1~2d 自行缓解，不需特殊治疗。

2. 胃肠道反应　多发生在腹盆部照射时，常出现食欲减退、恶心、呕吐、腹痛、腹泻。如有上述症状，轻者对症处理，重者调整放射治疗计划。

3. 发热　主要是肿瘤组织坏死、细胞破坏引起的吸收热。可予以解热镇痛药如布洛芬、安痛定等处理，若合并感染应予抗生素治疗。

4. 骨髓抑制　较少发生，常见的有白细胞下降，一般予以升白药物对症处理，如生血宝、利血生等口服药物，严重者予以粒细胞集落刺激因子（G-CSF）或粒细胞-巨噬细胞集落刺激因子（GM-CSF）

治疗。

粒子植入术的并发症主要与穿刺损伤和放射性损伤有关，主要包括：

（1）植入部位感染、放射性炎症、溃疡。

（2）脑肿瘤粒子植入可出现颅内出血、脑水肿、放射性脑炎。

（3）胃肠道肿瘤粒子植入有报道发生穿孔、肠瘘。

（4）肺癌粒子植入最常见的并发症是气胸、血胸，一般不严重。大出血可以引起咯血，呼吸道堵塞而危及生命。

（5）肝癌粒子植入可引起出血，极少数诱发肝肿瘤破裂出血。

（6）子宫颈癌粒子植入偶可发生直肠阴道瘘。

（7）前列腺癌、膀胱癌粒子植入偶可发生直肠膀胱尿道瘘。

粒子植入术的并发症主要在于预防，主要措施包括：①术野及器械严格消毒、无菌；②按规范细心操作、认真止血；③术后严密监测患者生命指征；④发生不良反应或并发症要及时处理。

（王仁生　吴　芳）

参 考 文 献

［1］ Robert A Swarm，Jutith A Paice，Doralina L Anghelescu，et al. NCCN Clinical Practice Guidelines in Oncology Adult Cancer Pain Version1，2018.

［2］ Ahmad I，Ahmed M M，Ahsraf M F，et al. Pain management in metastatic bone disease：a literature review. Cureus，2018，10（9）：e3286.

［3］ Spencer K，Parrish R，Barton R，et al. Palliative radiotherapy. BMJ，2018，23（360）：k821.

［4］ Suzuki G，Yamazaki H，Aibe N，et al. Palliative reirradiation for painful bone metastases：clinical cases and literature review. Kurume Med J，2018，64（12）：5-11.

［5］ Boland E G，Ahmedzai S H. Persistent pain in cancer survivors. Curr Opin Support Palliat Care，2017，11（3）：181-190.

［6］ Reddy G D，Wagner K，Phan J，et al. Management of skull base tumor-associated facial pain. Neurosurg Clin N Am，2016，27（3）：337-44.

［7］ Scott M Fishmen，Jane C Ballantyne，James P Rathmell. Bonica's Management of pain. 4th ed. Philadelphia：Wolters Kluwer，2009.

［8］ Kougioumtzopoulou A，Zygogianni A，Liakouli Z，et al. The role of radiotherapy in bone metastases：A critical review of current literature. Eur J Cancer Care（Engl），2017，26（6）.

［9］ 殷蔚伯，余子豪，徐国镇，等. 肿瘤放射治疗学. 4 版. 北京：中国协和医科大学出版社，2008.

［10］ 徐向英，曲雅勤，肿瘤放射治疗学. 2 版. 北京：人民卫生出版社，2010.

［11］ 中国抗癌协会癌症康复与姑息治疗专业委员会，中国抗癌协会临床肿瘤学协作专业委员会. 恶性肿瘤骨转移及骨相关疾病诊疗专家共识. 北京：北京大学医学出版社，2008.

［12］ 中华医学会，临床诊疗指南疼痛治疗学分册. 北京：人民卫生出版社，2005.

［13］ 周道安，王绿化，傅小龙，等. 新编肺癌综合治疗学. 上海：复旦大学出版社，2009.

［14］ 谭冠先，郑宝森，罗健，癌痛治疗手册. 郑州：郑州大学出版社，2002.

［15］ 孙燕，石远凯. 临床肿瘤内科手册. 5 版. 北京：人民卫生出版社，2008.

［16］ Schultheiss T E，Stephens L C. Permanent radation myelopathy. Br J Radiol，1992，65：737-753.

［17］Hoskin P J，Price P，Easton D，et al. A prospective randomised trial of 4Gy or 8Gy single doses in the treatment of metastatic bone pain. Radiother Oncol，1992，23：74-78.

［18］Van der Linden Y M，Dijkstra S P，Vonk E J，et al. Prediction of survival in patients with metastases in the spinal column：results based on a randomized trial of radiotherapy. Cancer，2005，103：320-328.

［19］Hoskin P J，Ford H T，Hamer C L. Hemidody irradiation for metastatic bone pain. Clin Oncol，1989，1：41.

［20］Salazar O R，Sandhu T，Motta N W，et al. Fractionated halfbody irradiation（HBI）for the raid palliation of widesprea，symptomatic，metastatic bone disease：a randomized phase Ⅲ trial of the international atomic energy agency（IAEA）. Int J Radiat Oncol Biol Phys，2001，50：765-775.

［21］Yvette M，Van der Linden，Herman M，et al. Simple radiographic parameter predicts fracturing in metastatic femoral bone lesions：results from a randomized trial. Radiother Oncol，2003，69：21-31.

第二十三章　癌痛的放射性核素治疗

放射性核素治疗是将具有放射性的药物注射到人体内，药物选择性地浓聚在骨组织中，通过一系列作用，控制骨病灶发展和解除骨疼痛的治疗方法。癌症骨转移是癌痛最常见的原因，80%的晚期癌症有可能发生骨转移，尤以前列腺癌、肺癌和乳腺癌的骨转移多见，70%以上的骨转移患者有骨疼痛。放射性核素治疗不仅对肿瘤有直接杀灭作用，而且毒副作用小、不成瘾，已成为近年来发展较快、疗效较好的一种新方法，尤其在患者出现广泛转移性骨肿瘤病灶时更突显强大优势，能提供更广泛、持久的疗效，得到了许多临床医生的认可和肯定，越来越广泛地应用于临床。

第一节　放射性核素治疗的原理

治疗转移性骨肿瘤的放射性药物都具有很好的亲骨性，骨肿瘤病灶部位由于骨组织的破坏，骨组织成骨修复过程非常活跃可以浓聚更多的放射性药物。当静脉注射亲骨性放射性药物后，可以高度浓聚在骨肿瘤（包括原发性与转移性骨肿瘤）部位。利用放射性药物发射的 β 射线、α 粒子或内转换电子，对病变组织集中照射，产生辐射生物效应而达到镇痛和破坏肿瘤的目的。尽管其治疗机制不十分确切，但普遍认为与以下因素有关：①高剂量辐射效应的作用使瘤体缩小，减轻了受累骨膜和骨髓腔的压力；②辐射生物效应干扰了神经末梢去极化的过程，影响了疼痛信号的传导；③低剂量辐射效应的作用抑制了缓激肽和前列腺素等疼痛介质的产生，同时还能抑制肿瘤细胞的增殖。

第二节　常用放射性药物

治疗肿瘤骨转移的放射性药物具有以下特点：①放射性药物选择性地浓聚到转移灶，病变骨组织与正常骨组织有较高的摄取比，使病变骨组织达到较高的吸收剂量而骨髓毒性反应小；②放射性核素的物理半衰期与药物在肿瘤中的生物半衰期接近；③放射性药物能迅速自病变骨组织以外的机体组织和正常骨组织中清除；④^{99m}Tc-MDP 骨显像可探测出其分布状况。临床常用放射性核素见表23-1。

表 23-1　治疗肿瘤骨转移的放射性核素的物理性能

核素	物理半衰期 （d）	最大能量 （MeV）	组织中最大射程 （mm）	γ 射线能量 （keV）	γ 射线发射丰度 （%）
89Sr	50.5	1.49	6.7	0	0
153Sm	1.93	0.81	3.4	103	28.3
188Re	0.7	2.12	3.0	155	15
32P	14.3	1.71	8.0	0	0
186Re	3.8	1.07	4.7	137	9.12
117mSn	13.9	0.13 *	0.22	159	87
		0.15 *	0.29		
90Y	27	227	110		

* 内转换电子

一、氯化锶

氯化锶（^{89}SrCl$_2$）是目前临床上治疗转移性骨肿瘤较多的一种放射性药物。^{89}Sr（锶）由反应堆生产。锶在元素周期表中与钙同族，其体内代谢特点相似。其特点是：①注射后^{89}Sr在骨转移灶浓聚较高，是正常骨的2~25倍，用其同位素——发射γ射线的^{85}Sr测定，骨转移灶与正常骨组织的吸收剂量之比为10:1，身体其他部位的吸收剂量很少，静脉注射后48h尿中排泄量少于10%。进入体内而未被骨组织吸收的^{89}Sr，80%由泌尿系统排出体外，20%被消化系统吸收。②骨转移灶内生物半衰期大于50天，明显大于正常骨的半衰期（14天），能较持久地维持治疗作用，对骨转移引起的疼痛有很好的镇痛效果。③^{89}Sr与^{99m}Tc-MDP在正常骨和骨转移灶中的分布相似，^{99m}Tc-MDP骨显像可显示病变部位而同时预测到^{89}Sr在病灶中的摄取程度。

二、^{153}钐-乙二胺四甲撑膦酸

^{153}钐-乙二胺四甲撑膦酸（^{153}Sm-ethylenediamine tetramethylene phosphonate acid，^{153}Sm-EDTMP）是目前临床上广泛应用于治疗肿瘤骨转移的放射性药物之一。

^{153}Sm由中子轰击反应堆中^{152}Sm获得，钐属镧系元素，半衰期为46.3h。^{153}Sm-EDTMP在体内的生物学分布与^{99m}Tc-MDP类似，静脉注射后55%~75%浓聚在正常骨和骨转移灶中，骨转移灶与正常骨组织的摄取比为4:1~7:1，注射后3h骨组织吸收剂量达到最高，未被骨组织摄取的部分很快通过肾脏排泄，6~8h被完全清除。该药的特点是除有β射线外，同时伴有能量为103keV的γ射线，在治疗的同时可进行显像。

三、^{188}铼-1-羟基-1，1-二膦酸钠乙烷

^{188}铼-1-羟基-1，1-二膦酸钠乙烷（^{188}Re-1-hydroxy-1，1-ethylidene disodium phosphonate，^{188}Re-HEDP）是一种比较理想的治疗肿瘤骨转移的放射性药物。^{188}Re可通过钨-铼发生器获得，也可以由反应堆生产，半衰期为16.9h，目前临床上较多使用钨-铼发生器的新鲜淋洗液制备^{188}Re-HEDP。^{188}Re-HEDP为一种稳定的络合物，其生物学特性与^{99m}Tc-MDP相似，注射后迅速为骨组织摄取，骨转移灶与正常骨组织的摄取比为14:1，24h滞留量可达注射量的50%，且大多数滞留在骨及转移瘤灶内，其余大部分通过肾脏排泄。该药的特点是：①同时具有β射线和能量为155keV的γ射线，^{188}Re-HEDP既可用于治疗，也可进行显像；②半衰期短，外辐射影响少，使用时可适当增大剂量，也有利于与其他治疗方法联合应用；③钨-铼发生器可连续使用半年之久，方便边远地区使用。

四、其他用于治疗肿瘤骨转移的放射性药物

1. ^{117m}锡-二乙烯三胺五乙酸（^{117m}Sn-diethylenetriaminepentaacetic acid，^{117m}Sn-DTPA） 是近几年开发的新型放射性药物。^{117m}锡的半衰期为 13.6d，以内转换电子的形式发射能量，为 127 keV 和 156keV，同时伴随有 158.6keV 的 γ 射线，可用于显像。动物实验表明：锡离子对骨骼有较高的特异性亲和力，对转移癌有明显治疗作用，^{117m}Sn-DTPA 的骨表面剂量/骨髓剂量比值，男性为 8.98，女性为 10.9，在所有亲骨性放射性核素中是最高的。^{117m}锡在软组织中的射程为 0.3mm，可对肿瘤组织产生有效影响。

2. ^{32}P-磷酸盐 ^{32}P（磷）以磷酸钠和正磷酸钠的形式作为肿瘤骨转移治疗药物。由于骨髓毒性危险度高，临床应用受到限制。

3. ^{186}Re-HEDP 化学性质与 ^{188}铼相同，^{186}Re 由反应堆生产，价格高，不宜长时间储备，临床使用不如 ^{188}Re-HEDP 方便。

4. ^{99}Tc-MDP（云克） 是 ^{99m}Tc（锝）衰变后产物，与 MDP 结合形成二磷酸盐后，可用于缓解转肿瘤骨转移疼痛。

第三节 适应证与禁忌证

一、适应证

（1）经临床确诊的转移性骨肿瘤患者，骨显像显示病灶浓聚放射性显像剂。
（2）转移性骨肿瘤伴骨痛者。
（3）原发性骨肿瘤未能手术切除或术后残留病灶或伴骨内多发转移者。
（4）白细胞≥3.5×10^9/L，血小板≥80×10^9/L。

二、禁忌证

（1）骨显像显示病灶无放射性浓聚或呈放射性"冷区"的溶骨性病变。
（2）严重的骨髓功能障碍。
（3）严重的肝、肾功能损害。
（4）6 周内进行过细胞毒素药物治疗者。
（5）脊柱破坏伴病理性骨折或截瘫者慎用。
（6）多次化疗和（或）放疗疗效差的患者慎用。
（7）较晚期的患者，预期生存不足 2 个月者慎用。

第四节 治疗方法

一、患者准备

（1）需停用化疗或放疗至少 6 周。
（2）治疗前常规检查：测量身高和体重，病理学检查，检查血常规和肝、肾功能，以及电解质和酶学，做全身骨显像和相应的 X 线检查。

（3）有条件的，测定患者对放射性药物的骨摄取率。

（4）加强患者的对症支持治疗。

（5）对患者进行治疗前临床情况分级（表23-2）。

表23-2　根据患者食欲、睡眠、生活质量和体力情况分级

级别	食欲	睡眠	疼痛	生活质量与体力状况
I	正常	正常	无疼痛	活动能力正常，与发病前活动能力无差异
II	食量减少1/3	睡眠略差，无须服用安眠药物	轻度疼痛，能忍受，睡眠不受干扰，不需服用镇痛剂	能自由走动，能从事轻度体力劳动（包括一般家务或办公室工作）
III	食量减少1/2	服药后方能入睡	中度疼痛，正常生活和睡眠受到干扰，要求服用镇痛剂	能走动，生活能自理但已丧失工作能力，日间一半时间可以起床活动
IV	食量减少2/3或无食欲	服用药物也无法入睡	重度疼痛，正常生活和睡眠受严重干扰，须较大剂量镇痛剂治疗	生活仅能部分自理，日间一半时间卧床或坐轮椅
V				卧床难起，生活完全不能自理

（6）治疗前应详细记录患者年龄、性别、体重、身高，签署书面知情同意书。

二、给药方法与剂量

1. 方法　治疗肿瘤骨转移的几种放射性药品均采用静脉注射给药，注射前必须仔细核对、记录药名、放射性活度、放射性比度、药液体积、生产日期及批号等。注射时要求一次性全部注入血管，不宜漏出。

2. 剂量

（1）$^{89}SrCl_2$：治疗剂量一般推荐按 1.48~2.22MBq/kg 体重给药为宜，成人一般每次 111~185MBq（3~5mCi），148MBq（4mCi）是最常用的剂量，过大的剂量并不明显提高疗效，而且加重经济负担和毒副作用。

（2）^{153}Sm-EDTMP：有三种方法确定给药剂量：

1）按体重计算给药剂量：是目前最常用的方法，按 22.2~37MBq（0.6~1.0mCi）/kg 体重给药。

2）固定剂量法：每次给予剂量 1 110~2 220MBq（30~60mCi）。

3）按红骨髓吸收剂量计算给药剂量：一般红骨髓吸收剂量控制在 200cGy 以内来计算患者注射^{153}Sm-EDTMP 的总量，可按如下公式计算：

$$A_{01}(MBq) = \frac{D_{RM}(mGy) \times W(kg)}{82.5 \times Bu}$$

式中 A_{01} 为注射时 ^{153}Sm-EDTMP 的活性，D_{RM} 为红骨髓吸收剂量，W（kg）为体重，Bu（bone uptake）为骨吸收率，可从尿排率算出，即 $Bu = 1 -$ 尿排率。

在确定治疗剂量时，还要根据患者的具体病情进行增加剂量或减小剂量的调整。

（3）^{188}Re-HEDP：一般按 14.8~22.2MBq（0.4~0.6 mCi）/kg 体重给药。

第五节　随访观察与重复治疗

一、随访观察

（1）治疗后要注意随访观察患者，观察和记录食欲、睡眠和生活质量的变化，观察和记录骨痛消失、骨痛开始缓解、缓解持续和复发的时间，要和治疗前临床分级情况进行比较。

（2）血象检查：治疗后常规定期检查外周血象，尤其注意治疗后 1~2 月内的动态观察。

（3）相关生化检查：治疗后每个月定期检查一次，随访变化情况。

（4）定期进行骨显像和 X 线检查，可考虑每 3 个月一次。

二、骨痛反应的评价标准

Ⅰ级：所有部位的骨痛完全消失。

Ⅱ级：至少有 25% 以上部位的骨痛消失；或者骨痛明显减轻，必要时服用少量的镇痛剂。

Ⅲ级：骨痛减轻不明显，或无任何改善及加重。

三、骨病灶疗效评价标准

Ⅰ级（显效）：X 线或骨显像检查证实所有部位的转移灶出现钙化或消失。

Ⅱ级（有效）：X 线检查证实转移灶的体积减小或其钙化>50%；或者骨显像显示转移灶数目减少 50% 以上。

Ⅲ级（好转）：X 线检查证实转移灶的体积减小或其钙化>25%，或者骨显像检查证实转移灶数目减少>25%。

Ⅳ级（无效）：X 线检查证实转移灶体积或其钙化小于原来的 25%，或无变化，或者骨显像显示转移灶数目小于原来的 25% 或无变化。

四、重复治疗

要根据治疗后随访观察的具体情况决定是否进行重复治疗，重复治疗的指征包括：

（1）骨痛减轻但未完全消失，或骨痛缓解后又复发。

（2）首次治疗骨痛缓解，重复治疗以进一步控制或消除病灶。

（3）首次治疗效果明显，但未达到红骨髓最大吸收剂量。

（4）虽达到红骨髓最大吸收剂量，随访中外周血象变化不明显（白细胞>3.0×10^9/L，血小板>80×10^9/L），仍有骨痛者，可考虑重复治疗。

重复治疗间隔时间应根据放射性药物的半衰期、患者病情的发展及身体状况而定。一般情况下，^{153}Sm-EDTMP、^{188}Re-HEDP 间隔 1~4 周，^{89}SrCl$_2$ 间隔 3 个月或更长时间。

第六节 疗效评价与不良反应

一、氯化锶（$^{89}SrCl_2$）治疗

1. 疗效评价 临床上用^{89}Sr治疗多种肿瘤骨转移均有效，有效率在55%~78%之间，其中以前列腺癌和乳腺癌骨转移的疗效最好，有效率分别为80%和89%。10%~18%的患者疼痛感完全消失，部分患者影像学检查显示骨转移病灶治疗后出现明显的骨小梁修复。一般情况下，在给药后2~14天骨痛开始缓解，大约6周内疼痛症状明显减轻，一次用药镇痛效果可维持3~12个月（平均6个月）。行为评分（karnofsky评分）改善20%以上；镇痛药用量减少25%以上；疼痛轻度改善者占40.7%，明显改善占47.5%（其中疼痛消失者占10%），7.6%无效。

重复治疗可使疼痛缓解的时间或疼痛消失的时间延长。有学者用^{89}Sr治疗不伴疼痛的骨转移癌患者，可预防和延缓骨痛的发生，推迟新的骨转移病灶的出现，一些^{89}Sr治疗前后的骨显像和X线检查对比研究发现，在同一病灶部位中的放射性明显减少，一些病灶治疗后转变为硬化型，有钙化的征象，相关的肿瘤标识物如前列腺特异抗原（PSA）和酸性磷酸酶等均有降低，可减少新的转移灶的发生。

2. 治疗反应

（1）早期反应：^{89}Sr为纯β射线核素，不含γ射线，患者接受治疗时全身辐射影响很少，未见有恶心、呕吐、腹泻、蛋白尿、血尿、皮肤红斑或皮疹、脱发、发热、寒战和过敏等早期辐射反应的报道。

（2）闪烁（flare）现象：肿瘤患者在放疗或化疗后，临床表现有显著好转，但骨影像表现为原有病灶的放射性聚集较治疗前更明显，在经过一段时间后，又会消失或改善，这种现象称为"闪烁现象"。一般发生在注射后5~10d，持续约2~4d，通常预示有好的疗效。

（3）血液学毒性反应：注射^{89}Sr后可有轻度的一过性骨髓抑制反应，约20%~30%的患者在注射后4周左右出现白细胞、血小板轻度减少，一般8~12周内即可恢复到治疗前水平。

二、^{153}钐-乙二胺四甲撑膦酸（^{153}Sm-EDTMP）治疗

1. 疗效评价 国内外对^{153}Sm-EDTMP治疗转移性骨肿瘤已有较深入、广泛的研究，镇痛总有效率在80%以上，缓解期为4~35周。邓候富等报道用^{153}Sm-EDTMP治疗300例转移性骨肿瘤患者，镇痛有效率达90%，疼痛缓解出现的时间为7.9±6.8天，疼痛缓解维持时间2~26周；同时观察到这300例患者中，有29例病灶完全消失，51例转移灶数量减少或病灶缩小。国外报道骨转移灶消失的患者约占10%~20%。另一报道骨痛完全缓解率为43.9%，骨痛部分缓解率为48.8%，无效7.3%。对于治疗前列腺癌和乳腺癌的转移性骨肿瘤，^{153}Sm-EDTMP与^{89}Sr镇痛效果相当。

2. 治疗反应

（1）早期反应：急性不良反应少见，个别患者治疗后可出现恶心、呕吐、腹泻、蛋白尿、血尿、皮肤红斑或皮疹、脱发、发热、寒颤等，一般症状较轻，对症处理即可。同^{89}Sr治疗一样，^{153}Sm-EDTMP治疗转移性骨肿瘤亦可出现"闪烁（flare）现象"。

（2）外周血象的改变：^{153}Sm-EDTMP治疗后，外周血中的白细胞和血小板可呈一过性下降，一般在3~4周时降到低点，并可持续8周，在6~8周后恢复到治疗前水平。白细胞和血小板的减少与^{153}Sm-EDTMP治疗剂量有关，随着骨髓吸收剂量的增加，白细胞和血小板减少更明显。有学者系统观察^{153}Sm-EDTMP治疗后4周外周血变化的结果，显示：①治疗前接受过放疗加化疗的患者或单纯化疗的患者，其白细胞和血小板出现有统计学意义的降低。②未接受过其他治疗或仅接受过放疗的患者，外周血的变化无明显差异。③接受过细胞毒素治疗的患者，使用^{153}Sm-EDTMP后WBC下降不足$2.0×10^9$/L，血小

板下降至 50×10⁹/L 以下。④治疗 2 次或 2 次以上的患者，治疗前后白细胞和血小板的变化有非常明显的差异。

由于红细胞在体内的寿命较长及其本身对射线不敏感，^{153}Sm-EDTMP 治疗对红细胞的影响一般不明显。

（3）对骨髓的作用：^{153}Sm-EDTMP 的骨髓毒性作用是轻微和短暂的，多见于伴广泛多发的骨转移灶的前列腺癌患者。目前未见因 ^{153}Sm-EDTMP 治疗而导致不可逆性骨髓抑制的报道。Lattimer 等用大剂量（74 MBq/kg 和 37MBq/kg，每周 1 次，连续 4 周）^{153}Sm-EDTMP 做犬实验，Turner 等用 450 MBq/kg 做大白兔毒性实验，Appelbaum 等用超大剂量（1110 MBq/kg）做犬实验，均未见骨髓出现永久性抑制。临床应用多年亦未见因 ^{153}Sm-EDTMP 治疗而导致不可逆性骨髓抑制的报道。

三、^{188}铼-1-羟基-1，1-二膦酸钠乙烷（^{188}Re-HEDP）治疗

近几年，^{188}Re-HEDP 治疗肿瘤骨转移是国内外核医学研究的热点之一，桑士标等报道用 ^{188}Re-HEDP 治疗转移性骨肿瘤，镇痛总有效率为 83.7%，治疗后骨转移灶消失或缩小的约占 23.7%。国内的一些学者亦有类似报道。Liepe 等将 ^{188}Re、^{186}Re 和 ^{89}Sr 治疗转移性骨肿瘤的疗效进行比较，结果所有 ^{188}Re 治疗组患者的生活质量都得到提高且无明显的骨髓抑制，^{186}Re 和 ^{89}Sr 治疗组有 83% 的患者生活质量都得到了一定程度的提高，但有相当一部分患者出现白细胞和血小板下降。

（覃伟武　谭晓丹）

参 考 文 献

［1］Scott M F, Jane C B, James P R. Bonica's Management of Pain. 4th ed. Philadelphia：Wolters Kluwer，2009.

［2］Robert A S, Jutith A P, Doralina L A, et al. NCCN Clinical Practice Guidelines in Oncology Adult Cancer Pain Version1，2018.

［3］张桃，王雪梅，张国建．^{89}SrCl$_2$ 治疗转移性骨肿瘤的机制探讨及应用进展．中华临床医师杂志：电子版，2013，7（11）：145-146.

［4］张青菊，徐文贵，戴东，等．^{89}Sr 联合唑来膦酸治疗骨转移瘤骨痛的安全性及疗效评价．中国肿瘤临床，2015，42（23）：1138-1142.

［5］郭佳，宋文忠．^{89}Sr、双膦酸盐及二者联合治疗肿瘤多发性骨转移的系统评价．实用临床医药杂志，2017，21（11）：54-58.

［6］谭天秩．临床核医学．2 版．北京：人民卫生出版社，2003.

［7］孙达．放射性核素骨显像．杭州：浙江大学出版社，2000.

［8］Juanita Crook. Radiation Therapy and Radio-nuclides for Palliation of Bone Pain. Urologic Clinics of North America，2006，33（2）：226-291.

［9］Darren J H, PhD；Stephen Franklin, et al. The Management of Painful Bone Metastases with an Emphasis on Radionuclide Therapy. Journal of the National Medical Association，2007，99（7）：785-795.

［10］邓候富．放射性药物治疗骨肿瘤的现状．国外医学．放射医学核医学分册，1992，16：121-125.

［11］桑士标，吴翼伟，张玮，等．^{188}Re-HEDP 在治疗转移性骨肿瘤疼痛的临床价值．苏州大学学报，2003，23（4）：441-443.

［12］ Baczyk，Maciej，Czepczynski，Rafal，Milecki，et al.^{89}Sr versus ^{153}Sm－EDTMP：Comparison of treatment efficacy of painful bone metastases in prostate and breast carcinoma. Nuclear Medicine Communications，2007，28（4）：245-250.

［13］ Lattimer J C，Corwin L A，Stapleton J，et al. Clinical and clinicopathologic effects of samarium－EDTMP administered intravenously to normal beagle dogs. J Nucl Med，1990，31：586-593.

［14］ Liepe K，Franke W G，Kropp J，et al. Comparison of rhenium－188 rhenium－186HEDP andstrontium－89 in palliation of painful bone metastates. Nuklearmedizin. 2000，39（6）：146-151.

［15］ Val J. Lewington，BM，MSc，et al. Bone－Seeking Radionuclides for Therapy. The Journal of Nuclear Medicine，2005，46（1）：38-47.

［16. Mercadante，Sebastiano A，Fulfaro，et al. Management of painful bone metastases，2007，19（4）：308-314.

第二十四章 癌痛的激素治疗

具有内分泌（internal secretion）作用的腺体称为内分泌腺，其内分泌物称为激素。激素的影响范围颇广，涉及机体的生长、发育、适应环境、应激等。激素与某些肿瘤的发生和发展有密切相关：大量临床和基础研究表明，妇科某些肿瘤，诸如子宫内膜异位症、子宫内膜腺癌、卵巢癌、乳腺癌等的发生发展，均与卵巢分泌的性激素或促性腺激素的持续刺激，或体内雌激素的水平过高或雌激素受体的异常有关；促甲状腺素（TSH）可以刺激分化甲状腺癌生长，是一种甲状腺癌的致癌因子。此外，激素与恶性肿瘤的扩散和转移也有一定关系，如垂体前叶激素可促进肿瘤的生长和转移。同时，应用激素类药物能阻止肿瘤的发展，因此激素也是治疗这些恶性肿瘤的药物之一。多种激素不仅对乳腺癌、前列腺癌、子宫内膜癌等有较好疗效，而且可直接缓解癌痛。此外，通过治疗癌症，控制癌症的发展，也起到缓解癌痛的作用。

第一节 激素的分类与生理作用

一、激素的分类

内分泌激素（endocrine hormone）是细胞分泌的微量活性物质，由血液输送至远处组织并通过受体而发挥调节作用的化学信使物质。但现代内分泌学已将激素的范围扩展到具有局部调节作用的旁分泌活性物质和具有细胞自身调节作用的自分泌活性物质。研究发现人体的激素有一百多种，按其功能、来源及化学性质的差异分类如下：

（一）按功能分类

可分为物质代谢激素、钙磷代谢激素、水盐代谢激素、生长发育激素、生殖激素及应激激素等。

（二）按来源分类

按激素产生的器官不同对激素命名，如下丘脑激素、垂体激素、肾上腺皮质激素、甲状腺激素、性腺激素、肾素、胃肠激素、内皮素、心钠素等。

（三）按化学结构分类

在人体内，已知的激素和因子已有200多种，一般根据化学结构、化学性质分为四类：

1. 含氮激素（胺类激素和蛋白质激素）　均由氨基酸残基组成分子的一级结构。由前激素原（pre-pro-homlone）基因（DNA）编码，转录mRNA后在核糖体翻译出肽链，形成的前激素原再经裂肽酶作用和化学修饰加工，形成具有生物活性的激素。如下丘脑激素、垂体激素、胃肠激素等。

2. 胺类激素　其原料为氨基酸，如儿茶酚胺由酪氨酸转化而来；色氨酸在脱羧酶或羧化酶催化下生成血清素或褪黑素（melatonin）。胺类激素包括肾上腺素、去甲肾上腺素和甲状腺激素。

3. 氨基酸类激素　由氨基酸衍生而来，如甲状腺激素（thyroid hormones，TH；由酪氨酸经碘化、偶联而成）及肾上腺髓质激素、松果体激素等。

4. 类固醇类激素　其骨架结构为环戊烷多氢菲。在肾上腺皮质、性腺或其他组织内，经链裂酶、羟化酶、脱氢酶、异构酶等作用后，转变为糖皮质激素（如皮质醇）、盐皮质激素（如醛固酮）、雄激素（如睾酮与二氢睾酮）、雌激素（如雌二醇）、孕激素（如孕酮）。

　　附：激素类抗肿瘤药的临床分类

1. 抗雌激素类

（1）他莫昔芬（tamoxifen，三苯氧胺）。

（2）托瑞米芬（toremifene）。

2. 抗雄激素类

（1）氟他胺（flutamide）。

（2）尼鲁他胺（nilutamide）。

（3）醋酸环丙孕酮。

（4）比卡鲁胺（bicalutamide）。

3. 促黄体素激动剂

（1）亮丙瑞林（leuprorelin）。

（2）戈舍瑞林（Goserelin）。

（3）布舍瑞林（buserelin）。

4. 芳香酶抑制剂

（1）福美司坦（formestane）。

（2）来曲唑（letrozole）。

（3）阿那曲唑（anastrozole）。

（4）依西美坦（exemestane，阿诺新）。

二、激素的生理作用

激素是由内分泌器官高度分化的内分泌细胞合成并直接分泌入血的化学信息物质，它通过调节各种组织细胞的代谢活动来影响人体的生理活动，包括对机体的代谢、生长、发育、繁殖、性别、性欲和性活动等起重要的调节作用。激素的种类很多、生理作用非常复杂，大致可归纳为五个方面：

（1）通过调节蛋白质、糖、脂肪、水、盐等代谢，为生命活动供给能量，维持代谢的动态平衡。

（2）促进细胞的增殖与分化，确保各组织、各器官的正常生长、发育，以及细胞的更新。

（3）促进生殖器官的发育、成熟、生殖功能，以及性激素的分泌和调节。

（4）影响中枢神经系统和自主神经系统的发育及其活动。

（5）与神经系统密切配合调节机体对环境的适应。

不同激素都有自己特定的靶器官和靶细胞，激素进入血液后与其相应的靶器官、靶细胞上的受体结合，引起细胞代谢速率改变而起到生理调节作用。主要激素的生理作用见表24-1。

表 24-1 部分激素的生理功能

内分泌腺		激素名称	化学本质	主要生理功能
垂体	腺垂体	促甲状腺激素	糖蛋白	促进甲状腺的增生与分泌
		促肾上腺激素	39 肽	促进肾上腺皮质增生与糖皮质类固醇的分泌
		促性腺激素	糖蛋白	促进性腺生长、生殖细胞生成和分泌性激素
		生长激素	蛋白质	促进蛋白质的合成和骨的生长
		催乳素	蛋白质	促进成熟的乳腺分泌乳汁
	神经垂体	抗利尿激素	9 肽	促进肾小管、集合管对水分的重吸收
		催产素	9 肽	促进妊娠末期子宫收缩
甲状腺	甲状腺激素	氨基酸衍生物	氨基酸衍生物	促进新陈代谢（糖的吸收、肝糖原的分解、升高血糖、加强组织对糖的利用）；促进生长发育，提高神经系统的兴奋性；促进神经系统的发育
胰岛	A 细胞	胰高血糖素	29 肽	升高血糖
	B 细胞	胰岛素	蛋白质	降低血糖（人体内唯一降低血糖的激素）
肾上腺	肾上腺皮质	糖皮质激素	类固醇	升高血糖、抗过敏、抗炎症、抗毒性
		盐皮质激素	类固醇	促进肾小管吸收钠和钾
	肾上腺髓质	肾上腺激素	儿茶酚胺	增加心输出量，使血糖升高，舒张呼吸道和消化道的平滑肌
性腺	睾丸	雄激素	类固醇	促进精子和生殖器官生长发育，激发并维持男性的第二性征
	卵巢	雌激素	类固醇	促进卵巢、子宫、乳腺等女性生殖器官的生长发育，激发并维持女性第二性征
		孕激素	类固醇	促进子宫内膜增生和乳腺泡发育

激素对机体物质代谢、生长、发育、生殖和生命活动的影响是十分复杂的，一种激素可能对多种生命活动产生影响，一种生命活动可能受到多种激素的影响。以下举例激素对人的生理功能和生命活动的主要影响：

1. 对营养代谢的影响 激素对蛋白质、脂肪和糖三大营养物质代谢和促进身体的生长、发育具有重要的生理作用。

（1）生长激素：脑垂体分泌的生长激素具有加速蛋白合成，促进脂肪分解，促进身体生长、发育的作用。

（2）胰岛素：

1）胰岛素是调节血糖最主要的激素，胰岛细胞释放胰岛素进入血液，与细胞上的胰岛素受体结合，使血液中的葡萄糖迅速进入细胞内，加速葡萄糖摄取、贮存，降低血糖浓度，调节血糖稳定。同时，葡萄糖被利用，转化为各组织活动所需的能量。

2）促进脂肪合成，抑制脂肪分解。

3）促进蛋白合成和贮存，抑制蛋白分解。

（3）甲状腺激素：对三大营养物质有促进合成又有分解作用，调节机体的生理平衡。

（4）糖皮质激素：

1）通过加速肝糖原异生，抑制糖利用，使血糖升高。

2）促进蛋白分解。

（5）雌激素：促进肌肉蛋白合成。

此外，影响三大营养物质代谢的激素还有胰高血糖素、肾上腺素。胰高血糖素、肾上腺素、肾上腺皮质激素和生长素分泌增加可引起血糖升高；胰高血糖素、肾上腺素能促进脂肪分解，转化为能量。

2. 对水、盐代谢的影响

（1）盐皮质激素：促进肾小管重吸收钠而保留水，并排泄钾，与下丘脑分泌的抗利尿激素相互协调，共同维持体内水、电解质平衡。

（2）糖皮质激素：对肾远曲小管及集合管重吸收和排钠、钾有轻微促进作用，降低肾小球入球血管阻力，增加肾小球血流量，使肾小球滤过率增加，有利于水排出。

（3）雌激素：具有水、钠潴留作用。

（4）抗利尿素：促进水重吸收。

3. 对骨代谢及钙吸收的影响

（1）雌激素：抑制骨转换，减少破骨细胞数量及活性，并可影响甲状旁腺激素和降钙素对骨代谢产生作用。

（2）雄激素：参与骨细胞增殖、分化、合成及分泌各种生长因子，对骨代谢有调节和相互平衡作用。

（3）降钙素：在体内作用于成骨细胞，促进骨小梁的改建，加速愈合。

（4）甲状旁腺激素：具有维持体内血钙平衡，调节钙代谢，促进骨形成的作用。

第二节　激素依赖性肿瘤及其激素治疗

内分泌的失调为某些器官、组织发生肿瘤或癌变提供了一定条件。这些肿瘤的发生和发展与某些激素有特殊的依赖关系，即某些肿瘤在癌变过程中部分或全部保留了激素受体，其生长和分裂受激素受体的影响，使用激素或激素的拮抗剂能明显抑制某些恶性肿瘤的生长，即内分泌治疗有效，这类肿瘤多发生在某些激素作用的靶腺或靶器官，称为激素依赖性肿瘤，如乳腺癌、甲状腺癌、前列腺癌、子宫内膜癌、肾癌、卵巢癌等肿瘤。

一、乳腺癌

（一）肿瘤与相关激素的关系

乳腺癌主要发生在女性，男性少见。月经初潮年龄早与绝经期晚的女性发病率高，乳腺癌危险性随着初产年龄的推迟而逐渐增加，绝经前期患乳腺癌妇女手术切除卵巢，能使瘤体缩小；在未切除卵巢的妇女，用雌激素总量超过 1 500mg，其发生乳腺癌危险性大于未用者的 2.5 倍。一项最近的随机实验显示，雌激素与孕激素联用 5 年乳腺癌发生率明显上升。使用过激素替代治疗（HRT）的乳腺癌患者其病死率较低，但这种保护效应也会在治疗时间过长时消失。来自 51 项研究的数据显示，HRT 仅使女性的乳腺癌发生风险有轻微增加，但进行 HRT 达 5 年甚至更长的女性，其发生乳腺癌的风险要上升 35%，与绝经推迟的效应相一致；Beral 等对 1 129 025 名英国妇女绝经后使用激素治疗与乳腺癌风险的前瞻性研究表明，单用雌激素治疗比用雌激素和孕激素制剂联用治疗，乳腺癌发生风险更大。在人类乳腺癌的发生、发展和转化过程中，除由雌激素诱导的核内事件外，膜启动的雌激素应答同样影响细胞的增殖与凋亡机制。高水平雌激素环境是女性乳腺癌发生的危险因素；雌激素对细胞生长有促进作用，在内源性或外源性雌激素诱导下，细胞增殖加快增加细胞分裂的数目，从而增大了肿瘤突变发生的概率。

全球大量乳腺癌患者使用激素药抗肿瘤药，如他莫昔芬（tamoxifen，TAM）的结果表明，TAM有显著防治乳腺癌的作用，说明乳腺癌的发病与人体内分泌平衡失调有关，在各种内分泌因素中，最重要的是雌激素、孕激素。正常乳腺上皮细胞含有雌、孕激素受体等多种激素受体，乳腺癌发生后可以保留全部或部分激素受体。乳腺癌内分泌治疗的机制是改变激素依赖性肿瘤生长所需要的内分泌微环境，使乳腺癌细胞增殖停止于G0/G1期，从而使肿瘤缓解及起到防控作用。现有的内分泌治疗的目的都是为了去除、抑制或是干扰雌激素及受体的作用，从而延长患者病情缓解的时间和保持较好的生活质量。

Staley等在他莫昔芬治疗3 375名乳腺导管原位癌（DCIS）患者随机对照试验中观察到，他莫昔芬可减少同侧DCIS手术后复发，以及降低同侧浸润性癌的趋势和降低对侧浸润性癌发生概率。在围绝经期和开始激素治疗间隔期发生乳腺癌风险增加。

（二）乳腺癌的激素治疗

1. 适应证

（1）雌激素受体（ER）或孕激素受体（PR）阳性的浸润性乳腺癌患者，不论其年龄、淋巴结状况或是否应用辅助化疗，都应考虑辅助内分泌治疗。其中人表皮生长因子受体-2（HER-2）阳性乳腺癌患者对某些激素治疗相对不敏感。

（2）HER-2阳性是内分泌治疗相对抵抗的标志，然而考虑到内分泌治疗的毒性反应较轻，为此大部分激素受体阳性乳腺癌患者不论绝经状况、年龄或肿瘤的HER-2状态如何，都应接受辅助内分泌治疗。

2. 常用药物

（1）抗雌激素类：

1）三苯氧胺（tamoxifen，TAM）：适用于乳腺癌术后辅助治疗，晚期乳腺癌雌激素受体阳性者，特别是绝经后年龄60岁以上的患者。10~20mg/次，2次/d，口服。

2）托瑞米芬（toremifene，枸橼酸托瑞米芬，枢瑞）：适用绝经后妇女雌激素受体阳性或不详的转移性乳腺癌。60mg（1片半）/次，1次/d，口服。肾衰竭者无须调整剂量，肝功能损伤者慎用。

（2）芳香化酶抑制剂（AIs）：

1）非甾体类抑制剂：阿那曲唑（anastrozole，arimidex，瑞宁得），2.5mg/次，1次/d，口服。适用于绝经后妇女的晚期乳腺癌和绝经后妇女激素受体阳性的早期乳腺癌的辅助治疗。

2）甾体类抑制剂：①福美司坦（formestane，lentaron），适用于自然或人工绝经的乳腺癌患者。250mg/次，1次/2周，深部肌内注射。②依西美坦（exemestane，阿诺新），适用于绝经后晚期乳腺癌患者。25mg/次，1次/d，饭后口服。

（3）促性腺激素释放激素（gonadotropin-releasing hormone，GnRH）类似物：

1）戈舍瑞林（goserelin，诺雷得 zoladex），3.6 mg/次，1次/4周。腹部皮下注射。

2）亮丙瑞林（抑那通）成人3.75mg/次，1次/4周，皮下注射。

（4）孕激素：

1）甲地孕酮（美可治，megace，MA）：适用于晚期乳腺癌和子宫内膜癌。40mg/次，4次/d，口服。

2）甲羟孕酮片（MPA）：用于乳腺癌患者，500 mg/日，1~2次/d；大剂量：500~2 000mg/日（im）或2 000~5 000mg/日（口服）。如和化疗并用，从化疗前1周至1疗程后1周，30天为1疗程，可服2~3疗程后逐渐减量，改为维持用药。有效者可长期服用。

二、前列腺癌

（一）肿瘤与相关激素的关系

前列腺癌的发生、进展亦依赖于雄激素，雄激素与正常前列腺细胞和前列腺癌细胞的生长关系密切。睾酮在前列腺组织中经5α-还原酶作用转化为双氢睾酮（DHT），后者可促进正常前列腺组织及前列腺癌细胞的生长。由于前列腺癌的发病、进展是一个多基因、多步骤、多种信号通路（PI3K/AKT）之间相互作用复杂的结果，因此在前列腺癌的内分泌治疗中，联合多种抑制剂或者寻找作用于多种信号通路，多靶点治疗新药将为前列腺癌治疗提供新的治疗策略，在其中任一水平阻断雄激素生成及其作用途径，给予个性化治疗，以达到内分泌治疗的目的。

（二）前列腺癌的激素治疗

前列腺癌激素治疗的目的是降低体内雄激素浓度、抑制肾上腺来源雄激素的合成、抑制睾酮转化为双氢睾酮，或阻断雄激素与其受体的结合，以抑制或控制前列腺癌细胞的生长。

前列腺癌激素治疗包括：①药物去势治疗；②最大限度阻断雄激素；③间歇激素治疗；④根治性治疗前先辅助内分泌治疗；⑤辅助激素治疗。

1. 药物去势治疗　药物去势治疗是目前无法手术根治患者的有效治疗手段，治疗的目的是减少或消除人体内雄激素的分泌，从而抑制前列腺癌细胞的增长，但12~18个月后多出现耐药现象，预后欠佳。

（1）黄体生成素释放激素类似物（LHRH-a）：

1）亮丙瑞林（leuprorelin），皮下注射，成人3.75mg/次，皮下注射，1次/4周。

2）戈舍瑞林（goserelin），成人3.6 mg/次，腹部皮下注射1次/4周。

（2）雌激素：己烯雌酚，适用于不能手术的晚期前列腺癌患者，1mg、3mg或5mg/天，口服。可以达到与去势相同的效果，但心血管方面的不良反应明显增加。

2. 最大限度雄激素阻断　常用的方法为去势加抗雄激素药物。抗雄激素药物主要有两大类：

（1）类固醇类药物：醋酸甲地孕酮，500mg/日；大剂量：500~2 000mg/日（im）或2 000~5 000mg/日（口服）。如和化疗并用，从化疗前1周至1疗程后1周，30天为1疗程，可服2~3疗程后逐渐减量，改为维持用药。有效者可长期服用。

（2）非类固醇药物：比卡鲁胺（bicalutamide），适用于对激素控制疗法无效的晚期前列腺癌患者。50mg/d，口服。

3. 间歇激素治疗

1）采用最大限度雄激素阻断（MAB）方法（见上项）。

2）药物去势（LHRH-a）：戈舍瑞林（goserelin）、诺雷得（zoladex），成人3.6 mg/次，腹部皮下注射，1次/4周；亮丙瑞林（leuprorelin），成人3.75mg/次，皮下注射，1次/4周；比卡鲁胺片（bicalutamide Tablets），50mg/次，1次/d，口服。

4. 根治术前先辅助激素治疗　采用黄体生成素释放激素类似物（LHRH-a）和抗雄激素的最大限度雄激素阻断（MAB）方法，也可单用LHRH-a、抗雄激素药物或雌二醇氮芥，但MAB方法疗效更为可靠。时间3~9个月。

5. 前列腺癌手术后的辅助激素治疗　主要应用抗雄激素，包括甾体类药物醋酸甲地孕酮和非甾体类药物比卡鲁胺等（参见本节相关条目）。

三、子宫内膜癌

（一）肿瘤与相关激素的关系

子宫内膜癌是发达国家妇女最常见的恶性肿瘤，其发病率正在上升，好发于围绝经期和绝经后女性。子宫内膜癌是最常见的女性生殖系统恶性肿瘤之一，其发病率正在上升，绝经后的妇女比绝经前妇女更常见。子宫内膜癌的风险与年龄呈正相关，还与月经初潮早与晚绝经、肥胖、子宫内膜癌家族史（尤其是近亲）、辐射和不孕，特别是和多囊卵巢综合征的存在相关。长期使用激素替代治疗也增加了子宫内膜癌的风险。

人类妇科恶性肿瘤中，子宫内膜癌和卵巢癌可能是雌激素依赖性肿瘤。大量临床观察和动物实验证实，长期雌激素过度刺激子宫内膜可引起子宫内膜癌，而子宫内膜癌的致病原因至今尚不完全明确。现代分子生物水平研究发现，几种基因变化对肿瘤的发生、发展起重要作用。根据不同类型肿瘤对雌激素依赖性及预后好坏的不同，又将子宫内膜癌分为两种基本类型。Ⅰ型子宫内膜癌主要包括 1~2 级内膜样腺癌、黏液性腺癌，约占子宫内膜癌的 70%~80%；Ⅱ型子宫内膜癌包括浆液性腺癌、透明细胞癌、恶性混合型副中肾管肿瘤、3 级内膜样腺癌，占子宫内膜癌的 20%~30%。Ⅰ型子宫内膜癌与高雌激素有关，雌、孕激素受体表达常为阳性，年龄为绝经前后，预后较好。雌激素受体激活在子宫内膜增生及腺癌的发生、发展中起关键作用，但其机制尚未完全探明。Genazzani 等认为雌激素治疗是众所周知的增加子宫内膜癌的风险，只适合于切除子宫的妇女。

Kelly 等首次用大量孕激素治疗已转移的子宫内膜癌患者，有 1/3 得到缓解，此后广泛应用。Kokka 等分析一项成年女性激素治疗晚期或复发的子宫内膜癌结果，认为低剂量激素治疗可获得总生存期和无进展存活期（PFS）比高剂量激素治疗有益处，并认为在决定使用任何类型的激素治疗时应个体化。

（二）子宫内膜癌的激素治疗

激素治疗用药物主要包括孕激素、选择性雌激素受体调节剂、促性腺激素释放激素激动剂、达那唑、米非司酮等。目前孕激素是治疗子宫内膜癌的主要药物。在正常子宫具有丰富的雌激素受体和孕激素受体，分别结合雌激素和孕激素。子宫内膜癌组织受体含量较正常内膜低，临床期别越晚，受体含量就越低，对激素治疗反应越差。受体含量高者，肿瘤分化好，适宜孕激素治疗，常用药物为醋酸甲羟孕酮和醋酸甲地孕酮。

1. 孕激素类　子宫内膜癌对孕激素类药物敏感。孕激素治疗子宫内膜癌主要有辅助性治疗和姑息性治疗。姑息性激素治疗晚期或复发性子宫内膜癌，醋酸甲地孕酮 200mg/d（低剂量）或 1 000mg/d（大剂量）口服。

2. 选择性雌激素受体调节剂　常用三苯氧胺，常规用量为 20mg/日，分 2 次服。

3. 促性腺激素释放激素　亮丙瑞林（75mg/月）或戈舍瑞林（3.6mg/月），或曲普瑞林（控释剂），3.75mg/次，1 次/4 周，肌内注射。

4. 其他　达那唑（Danazol），治疗晚期和复发性子宫内膜癌。400~800mg 分次口服，连服 3~6 个月，如停药后症状再出现，可再给药一疗程。

四、肾癌

（一）肾癌与相关激素的关系

肾癌（又称肾细胞癌）在人类肾癌患者常见一定的性功能紊乱，表现为睾丸萎缩，17-酮固醇分泌增加，男性乳房女性化，女性多毛症等；男性肾癌的发生率高于女性，男女患者的生存率不同；已有证明，部分肾癌与体内激素失调有关；动物实验表明，孕酮可抑制肿瘤的发生，大剂量孕酮、切除肾上腺或睾丸可抑制肿瘤的发生，这些现象表明肾癌可能对激素有明显的依赖性。近年来的研究结果提示正常肾和肾癌组织中含有雄激素受体（AR）和孕激素受体（PR）；对晚期肾癌的患者，激素（如用睾丸酮类）可减轻症状，延长生存期，疗效可能与体内含有此类激素受体有关。

（二）肾癌的激素治疗

肾癌激素治疗的效果尚不肯定。在缺乏其他有效治疗措施时，激素治疗用药方便，毒性低，能增加食欲，改善患者全身情况，故仍常用于肾癌的治疗。

常用内分泌治疗的药物有：

1. 甲羟孕酮（安宫黄体酮）　3 次/d，每次 100~200mg，口服。

2. 己酸羟孕酮（羟基孕酮）　每次 800mg，肌内注射，每周 2 次。

3. 丙酸睾酮　每次 100mg，肌内注射，每周 2 次；或长效丙睾，每周 1 次，每次 400mg，肌内注射。

4. 泼尼松龙（强的松龙）　每次 20mg，1 次/d，口服，黄体酮与皮质类固醇或激素与免疫制剂和化疗的联合应用，可增加晚期肾癌的疗效。

五、甲状腺癌

(一) 甲状腺与相关激素的关系

研究证明缺碘饮食致甲状腺素合成减少，促甲状腺激素 (Pituitary thyroid hormone) 分泌增加，长期刺激使甲状腺滤泡上皮增生而诱发甲状腺结节性肿或腺癌。在严重缺碘地区常流行单纯性甲状腺肿，可导致甲状腺滤泡癌发生；服抗甲状腺药物，或单侧甲状腺切除术，使甲状腺素合成减少，垂体促甲状腺素分泌长期处于增加水平，导致甲状腺高度增生而诱发肿瘤。而甲状腺切除后，给予甲状腺素治疗有防止复发的效果。

甲状腺癌形成可能也与内分泌有关，甲状腺癌的发病率存在明显的性别差异，女性是男性的 3~5 倍，表明甲状腺癌可能与雌激素有关。雌激素主要通过其特异受体即 ER 作用于甲状腺癌细胞。雌激素通过其受体结合雌激素反应因子，激活多种基因从而影响甲状腺癌细胞生长。雌激素还通过丝裂原而活化蛋白激酶 (mitogen-activated protein kinase, MAPK) 信号传导途径，刺激甲状腺癌细胞生长。甲状腺癌，特别是乳头状甲状腺癌的预后较好，但是仍有部分患者不能进行手术治疗，预后较差。明晰了雌激素对甲状腺癌的作用，有利于用内分泌方法和基因疗法治疗甲状腺癌，具有重要的临床意义。

(二) 甲状腺癌的激素治疗

内分泌治疗甲状腺分化癌有肯定的临床治疗效果，可使复发率及转移率下降，并提高患者生存率。因此，在分化型甲状腺癌手术后常规给予抑制 TSH 剂量的甲状腺素治疗，是一种激素替代治疗，对预防癌复发和转移均有一定效果，但对甲状腺未分化癌、髓样癌无效。常用的甲状腺激素制剂主要有两种：

1. 干燥甲状腺片　每天用干燥甲状腺片 80~120mg，以维持高水准的甲状腺激素的水平（每 60mg 甲状腺片内含 T_4 约 38μg 和 T_3 约 9μg）。由于甲状腺素在血液中的半衰期大约是一周，所以只需一天服药 1~2 次，足以维持稳定的水平。

2. 甲状腺素（左旋甲状腺素，L-T_4）　用于甲状腺癌手术后 150~300mg，每日一次，口服。

六、卵巢癌

(一) 卵巢癌与相关激素的关系

卵巢癌（主要指上皮性卵巢癌）是女性常见的恶性肿瘤之一，它作为女性性腺起源的肿瘤，70% 以上易发生于围绝经期或围绝经期后，这提示我们卵巢癌的发生、发展可能与女性性激素的变化有关。目前对于卵巢癌的发病机制尚未明确，而激素依赖性肿瘤中，乳腺癌与子宫内膜癌的 ER、PR 等测定的临床意义已被公认。相应的内分泌治疗现已在逐渐开展并取得一定的疗效，内分泌治疗作为综合治疗的重要组成部分，可能是卵巢癌治疗中的一个突破。内分泌治疗是改善卵巢癌预后的关键。流行病学证据表明，类固醇激素对卵巢肿瘤治疗起关键作用。

(二) 卵巢癌的激素治疗

卵巢是多种激素的靶器官，各种性激素之间存在不同的协调与对抗作用，内分泌因素是卵巢癌发病最重要的高危因素。从卵巢癌的发生及危险因素考虑，激素治疗是可行的。

1. 孕激素　孕激素为雌激素拮抗剂，通过与孕激素受体 (PR) 结合直接发挥较强的抗雌激素作用。孕激素对复发性、难治性、铂类耐药的卵巢癌，疗效较好且副反应较轻微。常用的孕激素药物有醋酸甲羟孕酮和醋酸甲地孕酮。常用方法：醋酸甲羟孕酮，200mg/d；醋酸甲地孕酮，800mg/d，口服，连续 28 d；然后继续 400 mg/d，口服。

2. 他莫昔芬　他莫昔芬属于选择性 ER 调节剂，通过竞争性结合 ER，阻止雌激素发挥作用，从而抑制肿瘤细胞的增殖；另外，他莫昔芬可使 PR 水平上调，可增加孕激素的效果，故可与孕激素联合序贯或交替使用。他莫昔芬的用法：一般 20 mg/次，口服，每天 2 次/d；若无效可增加剂量，最高至 400 mg/d，可长期服用。

3. 促性腺激素释放素类似物（GnRH-a）　　GnRH-a 通过对促性腺激素的降调节降低雌激素水平，诱导肿瘤细胞凋亡，以及通过与 GnRH-a 受体结合起到直接抗肿瘤细胞增殖的作用，主要用于治疗绝经前雌激素依赖性肿瘤。此类药物有戈舍瑞林、亮丙瑞林和曲普瑞林。戈舍瑞林，3.6 mg，皮下注射，1 次/4 周。

4. 芳香酶抑制剂　　以上三类药物多用于绝经前的卵巢癌患者。由于多数复发性、难治性卵巢癌患者都经历过肿瘤细胞减灭术，内源性雌激素水平已降至绝经后水平，故对绝经后患者，需用芳香酶抑制剂抑制雌激素的合成。因第 3 代芳香酶抑制剂对芳香酶的抑制作用更强，选择性更高，副反应更小，故目前临床研究多选择此类药物，其代表药物为来曲唑和阿那曲唑（参见第二节相关条目）。

（吴英德）

参 考 文 献

［1］ Robert A S, Jutith A P, Doralina L A, et al. NCCN Clinical Practice Guidelines in Oncology Adult Cancer Pain Version1, 2018.

［2］ Neufeld N J, Elnahal S M, Alvarez R H. Cancer pain: a review of epidemiology, clinical quality and value impact. Future Oncol, 2017, 13 (9): 833-841.

［3］ Scott M F, Jane C B, James P R. Bonica's Management of Pain. 4th ed. Philadelphia: Wolters Kluwer, 2009.

［4］ Melissa Vyvey, M D Mphil. Steroids as pain relief adjuvants. Can Fam Physician, 2010, 56 (12): 1295 -1297.

［5］ Kokka F, Brockbank E, Oram D, et. al. Hormonal therapy in advanced or recurrent endometrial cancer. Cochrane Database Syst Rev, 2010, 8 (12): CD007926.

［6］ Kim J J, Chapman-Davis E. Role of progesterone in endometrial cancer. Semin Reprod Med, 2010, 28 (1): 81-90.

［7］ Grassadonia A, Nicola D M, Grossi S, et al. Long-term outcome of neoadjuvant endocrine therapy with aromatase inhibitors in elderly women with hormone receptor-positive breast cancer. Ann Surg Oncol, 2014, 21 (5): 1575-1582.

［8］ Burstein H J, Griggs J J. Adjuvant hormonal therapy for early-stage breast cancer. Surg Oncol Clin N Am, 2010, 19 (3): 639-647.

［9］ Beral V, Reeves G, Bull D, et al. Breast Cancer Risk in Relation to the Interval Between Menopause and Starting Hormone Therapy. J Natl Cancer Inst, 2011, 103 (4): 296-305.

［10］ Aloisi A M, Ceccarelli I, Carlucci M, et al. Hormone replacement therapy in morphine-induced hypogonadic male chronic pain patients. Reprod Biol Endocrinol, 2011, 9: 26.

［11］ 李烨，李燕. 雌激素与肿瘤发生. 国外医学药学分册. 1999, 26 (2): 71-75.

［12］ Mensah-Nyagan A G, Meyer L, Schaeffer V, et al. Evidence for a key role of steroids in the modulation of pain. Psychoneuroendocrinology, 2009, 34 (Suppl 1): S169-77.

［13］ Manson J E. Pain sex: differences and implications for treatment. Metabolism, 2010, 59 (Suppl 1): S16-20.

［14. Aloisi A M, Ceccarelli I, Carlucci M, et al。Hormone replacement therapy in morphine～induced hypogonadic male chronic pain patients. Reprod Biol Endocrinol. 2011, 9: 26.

［15］ MelissaVyvey，M D Mphil. Steroids as pain relief adjuvants. Can Fam Physician，2010，56（12）：1295-1297.

［16］ 李慧，安莲效，顾月清. 雌激素受体 β 及其相关疾病和治疗药物. 药学进展，2010，34（2）：62-66.

［17］ 李婷婷. 雌激素与乳腺癌治疗关系的研究进展. 西北药学杂志，2010，25（5）392-394.

［18］ Beral V，Reeves G，Bull D，et al. Breast Cancer Risk in Relation to the Interval Between Menopause and Starting Hormone Therapy ［J］. J Natl Cancer Inst，2011，103（4）：296-305.

［19］ 于殿君，孙晓文，施云峰，等. 前列腺癌雄激素受体和 PI3K/AKt 信号通路相互作用研究进展. 现代生物医学进展，2011，11（1）：180-183.

［20］ 周晓光，张杰. 前列腺癌内分泌治疗现状与研究进展. 世界临床药物，2009，30（11）：641-645.

［21］ 秦英，孙娅，李季滨. 子宫内膜癌研究进展. 中国妇幼保健，2010，25（14）：2013-2014.

［22］ Kokka F，Brockbank E，Oram D，et. al. Hormonal therapy in advanced or recurrent endometrial cancer. Cochrane Database Syst Rev，2010，8（12）：CD007926.

［23］ Ito K，Utsunomiya H，Niikura H，Yaegashi N，Sasano H. Inhibition of estrogen actions in human gynecological malignancies：New aspects of endocrine therapy for endometrial cancer and ovarian cancer. Mol Cell Endocrinol，2010 Nov 25. ［Epub ahead of print］.

［24］ Beral V，Million Women Study Collaborators，Bull D，Green J，Reeves G. Ovarian cancer and hormone replacement therapy in the Million Women Study. Lancet，2007，369（9574）：1703-1710.

［25］ Schneider C，Jick S S，Meier C R. Risk of gynecological cancers in users of estradiol/dydrogesterone or other HRT preparations. Climacteric，2009，12（6）：514-524.

［26］ 唐志坚，祝洪澜，王朝华，等. 卵巢上皮性癌内分泌治疗的新进展，中华妇产科杂志，2010，45（2）：158-160.

［27］ 刘一方. 前列腺癌内分泌治疗药 Degarelix. 药学进展，2009，33（10）：473-475.

［28］ Van Poppel H. Evaluation of degarelix in the management of prostate cancer. Cancer Manag Res，2010，25；2：39-52.

［29］ Burstein H J，Griggs J J，Prestrud A A，et al. American Society of Clinical Oncology Clinical Practice Guideline Update on Adjuvant Endocrine Therapy for Women With Hormone Receptor - Positive Breast Cancer. J OncolPract，2010，6（5）：243-246.

［30］ Burstein H J，Prestrud A A，Seidenfeld J，et al. American Society of Clinical Oncology Clinical Practice Guideline：Update on Adjuvant Endocrine Therapy for Women With Hormone Receptor - Positive Breast Cancer，J Clin Oncol，2010；28（23）：3784-3796.

［31］ Eisen A，Trudeau M，Shelley W，et al. Aromatase inhibitors in adjuvant therapy for hormone receptor positive breast cancer：a systematic review. Cancer Treat Rev，2008，34（2）：157-174.

［32］ Burstein H J，Griggs J J. Adjuvant hormonal therapy for early-stage breast cancer. Surg Oncol Clin N Am，2010，19（3）：639-647.

［33］ 23. Lumachi F，Luisetto G，Basso S M，et al. Endocrine therapy of breast cancer. Curr Med Chem，2011，18（4）：513-522.

［34］ Stuart-Harris R，Davis A. Optimal adjuvant endocrine therapy for early breast cancer. Womens Health （Lond Engl），2010，6（3）：383-98.

［35］ 聂惠龙，张琳. 乳腺癌患者术后应用托瑞米芬的效果研究. 当代医学，2010，16（16）：39-40.

［36］ 刘宁，王可人，孙光，等. 乳腺癌的内分泌治疗进展. 内蒙古农业大学学报，2010，3l（1）：294-299.

［37］ Monnier A. FACE：the barefaced facts of AI potency. Cancer Manag Res，2010，27（2）：267-76.

［38］ Van Poppel H. Evaluation of degarelix in the management of prostate cancerCancer Manag Res，2010
（25）：2：39-52.

［39］ Jongen V，Briet J，De J R，et al．Expression of estrogen receptor alpha and beta and progesterone rece-
por A and B in a large cohort of patients with endometrioid endometrial cancer. GynecolOncol，2009，112
（3）：537-542．

［40］ KANTOFFP. Recent progress in management of advanced prostate cancer. Oncolopy，2005，19（5）：
631-636.

［41］ 张璐，刘跃武．雌激素与甲状腺癌的关系．基础医学与临床，2010，30（7）：782-784.

［42］ 吴英德．前列腺癌的预防研究．中国癌症防治杂志，2009，1（2）：172-175.

［43］ 邵美丽，王海琳. 子宫内膜癌的治疗进展. 山东医药 2010；50（6）：112-113.

［44］ Kim JJ，Chapman-Davis E. Role of progesterone in endometrial cancer. Semin Reprod Med，2010，28
（1）：81-90.

［45］ 王建六．子宫内膜癌治疗应关注的几个问题．国际妇产科学杂志，2010，37（4）：227-229.

［46］ Niwa K，Onogi K，Wu Y，et al. Clinical implication of medroxyprogesterone acetate against advanced o-
varian carcinoma：a pilot study. Eur J Gynaecol Oncol，2008，29（3）：252-255.

［47］ 唐志坚，祝洪澜，王朝华，等．卵巢上皮性癌内分泌治疗的新进展．中华妇产科杂志，2010，45
（2）：158-160.

第二十五章 癌痛的靶向治疗

分子靶向治疗是在细胞分子水平上，针对在肿瘤发生、发展、转移和免疫逃逸过程中起关键作用的特定靶分子（该分子可以是肿瘤细胞内部的一个蛋白分子，也可以是一个核苷酸的片段或一个基因产物）来设计相应的治疗药物，进行点对点的干扰或者阻断，从而抑制肿瘤增殖、转移的治疗方法。分子靶向治疗药物进入体内会特异地与靶分子结合并发生作用，特异性地杀伤肿瘤细胞或抑制肿瘤细胞增殖，而不会波及肿瘤周围的正常组织细胞，因此分子靶向治疗又被称为"生物导弹治疗"。分子靶向治疗与手术、放疗和化疗一起并称当今癌症治疗的四大主要治疗方法。手术和放疗属于局部治疗，只对治疗部位的肿瘤有效，而分子靶向治疗和化疗属于全身治疗，是一些有全身播散倾向的肿瘤及已经扩散转移的中晚期肿瘤的主要治疗手段。传统的细胞毒药物治疗（化疗）非选择性地干扰所有增殖分裂活跃的细胞，化疗药物在抗肿瘤治疗的同时，也对机体内增殖活跃的正常组织细胞造成不同程度的损伤。分子靶向治疗则主要利用肿瘤细胞与正常细胞在生物学特性上的差异，特异性靶向杀灭或抑制肿瘤细胞，因此，相对于化疗而言，分子靶向治疗具有特异性强、疗效好、不良反应轻、人体耐受性好等优点。对于癌痛的治疗，分子靶向治疗可以抑制促炎细胞因子的活性而减少炎性物质引起的疼痛向神经系统传导，甚至直接杀灭肿瘤细胞减轻或消除癌症对组织、器官的直接或间接损伤和破坏从而发挥对癌痛的治疗作用。

第一节 靶向治疗的分子生物学机制

癌症起源的理论认为，肿瘤发生是组织细胞基因突变不断累积并逐渐失去正常细胞调控功能的过程。遗传水平的改变赋予癌细胞无限的复制潜能、异常的能量代谢和抵抗细胞凋亡等不同于正常细胞的生物学特性。靶向治疗正是针对肿瘤细胞的这种特性，开发出有效的阻断剂，干预细胞发生癌变、增殖、转移和免疫逃逸等的各个环节，如细胞周期调控、细胞信号转导通路、凋亡抑制、抗肿瘤血管生成和免疫触点等，在分子水平上逆转细胞的这种恶性生物学行为，从而抑制肿瘤细胞的生长。然而，肿瘤的发生和发展都离不开其所处的微环境。因此，除了肿瘤细胞本身，供应肿瘤的血管及其生存的微环境也成为分子靶向治疗的有效作用靶点。总之，分子靶向治疗可以通过干扰细胞周期进程、抑制肿瘤细胞增殖、诱导肿瘤细胞凋亡、抑制肿瘤转移、抗血管生成、消减免疫逃逸和微环境调控等途径达到有效治疗肿瘤的目的。下面简要概述几个主要的分子靶向治疗的生物学机制。

一、靶向治疗的细胞周期机制

癌症最基本的生物学特性是肿瘤细胞失控性增殖，而细胞失控性增殖的分子生物学基础是细胞周期调控异常。因此，恶性肿瘤从本质上而言是一种细胞周期相关性疾病。细胞周期的调控是一个严密而精细的生物学过程，多个基因和蛋白有序协作参与这一过程，形成庞大而复杂的分子调控网络。其中，细胞周期相关基因和恶性肿瘤相关基因与肿瘤细胞周期调控紊乱密切相关。许多恶性肿瘤相关基因如P53、Rb 和 BRCA1 等与细胞增殖、分化以及凋亡等生命活动密切相关，其中最主要的功能是参与细胞周期的调控。在肿瘤发生过程中，这些基因的改变导致基因功能紊乱，造成细胞周期调控机制的失控，致使各种错误被带入细胞周期造成基因组的不稳定性，最终导致肿瘤细胞形成。

参与调控肿瘤细胞周期进程的各种关键分子，都可以作为肿瘤靶向治疗的分子靶点。细胞周期蛋白依赖性激酶（CDK）是细胞周期调控网络的核心，主导着细胞周期的启动、进行和结果，针对 CDK 设计阻断剂可以有效地阻断细胞周期的进程和诱导生长阻滞。例如，细胞周期 G_1 期的周期蛋白依赖性激酶 4/6（CDK4/6）抑制剂 PD-0332991（Palbociclib），可以选择性抑制 CDK4/6，重建细胞周期调控并阻断肿瘤细胞的增殖。

二、靶向治疗的信号传导机制

细胞信号传导是指细胞外因子与胞膜或胞内受体结合，将胞外化学信号分子的刺激，经胞内信号传导系统转换，从而引发一系列细胞生物学功能改变的过程。传输细胞特定信号的一系列信号分子组成的传导系统被称作细胞信号传导通路（cell signaling pathways），受体配体结合引发的细胞应答反应通常涉及多条信号传导通路。信号传导系统是细胞增殖、分化、凋亡以及物质代谢等各种功能活动的调控系统，因此信号传导途径出现故障时，必然会引起细胞生命活动的异常，甚至导致疾病的发生。肿瘤的发生是一个多因素作用、多基因和多条信号通路参与、多步骤发生的极其复杂的生物学过程。在肿瘤细胞中，编码信号传导系统中信号分子或转录因子的基因发生突变、缺失或扩增，基因组 DNA 的甲基化或组蛋白编码的改变，均可引起信号分子或转录因子的过表达或缺失，造成细胞靶基因的不正确激活，最终导致肿瘤的发生。

对肿瘤的分子生物学特性进行研究发现，蛋白酪氨酸激酶信号传导途径、RAS-MAPK 信号传导途径、PI3K-AKt 信号传导途径和 JAK-STAT 信号传导途径与肿瘤的发生、发展、侵袭转移等密切相关。目前绝大多数靶向治疗的靶点实质上就是信号传导通路中的各种信号分子，包括配体、受体以及其下游信号传导途径中的信号分子。例如，以受体酪氨酸激酶 ErbB 受体为靶点的靶向治疗，可以阻断其信号传导途径进行有效的抗肿瘤治疗，是多种人类恶性肿瘤的有效治疗方法。

三、靶向治疗的抗血管生成机制

持续的血管生成能力是恶性肿瘤的另一个基本生物学特性。血管生成（angiogenesis）是指活体组织在原有微血管的基础上，通过内皮细胞出芽形成以毛细血管为主的血管系统的复杂过程，涉及血管内皮细胞外基质（ECM）降解、内皮向降解的 ECM 处迁移、内皮细胞增殖、内皮细胞管道化分支形成血管环、内皮 ECM 膜形成等多个步骤。肿瘤细胞的失控性增殖和转移也与血管生成密切相关。在肿瘤生长的最初阶段，肿瘤细胞可通过扩散的方式吸收周围的营养和氧气。当肿瘤生长达到 $3mm^3$ 左右时，由于缺乏足够的营养和氧气，其生长代谢受限，此时肿瘤细胞的增生和死亡达到平衡，肿瘤体积不再增大，这种状态下肿瘤很少发生转移，这种平衡可能持续长达数年之久。但是，如果在缺氧或癌基因激活等因素的诱导下，血管生成因子活性上调，或者血管生成抑制因子活性下调，两者的动态平衡遭到破坏，使得血管生成机制处于开启状态，肿瘤血管开始生成。新生的血管使肿瘤获得持续增殖所需的营养物质和氧气，肿瘤体积不断增大。

抗血管生成治疗的主要机制是通过抑制血管生成因子的表达或者外源性补充血管生成抑制因子等方法改变两者之间的平衡状态，阻断血管的生成。目前常用的肿瘤血管生成抑制剂（tumor angiogenesis inhibitor，TAI）主要包括直接抑制血管内皮细胞增殖的 TAI、阻断血管生长因子活化的 TAI、抑制基底膜降解的 TAI、抑制内皮细胞特异性整合/生存信号的 TAI 和非特异性 TAI。

四、靶向治疗的干细胞机制

传统的肿瘤发展理论认为，每一个癌细胞分裂产生的子代细胞都具有相同的成瘤能力。但近年来，随着肿瘤干细胞假说的提出及其模型的建立，使人们更倾向于认为肿瘤起源于干细胞（Cancer stem cells，CSCs）。肿瘤干细胞假说是由 Mackillop 在 1983 年提出，该假说认为，导致肿瘤发生发展的根源是存在于所有肿瘤中具有类似正常干细胞的特殊功能的细胞，而占肿瘤组织绝大部分比例的分化肿瘤细胞不能形成肿瘤。越来越多的证据显示 CSCs 在肿瘤发生发展过程中，不仅作为肿瘤的起始细胞起重要，而且可以通过多重耐药机制导致肿瘤的复发和转移。因此，有效地清除肿瘤干细胞对于获得理想的抗癌疗效十分必要。肿瘤干细胞功能特性的维持依赖于 Wnt、Notch 和 Shh 等细胞信号传导通路的过度激活以及人端粒酶（hTERT）的功能异常，选择性地抑制相关信号通路和 hTERT 的活性将影响肿瘤干细胞自身的功能，从而抑制其增殖能力。目前肿瘤干细胞的靶向治疗主要以肿瘤干细胞的调控机制和微环境为靶点进行。

五、靶向治疗的微环境机制

肿瘤的发生被认为是遗传物质与机体内外环境相互作用的结果。肿瘤是一个极其复杂的组织，它不仅由癌细胞组成，还包括基质细胞、炎症细胞、脉管系统和细胞外基质，所有这些总和定义为肿瘤微环境（TME）。研究表明，处于微环境中的正常细胞被肿瘤细胞驯化，给它们提供糖和氨基酸等营养物质使得肿瘤可以进行生长和无限制的增殖。此外，来自微环境中各种细胞的支持信号或释放的外泌体都可以帮助对抗肿瘤的抑制信号，促进癌细胞的增殖。除了促进癌细胞的增殖，微环境在对多种治疗方法的耐受性上也扮演着重要的角色。由肿瘤相关成纤维细胞分泌的特定细胞因子、炎症趋化因子及其他可溶性因子，在化疗存在的情况下可以激活分泌的下游蛋白，使肿瘤细胞可以抵抗治疗药物并存活下来。

肿瘤微环境是一个由低氧、低 pH 值、细胞外基质、间质细胞及其分泌的细胞因子等物质组成的复杂的系统，调控着肿瘤的增殖、复发和转移等多种生物学行为。因此，针对肿瘤微环境的各种成分或涉及的多条信号通路设计阻断的药物，成为抗癌研究的主要方向。目前针对肿瘤微环境的靶向治疗药物主要包括靶向性的表皮生长因子受体阻断剂、针对某些特定细胞标志物的单克隆抗体、信号传导有关的酶抑制剂、泛素-蛋白酶体抑制剂、基质金属蛋白酶抑制剂等。

六、靶向治疗的免疫治疗机制

肿瘤细胞与免疫系统的博弈贯穿肿瘤发生发展的整个过程。在肿瘤发生的初始阶段，机体免疫系统通过发挥免疫监视功能，对体内突变的细胞进行识别、杀伤和清除，防止肿瘤的发生。在某些致病因素的影响下，免疫系统的防御功能减弱或肿瘤细胞获得逃避免疫监视的表型，肿瘤细胞便战胜免疫系统得到快速的增殖，进而发展成肉眼可见的肿瘤。肿瘤发生后，机体将会调用复杂的免疫机制发挥抗肿瘤作用。有学者为了更好地解释机体免疫系统对肿瘤杀伤的过程，提出了肿瘤-免疫循环的概念：肿瘤形成过程中释放的新抗原被树突状细胞捕获并处理，随后树突状细胞通过主要组织相容性复合体（MHC I 或 MHC II）类分子将经过处理的肿瘤新抗原呈递给 T 细胞，后者边集在淋巴结并活化效应 T 细胞，效应 T 细胞通过血液循环浸润至肿瘤组织及周围，通过 T 细胞受体及 MHC I 类分子与肿瘤细胞特异性识别并清除肿瘤细胞。尽管机体内具有一系列监视机制，肿瘤细胞仍可以通过多种机制逃避免疫系统的攻击，使肿瘤得以进一步发展。肿瘤细胞逃避机体免疫系统监视的现象被称为肿瘤的免疫逃逸。肿瘤细胞通过抗原性表位缺失（MHC I）类分子表达减少、缺乏共刺激信号或抗原递呈功能障碍等机制使机体对肿瘤细胞产生免疫耐受。甚至通过增加肿瘤微环境中调节性 T 细胞（Treg）、髓源性抑制细胞（MDSC）、肿瘤相关巨噬细胞（TAM）或免疫抑制因子的数量发挥对免疫系统的抑制功能，实现免疫逃逸。

因此，识别出调控抗肿瘤免疫应答过程的关键分子，设计针对这些关键靶点的药物是目前肿瘤免疫治疗研究的热点。肿瘤免疫治疗是应用免疫学原理和方法，提高肿瘤细胞的免疫原性和对效应细胞杀伤的敏感性，激发和增强机体抗肿瘤免疫应答。目前肿瘤免疫疗法主要包括过激性细胞免疫疗法、肿瘤疫苗、嵌合抗原受体 T 细胞免疫疗法（CAR-T）和检疫检查点抑制抗体。

第二节　靶向治疗在癌痛治疗中的作用

一、降低肿瘤负荷

在晚期肿瘤的姑息治疗中，分子靶向治疗作为综合治疗的手段之一，对减轻患者的癌痛等症状起重要作用。靶向治疗药物特异性地抑制肿瘤自身生长的驱动因子从而杀灭肿瘤细胞，降低体内肿瘤负荷，解除肿瘤对组织器官的破坏、浸润以及对神经组织的压迫，使癌痛得到迅速减轻和控制。肿瘤细胞坏死破裂后释放出大量抗原物质，刺激机体免疫系统的抗肿瘤活性，进一步促进肿瘤的消退和癌痛的控制。此外，肿瘤细胞破坏不仅增强机体对抗肿瘤的免疫能力，也增强 T 细胞进入肿瘤微环境内的渗透能力，提高免疫检查点抑制剂的疗效，使更多的晚期肿瘤患者从免疫检查点抑制疗法中获益。

二、抑制炎症反应

炎症不仅是肿瘤的发生发展的诱发因素，也是癌痛、疲惫、厌食和恶病质等肿瘤症状出现的主要原因。目前研究认为，肿瘤组织中的肿瘤细胞、淋巴细胞、纤维细胞及内皮细胞等可以产生炎性介质，这些炎性介质刺激肿瘤微环境中的痛觉感受器，诱导炎性痛觉的产生。细胞因子主要是由肿瘤细胞和免疫细胞（如单核细胞、巨噬细胞、T 细胞、B 细胞、NK 细胞等）经刺激而合成、分泌的一类具有广泛生物学活性的低分子量可溶性炎性介质。具有促炎作用的细胞因子主要包括白细胞介素（IL-1、IL-6）、肿瘤坏死因子 α（TNF-α）、γ 干扰素（IFN-γ）和内皮素 1（ET-1）等。选择性地抑制这些促炎细胞因子的活性，可以减少炎性物质对痛觉感受器的刺激从而有效地缓解和控制炎症引起的癌痛。

三、促进骨修复

晚期恶性肿瘤产生疼痛最常见的原因之一是肿瘤的侵袭和骨转移，转移性骨肿瘤疼痛主要由局部化学介质的释放、骨内压增高、微小骨折、骨膜掀起和反应性肌肉痉挛等原因引起，而局部骨吸收增加则是一个重要的起始因素。骨转移的癌细胞自身激活后分泌多种细胞因子，如 IL-1、IL-6、核因子 κB 受体活化因子配体（RANKL）和 TNF 等，刺激破骨细胞生成增加并导致溶骨性破坏，而溶骨性骨吸收的过程使骨质释放多种细胞因子，刺激肿瘤细胞的增殖。上述肿瘤细胞与破骨细胞之间的互动，形成一种促进肿瘤细胞生长并产生癌性骨痛的恶性循环。靶向 RANKL 的单克隆抗体（如地诺单抗）可以阻断RANKL 与 RANK 的结合，从而抑制破骨细胞活化和生熟，减少骨质吸收，增加骨密度，可以有效地缓解和控制癌性骨痛。

第三节　常用的靶点和靶向治疗药物

近年来，肿瘤的靶向治疗已进入了快速发展时期，可作为靶向治疗的新潜在靶点不断地涌现。至今报道的可作为药物治疗的靶点约有 500 多个；新开发的靶向治疗药物和各类药物的临床研究进展日新月异。目前，对于靶向治疗药物尚无公认的分类方法，按信号传导分子分类，可分为靶向肿瘤血管生成，靶向表皮生长因子受体家族，靶向 mTOR，靶向 c-MET、RAS、BCR/ABL、BTK，靶向细胞膜分化相关抗原，多靶点药物，靶向 ALK、HDAC、BRAF、蛋白酶体，免疫治疗药物等。

一、抗血管生成药物

肿瘤的血管生成对肿瘤的生长、浸润和转移至关重要。肿瘤血管生成的调节因素主要包括促血管生成分子和抑制肿瘤血管生成分子，后者可以分为直接抑制剂和间接抑制剂。直接抑制剂靶向新生的血管内皮，即内源性血管生长抑制剂，间接抑制剂通过阻断血管生成诱导剂的表达或活性发挥作用。常用的药物如下：

1. 贝伐珠单抗　适用于转移性结直肠癌、晚期非鳞非小细胞肺癌、晚期肾癌和复发的胶质母细胞瘤。

2. 帕唑帕尼　适用于晚期肾癌，接受过化疗的晚期软组织肉瘤、卵巢癌。

3. 阿西替尼　适用于既往全身治疗失败后晚期肾细胞癌。

4. 瑞格非尼　适用于既往曾接受过或不宜接受常规化疗的转移结肠直肠癌和晚期肝癌二线治疗患者。

5. 凡德他尼　适用于髓质型甲状腺癌。

6. 重组人血管内皮抑制素（恩度）　联合 NP 化疗方案用于治疗初治或复治的 Ⅲ／Ⅳ 期非小细胞肺癌患者。

7. 乐伐替尼　适用于有局部复发或转移，进展性、放射性碘难治性分化型甲状腺癌和原发性肝癌患者的治疗。

二、抗表皮生长因子受体家族的药物

表皮生长因子受体（EGFR）是原癌基因 c-erbB-1（HER1）的表达产物，是人表皮生长因子受体（HER）家族成员之一。该家族有 HER1（erbB1）、HER2（erbB2）、HER3（erbB3）及 HER4（erbB4）四个成员，同属于受体酪氨酸激酶（RTKs）。HER 家族受体与配体结合后，启动一系列与细胞增殖和存活相关的信号传导通路，该通路的调节异常与多种肿瘤的发生发展密切相关。因此，针对 HER 家族受体及其相关分子的靶向药物是抗肿瘤药物研究的热点。常用的 HER 受体抑制剂如下：

1. 表皮生长因子受体格氨的激酶抑制剂

第一代：常用的有吉非替尼、厄洛替尼和埃克替尼，适用于 EGFR 敏感突变［EGFR 第 19 外显子缺失或第 21 外显子（L858R）突变］的局部晚期或转移性非小细胞肺癌的一线或后线治疗。

第二代：阿法替尼，适用于 EGFR 第 19 外显子缺失或第 21 外显子（L858R）突变的转移性非小细胞肺癌一线治疗和鳞状细胞癌的二线治疗。

第三代：奥希替尼，适用于一、二线酪氨酸激酶抑制剂 TKI 药物治疗后出现 EGFR T790M 突变而耐药的局部晚期或转移性非小细胞肺癌的后线治疗。

2. 西妥昔单抗　单用或与化疗联合用于 Ras 基因野生型的结直肠癌患者，也可联合化疗或放疗应用于头颈部鳞癌。

3. 帕尼单抗　适用于单药治疗标准化疗方案（氟尿嘧啶、奥沙利铂和伊立替康）治疗后疾病进展的晚期结肠癌。临床试验的回顾性亚组分析对在第 12、13 密码子内有 KRAS 突变的肿瘤患者未显示治疗获益，有这些突变结肠直肠癌的治疗不建议使用帕尼妥单抗。

4. 尼妥珠单抗　与放疗联合治疗 EGFR 表达阳性的 Ⅲ／Ⅳ 期头颈部鳞癌和鼻咽癌，晚期胰腺癌。

5. 曲妥珠单抗　适用于 HER2 过度表达的转移性乳腺癌。

6. 拉帕替尼　适用于 HER2 阳性的晚期乳腺癌。

7. 维莫德吉　适用于成人转移性基底细胞癌。

8. 阿帕替尼　适用于晚期胃癌的后期治疗。

9. 呋奎替尼　适用于晚期结直肠患者的后期治疗。

三、mTOR 抑制剂

mTOR（哺乳动物雷帕霉素靶蛋白），是 PI3K/Akt 下游的一种重要的丝氨酸/苏氨酸蛋白激酶，主要通过 PI3K/Akt/mTOR 途径对细胞外的各种刺激产生应答，以此来调控细胞的生长和分裂。mTOR 信号的失调会引起肿瘤失控性的增长。常用的 mTOR 抑制剂如下：

1. 依维莫司　适用于舒尼替尼或索拉非尼治疗失败后晚期肾细胞癌、室管膜下巨细胞星形细胞瘤、胰腺神经内分泌瘤。

2. 坦罗莫司　适用于晚期肾癌、复发难治性套细胞淋巴瘤、转移性乳腺癌。

四、靶向 c−MET、RAS、BCR/ABL、BTK 的药物

1. 维莫德吉　适用于治疗成人转移性基底细胞癌、局部晚期基底细胞癌。

2. 普纳替尼　适用于对酪氨酸激酶抑制剂耐药或不能耐受的慢性粒细胞白血病（CML）及费城染色体阳性的急性淋巴细胞白血病（Ph+ ALL）成年患者。

3. 布鲁替尼　适用于曾接受过至少一次治疗的慢性淋巴细胞白血病（CLL）和套细胞淋巴瘤（MCL）患者。

4. 曲美替尼　适用于晚期黑色素瘤，但该药不建议用于已接受过 BRAF 抑制剂治疗的患者。

5. 伊马替尼　适用于费城染色体阳性的慢性髓质白血病（Ph+ CML），转移的恶性胃肠道间质瘤（GIST）、费城染色体阳性的急性淋巴细胞白血病（Ph+ALL）、骨髓增生异常综合征（MDS）、侵袭性系统性肥大细胞增生症（ASM）、复发或转移的隆突性皮肤纤维肉瘤（DFSP）。

五、靶向细胞膜分化相关抗原药物

理想的细胞膜分化相关抗原应选择性表达或高表达于正常的肿瘤细胞，单克隆抗体作用于该类靶抗原时可产生如下免疫治疗效应：阻断细胞因子和生长因子；受体阻断或调节；清除含膜抗原的细胞；改变细胞的功能。常用的靶向细胞膜分化相关抗原的单抗如下：

1. 利妥昔单抗　适用于 CD20 阳性非霍奇金淋巴瘤（NHL）和慢性淋巴细胞白血病（CLL）患者。

2. 奥法木单抗　用于氟达拉滨和阿伦单抗治疗无效的慢性淋巴细胞白血病患者。

3. GA101 单抗　适用于慢性淋巴性白血病患者。

4. 布妥昔单抗　适用于治疗造血干细胞移植（ASCT）后失败，或者化疗后疾病进展的 CD30 阳性霍奇金淋巴瘤，以及经过化疗后失败的间变性淋巴瘤。

5. 托西莫单抗　适用于化疗失败的 CD20 阳性滤泡型淋巴瘤。

6. 替伊莫单抗　适用于复发和难治的 B 细胞型低度恶性非霍奇金淋巴瘤。

7. 吉姆单抗/奥佐米星　适用于 CD33 抗原阳性的急性髓细胞系白血病。

8. 阿伦单抗　适用于烷化剂或氟达拉滨治疗失败的慢性淋巴细胞白血病。

六、多靶点药物

肿瘤的发生是多条信号传导通路相互交错、互为影响的复杂过程，信号网络的交叉对话使得单一通路抑制不能有效地阻断肿瘤的生长。因此通过同时抑制多个靶点来阻断肿瘤细胞信号抑制细胞的生长，是抗肿瘤药物研究的热点。常用的药物如下：

1. 索拉非尼　适用于治疗无法手术的原发肝细胞癌、晚期肾细胞癌。

2. 舒尼替尼　适用于伊马替尼治疗失败的或者不能耐受的胃肠间质瘤、晚期肾癌。

3. 达沙替尼　用于对伊马替尼治疗耐药或不能耐受的慢性粒细胞白血病（CML）、费城染色体阳性的成人急性淋巴细胞白血病（Ph+ ALL）。

4. 仑伐替尼　用于难治性分化型甲状腺癌和晚期肝细胞肝癌。

5. 安罗替尼　用于晚期非小细胞肺癌的三线治疗。

七、靶向 ALK、HDAC、BRAF、蛋白酶体的药物

1. 克唑替尼、色瑞替尼、Alectinib 和 Lorlatinib　适用于治疗 ALK 阳性的局部晚期非小细胞肺癌。
2. 罗米地辛　适用于治疗皮肤 T 细胞淋巴瘤。
3. 威罗菲尼　适用于 BRAF V600E 突变的不可切除或转移的黑色素瘤。
4. 达拉菲尼　适用于 BRAF V600E 突变的不可切除或转移的黑色素瘤。
5. 普乐沙福　与粒细胞集落刺激因子（G-CSF）合用动员造血干细胞至外周血以便非霍奇金淋巴瘤、多发性骨髓瘤患者干细胞采集和自体外周血干细胞移植。
6. 硼替佐米　适用于多发性骨髓瘤。
7. 卡菲佐米　适用于预先接受过至少 2 种药物治疗（包括第一代蛋白酶体抑制剂硼替佐米和一种免疫调节剂），并在完成末次治疗后 60 天内疾病恶化的难治性多发骨髓瘤。
8. 泊马度胺　适用于治疗无效或无应答和采用其他药物治疗后 60 天内病情发展的多发性骨髓瘤患者。
9. 来那度胺　适用于复发和难治性多发性骨髓瘤和 5q 染色体缺失的骨髓增生异常综合体。

八、免疫治疗药物

肿瘤的免疫疗法主要包括过激性细胞免疫疗法、肿瘤疫苗、嵌合抗原受体 T 细胞免疫疗法（Chimeric antigen receptor T-cell immunotherapy，CAR-T）和检疫检查点抑制疗法。目前研究最多的当属免疫检查点抑制疗法，其对免疫应答的调控不受肿瘤组织学或肿瘤特异性抗原的影响。目前，应用最广泛的免疫检查点抑制剂当属靶向细胞毒性 T 淋巴相关抗原4（CTLA-4）、程序性细胞死亡蛋白 1（PD-1）和程序性细胞死亡蛋白 1 配体（PD-L1）的单克隆抗体。常用的免疫治疗药物如下：

1. 伊匹单抗（Ipilimumab）　适用于无法切除的或转移性黑素瘤。
2. 帕姆单抗（Pembrolizumab）　适用于无法切除的或转移性黑素瘤、转移性非小细胞肺癌、复发性或转移性头颈部鳞状细胞癌、晚期 Merkel 细胞癌、难治性经典型霍奇金淋巴瘤（cHL），或经 3 种或以上疗法治疗后复发的 cHL。
3. 纳武单抗（Nivolumab）　适用于 BRAF V600 野生型或 BRAF V600 突变阳性的无法切除的或转移性黑素瘤，与易普利单抗联用于治疗无法切除的或转移性黑素瘤、转移性非小细胞肺癌、先前接受过抗血管生成疗法的晚期肾细胞癌、局部晚期或转移性尿路上皮癌。
4. 阿特珠单抗（Atezolizumab）　适用于含铂类药化疗期间或化疗后疾病进展的局部晚期或转移性尿路上皮癌，含铂类药化疗期间或化疗后疾病进展的转移性非小细胞肺癌。
5. 阿维单抗（Avelumab）　适用于转移性 Merkel 细胞癌和局部晚期或转移性尿路上皮癌。
6. Durvalumab　适用于含铂类药化疗期间或化疗后疾病进展，或含铂类药化疗的新辅助治疗或辅助治疗的 12 个月内疾病进展的局部晚期或转移性尿路上皮癌。
7. 前列腺癌疫苗　适用于无症状或有轻微症状的转移性激素抵抗性前列腺癌（CRPC）的治疗。

第四节　常见不良反应

与传统的细胞毒化疗药物相比，分子靶向治疗降低了治疗的毒副作用，但是仍然会存在不良反应，以下为分子靶向治疗临床常见不良反应和处理对策。

一、皮肤毒性

皮肤毒性是目前临床使用分子靶向药物最常见的副作用之一，包括：皮肤、毛发和指甲的不良反应，轻者可以耐受不需要处理，严重者则会影响患者的生活质量和疗效。目前靶向药物治疗常见的皮肤反应主要分为两大类：皮肤炎症和皮肤表皮增殖。皮肤炎症常见的表现为丘疹脓疱性皮疹、手足皮肤反应、指甲改变、毛发异常和黏膜反应等；皮肤表皮增殖主要表现为脂溢性皮炎、寻常疣、日光性角化病和角化棘皮瘤等。

二、消化道反应

分子靶向药物可以引起消化系统任何部位的不良反应，包括口腔黏膜炎、食欲差、恶性呕吐、腹泻、便秘、消化道出血或穿孔。

三、呼吸系统不良反应

包括呼吸困难、间质性肺炎、胸腔积液和肺出血等。主要是肺泡上皮或血管内皮受到直接或间接的损伤而引起，因此，用药时必须考虑并设法避免。一旦发生必须考虑减药或停止治疗，并对症进行相应处理。

四、血液学毒性

主要包括中性粒细胞减少、淋巴细胞减少、血小板减少和贫血。大多数靶向药物血液系统毒性比较少见，而且反应较轻，主要出现在治疗的初始阶段，通常不需要进行特殊治疗。

五、心血管不良反应

左心室射血分数降低、高血压、QT 间期延长、心肌缺血或梗死。老年或伴有心血管疾病的患者较正常患者更容易发生心血管不良事件，因此，高危患者在进行靶向药物治疗时，应特别慎重并进行严密监护。

六、神经系统不良反应

有些靶向药物（如索拉非尼、舒尼替尼等）长期使用可以导致神经系统不良事件的发生，虽然不经常但是一旦发生往往很严重。这些反应包括多灶性脑白质病变、进展性和可逆性后脑白质病变综合征、脑血管事件等。临床医生应当及时认识这些不良事件，以免患者留下神经系统后遗症。

七、泌尿系统不良反应

大量的临床研究表明，靶向药物很少发生肾毒性，少数发生肾毒性的患者，可能与生长因子及受体在肾小球或肾小管中的表达存在差异有关。靶向药物的泌尿系统毒性主要表现为蛋白尿、肾病综合征、肾功能损伤、间质性肾炎、肾血栓性微血管病、Fanconi 综合征等。

（胡晓桦　石丽君）

参 考 文 献

[1] Robert A S, Jutith A P, Doralina L A, et al. NCCN Clinical Practice Guidelines in Oncology Adult Canc-

er Pain Version1，2018.

［2］ Tan W L，Jain A，Takano A. et al. Novel therapeutic targets on the horizon for lung cancer Lancet Oncol，2016，17（8）：e347-e362.

［3］ NaginiS. Breast Cancer：Current Molecular Therapeutic Targets and New Players. Anticancer Agents Med Chem，2017，17（2）：152-163.

［4］ 林桐榆，于世英，焦顺昌. 恶性肿瘤靶向治疗. 北京：人民卫生出版社，2016.

［5］ 高社干，冯笑山. 肿瘤分子靶向治疗新进展. 北京：科学出版社，2012.

［6］ Ou Y，Ma L，Huang Z，et al. Overexpression of cyclin B1 antagonizes chemotherapeutic-induced apoptosis through PTEN/Akt pathway in human esophageal squamous cell carcinoma cells. Cancer biology & therapy，Jan 2013，14（1）：45-55.

［7］ Wang X X，Liu R，Jin S Q，et al. Overexpression of Aurora-A kinase promotes tumor cell proliferation and inhibits apoptosis in esophageal squamous cell carcinoma cell line. Cell research. 2006；16（4）：356-366.

［8］ Jekimovs C，Bolderson E，Suraweera A，et al. Chemotherapeutic compounds targeting the DNA double-strand break repair pathways：the good，the bad，and the promising. Frontiers in oncology，2014，4：86.

［9］ Smith G，Ng M T，Shepherd L，et al. Individuality in FGF1 expression significantly influences platinum resistance and progression-free survival in ovarian cancer. British journal of cancer，2012，107（8）：1327-1336.

［10］ Yan M，Parker B A，Schwab R，Kurzrock R. HER2 aberrations in cancer：implications for therapy. Cancer treatment reviews，2014，40（6）：770-780.

［11］ Johnson L，Mercer K，Greenbaum D，et al. Somatic activation of the K-ras oncogene causes early onset lung cancer in mice. Nature，26 2001，410（6832）：1111-1116.

［12］ Zee Y K，O'Connor J P，Parker G J，et al. Imaging angiogenesis of genitourinary tumors. Nature reviews. Urology，2010，7（2）：69-82.

［13］ Folkman J. Tumor angiogenesis：therapeutic implications. The New England journal of medicine，1971，285（21）：1182-1186.

［14］ Arend R C，Londono-Joshi A I，Samant R S，et al. Inhibition of Wnt/beta-catenin pathway by niclosamide：a therapeutic target for ovarian cancer. Gynecologic oncology，2014，134（1）：112-120.

［15］ Richards K E，Zeleniak A E，Fishel M L，et al. Cancer-associated fibroblast exosomes regulate survival and proliferation of pancreatic cancer cells. Oncogene，2017，36（13）：1770-1778.

［16］ Ricci-Vitiani L，Lombardi D G，Pilozzi E，et al. Identification and expansion of human colon-cancer-initiating cells. Nature，2007，445（7123）：111-115.

［17］ Prince M E，Sivanandan R，Kaczorowski A，et al. Identification of a subpopulation of cells with cancer stem cell properties in head and neck squamous cell carcinoma. Proceedings of the National Academy of Sciences of the United States of America. 2007，104（3）：973-978.

［18］ Brechbiel J，Miller-Moslin K，Adjei A A. Crosstalk between hedgehog and other signaling pathways as a basis for combination therapies in cancer. Cancer treatment reviews. 2014，40（6）：750-759.

［19］ Goncalves-Ribeiro S，Diaz-Maroto N G，Berdiel-Acer M，et al. Carcinoma-associated fibroblasts affect sensitivity to oxaliplatin and 5FU in colorectal cancer cells. Oncotarget，2016，7（37）：59766-59780.

［20］ Zhao H，Yang L，Baddour J，et al. Tumor microenvironment derived exosomes pleiotropically modulate cancer cell metabolism. eLife，2016，5：e10250.

［21］ Chen D S，Mellman I. Oncology meets immunology：the cancer-immunity cycle. Immunity，2013，39

（1）：1-10.

[22] Bethune M T, Joglekar A V. Personalized T cell-mediated cancer immunotherapy：progress and challenges. Current opinion in biotechnology, 2017, 48：142-152.

[23] Schietinger A, Philip M, Krisnawan V E, et al. Tumor-Specific T Cell Dysfunction Is a Dynamic Antigen-Driven Differentiation Program Initiated Early during Tumorigenesis. Immunity, 2016, 45（2）：389-401.

[24] Schmidt B L. The neurobiology of cancer pain. The Neuroscientist：a review journal bringing neurobiology, neurology and psychiatry, 2014, 20（5）：546-562.

[25] Vendrell I, Macedo D, Alho I, et al. Treatment of Cancer Pain by Targeting Cytokines. Mediators of inflammation, 2015, 984570.

第二十六章　抗溶骨治疗

骨骼是很多恶性肿瘤最常见的转移部位，这些肿瘤包括乳腺癌、前列腺癌、肺癌、甲状腺癌、肾癌等。大约70%的晚期前列腺癌或乳腺癌患者会发生骨转移。骨转移在影像学上表现为溶骨性病变、成骨性病变和混合性病变。但是这种分类仅仅是临床表象的差别，实际上绝大多数骨转移病变均存在破骨细胞的激活与病理性溶骨反应，抗溶骨治疗也适用于成骨性骨转移的患者，是目前临床上对肿瘤骨转移最重要的治疗手段之一。

第一节　肿瘤与溶骨反应

目前有关恶性肿瘤发生骨转移的确切机制尚不明确，肿瘤细胞与骨骼细胞之间存在着纷繁复杂的相互关系，影响着肿瘤骨转移和骨破坏的形成。目前认为，肿瘤细胞转移到骨骼部位，通过释放可溶性介质，激活破骨细胞，破骨细胞释放的细胞因子又进一步刺激肿瘤细胞，分泌更多的溶骨性介质，从而形成恶性循环，促进骨破坏的进展。

由肿瘤细胞分泌、刺激破骨细胞活性的细胞因子主要包括：甲状旁腺激素相关蛋白（PTH-RP）、白细胞介素（IL-6、IL-11等）、肿瘤坏死因子（TNF）、巨噬细胞炎性蛋白1α（MIP-1α）、巨噬细胞集落刺激因子（M-CSF）等。这些细胞因子可以促进破骨细胞中核因子κB受体活化因子配体（RANKL）的表达，激活破骨细胞，促进骨的溶解吸收；或者通过成骨细胞途径间接激活破骨细胞，导致骨吸收的增加。骨吸收过程中也会产生一些促进肿瘤细胞生长的细胞因子，如转化生长因子β（TGF-β）、胰岛素样生长因子（IGF）、成纤维细胞生长因子（FGF）、促血小板衍生的生长因子（PDGF）、骨形成蛋白（BMP）等。这些细胞因子的存在，有利于更多肿瘤细胞在骨局部的种植和生长，从而肿瘤细胞和破骨细胞之间相互促进，恶性循环，加速了转移病灶部位的骨溶解吸收。当然，也有部分骨转移表现出成骨性改变，如前列腺癌，肿瘤细胞分泌的细胞因子刺激成骨细胞活性，形成成骨性病变。然而在成骨性骨转移过程中，肿瘤细胞同样也分泌一些细胞因子，包括TGF-β、IGF、FGF刺激破骨细胞活性，增加骨吸收。因此，在绝大多数骨转移过程中，都存在病理性破骨细胞激活，存在骨溶解吸收的增强和病理性溶骨反应。

第二节　肿瘤性溶骨与疼痛

骨转移性病变打破了局部正常的骨形成，破骨细胞介导的骨溶解和成骨细胞介导的骨形成之间的平衡被打破，导致了局部骨骼的完整性被破坏，从而引发一些骨并发症。这些骨并发症主要包括骨痛、病理性骨折、脊髓或神经根的压迫、高钙血症等。其中骨痛是最常见的骨转移并发症，80%以上的骨转移患者遭受疼痛的困扰。同时骨痛也是癌痛中最主要的原因，50%的癌痛由骨转移造成。骨痛不但严重地影响了肿瘤患者的生活质量，甚至也影响了患者的远期生存。

骨转移病变导致的疼痛，除了少部分源于神经损伤或神经压迫外，最主要的原因还是肿瘤性溶骨。溶骨性疼痛最常见的初始临床表现是间歇性钝痛，持续性加重。随着骨转移的进展，骨痛逐渐加剧，表现为持续性剧烈疼痛，甚至出现复杂的疼痛综合征。

目前对于溶骨性骨痛的形成机制尚缺乏确切的了解，多数学者认为骨转移病灶局部微环境中炎症介质或 pH 值改变等因素导致了损伤性感受器的异常兴奋，引起骨痛；同时肿瘤对骨膜的侵犯，也会引起骨膜中丰富的初级传入神经损伤，导致骨痛；溶骨性病灶侵犯周围软组织也是疼痛的一个因素。

炎性介质可能是骨转移性疼痛的主要原因。转移到骨骼部位的肿瘤细胞及其周围组织细胞（如巨噬细胞）可以分泌多种细胞因子，如前列腺素（PGs）、内皮素（ET-1）、神经生长因子（NGF）、肿瘤坏死因子（TNF-α）、白细胞介素（ILs）等，这些细胞因子活化或敏化初级感觉神经元，形成痛觉过敏。事实上，在转移性骨痛的各个时期，非甾体类抗炎药不管是单独还是联合使用，均能不同程度上缓解疼痛，也提示炎性介质参与了骨痛的过程。

第三节　常用双膦酸盐药物

抗溶骨治疗的近期目的是为了缓解骨痛、改善生活质量。其远期目的是减少骨相关事件（SRE）、延长生存。

双膦酸盐类药物（Bisphosphonates）是抗溶骨治疗中应用最为广泛的药物，也是目前疗效最为确切的抗溶骨治疗。目前已经有十余种双膦酸盐类药物被广泛应用于临床。此外，钙剂和维生素 D 的使用，也有助于提高抗溶骨治疗的疗效。近年来，靶向于破骨细胞的新型药物也被尝试应用于抗溶骨治疗中，目前研究最为深入的就是 Denosumab（RANKL 的人源化单克隆抗体），在临床研究中显示出类似双膦酸盐的疗效，但目前还未广泛用于临床。因此，双膦酸盐仍是目前最主要的抗溶骨治疗药物。

一、双膦酸盐治疗溶骨的可能机制

人体骨骼的基质成分包括有机物和无机物两大部分，其中有机物基质中 90% 为 I 型胶原蛋白，无机物基质主要由羟磷灰石组成。骨骼占人体干重的 10%，处于骨吸收和形成的动态平衡之中。其中成骨细胞源于间充质细胞，参与骨骼基质的合成，也是甲状旁腺激素和维生素 D 作用的受体；破骨细胞源于粒细胞-巨噬细胞集落形成单位（GM-CFUs），也是钙离子的受体。恶性肿瘤骨转移的过程，就是破骨细胞和成骨细胞之间平衡被打破的过程，这个过程中破骨细胞活性增强，导致骨吸收显著快于骨形成。破骨细胞被激活以后分泌酸性物质，溶解骨骼矿物质成分，继而蛋白酶进一步介导骨骼中有机物介质的分解代谢，最终形成溶骨性病理改变。

双膦酸盐是内生性磷酸盐的同分异构体，这类药物与骨之间具有高度亲和力，可以优先被转运到骨吸收或骨形成活跃的部位，一旦沉积到骨表面，就会被破骨细胞选择性吸收，并选择性抑制破骨细胞活性，诱导破骨细胞凋亡，从而抑制骨溶解和骨吸收，阻止溶骨性改变，缓解骨痛，减缓骨相关事件的发生，在转移局部的骨形成和骨吸收之间重新形成一个新的平衡。双膦酸盐的生物学效应涉及骨转移的多个环节，包括抑制破骨细胞的聚集、成熟与功能，抑制炎性细胞因子的产生与释放，诱导破骨细胞凋亡，抑制肿瘤细胞的扩散、浸润、黏附、增殖，诱导肿瘤细胞的凋亡，甚至可能具有抗肿瘤血管生成的作用。

从化学结构上，双膦酸盐是焦磷酸盐的类似物，其核心的结构是 P-C-P，其中 C 为碳原子，代替了焦磷酸盐 P-O-P 核心中的氧（O）原子。P-C-P 结构在体内十分稳定，与骨骼中的羟磷灰石具有高度亲和力。所有双膦酸盐都具有 R_1 和 R_2 两个侧链，分别决定了双膦酸盐对骨组织的亲和力和对破骨细胞的抑制活性。R_1 侧链如果氯离子（Cl）取代 OH 基，则药物与骨矿物质基质结合力下降。R_2 侧链是双膦酸盐的活性部分，决定了其对骨吸收的抑制强度；R_2 的烷基链上不含氮原子时，抗骨吸收的药理活性就弱，如果烷基链上氢取代以含氮的侧链或环状结构，则双膦酸盐的药理学活性明显增强。因此，按照药物化学结构中是否含有氮原子，可以将双膦酸盐分为两大类：含氮类和不含氮类。依替膦酸和氯膦酸盐等早期研发的药物属于不含氮的双膦酸盐，其抗骨吸收的活性较低，而帕米膦酸、伊班膦酸或唑来膦酸等都为含氮的双膦酸盐，药理活性更强，是目前研发的主要方向。

二、常用双膦酸盐类药物

双膦酸盐类药物按照研发和临床应用的时间顺序，可以分为三代。从 1986 年氯膦酸盐作为第一代双膦酸盐的代表药物用于治疗肿瘤骨转移，至今已经研发的双膦酸盐类药物的种类超过 300 种，其中已经有十余种双膦酸盐类药物被批准用于临床。目前国内广泛应用的三代双膦酸盐类代表药物有：第一代的氯膦酸盐，第二代的帕米膦酸钠和阿仑膦酸钠，第三代的唑来膦酸和伊班膦酸钠。

从第一代到第三代双膦酸盐，其体外的抗骨吸收活性逐渐递增。如果以依替膦酸的药理学活性定义为 1，则氯屈膦酸的活性为 10，帕米膦酸为 100，阿仑膦酸为 1 000，伊班膦酸为 10 000，而唑来膦酸高达 20 000。虽然三代双膦酸盐在药理学活性上存在如此显著的差异，临床推荐的用药剂量也逐渐减少，但是在等效的剂量单位下，各代双膦酸盐在临床疗效上没有显著性差异，即目前尚无证据说明第三代双膦酸盐疗效优于前两代药物。

现将目前在临床上常规用于治疗恶性肿瘤骨转移的双膦酸盐类药物介绍如下：

（一）氯屈膦酸二钠（Clodronate Disodium）

属于第一代双膦酸盐，1986 年上市，商品名 Bonefos（固令；曾用商品名：骨膦；国产商品名：德维、洛屈等）。临床用于：骨转移癌、多发性骨髓瘤、Peget's 病；治疗因恶性肿瘤引起的高钙血症；预防和治疗骨质疏松症。给药剂量为 2.4 g/d，分 2~3 次口服。伴有高钙血症者可增加至 3.2g/d，血钙正常者可减为 1.6g/d。静脉滴注为 0.3g/d，3h 以上滴注，连用 5 日，以后可改为口服；伴有高钙血症者，可改为单次给药 1.5g/d，静脉注射血钙正常后改为口服给药。

（二）帕米膦酸二钠（Pamidronate Disodium）

第二代双膦酸盐的典型代表，1987 年上市，商品名 Aredia（阿可达；国产商品名：博宁、帕米膦酸钠、麦宁钠等）。临床用于：高钙血症；Paget's 病、多发性骨髓瘤；肿瘤骨转移引起的溶骨性骨破坏及其并发症；也用于甲状旁腺功能亢进症。在我国主要为静脉滴注剂型，帕米膦酸二钠注射液，5mL：15mg。一次 60~90mg，每 3~4 周输注一次，滴注时间不少于 2h。

（三）伊班膦酸钠（Ibandronate Sodium）

第三代双膦酸盐，1996 年上市，商品名 Bondronat（邦罗力；国产商品名：艾本、佳诺顺等）。临床用于治疗恶性肿瘤引起的高钙血症、骨质疏松症，治疗肿瘤骨转移、预防和治疗骨相关事件。具有口服和静脉滴注两种剂型。口服剂型商品名 Boniva，50mg/d。静脉剂型伊班膦酸钠注射液，2mL：2mg。治疗骨转移的剂量为一次 4~6mg，每 3~4 周输注一次，滴注时间不少于 2h。

（四）唑来膦酸（Zoledronic Acid）

第三代双膦酸盐类药物的典型代表，2000 年上市，商品名 Zometa（择泰；国产商品名：艾朗、天晴依泰、艾瑞宁、卓莱等）。临床用于治疗恶性肿瘤骨转移和恶性肿瘤引起的高钙血症。仅有静脉滴注剂型，唑来膦酸注射液，5mL：4mg。一次 4mg，每 3~4 周输注一次，滴注时间不少于 15min。

虽然三代双膦酸盐在临床疗效上没有显著性差异，但它们之间的用药特征以及不良反应仍然有一定的差异。氯屈膦酸具有口服、静脉两种剂型，口服用药方便、安全性好，但生物利用度低，大剂量应用时可能发生胃肠反应；第一、二代药物静脉输注时间比较长，输液太快容易引起肾损害，而第三代肾损害发生更低、输液时间更短；第二、三代药物半衰期更长，故而在缓解高钙血症方面的疗效优于第一代；双膦酸盐所致的颌骨坏死可见于第二、三代药物，而在第一代中尚无报道。目前，由于第三代药物更高的药理学活性、输注简便安全、疗效肯定，越来越受到临床医生的青睐，但是第一、二代双膦酸盐药物仍然是治疗恶性肿瘤骨转移的基础候选药物。

三、双膦酸盐应用的禁忌证

抗溶骨治疗药物临床应用的适应证目前尚无统一的规范性指南，许多专家或学术团体根据掌握的临床证据或经验达成了一定的共识（表26-1），这些共识给予临床医生在选择抗溶骨治疗时提供了建议与指导。

双膦酸盐类药物在临床使用中依然存在一些禁忌证，主要包括：①对双膦酸盐过敏、妊娠或计划妊娠的妇女、严重肾功能不全、合并低钙血症或骨软化症患者，维生素 D 缺乏患者在被纠正前也不建议使用；②由于双膦酸盐可以进入乳液，可能对婴儿发育不利，不推荐用于哺乳期妇女；③患有严重食管疾病的患者，或者不能直立的患者，不推荐使用口服的双膦酸盐；④儿童，由于缺乏长期随访的安全性信息，使用双膦酸盐要慎重；⑤白细胞异常或者高甲状旁腺激素（PTH）的患者也要慎用双膦酸盐。

表 26-1　双膦酸盐临床适应证的专家共识

	双膦酸盐	
	推荐使用	不推荐使用
骨转移引起的高钙血症	√	
骨转移引起的骨痛	√	
ECT 异常，X 线（或 CT，或 MRI）证实的骨转移	√	
ECT 异常，X 线正常，但 CT 或 MRI 显示骨破坏，即使没有骨痛症状	√	
ECT 异常，X 线正常，且 CT 或 MRI 也未显示骨破坏		√
存在骨转移风险（乳酸脱氢酶高或碱性磷酸酶升高）		√

第四节　抗溶骨治疗的不良反应与处理

和其他治疗肿瘤的药物相比，双膦酸盐的不良反应发生率更低，而且严重程度也低一些，患者从治疗中的获益也显著高于治疗风险。不良反应主要受给药途径和药物种类的影响，急性反应主要发生于静脉输注的患者（表26-2）。

一、急性反应

主要见于双膦酸盐的静脉输注过程中，15%~30%的患者可能出现，最常见于首次静脉给药，主要表现为发热、骨痛、疲乏、寒战，以及肌肉关节痛。急性反应（acute phase reaction）主要与免疫机制有关，因此在免疫低下的晚期肿瘤患者中，发生率可能更低。适当预处理并延长输注时间可以减少急性反应，再次使用时往往不再出现或症状减轻。

二、肾功能损害

主要见于静脉输注的双膦酸盐中，尤其当大剂量输注或快速输注的时候，肾毒性的发生率更高。但是常规剂量和缓慢输注的患者，其实肾毒性发生率很低，而且通常也是可控的，严重的肾脏损害十分罕见（低于 0.5%）。在唑来膦酸和伊班膦酸的临床试验中，肾毒性的发生率甚至没有显著高于安慰剂。当然有双膦酸盐损害肾脏的报道，包括一些特发性的肾功异常、肾病综合征、肾小管受损，等等。双膦酸盐肾毒性的机制尚不明确，可能与双膦酸盐或钙复合物在肾脏沉积有关，或者双膦酸盐诱导了肾细胞的坏死，其发生还可能与双膦酸盐的药代动力学特性有关。例如，伊班膦酸由于体内蛋白结合率高、半衰期长，可能肾毒性发生率更低于其他双膦酸盐，可以应用于肾功异常的患者，但是目前尚无前瞻性对照研究证实。目前建议双膦酸盐使用前和使用中监测肾功能，轻度肾功异常不影响双膦酸盐的适用与剂量（肌酐清除率大于 30mL/min），避免静脉输注过快和两次输注时间间隔过短，避免脱水或者合并使用其他有肾毒性的药物。一旦出现肾毒性，应停用双膦酸盐，一般肾功能可以恢复，肾功能恢复后可以考虑再次使用双膦酸盐，或者改用口服剂型或伊班膦酸。

三、胃肠道反应

主要见于口服给药的双膦酸盐，包括氯屈膦酸和伊班膦酸，表现为食欲下降、恶心、呕吐、腹胀、腹泻等，发生率低于 10%。通过正确规范的使用方法，可以减少口服双膦酸盐的胃肠反应。一般口服双膦酸盐应空腹给药，用足量清水服用，不宜用牛奶、咖啡、茶水、果汁服用，也不宜用含矿物质的矿泉水或其他饮料服用，服药后不宜卧床。部分患者的胃肠反应，继续使用后可能会逐渐减轻。

四、颌骨坏死

颌骨坏死（osteonecrosis of the jaw，ONJ）是双膦酸盐罕见但是严重的不良反应，发生率约 0.03%，主要发生于长期使用双膦酸盐的患者，尤其是拔牙或其他有创性口腔手术后的患者。目前报道的颌骨坏死仅见于长期使用二、三代双膦酸盐的患者，而使用氯屈膦酸的患者尚无类似报道。患者的初始症状多为疼痛或口腔的不适，常见的临床表现为口腔局部黏膜溃疡或坏死骨的暴露，暴露骨周围常存在软组织炎症和疼痛。常见于下颌骨，坏死骨中破骨细胞活性一般不增高，也不存在新生血管，没有出血表现。目前对于双膦酸盐所致颌骨坏死的机制尚不明确，一般认为长期暴露于双膦酸盐是其主要病因，而牙科操作是颌骨坏死的诱因。给予患者的建议是：在双膦酸盐使用前，尽可能让牙齿保持良好状态；在使用双膦酸盐时，尽量保持口腔清洁，避免任何可能影响颌骨的口腔科操作；让患者了解颌骨坏死的相关知识，一旦出现症状及时就诊。

五、其他不良反应

双膦酸盐还有一些其他不良反应，例如：血小板下降、白细胞减少、低钙血症、感觉异常、皮疹、炎性眼病，等等，但一般发生率更低，多为轻度，不需处理或仅需对症处理。总之，双膦酸盐不良反应轻微，治疗骨转移疗效肯定，是一类重要的抗溶骨治疗药物。

表 26-2　双膦酸盐的主要不良反应

	不含氮类双膦酸盐	含氮类双膦酸盐	
	口服	口服	静脉
急性反应	-	+	++
肾功能损伤	-	-	++
胃肠道反应	+（腹泻）	++（食管炎）	-
颌骨坏死	-	+	++

（马　飞　罗　健）

参 考 文 献

[1] Robert A S, Jutith A P, Doralina L A, et al. NCCN Clinical Practice Guidelines in Oncology Adult Cancer Pain Version1, 2018.

[2] Scott M. Fishmen, Jane C. Ballantyne, James P. Rathmell. Bonica's Management of Pain. 4th ed. Philadelphia: Wolters Kluwer, 2009.

[3] 李林法. 现代骨转移瘤诊治学. 科学出版社, 2006: 266-268.

[4] 于世英. 恶性肿瘤骨转移的诊断与治疗. 中国协和医科大学出版社. 2006: 68-98.

[5] American Society of Clinical Oncology (2007) Clinical practice guideline update on the role of bisphosphonates in multiple myeloma. J Clin Oncol, 25 (17): 2464 - 2472.

[6] Bamias A, Kastritis E, Bamia C, et al. Osteonecrosis of the jaw in cancer after treatment with bisphosphonates: incidence and risk factors. J Clin Oncol, 2005, 23: 8580 - 8587.

[7] Brown J E, Cook R J, Major P, et al. Bone turnover markers as predictors of skeletal complications in prostate cancer, lung cancer, and other solid tumors. J Natl Cancer Inst, 2005, 97: 59 - 69.

[8] Coleman RE. Clinical features of metastatic bone disease and risk of skeletal morbidity. Clin Cancer Res, 2006. 12 (20): 6243 - 6249.

[9] Dougall W C, Chaisson M. The RANK/RANKL/OPG triad in cancer induced bone diseases. Cancer Metastasis Rev, 2006, 25 (4): 541-549.

[10] Guarneri V, Donati S, Nicolini M, et al. Renal safety and efficacy of i. v. bisphosphonates in patients with skeletal metastases treated for up to 10 years. Oncologist, 2005, 10: 842-48.

[11] Halvorson K G, Kubota K, Sevcik M A, et al. A blocking antibody to nerve growth factor attenuates skeletal pain induced by prostate tumor cells growing in bone. Cancer Res, 2005, 65 (20): 9426-9435.

[12] Hillner B E, Ingle J N, Berenson J R, et al. American Society of Clinical Oncology Guideline on the Role of Bisphosphonates in Breast Cancer. J Clin Oncol, 2000, 12: 1378-1391.

[13] Migliorati C A, Schubert M M, Peterson D E, et al. Bisphosphonate-associated osteonecrosis of mandibular and maxillary bone. Cancer, 2005, 104: 83-93.

[14] Nagae M, Hiraga T, Yoneda T, et al. Acidic microenvironment created by osteoclasts causes bone pain associated with tumor colonization. J Bone Miner Metab, 2007, 25 (2): 99-104.

[15] Peters C M, Ghilardi J R, Keyser C P, et al. Tumor induced injury of primary afferent sensory nerve fibers in bone cancer pain. Exp Neurol, 2005, 193 (1): 85-100.

[16] Peters C M, Lindsay T H, Pomonis J D, et al. Endothelin and the tumorigenic component of bone cancer pain. Neuroscience, 2004, 126 (4): 1043-1052.

[17] Roodman G D. Mechanisms of bone metastasis. N Engl J Med, 2004, 350: 1655-1664.

[18] Roudier M P, Bain S D, Dougall W C, et al. Effects of the RANKL inhibitor, osteoprotegerin, on the pain and histopathology of bone cancer in rats. Clin Exp Metast, 2006, 23 (3-4): 167-175.

[19] Sabino M A, Luger N M, Mach D B, et al. Different tumors in bone each give rise to a distinct pattern of skeletal destruction, bone cancer related pain behaviors and neurochemical changes in the central nervous system. Int J Cancer, 2003, 104 (5): 550-558.

[20] Schwei M J, Honore P, Rogers S D, et al. Neurochemical and cellularre organization of the spinal cord

in a murine model of bone cancer pain. J Neurosci，1999，19（24）：108862-10897.

［21］Von Moos R. bisphosphonate treatment recommendations for oncologists. The Oncologist，2005，10：19-24.

［22］Wilkinson G S，Kuo Y-F，Freeman J L，et al. Intravenous bisphosphonate therapy and inflammatory conditions or surgery of the jaw：a population-based analysis. J Natl Cancer Inst，2007，99：1016-1024.

［23］Zhang F，Lu W，Dong Z，et al. Tumor-infiltrating macrophages are involved in suppressing growth and metastasis of human prostate cancer cells by INF-beta gene therapy in nude mice. Clin Cancer，2002，8（9）：2942-2951.

第二十七章　癌痛的康复理疗

康复理疗又称为康复物理治疗，是利用康复技术和物理治疗方法作用于患者，减轻或解除患者身体和心理上痛苦的治疗方法。

尽管康复理疗技术对恶性肿瘤疼痛的镇痛效果还不能与三阶梯镇痛方案相比，更不能替代三阶梯镇痛方案。但是，这些方法无副作用，也不会成瘾，作为癌痛综合治疗的方法之一，具有一定意义。实施康复理疗时在治疗全过程要进行疼痛评估。

有些康复理疗方法如短波、超短波、微波、蜡疗、红光、红外线、超声波等治疗对于恶性肿瘤患者来说属于禁忌。因此，应用时一定要注意，严格掌握适应证与禁忌证。对于中晚期癌症，治疗以缓解疼痛为主但需要配合以上康复理疗时，一定要对患者和其家属详细说明并取得理解，避免发生医疗纠纷。

第一节　磁疗法

磁疗法是应用磁场作用于人体治疗疾病的方法，将磁体作用于穴位以调整经穴而治疗疾病的方法称磁穴疗法，是磁疗法的一种治疗形式。通过磁场对生物体的作用，使生物体产生一系列的生理、生物化学反应，继而起到消炎、镇痛及其他治疗作用。

一、作用原理

磁疗法的作用原理主要为：①提高致痛物质分解酶活性，使缓激肽、组胺、5-羟色胺、钾离子等致痛物质分解转化；②降低末梢神经兴奋性及阻滞感觉神经传导，提高痛觉阈值；③促进局部血液循环，改善组织营养，纠正组织缺氧、缺血，加速炎性渗出物吸收消散，缓解神经末梢压迫；④促使脑垂体及丘脑下部内啡肽含量升高；⑤缓解肌肉痉挛，减低肌张力等。

在临床应用中，由于磁场作用范围不大，衰减比较明显，主要用于浅层的病灶。也就是说，磁疗对身体浅层的疼痛镇痛效果明显，对深部疼痛的镇痛效果不如其他几个治疗方法。

二、操作方法

晚期癌痛患者一般取仰卧位或侧卧位，暴露疼痛相关躯体或四肢。将磁疗施治器紧贴患者疼痛部位，亦可将磁疗施治器与患者皮肤之间隔一层纱布，但不能太厚，以免磁场衰减太多而达不到治疗效果。治疗结束后，关闭仪器，移开磁疗施治器。磁疗在临床上应用广泛，磁疗方法也很多，可以根据患者不同情况选择不同的磁疗方法。

（一）静磁场法

将恒定不变的磁场作用于体表或穴位进行治疗的方法称为静磁场法。

1. **体表贴磁法**　将磁片、磁珠或磁豆等用胶布敷贴在体表病灶或选定的穴位（体表穴位或耳穴）

进行治疗。为了防止磁片粗糙刺激皮肤或汗渍影响磁片生锈，可在磁片与皮肤之间垫一层薄布或纸。每次敷贴 3~5 天后检查或更换治疗点继续治疗。

2. 直流恒定磁场法　为直流电恒定磁场治疗机，将磁头贴于患部或穴位进行治疗。每次治疗 20min，1~2 次/d。

3. 磁带法　主要是利用磁带将磁片、磁珠等固定于体表病灶或穴位进行治疗，患者使用方便且可防止因贴胶布引起的皮肤反应。根据不同部位病灶或穴位分别有磁腰带、磁关节带、磁绷带、磁帽、磁枕、磁衣等。

4. 磁疗床　可形成一定范围的磁场区域对全身进行治疗。主要用于病灶范围较大或全身多处疼痛的患者。患者平卧于磁疗床即可。每次治疗 30min，1~2 次/d。

（二）动磁场法

动磁场法是利用变动的磁场作用于身体病灶或选定的穴位进行治疗的方法。

1. 交变磁场法　采用 5~100Hz 的低频交变磁场，常用电磁感应治疗机。根据病灶部位或穴位选择大小适合的磁头，将磁头敷贴病灶或穴位治疗。

2. 脉动磁场法　包括脉动磁场及脉冲磁场。常用可以产生脉冲或脉动磁场的直流电脉冲感应磁疗机、同名极旋转磁疗机、磁按摩机等。临床操作同交变磁场法。

3. 电磁法　是应用低频或中频电流与静磁场联合应用的治疗法。可以用磁片作为电极直接敷贴在皮肤（病灶或穴位）上通电治疗。

4. 综合磁疗机　同机可以输出几种形式的磁场和脉冲电流，可进行多种治疗，如交变磁场和脉动磁场组合或交变磁场和恒定磁场组合，还可输出单向和双向脉冲电流用于电-磁综合治疗。

（三）磁水（磁化水）疗法

磁水疗法就是给患者饮用经磁水器磁化过的水，分多次饮用，一般主张早晨空腹时多饮，每日总量不少于 2L。也有将中草药液经磁场处理后服用的。

（四）磁疗治疗剂量、时间和疗程的选择

1. 按静磁场表面强度　分为小剂量（<100 毫特）、中等剂量（100~200 毫特）、大剂量（>200 毫特）。

2. 按动磁场表面强度　分为小剂量（<100 毫特）、中等剂量（100~300 毫特）、大剂量（>300 毫特）。

3. 按总接受剂量　分为小剂量（<300 毫特）、中等剂量（300~600 毫特）、大剂量（600~1000 毫特）。一般临床多使用中等剂量治疗。

4. 治疗时间和疗程　一般每次治疗 20~30min，治疗 1~2 次/d。10~20 次为一疗程，特殊情况可 20~30d 为一疗程，疗程间隔 7~10d。

三、注意事项

磁疗至今尚无绝对的禁忌证，但在下列情况中要慎用。①体弱、高热、小儿及老年患者开始选择小剂量，可以逐步增加到中等剂量，不宜使用大剂量；②磁疗后副作用严重者，应停止治疗。常见的副作用是血压波动、头晕、恶心、心慌、胸闷、嗜睡或失眠、治疗区皮肤瘙痒、皮疹、水疱疹等；③皮肤溃破、出血的局部，不宜直接敷贴，应隔有消毒纱布再贴敷；④眼区治疗应采用小剂量，一般在 100 毫特以下，时间不宜过长；⑤副作用发生率与磁场强度成正比，100 毫特以下的磁场很少发生，磁场强度高者发生率亦高。副反应轻者不需停止，减量后继续治疗即可消失。重者应停止治疗，必要时做对症处理，贴磁中遇有对胶布过敏者，最好采用间接贴敷法、动磁法，或交换敷磁部位。

第二节　半导体激光疗法

半导体激光疗法是利用激光束照射人体病变组织，达到减轻或消除病痛，改善局部血液循环，修复组织，快速消炎等目的的治疗方法。

一、作用原理

半导体激光属于弱激光范畴，照射组织不会造成不可逆性损伤，有很高的安全系数。而在弱激光范畴中，半导体激光的输出功率较大。加上半导体激光有46点束式治疗头（包含有6种660nm至950nm波长的激光束），具有不同波长的特点，适合不同组织细胞对不同波长激光的反应和吸收，因而半导体激光对机体组织有很强的穿透能力，穿透深度可达皮下5~7cm。半导体激光具有热、光化学、电磁波和机械等效应，其与机体生物分子相互作用，对机体产生刺激和调节作用，能直接刺激神经末梢感受器、游离神经末梢及神经系统，使其电位发生变化，引起冲动，降低神经末梢兴奋性，提高疼痛阈值；可使机体内啡肽被激活，还能使组织内镇痛物质——吗啡样物质释放，局部5-羟色胺含量降低，从而起到镇痛作用。另外，半导体激光可改善照射区的血液循环，增进代谢过程，有效地解除局部组织痉挛，也可起到镇痛作用。临床已广泛应用于带状疱疹性神经痛、三叉神经痛、扭挫伤导致疼痛、腰椎间盘突出症引发的疼痛等各种疼痛性疾病的镇痛。

二、操作方法

癌痛患者一般取卧位，全身放松，暴露治疗部位。将仪器接通电源，选择好照射模式，调节好治疗强度，定好治疗时间。操作者手持治疗探头对准疼痛部位即可开始治疗。治疗时间到后，关闭仪器，治疗结束。治疗时，治疗探头对准疼痛区域作垂直照射，探头距皮肤1.0cm左右。若疼痛区域面积较大，可分多点照射。

一般每点每次照射5min，1~2次/d，10~20天为1个疗程。疗程之间间隔7d左右。

三、注意事项

半导体激光治疗一般无不良反应，个别患者可能由于精神紧张，治疗时可出现头晕、心慌。一般不需要特殊处理，暂停治疗后可自行缓解。在半导体激光治疗中，要按规程操作，注意观察患者病情变化，按疗程进行规范治疗和休息。每次照射部位不能太多，一般每次照射2~4部位，最多不要超过6个部位。

第三节　红外偏振光疗法

红外偏振光亦称为超激光。红外偏振光疗法是指利用红外偏振光通过对神经节、神经干、神经根和病灶的局部照射，达到对人体炎症性、神经性和创伤性疾病进行有效治疗的方法。红外偏振光的波长较长，输出功率大，穿透深度达5~7cm，适用于中晚期较深部的癌痛。

一、作用原理

在临床应用于多种急慢性疼痛。治疗疼痛的主要作用机制是：①减弱肌张力，解除肌痉挛，缓解疼痛；②促进局部血液循环和淋巴回流，促进镇痛物质产生及加速致痛物质的代谢，产生镇痛效果；③可有效抑制神经兴奋性，提高神经的疼痛阈值；④调节机体免疫系统，产生抗炎镇痛作用。

二、操作方法

1. 疼痛部位照射　患者取坐位或卧位，暴露治疗部位的皮肤，打开电源开关，设定好照射条件（连续照射、间断照射、输出功率强度、照射时间），按下［开始/结束］键，照射开始，到了设定的结束时间，仪器自动停止音鸣，照射停止，治疗结束。直线偏振光照射时可根据病变部位及病灶大小选择 B 型探头或 C 型探头，如果病灶范围太大也可行几点照射。一般每个痛点照射 10min。1~2 次/d，10~20 次为 1 个疗程。如果用间断照射法，输出能量 90%，间歇比 1:3，连续治疗 10~20 天。

2. 星状神经节照射　患者平卧，头正位，颈下垫薄枕使颈部向后伸展；于胸锁关节上 2.5cm，正中线外侧 1.5cm 处推开胸锁乳突肌及颈总动脉，扪及第 6 颈椎横突，于该点放置 SG 型探头并固定好；照射 1s，间隔 3s，功率输出量 90%，每侧照射 10min，每日或隔日 1 次，共治疗 10~20d。

三、注意事项

红外偏振光治疗中，如操作不当可能会引起照射局部轻度烫伤。治疗过程偶有头晕、困倦，应按规程操作并在治疗当中经常询问患者感觉，及时发现不良反应并及时处理。

第四节　作业疗法

作业疗法是通过有目的的作业和行动，促进人们的健康而建立起来的治疗方法。具有增加躯体感觉和运动功能、改善认知和感知功能、提高生活活动自理能力、改善心理功能等的作用。

一、概述

在癌痛治疗和临终关怀方面扮演了一个重要的角色。作业疗法针对癌性疼痛患者的应用主要是综合技术的应用。疼痛导致睡眠及食欲的紊乱，活动减少和情绪变化。造成疼痛的原因很多，如癌症本身及其转移、癌症治疗（放疗、化疗）等。而影响患者控制疼痛的因素也是多方面的，如患者的情绪、身体状态、伴随症状、周围环境等。因此，除了适用镇痛药物治疗外，还包括对患者日常活动状态、生活方式、认知功能等多方面的调节。

目前，癌痛的治疗仍然以三阶梯镇痛治疗为基础。但仍有部分患者难以取得满意的镇痛效果或出现阿片类镇痛药的不良反应，如恶心、呕吐、便秘、昏睡和尿潴留等。同时镇痛药物也可影响其他非药物镇痛措施的实施，如镇痛药物可使患者昏睡和虚弱，导致无法进行作业疗法。作业疗法与镇痛药物同时应用，可以提高止痛效果，所以作业疗法在癌痛治疗中有其重要意义。

二、操作方法

作业治疗师在癌性疼痛治疗上主要有以下三个方面：身体管理、患者教育和心理支持。

（一）身体管理（物理管理）

1. 矫形器　具有稳定与支持、助动、矫正、保护等功能。癌症破坏人体组织，不但造成机体（尤其是脊柱或四肢）不稳定，也会使患者疼痛加重。而将上下肢夹板、吊带、背部支持板、颈围、腰带等矫形器应用于癌性疼痛患者即可起到稳定、支持、保护患者身体的作用，也可使患者疼痛大大减轻。

2. 体位或位置　长期卧床的患者定期翻身并将患者身体及肢体固定或摆放在一个正确体位（如中立位）可有效地预防压疮、关节挛缩、足下垂、皮肤破裂和肢体水肿，也能防止由于这些并发症引起的疼痛。使用坐垫和靠背使患者更加舒适，减少患者卧床时间。

3. 日常生活活动能力　作业治疗师主要帮助患者保持或恢复尽可能独立的生活自理能力。疼痛患者在有疼痛或残疾的情况下要完成正常的日常生活动作有时需要配带一些辅助具，可以避免疼痛对患者的袭扰。化疗、放射治疗、肿瘤转移、手术治疗可以导致神经损伤、肢体功能障碍、疼痛等。例如，腋淋巴结清扫术的患者有可能会损伤神经或其他组织出现手臂肿胀、疼痛、麻木、乏力以及关节功能障碍，通过洗头、穿衣及洗背等日常生活动作训练可使这些症状和关节功能障碍恢复正常。

（二）患者教育

1. 保存体力　指导患者学会如何安排时间完成各项任务，怎样规划好休息时间，使患者能保持较好的心身状态，提高控制疼痛的能力。

2. 疲劳管理　癌痛患者过度的活动如长时间散步、筹备宴会和与朋友交往等常常会出现疲累和疼痛加剧。而孤独也会影响患者的疲劳状态和疼痛，作业治疗师应根据不同的原因，帮助患者制订活动量和时间。

（三）心理支持

1. 分散或转移注意力　采用适当的活动帮助患者把注意力转移到疼痛以外的事物，如深呼吸、演讲、听音乐、散步等。工艺活动和肌肉放松训练都能减少患者对疼痛的关注。

2. 交流与沟通　交流也能帮助患者应对疼痛，通过与患者交流使患者能有机会讲述自己的感受和关注的问题，鼓励患者确定有意义的目标并计划如何达到这些目标。

作业治疗师通过作业疗法能在癌痛患者选择有尊严和有意义的生活中起到很大的作用。作业治疗强调临终患者的生活质量、个人尊严和舒适。帮助家庭临终患者。

（宁俊忠）

参 考 文 献

［1］ Multanen J，Heikkinen A，Heikkinen P，et al. Pulsed electromagnetic field therapy in the treatment of pain and other symptoms in fibromyalgia：A randomized controlled study. Bioelectromagnetics，2018.

［2］ Teresa P，Giulia P，Marco I，et al. Efficacy of extremely low-frequency magnetic field in fibromyalgia pain：A pilot study［J］. Journal of Rehabilitation Research and Development，2016，53（6）：1023-1034.

［3］ Liao C D，Rau C L，Liou T H，et al. Effects of Linearly Polarized Near-Infrared Irradiation Near the Stellate Ganglion Region on Pain and Heart Rate Variability in Patients with Neuropathic Pain. Pain Medicine，2016，18（3）：pnw145.

［4］ Migliario M，Sabbatini M，Mortellaro C，et al. Near infrared low level laser therapy and cell proliferation：the emerging role of redox sensitive signal transduction pathways. Journal of Biophotonics，2018.

［5］ Gott M，Seymour J，Ingleton C，et al. That's part of everybody's job：the perspectives of health care staff in England and New Zealand on the meaning and remit of palliative care. Palliat Med，2012，26（3）：232-241.

［6］ 李维礼，龙层花，陈士富，等. 实用理疗学. 2版. 北京：人民卫生出版社，1990：156-162，241-263.

［7］ 龙层花，段俊峰，宁俊忠，等. 脊椎病因治疗学. 纪念版. 香港：商务印书馆（香港）有限公司，2007. 142-144.

[8] 李晶，孙启良，谭维溢，等．物理医学与康复科诊疗常规．北京：中国协和医科大学出版社，2002：85.

[9] 纪树荣，孙启良，范建中，等．康复医学．北京：高等教育出版社，2004：140-145.

[10] 顾新，佟方，李京平，等．疼痛的评定．现代康复，2000，4（1）：86-87.

[11] 邰浩清．针灸临床与解剖．上海针灸杂志，2007，26（4）：36-37.

[12] 赵勇．针灸在癌性疼痛中的临床应用．针灸临床杂志，2004，20（2）：53-54.

[13] 易荣，管遵惠．试论管氏针灸处方原则及取穴精要．云南中医学院学报，2006，29（2）：32-34.

[14] 梁东升，吕君兰．癌症患者的心理反应与心理治疗．实用医药杂志，2008，25（11）：1379-1380.

[15] 易长征，杨靖，诸红秀．癌症疼痛的护理干预．家庭护士，2008，6（5）：1261-1262.

[16] 陆宇晗，马双莲．应用心理动力护理理论探讨护士在癌症疼痛评估中的作用．实用护理杂志，2002，18（11）：58-59.

[17] 孙志成，徐小梅．超短波结合红外偏振光治疗颞下颌关节紊乱病的疗效观察．中国疗养医学，2009，18（2）：144-145.

[18] 吴大胜．直线点式偏振光近红外线仪星状神经节照射治疗偏头痛的临床研究．吉林医学，2007，28（17）：1866-1867.

[19] 马超，曾海辉，伍少玲，等．颈 2 横突局部注射配合直线偏振光近红外线治疗颈源性头痛的疗效观察．中华物理医学与康复杂志，2005，27（11）：681-683.

[20] 曾盛锦，雷静涵，吴菲，等．耳穴疗法治疗痛经临床研究概况．内蒙古中医药，2008：44-45.

[21] 李心沁，王琳．耳穴贴压疗法在亚健康诊治中的应用．中华中医药学刊，2007，25（5）：989-990.

[22] 吴仁定，张划代，林凌峰．耳穴贴压治疗原发性痛经疗效观察．中国针灸，2007，27（11）：815-817.

[23] 李力，郭雅玲．颈椎病磁疗效果的对比观察．中华物理医学与康复杂志，1999，21（1）：11.

[24] 邓方阁．磁疗、红外线及二者综合应用的疗效分析．现代康复，1999，3（1）：28-29.

[25] 金和俊，冯春燕，张春红．磁疗的研究现状．医学综述，2008，14（18）：2832-2833.

[26] 吕晓宇，宋文欣，刘凤云．半导体激光并超短波治疗踝关节扭伤的临床观察．激光杂志，2008，29（4）：40.

[27] 万学峰，帅词丹，金晶．半导体激光联合阿昔洛韦治疗带状疱疹临床疗效观察．应用激光，2008，28（3）：256-257.

[28] 吴丹飞．微波与半导体激光联合治疗带状疱疹后遗神经痛的疗效观察．当代医学，2008，145：101-102.

第二十八章　癌痛的手术治疗

癌症引起的慢性疼痛综合征严重影响患者的生活质量，使患者长期遭受痛苦，甚至丧失劳动能力。癌痛治疗中，手术治疗占有十分重要的地位，但治疗效果除了手术外，还有赖于多学科的综合治疗，如神经阻滞、介入治疗等。同癌症治疗的原则一样，癌痛的早期治疗尤为重要。外科医生可以通过外科手术全部或部分切除肿瘤，从基础上去除疼痛的病因。但是手术指征的把握、手术方式的选择，除了从治疗原则和目的进行把握外，还要注患者自身情况，真正做到"个体化"治疗。

第一节　肿瘤根治术

自从 1890 年 Halsted 倡导乳腺癌根治术以来，根治术被认为是恶性肿瘤手术最为重要的手术原则之一，其要点是原发灶与区域淋巴结一次性整块切除。事实上，所谓根治术，是指所期望的目标和对肿瘤切除的彻底性而言的，并非经过根治手术就可以根治恶性肿瘤，再没有转移和复发了。为了达到真正治愈肿瘤的目的，要求根治手术能彻底干净地切除所有肿瘤细胞和已经浸润的组织。但是受到多种因素制约，期望切除的范围和实际切除范围之间并非完全一致，所以只能要求手术在尽可能大的范围内进行，而且争取手术进行越早越好。临床实践表明，根治性手术能否达到治愈，不一定决定于手术切除的范围，还要看手术方式是否符合患者的实际情况。

一、治疗原则

根治性手术主要是针对肿瘤局限于原发部位及区域淋巴结，未发现有其他部位转移灶和患者全身情况能耐受根治手术者。对原发灶及可能受累的周围组织做尽可能的切除是根治手术的原则。如果肿瘤在某一器官或组织则要将该器官全部或大部分切除，如果原发灶已与邻近脏器有粘连或侵犯时，则需将邻近脏器一并切除，如胃癌手术应做全胃或胃大部分切除，连同大网膜、胃大弯、胃小弯、肝门及胃左动脉旁淋巴结一并切除。若侵犯肝左叶时，可以同肝左叶一并切除。然而，如果病情发展到已超越根治性手术的范围，或有严重的脏器功能障碍，或年老体弱不能耐受根治性手术时，则不要勉强行根治性手术。

二、适应证与禁忌证

各种癌性痛根治术的适应证略有不同，但一般来说，经过细致的临床及辅助检查，肿瘤尚局限在根治手术范围内者均可以考虑进行根治手术。根据 TNM 分期，肿瘤在 I 、II 期者以根治手术为宜，III 期患者，经过术前放射治疗或化学治疗后，肿瘤缩小，估计能行根治手术者，可以根据患者全身情况综合考虑。

对于恶性肿瘤患者，不应当划分严格的禁忌证，尤其是晚期患者，除了血液系统恶性肿瘤、恶性淋巴瘤、多发性骨髓瘤等全身性恶性肿瘤外，只要能够在保证患者生命安全的前提下都应当争取手术切除原发灶和转移灶。

由于恶性肿瘤多好发于中老年人群，老年人的心、肺、肝、肾等脏器功能都可能会有不同程度的损害，而且恶性肿瘤又是慢性消耗性疾病，因此大部分恶性肿瘤患者都会涉及年龄大、生理功能减退、体质弱等问题。这些问题在手术前都应该认真应对，但是不能因为存在某些手术隐患而放弃手术，而应积极创造条件，与其他专科医生一起共同保障手术安全进行。因此，即使在术前发现某些手术相对禁忌证，也仍应该对手术持积极态度。

第二节　姑息性切除术

WHO确定的癌症综合控制规划包括四项重点内容：预防、早期诊断、根治性治疗、疼痛及其他症状的控制，即姑息性治疗。在姑息性治疗中，姑息性手术在多数国家、多数疾病中都占有比较重要的地位，尤其对于我国更加具有重要而现实的意义。施行姑息性手术有以下情况：①当肿瘤浸润范围太大或已转移，不能进行根治性切除者；②患者身体状况太差或有严重心肺疾病不能耐受较大手术，但通过较简单手术维持器官功能、缓解症状、延长生命者。

姑息治疗起源于 hospice 运动，其开始于 12 世纪。1967 年，世界第一个现代化的姑息治疗机构在伦敦建成。20 世纪 70 年代以后，姑息治疗机构逐渐发展壮大，目前英国有 700 余家，美国 3 000 余家，其他欧洲及第三世界国家也陆续建立起姑息治疗机构。1993 年英国和加拿大学者编写了牛津大学教科书《姑息医学》，并于 1998 年再版。1990 年，我国卫生部和 WHO 召开癌痛专题研讨会，此后在全国范围内举行多次癌痛及姑息治疗学习班及临终关怀学习班，使姑息治疗的观念在一定程度上得到了普及和推广。

姑息治疗伴随着对肿瘤诊断和治疗的发展而逐渐发挥主要作用。在明确肿瘤诊断以后，即开始对各种症状予以科学的评估，对手术、放疗、化疗等不良反应采取预防措施，对诊断时已中晚期无治愈可能的患者，采用姑息性手术、放疗、化疗、多途径的介入治疗、中西医结合以及心理支持等来缓解肿瘤造成的各种症状及疼痛，最大限度地延长无症状生存期，提高其生活质量。在现有条件下，肿瘤患者的治愈率不可能很快提高，肿瘤患者的姑息治疗将是肿瘤防治领域里的一个重要课题。

一、治疗原则

姑息性手术的治疗原则是综合治疗，从无创性和危险性低的方法开始，然后再考虑有创性和高危险性的方法。

1. 对于较大体积的肿瘤　无法达到根治性手术切除。如果能切除大部分肿瘤，就有可能用其他治疗方法控制残留的肿瘤，达到减轻疼痛的作用。这种方法减少肿瘤数量，因此称为减量手术或减积手术，手术本身也是姑息性手术。

2. 肿瘤患者的急症情况　如气短、出血、穿孔，继发感染时，需要急诊手术。

3. 肿瘤压迫脊髓　需切除椎弓板减压，维持正常生理功能。

对内分泌依赖性肿瘤，切除内分泌腺体可使肿瘤退缩或症状缓解，并可减少肿瘤复发。

二、常见姑息性手术方法

（一）手术局部切除

手术局部切除是常见的姑息性切除，可以使癌痛得以较好的缓解。随着近年手术和麻醉技术的提高，以往认为是禁忌的复杂手术，现在也可能使患者在相对安全的情况下成功实施。因此，食管、胃、胰腺、小肠和其他脏器肿瘤的姑息性切除，往往可能是最为有效的癌痛治疗。直肠癌盆腔内复发局部浸润，可引起顽固性疼痛，行全盆腔脏器切除术，既可防止发生肠梗阻又可使疼痛得以缓解。

（二）肠管短路术、造瘘术

在临床工作中，我们常常可以见到腹部恶性肿瘤行根治性或姑息性手术后出现机械性肠梗阻的患者。机械性肠梗阻所致的腹胀和肠痉挛使患者非常痛苦。然而，由于涉及腹腔转移的问题，以及无法通过保守治疗解除肠梗阻，所以肠管短路手术和造瘘术得到广泛应用。对于此类患者，进行及时手术探查是必要的，通过肠管短路手术或造瘘术及时改变胃肠道梗阻状态，变梗阻为通畅，从而缓解肠梗阻的疼痛症状，可以使患者恢复肠梗阻前健康的感觉。

（吴良平　田　浩）

参 考 文 献

［1］Wyld L，Audisio R A，Poston G J．The evolution of cancer surgery and future perspectives．Nature Reviews Clinical Oncology，2014，12（2）：115-124.

［2］Wigmore T J，Mohammed K，Jhanji S．Long-term Survival for Patients Undergoing Volatile Versus IV Anesthesia for Cancer Surgery：A Retrospective Analysis．Survey of Anesthesiology，2016，60（6）：240.

［3］Gustafsson U O．Adherence to the ERAS protocol is Associated with 5-Year Survival After Colorectal Cancer Surgery：A Retrospective Cohort Study．World Journal of Surgery，2016，40（7）：1741-1747.

［4］Dulskas A，Miliauskas P，Tikuisis R，et al．The functional results of radical rectal cancer surgery：review of the literature．Acta Chirurgica Belgica，2016，116（1）：1-10.

［5］Scott M F，Jane C B，James P R．Bonica's Management of Pain．4th ed．Philadelphia：Wolters Kluwer，2009.

［6］孙燕．抗肿瘤药物手册．北京：北京大学医学出版社，2007：1-5.

［7］王杰军，李睿．NCCN 成人癌痛临床实践指南解读．临床肿瘤学杂志，2009，1（14）：80-84.

［8］汤钊遒．现代肿瘤学．上海：上海医科大学出版社，1997：429-437.

［9］孙燕，顾慰平．癌症三阶梯镇痛指导原则．北京：北京医科大学出版社，2002：1-18.

［10］李仲廉．临床疼痛治疗学．天津：天津科学教育出版社，1998：465-469.

［11］Wilsey C，Ashford N S，Dolin S J．Presacral neurolytic block for relief of pain from pelviv cancer．Description and use of a CT-guide dlateral approach．Palliative Medicin，2002，3（16）：441-444.

［12］徐繁渊．现代肿瘤放射治疗学．北京：人民军医出版社，2000：754-758.

［13］Hwang S，Chang T，Kasimis B．Dynamic cancer pain management outcomes：therelationship between pains everity painre lief，functional interference，satisfaction and global quality of lifeover time．J Pain Symptom Manage，2002，10（23）：190-200.

［14］Rees E．Theroleo for altran smucosal fentany lcitrate in themanagement of breakthrough cancer pain．Int J Palliat Nurs，2002，2（8）：304-308.

［15］李同度．中国癌痛控制战略的实施现状与展望．肿瘤防治杂志，2003，10（1）：1-5.

［16］孟志强，于尔辛．癌痛的治疗和中医药的作用．中华肿瘤杂志，2003，25（4）：408-409.

［17］丁云霞，陈宏，刘跃．癌痛的治疗．中国临床康复，2003，7（8）：1332-1333.

［18］周际昌．实用肿瘤内科学．北京：人民卫生出版社，1999：176-177.

［19］李荣胜，余守章．0.2%左旋布比卡因与罗哌卡因持续硬膜泵注镇痛效应的比较．中华麻醉学杂志，

2004，12（24）：73-75.

［20］荆国杰，杨魁元，张学军，等．脑立体定向毁损中央中核、杏仁核治疗癌性顽痛．中山医科大学学报，2002，23（2）：143-144.

［21］刘灵慧，陈善成，杜天明，等．立体定向丘脑中央中核毁损控制癌症顽痛．立体定向和功能性神经外科杂志，2002，15（2）：93-94.

［22］罗政．癌症疼痛的治疗进展．现代诊断与治疗，2003，14（5）：290.

［23］Gilson A M，Joranson D E，Maurer M A. Improving State Medical Board Policies：Influence of a Model. J Law Med Eth，2003，31（5）：119；

［24］Ozalp G，Sarioglu R，Tuncel G，et al. Preoperative emotional state in patients with breast cancer and postoperative pain. Acta Anaesthesiol Scancl，2003，47（1）：26.

［25］田晓彩，刘先领．癌症疼痛治疗新进展．医学临床研究，2007，24（1）：26.

［26］Dewit R，Van Dam F，Litjens I J，et al. Assessment of pain cognition in cancer patients with chronic pain. Pain Symptom Manage，2001，22（25）：911.

［27］陈愉，沈明．日本癌痛治疗的现状与进展．中国肿瘤，2001，10（11）：671.

第二十九章　癌痛的中医治疗

祖国医学对肿瘤的认识源远流长，在我国的肿瘤治疗中占有重要地位，并逐步被世界其他国家所重视和采用。根据现代医学基础理论，中医药治疗癌痛可能从以下方面发挥作用：第一，中药有升高痛阈、降低机体对不良刺激的反应程度的作用；第二，中药可以通过改变人体内环境来延缓及减轻疼痛的发生，很多中药可以促进血液循环，增加组织血液灌流，防止血液的高凝状态及癌栓形成，从而达到止痛的疗效。因此，中医药治疗癌痛的优势有：①作用广泛，疗效温和持久。由于中药治疗是一种多靶点的作用方式，它的止痛方式主要是通过针对病因的调节、促进机体恢复等方式止痛，而非单纯的镇痛，所以可以针对多种形式的疼痛，并且其作用比较温和持久。②不良反应少。中医药治疗癌痛基本不具有吗啡类药物导致的便秘、呕吐、过度镇静、头晕等不良反应，也不存在耐药性、戒断和成瘾等问题，并且对吗啡类药物引起的便秘等不良反应有良好疗效。③中医药治疗着重整体观念和辨证论治，并根据个体差异进行从多角度切入的分型治疗，是中医药在癌症疼痛治疗中的特色。

第一节　中医药治疗癌痛的基本原则及方法

一、癌痛的病因病机

根据中医理论，癌痛的病因病机分为"不通则痛"与"不荣则痛"两大类，即癌痛主要为邪实与正虚两大类，而以邪实为多。

1. "不通则痛"　　多因癌毒蓄积、寒邪凝滞、气机郁结、血脉瘀阻、湿痰胶结、热毒蕴结等导致经脉闭阻、瘀塞不通而致疼痛发生，以中期患者多见，此时正气尚盛，邪毒壅盛，邪正相搏剧烈，临床表现为疼痛较甚。如《证治要诀》云："脾积在胃脘，大如覆杯，痞塞不通，背痛心痛。"

2. "不荣则痛"　　多因阳气亏虚、营血不足、精气耗竭等导致脏腑经脉失养而致疼痛发生，以晚期患者多见，正虚主要为气血阴阳虚损为主，正气虚弱，经脉失养，不荣则痛，临床表现以慢性疼痛为主，特点是疼痛时轻时重，延绵不断。

二、癌痛的中医治疗原则

根据癌痛"不通则痛"与"不荣则痛"两大基本病因病机，即"虚"与"实"两大证型，癌痛的治疗原则可概括为"实则攻之，虚则补之"。就癌症发生的本质而言，在于本虚标实，虚实错杂，而癌症不同的阶段发展过程中病机有异，虚实亦有偏重之别。一般而言，肿瘤早期、中期以实痛为主，晚期以虚痛为主，或虚实并见。所以，癌痛的治疗宜根据病情进行补虚、攻实或攻补兼施。

三、癌痛的中医治疗方法

（一）辨证用药

根据中医辨证论治的原则，目前，中医多将癌痛分为八法论治：①行气止痛法；②活血止痛法；③散寒止痛法；④清热止痛法；⑤化痰止痛法；⑥补虚止痛法；⑦固涩止痛法；⑧安神止痛法。以上诸法基本概括了临床中癌痛的主要辨证治法，并以前六种为常用治法。

（二）辨病用药

根据不同器官和部位的癌症，在辨证论治的基础上选择方剂和药物。如肺癌、肝癌、胃癌常用的方剂和药物可有不同。

（三）对症用药

重点是针对患者癌痛的性质和分级，结合三阶梯止痛法，选取有止痛、解痉作用的中草药，同时兼顾使用抗癌药和改善全身状况的药。

第二节　癌痛的内治法

一、辨证施治

（一）实证

1. 肝气郁结型

（1）病因病机：情志不舒，肝失疏泄，肝气郁结，气滞不通。

（2）临床表现：胸胁胀痛，时缓时急，心烦易怒，夜寐难眠，口干口苦，舌暗，脉弦。

（3）治疗方法：疏肝解郁，理气止痛。

（4）常用药物：柴胡、枳壳、香附、白芍、郁金、当归、川芎、木香、川楝、佛手、八月札、青皮、陈皮、乌药。

（5）方剂：柴胡疏肝散、五磨饮子、逍遥散、越鞠丸、木香顺气丸等。

2. 瘀血内阻型

（1）病因病机：脏腑亏损，气血运行不畅，瘀血内阻。

（2）临床表现：包块，痛如针刺，痛有定处，拒按，舌紫暗，可见瘀斑，脉涩。

（3）治疗方法：活血化瘀，消积止痛。

（4）常用药物：桃仁、红花、赤芍、川芎、当归、延胡索、丹参、莪术、三棱、五灵脂、乳香、没药。

（5）方剂：桃红四物汤、血府逐瘀汤、失笑散、身痛逐瘀汤、少腹逐瘀汤、大黄䗪虫丸、活络效灵丹等。

3. 阴寒内阻型

（1）病因病机：脾肾阳虚，阳气不足，不能温煦脏腑经络，寒气凝聚经脉。

（2）临床表现：症见腹部疼痛绵绵，喜揉喜按，遇寒痛剧，遇温痛减，大便溏泄，小便清长，舌淡，苔白厚腻，脉沉迟。

（3）治疗方法：温补脾肾，散寒止痛。

（4）常用药物：川椒、干姜、附子、高良姜、肉桂、人参、白术、山茱萸、诃子、菟丝子。

（5）方剂：大建中汤、附子理中汤、桂枝附子汤等。

4. 热毒蕴结型

（1）病因病机：由瘀毒内阻，郁久化热，热毒蕴结脏腑所致。

（2）临床表现：见痛势较剧，遇冷略减，或红肿，或酿脓，或现高热等全身中毒症状，舌红苔黄，脉数。

（3）治疗方法：清热解毒，泻火止痛。

（4）常用药物：半枝莲、黄连、黄柏、黄芩、银花、连翘、公英、生石膏、山栀、白花蛇舌草、野菊花、败酱草、龙胆草、山豆根、蚤休、苦参、大黄、牛黄、青黛。

（5）方剂：黄连解毒汤、清瘟败毒饮、当归芦荟丸、五味消毒饮等。

5. 痰湿凝聚型

（1）病因病机：痰毒结聚，湿邪阻滞。

（2）临床表现：痰邪聚于肌肤，则结为肿块或痰核，若痰阻脏腑或经络，多见疼痛隐隐，伴随眩晕，全身困重，胸痛呕吐，或肢麻偏瘫，舌淡薄腻，脉沉滑等。

（3）治疗方法：化痰散结，行气止痛。

（4）常用药物：苍术、厚朴、枳壳、半夏、山慈菇、皂角刺、贝母、夏枯草、昆布、海藻。

（5）方剂：二陈汤、三子养亲汤、导痰汤、半夏天麻白术汤、陈夏六君子汤等。

（二）虚证

1. 气血亏损型

（1）病因病机：中晚期肿瘤患者体质日衰，气血津液日渐亏虚，脏腑经络失荣而疼痛；或肿瘤化疗后脾胃运化失常、气血双亏。

（2）临床表现：局部或全身疼痛，痛势绵绵而喜按，并可见全身消瘦，面色苍白或萎黄，盗汗，心悸失眠，或畏寒便溏。舌质淡白，苔白或少苔，脉沉弱。

（3）治疗方法：补气养血止痛。

（4）常用药物：党参、人参、黄芪、白术、茯苓、当归、白芍、鸡血藤、制首乌、黄精、仙鹤草。

（5）方剂：八珍汤、归脾汤、参苓白术散、附子理中汤等。

2. 阴虚火旺型

（1）病因病机：阴虚体质，或放疗伤阴，或药物所伤，津液亏耗，脉络失濡，不荣而痛。

（2）临床表现：口干咽燥，大便干结，舌红无津，或舌光剥无苔，脉细数。

（3）治疗方法：滋阴清热止痛。

（4）常用药物：白芍、沙参、麦冬、石斛、生地、百合、知母、黄柏、龟板、炙甘草等。

（5）方剂：芍药甘草汤、益胃汤、沙参麦冬汤等。

3. 阳气虚衰型

（1）病因病机：病程日久，久病入肾，阴损及阳，心、肺、脾、肾阳气均虚，或过用苦寒药物，损伤阳气。

（2）临床表现：畏寒肢冷，脘腹冷痛，遇寒加剧，得温痛减，或咳嗽咯痰清稀色白，大便溏薄，小便清长等。

（3）治疗方法：温阳散寒止痛。

（4）常用药物：附子、干姜、肉桂、淫羊藿、骨碎补、补骨脂、肉苁蓉、冬虫夏草。

（5）方剂：附子理中汤、大建中汤、瓜蒌薤白桂枝汤、甘草干姜汤等。

二、辨病用药

在辨证的基础上，根据肿瘤的部位而选择药物，以下是各种癌症常用的中药。

1. 肺癌　可选用半枝莲、天葵子、八月札、八角莲、石上柏、铁树叶、南沙参、北沙参、麦冬、贝母、全瓜蒌、海藻、马勃、薏苡仁、天南星等。

2. 肝癌　可选用三棱、莪术、王不留行、水红花子、半边莲、泽兰、土茯苓、墓头回、八月札、白花蛇舌草、半枝莲、干蟾皮、斑蝥、夏枯草、天花粉、龙胆草、川楝子、茵陈、郁金等。

3. 胃癌　可选用三棱、莪术、白花蛇舌草、马钱子、斑蝥、牡蛎、矮地茶、旱莲草、石打穿、瓦楞子、黄药子、半边莲、半枝莲、龙葵、白英、茯苓、薏苡仁等。

4. 食管癌　可选用冬凌草、藤梨根、守宫、水蛭、斑蝥、蜣螂、黄药子、急性子、三棱、莪术、葵树子、蟾蜍皮、皂角刺、杠板归、柘木、马钱子、瞿麦、威灵仙、瓜蒌、山葡萄根、生半夏、天南星等。

5. 胰腺癌　可选用瓜蒌、半枝莲、藤梨根、八月札、大黄、羊蹄叶、金钱草、土茯苓等。

6. 结直肠癌　可选用藤梨根、白花蛇舌草、半边莲、水红花子、水杨梅根、山葡萄藤、八月札、杠板归、莪术、蜣螂、黄药子、大黄、羊蹄根、凤尾草、椿根皮、土茯苓、喜树、皂角刺、柘木、马钱子、苦参、败酱草、红藤、诃子树、补骨脂、薏苡仁等。

7. 乳腺癌　可选用王不留行、山慈菇、穿山甲、夏枯草、山葡萄根、瓜蒌、漏芦、蛇莓、八角莲、蒲公英、八月札、穿心莲、土鳖虫、蟾酥、天葵子、斑蝥、露蜂房、野艾、猫爪草、生槐花、枇杷叶、天冬、五倍子等。

8. 鼻咽癌　可选用石上柏、苍耳子、铁树叶、葵树子、半枝莲、龙葵、白英、蛇莓、蛇六谷、蜣螂、露蜂房、草河车、马勃、紫参、大麻、鹅不食草、蒲公英、土茯苓等。

9. 白血病　可选用三尖杉、喜树、长春花、青黛、大青叶、墓头回、雷公藤、牛黄、山豆根、狗舌草、紫草、番木瓜、龙胆草、羊蹄根、野百合、凤尾草、土鳖虫、生龙骨等。

10. 恶性淋巴瘤　可选用长春花、野葡萄藤、魔芋、泽漆、羊蹄根、天葵子、水杨梅根、蟾蜍皮、蛇六谷、壁虎、穿山甲、生牡蛎、龟板、鳖甲、皂角刺、黄药子、苍耳子、猫爪草、夏枯草、僵蚕、海藻、薏苡仁等。

11. 子宫颈癌　可选用水杨梅根、椿根皮、墓头回、八角莲、水蛭、干蟾皮、土鳖虫、莪术、白花蛇舌草、铁树叶、石上柏、了哥王、穿山甲、皂角刺、瞿麦、寻骨风、凤尾草、三白草、紫草、茜草根、旱莲草、山豆根、马齿苋、黄柏、女贞子、薏苡仁、半夏等。

12. 卵巢癌　可选用八角莲、三棱、莪术、半枝莲、白花蛇舌草、桃仁、红花、夏枯草、海藻、水蛭等。

13. 绒毛膜上皮癌　可选用紫草、葵树子、石上柏、天花粉、王不留行、马鞭草、海藻、土茯苓、薏苡仁等。

14. 甲状腺癌　可选用山慈菇、夏枯草、黄药子、王不留行、蛇莓、昆布、海藻、苍耳草、猫爪草、牡蛎、海蛤壳、天南星等。

15. 骨肉瘤　可选用土鳖虫、蜈蚣、露蜂房、白英、白花蛇舌草、蚤休（七叶一枝花）、穿山甲、木瓜、马钱子、苍耳草、威灵仙、寻骨风、三棱、莪术、马鞭草、补骨脂、骨碎补、土茯苓等。

16. 膀胱癌　可选用半枝莲、半边莲、白花蛇舌草、龙葵、杠板归、凤尾草、天葵子、白英、蜣螂、山葡萄根、棉花根、山豆根、蛇莓、瞿麦、土茯苓等。

17. 皮肤癌　可选用雄黄、蟾酥、野百合、苦参、羊蹄根、八角莲、狗舌草、斑蝥、鸦胆子、苍耳子、马钱子、明矾、马鞭草、了哥王、土茯苓、薏苡仁、半夏等。

18. 脑肿瘤　可选用牛黄、蛇六谷、葵树子、魔芋、石上柏、苍耳子、苍耳草、鱼脑石、蚤休（七叶一枝花）、龙葵、白英、蛇莓、三七、马钱子、水红花子、土茯苓、守宫、蜈蚣、生天南星、生半夏。

三、经验方

1. 清营汤加味　生地黄、玄参、天冬、金银花、连翘，赤芍、牡丹皮、板蓝根、生石膏。水煎后，送服蜈蚣 4 条（研末）、水牛角粉，日 1 剂，分 2 次服，见效时间 1~3 天。治疗胃癌、肝癌、食管癌引起的疼痛。

2. 仙鹤草加味　仙鹤草、甘草、槟榔、制半夏、白毛藤、龙葵煎液合并，酌情加味，日1剂，30日后隔日1剂。用于治疗骨肿瘤、肝癌、肺癌、乳腺癌、食管癌、胃癌等引起的疼痛。

3. 柴胡等组方　柴胡、枳实、延胡索、白芍、当归、三七、青皮、桃仁、甘草。水煎，冲兑水蛭粉分2次口服。轻中度疼痛者每日1剂，重疼痛者每日2剂，分4次服。用于肺癌、胃癌等引起的疼痛。

4. 黄芪等组方　黄芪、党参、白术、茯苓、甘草、桃仁、红花、枸杞子、麦冬、杏仁、补骨脂等药组方内服治疗多种癌症引起的疼痛。

5. 采用三阶梯治疗方案，在此基础上加止痛方加减　鸡血藤、水红花子、土鳖虫、生黄芪、党参、白术、三棱、莪术、郁金、香附、全蝎、蜈蚣（3条）、蒲黄，川芎，每日1剂，15天为1疗程，治疗肺癌、乳腺癌疼痛。

6. 痛舒汤　党参、茯苓、白术、黄芪、制首乌、枸杞子、丹参、五灵脂、白芍、甘草加西药镇痛剂，可提高癌痛疗效及患者的生存质量。

7. 止痛方　柴胡、乌药、半夏、当归、桃仁，白芍、元胡、川芎，鳖甲、黄芪、䗪虫组成，治疗各种癌痛。

四、中成药

（一）平消胶囊（片）

1. 主要组成　郁金、马钱子粉、仙鹤草、五灵脂、白矾、硝石、干漆（制）、枳壳（麸炒）。

2. 功能和主治　活血化瘀，止痛散结，清热解毒，扶正祛邪。具有缓解症状、缩小瘤体、抑制肿瘤生长、提高人体免疫力、延长患者生命的作用，可用于肝癌、肺癌、乳腺癌等。

3. 用法用量　口服，胶囊每次4~8粒，每日3次。片剂，每次4~8片，每日3次。

（二）去甲斑蝥素片

1. 主要组成　去甲斑蝥素。

2. 功能和主治　抗癌，升高白细胞。用于肝癌、食管癌、胃和贲门癌及放化疗后白细胞低下症、肝炎、肝硬化、乙型肝炎病毒携带者等。

3. 用法用量　口服，每次5~10mg，每日2次。由小剂量开始逐渐增量，晚期患者可用较高剂量，儿童酌减。疗程为一个月，一般可维持3个疗程。

（三）复方斑蝥胶囊

1. 主要组成　斑蝥、刺五加、莪术、熊胆粉、人参、三棱、山茱萸、甘草、黄芪、半枝莲、女贞子。

2. 功能和主治　破血逐瘀，攻毒散结。用于原发性肝癌、肺癌、直肠癌、恶性淋巴瘤、妇科恶性肿瘤（卵巢癌、子宫内膜癌、绒毛膜癌等）等。

3. 用法用量　口服，每次2粒，每日3次。

（四）复方红豆杉胶囊

1. 主要组成　紫杉醇（红豆杉皮）、红参、甘草等。

2. 功能和主治　祛邪散结。用于气虚痰瘀所致中晚期肺癌化疗的辅助治疗。

3. 用法用量　口服，每次2粒，每日3次，21天为一疗程。

（五）鹤蟾片

1. 主要组成　仙鹤草、干蟾皮、人参、生半夏、天冬、浙贝母、鱼腥草、猫爪草、葶苈子。

2. 功能和主治　解毒除痰，凉血祛瘀，消症散结。用于原发性支气管肺癌，肺部转移癌，能够改善患者的主观症状体征，提高患者体质。

3. 用法用量　口服，每次6片，一日3次。

（六）抗癌平丸

1. 主要组成 珍珠菜、半枝莲、白花蛇舌草、蛇莓、藤梨根、蟾酥、香茶菜、肿节风、兰香草、石上柏。

2. 功能和主治 清热解毒，散瘀止痛。用于热毒瘀血壅滞而致的胃癌、食管癌、贲门癌、直肠癌。

3. 用法用量 口服，每次0.5~1g，每日3次，饭后半小时服或遵医嘱。

（七）复方天仙胶囊

1. 主要组成 天花粉、威灵仙、白花蛇舌草、人工牛黄、龙葵、胆南星、乳香（制）、没药、人参、黄芪、珍珠（制）、猪苓、蛇蜕、冰片、麝香等30味。

2. 功能和主治 清热解毒，活血化瘀，散结止痛。对食管癌、胃癌有一定抑制作用；配合化疗、放疗，可提高其疗效。

3. 用量用法：口服，每次2~3粒，每日3次，1月为一疗程，停服3~7天后可继续服用。

（八）华蟾素片

1. 主要组成 干蟾皮提取物。

2. 功能和主治 解毒，消肿，止痛。用于中、晚期肿瘤，慢性乙型肝炎等症。

3. 用法用量 口服，一次3~4片，一日3~4次。

（九）慈丹胶囊

1. 主要组成 莪术、山慈菇、鸦胆子、马钱子粉、蜂房等。

2. 功能和主治 化瘀解毒，消肿散结，益气养血。用于原发性肝癌等恶性肿瘤，以及经手术，放、化疗后的辅助治疗。

3. 用法用量 口服，每次5粒，每日4次，1个月为一疗程。

（十）金龙胶囊

1. 主要组成 鲜守宫、鲜金钱白花蛇、鲜蕲蛇。

2. 功能和主治 破瘀散结，解郁通络。用于原发性肝癌等。

3. 用法用量 口服，每次4粒，每日3次。

（十一）槐耳颗粒

1. 主要组成 槐角菌质。

2. 功能和主治 扶正抑瘤。用于原发性肝癌，也可用于肺癌、胃肠癌和乳腺癌所致的神疲乏力、少气懒言、脘腹疼痛或胀闷、食欲缺乏、大便干结或溏泄、气短、咳嗽、多痰、面色㿠白、胸痛、痰中带血、胸胁不适等症，改善患者生活质量。

3. 用法用量 开水冲服，每次20g，每日3次，一个月为一疗程。

（十二）消症益肝片

1. 主要组成 蜇蟟提取物。

2. 功能和主治 破瘀化积，消肿止痛。用于中晚期肝癌。

3. 用法用量 口服，每次6~8片，每日3次，连续服用或遵医嘱。

（十三）葫芦素片

1. 主要组成 葫芦素。

2. 功能和主治 除湿热，退黄疸，抗肝癌。用于原发性肝癌、慢性活动性肝炎、迁延性肝炎。

3. 用法用量 治疗肝癌，开始时每次0.2mg（2片），一日3次，饭后服，如无胃肠道反应，一周后增至0.3~0.4mg（3~4片），一日3次，一疗程一般3个月；治疗肝炎，每次0.1~0.3mg，每日3次，饭后服。

五、针剂

（一）痛安注射液

痛安注射液能有效缓解辨证属血瘀证的中度癌性疼痛，且副作用小。

（二）复方苦参注射液

复方苦参注射液联合羟考酮缓释片能有效地控制中重度癌痛患者，并能明显改善患者的生活质量。

（三）华蟾素注射液

华蟾素注射液作为一种新型的抗肿瘤制剂，广泛用于肝癌、肺癌等多种恶性肿瘤的治疗及肿瘤相关并发症的辅助治疗，尤其在治疗肝癌、胃癌、肺癌以及骨转移癌等引起的疼痛方面，显示出较好的临床应用价值。

第三节　癌痛的外治法

中药外用治疗癌痛多采用活血、化瘀、通络、止痛之品，配合芳香渗透之物，结合现代先进的制剂工艺，制成各种制剂应用于临床。由于中药外治为体表直接给药，经皮肤或黏膜表面吸收后，药物的作用直接到达病变部位，止痛迅速有效，且可避免口服药经消化道吸收所引起的多环节灭活作用及一些药物本身带来的某些毒副作用，特别是癌症晚期患者正气已虚，脾胃吸收功能减弱，攻伐之品使正气更虚，更适合用外治法。外治法操作简便，使用较安全，毒副作用少，无依赖性和成瘾性。目前，常用的外治法有中药熏洗法、直肠点滴法、敷贴法、涂擦法、搐鼻疗法、穴位注射法、穴位离子导入法等。

一、中药熏洗法

熏洗疗法是根据中医辨证论治的原则，选配一定的中药制成水溶液，趁热进行熏洗，常用于直肠癌、膀胱癌、外阴癌及子宫癌疼痛。如雷公藤合剂，取雷公藤、苍耳子、薄荷、升麻、苦参、杏仁、桃仁、威灵仙，适量浸泡 30 分钟，水煎后全身熏蒸或水浴，每次 30min，7 天为 1 个疗程。

二、直肠点滴法

直肠点滴法是指将药物浓煎成 100～150mL，凉至 38℃左右，通过肛门滴入肠管，通过直肠黏膜的迅速吸收发挥药效，多用于消化道癌症和妇科癌症。常用方剂：①美施康定口服 24h 后，加用镇痛散积液：鼠妇、生马钱子、生南星、蜈蚣、蚤休、延胡索、乳香、没药，直肠滴入；②手拈散：延胡索、没药、香附、五灵脂各 10 g，直肠点滴，治疗消化道癌症。

三、敷贴法

敷贴法又称外敷法，是将药物研为细末，并与各种不同的液体调制成糊状制剂，敷贴于一定的穴位或患部，以治疗疾病的方法。此法起效快，毒副反应少。常用方剂如下：

1. 消痛灵膏　乳香、没药、血竭、冰片，用药比例为 3∶3∶2∶1，研为细末，用 75% 乙醇浸泡 72h，取其上清液，过滤，加医用凡士林熬成膏，外敷于疼痛部位皮肤，治疗癌痛。每日 2 次，15d 为一周期，2 个周期为一疗程，每个周期之间间隔 3d。

2. 瘤止痛膏　草乌 150g、生南星 50g、赤芍 50g、白芷 50g、生姜 150g、肉桂 25g、红花 30g、乳香 20g，外敷于痛处，治疗中、晚期癌痛。

3. 麝冰止痛膏　樟脑、薄荷、冰片、桂皮、丁香、麝香等。敷贴于右上腹部或上腹部疼痛处，周围用胶布紧贴保护，可治疗肝癌疼痛。

4. 蟾酥膏　蟾酥、生川乌、七叶一枝花、红花、莪术、冰片等 20 余味药，具有活血化瘀、消肿止痛的作用，贴于癌痛局部，可止癌痛。

5. 癌痛散　药物组成为蟾皮 10g，大腹皮 12g，桃仁 12g，大黄 10g，延胡索 12g，莪术 15g，红花 10g，青皮 10g，乳香 9g，没药 9g，水蛭 9g，冰片 9g。将上述药物磨粉混匀装瓶密封备用，用时用冷水加蜂蜜调成膏状，敷之前稍加热。用于治疗癌痛，原发性肝癌及肝转移癌外敷期门、肝俞、阿是穴、胆俞；肺癌外敷双肺俞、双风门、阿是穴；骨转移癌及多发性骨髓瘤外敷痛处，胃癌外敷中脘、足三里、三阴交、阿是穴；结直肠癌外敷阿是穴、大肠俞、上巨虚、下巨虚。

6. 克痛散　药物组成为生大黄、山慈菇、七叶一枝花、青黛、苦参、蒲公英等，外敷痛处，可缓解轻、中度癌痛。

四、涂擦法

与外敷法类似，此法多采用酊剂直接涂于癌痛部位或穴位上。

1. 香术止痛酊　川乌、延胡索、莪术、乳香、没药和冰片等组成，经65%乙醇浸泡后回流提取，涂于癌痛部位，可改善镇痛有效率、平均止痛起效时间、持续时间、生活质量以及血液流变学指标。

2. 乌冰止痛酊　生川乌、草乌、冰片、生南星、生大黄、蟾酥、细辛以75%乙醇1 000mL浸泡1周制成。外涂于肿块投射于体表的部位或痛点局部，每天3次，连续用药14天。

3. 中药解痛酊　延胡索、红花、陈皮、地肤子、白屈菜、黄药子、乳香、没药、血竭、冰片共研细末，经75%乙醇浸泡1周而成。直接涂擦疼痛部位，每日至少3次，无疗程限制。

五、搐鼻疗法

搐鼻疗法是将药物研成细粉或溶入溶剂，取少许抹鼻吸入或滴入鼻黏膜的方法。

1. 癌痛欣滴鼻剂　细辛、冰片、防风、荆芥、葛根、白花蛇舌草、五味子、枸杞子等，每毫升含生药4g。治疗轻、中度癌痛。

2. 辛香止痛吸入剂　丁香、细辛、川芎、薄荷脑。治疗癌性疼痛，对鼻咽癌、上颌窦癌所致的头颈部疼痛疗效尤为显著。

3. 癌痛灵气雾剂　冰片、红花、洋金花、重楼、川芎、乳香、没药、生川乌、细辛、甘草。可止癌痛。

六、穴位注射法

1. 华蟾素注射液　双侧足三里穴位注射，治疗消化系统肿瘤疼痛，每穴1mL，隔日1次，10次1疗程，治疗消化系肿瘤疼痛。

2. 水针　强痛定30mg、地塞米松0.5mg、维生素B针剂0.25g，稀释至5mL，每个穴位注射0.5~1mL，治疗癌痛。

七、穴位离子导入法

1. 延胡索、乳香、没药、丹参各100 g，徐长卿150 g酒精浸泡液加少量冰片及二甲亚砜，浸泡BG型电子止痛仪的电极套，将电极套入四肢不同穴位上进行中药离子导入。

2. 双生止痛液　生川乌、生半夏、细辛、白芷、明乳没、透骨草等组成。加水煎开，以6层纱布浸药汁，敷阿是穴，再以腧穴治疗仪加热，促进吸收，加强止痛作用，一般用后10分钟疼痛缓解，止痛作用可维持4~8h。

附　常用抗癌止痛中草药

清热解毒类

清热解毒是中医祛邪疗法之一。本类药物性味多属苦寒，功能清解热毒或火毒，多用于恶性肿瘤之热证、实证等。根据动物实验结论，此类药有较广的抗菌谱，能抑制病毒，提高机体非特异性免疫力，对肿瘤细胞有抑制作用，具有消炎止痛、杀菌、抑菌、抗病毒和退热作用。

药名	别名	成分	应用适应证	剂量（g）
七叶一枝花	重楼、蚤休	以薯蓣皂苷元和薯蓣皂苷为苷元的多种皂苷，包括蚤休皂苷和薯蓣皂苷	用于脑肿瘤、肺癌、肝癌、骨肉瘤、恶性淋巴瘤及白血病等	10～15，重剂30
马勃	马屁勃、灰菇、马屁包、灰包、马粪包	亮氨酸、酪氨酸、尿素、麦角甾醇、类脂、马勃素和磷酸钠	喉癌、肺癌、舌癌、乳腺癌	3～15
凤尾草	金鸡尾、鸡脚草、井栏边草	鞣质、黄酮类、甾醇、氨基酸、内酯或酯类、酚性成分	乳癌、肠癌、肺癌、妇科肿瘤、舌癌、膀胱癌	9～18（鲜品30～60）
龙葵	野茄、天茄子、酸浆草、天伦草	龙葵碱、澳洲茄碱和澳洲茄边碱等多种生物碱	肺癌、膀胱癌、子宫颈癌、食管癌、乳腺癌、肝癌等	15～30
水杨梅	水杨柳、小叶团花、水石榴、小叶水杨梅、水晶、绣花球	含熊果酸、齐墩果酸及β-谷甾醇	消化道肿瘤如胃癌、胰腺癌、肠癌等及子宫颈癌	15～30
牛黄（附：人工牛黄）	犀黄、西黄	胆酸、胆红素、胆固醇、麦角固醇、牛磺酸、钙盐、维生素D、氨基酸以及铜、铁、锌、镁、钠等离子	白血病、脑肿瘤、肺癌、肝癌	0.2～0.5
天葵子	紫背天葵子、千年老鼠屎、金耗子屎、千年耗子屎、地丁子、天去子、野乌头子、鸡腿、散血珠、天葵根	生物碱、内酯、香豆精类、酚性成分、氨基酸	子宫肌瘤、恶性淋巴瘤、肺癌、膀胱癌、前列腺癌、肾癌	6～15
石上柏	大叶菜、梭罗草、山扁柏、水柏枝	双黄酮化合物：三叶胶树双黄酮、穗花杉双黄酮、7,4′,7″,4‴-四-O-甲基穗花杉双黄酮	绒毛膜上皮癌、恶性葡萄胎、肺癌、鼻咽癌及消化道癌肿	15～30
半枝莲	狭叶韩信草、通经草、紫连草、并头草、牙刷草、小韩信草、水韩信、小耳挖草	红花素、异红花素、黄芩素、生物碱、黄酮苷、甾类、酚类、鞣质	各种肿瘤	15～30
半边莲	急解索、蛇利草、蛇舌草、半边菊、蛇啄草	生物碱、黄酮苷、皂苷和氨基酸多糖	肝癌、胃癌、肠癌	15～30
白花蛇舌草	蛇舌草、矮脚白花蛇利草、蛇舌癀	生物碱、白花蛇舌草素、强心苷、黄酮类、蒽醌类、香豆精	各种肿瘤	15～60
白英	白毛藤、毛风藤、毛葫芦、毛秀才	生物碱	胃癌、大肠癌、血管瘤及其他肿瘤	15～25
草河车	拳参、紫参、倒根草	没食子酸、丁二酸、槲皮素、槲皮素-5-O-β-D-葡萄糖苷、原儿茶酸	各种肿瘤	15～25

续表

药名	别名	成分	应用适应证	剂量（g）
蛇莓	蛇果草	亚油酸，非皂化物质有醇、羟和甾醇	食管癌、喉癌、直肠癌、鼻咽癌及其他恶性肿瘤	10～30，鲜品可用到60
紫草	硬紫草、大紫草、红条紫草、茈草、紫丹、地血、紫草茸、鸦衔草、紫草根、山紫草、红石根	紫草素、乙酰紫草素、β，β-二甲基丙烯酰紫草素等萘醌衍生物色素	绒毛膜上皮癌、白血病、肺癌、肝癌	4.5～9
山豆根	广豆根、苦豆根	苦参碱、氧化苦参碱、臭豆碱、N-甲基金雀花碱、金雀花碱、槐根碱、氧化槐根碱、槐胺碱、槐花醇山槐树、山豆根酮	肺癌、喉癌、鼻咽癌、乳腺癌	山豆根3～6，研末2～3
了哥王	南岭尧花	西瑞香素、苜蓿素，右旋去甲络石糖苷元	肺癌、子宫颈癌、乳腺癌、恶性淋巴瘤、癌性胸腹水	10～15
乌檀	胆木、山熊胆	生物碱类、三萜类、黄酮类、酚类、甾醇类等化合物	膀胱癌、喉癌、鼻咽癌疼痛	20～50
仙人掌	龙舌、平虑草、老鸭舌	有机酸、甾醇、生物碱、黄酮和萜类	胃癌、结肠癌、子宫癌、肾癌痛	仙人掌15～30；研末，1～2

温里类

本类药物多味辛而性温热，以其辛散温通、偏走脏腑而能温里散寒、温经止痛，个别药物还能助阳、回阳，故可以用治里寒证。根据有关药理实验研究表明，本类有些药物具有抗炎、镇痛、强心、抗心肌缺血、改善循环、抗休克、抑制肿瘤等作用。

药名	别名	成分	应用适应证	剂量（g）
肉豆蔻	迦拘勒、豆蔻、肉果、玉果	新木脂素、挥发油，内有香桧烯、冰片烯、β-水芹烯	癌性腹水、脑癌痛	3～10
吴茱萸	吴萸、左力	柠檬苦碱、吴茱萸苦碱、吴茱萸内酯醇、黄柏酮及吴茱萸卡品碱、二氢吴茱萸卡品碱、吴茱萸碱、吴茱萸次碱、脱氢吴茱萸次碱	脑肿瘤、胃癌、肠癌痛	1.5～5
茴香	小茴香、土茴香、草茴香、谷茴香、谷香	含挥发油，其中主要成分为反式茴香脑、柠檬烯、小茴香酮、爱草脑、月桂烯、樟脑	胃癌胀痛、肾癌、皮肤癌痛	3～10
丁香	公丁香	挥发油	食管癌、胃癌、肠癌痛	1.5～3

活血化瘀类

　　活血化瘀药物多辛苦，辛能行散，苦能疏泄，主归肝、心经，入血分。善走散通行，而有活血化瘀之功，并通过活血化瘀达到止痛、调经、疗伤、消症等作用。主治瘀血阻滞证。本类药物易耗血动血，凡妇女月经过多及其他出血证无瘀血现象者忌用，孕妇慎用或忌用。活性化瘀类药能减弱血小板凝集，使癌细胞不易在血液中停留、聚集、种植，从而减少转移。本类中药还能影响微循环、增加血管通透性，以改善实体瘤局部的缺氧状态，提高放疗敏感性，有利于药物免疫淋巴细胞及其细胞毒素到达肿瘤部位，发挥抗癌作用。

药名	别名	成分	应用适应证	剂量（g）
天龙	壁虎、守宫	马蜂毒相似的活性物质及组胺类	食管癌、胃癌、肺癌、恶性淋巴瘤、脑肿瘤	1~1.5
大黄	将军、锦纹大黄、川军	蒽醌类衍生物大黄酚，大黄素，芦荟大黄素和大黄素甲醚	原发性肝癌、黑色素瘤、各种消化道肿瘤	3~30
水蛭	蛭蟓、至掌、马蛭、蚂蟥	蛋白质，含有17种氨基酸	卵巢癌、食管癌、肝癌、胃癌、血管瘤、癌性疼痛及减少肿瘤放疗时副作用	1.5~3
地鳖虫	土鳖、过街、簸箕虫、土元	氨基酸、胆甾醇、棕榈酸、β-谷甾醇、尿嘧啶、尿囊素	肝癌、骨肉瘤、子宫颈癌，多发骨髓瘤	3~9
蜈蚣	吴公、千足虫、金头蜈蚣	二种类似蜂毒的有毒成分，此外尚含有脂肪油、胆甾醇、蚁酸及氨基酸等	原发性肝癌、脑肿瘤、软组织肿瘤、脑肿瘤骨转移及各种癌症	3~5
蜂房	露蜂房、马蜂窝	蜂蜡，蜂胶，蜂油房，钙，铁及微量元素锌、锰、铜	肝癌、食管癌、胃癌、骨癌、乳腺癌、喉癌、肺癌、舌癌、牙龈癌	6~12
斑蝥	斑猫、龙尾、斑蚝、龙蚝	斑蝥素、脂肪和树脂、蚁酸、色素	食管癌、肝癌、其他恶性肿瘤、脑转移癌、乳腺癌、肺癌、胃癌、皮肤癌	0.03~0.06
莪术	蓬莪术	挥发油类成分、倍半萜烯类，其中以莪术酮为主。此外尚含有莪术双酮、表莪术酮、莪术烯、莪术倍半萜烯酮、姜黄素及β-榄香烯等20余种化学成分	肝癌、晚期癌症、子宫颈癌、胃癌、膀胱癌、食管癌、肺癌、恶性胸水	3~10
留行子	不留行、麦蓝子、奶米、王不留行	王不留行皂苷（A、B、C、D），其皂苷元均为棉根皂苷元、异肥皂草苷、王不留行黄酮苷、豆甾醇及麦蓝菜环肽（A、B、C、D）	子宫肌瘤、乳腺癌、肝癌、泌尿系统肿瘤、软组织肿瘤及各种良性肿瘤	6~10

续表

药名	别名	成分	应用适应证	剂量（g）
马钱子	番木鳖、苦实把豆儿、豆实、马前、牛银	多种生物碱	皮肤癌、食管癌、胃癌、肠癌，肺癌	0.2~0.6，大剂量0.9
姜黄	宝鼎香、黄姜	姜黄素和挥发油	子宫癌腹痛、皮肤癌痛	3~9
乳香	熏陆香、马尾香、乳头香、西香、天泽香	脂肪、树胶和挥发油	肺癌、胃癌、肝癌、食管癌、淋巴瘤等肿瘤疼痛	3~10
藏红花	番红花、撒馥兰、撒法郎	藏红花苷、藏红花酸、芒果苷-6′-O-藏红花酰基-1″-O-β-D 葡萄糖苷酯、菜油甾醇、豆甾醇、β-谷甾醇、熊果酸	肝血管瘤、子宫颈癌、肝癌、胃癌痛	1~2
桃仁	桃核仁、大桃仁、毛桃仁、扁桃仁	苦杏仁苷、24-亚甲基环木菠萝烷醇、柠檬甾二烯醇、7-去氢燕麦甾醇、野樱苷、β-甾醇、菜油甾醇	恶性肿瘤如食管癌、子宫癌，肝、胃癌疼痛	5~10
王不留行	不留行、麦蓝子、奶米	多种皂苷，另有异肥皂草苷、棉子糖、淀粉、脂肪和蛋白质	子宫肿瘤、肝癌、胃癌、肺癌、乳腺癌、前列腺癌、甲状腺癌痛	5~9

扶正固本类

　　扶正固本类药能补益人体正气，增强体质，提高抗病能力，多用于肿瘤虚证。动物实验证明，补虚药能提高机体非特异性免疫力，增强机体杀伤肿瘤细胞的能力，临床上正气未虚者不宜使用，以免"闭门留寇"。

药名	别名	成分	应用适应证	剂量（g）
天冬	大当门根、天门冬、多儿母、八百崽	块根含多糖，其中有抑制肿瘤作用的天冬多糖A、B、C、D，呋喃醇寡糖苷 AspIV、AspV、Asp-VI、AsPVII，还有由葡萄糖和果糖组成的三聚糖、四聚糖、五聚糖、六聚糖、八聚糖、九聚糖和十聚糖	乳房肿瘤、恶性淋巴瘤、小叶增生、白血病、肺癌	6~12
补骨脂	破故纸	黄酮类、香豆素类、单萜类化合物、挥发油等，此外还含有 K、Mn、Ca、Fe、Zn、Cu、Sr 等多种元素	癌症疼痛、消化道肿瘤、骨肉瘤及肿瘤骨转移、肺癌、化疗或放疗后白细胞减少	5~12
鳖甲	上甲、鳖壳、团甲鱼、鳖盖子	骨胶原、角蛋白、碘质、维生素D、多糖、肽类及 Fe、Ca、B、Ba、Cd、Co、Cu、Cr、La、M、N、Ni、P、Sr、Ti、V、Zn 等元素	肝癌肝疼痛、其他各种癌症	10~30

续表

药名	别名	成分	应用适应证	剂量（g）
龟甲	龟板、乌龟壳、乌龟板、下甲、血板、烫板	胶质，无机成分	肺癌、肝癌、肾癌、恶性淋巴瘤	10~30
核桃楸	山核桃	核桃楸皮化学成分的研究：乙醇提取物分离出 5 个部分：石油醚、氯仿、乙酸乙酯、正丁醇、水提部分，其中乙酸乙酯提取部分用聚酰胺薄膜层析分离初步鉴定为酚羟基的醌苷 核桃楸叶化学成分研究：从核桃楸叶中分离出 6 个成分，经鉴定为：二十八烷醇-2、β-谷甾醇、胡桃醌、3-甲氧基-7 甲基胡桃醌琥珀酸等。除胡桃醌外其余 5 种成分系首次分出	白血病、其他各种癌症	种仁、树皮 1~3 钱；青果 2~3 钱
薏苡仁	苡米、苡仁、土玉米、薏米	脂肪油、薏苡酯、薏苡内酯、薏苡素、甾醇、薏苡仁多糖（A、B、C），多种氨基酸、维生素 B_1	肺癌、肝癌、结肠癌及肺转移癌，癌肿中、晚期伴有明显胸腔积液和腹腔积液者	10~30

软坚散结类

软坚散结属中医"八法"中消法的范畴，该类药能清化痰火、软坚消痰散结，是治疗浊痰瘀血等结聚而形成症瘕积聚的主药，用于肿瘤属痰浊瘀血结聚者。近年应用该类药物防治肿瘤疾病的报道日渐增多，归纳其作用机制不外调节免疫和直接抑瘤两大方面。

药名	别名	成分	应用适应证	剂量（g）
山慈菇	毛慈菇、茅慈菇、冰球子、泥宾子	多种生物碱	子宫颈癌、食管癌、肺癌、胃癌、急性白血病、恶性淋巴瘤、宫颈鳞状上皮细胞非典型增生、肝癌、肠癌、乳腺癌	3~6
夏枯草	夕句、乃东、麦夏枯、铁线夏枯、铁色草	飞燕草素和矢车菊素的花色苷，报春花素-3，5-二葡萄糖苷、锦葵花素-3，5-二葡萄糖苷、芍药药素-3，5-二葡萄糖苷、槲皮素、山奈酚及挥发油。果穗含熊果酸，齐墩果酸，熊果酸及齐墩果酸为苷元的皂苷，胡萝卜苷	甲状腺瘤、乳腺瘤、肝癌及良性肿瘤	10~15
牡蛎	蛎蛤、左顾牡蛎、牡蛤、蛎房	碳酸钙 80%~95%，并有磷酸钙、硫酸钙、三氧化二铁及铝、镁、铁	胃癌、肺癌、肝癌、甲状腺癌、恶性淋巴瘤、神经系统肿瘤	10~30

续表

药名	别名	成分	应用适应证	剂量（g）
穿山甲	鲮鲤、陵鲤、龙鲤、石鲮鱼	硬脂酸、胆甾醇、二十三酰丁胺以及锌、钠、钙、铅等18种元素；水溶液含天门冬氨酸、苏氨酸、丝氨酸等16种氨基酸以及挥发油和水溶性生物碱	乳腺癌、宫颈癌、肝癌、恶性淋巴瘤及良性肿瘤	3~10
昆布		主要成分为藻胶素、甘露醇、半乳聚糖、维生素（B_1、B_2、C、P）及胡萝卜素，富含碘、钾、钙、钴、氟等无机盐及多种氨基酸	甲状腺癌、胃癌、肺癌、肝癌、甲状腺癌、恶性淋巴瘤、腮腺癌	10~15
海藻		含碘、海藻酸、海胶素、甘露醇、铁、钾、黏液质	甲状腺癌、胃癌、肺癌、肝癌、恶性淋巴瘤、腮腺癌	10~15
猫爪草	小毛茛、猫爪儿草	内酯、脂肪酸、甾醇类、糖类	淋巴肉瘤、甲状腺肿瘤、肺癌、慢性粒细胞性白血病、其他肿瘤	9~15
僵蚕		脂肪、蛋白质、氨基酸、灰分	神经系统肿瘤、恶性淋巴瘤、喉癌、肺癌	5~10

化痰类

化痰药分为温化寒痰、清化热痰两类。温化寒痰药多属辛苦温，具有温肺化痰，燥湿化痰作用。适用于寒痰、湿痰的症候，如咳嗽气喘、痰多稀薄，以及肢节酸痛、阴疽流注等病症。如属阴虚燥咳，或有吐血、咯血病史，应当慎用。清化热痰药物多属苦寒，或甘寒，具有清化热痰，润燥化痰，兼软坚散结作用。适用于痰热郁肺，咳嗽痰多而稠黏，以及由于痰热而致的癫痫惊厥、瘰疬等症。寒痰、湿痰者慎用。但在抗癌方面也有所运用。常与软坚散结或活血化瘀药合用。现代药理研究表明：许多化痰药具有抗炎、抑制细菌生长、镇咳祛痰、抗肿瘤等作用。

药名	别名	成分	应用适应证	剂量（g）
半夏	地文、水玉、守田、示姑、羊眼半夏、三步跳	左旋麻黄碱、胆碱、β-谷甾醇、胡萝卜苷、1-辛烯、β-榄香烯、1，5-戊二醇、9-十七烷醇、茴香脑、丁基乙烯基醚、柠檬醛、苯甲醛	胃癌、甲状腺肿瘤、食管癌、上颌窦癌、舌癌	5~10
瓜蒌根（天花粉）	白药、瑞雪、天瓜粉、花粉	天花粉蛋白，具有降血糖作用的瓜蒌根多糖（A、B、C、D、E）及具抗癌和免疫活性的多糖，泻根醇酸，葫芦苦素（B、D），23，24-二氢葫芦苦素B，二氢葫芦苦素E，异葫芦苦素（B、D），二氢异葫芦苦素B及3-表异葫芦苦素B	恶性滋养叶肿瘤、肺癌、胃癌、胰腺癌	6~12
皂刺	皂荚刺、天丁	黄酮、酚类和氨基酸	子宫肌瘤、卵巢肿瘤、子宫颈癌	3~10

续表

药名	别名	成分	应用适应证	剂量（g）
黄药子	黄药、黄药根、黄金山药	黄药子萜 A、黄药子萜 B、黄药子萜 C。干燥块根含蔗糖 22.5%，还原糖 0.6%，淀粉 2.5%，皂苷、鞣质。还含黄独素和薯蓣皂苷元	消化道肿瘤、甲状腺癌、晚期子宫颈癌	10~15
天南星	南星、白南星、掌叶半夏、虎掌南星、异叶天南星、一把伞	氨基酸、P-谷甾醇	食管贲门癌梗塞、子宫颈癌、肺癌、神经系统肿瘤、口腔癌	3~9

其他类

药名	别名	成分	应用适应证	剂量（g）
雄黄	黄金石、石黄、天阳石，黄石	二硫化二砷，含有少量其他重金属盐	肝癌疼痛、脑肿瘤及各种肿瘤疼痛	0.15~0.3
蟾蜍	蟾、癞虾蟆、癞刺	华蟾蜍毒素类、蟾蜍碱、蟾蜍甲碱、甾醇、华蟾蜍次素、肾上腺素、γ-氨基丁酸、辛二酸。蟾酥是蟾蜍的干燥分泌物，此外从蟾酥中还分出吗啡	肺癌、肠癌、皮肤癌、原发性肝癌、乳腺癌、胃癌	干蟾皮 10~15，蟾酥 0.03~0.6
寻骨风	清骨风、猫耳朵草、毛香、白毛藤、黄木香、猴耳草、鸭娃根、白面风、鹅婆娘	马兜铃酸 A、D，香草酸，棕榈酸，三十醇，β-谷甾醇，马兜铃内酰胺	肺癌、骨肿瘤、子宫颈癌	10~15
罂粟壳	御米壳、粟壳	少量吗啡、可待因、蒂巴因、那可汀、罂粟壳碱，另含多糖	肠癌、胃癌、骨癌痛	3~6
夹竹桃	拘那夷、拘拿儿、棋那卫、柳叶桃、九节肿、白羊桃	叶含强心成分；葡萄糖基夹竹桃属苷，欧夹竹桃苷元丙葡萄糖苷等；又含夹竹桃叶苷	癫痫、肺癌痛、肠癌	0.3~1
芍药	金芍药、白芍	根含芍药苷、羟基芍药苷、苯甲酰芍药苷、白芍苷、芍药苷元酮、芍药新苷	胃癌、肝癌、食管癌、子宫癌痛、上消化道肿瘤患者顽固性呃逆	6~15，大量可用 30
月见草	夜来香、野芝麻	亲脂性三烯、酚性抗氧剂、多不饱和脂肪亲脂性三烯	乳房腺瘤、乳腺纤维增生、乳腺癌、骨转移癌痛	10~15
天仙藤	淋藤、兜铃苗、马兜铃藤	马兜铃酸 C、木兰花碱、β-甾谷醇	肝癌及腹腔癌、甲状腺癌骨转移痛	5~10

续表

药名	别名	成分	应用适应证	剂量（g）
木鳖子	木鳖、土木鳖、壳木鳖、漏苓子、木鳖瓜	木鳖子皂苷 I 及 II，木鳖子酸，海藻糖，木鳖子素	肺癌、肝癌、胃癌、鼻咽癌、乳腺癌、腹腔肿瘤痛	0.6~1.2
娑罗子	娑婆子、武吉、开心果、苏罗子、索罗果	脂肪油31.8%，油中主要成分为油酸及甘油三硬脂酸酯。还含三萜皂苷，已分离得到七叶树皂苷，天师栗种子含脂肪油20%	胃癌、鼻咽癌痛	3~10
两头尖	竹节香附	皂苷类、内酯类、挥发油类、油脂类、生物碱，还有氨基酸、微量元素及糖类等化合物	肺癌、骨肿瘤转移痛	10~20
勾儿茶	牛鼻圈、牛儿藤、金刚藤、扁担藤、牛鼻角秧	黄酮类、苷类、木脂素类、醌类、萜类以及各自或相互形成的多种二聚体	肺癌痛、久咳胸痛、胃癌、肝癌黄疸	30~60
血竭	麒麟血、血竭花	红色树脂、血竭树脂鞣醇的混合物	子宫颈癌、大肠癌、腹腔肿瘤、阴茎癌疼痛	1~1.5
苏木	苏枋、苏方、苏方木、棕木、赤木	含苏木酚、表苏木酚、3'-去氧苏木酚、3'-甲基苏木酚等。还含巴西苏木素及其衍生物1，2，四乙酰基巴西苏木素	子宫癌、肺癌、白血病疼痛	6~10
岩白菜	呆白菜、矮白菜、岩壁菜、米嘿者	岩白菜素等香豆精类	胃癌、肺癌、食管癌痛	6~12
蛇床子	蛇米、蛇珠、蛇床仁	挥发油	子宫颈癌糜烂、皮肤癌、肾癌疼痛	3~10，外用15~30

（黄李平　韦相兰）

参 考 文 献

[1] 王国平．清营汤加味治疗癌性疼痛68例观察．山西中医，1998，8（1）：25．

[2] 常敏毅．仙鹤六味汤治疗癌性疼痛155例临床观察．国医论坛，1993，2（38）：31-33．

[3] 刘振宇．"撤痛方"对癌性疼痛止痛效果的临床观察．江西中医药，1993，2（3）：35．

[4] 邓泽民．癌痛宁汤治疗癌性疼痛73例疗效观察．湖南中医杂志，1994，10（5）：4-5．

[5] 高松，高芳，王红梅．止痛方加减治疗癌性疼痛临床体会．中国中医急症，2009，18（5）：803-804．

[6] 张利军．痛舒汤改善癌痛患者生存质量临床研究．江西中医药，2009，30（317）：44-45．

[7] 王笑民，杨国旺，唐武军，等．复方苦参注射液治疗胰腺癌癌性疼痛的疗效观察．中国中药杂志，2008，33（8）：8-9．

[8] 席玉才．自拟止痛癌痛汤治疗癌性疼痛38例．中国医疗前沿，2007，2（8）：98-99．

［9］ 杨长春．熏蒸水浴疗法治疗癌性疼痛48例．中国民间疗法，2001，9（3）：13.

［10］ 史荣康，周兴宏，丁琼，等．镇痛散积液直肠内给药治疗癌性疼痛初探．实用中医药杂志，2007，23（1）5-6.

［11］ 刘如翰．手拈散加味灌肠治疗胃癌疼痛30例．安徽中医学院学报，1995，14（2）：23.

［12］ 刘海晔，周洁．消痛灵膏治疗癌性疼痛临床研究．江西中医药，2008，39（303）：49.

［13］ 史清华，陈高峰．中药外敷治疗中晚期肝癌疼痛疗效观察．广西中医药，2008，31（5）.

［14］ 嵇玉峰，黄金活，梁洪江，等．麝冰止痛膏外敷治疗肝癌疼痛26例临床观察．江西中医学院学报，2005，17（2）：31.

［15］ 刘嘉湘．蟾酥膏用于恶性肿瘤止痛的临床研究——附332例随机双盲治疗对照观察．中医杂志，1988，30（总190）：30-31.

［16］ 陆益，张作军，陆益线，等．香术止痛酊外治癌性疼痛的临床研究．时珍国医国药，2007，18（1）：58-59.

［17］ 王卫东．乌冰止痛酊治疗癌性疼痛46例疗效观察．医学创新研究，2007，4（27）：136-1637.

［18］ 郭军，时秀华，邱鹏，等．中药解痛酊治疗癌性疼痛的疗效研究．中国中医基础医学杂志，2005，11（11）：870-871.

［19］ 牛红梅．癌痛欣滴鼻剂治疗癌痛的临床与实验研究．山东中医药大学学报，1999，23（6）：430.

［20］ 王瑞平，杨文娟．辛香止痛剂治疗癌性疼痛观察．中医研究，1997，0（3）：37.

［21］ 周宜强．癌痛灵喷雾剂治疗癌痛的临床与实验研究．中医研究，1995，8（5）：17-19.

［22］ 施俊，许玲，魏品康．华蟾素注射液穴位注射治疗肿瘤疼痛17例临床观察．中国中西医结合杂志，2002，22（2）：121.

［23］ 陶敏，鲁汉英，陈南珠，等．水针治疗晚期肿瘤疼痛的临床观察．中华护理杂志，1998，33（10）：615.

［24］ 党文，杨介宾．针刺治疗胃癌痛的临床研究．中医杂志，1995，36（5）：277.

［25］ 姜巩，谢孔缓．强痛定加地塞米松穴位封闭治疗晚期癌症疼痛54例分析．河南肿瘤学杂志，1996，9（5）：387.

［26］ 万冬桂，李佩文，董秀荣，等．穴位离子导入治疗癌性疼痛18例．中国中西医结合杂志，1994，14（9）：562.

［27］ 赵尚华．中医外科外治法临床应用举隅．中医外治杂志，2002，11（3）：3-4.

第三十章　癌痛的针刺疗法

针灸是中医疗法的一种，广泛应用于治疗各种疾病，也是目前防治肿瘤的常用方法之一。针灸包括针法和灸法，针法是指在中医理论指导下把毫针刺入人体某些穴位、运用一定的针刺手法对人体经络或特定部位进行刺激，以治疗疾病的方法。灸法是以灸炷或灸草在体表一定穴位上烧灼、熏熨，利用热刺激预防和治疗疾病的方法。目前认为灸法对肿瘤局部的热刺激可促使肿瘤细胞增长，因此，灸法应用于肿瘤治疗仍有一定争议。本章仅介绍临床常用的常规（传统）针刺疗法和电针疗法。

针刺镇痛疗法在我国已有三千多年的悠久历史。中医认为癌痛的发生多由气机失调、瘀血阻滞、痰凝积结、湿邪内阻、毒火结聚等所致，癌症的扩展阻碍了人体脏腑经络气血的运行，不通则痛，故出现疼痛。针刺具有疏通经络、调和气血的作用，通则不痛。针刺治疗癌痛具有作用迅速，疗效可靠，应用方便，无依赖性、成瘾性及戒断性等优点。

第一节　针刺治疗癌痛的机制研究

现代医学研究认为针刺治疗癌痛主要有三方面作用：①镇痛作用；②增强机体防御免疫作用；③对机体各系统功能的调节作用。

传统医学认为，人体经脉阻塞不通则产生痛，即"不通则痛"。针刺镇痛的原理是通过针刺人体经络上的特定腧穴，疏通和调整经络系统使其通畅，则疼痛解除，谓之"通则不痛"。现代医学认为，针刺镇痛的机制主要包括以下两个方面。

一、中枢神经系统的机制

通过针刺人体深部组织和施以手法或电流作用，刺激机体的各种感受器、神经末梢和神经干，调整传入神经活动，抑制痛觉神经向脊髓传递疼痛信息，同时又能抑制脊髓细胞对伤害性刺激的反应，从而减少或阻止痛冲动的传导和痛源部位的传入冲动，从而产生镇痛效应。

二、中枢神经递质和体液的机制

通过针刺可以使脑内具有镇痛作用的递质乙酰胆碱、5-羟色胺、脑内吗啡样物质数量增加或作用加强，使拮抗镇痛作用的递质去甲肾上腺素、多巴胺减少，从而达到镇痛效应。

实验表明，针刺后血中吗啡类物质含量升高，升高的程度与针刺镇痛效应呈平衡。针刺的镇痛作用是机体在针刺的刺激下，神经、体液等多种因素参与共同完成的复杂的反应过程。有些机制尚有待于进一步研究。

第二节　选穴原则与配穴方法

一、选穴原则

辨证论治是中医认识和治疗疾病的基本原则，也是中医理论的特色与精髓，中医认识和治疗疾病既辨病又辨证，辨病是基础，辨证是关键，二者很好地统一于中医对疾病的诊治过程中。由于癌痛复杂的发病机制及癌症患者千差万别的体质类型，决定相同疾病的临床表现及对针刺的反应不尽相同，这也决定了在癌痛治疗应该采用辨病和辨证相结合的原则。

二、配穴方法

选穴与配穴是在中医学基本理论和针刺治疗原则的指导下，根据经脉的循行分布和交叉交会、腧穴的分布及其功能和特异性，结合疾病涉及的脏腑，以及病情的标本缓急，将具有类似治疗作用的 2 个或 2 个以上的腧穴进行组合配伍，其目的在于加强腧穴之间的协同作用，提高疗效，发挥治疗作用。常用的配穴方法有以下几种。

1. 局部配穴法　如脑瘤头痛取印堂、百会、头维；胃癌取中脘、梁门、不容、承满。
2. 上下配穴法　如颌面下部癌痛取合谷配内庭。
3. 前后配穴法　因所取穴位一前一后、阴阳对偶又称为偶刺，也称"阴阳刺"。如上腹部肿瘤疼痛时前取梁门、后取胃仓。
4. 左右配穴法　如上腹部肿瘤疼痛取双侧内关、足三里。
5. 三部配穴法　如肝癌肝区疼痛取期门、背部的肝俞、远端的太冲。
6. 本经配穴法　如肺癌的胸部疼痛取中府、列缺、太渊、尺泽。
7. 表里经配穴法　也称阴阳配穴法，如腹部肿瘤疼痛并食欲缺乏、消化不良取胃经的足三里配脾经的至阴。
8. 同名经配穴法　如牙龈癌取手足阳明经的合谷、内庭。

第三节　癌痛常用针刺疗法

针刺治疗癌痛的方式包括常规针刺、电针、耳针、第二掌骨针法、穴位注射法等。目前以常规针刺和电针疗法最常用。

一、常规针刺法

（一）脑肿瘤的常用止痛穴位及方法

1. 点刺　点刺太阳穴出血，对颅内压高的头痛有较好的缓解作用。操作方法：取两侧太阳穴，先用 75% 乙醇消毒，继之取消毒过的三棱针对准太阳穴迅速刺入 0.5mm 或 1mm，然后迅速退出，以出血为度。出血后不要按闭针孔，稍停片刻后干棉球擦净并轻按针孔即可。

2. 体针　取太阳、风池、百会、上星、合谷。每次选 2~3 穴，常规皮肤消毒，中等刺激，留针 15min，可收到迅速止痛的效果。

（二）上颌窦癌痛的常用止痛穴位及方法

主穴取迎香、百会、上星、合谷；配穴取攒竹、印堂、通天、风池。每次选用 2~3 穴，常规皮肤消毒，中等刺激，留针 5~10min。每日 1 次，7d 为一疗程。

（三）鼻咽癌痛的常用止痛穴位及方法

取巨髎透四白、合谷、支沟。常规皮肤消毒，快速进针，到达穴位深部，产生酸、麻、胀感，中等刺激，留针 5~10min，每日 1 次，5 d 为一疗程。

（四）喉癌痛的常用止痛穴位及方法

取合谷、支沟（均双侧）。常规皮肤消毒，快速进针，得气后，中等刺激，运针 2min，留针 5min，每日 1 次，7 d 为一疗程。

（五）甲状腺癌痛的常用止痛穴位及方法

取扶突、合谷、风齿疮（内关穴直上 0.5 寸）。常规皮肤消毒，快速进针，待有酸、麻、胀感后，留针 10min。

（六）肺癌痛的常用止痛穴位及方法

取三阳络、郄门、下翳风、外关、内关、合谷。每次选 3 穴为 1 组，取三阳络透郄门配下翳风或外关透内关配合合谷，交替使用。常规皮肤消毒，快速进针，待有酸、麻、胀感后，留针 10min，可使疼痛减轻或缓解。若效果不佳时，可加针太渊穴。每日 1 次，5d 为一疗程。

（七）食管癌痛的常用止痛穴位及方法

取曲池（双）、商阳（双）、足三里（双）、廉泉。常规皮肤消毒，快速进针，中等刺激，待有明显的酸、麻、胀感后，留针 5~10min。每日 1 次，5 d 为一疗程。

（八）胃癌痛的常用止痛穴位及方法

取中脘、内关（双）、足三里（双）。常规皮肤消毒，中等刺激，每次留针 10 分钟，可使疼痛缓解或暂时消失。若止痛效果不明显，可加公孙穴（双）。

（九）肝癌痛的常用止痛穴位及方法

1. 主穴　肝炎点（右锁骨中线直下，肋弓下缘 2 寸处）、足三里。

2. 配穴　阳陵泉、期门、章门、三阴交。

一般只用一个主穴，除肝炎点外，足三里、阳陵泉、三阴交均取双侧；期门、章门局部取穴即可，每次用 2~3 穴。常规皮肤消毒，缓慢进针，肝区穴位进针不宜深，切忌提插。可留针 30min，每隔 5~10min 震刮针柄 1 次，亦可长时间留针，但要注意监护，保持体位，以免折针。每日 1~2 次，当日第 2 次针刺时，不复用前穴。一般进针后，疼痛渐止，止痛维持时间可达 10 余小时，再发疼痛时，针刺止痛效果亦佳，留针时间长者，止痛效果更佳。

（十）胰腺癌的常用止痛穴位及方法

1. 主穴　胰腺穴（位于胫骨内侧髁与内踝高点中央，胫骨内侧后缘 1 寸处，即漏谷穴上 1 寸处，或三阴交上 4 寸处）。

2. 配穴　足三里、阳陵泉、内关及中脘。

除中脘外，均取双侧；胰腺穴用 2 寸长的毫针，刺入 1.5 寸即可。凡疼痛严重者，宜每日针刺 2~3 次，每次留针 1~2h，每隔 10min 用平补平泻手法行针 1 次。如果疼痛缓解，逐步减少留针时间及针刺次数。

二、电针疗法

电针疗法是在常规针刺取穴，患者有酸、麻、胀感后，将电针机的输出电极连接于刺入穴位的毫针上，通以微量低频脉冲电流持续刺激以代替手法刺激的一种治疗方法。具有代替人力长时间持续运针的人力和时间消耗、能客观地调控刺激方法和刺激量等优点。

1. 用具物品准备　包括各种规格毫针、75% 酒精、灭菌棉球、镊子、电针仪。

2. 针刺部位　可用于全身躯干、四肢各部位腧穴，取穴配穴原则同常规针刺法，但需成对取穴，且一对以上穴位。

3. 操作方法

（1）患者卧位（一般取仰卧位），用 75% 酒精常规消毒针刺穴位皮肤。

（2）使用电针仪前，先将电针仪的输出电位器调至"0值"。

（3）按常规针刺法在选定穴位将毫针轻轻迅速刺进，患者出现酸、胀感后将电针仪的导线接上毫针。1 对输出导线分别连接在 2 根毫针的针柄或针体上。

（4）打开电针仪的电源开关，选择刺激波型、频率，然后慢慢旋转电位器，从低到高逐渐调整输出电流至所需电流量，以患者感觉穴位有轻微针扎感或舒适感和术者观察到刺激穴位局部出现与电针仪刺激频率同步的轻微肌肉收缩震动为准。刺激一般选疏密波，从低频到中频，电流强度以患者能耐受为度，持续通电 15~20min。

4. 注意事项

（1）刺激电流量不宜过大，从低逐渐调到治疗需要和患者感到舒适的电流量，以防止晕针和患者感觉疼痛难忍。

（2）在胸、背部的穴位使用电针时，不可将每对输出的两个电极跨接在患者身体两侧，更不应让电流从心脏部位通过。

（3）孕妇慎用。

（黄李平　陈观成）

参 考 文 献

[1] Lian W L，Pan M Q，Zhou D H，et al. Effectiveness of acupuncture for palliative care in cancer patients：a systematic review. Chin J Ntegr Med，2014，20（2）：136-147.

[2] 崔贤镒，沈雪勇. 针灸缓解老年癌痛的临床治疗进展. 中国老年医学杂志，2013，33（4）：66-968.

[3] 谭冠先，郑宝森，罗健. 癌痛治疗手册. 郑州：郑州大学出版社 .2003.

[4] 王启才. 针灸治疗学. 北京：中国中医药出版社 .2003.

[5] 米晓峰，王维峰. 针刺镇痛的机理及取穴原则探讨. 山西中医，2005，（21）4：42-43.

[6] 张吉，张宁，针刺镇痛机制的探讨. 中国针灸，2007，（27）1：72-75.

[7] 贾红玲 张永臣 单秋华. 针刺镇痛的中医理论与西医神经内分泌免疫网络调节. 针灸临床杂志，2006，（22）9：6-7.

[8] 蔡圣朝，肖伟，曹奕，等。隔物灸法治疗癌性疼痛 31 例疗效观察. 安徽中医学院学报，1999，18（5）：56-57.

[9] 徐进华，李创鹏，谌剑飞. 电针配合三阶梯止痛法治疗疼痛 15 例. 上海针灸杂志，1999，18（5）：21-22.

[10] 肖建华，李力军. 针刺缓解癌痛 50 例观察. 针刺研究，1994，19（Z1）：139-140.

[11] 沈平. 头皮针治疗晚期癌性疼痛. 中国针灸，1995，15（增刊）：81-82.

第三十一章　癌痛的心理治疗

癌症患者由于遭受癌症相关的难以忍受的疼痛和对治疗效果的失望，常常导致生理和心理障碍。尤其是晚期癌症和伴随慢性顽固性癌痛的患者，临床表现为恐惧、焦虑和抑郁等症状。癌痛患者的严重心理和精神障碍又可使疼痛加剧甚至产生轻生的念头，因此，关注癌痛患者心理变化，采取相应的治疗措施包括心理干预十分重要。

第一节　癌痛患者的心理障碍

一、癌痛患者心理障碍的相关因素

（一）疾病相关因素

癌痛是各类疼痛中最复杂、最剧烈、对患者生活质量影响最大的一类疼痛。亚里士多德将疼痛描述为一种"灵魂的痛苦"，并强调多种不同的因素可产生疼痛或者加重疼痛。首先，罹患癌症对患者是一个沉重打击，患者由于认为癌症不可治，并常常与死亡联系在一起而导致精神崩溃。癌症治疗带来的各种毒副反应，如恶心、呕吐、腹泻、疲劳、脱发等，都会引起患者心理改变。此外，癌痛是引起患者躯体和心理反应的重要应激源，它不仅引起机体一系列的病理生理反应，还可能诱发或加重精神痛苦，产生烦躁不安、恐惧、焦虑、抑郁、愤怒和孤独等不良情绪。患者的心理障碍反过来又引起或加重癌痛。

（二）心理社会因素

1. 癌痛患者往往对疾病知识认知不足，存在一些不良认知，而产生较大的心理压力，视疼痛为癌症进展的信号，更加重了癌症本身带给患者的精神心理负担，对即将出现的疼痛更感恐惧不安，同时又严重影响食欲、睡眠和休息，形成恶性循环。

2. 癌症和癌痛严重影响患者在社会和家庭生活中的角色、功能、人际关系和性生活。由于癌症和癌痛破坏了他们的外表形象，从而导致患者与社会及家庭疏远。而家庭成员、朋友、同事对癌痛患者的不理解又增加患者的自卑感以及失去面对社会和家庭的信心。由于收入减少及家庭的经济负担等而产生苦恼、焦虑。

二、癌痛患者心理障碍的常见表现

1. 焦虑心理　癌痛患者由于癌症久经治疗不能痊愈，遭受长期的疼痛折磨，影响生活和工作，逐渐出现忧虑、紧张、烦躁不安、心慌气短、容易出汗、睡眠差等情况。

2. 抑郁心理　慢性癌痛患者，长期癌症和疼痛需要治疗，以致生活、工作不正常，逐渐疏远亲朋好友。病痛和生活的压力，加重了患者的精神痛苦，从而产生情绪低落、不喜言语交谈、闷闷不乐、悲观、绝望、自卑自责，甚至有自杀念头等。

3. 孤独心理　晚期癌症和癌痛患者，由于病程长或长期卧床，而亲人又不能长期悉心照料，朋友也很少接触，因此感到孤独无助，认为周围的人都看不起自己，进而不愿见亲人、不愿与外界接触。

4. 恐惧绝望心理　晚期癌症和癌痛患者，身体精神越来越差，食欲不振，随着病情加重，往往疼痛又加剧，患者认为自己完全没有救了、时日不长了，因而产生惊慌恐惧，感觉死亡即将来临，可出现表情呆滞、时而闭目不语、时而激动愤怒的状态。

第二节　癌痛患者的心理评估

对于癌痛患者的心理状况，尤其是患者的抑郁和焦虑程度，在癌痛治疗之前医生应该进行评估，同时还应该了解患者既往的精神状况和病史。癌痛患者的心理评估主要是针对患者是否存在抑郁和焦虑及其程度。评估方法采用抑郁测评量表、焦虑测评量表和痛苦评定温度计。

一、抑郁测评量表

抑郁测评包括由患者自评和医生测评两种办法。

（一）抑郁自评量表

抑郁自评量表（Self-Rating Depression Scale，SDS）由 Zung 编制于 1965 年。为美国教育卫生福利部推荐的用于精神药理学研究的量表之一，使用简便，应用颇广。我国精神卫生工作者对量表进行了测评，并制定了我国人群 SDS 量表的常模。

1. 评定项目和评分标准　SDS 含有 20 个项目，每条文字及其所希望引出的症状如下（括号中为症状名称）：

（1）我觉得闷闷不乐，情绪低沉（忧郁）

（2）我觉得一天中早晨最好（晨轻晚重）。

（3）我一阵阵哭出来或觉得想哭（易哭）

（4）我晚上睡眠不好（睡眠障碍）

（5）我吃得跟平常一样多（食欲减退）。

（6）我与异性密切接触时和以往一样感到愉快（性兴趣减退）。

（7）我发觉我的体重在下降（体重减轻）。

（8）我有便秘的苦恼（便秘）。

（9）我心跳比平常快（心悸）。

（10）我无缘无故地感到疲乏（易倦）。

（11）我的头脑跟平常一样清楚（能力减退）。

（12）我经常做的事情并没有觉得困难（能力减退）。

（13）我觉得不安而平静不下来（不安）。

（14）我对将来抱有希望（绝望）。

（15）我比平常容易生气激动（易激怒）。

（16）我觉得做出决定是容易的（决断困难）。

（17）我觉得自己是个有用的人，有人需要我（无用感）。

（18）我的生活过得很有意思（生活空虚感）。

（19）我认为如果我死了，别人会生活得好些（无价值感）。

（20）平常感兴趣的事我仍然照样感兴趣（兴趣丧失）。

SDS 量表按症状出现频度评定，分 4 个等级：没有或很少时间，小部分时间，相当多时间，绝大部分或全部时间。若为正向评分题，依次评为初分1，2，3，4分。反向评分题，则评为4，3，2，1分。SDS测评结束后，把20个项目中的各项分数相加，即得到总初分，然后通过公式转换：Y（标准总分）= 1.25X（初分）。

2. 抑郁自评量表 下面有20条文字，每一条文字后有四个格，即没有或很少时间、小部分时间、相当多时间及绝大部分或全部时间。请仔细阅读每一条，把意思弄明白，然后根据您最近一星期的实际情况在适当的方格里画一个√（表31-1）。

表31-1 抑郁自评量表

项目	没有或很少时间	小部分时间	相当多时间	绝大部分或全部时间	项目	工作人员评定
1. 我觉得闷闷不乐，情绪低沉	□	□	□	□	1	□
2. 我觉得一天中早晨最好	□	□	□	□	2	□
3. 我一阵阵哭出来或觉得想哭	□	□	□	□	3	□
4. 我晚上睡眠不好	□	□	□	□	4	□
5. 我吃得跟平常一样多	□	□	□	□	5	□
6. 我与异性密切接触时和以往一样感到愉快	□	□	□	□	6	□
7. 我发觉我的体重在下降	□	□	□	□	7	□
8. 我有便秘的苦恼	□	□	□	□	8	□
9. 我心跳比平常快	□	□	□	□	9	□
10. 我无缘无故地感到疲乏	□	□	□	□	10	□
11. 我的头脑跟平常一样清楚	□	□	□	□	11	□
12. 我经常做的事情并没有觉得困难	□	□	□	□	12	□
13. 我觉得不安而平静不下来	□	□	□	□	13	□
14. 我对将来抱有希望	□	□	□	□	14	□
15. 我比平常容易生气激动	□	□	□	□	15	□
16. 我觉得做出决定是容易的	□	□	□	□	16	□
17. 我觉得自己是个有用的人，有人需要我	□	□	□	□	17	□
18. 我的生活过得很有意思	□	□	□	□	18	□
19. 我认为如果我死了，别人会生活得好些	□	□	□	□	19	□
20. 平常感兴趣的事我仍然照样感兴趣	□	□	□	□	20	□

3. 结果解释 按照中国常模结果，SDS标准分的分界值为53分，其中52分以下为正常，53~62分为轻度抑郁，63~72分为中度抑郁，73分以上为重度抑郁。目前，我国以SDS标准分≥50为有抑郁症状。

（二）汉密尔顿抑郁量表

汉密尔顿抑郁量表（Hamilton Depression Scale，HAMD）由Hamilton于1960年编制，是临床上评定抑郁症状态时用得很普遍的量表，后又经过多次修订，形成17项、21项和24项共3种版本。本章介绍17项版本（表31-2），适用于有抑郁症状的成人。

表 31-2　汉密尔顿抑郁量表

项目		评分标准	无	轻度	中度	重度	极重度
1	抑郁情绪	0. 未出现 1. 只在问到时才诉述； 2. 在访谈中自发地描述 3. 不用言语也可以从表情、姿势、声音或欲哭中流露出 4. 病人的自发言语和非语言表达（表情、动作）几乎完全表现	0	1	2	3	4
2	有罪感	0. 未出现 1. 责备自己，感到自己已连累他人 2. 认为自己犯了罪，或反复思考以往的过失和错误 3. 认为疾病是对自己错误的惩罚，或有罪恶妄想 4. 罪恶妄想伴有指责或威胁性幻想	0	1	2	3	4
3	自杀	0. 未出现 1. 觉得活着没有意义 2. 希望自己已经死去，或常想与死亡有关的事。 3. 消极观念（自杀念头） 4. 有严重自杀行为	0	1	2	3	4
4	入睡困难	0. 入睡无困难 1. 主诉入睡困难，上床半小时后仍不能入睡（要注意平时患者入睡的时间） 2. 主诉每晚均有入睡困难	0	1	2		
5	睡眠不深	0. 未出现 1. 睡眠浅多噩梦 2. 半夜（晚12点钟以前）曾醒来（不包括上厕所）	0	1	2		
6	早醒	0. 未出现 1. 有早醒，比平时早醒1小时，但能重新入睡 2. 早醒后无法重新入睡	0	1	2		
7	工作和兴趣不足	0. 未出现 1. 提问时才诉说 2. 自发地直接或间接表达对活动、工作或学习失去兴趣，如感到没精打采，犹豫不决，不能坚持或需强迫自己去工作或劳动 3. 病室劳动或娱乐不满3小时 4. 因疾病而停止工作，住院患者不参加任何活动或者没有他人帮助便不能完成病室日常事务	0	1	2	3	4
8	迟缓	0. 思维和语言正常 1. 精神检查中发现轻度迟缓 2. 精神检查中发现明显迟缓 3. 精神检查进行困难 4. 完全不能回答问题（木僵）	0	1	2	3	4

续表

	项目	评分标准	无	轻度	中度	重度	极重度
9	激越	0. 未出现异常 1. 检查时有些心神不定 2. 明显心神不定或小动作多 3. 不能静坐，检查中曾起立 4. 搓手、咬手指、拽头发、咬嘴唇	0	1	2	3	4
10	精神焦虑	0. 无异常 1. 提问时及时诉说 2. 自发地表达 3. 表情和言谈流露出明显忧虑 4. 明显惊恐	0	1	2	3	4
11	躯体性焦虑	指焦虑的生理症状，包括口干、腹胀、腹泻、呃逆、腹绞痛、心悸、头痛、过度换气和叹息，以及尿频和出汗等 0. 未出现 1. 轻度 2. 中度，有肯定的上述症状 3. 重度，上述症状严重，影响生活或需要处理 4. 严重影响生活和活动	0	1	2	3	4
12	胃肠道症状	0. 未出现 1. 食欲减退，但不需他人鼓励便自行进食 2. 进食需他人催促或请求，需要应用泻药或助消化药	0	1	2		
13	全身症状	0. 未出现 1. 四肢、背部或颈部沉重感，背痛、头痛、肌肉疼痛、全身乏力或疲倦 2. 症状明显	0	1	2		
14	性症状	指性欲减退、月经紊乱等 0. 无异常 1. 轻度 2. 重度 不能肯定，或该项对被评者不适合（不计入总分）	0	1	2		
15	疑病	0. 未出现 1. 对身体过分关注 2. 反复考虑健康问题 3. 有疑病妄想，并常因疑病而去就诊 4. 伴幻觉的疑病妄想	0	1	2	3	4

续表

项目		评分标准	无	轻度	中度	重度	极重度
16	体重减轻	按 A 或 B 评定 A 按病史评定： 0. 不减轻 1. 患者述可能有体重减轻 2. 肯定体重减轻 B 按体重记录评定： 0. 一周内体重减轻 0.5kg 以内 1. 一周内体重减轻超过 0.5kg 2. 一周内体重减轻超过 1kg	0	1	2		
17	自知力	0. 知道自己有病，表现为忧郁 1. 知道自己有病，但归咎伙食太差、环境问题、工作过忙、病毒感染或需要休息 2．完全否认有病	0	1	2		
总分							

1. 评分方法　HAMD 量表大部分项目采用 0~4 分的 5 级评分法：0 分：无；1 分：轻度；2 分：中度；3 分：重度；4 分：很重。少数项目评定则为 0~2 分 3 级：0 分：无；1 分：轻~中度；2 分：重度。量表评定应由经过训练的两名评定员对被评定者进行 HAMD 联合检查。一般采用交谈与观察方式，待检查结束后，两名评定员分别独立评分。若需比较治疗前后抑郁症状和病情变化，则需动态测评，首先评定当时或入组前一周的情况；治疗 2~6 周，再次评定，以资比较。

2. 结果解释

（1）总分：总分能较好地反映病情的严重程度，即病情越轻，总分越低；病情越重，总分越高。

（2）分界值：按照 Davis 的划分，总分超过 35 分，可能为严重抑郁；超过 20 分，可能是轻或中度抑郁；如小于 8 分，没有抑郁症状。

二、焦虑测评量表

汉密顿焦虑量表（Hamilton Anxiety Scale，HAMA）由 Hamilton 于 1959 年编制，包括 14 个项目，是精神科中最经典的、应用较为广泛的医生用焦虑评定量表之一（表 31-3）。其主要用于评定神经症状及其他焦虑症状的严重程度，能很好地评定治疗效果，以及比较治疗前、后症状的变化，如利用因子分析法做疗效分析，还能确切地反映各靶症状群的变化情况。

表 31-3　汉密尔顿焦虑量表（HAMA）

请认真阅读每一道题目的描述，并根据近 1 周来自己的实际情况，选择最符合的情况并在框中画"√"。所有项目采用 0~4 分的五级评分法，各级评分标准为：0—为无症状；1—轻度；2—中度；3—重度；4—极重度。

项目	临床表现	无症状	轻度	中度	重度	极重度
		0	1	2	3	4
1. 焦虑心境	担心、担忧，感到有最坏的事将要发生，容易激惹	□	□	□	□	□
2. 紧张	紧张感、易疲劳、不能放松，情绪反应，易哭、颤抖、感到不安	□	□	□	□	□

续表

项目	临床表现	无症状	轻度	中度	重度	极重度
		0	1	2	3	4
3. 害怕	害怕黑暗、陌生人、一人独处、动物、乘车或旅行及人多的场合	□	□	□	□	□
4. 失眠	难以入睡、易醒、睡得不深、多梦、夜惊、醒后感疲倦	□	□	□	□	□
5. 认知功能（记忆或注意障碍）	注意力不能集中，记忆力差	□	□	□	□	□
6. 抑郁心境	丧失兴趣，对以往爱好缺乏快感、抑郁、早醒、昼重夜轻	□	□	□	□	□
7. 肌肉系统症状	躯体性焦虑：肌肉疼痛、活动不灵活、肌肉抽动、肢体抽动、牙齿打战、声音发抖	□	□	□	□	□
8. 感觉系统症状	躯体性焦虑：视物模糊、发冷发热、软弱无力感、浑身刺痛	□	□	□	□	□
9. 心血管系统症状	心动过速、心悸、胸痛、血管跳动感、昏倒感、心搏脱漏	□	□	□	□	□
10. 呼吸系统症状	胸闷、窒息感、叹息感、呼吸困难	□	□	□	□	□
11. 胃肠道症状	吞咽困难、嗳气消化不良（进食后腹痛、腹胀、恶心、胃部饱感）、肠蠕动感、肠鸣、腹泻、体重减轻、便秘	□	□	□	□	□
12. 生殖泌尿系统症状	尿频、尿急、停经、性冷淡、早泄、阳痿	□	□	□	□	□
13. 自主神经系统症状	口干、潮红、苍白、易出汗、起鸡皮疙瘩、紧张性头痛、毛发竖起	□	□	□	□	□
14. 会谈时行为表现	（1）一般表现：紧张、不能松弛、忐忑不安、咬手指、紧紧握拳、摆弄手帕、面肌抽动、顿足不宁、手发抖、皱眉、表情僵硬、肌张力高、叹气样呼吸、面色苍白 （2）生理表现：吞咽、打呃、安静时心率快、呼吸快（>20 次/min）、腱反射亢进、震颤、瞳孔放大、眼睑跳动、易出汗、眼球突出	□	□	□	□	□
总分						

（一）评分方法

量表评定应由两名医师进行联合评估，采用交谈与观察的方式，评估结束后，两名评估医师各自独立评分。若需比较治疗和病情的变化，则于入组时，评定当时或入组前 1 周的情况，治疗后 2~6 周，再次评定，以资比较。

（二）总分分析

总分能明了地反映病情的严重程度。

1. 分界值　按照全国精神科量表协作组提供的资料，总分>29分，可能为严重焦虑；21~29分，肯定有明显焦虑；14~21分，肯定有焦虑；7~14分，可能有焦虑；<7分，没有焦虑症状。一般划界分，HAMA14项版本分界值为14分。

2. 因子分析　包括躯体性和精神性两大类因子结构。

（1）躯体性焦虑（somatic anxiety）：由以下7项因子组成。①肌肉系统症状；②感觉系统症状；③心血管系统症状；④呼吸系统症状；⑤胃肠道症状；⑥生殖泌尿系统症状；⑦自主神经系统症状。

（2）精神性焦虑（psychic anxiety）：由以下7项因子组成。①焦虑心境；②紧张；③害怕；④失眠；⑤认知功能；⑥抑郁心境；⑦会谈时行为表现。

因子分=组成该因子各项目的总分/该因子结构的项目数。通过因子分析，可以进一步了解患者的焦虑特点。

三、痛苦测定温度计

癌症患者痛苦测定温度计（Distress Thermometer，DT）是直立式的视觉模拟量表，其设计看起来像个温度计，"0"表示"不痛苦"，"10"（温度计的顶部）则表示"极端的痛苦"。该温度计量表附有一份问题清单，包括对多种身体、心理、实际问题，家庭支持以及精神/宗教等因素的测量。

美国国家癌症综合协作网（National Comprehensive Cancer Network，NCCN）发布的肿瘤患者痛苦管理指南之所以选择"痛苦"（distress）作为心理状况的描述，是因为它比用别的词汇如精神的、心理社会的或情绪的等词汇来描绘患者的心理及精神状况更准确也更容易被患者和肿瘤科医生接受。使用这个非描述性词汇同时也避免了患者对某些问题感到紧张、尴尬或不愉快。

痛苦（定义为情绪的、心理的、社会的或精神本质的多因素的不快乐的经历）可降低患者抵抗癌症的能力，并可影响癌症患者躯体症状和癌症的治疗。痛苦是一个连续性的过程，开始表现为一种正常的情感反应（悲伤、恐惧、焦虑等），如未及早觉察和干预，便可能发展为抑郁症、焦虑症、恐惧症等其他精神障碍，严重影响着患者的治疗依从性、治疗效果及生活质量。痛苦的早期检测和有效的处理可以使患者对抗肿瘤治疗有更好的依从性；也可使患者与医务人员之间有更好的交流，并可有效地避免和减少癌症患者发展为严重的焦虑或惊恐。

痛苦温度计是一种用于初始心理状况检测的工具，它与用作检测疼痛的数字评估量表是相似的：心理痛苦程度用0（不痛苦）到10（极度痛苦）数字表示。痛苦温度计用单项目问题检测来区分与癌症无关的任何来源的痛苦。如果评估分值在4分或以下，则表明患者心理状况尚可，可由肿瘤临床工作者予以一般处理；如果分值在4分或以上，则需进一步调查痛苦温度计右侧的问题对患者的影响程度（表31-4）。这些问题包括6个不同方面的内容，实际的、家庭的、情绪的、宗教或信仰、身体以及其他方面的问题。回答完毕后的量表由护士审阅，并将这部分患者转诊到心理专科医生那里处理心理方面的相关问题。

表 31-4　痛苦测定温度计

指导语：请您圈画出过去 1 周内（包括今天）痛苦程度相当的数字：从 0 到 10 表示程度的不同。		请您在下列问题中选择过去 1 周（包括今天）引起您痛苦的原因，并在该项目前打"√"。			
是	否	实际问题：	是	否	身体问题：
		照顾小孩			外表形象
		房子			洗澡/穿戴
		保险/经济			呼吸困难
		交通			排尿困难
		工作/上学			便秘
		治疗决定			腹泻
					厌食
		家庭问题：			疲乏
		与子女相处			水肿
		与父母相处			发热
		生养小孩能力			头晕
		家庭成员健康			消化不良
					记忆/注意力
		情绪问题：			口腔溃疡
		压抑			恶心
		害怕			鼻子干燥/充血
		紧张			疼痛
		悲观			性方面不适
		担忧			皮肤干燥
		对日常活动丧失兴趣			睡眠困难
					药物滥用
		宗教或信仰问题			手足麻木
		其他方面问题：			

极度痛苦　10

9

8

7

6

5

4

3

2

1

无痛苦　0

（谭诗生　罗　健）

第三节　癌痛患者的心理治疗

癌痛患者的心理治疗主要包括心理干预和精神药物治疗。

一、心理行为干预

1984 年 Worden 和 Weisnan 对肿瘤患者心理行为干预给出以下定义：对肿瘤患者进行的心理行为干

预是一项通过教育性的和心理治疗性的途径，影响患者应对疾病行为的系统工程。其目标是提高患者战胜疾病的斗志，增强自尊心，提高应对能力，减少疾病带来的困惑，增加与疾病做斗争的控制感以及帮助患者更好地解决实际遇到的问题，减轻症状及治疗引起的不良反应，提高整体生活质量、改善免疫功能、尽可能延长生存期等。心理行为干预有多种方式。

（一）按干预内容分类

1. 教育性干预　是指通过向患者提供有关化验、诊断、治疗、治疗副作用、预后、医疗费用等的信息，向患者解释疾病可能引起的强烈负性情绪反应；介绍不同的应对方式、不同的社会支持利用状况等对癌症适应的影响等知识；澄清患者的一些错误认知，并给予一定的保证、支持，使患者减轻因癌症及其治疗而出现的适应不良。教育性干预是非常必要的，尤其对那些胆小的患者，害怕问问题打搅医生的患者和易摄取不良信息的患者。对患者进行肿瘤方面知识的教育性干预，一般由肿瘤科医生承担，也可以由有经验的同类疾病患者承担一部分；对患者、患者家庭成员及肿瘤科医生进行的心理行为方面知识的教育性干预一般由精神科医生或心理学家承担。

2. 治疗性干预　是以身心相互作用理论为指导，使用一定的心理治疗技术对癌症患者进行的干预方法，主要有三类：心理药物治疗，认知-行为干预和支持-表达式干预。

（1）药物治疗　是通过使用抗焦虑药、抗抑郁药、抗精神病或麻醉药等以减轻那些因癌症诊断或治疗继发的适应障碍、严重焦虑障碍、严重抑郁障碍、谵妄、精神分裂、疼痛、恶心与呕吐、失眠等。

（2）认知-行为干预　是通过帮助患者建立正确的认知方法及教会一定的行为训练程式，帮助患者改变癌症诊断、治疗、康复期间的不良认知和不良行为，这种干预关注的是患者的认知和行为。具体方法有许多，包括认知疗法、行为治疗、暗示和催眠治疗，等等。它可以采用个别形式进行干预，也可以采用集体形式进行干预。目前认为在许多情景下集体形式的干预更优于个别形式。

（3）支持-表达式干预　是通过提供患者讨论的场所，使患者表达所有他们关心的有关疾病的问题及与疾病相关的害怕、悲伤、愤怒等情绪。一般来说，集体形式的支持-表达式干预效果更好。

（二）按干预切入的时间和目标分类

1. 预防性心理行为干预　常用于避免继发于治疗和（或）疾病本身并发症的发生和发展。

2. 早期心理行为干预　是指在明确癌症诊断和开始治疗时，对患者进行的早期干预，研究发现早期干预的效果优于延迟干预的效果，尤其在生存质量和生存期方面。

3. 恢复期心理行为干预　是指当患者可能治愈时，也就是在康复期进行心理行为干预，其目的是控制和减轻仍然存留的因癌症引起的心理和生理不适，如身体伤残及忧郁心情等。

4. 支持性心理行为干预　是以减轻与慢性疾病有关的不适和乏力为目的的干预。

5. 姑息性心理行为干预　主要应用于生物学治疗可能不再有效，以对症治疗来维持病情和改善不适为主要目的的患者。

（三）按干预形式分类

1. 个别心理行为干预　是心理行为干预的最基本的形式，以一个治疗者和一个治疗对象组成一个治疗单位，一般不需要第三者参与。优点是可洞察到患者深层的心理内容，并随时依患者心理行为反应的变化灵活地采用各种心理行为干预手段，以达到较好的干预效果。

2. 集体心理行为干预　是以一位或两位治疗者和多位治疗对象组成的一个治疗单位。一般来说，组成的集体在病情、病种上应是类同的。它通过医生深入浅出地讲解有关疾病知识、治疗方法及教授一定的行为训练方法等，借助个体之间的相互作用、相互影响帮助患者改善消极情绪、矫正不良行为、重建良好认知。优点是可通过集体内的相互助长，树立患者战胜疾病的信心，迅速掌握行为治疗技术，并能在同病相怜的病友集体中充分表达、发泄内心痛苦，等等。

二、心理治疗方案

（一）支持-表达式治疗

支持-表达式治疗应用于肿瘤临床相对较早。支持治疗是指医生用治疗性语言，如劝导、启发、鼓励、支持、解释、积极暗示、提供保证、应激无害化指导、改变环境等方法，帮助患者表述自己的情感、认识问题、消除疑虑、改善心境、矫正不良行为、增加战胜疾病的信心，从而促进身心康复的过程。而支持–表达式治疗，除了包含支持治疗的所有内容外，特别强调鼓励患者表达消极的情绪。这种心理干预方法适用于各种类型的癌症及癌痛患者。其主要方法有以下几种：

1. 指导、鼓励患者表达情感　通过交谈首先建立良好的医患关系，同时干预者要表现出对患者的关心和理解，使他们愿意表达深层的情感体验；对不善于表达的患者应有意识地指导或示范表达；对患者的情感表达要表现出宽容、理解并及时给予肯定、强化，并鼓励他们继续进一步表达。

2. 知识方法　在掌握患者的心理需求和存在的问题之后，医生应善于利用科学知识，及时正确地给患者以解释、鼓励、安慰、保证、暗示，等等。

（1）解释：解释就是向患者讲明道理，帮助患者解除顾虑、树立信心、加强配合，为治疗创造良好的心理条件。对癌症患者的解释不能等同一般疾病患者将疾病的性质和规律全盘托出，一定要注意解释的方法和技巧，应根据不同情况以不同对待。

（2）鼓励和安慰：鼓励和安慰要热情、中肯，根据患者身心特点有的放矢，切忌简单化和刻板化。

（3）保证：对患者的检查和治疗结果做出患者能接受的保证，以坚定他们战胜疾病的信心；但是，只能根据病情做出有限度的保证，切不可做不切实际的保证。

（二）认知疗法

认知疗法是根据认知过程影响情绪和行为的理论假设，通过认知和行为技术来纠正和改变患者的不良认知，从而矫正并适应不良行为和情绪的心理治疗方法。其目的不仅仅是针对患者不良行为和情绪的外在表现，而且在于分析患者的思维活动，找出错误的认知加以纠正。

认知疗法分为以下几个步骤：

1. 治疗者使用各种心理、行为量表及与患者进行访谈，全面、深入地了解患者的心理反应、内心苦楚等。

2. 找出影响患者心理行为问题的特殊的认知偏差。

3. 选择干预形式（个别/集体治疗），并确定和使用不同的策略对患者的不良认知进行矫正。常用的干预形式有以下几种：

（1）教育：向患者介绍有关疾病、治疗、预后的知识，也包括介绍应对、情绪状态对心身影响的知识，提供应对技能，让患者形成比较客观、正确的认识。

（2）认知重建：包括帮助患者改变各种不正确的认知和态度，特别是帮助矫正自我失败的消极思维。

（3）言语重构：指用具有积极作用的言语替代具有消极作用的言语，但并不改变说话内容的真正目的，从而使患者保持良好的情绪的策略。

（4）角色转换：指站在对方的位置上，考虑对方的感受。

（5）向下比较：指将自己的病情与比自己情况更糟的患者进行比较。这一技术可以使患者比较现实，而且较为积极地评价自己的病情。

（三）行为治疗

行为治疗也称行为矫正疗法或称行为干预，是以行为学习理论为依据的一组心理治疗方法。行为学习理论认为无论是适应性行为，还是不适应行为都可以通过学习获得，一些疾病症状同样也可以是"错误的习得行为"，因此，也可以通过行为学习（行为治疗）的方法来矫正不良行为及某些习得的疾病症状。具体的行为治疗方法包括松弛疗法、行为阻断法、示范法等。

1. 松弛疗法　松弛训练是一种在医生指导下，主要由患者自己控制的行为干预方法。其核心是通过各种固定的训练程序，经过反复的训练，使全身发生条件反射性松弛反应，从而对抗多种病理性的心身紧张症状。大量实践表明，松弛训练可以使机体产生生理、生化和心理方面的变化。它不但对于一般的精神紧张、神经症有显著的效果，也可处理应激引起的心身反应，而且可以增加患者对疾病的自我控制感。在肿瘤临床，它能用于处理癌症患者的疼痛、焦虑、抑郁、肿瘤治疗引起的各种副反应及失眠和饮食障碍等。松弛训练的方法主要有以下三种：

（1）渐进性肌肉放松：渐进性肌肉放松也称渐进性松弛训练，该方法要求患者首先学会体验肌肉紧张和肌肉松弛的感觉，从而能使自己主动掌握松弛过程，然后进一步加深松弛体验，直至能自如地放松全身肌肉。

（2）松弛想象训练：松弛想象训练是一种在松弛训练的基础上结合想象的治疗。如要求患者在治疗时保持乐观情绪，把癌肿看成敌人，想象自己的白细胞，如同骑士的利剑向敌人砍去，并认为瘤体渐渐缩小。或可想象自己体内的肿瘤细胞非常脆弱而混乱，是像面包一样很容易被击碎的东西。肿瘤已经切除的病人，想象身体内的生命卫士——免疫细胞在全身巡逻，发现异常细胞就立即摧毁，自己感觉到疾病逐渐消失，身体逐渐恢复。通过想象，增强患者战胜疾病的信心，帮助患者应对疼痛、恶心、呕吐和焦虑等症状，对治疗起到积极作用。

（3）气功疗法：气功被认为是一种以调心、调息、调身为手段的自我心身锻炼的好方法，是祖国医学的一个重要组成部分。

2. 行为阻断法　行为阻断法也有人称之为注意力分散法，是一种通过让患者承担某种感兴趣的任务，或从事能集中注意力的工作，阻断条件刺激和条件反应之间的联系的方法。

3. 示范法　示范法是指提供特定行为的模型、范本，即榜样，进行行为示范。观察者（患者）则通过对榜样的观察进行学习，获得榜样的示范行为并去进行模仿性操作，如"抗癌明星"抗癌体会的介绍。

（四）暗示与催眠治疗

1. 暗示治疗　暗示治疗就是利用言语、文字、手势、姿势、药物、情景等手段，对患者施加积极的暗示，改变患者不良的知觉、判断、信念、情感或行为等的心理过程，从而达到治疗目的的心理治疗方法。暗示治疗必须具备的条件，首先就是要争取他人的信任。信任是暗示治疗的基础。医生或抗癌明星等名人效应、明星效应、名片效应其实质就是运用暗示效应。一般的暗示治疗都是指在被暗示者处于觉醒状态下，也就是常规精神状态下，他人使用各种暗示手段（如言语、操作、药物、环境、自我暗示等）进行的治疗。

2. 催眠治疗　催眠治疗就是指催眠者通过言语或其他方法把被催眠者诱导到一种特殊的意识状态——催眠状态，然后催眠者通过暗示、疏泄、支持，甚至各种行为治疗等手段，作用于被催眠者，使他们的感觉、知觉、思维、观念、记忆、情感、行为及生理活动等发生变化，以达到改善心身症状的作用。催眠治疗所利用的是催眠状态下受术者暗示性、顺从性增强这一心理现象。催眠治疗的具体实施步骤多样，无论是使用凝视法、专注想象法、数数法还是深呼吸放松法、渐进放松法或其他催眠诱导法，整个催眠实施的步骤都基本类同。暗示治疗、支持治疗、行为治疗都可以在正常意识状态下进行，但由于催眠状态下患者暗示性增高，因此，在催眠状态下使用这些治疗对患者的心理和行为影响更大。早在20世纪60年代，暗示、催眠治疗开始用于肿瘤临床。进入20世纪80年代，许多研究成功地使用催眠以减轻肿瘤患儿的疼痛及青少年患者的疼痛。Zeltzer和LeBaron的研究显示，使用想象的催眠比使用分散注意力在控制疼痛上更有效。

（五）音乐治疗

现代音乐治疗最初起源于美国，再由美国发展至世界各国，我国多数学者比较认同布鲁西亚（K Bruscia）的说法，即音乐治疗是一个系统的干预过程。通过聆听、欣赏乐曲，引起人体心理生理状态改变，产生兴奋或抑制的情绪反应，从而达到治疗作用。临床上，音乐治疗是指以心理治疗的理论和知识为基础，运用音乐特有的生理、心理效应，患者在音乐治疗师的共同参与下，通过各种专门设计的音乐行为，经历音乐体验，达到消除心理障碍，恢复或增进心理健康的目的。许多研究表明，音乐治疗确实能缓解焦虑、抑郁、恐惧、愤怒等不良情绪以及恶心呕吐、睡眠障碍、疲劳、疼痛等不良反应。Magill L. 等认为音乐治疗是一种能对晚期癌症病人的疼痛和痛苦症状极有帮助的多样化治疗方式，包括发音技术、倾听以及乐器表演。音乐疗法能调节肿瘤患者情绪，优化情感效应，改善躯体症状，增强免疫功能，调动体内积极因素，提高机体的自我调节力，促进健康，可以作为癌痛患者身心障碍的辅助治疗手段。

（六）危机干预

危机干预就是对处于困境或遭受挫折即处于危机状态下的个体给予关怀、支持及使用一定的心理治疗方法予以干预，使之恢复心理平衡，使其情绪、认知、行为重新回到危机前水平或高于危机前水平。危机干预是一种从简短心理治疗基础上发展起来的帮助处于危机状态下个体渡过危险的方法。危机干预需要治疗者倾听个体的陈述，所以也有人称其为倾听治疗。最常见的危机干预形式是面对面的帮助、电话危机干预和书信指导。一般来说，危机干预主要采用两类技术：支持技术及干预技术。

一般来说，临床癌症及癌痛患者或其家属处于以下几种状况下需要进行危机干预：

（1）在癌症确诊时的"休克"阶段。

（2）在癌症治疗出现的严重的、难以忍受的副作用时。

（3）在治疗引起的机体功能丧失时，如行走功能丧失，性功能丧失时。

（4）在面临难以支付的昂贵的医药等费用或经济危机之时。

（5）在治疗无效或疗效不显著的时候。

（6）在癌症复发之时。

（7）有自杀行为的患者。

（8）既往有精神障碍史的患者。

（9）症状加重或出现疼痛之时。

（10）家庭关系，尤其是婚姻出现裂痕或危机之时。

（11）缺乏社会支持系统支持的患者。

（12）终末期患者的亲人，尤其是终末期患儿的父母。

（13）居丧之时的癌症患者的家属。

三、癌痛患者心理障碍的药物治疗

目前提倡多学科综合措施治疗癌痛。癌痛患者的心理障碍治疗包括药物、心理、认知行为治疗等。药物治疗主要应用精神类药物如抗抑郁药、抗焦虑药及镇静药。癌痛患者心理障碍治疗时首先控制疼痛，在抗抑郁药和抗焦虑药治疗时需加用镇痛药（参见第九、十、十一章）。

1. 抑郁心理障碍的治疗　根据患者的抑郁症状、伴发疾病情况，副反应及用药途径选择抗抑郁药。伴兴奋或失眠症状的抑郁者可选用有镇静作用的药物去甲替林、多虑平、氯哌三唑酮，运动迟缓者宜选用镇静作用稍弱的药，如地昔帕明。放化疗后发生口角炎、尿潴留、肠功能低下的患者宜选用抗胆碱能活性较低的三环类抗抑郁药，如去甲替林和地昔帕明。口咽癌、食管癌术后患者、严格控制饮食的患者或发生严重食管炎不能口服给药者可用去甲替林，多虑平酊剂或肌注阿米替林、丙咪嗪。常用的抗抑郁药参见第十一章。

如抑郁严重患者使用抗抑郁药出现不能接受的副作用，或者具有精神疾病及危险的自杀行为患者可考虑使用电惊厥疗法。

2. 焦虑心理障碍的治疗　癌症和癌痛患者可出现焦虑，其原因与肿瘤本身、肿瘤治疗和长期慢性疼痛引起的精神创伤有关。

癌痛患者出现焦虑可用苯二氮䓬类药治疗，常用地西泮、咪达唑仑、劳拉西泮和三唑仑（参见第十一章）。对治疗量苯二氮䓬类药无效的严重焦虑可用低剂量抗精神病药物（如硫利达嗪）。严重呼吸衰竭患者或为避免苯二氮䓬类药物产生中枢性呼吸抑制时可选用抗组胺类药物如氟哌啶。肿瘤患者出现气短时常发生焦虑伴过度通气，即使考虑到对患者呼吸功能的潜在影响，也不排除抗焦虑药的使用，因为继发性焦虑的改善可使患者的气短症状随之改善。有 CO_2 潴留的患者可选用小剂量抗精神病药物如氟哌啶醇、氯丙嗪。TCA 类药物（如丙米嗪）具有抗焦虑、抗恐惧及镇静作用，可用于临床上无禁忌证的患者。丁螺环酮（一种非苯二氮䓬类抗焦虑药），可作为焦虑患者心理治疗的辅助药物，但曾用苯二氮䓬药物的患者使用丁螺环酮不会立即生效。

（罗　健　姜　华　刘江涛　黄　丽）

参 考 文 献

［1］ Scott M F, Jane C B, James P R. Bonica's Management of Pain. 4th ed. Philadelphia：Wolters Kluwer, 2009.

［2］ Robert A S, Jutith A P, Doralina L A, et al. NCCN Clinical Practice Guidelines in Oncology Adult Cancer Pain Version1, 2018.

［3］ 罗健. 癌症疼痛和姑息治疗//孙燕, 石远凯. 临床肿瘤内科手册. 5 版. 北京：人民卫生出版社, 2007：251-287.

［4］ 谭冠先, 郑宝森, 罗健. 癌痛治疗手册. 郑州大学出版社, 2003：1-452.

［5］ 黄丽, 罗健. 癌症患者的疼痛//黄丽, 罗健. 肿瘤心理治疗. 人民卫生出版社, 2000：424-457.

［6］ 罗健, 袁芃. 癌症疼痛缓解及姑息性治疗//董志伟, 高翠巧. 常见恶性肿瘤预防及控制手册. 中国协和医科大学联合出版社, 1999：78-111.

［7］ 罗健. 疼痛控制//孙燕, 汤钊猷. 临床肿瘤学手册（UICC）. 7 版. 吉林科学技术出版社, 2001：779-793.

［8］ 马端, 侯明. 支持疗法与生活质量//徐从高, 张茂宏, 杨兴季, 等主译. 癌——肿瘤学原理和实践. 5 版. 山东科学技术出版社, 2001 年：2907-2941.

［9］ 罗健, 谭诗生. 乳腺癌患者生活质量与心理及疼痛评估//左文述. 现代乳腺肿瘤学. 2 版. 济南：山东科学技术出版社, 2006：1420-1432.

［10］ 谭诗生, 罗健. 胰腺癌患者疼痛、生活质量及心理评估//赵平. 胰腺癌. 北京：北京大学出版社, 2006：301-308.

［11］ 罗健. 肺癌患者的社会心理问题和生活质量//石远凯. 肺癌诊断治疗学. 北京：人民卫生出版社, 2008：478-492.

［12］ 罗健, 孙燕. 癌症患者生活质量指数量表的修订. 中国心理卫生杂志, 1999, 13（1）：4-7.

［13］ ROTH A J, BREITBART W. Psychiatric Emergencies in Terminally ill Cancer Patients. Hematol Oncol Clin North Am. 1996, 10（1）：235-259.

［14］ ZUNG W W. A self-rating depression. Arch Gen Psychiatry, 1965：63-70.

［15］ 王春芳. 抑郁自评量表对 1340 例正常人评定分析中国神经精神疾病杂志. 1986, 12（5）：267-168.

［16］ HAMILTON M. Development of a Psychiatric Rating Scale for Primary Depression. Brit J Soc Chin Psychol, 1967, 6：278-296.

［17］ HAMILTON M. The assessment of anxiety by rating scale. Brit J Psychol, 1959, 32：5-55.

［18］ ZIGMOND A S, Snaith R P. The Hospital Anxiety and Depression Scale. Acta Psychiatr Scand. 1983, 67（6）：361-370.

［19］ JACOBSEN P B, DONOVAN K A, TRASK P C, et al. Screening for Psychologic Distress in Ambulatory cancer patients. Cancer, 2005, 103（7）：1494-1502.

［20］HOFFMAN B M，ZEVON M A，D'ARRIGO M C，et al. Screening for Distress in Cancer Patients：the NCCN Rapid-Screening Measure. Psychooncology，2004，13（11）：792-799.

［21］四川美康医药软件研究开发有限公司，国家食品药品监督管理局药品审评中心．药物临床信息参考（2005）．成都：四川科学技术出版社，2005.

［22］上海知了信息咨询有限公司．CDR 用药手册（2008）．上海．2008.

［23］临床智库．http：//www. cicaline. com/ProductOffline/CDR. aspx.

第三十二章　中枢神经系统癌痛的治疗

疼痛是中枢神经系统肿瘤（central nervous system neoplasm）突出的症状，常常是一些患者早期出现的症状或首发症状。由于肿瘤发生部位的解剖特点，中枢神经系统肿瘤包括颅内肿瘤和椎管内肿瘤，其中以颅内肿瘤发病率最高，占全部中枢神经系统肿瘤的80%~90%，椎管内肿瘤次之。

第一节　脑肿瘤

一、临床特点

脑肿瘤包括脑原发性肿瘤和脑转移性肿瘤。在美国，脑原发性肿瘤的年发病率为14.8/10万，其中胶质细胞瘤发病率最高，约占所有脑原发性肿瘤的40%，其次是脑膜瘤、神经鞘瘤、垂体瘤，分别占脑原发性肿瘤的30.1%、8%和6.3%。脑转移癌是指中枢神经系统以外的肿瘤细胞转移到脑组织的颅内恶性肿瘤。中枢神经系统发生的转移性肿瘤并不少见，不同国家和地区脑转移性肿瘤的发病率报道差别很大，其中70%~75%的患者为多发性脑转移性肿瘤。脑转移性肿瘤中以肺癌最常见，约占50%，胃肠道癌和乳腺癌次之，泌尿生殖系统和皮肤癌较少见。

1. 头痛　是颅内肿瘤的主要临床症状之一，60%脑原发性肿瘤患者及50%脑转移性肿瘤患者会出现头痛症状。

颅内巨大肿瘤压迫脑组织和颅内压明显升高可引起剧烈头痛。肺癌、胃肠道肿瘤、乳腺癌等脑转移大多数亦会引起明显头痛。

颅内肿瘤引起头痛的特点是疼痛呈钝痛、胀痛、搏动性或烧灼性痛，以间歇性疼痛为主，持续性加重。一般多在晨起较重，日间缓解，次日仍重，随着肿瘤的发展，疼痛成为持续性。

头痛的程度以中等程度以下多见，如果疼痛的性质突然发生改变，可能提示有并发症发生。如合并颅内感染、出血、颅内压增高时，头痛呈剧烈性、爆炸样，患者往往难以忍受，甚至产生痛性休克；如果合并颅内压增高，还伴有喷射状呕吐、视力障碍；若在咳嗽、喷嚏用力或俯首低头时，头痛发作或急剧加重，则应考虑肿瘤出血或脑疝。

头痛的发生部位常与肿瘤位置有一定的相关性。因为在发病初期，仅为局限性的牵引和压迫，所以产生局限性头痛和一侧性头痛；发展至颅内压增高时，则是全头性头痛。通常，小脑幕上肿瘤的疼痛部位多位于额部，也见于耳郭与头顶连线前方区的疼痛，多为双侧性；额叶肿瘤尤其是颅前窝肿瘤，刺激硬脑膜前动脉和筛后动脉脑膜支，通过三叉神经第一支引起同侧眼眶上方的疼痛；脑垂体肿瘤早期疼痛部位在眼眶的深部和颞部，这是蝶鞍隔受到牵引所致，如果肿瘤浸润发展穿破鞍隔，则疼痛消失。

2. 局灶症状　根据病变的部位，颅内肿瘤患者也可出现局限性神经功能障碍，如失语、偏瘫、肢体无力等，一部分患者伴有局部性与全身性癫痫发作。脑转移性肿瘤以单发结节性转移者局灶症状明显，弥漫性浸润者局灶症状多不明显。

3. 精神症状 为脑转移性肿瘤的突出表现之一，如情感淡漠、反应迟钝、语言混乱、行为怪异、抑郁或躁狂等，主要是因为多发转移和伴有弥漫性脑水肿所致。

二、病因治疗

1. 手术治疗 脑原发性肿瘤的治疗以手术切除为主，手术既是对颅内肿瘤本身的治疗方法，又是解除与肿瘤相关性疼痛的措施之一。手术切除的原则是只要条件许可并且不至于增加严重神经功能损害时，应力争完全切除肿瘤或肿瘤切得越彻底越好。对于位于重要功能区或累及基底核、丘脑、脑干等深部结构的肿瘤，为了不加重脑功能障碍，多数仅能部分切除，术后进一步放疗、化疗等。

2. 放疗 脑原发性肿瘤常具有侵袭或浸润性生长的特点，尤其是恶性脑胶质细胞瘤，因此，往往不可能完全切除，术后须行放疗。对位于脑深部或重要结构周围不宜手术的肿瘤，或手术完全切除后复发且无再次手术指征者，放疗常作为治疗手段的一种选择。对不能手术切除的脑转移性肿瘤放疗是主要的治疗手段，可以给予全脑放疗或立体定向放疗，肿瘤的射线敏感性是影响放疗镇痛效果的最主要因素，方案的制订视原发性肿瘤的部位、转移灶的多少及患者的全身情况而定。

3. 化疗 目前，化疗还没有成为脑原发性肿瘤和脑转移性肿瘤的主要治疗手段。长期以来认为颅内肿瘤化疗效果不佳的主要原因是因为血脑屏障的存在，但是肿瘤的内在敏感性可能是比血脑屏障更重要的影响化疗效果的原因，因此化疗方案的选择要考虑对原发性肿瘤可能有效的药物和易于通过血脑屏障的药物。

4. 分子靶向治疗 目前，中枢神经系统恶性肿瘤的靶向治疗主要处于动物实验阶段。恶性胶质瘤作为中枢神经系统常见的恶性肿瘤之一，目前以表皮生长因子受体（epidermal growth factor receptor，EGFR）为靶点的抑制剂包括吉非替尼、厄洛替尼、拉帕替尼和西妥昔单抗等在进行临床试验阶段，疗效尚未确定，其临床效果仍有待进一步研究。

三、镇痛治疗

颅内肿瘤疼痛的治疗主要是遵循 WHO 癌症三阶梯止痛原则，选用口服非甾体类抗炎药、阿片类药和辅助药物等。对颅内压高致频繁呕吐的患者可采用非口服给药途径，如芬太尼贴剂、PCA 静脉或皮下给药等；抗抑郁药有降低癫痫发作阈值的倾向；抗惊厥药卡马西平、加巴喷丁、奥卡西平等联合阿片类药物可有效缓解头痛；伴有精神症状的患者可应用抗精神病药物，如氟哌啶醇、氯丙嗪、利培酮和奥氮平等。

肾上腺皮质激素和脱水剂一直是治疗颅内肿瘤疼痛不可缺少的药物，可缓解由于颅内压增高引起的头痛及其他症状。肾上腺皮质激素有改善脑血管的通透性、调节血脑屏障的功能，目前最常用的是地塞米松，常用剂量为 3~5mg/次，每 6~8h 一次，大多数患者在用药后 72h 内，特别是 12h 内开始出现症状改善。脱水剂有两类，即高渗性脱水剂和利尿药，前者常用 20% 甘露醇，后者常用的有呋塞米、氢氯噻嗪、氨苯蝶啶等。高渗性脱水剂是利用渗透压差使脑组织脱水，利尿药则是抑制肾小管对钠和水的再吸收而利尿。以高渗性脱水药降颅压效果较好，但其效力仅能维持 4~6h，需重复应用。

对顽固性疼痛，按三阶梯止痛原则口服强阿片类药物效果仍不满意者，根据患者的全身情况可考虑采用鞘内吗啡泵持续输注；有明显颅内高压者，可通过鞘内导管适当放出脑脊液以降低颅内压（参见第十七章）。

第二节　脑脊膜癌

一、临床特点

脑脊膜癌（meningeal carcinomatosis，MC）是指实体肿瘤弥漫性或多灶性转移到脑膜和脊髓膜，而脑实质内一般无明显的肿瘤结节的中枢神经系统转移性肿瘤（癌），其发病率占全身癌转移患者的4%～7%，在欧美，原发灶以乳腺癌最多，日本以胃癌为第一，而我国以肺癌最多，其次为胃癌、乳腺癌、恶性淋巴瘤、恶性黑色素瘤、胰腺癌等。原发性肿瘤以腺癌占绝大多数，而鳞癌极为罕见。

1. 全脑症状　癌细胞在脑膜、脊髓膜表面种植，影响了脑脊液的回流形成脑积水，引起颅压升高而出现全脑症状。头痛、呕吐常为早期突出的表现，可在额颞部、顶枕部或整个头部有胀痛、炸裂样痛等。头痛在初起时为间歇性，后转为持续性并逐渐加重，夜间更剧，严重时常伴恶心、呕吐，部分患者可出现烦躁不安、精神障碍及癫痫发作，晚期可出现不同程度的意识障碍。

2. 脑神经症状　蛛网膜下隙癌细胞浸润颅底脑神经根，可导致脑神经受损，12对脑神经均可受损，以Ⅱ、Ⅵ对脑神经受累较常见，其次为Ⅲ、Ⅳ、Ⅶ、Ⅷ对脑神经等，在同一患者可发生一侧、双侧或多对脑神经受累的表现。

3. 脊神经根症状　癌细胞浸润颅后窝脑膜和高颈段脊神经根，可导致脑膜刺激征、颈项强直、后枕部痛，癌细胞浸润下位脊神经根可出现明显的腰背痛、肢体麻木无力、腱反射减低或消失等。

二、病因治疗

1. 手术治疗　脑脊膜癌手术效果差，如转移性肿瘤的瘤体较大且局限，可尽量手术切除肿瘤，术后联合放疗和化疗。

2. 化疗　鞘内注射小剂量甲氨蝶呤（MTX）15mg/次，每周1次。当MTX疗效不理想或患者不能耐受时，可换用二线药物阿糖胞苷或三线药物塞替哌。全身化疗的主要用药为长春新碱（VCR）和亚硝脲类药物。

3. 放疗　脑膜癌术后复发率高达70%左右，因而此类患者次全切除术后须做术后放疗。多项研究显示，术后放疗可提高无进展生存和总生存。既往未接受放疗的复发患者，在二次切除后应立即开始放疗。脊膜瘤在次全切除术后也应行术后放疗。对于不宜手术的患者，单纯放疗也能使大多数患者获得姑息治疗的效果和控制肿瘤长期生存的疗效。对于既往未接受放疗的复发而无手术指征的患者也可进行放疗。

三、镇痛治疗

肿瘤转移至脑膜属恶性肿瘤的晚期，一般预后差。文献报道，未治疗者中位生存期4～6周，患者常死于进行性神经功能破坏。脑脊膜癌的镇痛治疗可采用药物治疗，使患者缓解症状或减轻痛苦。

按WHO癌症三阶梯止痛原则选用药物。疼痛初期，疼痛程度为轻中度时，可选择非甾体类抗炎镇痛药物如对乙酰氨基酚；当疼痛进一步加重时，应加用阿片类镇痛药物。但是，颅压高所致头痛对阿片类药物通常不敏感，脑脊膜癌颅内压增高采用脱水降颅压疗效也不佳。若患者有神经源性疼痛的表现，应及时添加抗抑郁类或抗惊厥类辅助药物。伴有精神症状者，可应用抗精神病药物或苯二氮䓬类药物。

由于患者生存期短和肿瘤解剖部位的特殊性，一般不采用创伤性治疗方法。如估计患者生存期超过3个月和体质可耐受，可采用鞘内吗啡泵持续输注。

第三节　颅底转移癌

一、临床特点

颅底介于颅腔、颜面和五官之间，是脑神经、脑血管、脑干出入颅腔的重要部位。颅底肿瘤可来源于颅底结构，也可起源于颜面、五官组织直接侵犯或远隔部位的转移。任何肿瘤都可发生颅底转移或侵犯，但以鼻咽癌、乳腺癌、肺癌和前列腺癌较为多见。颅底转移癌因为侵犯颅底不同部位可引起一系列不同类型的头痛和脑神经受累表现，如颅前窝转移可表现为颜面深部的钝性疼痛、失嗅、复视等；颅中窝转移可表现为眼球活动障碍、复视、眼睑下垂、头痛、偏瘫、癫痫和精神症状；颅后窝转移可表现为耳鸣、眩晕、听力减退或丧失、面瘫、声嘶、吞咽困难、枕痛。常见的颅底转移癌疼痛综合征如下。

1. 眶部疼痛综合征　眼眶部肿瘤常表现为眶后、眶周或前额的疼痛，Ⅲ、Ⅳ、Ⅴ、Ⅵ对脑神经受累伴复视或视力下降、眼球突出及眼外肌麻痹。

2. 蝶鞍旁疼痛综合征　肿瘤侵犯海绵窦及邻近蝶骨，疼痛特点与眶部疼痛综合征相近，但眼球突出较明显。

3. 颅中窝疼痛综合征　靠近鞍部的病灶可能累及三叉神经的一支或多支，或侵犯三叉神经节，故疼痛与三叉神经痛颇相似。患者还可能有三叉神经支配区域的感觉缺失或角膜反射迟钝。

4. 枕骨髁疼痛综合征　肿瘤累及枕骨髁可表现出严重的枕骨疼痛，活动头部疼痛加重。累及舌下神经时，同侧舌无力、萎缩。枕骨髁与颈静脉孔邻近，故本疼痛综合征常与颈静脉孔疼痛综合征合并存在。

5. 颈静脉孔疼痛综合征　早期症状为枕部疼痛，并牵涉头顶和同侧肩部及手臂，头活动时症状加重，常同时或个别地侵犯Ⅸ、Ⅹ、Ⅺ、Ⅻ对脑神经，相应地出现声嘶、呛咳、构音或吞咽困难、颈肩无力或下垂等症状，若再出现霍纳疼痛综合征，提示脑外神经亦受到损害。

6. 斜坡疼痛综合征　症状为头顶部疼痛，颈部固定时加重。Ⅸ、Ⅹ、Ⅺ、Ⅻ对脑神经都可被侵犯。一般先为一侧，病情发展可累及两侧。

7. 海绵窦疼痛综合征　可有单侧或双侧头痛，眶后、眶周或前额疼痛较明显，严重者呈爆炸样痛，此外还常有鼻塞、头胀痛。如病灶扩大，可压迫Ⅲ、Ⅳ、Ⅴ、Ⅵ对脑神经，其中展神经常最先受到侵犯，故多以复视为首发症状。

二、病因治疗

1. 手术治疗　颅底转移癌疼痛的治疗需要多学科综合治疗。如估计手术治疗难度大、风险高，以及切除肿瘤困难时，一般不采取手术治疗。对于瘤体部位明确，估计手术难度不大时，手术可使患者获得局部治愈、疼痛减轻、生存期延长。手术的选择应考虑在不加重功能损害并安全的前提下尽可能地全切或多切除肿瘤，术后配合放疗或化疗。

2. 化疗和放疗　参见本章第一节，对放疗或化疗高度敏感的转移性肿瘤，应首选放疗或化疗。

三、镇痛治疗

颅底转移癌主要是按 WHO 癌症三阶梯止痛原则选用非甾体类抗炎药、阿片类药和辅助药物等，结合辅助心理治疗。有条件的患者，可考虑采用鞘内吗啡泵持续输注镇痛。一般不采用其他创伤性治疗。

第四节 脊髓肿瘤

脊髓肿瘤包括髓内肿瘤和髓外肿瘤，髓外肿瘤又分为硬膜外和硬膜内髓外肿瘤。髓内肿瘤是指起源于脊髓实质部分的肿瘤，占脊髓肿瘤的20%，其中以胶质瘤为主，占髓内肿瘤的80%，室管膜瘤和星形细胞瘤是较常见的两类胶质细胞瘤，以颈胸段为好发部位。转移性肿瘤以肺癌和乳腺癌较为常见，发生率约5%。硬膜内髓外肿瘤是指发生在硬膜内脊髓实质之外的肿瘤，常为良性肿瘤，占脊髓肿瘤的60%~70%，以神经鞘瘤和脊膜瘤多见，胸段多发。硬膜外肿瘤占脊髓肿瘤的15%~20%，以转移癌多见。

一、临床特点

脊髓肿瘤的神经症状主要是由神经根或传导束受累而引起的，主要表现为根性痛，伴感觉、运动和反射障碍，以及括约肌和自主神经功能障碍。髓外肿瘤与神经根的关系比较密切，故在早期常以根性痛为首发症状。随肿瘤增大，脊髓内的上、下行传导束受累时，便可逐渐出现不同程度的感觉和运动功能障碍。

髓内肿瘤病程发展较缓慢，由于肿瘤是从脊髓中央开始生长的，表现为局限于肿瘤所在水平的节段性、非根性疼痛，呈烧灼样、钝性疼痛并向四周扩散。

硬膜外肿瘤病程发展多较快，神经功能常突然出现，可在数周甚至数日内导致横断性脊髓损伤，卧床休息也不能缓解的局部疼痛是其常见的首发症状。

脊髓压迫是脊髓肿瘤的一种常见临床征象，不管是髓内肿瘤、髓外肿瘤还是硬膜外肿瘤，脊髓压迫如若不予治疗而任其发展，最终会导致脊髓横断性损伤，表现为压迫水平以下的完全性瘫痪、深浅感觉丧失、膀胱直肠麻痹和自主神经功能障碍，此期的脊髓功能损害多发展为不可逆性，预后不佳。

二、病因治疗

1. 手术治疗　脊髓肿瘤多属良性肿瘤，显微外科手术治疗是目前最根本的治疗方法。手术强调早期治疗及对不同肿瘤采取相应的微创性手术技巧，对于低恶性及良性髓内肿瘤，应力争全肿瘤切除；对于高恶性胶质瘤浸润性生长的恶性肿瘤，手术目的以减轻脊髓受压和改善脊髓功能为主，同时要考虑一定剂量的常规放疗。

2. 化学治疗　参见本章第一节，对化疗高度敏感的转移性肿瘤，应采用化疗。

3. 放射治疗　转移性肿瘤所致脊髓压迫是肿瘤急症，急诊放疗能缓解疼痛，恢复或保留神经功能，控制局部转移灶，保持脊柱稳定性，提高患者的生存质量。

三、镇痛治疗

脊髓原发性癌或转移癌引起的疼痛主要按WHO癌症三阶梯止痛原则，选用口服非甾体类抗炎药、阿片类药和辅助药物治疗（参见本章第一节）。药物治疗通常可使多数患者在手术之前减轻疼痛。伴有脊髓压迫者，大剂量皮质激素通过减轻脊髓水肿，保护神经功能，争取手术时机，有利于术后脊髓功能的恢复。胸段以下（包括胸段）顽固性疼痛患者，可采用持续硬膜外阻滞（PCEA）（参见第十三章），或硬膜外脊神经化学性毁损（参见第十五章）。

顽固性疼痛采用阿片类药物镇痛效果不满意者，可考虑采用鞘内或硬膜外持续吗啡输注镇痛。

第五节　硬膜外转移癌

硬膜外肿瘤以转移性恶性肿瘤最为多见，全身各种恶性肿瘤都可转移到椎管。

一、临床特点

硬膜外转移癌的疼痛感觉比其他感觉障碍更为严重。大多数患者的首发症状是背部疼痛，但也有20%的患者以脊髓压迫为首发症状。转移瘤体最先破坏椎体及其附属结构，导致神经根受累，出现椎旁疼痛或根性放射性肢体疼痛。因此，当肿瘤患者出现腰背痛或神经根性痛时，一般不难做出诊断。

当肿瘤增大，进一步压迫脊髓，可引起脊髓功能进行性损害，临床表现为肢体无力、损伤平面以下感觉障碍、大小便功能障碍等。神经功能损害一般于疼痛持续数日至数月后出现，这一过程的长短与肿瘤的生长速度有关。肿瘤恶性程度高，则持续时间短；反之，则持续时间长。肢体无力常呈双侧性、对称性。一旦出现瘫痪征象，则病情迅速进展，甚至可在数小时至数日内出现截瘫。若出现膀胱直肠功能障碍，则多表明病情已属晚期。

二、病因治疗

硬膜外转移癌痛需要采取多学科综合治疗，需要考虑的综合因素包括脊柱稳定性、神经损害、原发性肿瘤对放疗后化疗的敏感性、疼痛强度及总体预后等。

1. 手术治疗　手术适应证包括进行性神经损害和保守治疗无效的顽固性疼痛。术前需明确病理诊断，对放射线不敏感、脊柱失稳或椎体压缩伴或不伴神经损害患者，因放疗增加手术并发症的风险，故建议先手术，放疗在手术后7~10d进行。此外，由于手术治疗多属于姑息性手段，生存期也是必须考虑的因素，最低预计生存应在3~6个月或以上。手术方法通常为前入路、后入路或前-后联合减压+脊柱稳固术，姑息性椎弓板减压、肿瘤全部或部分切除可使晚期患者减轻疼痛、保存神经功能、提高生存质量。

2. 化学治疗　仅对某些化疗敏感性肿瘤有效，如淋巴瘤、神经母细胞瘤、乳腺癌、生殖细胞肿瘤等。激素可通过缓解脊髓水肿，降低硬脊膜张力来缓解疼痛，改善神经功能。因此，对确诊或高度怀疑椎管内转移瘤且伴有脊髓压迫者，可考虑立即应用大剂量地塞米松100mg静脉注射，继以24mg/次、4次/d口服，持续3d，之后10d逐渐减量。对于不伴神经损害的根性痛患者，可采用小剂量地塞米松10mg静脉冲击，后以4mg/次、4次/d静脉给药，持续14d逐渐减量。

3. 放射治疗　是目前普遍公认的治疗椎管转移性肿瘤的有效措施。重度疼痛或神经损害但不伴有椎体失稳是放疗的适应证。而原发性肿瘤对射线的敏感性是决定放疗疗效的关键，对放射线敏感的肿瘤应首选放疗，如淋巴瘤、骨髓瘤、精原细胞瘤等。对于预后较好的患者，高剂量的分次照射是有意义的，传统放疗为25~40Gy，照射剂量分8~10次进行。然而对于预后较差的患者，通常推荐一次8Gy的单剂量短程放疗。对放射线不太敏感的肿瘤，如肺癌、大肠癌，虽然对放射线也产生反应，但不会很快缓解对硬膜的压迫症状，因此接受放疗的患者两三周内压迫症状可能继续发展，在接受治疗过程中或治疗后短期内仍表现有神经症状，这些患者应该首先考虑手术治疗。

三、镇痛治疗

1. 药物治疗　硬膜外转移癌痛的镇痛药物治疗应按WHO癌症三阶梯止痛原则，选择非甾体类抗炎药、阿片类药物及辅助用药（抗抑郁药和抗惊厥药）。神经根性疼痛对阿片类药物不敏感，通常需要大剂量的阿片类药物联合抗惊厥药，以及大剂量的皮质类固醇激素镇痛。

2. 介入治疗 顽固性神经根性疼痛，可采用微创介入镇痛治疗。在影像学技术的引导下，对受损阶段的神经根进行毁损性阻滞，如射频热凝毁损（参见第十六章）、无水乙醇毁损或冷冻毁损。根据患者情况，亦可采用鞘内吗啡泵，常常可以起到较好的镇痛效果，一部分患者还能减少阿片类药物的用量。

（邵月娟）

参 考 文 献

［1］陈忠平．神经系统肿瘤．北京：北京大学医学出版社，2009，645-655.

［2］王昆，谢广茹．临床癌症疼痛治疗学．北京：人民军医出版社，2003，296-301.

［3］王默力，贾建平，魏岗之．脑膜癌病的周围神经病特点．北京医学，2000，22（4）：205-207.

［4］商瑞芹，刘志辉．脑膜癌病的研究进展．中国实用神经病杂志，2010，13（17）：89-92.

［5］MERIGGI F，ZANIBONI A. New avenues for the treatment of leptomeningeal carcinomatosis. Cent Nerv Syst Agents Med Chem，2011，11（1）：38-44.

［6］PENTHEROUDAKIS G，PAVLIDIS N. Management of leptomeningeal malignancy. Expert Opin Pharmacother，2005，6（7）：1115-1125.

［7］OSCAR A. de Leon - Casasola. Cancer pain：pharmacologic，interventional，and palliative approaches. 2006：55-73.

［8］MCGEENEY B E. Adjuvant agents in cancer pain. Clin J Pain，2008，24（10）：14-20.

［9］TAILLIBERT S，DELATTRE J Y. Palliative care in patients witn brain metastases. Curr Opin Oncol，2005，17（6）：588-592.

［10］MUT M，SCHIFF D，SHAFFREY M E. Metastasis to nervous system：spinal epidural and intramedullary metasases. J Neuro oncol，2005，75（1）：43-56.

［11］MARANZANO E，TRIPPA F，CHIRICOL L，et al. Management of metastatic spinal cord compression. Tumori，2003，89（5）：469-470.

第三十三章　头颈部癌痛的治疗

　　头颈部癌包括自颅底到锁骨上范围的癌，主要有鼻咽癌、口腔癌（包括唇癌、舌癌、牙龈癌、颌骨癌、口底癌、腮腺癌和上颌窦癌等）、口咽癌、喉癌、甲状腺癌等。这些癌症患者在发病过程中不可避免地发生癌痛。头颈部癌是造成头、颈、肩、上肢剧烈疼痛的恶性疾病。头颈部癌痛由于发生的部位特殊，是癌痛中最难处理的疼痛。

第一节　临床特点

一、鼻咽癌

　　鼻咽部的原发病灶向上破坏颅底骨质（多在颅中窝），侵犯多对脑神经、海绵窦和蝶窦；向下延伸至口咽，甚至喉咽；向前突入鼻腔、筛窦、上颌窦、翼腭窝、眼眶；向后侵犯第1、2颈椎；向两侧扩展到茎突前、后间隙，以致出现多个不同部位的相应症状。

　　1. 鼻咽部症状

　　（1）涕血与鼻衄：在用力回吸鼻腔或鼻咽分泌物时（多在清晨洗漱时），软腭背面与肿瘤表面相摩擦，轻者可引起涕血，重者可招致大量的鼻衄。

　　（2）鼻塞：肿瘤向前生长导致后鼻孔的机械性阻塞。多呈单侧性鼻塞且日益加重，一般不会出现时好时差的现象。

　　（3）耳鸣与听力减退：鼻咽侧壁和咽隐窝的肿瘤浸润、压迫咽鼓管。可出现耳鸣、听力下降或耳内闷塞感。

　　（4）头痛：可由于肿瘤压迫、浸润脑神经或颅底骨质，也可以是局部感染或血管受刺激引起的反射性痛。

　　2. 脑神经损害

　　（1）嗅神经：受损害后可出现嗅觉减退，但必须与肿瘤和炎症等由于机械性堵塞鼻腔所致的嗅觉减退相鉴别。

　　（2）视神经：受损害后可引起单侧视力减退，甚至失明。

　　（3）动眼神经：支配内、上、下直肌，以及下斜肌和上睑提肌。受损时，眼球处于半固定状态，同时上眼睑下垂、能睁眼、瞳孔散大、光及调节反应消失。

　　（4）滑车神经：支配上斜肌，受损害后可致眼球不能向外下方侧视。

　　（5）三叉神经：含有运动和感觉两种神经纤维，运动纤维至咀嚼肌（包括嚼肌、颞肌、翼内肌、翼外肌）、鼓膜张肌和腭帆张肌等；感觉纤维起自三叉神经节，分出眼支（经眶上裂出颅）、上颌支（经圆孔出颅）和下颌支（经卵圆孔出颅）。受损体征是：患侧面部（由前额至下颌部）的感觉障碍

（眼外眦以上由眼支分布，外眦至口角间由上颌支分布，口角以下由下颌支分布）；咀嚼肌萎缩，张口时下颌向患侧偏歪，甚至张口障碍。

（6）展神经：支配外直肌。受损后眼球不能外展，产生复视，并可呈明显的内斜视。展神经的受累最为常见。

（7）面神经：受损害后单侧面肌瘫痪，不能皱额、口角歪斜，无法吹口哨。

（8）前庭蜗神经：位于岩骨之内，鼻咽癌极少侵犯。

（9）舌咽神经：含有运动和感觉两种纤维，受损害的表现是：软腭患侧下塌，腭垂偏向健侧，发"啊"音时软腭不能收缩，同时咽部及舌后1/3感觉减退，饮食吞咽时易发生反呛。

（10）迷走神经：由运动和副交感神经纤维组成，经颈静脉孔出颅。受损害的症状是：吞咽障碍、反呛、咽反射消失、声嘶。

（11）副神经：支配胸锁乳突肌及部分斜方肌。单侧损伤时，同侧胸锁乳突肌及斜方肌瘫痪，并有萎缩；患侧肩下垂，不能耸肩，肩胛骨位置偏斜移位可伴有患侧上肢上举和外展受限制；晚期可出现痉挛性斜颈。双侧损害时，患者头颈后仰及前屈无力。

（12）舌下神经：支配舌部肌。受累体征是伸舌时舌尖偏向患侧。

二、口腔癌

1. 舌癌　多发生于舌侧缘，其次为舌背，舌尖少见。一般较早侵及肌层，生长较快，舌侧缘发生的癌常向舌腭弓发展，舌腹部癌可直接侵犯口底，晚期舌体、舌根、口底肌肉融合固定，伴有明显疼痛。

2. 牙龈癌　下牙龈癌较上牙龈癌多见，双尖牙区及磨牙区、唇颊沟处好发，前牙区少见。下牙龈癌多向唇颊侧扩展，沿骨膜向深部浸润，较易侵及牙槽骨而引起牙齿松动、脱落，进而累及下颌骨。病变向后扩展，可累及磨牙后三角、舌腭弓、颞下窝；向舌侧扩展，可累及口底；向外侧扩展，可侵及肌肉、皮肤。上牙龈癌向上扩展，可侵及上颌窦，向内扩展，可侵至腭部；向后扩展，可侵及颞下窝和翼窝。可导致头面部顽固性疼痛。

3. 颌骨癌

（1）颌骨骨肉瘤：好发于30岁左右，男性较女性多见。好发于下颌骨，早期症状为患区发生间歇性麻木和疼痛，很快即可转变为持续性的剧烈疼痛，并伴有耳颞区的反射性疼痛。肿瘤生长迅速，很多牙槽骨和颌骨遭受破坏时疼痛剧烈。骨质破坏过多时，可发生病理性骨折进一步加剧。

（2）颌骨软骨肉瘤：以上颌前牙区、上颌窦区及下颌前磨牙区疼痛多见，上颌比下颌多见。发病初期疼痛不明显。本病临床上以肿胀或肿痛为主要表现，随着瘤体逐渐发展长大而出现疼痛、牙齿松动或牙齿脱落。发生在下颌骨关节时，可引起下颌运动障碍、咀嚼疼痛及张口时下颌偏斜等症状。X线片多见骨质破坏，其间杂有不规则斑块状钙化点。

（3）颌骨纤维肉瘤：颌骨中心纤维肉瘤见于儿童及年轻人，多见于下颌前联合部、下颌角及髁突等处。发生自颌骨骨膜的周围性骨纤维肉瘤，以肿块为主要症状；从骨内发生者，疼痛为早期症状。骨质逐渐破坏，牙齿出现松动或脱落。由于侵犯下牙槽神经，常出现下牙槽神经支配区域的疼痛。

（4）上颌窦癌：早期较少出现症状，多数患者就诊时症状表现已是晚期。患者最早出现的症状常是面部肿胀，其次为颅面疼痛、鼻塞。这三个症状是上颌窦癌较常出现的症状。其他症状包括鼻衄、流鼻涕、面部麻木、张口困难、牙齿松动等，甚至出现耳鸣和听力减退等肿瘤侵犯鼻咽部的症状。

三、口咽癌

初期症状不明显，可有咽部不适及异物感。随肿瘤长大或破溃感染后，开始出现咽痛，进食时加重，也可因舌咽神经反射造成耳内痛。如向咽侧侵犯，累及翼内肌，可引起张口困难；向上累及鼻咽部，可造成一侧耳闷、听力减退；向舌根部侵犯，累及舌神经或舌下神经，则可出现半侧舌麻木、伸舌困难。颈淋巴结转移多见，主要在上颈部、下颌角后。CT 检查可观察肿瘤的大小、范围、有无咽旁间隙受累、肿瘤与颈动脉的关系及有无骨侵犯，并可观察颈淋巴结是否肿大。MRI 检查能从横断面、矢状面和冠状面三个不同方位显示病变及其与周围组织的关系，有利于治疗方案的选择与设计。

四、腮腺癌

绝大多数患者因耳下或耳前肿块就诊。有近期肿块生长加快现象，可伴有局部疼痛、面神经麻痹。偶可见到肿瘤侵犯破坏颞骨岩部（颈内静脉孔为常受侵部位）、迷走神经，舌咽神经可受侵麻痹，出现音哑、进食呛咳等症状。原发于腮腺深叶的癌瘤可致咽侧壁和软腭隆起，侵犯下颌神经，可出现患侧半舌、下唇及下牙齿疼痛和麻木等症状；若侵犯翼肌，可出现不同程度的开口困难。

病程的长短、肿块增长的速度及伴随的症状，对诊断腮腺肿瘤有重要参考价值。高分化黏液表皮样癌、腺泡细胞癌及腺样囊性癌生长缓慢，病程较长；混合瘤恶变者先有肿块多年、生长缓慢，就诊前几个月肿块突然迅速增大，部分伴有疼痛。

典型的腮腺癌肿块质地较硬，活动差或固定，边界不甚清楚，若伴有面神经麻痹，则腮腺癌的诊断基本确立。

五、喉癌

发病率占全身肿瘤的 1%～5%，是一种比较常见的恶性肿瘤。其中以鳞癌为最常见，约占喉癌发病率的 95%，其次是腺癌和未分化癌，淋巴肉瘤、纤维肉瘤很少见。早期表现为顽固性声音嘶哑，并进行性加重、咽喉部异物感、紧迫感或吞咽不适感，有时声门上喉癌早期可表现为反射性耳痛和头痛或咽痛感。喉癌合并溃疡、炎症或喉软骨骨膜炎时，可出现咽部明显的疼痛感。动态喉镜可用于检查声带早期病变。活检是喉癌诊断的主要依据。高度怀疑的患者一次活检呈阴性时，需多次活检。

六、甲状腺癌

分为乳头状腺癌、滤泡状腺癌、髓样癌和甲状腺未分化癌。乳头状甲状腺癌最为多见，约占 70%；髓样癌（medullary thyroid carcinoma，MTC）起源于甲状腺滤泡旁细胞，主要分泌降钙素和产生淀粉样物质。颈部淋巴结转移多见，晚期发生血行转移，主要转移至肺。甲状腺未分化癌是一组高度恶性的肿瘤，常常伴有淋巴结和血行转移，但由于肿瘤生长迅速，在短时间内由于癌瘤的扩张而导致疼痛增加。

第二节 病因治疗

头颈部癌痛的病因治疗即抗癌治疗，通过抗癌治疗使瘤体缩小和控制肿瘤向周围组织浸润，对缓解癌症引起的疼痛有一定作用。病因治疗主要包括：手术治疗、放射治疗、化学治疗。甲状腺癌属于内分泌肿瘤，采用内分泌（激素）治疗。分子靶向药物治疗被认为是癌症的精准治疗方法，但目前许多靶向药物仍处在临床研究阶段。

一、手术治疗

头颈部癌症早期患者，首先选择根治性手术切除；对于不能行根治性手术的患者，尽量切除肿瘤，术后行放化疗；如不能手术切除或手术可能造成严重的器官和组织缺损时，可考虑术前先行诱导化疗或术前放疗，以期提高肿瘤的切除率。无手术条件的患者，进行姑息性抗癌治疗，对缓解疼痛依然有价值。

对于可切除的复发头颈部鳞癌，应行根治性手术，术前和术后联合放疗或化疗。

二、放射治疗

是头颈部恶性肿瘤抗癌治疗常用和有效的方法，通过放射治疗使肿瘤瘤体缩小有助于减轻癌症引起的疼痛。头颈部肿瘤的放射治疗包括术前放疗、术后放疗和同步放化疗。

辅助放疗的原则主要包括以下方面：

（1）病理提示有淋巴结包膜外侵犯或切缘阳性的病例，推荐采用同步放化疗（铂类单药），其他病例应以单纯放疗为首选。

（2）局部晚期不可切除的病例，推荐同步放化疗或诱导化疗+放疗联合或不联合同步化疗。应该注意的是，"不可切除"是指解剖学上无法切除全部肿瘤，或即使术后放疗/放化疗也不能获得肯定的局部控制，最典型的不可切除的情况为肿瘤侵犯颈椎、臂丛、颈深肌群或颈动脉。

（3）对于不可切除的复发头颈部鳞癌，如果以往没有接受过放疗，应进行根治性放疗。

（4）对于比较年轻（<70岁）及行为状态良好（PS评分为0或1）的患者，应考虑放疗同期联合化疗（铂类）或靶向药物（西妥昔单抗）治疗。

（5）对于不适合局部治疗（手术或放疗）的复发及转移头颈部鳞癌，姑息性化疗联合/不联合靶向治疗是主要的手段，治疗目的在于延长生存和维持生活质量。

可手术切除的局部晚期喉癌、口咽癌、下咽癌可选择：手术+放疗（喉癌患者以及那些原发灶切除后可以保留或重建喉功能的患者适于这种治疗）；同步顺铂放化疗+挽救性手术（如有残留）；诱导化疗+放疗或同步放化疗+手术。

鼻咽癌为原发于鼻咽部的癌症，虽然从解剖位置上划分属于头颈部癌，但实际上与头颈部其他部位的癌症不同，具有自己独有的特征。放疗是鼻咽癌患者最主要的治疗手段。早期病例采用单纯放疗可取得很好的疗效，晚期病例选择以放化疗为主的综合治疗已成为治疗的规范。

三、化学治疗

头颈部鳞癌化疗常用的药物有：甲氨蝶呤、博来霉素（BLM）、阿霉素、长春新碱、5-氟尿嘧啶（5-FU）、顺铂（DDP）、卡铂、环磷酰胺（CTX）。上述化疗药物单用的缓解率为15%~30%，大多为部分缓解（PR），完全缓解（CR）极少。联合用药分含DDP和不含DDP两种，其中以DDP+5-Fu（PF方案）最为常用。同期放化疗提高2年和5年生存率分别为7%和8%（$P<0.001$）；同时发现肿瘤对铂类+氟尿嘧啶方案的反应率达到60%~80%，CR率达到20%~30%，疗效显著高于其他化疗方案。

Ⅲ~Ⅳ期的头颈部癌患者用紫杉醇与卡铂或顺铂联合治疗，总有效率37.2%~42.1%。

新化疗药物对鳞癌可能有效的化疗方案，如DDP加泰素（taxol，紫杉醇）/泰素帝（多西他赛，docetaxel）/诺维本（NVB）/健择（GEM）等新药组成的联合化疗方案，相继用于头颈部鳞癌的临床研究。单药或与PF方案联用均有效，其与PF联用的有效率达88%。

四、内分泌治疗

甲状腺素能抑制促甲状腺激素（TSH）分泌，从而对甲状腺组织的增生和分化好的癌有抑制作用，对乳头状癌和滤泡状癌有较好的治疗效果。因此，在上述类型甲状腺癌手术后常规给予抑制TSH的甲状腺素，对预防癌复发和有转移灶的治疗均有一定效果，但对未分化癌无效。国内一般用干燥甲状腺片80~120 mg/d，以维持高水准的甲状腺激素水平。

五、放射性核素治疗

甲状腺滤泡细胞具有摄取碘离子的生理特性，经手术残余的甲状腺组织和甲癌组织会选择性摄取放射性[131]I而浓聚在甲状腺及其转移部位。由于分化型甲状腺癌（differentiated thyroid cancer，DTC）的术后肿瘤残余和转移至颈椎或脑部引起的疼痛，可采用[131]I放射性核素治疗。

六、分子靶向治疗

表皮生长因子受体（EGFR）在头颈部鳞癌中表达率高达 95％ 以上，与肿瘤侵袭性、远处转移和放化疗抵抗增加有关，是公认的不良预后因素。近期研究表明，EGFR 单克隆抗体西妥昔单抗联合放疗，可显著增加放疗的敏感性。长期随访结果还显示，西妥昔单抗联合放疗可使 5 年总生存率较单纯放疗提高 9％，中位生存期延长近 20 个月。

对于部分手术无法切除、难治性的晚期甲状腺癌患者，目前治疗十分困难。对于晚期放射性碘难治性 DTC 可选择靶向药物索拉非尼（sorafenib，多吉美）或乐伐替尼（lenvatinib），晚期甲状腺髓样癌（MTC）可选择凡德他尼（vandetanib）或卡博替尼（cabozantinib），可联合达卡巴嗪（dacarbazine，DTIC）化疗为基础的靶向治疗。

第三节　镇痛治疗

一、药物治疗

按 WHO 癌症三阶梯止痛原则选择镇痛药物，并针对疼痛性质和不同阶段加用辅助用药。颈部各种组织密集，区域狭小，因而颈部肿瘤易侵犯多种组织而产生复合型疼痛，常常是软组织疼痛、神经痛和骨性疼痛同时存在，使用单一的镇痛药往往效果不佳，多种药物联合治疗是颈部癌痛的最基本治疗方法。常用药物包括非甾体类镇痛药、阿片类镇痛药、非阿片类镇痛药、抗癫痫药、抗抑郁药、辅助用药和抗癌药物。

对颈部骨转移癌痛患者，所用阿片类药物的剂量远高于控制炎症疼痛时所用的剂量，膦酸盐类药、非甾体类镇痛药、阿片类镇痛药是治疗的基础。

二、神经阻滞及神经毁损治疗

用于颈部癌痛药物治疗效果不好的患者，或是无法充分接受"三阶梯方案"治疗的癌痛患者。通常首先使用神经阻滞，观察患者对治疗的反应，如果神经阻滞有效，但维持时间短，可进一步使用神经毁损治疗，常用的神经毁损药物主要是苯酚和乙醇。

根据疼痛的部位，治疗头颈部癌痛常用的神经阻滞主要包括以下几种：

（1）枕大、枕小神经阻滞：适用于鼻咽癌、颌面部恶性肿瘤引起的头枕部、耳根周围疼痛和癌症并发头面带状疱疹和疱疹后遗神经痛。

（2）三叉神经节及分支阻滞：适用于鼻咽癌、颌面部、口腔恶性肿瘤引起的颌面部癌痛。

（3）膈神经阻滞：适用于颈部肿瘤引起的顽固性呃逆和癌性膈神经痛。

（4）颈椎椎旁神经阻滞：上颈段椎旁神经毁损性阻滞用于治疗颈上部肿瘤侵袭或压迫引起的颈源性头痛。中、下段椎旁神经毁损性阻滞用于治疗癌性颈肩痛或上肢痛。

（5）颈深丛神经阻滞：适用于颈、枕后、肩背及上胸部癌痛，如咽部癌痛、上段食管癌的疼痛、颈椎骨转移性癌痛等。

（6）颈浅丛神经阻滞：与颈深丛阻滞合并应用治疗颈部癌痛。

三、硬膜外阻滞镇痛治疗

一般不适用于头颈部疼痛，对于头颈部癌脊柱转移或侵犯臂丛神经引起的上肢疼痛可采用颈胸段硬膜外阻滞镇痛治疗。

四、介入治疗

适用于所有头颈部癌侵犯神经导致的疼痛。

1. 阿霉素化学神经毁损术：在影像设备监测下，卵圆孔介入治疗。患者取仰卧位，肩部垫一薄枕。选取疼痛剧烈的一侧面部，以口角外侧3cm左右作为进针点，朝颅底穿刺，从正面看，针尖指向瞳孔中点。从侧面看针尖指向颧弓中点。针尖进入卵圆孔后，进行电刺激测试。电流强度<0.5mA时，提示针尖离卵圆孔内的下颌神经较近，此时，回吸未见脑脊液和血液，可注射1%利多卡因0.5~1mL，观察10~15min，如未出现不适，可给予复方倍他米松1mL和0.5%阿霉素0.5mL，嘱患者仰卧位6h。阿霉素化学药物毁损的临床疗效观察期为1个月，此时间段内药效逐渐发挥到最大。

2. 射频温控热凝毁损术：借助射频仪本身装备的电刺激试验及阻抗监测系统，可将射频针准确放置到癌瘤侵犯的相关脑神经或颈部脊神经部位，通过调节射频输出功率的大小、设置作用温度，能精确控制损伤灶的范围，避免出现不必要的副损伤。穿刺过程采用"阿霉素化学神经毁损术"，刺激测试完成后，进行温控热凝。温度为65~80℃。热凝持续时间<3min。一般热凝温度<80℃时，不会出现下颌运动功能障碍。患者可出现同侧面部麻木感。

无论是阿霉素化学药物毁损，还是射频温控热凝治疗，都可以根据患者疼痛情况反复进行治疗。此外，为提高患者生活质量及改善疼痛症状，有学者应用非侵袭性体外射频技术治疗因放化疗导致的疼痛。

五、鞘内或硬膜外吗啡持续输注镇痛治疗

对于重度顽固性疼痛采用三阶梯镇痛治疗效果不满意或出现严重阿片类药物不良反应患者，可考虑采用鞘内或硬膜外吗啡持续输注镇痛治疗。

六、其他治疗

心理治疗、物理治疗、中医药和针刺疗法等对缓解癌痛也有一定作用，可作为癌痛多学科综合治疗的选择方法。

（马文庭）

参 考 文 献

[1] 郑宝森. 神经阻滞技术解剖学彩色图解. 天津：天津科技翻译出版公司，2006.

[2] 谭冠先，郑宝森，罗健. 癌痛治疗手册. 郑州：郑州大学出版社，2003.

[3] BENEDETTI C, BROCK C, CLEELAND C, et al. NCCN Practice Guidelines for Cancer Pain. National Comprehensive Cancer Network. 2008.

[4] 倪家骧，临床疼痛治疗技术. 北京：科技文献出版社，2005.

[5] 曹汉忠，陈海涛，曾因明，等. 吗啡复合芬太尼硬膜外患者自控镇痛治疗晚期癌痛的效果. 中华麻醉学杂志，2003，23：153-154.

[6] 林桐榆，于世英，焦顺昌. 恶性肿瘤靶向治疗. 北京：人民卫生出版社，2016.

[7] RIVARD M J, CHIU-TSAO S T, FINGER P T, et al. Comparison of dose calculation methods for brachytherapy of intraocular tumors. Med Phys, 2011, 38（1）：306-316.

[8] MARKOWSKI J, JAGOSZ-KANDZIORA E, LIKUS W, et al. Primary orbital tumors：a review of 122 ca-

ses during a 23-year period: a histo-clinical study in material from the ENT Department of the Medical University of Silesia. Med Sci Monit, 2014, 20: 988-994.

［9］ GUO S P, WU S G, ZHOU J, et al. Transdermal fentanyl for pain due to chemoradiotherapy-induced oral mucositis in nasopharyngeal cancer patients: evaluating efficacy, safety, and improvement in quality of life. Drug Des Devel Ther, 2014, 8: 497-503.

［10］ DEV R, DEL FABBRO E, BRUERA E, et al. Patient-Controlled Analgesia in Patients with Advanced Cancer. Should Patients Be in Control. J Pain Symptom Manage, 2011: 26.

［11］ BAKER L, BALLS J, REGNARD C, et al. Cervical intrathecal analgesia for head and neck/upper limb cancer pain: six case reports. Palliat Med, 2007, 21 (6): 543-5.

［12］ KORNEK G V, KORNFEHL H, HEJNA M, et al. Acute tumor pain in patients with head and neck cancer treated with vinorelbine. J Natl Cancer Inst. 1996, 88 (21): 1593.

［13］ LEE JENNIFER E, ANDERSON CARRYN M, PERKHOUNKOVA Y, et al. Transcutaneous Electrical Nerve Stimulation Reduces Resting Pain in Head and Neck Cancer Patients: A Randomized and Placebo-Controlled Double-Blind Pilot Study. Cancer Nurs, 2018.

［14］ ROLDAN C J, NOURI K, CHAI T, et al. Methylene Blue for the Treatment of Intractable Pain Associated with Oral Mucositis. Pain Pract, 2017.

［15］ NIJLAND L, SCHMIDT P, FROSCH M, et al. Subcutaneous or intravenous opioid administration by patient-controlled analgesia in cancer pain: a systematic literature review. Support Care Cancer, 2019, 27 (1): 33-42.

［16］ KINGMA B F, VISSER E, MARSMAN M, et al. Epidural analgesia after minimally invasive esophagectomy: efficacy and complication profile. Dis Esophagus, 2018.

［17］ Ferrell Betty RFamily Caregiving and Cancer Pain Management. Anesth Analg, 2018.

［18］ YANG Y, YAN J, HUANG Y, et al. The cancer pain related factors affected by celecoxib together with cetuximab in head and neck squamous cell carcinoma. Biomed Pharmacother, 2015, 70: 181-189.

［19］ BIANCHINI C, MALDOTTI F, CREMA L, et al. Pain in head and neck cancer: prevalence and possible predictive factors. J BUON, 2014, 19 (3): 592-597.

第三十四章　胸部癌痛的治疗

　　胸部癌痛主要是指肺癌、食管癌、纵隔肿瘤和胸壁肿瘤等胸部癌症引起的疼痛，其中除了部分胸壁肿瘤外侵引起的疼痛定位相对明确外，大部分胸部癌症引起的内脏痛具有定位模糊、发生缓慢、持续时间长及渐进性加重等特点，一般由膨胀挤压、机械性牵拉、缺血梗死、痉挛和合并炎症等因素引起，随着肿瘤的进展，疼痛的范围和程度逐渐增加，并随呼吸、咳嗽而加重。另外，胸部癌症患者的医源性疼痛包括放疗、化疗、介入治疗等医疗行为造成组织损伤引起的疼痛，同时也包括手术治疗后的疼痛综合征。

第一节　肺　癌

一、临床特点

　　原发性肺癌（简称肺癌）为起源于支气管黏膜和腺体的恶性肿瘤。早期肺癌多无明显症状，随病情发展可逐渐出现以咳嗽为主的非特异性肺部炎症症状，肿瘤进展压迫或堵塞支气管引起支气管狭窄时则咳嗽加重并可为持续性咳嗽，有时呈高音调的金属音。合并阻塞性肺炎或继发感染时多有咳痰；血痰也是常见的症状，主要为痰中带血或间歇性血痰；肿瘤或转移的肿大淋巴结压迫或堵塞各级支气管、合并胸腔积液时可引起喘鸣、胸闷、气促，甚至呼吸困难；肿瘤或转移的淋巴结累及喉返神经可引起声嘶；纵隔转移淋巴结压迫食管可引起吞咽困难；肿瘤或转移淋巴结压迫或侵犯上腔静脉可有上腔静脉阻塞综合征，引起颈交感神经麻痹可表现为 Horner 综合征，肺上沟瘤压迫臂丛神经可引起 Pancoast 综合征。肺癌转移至脑、骨、肾、肾上腺、淋巴结等可引起相应症状；少数患者可有内分泌紊乱或异位内分泌综合征，如 Cushing 综合征、类癌综合征、男性乳腺增生及肺性骨关节病等肺外表现。

二、病因治疗

　　1. 手术治疗　是目前肺癌主要的治疗方法之一。

　　2. 化疗　是肺癌的主要治疗方法之一，肺癌对化疗相对敏感，已有较多的循证医学证据证明肺癌化疗可使治疗患者获益，部分患者有较好疗效。肺癌化疗主要有以下方式。

　　（1）新辅助化疗　主要指对局部晚期和部分ⅢA（N2）期患者进行术前化疗，使病变降期和提高手术切除率，已有充分循证医学证据证实新辅助化疗能提高患者的术后生存率。

　　（2）辅助化疗　一般对Ⅱ、Ⅲ期及合并高危因素的ⅠB期肺癌患者肺切除术后进行化疗，杀灭可能存在的残留病灶和微小转移病灶等，提高手术效果，临床研究证实术后辅助化疗疗效确实并安全可行。

　　（3）根治性及姑息性化疗　大部分肺癌患者就诊时已失去根治性手术切除的机会，对手术无法得到完全切除的ⅢB、Ⅳ期非小细胞肺癌和Ⅱ期以上小细胞肺癌，通过化疗达到控制肿瘤、延长生存期、提高生活质量，但化疗有一定的毒副作用。

3. 分子靶向治疗　近年来，随着基因测序技术的不断发展和肿瘤相关信号通路研究的不断深入，越来越多的非小细胞肺癌已经被证实在分子水平存在驱动基因突变。对存在驱动基因突变如表皮生长因子受体（EGFR）、间变淋巴细胞激酶（ALK）及 c-ros 肉瘤致癌因子受体酪氨酸激酶（ROS1）等的晚期非小细胞肺癌，选择针对这些靶点的靶向药物进行精准治疗，治疗效果比传统化疗药物明显提高，而毒副作用轻微。目前，这类药物发展较快，治疗 EGFR 突变型非小细胞肺癌的酪氨酸激酶抑制剂 EGFR-TKI 已发展到第三代并应用于临床，治疗 ALK 基因突变的第二代靶向药物也已应用于临床。靶向治疗的发展使有驱动基因突变的晚期非小细胞肺癌的治疗效果明显提高，生存期明显延长，毒副作用明显降低，使这些晚期非小细胞肺癌变成"慢性病"。此外，近年靶向治疗也试用于术前新辅助治疗和术后辅助治疗。

4. 放疗　是通过放射性照射肿瘤细胞破坏其 DNA 结构而促使肿瘤细胞死亡。放疗是肺癌的主要治疗方法，应用于无法手术切除的肺癌的局部控制，约 60% 的肺癌患者在治疗过程中需应用放疗。目前肺癌的放疗主要应用于：早期非小细胞肺癌因身体条件不能耐受手术者；局部晚期的肺癌患者，通常与化疗联合应用进行同步放化疗；对小细胞肺癌进行预防性脑放疗降低脑转移发生率；新辅助放疗和辅助放疗与手术结合提高手术切除率和减小术后局部复发。

5. 免疫治疗　近年来，随着免疫检查点（checkpoint）的发现，针对免疫检查点的单克隆抗体相继问世，肺癌的免疫治疗取得突破性进展。免疫检查点是指免疫系统中存在的一些抑制性信号通路，能防止免疫反应的过度激活，肿瘤细胞利用这些免疫检查点途径逃避免疫系统的杀伤。常见的免疫检查点分子包括 CTLA-4、PD-1/PD-L1 等，针对 CTLA-4、PD-1/PD-L1 单克隆抗体免疫治疗已应用于临床并取得良好效果。

三、镇痛治疗

1. 药物治疗　肺癌疼痛种类多、复杂，且一般较剧烈、顽固，对单一药物治疗效果差，常按 WHO 癌症三阶梯止痛原则选用相应药物，并联合其他疗法综合镇痛治疗。

2. 硬膜外镇痛治疗　对口服阿片类药物产生严重不良反应或镇痛效果不满意的患者，在疼痛相应神经支配节段硬膜外隙置入导管，行硬膜外持续镇痛或采用 PCEA。

3. 神经阻滞与神经损毁治疗　外周型肺癌多向胸壁转移，侵犯肋间神经导致胸壁剧烈疼痛。部分患者用阿片类药物治疗神经源性疼痛效果欠佳，需要进行胸部椎旁神经介入治疗，以有效地控制胸壁疼痛，也可进行肋间神经阻滞或射频损毁治疗。

4. 鞘内或硬膜外吗啡输注镇痛　适用于顽固性疼痛和全身骨转移疼痛患者。

5. 脊髓电刺激疗法　晚期顽固性疼痛，估计存活期在 3 个月以上的患者，有条件时可考虑采用该疗法。

6. 其他疗法　心理治疗、康复物理治疗、中医中药和针灸治疗等均可作为综合镇痛治疗的一种选择。

（茅乃权）

第二节　食管癌

一、临床特点

（1）早期食管癌症状：咽下食物时哽噎感、停滞感、异物感，胸骨后不适和烧灼感。

（2）中晚期食管癌的典型临床症状：进行性吞咽困难，先是难咽干性食物，然后进食半流质食物困难，最后水和唾液也不能咽下，患者逐渐消瘦、体重明显下降、脱水、乏力等。

（3）肿瘤侵犯食管外膜层以外时可有胸骨后疼痛，持续性胸背部疼痛则多为肿瘤侵犯椎前筋膜所致。

（4）肿瘤或转移的肿大淋巴结压迫或累及气管、气管隆嵴、主支气管时可引起干咳，转移淋巴结侵犯喉返神经可出现声嘶，压迫交感神经干时可产生 Horner 综合征。

（5）肿瘤侵入气管、支气管可形成食管-气管瘘或食管-支气管瘘，吞咽水和食物时可出现剧烈呛咳，并发呼吸道感染，最后出现恶病质状态。

（6）一般食管癌导致的疼痛位于胸骨后并向后背放散，疼痛可以是持续的，有时疼痛也很剧烈。

二、病因治疗

1. 手术治疗　是食管癌首选治疗方法。食管癌手术的主要术式有以下三大类。

（1）食管早期癌的内镜下切除　病变局限于食管黏膜上皮层或黏膜固有层以内的早期食管癌或癌前病变，可使用内镜下手术切除，主要有内镜下黏膜切除术或内镜下黏膜剥离术。

（2）食管癌根治术　完整切除病变段食管，彻底清扫相关区域淋巴结，重建消化道。该术式通常用于Ⅲ期以下的患者，即食管癌病变没有侵犯重要器官、没有淋巴结转移或淋巴结转移不多、没有远处转移的患者，同时没有严重的重要器官功能障碍，身体可耐受手术者。该术式包括常规开胸手术和胸腔镜或胸腹腔镜联合食管癌根治术，根据手术切口、食管的替代器官、吻合口部位的不同可分成许多类型，主要有：

1）经右胸-腹-颈食管切除食管胃（或结肠）颈部吻合术。

2）经左胸-腹-颈食管切除食管胃（或结肠）颈部吻合术。

3）胸腔镜或胸腹腔镜下右胸-腹-颈食管切除食管胃（或结肠）颈部吻合术。

4）经右胸-上腹食管切除食管胃（或结肠、空肠）胸内吻合术。

5）胸腔镜或胸腹腔镜下右胸-上腹食管切除食管胃（或结肠、空肠）胸内吻合术。

6）经左胸食管切除食管胃颈部吻合术。

7）经左胸食管切除食管胃（结肠或空肠）弓上吻合术。

8）经左胸食管切除食管胃（结肠或空肠）弓下吻合术。

9）经左胸腹联合食管切除食管胃（结肠或空肠）弓上吻合术。

10）经左胸腹联合食管切除食管胃（结肠或空肠）弓下吻合术。

11）经膈肌腹部、颈部两切口食管拔脱、食管胃颈部吻合术。

（3）减症手术　对不能进行根治性手术和放疗而进食明显梗阻者，为缓解患者进食困难，改善患者营养状况，减轻患者痛苦，可进行减症手术。手术方式主要有：

1）食管-胃或食管-空肠转流术，将健康的胃或空肠与肿瘤以上正常食管吻合以解除进食梗阻。

2）食管内支架植入术或食管腔内置管术，使食管的管腔狭窄和梗阻减轻，缓解吞咽困难。

3）胃或空肠造瘘术，通过胃或空肠造瘘管注入流质类食物改善患者营养状况。

2. 化疗

（1）术前新辅助化疗　可降低癌瘤期别，缩小原发癌瘤体积，控制和消除微小或隐匿性转移病灶，提高手术切除率和提高术后长期生存率。适用于对 T3 期以上和任何淋巴结阳性的局部晚期食管癌患者。

（2）术后辅助化疗　目的是杀死手术残留的癌瘤细胞，消灭微小转移病灶和主癌灶以外遗留的癌灶及切缘阳性病灶，防止局部复发和远处转移，提高术后长期生存率。是否进行术后辅助化疗，取决于手术切缘是否阳性、肿瘤是否外侵、有无淋巴结转移和癌瘤组织学特点。

（3）姑息性化疗或放化疗　对晚期、复发、转移的食管癌，应予姑息性化疗或联合放化疗，提高生活质量及（或）延长生存期。

3. 放疗　放疗的方式有：

（1）根治性放疗或放化疗　主要用于一般情况较好，食管病变较短且无明显外侵、无明显梗阻者，通常推荐进行同步放化疗。

（2）术前放疗或术前放化疗　目前循证医学证据证实对Ⅱb 期以上食管癌术前同步放化疗比单纯手术能显著改善术后生存期。

（3）术后放疗或术后放化疗　对完全切除术后的Ⅱa 期及切缘阳性术后患者应进行行术后放疗；Ⅱb-Ⅲ期食管癌患者术后推荐进行同步放化疗。

4. 分子靶向治疗　仍在试验阶段，Safran 等对 57 例局部晚期食管癌患者采用西妥昔单抗联合紫杉醇和卡铂化疗，配合同期胸部放疗，取得完全缓解率 70%，认为加用西妥昔单抗能明显提高化疗效果。此外，尼妥珠单抗、帕尼单抗联合化疗用于晚期食管癌患者也在临床试验阶段。

5. 支持治疗　为阻止和减轻痛苦，提高生活质量，延长生存期，对晚期食管癌患者应进行支持治疗。主要方式有：肠外营养支持、食管癌梗阻部位的再疏通和营饲通道的建立、恢复进食或肠内营养等。

三、镇痛治疗

1. 药物治疗　根据食道癌引起疼痛的强度，首先按 WHO 癌症三阶梯止痛原则选用药物。早期疼痛表现为胸骨后、深部隐痛，使用可待因、双氢可待因、曲马多、布桂嗪（强痛定）等药物联合 NSAID 药物可以控制，如控制不理想可用强阿片类药物如吗啡控缓释片、盐酸羟考酮控释片等。肿瘤扩散转移后，疼痛加剧，常常不能进食水，镇痛治疗相对困难，但尽量不使用肌内注射途径给药，PCA 或芬太尼经皮贴剂更符合患者的需要。

2. 创伤性或介入治疗　对 WHO 三阶梯药物治疗镇痛效果不满意或中重度顽固性疼痛患者，可考虑采用椎旁神经阻滞、化学性毁损、射频热凝毁损治疗；硬膜外阻滞镇痛治疗；鞘内或硬膜外持续吗啡输注镇痛和脊髓电刺激术。

3. 其他治疗　心理治疗、康复物理治疗、中医中药和针灸治疗等均可作为综合镇痛治疗的一种选择。

（茅乃权　刘靖芷）

第三节　乳腺癌

一、临床特点

乳腺癌是雌激素依赖性肿瘤，一般生长缓慢，预后与病理分类和分期有关。早期往往不具备典型症状和体征，晚期常常出现疼痛症状。

乳腺癌的典型症状包括以下几方面。

1. 乳房肿块　是80%乳腺癌患者的首诊症状，患者常无意中发现。大多数为无痛性肿块，多为单发，质硬，边缘不规则，表面欠光滑。

2. 乳房皮肤改变　最常见的是肿瘤侵犯了连接乳腺皮肤和深层胸肌筋膜的Cooper韧带，使其缩短并失去弹性，牵拉相应部位的皮肤，出现"酒窝征"；若癌细胞阻塞了淋巴管，则会出现"橘皮样改变"；晚期，癌细胞沿淋巴管、腺管或纤维组织浸润到皮内并生长，在主癌灶周围的皮肤形成散在分布的质硬结节，即所谓"皮肤卫星结节"。

3. 乳头改变　肿瘤位于或接近乳头深部，可引起乳头回缩。肿瘤距乳头较远，乳腺内的大导管受到侵犯而短缩时，也可引起乳头回缩或抬高。

4. 乳房疼痛　肿瘤直径<2cm时，患者很少出现疼痛；当肿瘤直径>5 cm，侵犯到胸壁深层组织时，患者可能感到局部疼痛。但乳腺癌导致的疼痛问题最常见的是肿瘤局部复发破溃、淋巴结转移到腋下或锁骨上压迫臂丛神经、骨转移等。

二、病因治疗

1. 手术治疗　一直是乳腺癌主要的治疗手段，根据肿块大小、浸润深度和淋巴结转移情况决定手术方式。手术方式正在朝着缩小切除范围的方向发展。主要术式有以下几种。

（1）经典根治术：包括整个乳房、胸大肌、胸小肌、腋窝及锁骨下淋巴结的整块切除。因其创伤较大，与改良根治术相比未能提高患者的存活率，故现已少用。

（2）扩大根治术：即在上述清除腋下、腋中、腋上三组淋巴结的基础上，同时切除胸廓内动、静脉及其周围的淋巴结（胸骨旁淋巴结）。该术式优点在于清除内乳区淋巴结，比较彻底地清除了乳腺的全部一级淋巴组织，与经典根治术相比，减少局部复发率。但其并发症较其他术式为多。主要适用于Ⅱ、Ⅲ期病例，尤其使用于癌肿病灶位于乳腺的内侧及中央的患者。

（3）改良根治术：有保留胸大肌、切除胸小肌（Patey术）和保留胸大、小肌的根治性乳房切除（Auchincloss术）两种。前者淋巴结清除范围与经典根治术相仿，后者不能清除腋上组淋巴结。与经典根治术相比，该术式生存率无明显差异，但该术式保留了胸大肌，术后使胸壁外观接近正常，上肢水肿减轻，能保持良好功能，并为术后乳腺再造提供了条件，目前已成为常用的手术方式。主要是用于Ⅰ、Ⅱ期病例，最理想的适应证是微小癌；但腋窝淋巴结明显肿大粘连者一般不采用。

（4）全乳房切除术：切除整个乳腺，包括腋尾部及胸大肌筋膜。适用于原位癌、微小癌及年迈体弱不宜做根治者。该术式介于改良手术与部分切除术之间，无多大优点，一般不用。

（5）保留乳房切除术：完整切除肿块及清扫腋窝淋巴结。该术式最大的优点是能尽可能保留乳房原有的形态和感觉，其次手术创伤相对较小，疗效与全乳切除相当。近年来，在保留胸肌的改良根治术基础上，实施保留乳头乳晕复合体的术式，在我国已应用于Ⅰ、Ⅱ期病例。

（6）前哨淋巴结活检术：腋窝淋巴结的状况是早期浸润性乳腺癌患者最重要的预后因素，并可指导患者是否需要全身治疗及放疗。NSABPB-32试验的长期随访结果已经表明，对于前哨淋巴结活检结果阴性的患者，进一步清扫腋窝淋巴结并不能改善患者的生存。对于这部分患者，避免腋窝淋巴结的清扫已成为标准治疗。前哨淋巴结活检减少了腋窝淋巴结清扫带来的诸多并发症，提高了患者的生活质量，在腋窝淋巴结状况的评估中，有逐步取代常规腋窝淋巴结清扫的趋势。

2. 放疗　是乳腺癌辅助治疗的重要手段之一，主要针对保乳术后及改良根治术后癌瘤长径>5cm（TNM分期为T3）、腋窝淋巴结转移数在4个以上或切缘阳性的患者。放疗可有效降低患者的复发率，提高总生存率。

3. 化疗　包括新辅助化疗、辅助化疗及姑息化疗。①新辅助化疗又称术前化疗，主要针对初始不适合手术的局部晚期乳腺癌——癌瘤长径>5cm（TNM分期为T3）和（或）同侧腋窝肿大淋巴结融合或与周围组织粘连（TNM 分期在 N2 以上）、有保乳意愿且癌瘤长径为 2~5cm（TNM 分期为 T2）的患者，目的是缩小肿瘤、降低分期、为手术切除创造条件、增加保乳手术的机会。②辅助化疗又称术后化疗，主要针对癌瘤长径≤2cm（TNM 分期为 T1）、腋窝淋巴结阳性的患者，目的是进一步杀灭亚临床病灶、减少术后复发或转移概率。③姑息性化疗，主要诊断复发或远处转移患者，目的是控制肿瘤、缓解症状、延长生命并提高生活质量。

4. 内分泌治疗　是乳腺癌辅助治疗的重要组成部分，包括卵巢功能抑制和抗雌激素等手段，代表药物有他莫昔芬、来曲唑等，主要针对 ER 和（或）PR 阳性患者。该疗法可有效降低复发风险及死亡风险。

5. 分子靶向治疗　代表药物包括曲妥珠单抗和帕妥珠单抗，主要针对 HerB2 受体阳性的乳腺癌患者。该疗法可明显改善此部分患者的预后。

综合治疗是乳腺癌治疗的方向，规范化疗是乳腺癌治疗成败的关键。遵循个体化治疗原则，采取多学科综合治疗方法将在满足乳腺癌患者对术后生活质量及形体美容需求的个体化治疗中发挥重要的作用。

三、镇痛治疗

1. 药物治疗　在疼痛初期，按 WHO 癌症三阶梯止痛原则选用口服镇痛药物，多数患者可以有效缓解疼痛。对于扩散转移的患者，疼痛常常是顽固性的、剧烈的、范围广泛的，并伴有感觉异常、感觉过敏。一般当疼痛较剧烈，需要大剂量使用阿片类药物时，疼痛的控制往往困难且不理想。此时，联合使用多种镇痛药是必需的。

2. 神经阻滞及神经毁损治疗　用于药物治疗效果不好的患者。首先采用神经阻滞，观察患者对治疗的反应，如果神经阻滞有效，但维持时间短，可进一步使用神经毁损治疗。临床上常用的神经毁损药主要是苯酚和乙醇，其他还有阿霉素、丝裂霉素、硫酸镁水溶液等。外周神经损伤可采用椎旁神经根或肋间神经的毁损方法。如果涉及的范围广、有交感神经因素，则可采用蛛网膜下隙神经破坏的方法，其镇痛作用可靠。

对乳腺癌转移引起的臂丛神经痛，可采用臂丛神经置管连续镇痛或神经损毁方法控制疼痛。

3. 硬膜外镇痛疗法　采用硬膜外置管，行硬膜外患者自控镇痛（PCEA）。药物的配方包括低浓度的局麻药、阿片类镇痛药、小剂量的糖皮质激素、可乐定、咪唑安定。

4. 脊髓电刺激疗法　大多数癌痛患者采用 WHO 癌症三阶梯止痛原则能够缓解疼痛，但有一部分患者因药物不良反应等而无法有效缓解疼痛。该疗法可缓解这部分药物止痛效果不佳患者的疼痛或作为一种辅助手段有效地减少麻醉性镇痛药的用量。但应注意，采取该疗法的患者，术后应卧床 24h、应用抗生素 48h、防止突然运动和提重物等，以防止电极移位；术后不能接受透热治疗或接近磁场。

5. 其他疗法　心理治疗、康复物理治疗、中医中药和针灸等均可作为综合镇痛治疗的选择。

（郑宝森　刘靖芷）

第四节　纵隔肿瘤

纵隔内组织和器官较多，胎生结构来源复杂，导致纵隔肿瘤种类繁多。常见的纵隔肿瘤有：神经源性肿瘤、畸胎瘤与皮样囊肿、胸腺瘤、纵隔囊肿、胸内异位组织肿瘤和淋巴源性肿瘤，其他血管源性、脂肪组织性、结缔组织性及肌组织来源等间叶组织肿瘤。

一、临床特点

纵隔内各种组织器官排列紧密，其间仅存在潜在的腔隙，一旦发生肿瘤，生长到一定程度压迫和侵蚀周围邻近器官而产生相应的症状和体征。纵隔肿瘤的症状与肿瘤的大小、部位、生长方向和速度、质地、性质有关，症状主要为肿瘤刺激或压迫呼吸系统、神经系统、大血管、食管等的表现。肿瘤累及胸膜，压迫气管、主支气管时可有咳嗽、胸闷、气促、胸痛等，胸痛一般发生于胸骨后或病侧胸部。大多数恶性肿瘤侵入骨骼或神经时，患者会感到疼痛剧烈。肿瘤侵及膈神经可引起呃逆及膈肌运动麻痹；肿瘤压迫或侵犯喉返神经，可引起声音嘶哑；如交感神经干受累，可产生 Horner 综合征；侵蚀肋间神经时，可产生胸痛或感觉异常；椎旁神经源性肿瘤向椎间孔或椎管内生长时可引起肢体麻木，甚至肢体瘫痪；肿瘤累及上腔静脉可引起上腔静脉压迫综合征；胸腺瘤患者可合并重症肌无力等。

二、病因治疗

纵隔肿瘤中除了恶性淋巴源性肿瘤、恶性胚胎性肿瘤化疗为主外，绝大多数原发性纵隔肿瘤无其他手术禁忌证，都应手术治疗。

1. 手术治疗　绝大多数的神经源性肿瘤、胚胎性肿瘤、纵隔囊肿（气管、支气管囊肿，食管囊肿）、胸内异位甲状腺肿、胸腺瘤等未侵犯纵隔大血管，患者能耐受手术者都应手术切除。手术切口根据病变的部位和性质选择胸骨正中切口、左或右侧开胸切口等。近年来，随着微创手术技术的快速发展，大部分纵隔肿瘤已应用胸腔镜或纵隔镜进行镜下手术切除，明显降低患者的手术创伤，有效促进患者术后快速康复。

2. 化疗　用于对化疗高度敏感的纵隔肿瘤，如淋巴瘤和恶性纵隔生殖细胞瘤等，化疗是首选治疗手段。化疗还可用于部分Ⅲ期胸腺瘤的诱导治疗和不可切除病变的多学科综合治疗。

3. 放疗　适用于胸腺瘤、恶性神经鞘瘤、神经肉瘤、恶性非嗜铬性副神经节细胞瘤等不完全切除的患者，以及淋巴瘤、精原细胞瘤瘤等对放疗高度敏感的肿瘤。

三、镇痛治疗

1. 药物治疗　按 WHO 癌症三阶梯止痛原则选用相应药物。巨大纵隔肿瘤或恶性纵隔肿瘤向周围浸润疼痛一般较剧烈、顽固，常需联合用药或多模式综合镇痛治疗。

2. 硬膜外镇痛治疗　对口服阿片类药物产生严重不良反应或镇痛不满意的患者，在疼痛相应神经支配节胸段硬膜外隙置入导管，行硬膜外镇痛或 PCEA 泵。

3. 神经阻滞与神经损毁治疗　部分胸壁剧烈疼痛的患者用阿片类药物治疗神经源性疼痛效果欠佳，行胸部椎旁神经介入治疗可有效控制胸壁疼痛，也可进行肋间神经阻滞或射频损毁治疗。

4. 蛛网膜下隙吗啡输注镇痛　适用于顽固性疼痛和全身骨转移疼痛患者。

5. 其他治疗　心理治疗、康复物理治疗、中医中药和针灸治疗等均可作为综合镇痛治疗的选择。

（郑宝森　茅乃权　李全波）

参 考 文 献

［1］ ROBERT A . S, JUTITH A. P, DORALINA L. A, et al. NCCN Clinical Practice Guidelines in Oncology Adult Cancer Pain Version1, 2018.

［2］ TORRE L A, ISLAMI F, SIEGEL R L. Global Cancer in Women；Burden and Trends. Cancer Epidemiol

Biomarkers prev，2017，26（4）：444-457.

［3］ TAN W L，JAIN A，TAKANO A. et al. Novel therapeutic targets on the horizon for lung cancer Lancet Oncol，2016，17（8）：e347-e362.

［4］ NAGINI S. Breast Cancer：Current Molecular Therapeutic Targets and New Players. Anticancer Agents Med Chem，2017，17（2）：152-163.

［5］ STUART-HARRIS R，DAVIS A. Optimal adjuvant endocrine therapy for early breast cancer. Womens Health（Lond Engl），2010（3）：383-398.

［6］ VAN ASTEN K，NEVEN P，LINTERMANS A，et al. Aromatase inhibitors in the breast cancer clinic：focus on exemestane. Endocr Relat Cancer，2014，16，21（1）：R31-49.

［7］ SHIOI Y，KASHIWABA M，INABA T，et al. Long-term complete remission of metastatic breast cancer，induced by a steroidal aromatase inhibitor after failure of a non-steroidal aromatase inhibitor. Am J Case Rep，2014，15（1）：85-89.

［8］ MERCADANTE S，VITRANO V. Pain in patients with lung cancer：pathophysiology and treatment. Lung Cancer，2010，68（1）：10-15.

［9］ LUMACHI F，LUISETTO G，BASSO S M，et al. Endocrine therapy of breast cancer. Curr Med Chem，2011，18（4）：513-522.

［10］ GRASSADONIA A，NICOLA D M，GROSSI S，et al. Long-term outcome of neoadjuvant endocrine therapy with aromatase inhibitors in elderly women with hormone receptor-positive breast cancer. Ann Surg Oncol，2014，21（5）：1575-1582.

［11］ BERAL V，REEVES G，BULL D，et al. Breast cancer risk in relation to the interval between menopause and starting hormone therapy. J Natl Cancer Inst，2011，103（4）：296-305.

［12］ STINCHCOMBE T E，BOGART J，WIGLE D A，et al. Annual review of advances in lung cancer clinical research：a report for the year 2009. . Thorac Oncol，2010，5（7）：935-939.

［13］ Anticancer Agents Med Chem. 2017，17（2）：152-163.

［14］ SCOTT M F，JANE C B，JAMES P R. Bonica's Management of Pain. 4th ed. Philadelphia：Wolters Kluwer，2009.

［15］ TRESCOT A M. Review of the role of opioids in cancer pain. J Natl Compr Canc Netw，2010，8（9）：1087-1094.

［16］ DICKMAN A. Integrated strategies for the successful management of breakthrough cancer pain. Curr Opin Support Palliat Care，2011，5（1）：8-14.

［17］ MERCADANTE S，VITRANO V. Pain in patients with lung cancer：pathophysiology and treatment. Lung Cancer，2010，68（1）：10-15.

［18］ JUNG B F，HERRMANN D，GRIGGS J，et al. Neuropathic pain associated with non-surgical treatment of breast cancer. Pain，2005，118（1-2）：10-14.

［19］ 谭冠先，郑宝森，罗健. 癌痛治疗手册. 郑州：郑州大学出版社，2003.

［20］ 郑宝森. 慢性胸腰背疼痛治疗学. 北京：人民军医出版社，2003.

［21］ 王昆，谢广茹. 临床癌症疼痛治疗学. 北京：人民军医出版社，2003.

第三十五章　腹部肿瘤癌痛的治疗

腹部内脏常见恶性肿瘤有胃癌、肝癌、胰腺癌、结直肠癌、小肠肿瘤、胆系肿瘤、脾肿瘤、腹膜及腹膜后肿瘤等。腹部内脏肿瘤早期多数无明显疼痛或少数患者可有脏器相应部位不规律的、轻微疼痛不适。随着肿瘤进展，疼痛出现频度和程度增加，同时伴随其他症状，如食欲减退、疲乏、体重减轻等，不同肿瘤的临床症状又有所不同。中、晚期患者，随着肿瘤增大，侵犯周围脏器、组织，可出现持续性剧烈疼痛。其中，晚期患者，常常表现为顽固性疼痛，偶有暴发性疼痛发生。腹腔肿瘤的癌性疼痛性质为内脏性痛，多数表现为胀痛、放射痛，具有疼痛范围广、定位模糊、持续时间长的特点。而不同脏器肿瘤的临床症状和疼痛部位及表现又有所不同，中、晚期腹腔肿瘤多数出现癌痛，其中部分患者表现为重度顽固性疼痛。此外晚期腹部内脏恶性肿瘤常发生骨转移和肺、脑转移，并出现转移癌痛。本章主要介绍胃癌、胰腺癌、肝癌和结直肠癌本身内脏性癌痛的治疗。关于骨转移癌痛治疗见第四十章。

第一节　胃　癌

一、临床特点

早期胃癌多无明显症状，随病情发展可逐渐出现非特异性胃炎或胃溃疡症状，表现为食欲减退，上腹部饱胀、泛酸、嗳气、呕吐和消瘦、乏力等。呕血、黑便或大便潜血阳性。如病变位于贲门部，可发生吞咽困难；位于幽门部者还可有幽门梗阻症状；晚期患者可有腹部包块、腹水或远处转移症状。

疼痛是胃癌的主要症状之一，早期以左上腹部不适或心窝部隐痛为最多，随着肿瘤侵犯范围扩大和累及周围脏器，特别是肿瘤侵犯腹腔丛，可表现为持续剧烈的上腹部和腰背部放射性疼痛。

二、病因治疗

（一）手术治疗

手术治疗是目前腹部脏器恶性肿瘤首选的治疗方法。但要根据肿瘤的分期和患者的身体条件决定是否进行手术治疗和采取何种手术方式。不同脏器肿瘤采用不同的手术方式。估计生存期短于 3 个月的晚期癌痛患者，一般不适宜术治疗或必要时采取姑息性手术治疗。

胃癌的手术治疗根据病变部位、肿瘤分期不同，可分为：

1. 胃癌根治术　适用于没有广泛远处转移或无恶病质的胃癌患者。手术包括切除胃大部或全胃、部分食管、十二指肠和胃周围淋巴结、肝胃韧带、大网膜以及围绕胃左动脉的淋巴组织，如癌肿与肝左叶、脾、结肠或胰腺粘连而无远处转移病灶，则可脾或部分肝、结肠、胰与胃一起切除。

2. 胃楔形切除术　适用于癌肿不大，局限于黏膜及黏膜下或癌肿已侵犯胃壁肌层，但未侵犯浆膜的一、二期胃癌患者。

3. 近端胃切除术 适用于食管、贲门、胃窦和胃体近端局部淋巴结转移患者。

4. 远端胃切除术 适用于溃疡性胃癌患者，切除远端胃应占胃面积的60%。

5. 胃癌姑息性切除术 适用于肝或腹膜已有少数转移灶而切除肿瘤无大困难的胃癌患者。

6. 胃空肠吻合术 适用于癌肿固定，手术切除困难，同时伴有幽门梗阻的晚期胃癌患者。

（二）化疗

化疗是目前治疗癌症最主要的手段之一。化疗可通过杀伤和杀灭癌细胞而减轻或消除癌症对组织、器官的直接和间接损伤、破坏及对功能的影响而发挥对癌痛的治疗作用。化疗适用于大多数腹部内脏恶性肿瘤及癌痛的治疗（参见第二十一章），但胰腺癌对化疗不敏感。

胃癌对化疗相对敏感，目前化疗是胃癌综合治疗的主要方法之一。已有较多证据表明术后辅助化疗可以提高5年生存率。胃癌术后主张常规辅助化疗。与单一药物化疗比较，联合化疗疗效更好；联合化疗中ECF是目前胃癌化疗最有效的方案之一。联合化疗的主要方案包括：

1. ECF方案（表阿霉素50mg/m^{2}静滴，第1天，顺铂60mg/m^{2}静滴，第1天，5-FU 200mg/m^{2}静滴，第1~21天，每21天为一个周期）

2. 卡培他滨+奥沙利铂方案（卡培他滨1000mg/m^{2}口服，第1~14天，奥沙利铂100mg/m^{2}静滴，第1天，每21天为一个周期）

3. DCF方案（多西他赛75mg/m^{2}静滴，第1天，顺铂25mg/m^{2}静滴，第1~3天，5-FU500mg/m^{2}静滴，第1~5天，每21天为一个周期）

（三）放疗

放疗可最大限度地抑制或消灭肿瘤细胞，并可直接作用于引起癌性疼痛的病因，缓解癌痛以及因原发癌局部侵犯所致的症状，提高患者的长期生存率和生活质量（参见第二十二章）。

近年来研究发现，单纯术后放疗可以减少局部复发率，但不改善生存率。对晚期病例放疗可缓解梗阻等症状，并可提高手术切除率。对有浆膜及淋巴结转移的患者，术中放疗可以提高生存率。

1. 术前放射治疗 有手术指征的进展期胃癌患者，如全身一般情况尚可，为提高疗效，在有条件的医院行术前放疗。

2. 术中放射治疗 为弥补手术和放疗的局限性并提高疗效，在术中充分准确地暴露和保护腹内重要脏器情况下，可一次大剂量地对手术区残余灶的转移淋巴结给予照射。但如发现有照射野以外的转移则不做手术中照射。

3. 术后放射治疗 胃癌对放射治疗敏感性较差，再加上手术的侵袭，体力多有下降，如再增加放射治疗，常使患者难以耐受。因此胃癌术后放射治疗不常应用。但在术中由于解剖条件限制而无法切除者，而且其组织学类型对放射又敏感者，术后亦可进行放射治疗。

（四）靶向治疗

近年来，胃癌的分子靶向药物治疗研究取得了重要进展。其中小分子酪氨酸激酶抑制剂拉帕替尼联合化疗在晚期胃癌的临床研究中，初步观察到有一定的临床效果（参见第二十五章）。

三、镇痛治疗

腹部内脏癌痛的镇痛治疗包括：三阶梯药物镇痛疗法；神经阻滞或化学性毁损治疗；硬膜外阻滞或化学性毁损镇痛治疗；介入治疗 、鞘内吗啡泵输注或经皮脊髓电刺激；心理治疗；康复理疗、中医中药和针刺治疗等。

（一）WHO三阶药物镇痛

根据疼痛强度选择口服NSAIDs、阿片类药和辅助镇痛药是首选方法。晚期胃癌患者常常有重度内脏痛，需给予强阿片类药和辅助镇痛药。但胃癌患者常伴有胃肠道炎症，一般不宜使用NSAIDs，包括选择性环氧化酶-2抑制剂。

（二）神经阻滞或化学性毁损治疗

1. 肋间神经阻滞或椎旁神经阻滞镇痛　胃癌引起的上腹部或（和）背痛，根据疼痛部位，可行第6~10肋间神经阻滞或第6~10胸神经椎旁阻滞，用1%布比卡因或1%罗哌卡因局麻药，可加适量糖皮质激素。如阻滞有效和需长期镇痛患者，再用无水酒精或3%~5%苯酚行化学性毁损（参见第十三、十五章）。

2. 腹腔丛阻滞或化学性毁损　支配胃的交感神经来自第6~9胸髓节段，经内脏大神经至腹腔丛，胃癌引起的癌痛主要为上腹部内脏性痛，对重度或顽固性疼痛患者可在影像学引导下以局部麻醉药先行腹腔丛阻滞，如阻滞有效，再用无水酒精或3%~5%苯酚行化学性毁损（参见第十三、十五章）。

3. 硬膜外隙阻滞或化学性毁损镇痛治疗　胃癌中、晚期顽固性癌痛均可采用硬膜外隙阻滞镇痛，需长期止痛患者可进行化学性毁损。硬膜外隙穿刺置管部位则根据脏器和癌痛区域的神经支配选择穿刺椎间隙，胃癌痛一般选择第8~12胸椎，其中一个椎间隙行硬膜外隙穿刺向头侧置管。硬膜外隙阻滞镇痛可采用间断注射局麻药或PCEA。对重度顽固性疼痛患者可注入无水酒精或3%~5%苯酚行化学性毁损治疗（参见第十五章）。

（三）介入治疗

晚期胃癌，因侵犯腹腔丛常引起剧烈的顽固性疼痛，可在影像指引下行腹腔丛射频消融治疗（参见第十六章）。

（四）鞘内吗啡泵输注或经皮脊髓电刺激

晚期胃癌发生重度顽固性疼痛时可采用鞘内吗啡泵输注或经皮脊髓电刺激镇痛。由于这两项治疗的费用昂贵，技术要求也较高，应用受一定限制。但近几年国内在晚期癌痛，尤其腹部恶性肿瘤和骨转移重度顽固性癌痛应用鞘内吗啡泵输注技术有增加趋势（参见第十七、十八章）。

（五）其他

心理治疗适用于所有癌痛患者，中、晚期胃癌、肝癌、胰腺癌等腹腔恶性肿瘤患者常有顽固性、中重度疼痛和爆发性疼痛，心理社会支持显得更加重要。中医中药和针刺镇痛是癌痛综合治疗组成部分，可根据患者病情和要求应用。

第二节　肝　癌

一、临床特点

肝癌早期可无症状，或仅有肝硬化门脉高压症的体征，如蜘蛛痣、肝掌、腹壁静脉曲张、脾肿大和腹水等，中晚期常见症状为肝区疼痛、腹胀、食欲不振、乏力、黄疸、消瘦和腹泻等。中、晚期肝癌的肝区痛常常十分剧烈难忍，右叶肝癌常出现右季肋部或剑突下疼痛；左叶肝癌常引起中、上腹部痛；肿瘤侵犯横膈时疼痛放射到右肩背部。

二、病因治疗

（一）手术治疗

1. 手术切除　为首选，目前公认以局部切除代替规则性肝叶切除。在所有肝癌患者中，手术切除率在20%左右，手术死亡率1%~3%。

2. 肝移植　肝癌的肝移植治疗经历了否定到目前部分肯定的过程。

3. 肝动脉化疗栓塞　通过放射介入的方法，经皮经股动脉穿刺置管至肝动脉行化疗栓塞（TACE）是目前不可切除肝癌的主要治疗方法。

4. B 超引导下的肝癌局部治疗，术式包括：

（1）经皮瘤内无水酒精注射治疗（PEI）：在 B 超引导下经皮将穿刺针刺入瘤体内，注入无水酒精。这是肝癌局部治疗中较为成熟的一种方法，方法简便，疗效确切，临床上应用广泛。

（2）经皮射频消瘤术（PRFA）：在 B 超引导下将射频穿刺针穿入瘤体内，射频针发出射频波使肝癌细胞发生等离子震荡产生 80~100℃ 高温，造成肿瘤组织凝固坏死。

（3）经皮冷冻治疗：将专用冷冻针刺入瘤体，产生低温，使瘤体细胞冻结变性。

（二）化疗

早期肝癌患者根治性手术治疗后，可行辅助化疗。对一些局部晚期、不能手术切除的患者，可先给予新辅助化疗，再行手术治疗。在晚期肝细胞性肝癌的系统化疗中，铂类、5-氟尿嘧啶和蒽环类是最重要的可单用或联合应用的药物。近 10 多年来，随着以奥沙利铂、吉西他滨、卡培他滨及替吉奥为代表的新一代细胞毒药物相继问世并应用于临床，采用奥沙利铂为主的 FOLFOX4 方案治疗晚期肝细胞性肝癌疗效已取得了明显的进展，促使系统化疗成为晚期肝癌治疗的重要手段之一。

（三）放疗

现代放射生物研究表明，肝细胞性肝癌的放射敏感性相当于低分化鳞癌。近年来有关原发性肝癌放疗的研究结果显示，放疗对肝癌的作用逐渐从早年的姑息性治疗转向了根治性治疗。对于晚期肝癌患者，介入栓塞基础上联合放疗，可以进一步调高疗效。其适应证包括：①肿瘤局限，但邻近或侵犯大血管，或肝功能差，或心肺功能差，无法接受手术切除；②手术切除不彻底的患者；③原发性肝癌介入治疗后的辅助治疗；④肝癌合并肝门静脉、肝静脉或下腔静脉癌栓的患者；⑤原发性肝癌有远处转移患者。

（四）靶向治疗

以索拉非尼为代表药物，针对肝癌形成、进展与转移的相关基因突变和信号传导等进行靶向治疗，取得了一定的效果，有望改善晚期肝癌的预后。

三、镇痛治疗

腹腔恶性肿瘤癌痛的强度和性质都有许多类同处，肝癌癌痛的镇痛治疗可参照本章第一节。镇痛治疗包括：三阶梯药物镇痛疗法；神经阻滞或化学性毁损治疗；硬膜外隙阻滞或化学性毁损镇痛治疗；介入治疗、鞘内吗啡泵输注或经皮脊髓电刺激；心理治疗；康复理疗、中医中药和针刺治疗等。

肝癌患者肝功能可严重受损，使用 NSAIDs 药物时要注意其肝毒性，使用阿片类药物时要注意诱发肝性脑病。晚期癌痛合并恶病质或老年患者，阿片类药和镇静药用量宜酌减。

肝脏的神经支配与胃基本相同，因此，肝癌疼痛的各种神经阻滞治疗和介入治疗与胃癌镇痛治疗基本相同。

第三节　胰腺癌

一、临床特点

胰腺癌早期表现上腹隐痛、食欲缺乏、恶心、呕吐、腹泻、乏力。中、晚期患者多数出现梗阻性黄疸，上腹部疼痛加剧，当肿瘤压迫或侵犯腹腔丛时，可出现十分剧烈的顽固性上腹部疼痛并向背后放射。

二、病因治疗

（一）手术治疗

外科手术是治疗胰腺癌的最有效方法。根治性手术的 5 年生存率已由 30 年前的 5% 提高到 20%。胰腺癌手术切除率为 10%~20%，无转移的胰腺癌手术切除后的长期生存率近 20%，中位生存时间为 15~19 个月。胰体、胰尾部肿瘤的手术切除率不足 10%。常见术式如下：

1. 胰腺癌根治术　经典的胰腺癌根治术有胰十二指肠切除术（Whipple 手术）和胰体尾切除术。

2. 胰腺癌扩大根治术　常见两种术方式：

（1）全胰切除术。

（2）区域性胰腺切除术。

3. 姑息性外科治疗　主要有胆汁引流；胃空肠吻合术；胆囊或胆总管造瘘术等。

（二）化疗

胰腺癌对化疗敏感性较差，由于胰腺癌组织大小难以测量，为了对这种对化疗反应很差的肿瘤做出合理的治疗效果评价，除与其他实体癌一样使用客观疗效通用评价标准外，胰腺癌还采用包含生活质量在内的"临床受益反应"（clinical benefit response，CBR）标准（表 35-1）。

表 35-1　胰腺癌化疗效果评价的临床受益反应标准

临床受益反应的定义：对疼痛、体力及体重改变做出综合评估，包括：

1. 至少下列一项指标好转（持续≥4 周），并且无任何一项指标恶化

（1）镇痛药用量减少≥50%。

（2）疼痛强度减轻≥50%。

（3）体力情况改善（KPS）≥20 分。

2. 镇痛药用量、疼痛强度及体力状况稳定，体重增加≥7%（非液体潴留，持续≥4 周）

常见化疗方案：

1. 吉西他滨单药方案　吉西他滨 1 000mg/m²，VD，qd。第 1 疗程连用 7 周休息 1 周，第 2 疗程起每用 3 周休息 1 周。此方案是目前晚期胰腺癌化疗的标准方案。

2. GP 方案　吉西他滨 800~1 000mg/m²，VD，d1，d8；oxaliplatin 100mg/（m²·d），VD，d1；每 3 周 1 次。

3. 其他　如奥曲肽或 avastin 也可试用。

（三）放疗

放射治疗在胰腺癌的治疗当中占据了重要地位。胰腺癌的放疗主要采用三维适形和强调放射治疗技术，包括术前、术中、术后放射治疗和单纯放射治疗。胰腺癌外照射总剂量常采用 45~54Gy（1.8~2Gy/次）或对于需要缓解疼痛的转移性胰腺癌给予 30~36Gy（2.4~3Gy/次）（参见第二十二章）。

（四）靶向治疗

胰腺癌的分子靶向药物治疗研究，目前主要有表皮生长因子受体（EGFR）、血管内皮生长因子（VEGF）、法尼基转移酶、1 型胰岛素生长因子受体（IGF-1R）等。但迄今为止，厄洛替尼是唯一被 FDA 批准用于晚期胰腺癌的靶向治疗药物，可用于晚期胰腺癌联合化疗。

三、镇痛治疗

胰腺癌疼痛的强度和性质与胃癌、肝癌疼痛有许多类同处，内脏神经支配基本相同，肝癌癌痛的镇痛治疗可参照本章第一节。镇痛治疗包括：三阶梯药物镇痛疗法；神经阻滞或化学性毁损治疗；硬膜外阻滞或化学性毁损镇痛治疗；介入治疗、鞘内吗啡泵输注或经皮脊髓电刺激；心理治疗；康复理疗、中医中药和针刺治疗等。

晚期胰腺癌常常出现重度持续性疼痛，除口服大剂量强阿片药外，腹腔丛毁损、鞘内吗啡泵输注等介入治疗方法值得考虑。

第四节 结直肠癌

一、临床特点

　　结直肠癌早期疼痛不明显，临床表现为大便不规则，排便次数增多或里急后重、黏液便，进而出现大便带血。当肿瘤增大，引起肠道梗阻时，可出现腹痛、腹胀。晚期直肠癌，肿瘤侵犯后腹膜和腰骶丛时，可引起下腹部、盆腔痛。腹腔肿瘤晚期可发生远处转移或骨转移，出现骨转移痛，或全身多处转移性癌痛。

二、病因治疗

（一）手术治疗

　　手术切除仍是大肠癌的主要治疗方法。但有下列情况时一般不宜手术：

　　经治疗仍不能控制的心力衰竭；肝或肾衰竭或呼吸衰竭；近期有心肌梗死或脑血管意外；有广泛转移者。

　　1. Duckes A 期　可单纯手术切除，一般不需放疗或化疗。

　　2. Duckes B 期　以手术为主的综合治疗　有下列情况之一，可以考虑接受术后辅助化疗：①肿瘤穿孔；②肿瘤邻近脏器粘连或侵犯邻近脏器；③流式细胞仪癌细胞分型提示非二倍体；④癌细胞分化程度差；静脉、淋巴管或神经周围有癌细胞浸润。

　　直肠癌患者术前可以行辅助放疗或辅助联合放化疗，术后辅助化疗；或者直接手术治疗，术后辅助联合放化疗。

　　3. Duckes C 期　结肠癌手术后应该行辅助化疗。直肠癌患者术前行辅助放疗或辅助联合放化疗；或者直接手术治疗，术后行辅助联合放化疗。

　　4. Duckes D 期　以放化疗为主。如果原发灶和转移灶都能切除，可以将二者一并切除；如果原发灶能够切除，而远处转移灶不能切除，争取将原发灶切除。如原发灶不能切除，可试行短路手术或造瘘手术，缓解临床症状。

（二）化疗

　　化疗在结直肠癌的治疗中主要应用新辅助化疗、根治术后的辅助化疗和晚期结直肠癌的姑息化疗。新辅助化疗主要与放疗联合用于结直肠癌，可提高保肛率，改善患者的生活质量，减少术后复发。辅助化疗的机制在于消灭根治术后或放射治疗后的残留病灶。晚期结直肠癌的姑息化疗则是以延长患者生存期，提高其生活质量为目的。5-氟尿嘧啶（fluorouracil，5-FU）是结直肠癌治疗的基本化疗药物。目前新的高效化疗药物如维康达替吉奥胶囊、奥沙利铂、卡培他滨以及分子靶向药物等显示疗效更好、毒副作用更小。

（三）放疗

　　放疗应用于结直肠癌治疗的模式包括：术前放疗；术前同步放化疗；术后同步放化疗。适应证包括：①Ⅰ期结直肠癌局部切除后，推荐行术后放疗；②临床诊断为Ⅱ/Ⅲ期结直肠癌，首选术前放疗或术前同步放化疗；③根治术后病理诊断为Ⅱ/Ⅲ期结直肠癌，行术后同步放化疗；④局部晚期不可手术切除的结直肠癌，行术前同步放化疗，大部分患者在放化疗后可接受根治性手术；⑤晚期结直肠癌，骨转移癌痛或远处转移，可行姑息放疗。

（四）靶向治疗

结直肠癌在化疗基础上联合靶向治疗可进一步延长患者生存期，目前 RAS 野生型结直肠癌的治疗药物包括：西妥昔单抗、帕尼单抗和贝伐珠单抗。

三、镇痛治疗

结直肠癌疼痛治疗参考本章第一节。结直肠癌引起的癌痛一般为中下腹部或盆腔疼痛，则根据结、直肠的神经支配及疼痛部位，选择第 2 胸椎至第 3 腰椎之间其中一个间隙穿刺置入硬膜外导管。对重度顽固性疼痛患者可根据疼痛部位采用腹腔丛或上腹下丛阻滞。需长期止痛患者，可行化学性毁损，亦可采用其他介入治疗方法。

（郑汉光　郑　珉）

参 考 文 献

［1］SCOTT M F, JANE C B, JAMES P R. Bonica's Management of Pain. 4th ed. Philadelphia：Wolters Kluwer, 2009.

［2］ROBERT A S, JUTITH A P, DORALINA L A, et al. NCCN Clinical Practice Guidelines in Oncology Adult Cancer Pain Version1, 2018.

［3］NEUFELD N J, ELNAHAL S M, Alvarez R H. Cancer pain：a review of epidemiology, clinical quality and value impact. Future Oncol, 2017, 13（9）：833-841.

［4］Japanese Gastric Cancer Association. Japanese gastric cancer treatment guidelines 2014 . Gastric Cancer, 2017, 20（1）：1-19.

［5］TOSHIAKI W, MICHIO I, YASUHIRO S, et al. Japanese Society for Cancer of the Colon and Rectum（JSCCR）Guidelines 2014 for treatment of colorectal cancer. Int J Clin Oncol, 2015, 20（2）：207 - 239.

［6］MEHMET M, ENVER I, UFUK O, et al. Recent developments and innovations in gastric cancer. World J Gastroenterol, 2016, 22（17）：4307 - 4320.

［7］MARIAM H, HAROON H, MICHAEL E. Pain Management in Pancreatic Cancer. Cancers（Basel）, 2011, 3（1）：43-60.

［8］ROBERT A, AMY P, DORALINA L, et al. Adult Cancer Pain：Clinical Practice Guidelines in Oncology. J Natl Compr Canc Netw, 2013, 11（8）：992-1022.

［9］Sun Z Y, Chen T Y, Snorri S, et al. Dramatic reduction of liver cancer incidence in young adults：28 year follow-up of etiological interventions in an endemic area of China. Carcinogenesis, 2013, 34（8）：1800-1805.

［10］Zhongmin W, Yu L, Fenju L, et al. Clinical efficacy of CT-guided iodine-125 seed implantation therapy in patients with advanced pancreatic cancer. Eur Radiol, 2010, 20（7）：1786-1791.

［11］WANG Y, WANG B, SHEN F, et al. Body mass index and risk of primary liver cancer：a meta-analysis of prospective studies. Oncologist, 2012, 17（11）：1461-1468.

［12］VAN P H. Evaluation of degarelix in the management of prostate cancer. Cancer Manag Res, 2010, 2（1）：39-52.

［13］ULRIKE P, CAROLYN M. Meta-analysis of New Genome-wide Association Studies of Colorectal Cancer

Risk. Hum Genet, 2012, 131 (2): 217-234.

[14] SHAFAQ S, ANTHONY H D. Visceral Pain-the Ins and Outs, the Ups and Downs. Curr Opin Support Palliat Care, 2012, 6 (1): 17-26.

[15] SEUNG-MO H, JASON Y P, et al. Molecular Signatures of Pancreatic Cancer. Arch Pathol Lab Med, 2011, 135 (6): 716-727.

[16] LONG J, ZHANG Y Q, YU X J, et al. Overcoming Drug Resistance in Pancreatic Cancer. Expert Opin Ther Targets, 2011, 15 (7): 817-828.

[17] DENG N, GOH L K, WANG H, et al. A comprehensive survey of genomic alterations in gastric cancer reveals systematic patterns of molecular exclusivity and cooccurrence among distinct therapeutic targets. Gut, 2012, 61 (5): 673-684.

[18] 孔繁宏. 现代恶性肿瘤的诊断与治疗. 天津: 天津科学技术出版社, 2009: 184-233.

[19] 王瑜. 肿瘤的综合治疗. 天津: 天津科学技术出版社, 2009: 69-110, 211-254.

[20] ADMIR H, JERRY D V. 周围神经阻滞原理与实践. 薛富善, 译. 北京: 人民卫生出版社, 2006, 141-170.

[21] C. David Tollison. 临床疼痛学. 宋文阁, 傅志俭, 译. 济南: 山东科学技术出版社, 2004: 130-179, 316-328, 577-643.

[22] Winston C V P. 癌症疼痛治疗: 原理与实践. 宋子贤, 等译. 天津: 天津科学技术出版社, 2003, 47-220.

[23] ROBERT G T, MELLAR P D. 姑息医学. 李金祥, 译. 北京: 人民卫生出版社, 2005: 96-261.

第三十六章　泌尿及男性生殖系癌痛的治疗

泌尿及男性生殖系癌痛是指发生在泌尿及男性生殖系统的癌症及其治疗引发的疼痛。泌尿及男性生殖系统各部位均可发生肿瘤，最常见的是膀胱癌，其次为肾癌。欧美国家最常见的前列腺癌在我国比较少见，但有明显增长。

第一节　肾　癌

肾癌又称肾细胞癌、肾腺癌，是泌尿系统常见的恶性肿瘤之一，占全身恶性肿瘤的 3%，占原发性肾恶性肿瘤的 85% 左右。在我国，泌尿系肿瘤中肾癌发病率仅次于膀胱癌，近年来有逐年上升趋势。

一、临床特点

肾癌早期往往缺乏临床表现，20%～30% 的患者就诊时已发生了转移，10%～15% 的患者因转移灶症状而就诊。血尿、腰部疼痛和腹部肿块为肾癌的三大主要症状。10%～40% 的患者出现副肿瘤综合征，表现为高血压、贫血、体重减轻、恶病质、发热、红细胞增多症、肝功能异常、高钙血症、高血糖、血沉增快、神经肌肉病变、淀粉样变性、溢乳症、凝血机制异常等改变。

肾脏主要由交感神经和副交感神经支配，交感神经来自腹腔丛的肾支，当肾癌瘤体增大刺激或压迫神经可引起内脏性疼痛，或癌细胞浸润刺激后腹膜亦可引起较剧烈的疼痛。约 30% 患者可通过直接浸润、淋巴和血行转移，尤以血行转移常见。肺、淋巴结、肝、骨等组织脏器是常见转移部位，骨转移常常出现骨痛或发生骨折。

二、病因治疗

手术是肾癌的首选治疗方法，放疗、激素治疗、分子靶向治疗可用于不适合手术的肾癌患者。肾癌对化疗不敏感。

（一）手术治疗

肾切除是治疗肾癌的最基本和最有效的方法。术式分为以下三种：

1. 根治性切除术　切除整个肾脏及其部分周围组织，是治疗肾癌的标准术式。肾癌无论是否发生远处转移，除非患者情况不允许，或不愿意承担手术风险，都应考虑行该手术。

2. 保留肾单位手术　主要有肿瘤剜除术和肾部分切除术两种，前者沿肿瘤边缘切除，包括周围 1～10mm 厚度的正常肾组织；后者切除的正常肾组织更多。

3. 减瘤性肾切除术　又称辅助性肾切除术，是指切除转移性肾癌的原发灶。该手术可降低机体对肿瘤的负荷，减少原发性肿瘤细胞脱落和转移，从而延长肿瘤患者的生存时间；同时还能缓解与肿瘤相关的疼痛、顽固性血尿、真性红细胞增多症、难以控制的高血压和高钙血症等。

（二）肾动脉栓塞术

通过经皮穿刺选择性肾动脉插管，注入栓塞物质，使动脉闭塞。由于肾癌对化疗不敏感，栓塞治疗的效果主要靠栓塞作用。

（三）放疗

适用于肾癌手术后辅助放疗或晚期不能手术患者作为姑息治疗的一种手段。辅助放疗，一般治疗剂量为50Gy，肿瘤不能切除患者的姑息治疗，治疗剂量大于50Gy（参见第二十二章）。

（四）激素治疗

主要用于改善晚期患者的症状，尚无改善生存率的证据。常用的激素对肾癌治疗的效果尚不肯定。在缺乏其他有效治疗措施时，激素治疗用药方便，毒性低，能增加食欲，改善患者全身情况，故仍常用于肾癌的治疗。

常用内分泌治疗的药物有：安宫黄体酮、羟基孕酮、丙酸睾丸酮、泼尼松龙（参见二十四章）。

（五）分子靶向治疗

索拉非尼、舒尼替尼、培唑帕尼等是多靶点的酪氨酸激酶抑制剂，可通过抑制 PDGFR、VEGFR、KIT、FLT-3 和 RET 等活性，产生抗肿瘤和抗血管生成作用，可显著延长无疾病进展生存期和总体生存期，作为晚期肾癌的靶向治疗药物已获美国食品药品监督管理局（FDA）和国家药品监督管理局批准（参见第二十五章）。

三、镇痛治疗

1. 药物治疗　按 WHO 癌症三阶梯药物止痛原则选用药物。肾癌患者肾功能多不同程度受损，使用 NSAIDs 药物时应注意其肾毒性，选择性 COX-2 抑制剂的肾毒性较低，必要时可选用（参见第八、九、十、十一章）。

2. 神经阻滞或化学性毁损治疗　肾癌的癌痛为内脏性痛，由腹腔神经节发出的分支和迷走神经腹腔支组成的肾丛支配，可采用 CT 引导下腹腔神经丛阻滞或化学性毁损术，可有效缓解肾癌疼痛（参见第十三、十四、十五章）

3. 硬膜外阻滞或化学性毁损治疗　支配肾脏的交感神经从第12胸髓至第2腰髓节段的脊髓前角发出，临床上疼痛部位多在中、下腹部，一般选择第11胸椎至第2腰椎之间其中一个椎间隙行硬膜外隙穿刺，向头侧置管3~5cm，采用持续硬膜外阻滞或患者自控硬膜外镇痛（PCEA）（参见第十三、十四章）。晚期顽固性痛需长期止痛患者，可在局麻药硬膜外阻滞有效后注射无酒精或3%~5%酚甘油化学毁损（参见第十五章）。

4. 鞘内吗啡泵输注系统或经皮脊髓电刺激　适用于顽固性肾癌痛采用大剂量吗啡仍不能有效镇痛或出现毒副反应患者（参见第十七、十八章）。

5. 治疗肾癌痛的主要中药　虫草、猪苓、桑寄生、土鳖虫、仙鹤草、桃仁、丹皮、地榆、青黛、大蓟、乌药、白芍、元胡、川芎、半夏、当归等。具体患者应注意辨证、辨病选择药物组方（参见第二十九章）。

第二节　膀胱癌

一、临床特点

90%以上的膀胱癌患者最初的临床表现是血尿，通常表现为无痛性、间歇性、肉眼全程血尿，有时也可为镜下血尿。10%的膀胱癌患者可首先出现膀胱刺激症状，表现为尿频、尿急、尿痛和排尿困难，而无明显的肉眼血尿。

由于肿瘤迅速增大致包膜张力增加，癌细胞浸润或侵犯血管、神经、淋巴管、软组织、内脏或骨组织并对其压迫或刺激，以及抗癌治疗等均可引起疼痛。膀胱癌疼痛的常见部位以小腹疼痛为主，有时可引起腰痛、全腹痛，晚期可出现膀胱区和会阴部疼痛。晚期发生转移的现象多见，骨转移时可出现转移部位的骨痛。

二、病因治疗

（一）手术治疗

膀胱癌分为非肌层浸润和肌层浸润两型。根据不同分型，可采取以下不同方法治疗。非肌层浸润性尿路上皮癌患者多采用经尿道膀胱肿瘤电切术，术后用膀胱灌注治疗预防复发。肌层浸润性尿路上皮癌和膀胱鳞癌、腺癌患者多采用全膀胱切除术治疗，有些患者可以采用膀胱部分切除术治疗。

1. 经尿道膀胱肿瘤切除术　对于非肌层浸润型膀胱癌应首选保留膀胱的手术。适用于膀胱肿瘤的原位癌长径<5mm，外向性癌和内翻乳头状癌长径<5cm，浸润性癌 B1T2 期，低级别。

2. 经尿道膀胱肿瘤电切术（transurethral resection of bladder tumors，TURBT）　既是诊断方法，又是治疗手段。通过腔镜手术技术，将肉眼可见肿瘤全部切除；同时获得标本进行组织学检查，从而明确病理诊断、肿瘤分级和分期。因此，TURBT 是表浅非肌层浸润型膀胱癌的标准治疗方式。术后用膀胱灌注治疗可预防复发。

3. 经尿道膀胱肿瘤激光术　激光可凝固，也可汽化，激光切除膀胱肿瘤具有止血确切、出血少和基本不发生闭孔神经反射等特点，其安全、微创已被广泛认可。与电切除相比，疗效及复发率相当。目前临床上用于非肌层浸润型膀胱癌的激光有钕（Nd：YAG）激光、钬（Ho：YAG）激光、铥（Tm：YAG）激光、绿激光等。

4. 根治性膀胱切除术　是肌层浸润型膀胱癌的标准治疗方式，是提高浸润性膀胱癌患者生存率、避免局部复发和远处转移的有效治疗方法。除膀胱全切外，尚须进行盆腔淋巴结清扫术（包括髂总、髂内、髂外及闭孔血管旁的淋巴组织），需要根据肿瘤的病理类型、分期、分级、肿瘤发生部位、有无累及邻近器官等情况，结合患者的全身状况进行选择。

（二）化疗

膀胱尿路上皮癌细胞已经被证明对于铂类、吉西他滨、阿霉素及紫杉醇等化疗药物敏感。常用的化疗方案有 M-VAP（甲氨蝶呤+长春花碱+阿霉素+顺铂）和 GC（吉西他滨+顺铂）及 MVP（甲氨蝶呤+长春花碱+顺铂）方案，化疗的有效率为 40%~65%。肌层浸润性膀胱尿路上皮癌患者可先进行新辅助化疗+手术治疗。转移性膀胱癌以化疗为主，对含铂类药物的联合化疗方案总体反应率可达 50% 左右。化疗是肌层浸润性膀胱癌在根治性膀胱切除术后重要的辅助治疗手段，化疗方式包括新辅助化疗和辅助化疗（参见第二十一章）。

（三）放疗

肌层浸润型膀胱癌患者在某些情况下，如不愿意接受根治性膀胱切除术、全身条件不能耐受根治性膀胱切除术，或肿瘤已无法根治性切除时，可选用放疗。目前膀胱癌放疗可分根治性放疗、辅助性放疗和姑息性放疗（参见第二十二章）。

（四）分子靶向治疗

美国 FDA 批准的第一个 PD-L1 抑制剂阿特珠单抗（atezolizumab）用于膀胱癌新靶向治疗。

三、镇痛治疗

（一）药物治疗

按 WHO 癌症三阶梯药物止痛原则选择 NSAIDs、阿片类药、抗癫痫药、抗抑郁药和其他辅助药。部分膀胱癌患者肾功能可能受损，使用 NSAIDs 药物时要注意其肾毒性，选择性 COX-2 抑制剂的肾毒性较低，必要时可以选用。

（二）神经阻滞或神经毁损治疗

膀胱癌引起的疼痛为下腹部和盆腔疼痛，根据膀胱的神经支配可采用上腹下丛阻滞或化学毁损治疗。

（三）硬膜外阻滞治疗

膀胱的神经支配为交感神经第 12 胸髓至第 2 腰髓节段，副交感神经为第 2~4 骶髓节段。临床上膀胱癌癌痛部位多在下腹及盆腔，故硬膜外阻滞可根据患者疼痛最重的部位和范围选择 T_{12} 胸椎至 L_3 腰椎之间任一间隙穿刺，一般向头侧置管，行持续硬膜外阻滞或 PCEA。

（四）鞘内吗啡输注系统或经皮脊髓电刺激

晚期膀胱癌腹腔扩散或侵犯腰、骶丛可引起剧烈顽固性癌痛，当口服较大剂量阿片类药镇痛仍不满意而估计生存期超过 3 个月者，可采用鞘内吗啡输注系统或经皮脊髓电刺激镇痛治疗。

第三节　前列腺癌

前列腺癌病理类型包括腺癌（腺泡腺癌）、导管腺癌、尿路上皮癌、鳞状细胞癌、腺鳞癌。其中前列腺腺癌占 95% 以上，因此，通常所说的前列腺癌就是指前列腺腺癌。

一、临床特点

前列腺癌早期可完全没有症状，当肿瘤发展使前列腺增大到一定体积，以及膀胱颈部发生梗阻时才出现症状。排尿困难呈渐进性，开始仅为尿线变细，以后发展为排尿不畅，排尿费力，最后表现为不成线而滴尿；尿频、尿急、血尿；排尿时疼痛或有烧灼感；下腰部、大腿上部或盆腔会阴部疼痛。骨转移时会引起骨骼疼痛、病理性骨折、贫血、脊髓压迫等症状，甚至导致下肢瘫痪。

二、病因治疗

（一）手术治疗

根治性前列腺切除术是治愈局限性前列腺癌最有效的方法，主要术式有传统的开放性经会阴、经耻骨后前列腺癌根治术，以及近年发展的腹腔镜前列腺癌根治术和机器人辅助腹腔镜前列腺癌根治术。切除范围包括完整的前列腺、双侧精囊和双侧输精管壶腹段、膀胱颈部，必要时经过严格筛选后可尝试保留勃起神经手术。根据前列腺癌的类型和分期可采用以下不同的治疗方法。

（1）局限性前列腺癌（T1~T2c）：可采用根治性前列腺切除术或根治性放疗。

（2）局部进展期前列腺癌（T3a）：可采用根治性前列腺切除术或根治性放疗，辅以内分泌治疗。

（3）晚期前列腺癌（T3b ~ T4）：经严格筛选后（如肿瘤未侵犯尿道括约肌或未与盆壁固定，肿瘤体积相对较小）可行根治性前列腺切除术并辅以综合治疗。

（二）放疗

包括外放射治疗和近距离照射治疗。外放射治疗和手术治疗一样，是前列腺癌的根治性治疗手段，它具有疗效好、适应证广、并发症少等优点，适用于各期前列腺癌患者。近距离照射治疗包括腔内照射、组织间照射等，是将放射源密封后直接放入人体的天然腔内或放入被治疗的组织内进行照射。

（三）激素治疗

早在 1941 年，Huggins 和 Hodges 发现了手术去势可延缓转移性前列腺癌的进展，首次证实了前列腺癌对雄激素去除的反应性，奠定了前列腺癌内分泌治疗的基础。既往内分泌治疗途径有：①去势，去除产生睾酮器官或抑制产生睾酮器官的功能，包括手术或药物去势（黄体生成素释放激素类似物，

LHRH-α）；②阻断雄激素与受体结合，应用抗雄激素药物竞争性阻断雄激素与前列腺细胞上雄激素受体的结合。其他策略包括抑制肾上腺来源雄激素的合成，以及抑制睾酮转化为双氢睾酮等。最新应用的雄激素生物合成抑制剂醋酸阿比特龙又为内分泌治疗增添了新的药物和方法（参见第二十四章）。

（四）化疗

是去势抵抗前列腺癌的重要治疗手段。转移性前列腺癌往往在内分泌治疗中位缓解时间 18～24 个月后逐渐对激素产生非依赖而发展为去势抵抗前列腺癌（castration resistant prostate cancer，CRPC）。化疗可延长 CRPC 患者的生存时间，控制疼痛，减轻乏力，提高生活质量。常用的药物包括紫杉醇类、米托蒽醌、多柔比星、表柔比星、雌二醇氮芥、环磷酰胺、去甲长春花碱酰胺、顺铂和氟尿嘧啶等。

（五）其他治疗

目前正在研究的有抗血管治疗、靶向治疗和反义核酸治疗等。

三、镇痛治疗

（一）药物疗法

按 WHO 癌症三阶梯药物止痛原则选用止痛药物，包括 NSAIDs、阿片类药物及辅助用药三大类。以口服及无创途径给药。部分前列腺癌患者肾功能可能受损，使用 NSAIDs 药物时要注意其肾毒性，选择性 COX-2 抑制剂的肾毒性较低，必要时可选用。

（二）硬膜外阻滞治疗

根据前列腺的神经支配可选择第 2～5 腰椎其中一个椎间隙穿刺，硬膜外置管行持续硬膜外阻滞或 PCEA。

（三）神经阻滞或神经毁损治疗

前列腺癌引起的癌痛为盆腔和下腹部疼痛，根据膀胱的神经支配可采用上腹下丛阻滞或化学毁损治疗。

第四节　阴茎癌

阴茎癌为男性生殖系统的恶性肿瘤，起源于阴茎头、冠状沟、包皮内板黏膜及阴茎皮肤。按 2004 年 WHO 阴茎上皮性恶性肿瘤组织学分类中将阴茎癌病理类型分为阴茎鳞状细胞癌、Merkel 细胞癌、神经内分泌小细胞癌、皮脂腺癌、透明细胞癌和基底细胞癌。其中，最常见的是阴茎鳞状细胞癌，约占阴茎癌的 95%。

一、临床特点

阴茎癌开始表现为硬块或红斑，突起小肿物或经久不愈的溃疡，由于包皮掩盖不易被发现，以后有血性分泌物自包皮口流出，肿瘤可突出包皮口或穿破包皮呈菜花状，表面坏死，渗出物恶臭。就诊时常伴有附近淋巴结增大。中晚期可出现辣痛、刺痛、刀割样痛。

二、病因治疗

（一）手术治疗

原发灶的治疗以手术切除为主，手术切除的范围取决于肿瘤大小、浸润深度及阴茎和周围组织受累的程度，原则上应做到切缘阴性。

1. 保留阴茎的治疗　适用于原发灶为局限于包皮的早期小肿瘤，以及深部没有浸润、无淋巴结转移的 T1 期以前的肿瘤。其方法包括包皮环切术、局部病变切除、激光治疗、放疗等。

2. 阴茎部分切除术　适用于分化差的 T1、T2 期肿瘤。切缘距肿瘤 1cm 以上（G1、G2 级肿瘤切缘距肿瘤 1cm，G3 级肿瘤切缘距肿瘤 1.5cm）。

3. 阴茎全切除术　适用于 T2 期以上肿瘤，并行会阴尿道造口术。当阴囊受累时（T4 期），阴囊、睾丸切除术和阴茎全切术同时进行。

4. 根治性区域淋巴结清扫术　可治愈 80% 的微转移病例。

（二）化疗

pN2~3 级的患者及不可切除的或复发淋巴结转移的患者根治术后推荐行辅助化疗，常用的药物包括顺铂、氟尿嘧啶、长春新碱、甲氨蝶呤、博来霉素、平阳霉素、卡培他滨、卡铂、紫杉醇。伴有腹股沟淋巴结转移的患者以顺铂为基础的联合新辅助化疗方案可控制病情，缩小病灶，提高手术效果。晚期患者多采用联合化疗，有效率为 32%。

（三）放疗

放疗是阴茎癌患者保存器官和功能的重要治疗途径，且疗效肯定。方法包括兆伏 X 射线外照射、铱贴敷治疗、用铱进行的组织间插植治疗、Co60 外照射、加速器的 β 射线照射等。

三、镇痛治疗

（一）药物疗法

遵照 WHO 癌症三阶梯药物止痛原则选用 NSAIDs、阿片类药、抗癫痫药和抗抑郁药等。

（二）硬膜外阻滞治疗

硬膜外阻滞镇痛可选择第 2~3 腰椎椎间隙穿刺向尾端置管或选择第 4~5 腰椎椎间隙穿刺向头端置管，行连续硬膜外阻滞或 PCEA。

（三）神经阻滞疗法

常用的有骶管阻滞、阴部神经阻滞、闭孔神经阻滞和髂腹股沟神经阻滞等。采用局麻药和糖皮质激素混合液行神经阻滞，可明确疼痛来源和精确部位，可为化学性毁损提供疗效和预后判断信息。腰交感神经丛和上腹下丛阻滞可显著缓解盆腔和会阴部内脏疼痛。

（赵永斌　屠伟峰）

参 考 文 献

[1] DIBIASE S J, HUSSAIN A, KATARIA R, et al. Long-Term Results of a Prospective, Phase II Study of Long-term Androgen Ablation, Pelvic Radiotherapy, Brachytherapy Boost, and Adjuvant Docetaxel in Patients with High-Risk Prostate Cancer. Int J Radiat Oncol Biol Phys, 2011, 81（3）：732-736.

[2] ROBERT A S, JUTITH A P, DORALINA L A, et al. NCCN Clinical Practice Guidelines in Oncology Adult Cancer Pain Version1, 2018.

[3] NEUFELD N J, ELNAHAL S M, ALVAREZ R H. Cancer pain：a review of epidemiology, clinical quality and value impact. Future Oncol, 2017, 13（9）：833-841.

[4] ASMANE I, CéRALINE J, DUCLOS B, et al. New strategies for medical management of castration-resistant prostate cancer. Oncology, 2011, 80（1-2）：1-11.

[5] ZHANG W, ZHAO W, JIA Z, et al. Strontium-89 therapy for the treatment of huge osseous metastases in prostate carcinoma：A case report. Exp Ther Med, 2013, 5（2）：608-610.

[6] ADMIR H, JERRY D V. 周围神经阻滞原理与实践. 薛富善, 译, 北京：人民卫生出版社, 2006：

141-170.

[7] 岩谷正弘. 神经阻滞图解. 熊利泽，郑恒兴，译. 西安：第四军医大学出版社，2004：92-215.

[8] C. D T. 临床疼痛学. 宋文阁，傅志俭，译. 济南：山东科学技术出版社，2004：130-179，316-328，577-643.

[9] WINSTON C V P. 癌症疼痛治疗：原理与实践. 宋子贤，等译. 天津：天津科学技术出版社，2003：47-220.

[10] ROBERT G T, MELLAR P D. 姑息医学. 李金祥，译. 北京：人民卫生出版社，2005，96-261.

[11] 陈龙邦. 现代肿瘤循证诊疗手册. 郑州：郑州大学出版社，2007：172-200.

[12] 蔡洪培，陈岳祥，谢渭芬. 2006 消化系统肿瘤新进展. 北京：人民卫生出版社，2006：339-349，471-479.

第三十七章　妇科癌痛的治疗

　　妇科癌症一般指女性生殖系统的恶性肿瘤，主要有子宫颈癌、子宫内膜癌、卵巢癌、外阴癌和妊娠滋养细胞肿瘤等。妇科癌症发病率逐年上升，发病人群日趋年轻化。在诸多妇科癌症中，疼痛是主要症状之一，晚期患者 51%~95% 可出现癌痛。妇科癌症严重危害着妇女健康，缓解晚期妇科癌痛对提高患者活动能力及改善患者生活质量具有重要作用。

第一节　子宫颈癌

　　子宫颈癌的病理类型以鳞状上皮细胞癌为主，占 80%~85%，腺癌仅占 10%~15%，其他类型的较少见，占 5%~10%。子宫颈癌的临床分期依据国际妇产科联盟（FIGO）的标准分为四期：Ⅰ期癌灶局限在子宫颈；Ⅱ期癌灶已超出子宫颈，但未达盆壁或未达阴道下 1/3；Ⅲ期癌灶超过子宫颈，阴道浸润已达下 1/3，子宫旁浸润已达盆壁，有肾盂积水或肾无功能者（非癌所致的肾盂积水或肾无功能除外）；Ⅳ期癌播散超出骨盆或浸润膀胱黏膜及直肠黏膜。

一、临床特点

　　子宫颈癌Ⅰa 期以前大多数无任何症状，Ⅰb 期之后各期主要有三大症状：①阴道流血；②阴道排液；③疼痛。疼痛的特点表现如下：

（1）中、晚期有接触性疼痛、性交痛、触痛。

（2）盆腔疼痛可由局部病变或盆腔炎性病变引起。

（3）腰部疼痛可能是肾盂积水的症状。

（4）当肿瘤广泛侵及盆壁时可出现坐骨神经痛、下肢水肿和肾盂积水三联症。

（5）邻近的骶丛、腰丛、骶骨前交感神经丛受侵犯时可出现坐骨神经痛、股神经痛及腰骶部胀痛不适。

（6）侵犯膀胱时可出现尿失禁、膀胱痉挛痛综合征。

（7）直肠受压可引起便秘、直肠触痛。

（8）宫颈的淋巴结很丰富，如腹主动脉淋巴结转移时可累及下腹交感神经节出现腰交感神经痛。

二、病因治疗

　　子宫颈癌的治疗以手术治疗和放疗为主。早期（Ⅱa 期之前）行子宫颈癌根治手术辅以放疗，晚期以放疗、化疗等综合治疗为主。早期手术和放疗疗效相当，但放疗可导致永久性卵巢功能丧失、阴道纤维化及放射性直肠炎和膀胱炎，因此早期多以手术治疗为主，中晚期（Ⅱb 期以后）及不能耐受手术者以放疗为主，部分Ⅱb 期可行新辅助化疗降分期后行手术治疗，子宫颈腺癌对放疗不敏感。

（一）手术治疗

基本术式为广泛子宫切除+盆腔淋巴结清扫术，必要时可行腹主动脉旁淋巴结活检。子宫切除按 Q-M 分型（Querleu-Morrow classification），可分 A、B、C（C1、C2）、D 型切除范围（表 37-1）。切除肿瘤后解除周围组织压迫和浸润，可减轻疼痛。

表 37-1　子宫颈癌广泛性子宫切除 Q-M 分型的手术范围

Q-M 分型	子宫旁组织	子宫骶韧带	子宫膀胱韧带	阴道及阴道旁组织	输尿管
A 型	在输尿管内侧子宫颈筋膜外横断	近子宫段切除	近子宫段切除	阴道切除尽量少，一般在 1cm 以内，不切除阴道旁组织	不游离，以直视或触诊方式确定其位置及走行
B 型	垂直输尿管隧道切除	部分切除	部分切除	阴道切缘距肿瘤至少 10mm	切开输尿管隧道，暴露输尿管，向外侧牵拉
C 型	切除至输尿管外侧	直肠旁切断	膀胱旁切除	切除距肿瘤 15～20mm 的阴道及阴道旁组织	完全游离
D 型	向盆壁延伸切除范围	完全切除	完全切除	根据病变累及阴道情况，保证切缘阴性	完全游离

1. A 型　筋膜外子宫切除，适用于淋巴结无转移，无淋巴血管间隙浸润的早期子宫颈癌。

2. B 型　垂直于输尿管隧道切除宫旁组织，阴道切缘至少 1cm。适用于 Ⅰa 期患者。B 型又为：①B1 型：只切除闭孔神经内侧的子宫旁淋巴结；②B2 型：切除包括闭孔神经外侧在内的盆腔淋巴结。

3. C 型　于输尿管外侧切除子宫旁组织，于直肠旁切除子宫骶韧带，膀胱旁切除膀胱韧带，距肿瘤 1.5～2cm 切除阴道及阴道旁组织。C 型又分分为：①C1 型：保留子宫深静脉下的盆内脏神经；②C2 型：不考虑保留神经。适用于 Ⅰb～Ⅱa 期患者。

4. D 型　向盆壁延伸切除范围，必要时切除部分肠管、输尿管远端、部分膀胱，根据病变累及阴道情况切除阴道及阴道旁组织，保证切缘阴性。D 型又分为：①D1 型：结扎髂内系统分出的所有血管，暴露至坐骨神经根部；②D2 型：相当于侧方扩大骨盆内切除术（laterally extended endopelvic resection, LEER），切除全部直肠、子宫和膀胱周围组织，若肿瘤固定于盆壁等，则切除固定的盆壁及部分盆底肌肉。适用于复发病例。

（二）放疗

晚期（Ⅱb 期以后）或身体不能耐受手术者可行放疗，局部放疗可缩减肿瘤，减轻对盆腔神经的浸润和压迫，缓解疼痛，是缓解子宫浸润癌痛的有效方法，可根据病情选定放疗计划（参见第二十二章）。

（三）化疗

对子宫颈癌有效的药物有环磷酰胺、氟尿嘧啶、博来霉素、丝裂霉素、多柔比星、甲氨蝶呤、顺铂等，单一化疗效果不如联合药物化疗效果好。化疗有效率 32%～89%，化疗后肿瘤缩小可达到镇痛目的（参见第二十一章）。

（四）分子靶向治疗

对于晚期和复发性子宫颈癌，分子靶向治疗是目前除手术、放疗、化疗之外的第四种抗癌治疗手段。子宫颈癌的分子靶向治疗药物仍在临床试验阶段，研究结果显示血管生成抑制剂贝伐珠单抗联合（5-FU）等多种化疗药物，对晚期或难治性子宫颈癌有一定疗效。其他分子靶向药物舒尼替尼和帕唑帕尼在临床试验阶段。

三、镇痛治疗

（一）药物治疗

按 WHO 癌症三阶梯药物止痛原则选用药物，包括 NSAIDs、阿片类药、抗癫痫药、抗抑郁药和辅助用药等。如药物镇痛效果不满意，可联合神经阻滞、神经毁损和椎管内镇痛等综合镇痛治疗（参见第八、九、十、十一章）。

（二）神经阻滞或神经毁损治疗

子宫颈癌引起的盆腔疼痛属于内脏痛，可采用上腹下丛（亦称骶前神经丛）阻滞或化学性神经毁损，此操作须在影像引导下进行（参见第十三、十五章）。

（三）硬膜外镇痛治疗

硬膜外隙置入导管行 PCEA 是一种安全有效的方法，子宫颈癌引起的下腹部及盆腔疼痛可依据子宫的交感神经支配及患者具体疼痛部位，选择第 2~5 腰椎之间任一椎间隙穿刺置管，局麻药浓度不宜过高，以免影响排尿，一般用 0.125% 布比卡因，为增强镇痛效果，局麻药中可加入适量阿片类药，如吗啡、舒芬太尼或芬太尼（参见第十三章）。

（四）鞘内及硬膜外吗啡输注系统

对顽固性子宫颈癌疼痛，当采用 WHO 癌症三阶梯药物止痛无效时，可采用鞘内或硬膜外持续吗啡输注，往往可取得较满意镇痛效果并能维持长期的镇痛（参见第十七章）。

（五）脊髓电刺激

用于顽固性癌痛，但价格昂贵（参见第十八章）。

第二节 子宫内膜癌

子宫内膜癌是原发于子宫内膜上皮的恶性肿瘤，也称子宫体癌（carcinoma of uterine corpus），多见于围绝经期的妇女，是我国女性生殖系统仅次于子宫颈癌的第二大常见恶性肿瘤。其发病率占女性生殖系统恶性肿瘤的 20%~30%，并有逐渐升高的趋势。

一、临床特点

子宫内膜癌可根据其病理类型和临床表现分为两型：Ⅰ型子宫内膜癌的病理类型主要是子宫内膜样癌，包括腺癌、腺鳞癌、鳞癌，占所有子宫内膜癌的 80%~90%；Ⅱ型子宫内膜癌通常是透明细胞癌或乳头状浆液腺癌，占 10%~20%。子宫内膜癌的临床表现主要为子宫出血（月经量过多、经期延长、不规则阴道出血、绝经后出血）、阴道不正常排液和下腹部及盆腔痛。其疼痛特点如下。

（一）与病程相关

早期没有明显疼痛，一旦出现疼痛，多数患者已到中晚期。中晚期时肿瘤突入子宫腔内引起子宫痉挛性疼痛。

（二）与肿瘤相关

（1）子宫内膜癌患者，由于肿瘤及其出血与排液的淤积，刺激子宫不规则收缩而引起阵发性下腹及盆腔疼痛，占 10%~46%。

（2）当癌组织穿透浆膜或侵蚀子宫旁结缔组织、膀胱，直接压迫其他组织，癌组织阻塞子宫颈管而致宫腔积血或积脓引起下腹及盆腔疼痛。肿瘤压迫神经干时呈顽固性疼痛，进行性加重，多数从下腹部、腰骶部向大腿及膝部放射。

（3）当肿瘤局部增大未侵犯神经和骨盆骨性结构、筋膜和肌肉时，疼痛以内脏痛特点为主，表现为深部痛，定位和疼痛范围模糊，并可以出现牵涉痛，在腰背部、下腹部及腹股沟出现痛点。当肿瘤侵犯骨性结构后，表现出骨痛的特点即胀痛、刺痛、撕裂痛，持续存在或阵发性加重。如果肿瘤损伤了神经系统呈麻木、酸胀、烧灼样疼痛，并可以出现放射痛。如果肿瘤侵及肌肉、筋膜等盆壁结构，患者表现出定位准确的躯体疼痛特点。

（三）与治疗相关

因介入治疗子宫动脉栓塞后引起子宫缺血、缺氧、剧烈收缩而致盆腔疼痛和继发性痉挛疼痛，发生率为90%～100%。

二、病因治疗

（一）手术治疗

子宫内膜癌早期采取以手术为主的综合治疗，术后辅以放疗。只要患者符合手术条件，子宫全切除或子宫及其附件切除是首选的治疗方法。

1. Ⅰa期　筋膜外全子宫双附件切除，有高危因素可行淋巴结清扫。

2. Ⅰb期　筋膜外全子宫双附件切除+盆腔及腹主动脉旁淋巴结切除术，做全面分期手术。

3. Ⅱ期　广泛性子宫切除、双侧附件切除，盆腔、腹主动脉旁淋巴结切除。

4. Ⅲ期　病灶已超出子宫，术中应全面探查，全子宫双附件切除，盆腔及腹主动脉旁淋巴结切除，尽可能切除肿瘤。

5. Ⅳ期　合并远处转移，切除子宫及原发病灶，减少出血和疼痛。

（二）放疗

作为子宫内膜癌有效的治疗手段之一，既可单独使用，也可配合手术治疗。主要包括以下三种方式。

1. 单纯放疗　适用于各期子宫内膜癌的治疗，包括腔内照射及体外照射两部分：

（1）腔内照射：用于子宫内膜癌原发区的治疗，包括子宫腔、子宫颈及阴道，重点照射在子宫腔。

（2）体外照射：主要是针对子宫内膜癌蔓延区及转移区的治疗。

2. 术前放疗　目的是降低癌细胞的活性，减少癌细胞种植和转移的概率；缩小肿瘤范围，提高手术切除率。总的原则是能直接手术的尽量不做术前放疗，具体适应证为：Ⅰ、Ⅱ期子宫内膜癌，术前予半量腔内照射，2周后手术；Ⅲ、Ⅳa期子宫内膜癌，以放疗为主，予全量的腔内及体外照射，8～10周后仍有肿瘤残存且有手术可能者，行手术探查，争取根治切除或减瘤术。

3. 术后放疗　目的是对可能潜在的亚临床病变区域进行预防性照射，从而提高疗效；对有残留的病灶区域进行照射，以减少复发。子宫内膜癌Ⅰa期G1、G2、G3及Ⅰb期G1、G2者一般无须术后放疗；Ⅰb期G3级Ⅰc期以晚者、盆腔淋巴结阳性者应加大盆腔照射野45～50Gy；Ⅳ期患者则根据具体病变情况采取个体化治疗。

（三）化疗

主要针对分化差的、晚期的及复发的子宫内膜癌患者，也可用于放疗增敏。以CP（环磷酰胺+顺铂）或CAP方案（环磷酰胺、多柔比星、顺铂）为宜。

1. 激素治疗　药物主要包括孕激素、选择性雌激素受体调节剂、促性腺激素释放激素激动剂、达那唑、米非司酮等。目前孕激素是治疗子宫内膜癌的主要药物。正常子宫具有丰富的雌激素受体和孕激素受体，分别结合雌激素和孕激素（参见第二十四章）。

2. 分子靶向治疗　目前子宫内膜癌的靶向治疗仍在临床试验阶段，主要的分子靶向治疗药物是血管生成抑制剂如贝伐珠单抗及舒尼替尼和帕唑帕尼。

三、镇痛治疗

首先采用WHO癌症三阶梯药物止痛原则选用口服镇痛药物，当镇痛效果不满意或出现不良反应时，可采用硬膜外镇痛、神经阻滞或化学毁损、鞘内植入吗啡输注系统或经皮脊髓电刺激等微创介入疗法（参见本章第一节）。

第三节　卵巢癌

卵巢癌是女性生殖系统常见的恶性肿瘤之一，发病率仅次于子宫颈癌和子宫体癌而列居第三位。由于卵巢的胚胎发育、组织解剖及内分泌功能较复杂，早期症状不典型，术前鉴别卵巢肿瘤的组织类型及良恶性相当困难。卵巢癌以上皮癌最多见，其次是恶性生殖细胞肿瘤。其90%～95%为原发性的，5%～10%为转移癌；卵巢上皮癌患者手术中发现肿瘤局限于卵巢的仅占30%，大多数已扩散到子宫、双侧附件、大网膜及盆腔各器官，所以早期诊断是一大难题。卵巢癌治疗也有很大难度，预后较差。

一、临床特点

早期绝大多数患者无任何自觉症状。70%的患者初诊时已为中晚期，表现为腹部不适、疼痛、腹胀、腹部肿块和腹水。肿瘤如向周围组织浸润或压迫神经，可引起腹痛、腰痛或下肢疼痛；若压迫盆腔静脉，可出现下肢水肿等。癌细胞侵蚀或转移的淋巴结压迫股神经，或向后压迫坐骨神经而引起一侧大腿的剧痛，也有极少数病例发生骨转移引起严重疼痛，常见腹主动脉旁淋巴结转移延伸扩散侵犯至附近神经而引起。当癌瘤压迫髂淋巴管或髂血管时则可引起回流障碍，疼痛难忍。若侵犯闭孔神经、骶神经、大血管或骨盆壁则可引起剧烈疼痛，有时向下肢放射，表现为坐骨神经痛。癌组织压迫输尿管则可引起输尿管积水、肾盂积水、腰区胀痛不适，如发生输尿管痉挛则可引起剧烈疼痛，肺转移可出现胸痛、咳嗽、咯血，骨转移则可引起相应的疼痛综合征。

二、病因治疗

原发性卵巢癌以手术治疗为主，辅以化疗、放疗和激素治疗等综合措施，原发病病因治疗对缓解疼痛也有一定作用。

（一）手术治疗

手术切除是卵巢癌主要的治疗手段，理想的卵巢癌细胞减灭术要求切除肉眼能见的所有病灶。大多数患者采用开腹手术，腹腔镜手术也可用于经选择的患者。

1. 全面的分期手术　行全面探查，全子宫双附件切除、大网膜切除、盆腔及腹主动脉旁淋巴结切除（最好达肾静脉水平），黏液性肿瘤要切除阑尾，对可疑病灶进行活检。

2. 再分期手术　指首次手术未明确分期，亦未用化疗而进行的全面分期手术。

3. 肿瘤细胞减灭术　因卵巢癌常发生盆腹腔广泛种植转移，手术尽最大努力切除原发病灶及所有转移瘤，使残留癌灶长径<1cm（满意的肿瘤细胞减灭术），有益于术后的化疗。

4. 间歇性肿瘤细胞减灭术　对有些晚期卵巢癌，术前评估或术中评估或腹腔下评估难以达到满意的肿瘤细胞减灭，可先行3个疗程的化疗再行肿瘤细胞减灭术。

5. 再次肿瘤细胞减灭术　指对残余或复发瘤的手术，如果没有更有效的二线化疗药物，这种手术的价值是很有限的。

6. 辅助性姑息手术　对接受姑息治疗的晚期卵巢癌患者，为了缓解胃肠道梗阻而行肠造瘘术，为缓解尿路梗阻而放置输尿管支架或行肾造瘘术。

7. 保留生育功能的手术　对有保留生育功能的极早期患者或低风险恶性肿瘤（早期上皮性卵巢癌、低度恶性潜能肿瘤、生殖细胞肿瘤或恶性性索间质细胞瘤）可行保留生育功能的手术，可单侧附件切除，保留子宫和对侧卵巢，但需要行全面的手术分期以排除更晚期疾病。

（二）放疗

由于卵巢癌对放疗不敏感，外照射对于卵巢上皮癌的价值有限，仅仅用于锁骨上和腹股沟淋巴结转移灶及部分紧靠盆壁的局限性病灶的局部治疗。对上皮性癌也不主张以放疗作为主要辅助治疗手段，但在Ⅰc期或伴有大量腹水者经手术后仅有小粟粒样转移灶或肉眼看不到有残留病灶的可辅以放射性核素腹腔内注射以提高疗效，减少复发。

（三）化疗

化疗是卵巢癌的重要辅助治疗方法，包括术前化疗和术后化疗。化疗常用含铂类的联合化疗方案，具体方案依据病情和医生的经验而定（参见第二十一章）。

（四）激素治疗

卵巢是多种激素的靶器官，各种性激素之间存在不同的协调与对抗作用，内分泌因素是卵巢癌发病最重要的高危因素。从卵巢癌的发生及危险因素考虑，激素治疗是可行的。使用药物主要包括孕激素、他莫昔芬、促性腺激素释放素类似物（GnRH-a）、芳香酶抑制剂（参见第二十四章）。

（五）分子靶向治疗

治疗药物使用帕唑帕尼（参见第二十五章）。

三、镇痛治疗

首先采用WHO癌症三阶梯药物止痛原则选用口服药物镇痛，当镇痛效果不满意或出现不良反应时，可采用硬膜外镇痛、神经阻滞或化学毁损、鞘内植入吗啡泵输注系统或经皮脊髓电刺激等微创介入疗法。卵巢癌容易发生远处转移，如肺转移和骨转移。当发生远处转移的癌痛时，还可根据疼痛部位采取相应的镇痛措施（参见本章第一节）。

（王建荔　姚德生）

参 考 文 献

［1］ SCOTT M F, JANE C B, JAMES P R. Bonica's Management of Pain. 4th ed. Philadelphia：Wolters Kluwer，2009.

［2］ ROBERT A S, JUTITH A P, DORALINA L A, et al. NCCN Clinical Practice Guidelines in Oncology Adult Cancer Pain Version1，2018.

［3］ Cancer Epidemiol Biomarkers Prev. 2017，26（4）：444-457. doi：10.1158/1055-9965. EPI-16-0858.

［4］ TORRE L A, ISLAMI F, SIEGEL R L. Global Cancer in Women：Burden and Trends. Cancer Epidemiol Biomarkers prev，2017，26（4）：444-457

［5］ LINDEMANN K, MALANDER S, CHRISTENSEN R D, et al. Examestane in advanced or recurrent endometrial carcinoma：a prospective phase Ⅱ study by the Nordic Society of Gynecologic Oncology（NSGO）. BMC Cancer，2014，14：68. doi：10.1186/1471-2407-14-68.

［6］ RADBRUCH L, PAYNE S, DE LIMA L, et al. The Lisbon challenge：acknowledging palliative care as a human right. J Palliat Med，2013，16（3）：301-304.

［7］ GAERTNER J, SCHIESSL C. Cancer Pain Management：What's New？ Curr Pain Headache Rep，2013，17（4）：328.

［8］ 沈铿，郎景和. 妇科肿瘤临床决策. 北京：人民卫生出版社，2007：332-334.

［9］ 罗健，吴艳芳. 妇科恶性肿瘤患者的疼痛治疗. 中国实用妇科与产科杂志，2008，24（7）：515-517.

［10］ 田毅，柳培雨. 疼痛治疗方法在晚期癌痛患者中的应用. 医学与哲学，2008，29（2）：34-36.

［11］翁其强，张立丰. 氨酚曲马多治疗癌痛中暴发性疼痛的临床观察. 中国疼痛医学杂志，2008，14
（2）：124-125.

［12］RIGAUD J, RIANT T, DELAVIERRE D, et al. Somatic nerve block in the management of chronic pel-
vic and perineal pain. Prog Urol, 2010, 20（12）：1072-1083.

［13］RIGAUD J, DELAVIERRE D, SIBERT L, LABAT J J. Sympathetic nerve block in the management of
chronic pelvic and perineal pain. Prog Urol, 2010, 20（12）：1124-1131.

［14］MODUGNO F, LASKEY R, SMITH A L, et al. Hormone response in ovarian cancer：time to reconsider
as a clinical target? Endocr Relat Cancer, 2012, 19（6）：R255-279.

［15］KOKKA F, BROCKBANK E, ORAM D, et al. Hormonal therapy in advanced or recurrent endometrial
cancer. Cochrane Database Syst Rev. 2010, 8,（12）：CD007926.

［16］KIM J J, CHAPMAN-DAVIS E. Role of progesterone in endometrial cancer. Semin Reprod Med, 2010,
28（1）：81-90.

［17］ITO K, UTSUNOMIYA H, NIIKURA H, et al. Inhibition of estrogen actions in human gynecological ma-
lignancies：New aspects of endocrine therapy for endometrial cancer and ovarian cancer. Mol Cell Endocri-
nol, 2010, 340（2）：161-167.

［18］POWER I. Fentany lHCI iontophoretic transdermal system（ITC）：clinical application of iontophoretic
technology in the management of acute postoperative pain. Br J Anaesth, 2007, 98：4-11.

［19］K MüRCüS, TURHAL S, ALTUNDA K, et al. Safety and efficacy of transdermal fentanyl in patientswith
cancer pain：phase IV, Turkish oncology group trial. Eur J CancerCare（Engl）, 2007, 16：67-73.

［20］fentanyl in a fatality due to application of multiple Durogesic transdermal therapeuticsystems. Forensic Sci
Int, 2007, 169：223-227.

［21］NARABAYASHI M, SAIJO Y, TAKENOSHITA S, et al. Opioid rotation from oral morphine to oral oxy-
codone in cancer patients with intolerable adverse effects：an open - label trial. Jpn J Clin Oncol, 2008,
38：296-304.

［22］张可贤，王志仪. 癌痛治疗新概念——细胞镇痛、基因治疗. 四川肿瘤防治，2005，18（3）：203
-205.

［23］刘慧龙，刘端祺. 阿片类药物治疗癌痛的药物基因组学研究进展. 中国药物依赖性杂志，2008，
17（5）：321-324.

［24］STRONG J A. Genetics of pain：lessons for future studies. Int Anesthesiol Clin, 2007, 45：13-25.

［25］KASAI S, HAYASHIDA M, SORA I, et al. Candidate gene polymorphisms predicting individual sensi-
tivity to opioids. Naunyn Schmiedebergs Arch Pharmacol, 2008, 377：269-281.

［26］IDE S, KOBAYASHI H, UJIKE H, et al. Linkage disequilibrium and association with methamphetamine
dependence /p sychosis of muopioid recep tor gene polymorphisms. Pharmacogenomics J, 2006, 6：179-
188.

［27］BAYERER B, STAMER U, HOEFT A, et al. Genomic variations and transcrip tional regulation of the
human mu-opioid recep tor gene. Eur J Pain, 2007, 11：421-427.

［28］ABRAHM J, ROSS E, KLICKOVOCH R J.（2010）Cancer-Related visceral pain. In Ballantyne JC,
Fishman SM. Boniea's Management of Pain（4th ed）. philadelphia：Lippincott williams & wilkins. ISBN
0781768276.

第三十八章　恶性淋巴瘤癌痛治疗

　　恶性淋巴瘤（malignant lymphoma）起源于淋巴结和淋巴组织，其发生大多与免疫应答过程中淋巴细胞增殖分化产生的某种免疫细胞恶变有关，是免疫系统的恶性肿瘤。

　　恶性淋巴瘤在世界各地的分布有明显差异，非霍奇金淋巴瘤（NHL）在发达国家如西欧、北美、澳大利亚比南美洲和亚洲发病率高。我国经标化后淋巴瘤的总发病率男性为 1.39/10 万，女性为 0.84/10 万，男性发病率明显多于女性，发病率明显低于欧美各国及日本。发病年龄最小为 3 个月，最大为 82 岁，以 20~40 岁为多见。城市的发病率高于农村。我国淋巴瘤的死亡率为 1.5/10 万，排在恶性肿瘤死亡的第 11~13 位。

第一节　病因和发病机制

　　恶性淋巴瘤的病因很复杂，迄今为止尚不完全清楚。一般认为感染因素、免疫因素在淋巴瘤的发生过程中起到重要作用。此外，物理因素、化学因素及遗传因素等也有不可忽视的作用，其中病毒学说颇受重视。

　　用荧光免疫法检查霍奇金淋巴瘤（HL）患者的血清，可发现部分患者有高效价抗 Epstein-Barr（EB）病毒抗体。HL 患者的淋巴结在电镜下可见 EB 病毒颗粒，在 20%HL 患者的 R-S 细胞中也可找到 EB 病毒，EB 病毒与 HL 的关系极为密切。EB 病毒也可能是移植后淋巴瘤和艾滋病（AIDS）相关淋巴瘤的病因。

　　20 世纪 70 年代后期，一种逆转录病毒——人类 T 淋巴细胞病毒Ⅰ型（HTLV-Ⅰ）被证明是成人 T 细胞白血病/淋巴瘤的病因。另一种逆转录病毒 HTLV-Ⅱ 近来被认为与 T 细胞皮肤淋巴瘤（蕈样肉芽肿）的发病有关。卡波西肉瘤（Kaposisarcoma）病毒（human herpesvirus-8）也被认为是原发于体腔的淋巴瘤（primary body cavity lymphoma）的病因。

第二节　恶性淋巴瘤的分型及临床特点

一、分型

　　按组织病理学改变，恶性淋巴瘤分为霍奇金淋巴瘤（Hodgkin lymphoma，HL）和非霍奇金淋巴瘤（non Hodgkin lymphoma，NHL）两大类。霍奇金淋巴瘤占全部恶性淋巴瘤的 10%~20%，非霍奇金淋巴瘤又分为 B 细胞非霍奇金淋巴瘤、T 和 NK 细胞非霍奇金淋巴瘤。2016 年版 WHO 将淋巴瘤分为 80 多种亚型。以下是较常见的淋巴瘤亚型：

（一）霍奇金淋巴瘤（HL）

2016 年 WHO 按病理类型分为结节性淋巴细胞为主型和经典型两大类。经典型又分为富于淋巴细胞型、结节硬化型、混合细胞型和淋巴细胞消减型四种类型。

（二）非霍奇金淋巴瘤（NHL）

按 WHO（2016 年）分型方案，分为侵袭性 B 细胞淋巴瘤；惰性 B 细胞淋巴瘤；T 和 NK 细胞淋巴瘤。仅列举以下常见类型。

1. 侵袭 B 细胞淋巴瘤　弥漫性大 B 细胞淋巴瘤（diffuse large B-cell lymphoma，DLBCL）是 NHL 中最常见的一种类型，占 35%~40%。其又分为三类：①非特指型；②可确定的亚型；③其他大 B 细胞型。

2. 惰性 B 细胞淋巴瘤：

（1）边缘区淋巴瘤（marginal zone lymphoma，MZL）：系 B 细胞来源，属于"惰性淋巴瘤"。按累及部位不同，可分为 3 种亚型：①结外黏膜相关淋巴组织边缘区淋巴瘤（MALT）；②脾 B 细胞边缘区淋巴瘤；③淋巴结边缘区淋巴瘤。2016 年版 WHO 增加了儿童结内边缘区淋巴瘤。

（2）滤泡性淋巴瘤（follicular lymphoma，FL）：系生发中心淋巴瘤，为 B 细胞来源。多见于老年人，常累及脾和骨髓。

（3）套细胞淋巴瘤（mantle cell lymphoma，MCL）：来源于滤泡外套 $CD5^+$ 的 B 细胞。临床上老年男性多见，占 NHL 的 5%。

（4）小淋巴细胞淋巴瘤/慢性淋巴细胞白血病（SLL/CLL）：属于惰性 B 细胞淋巴瘤，CLL 和 SLL 是同一种疾病的不同表现，SLL 通常无白血病表现，CLL 则以骨髓和外周血受累为主。

3. T 和 NK 细胞淋巴瘤

（1）血管免疫母细胞性 T 细胞淋巴瘤（angio immunnoblastic T cell lymphoma，AITL）：是一种侵袭性 T 细胞淋巴瘤，占 NHL 的 2%。好发于老年人，临床表现为发热，淋巴结肿大。

（2）间变性大细胞淋巴瘤（anaplastic large cell lymphoma，ALCL）：属于侵袭性，占 NHL 的 2%~7%。好发于儿童。

（3）外周 T 细胞淋巴瘤（非特指型）（peripheral T cell lymphoma，non special，PTCL/NOS）：是指起源于成熟的（胸腺后）T 细胞和 NK 细胞的一组异质性较大的恶性肿瘤。呈侵袭性，预后不良。

（4）蕈样肉芽肿/Sézary 综合征（mycosis fungoides，Sézary syndrome，MF/SS）：常见为蕈样肉芽肿，侵及末梢血液者称为 Sézary 综合征。

二、临床特点

无痛性进行性的淋巴结肿大或局部肿块是淋巴瘤共同的临床表现，具有以下两个特点。①全身性：淋巴结和淋巴组织遍布全身且与单核-巨噬细胞系统、血液系统相互沟通，故淋巴瘤可发生在身体的任何部位。其中淋巴结、扁桃体、脾及骨髓是最易受到累及的部位。常伴全身症状：发热、消瘦、盗汗，最后出现恶病质；②多样性：组织器官不同，受压迫或浸润的范围和程度不同，引起的症状也不同。当淋巴瘤浸润血液和骨髓时可形成淋巴细胞白血病，如浸润皮肤时则表现为蕈样肉芽肿或红皮病等。

（一）霍奇金淋巴瘤

多见于青年，儿童少见。首发症状常是无痛性颈部或锁骨上淋巴结进行性肿大（占 60%~80%），其次为腋窝淋巴结肿大。5%~16% 的 HL 患者发生带状疱疹。饮酒后常引起淋巴结疼痛。发热、盗汗、瘙痒及消瘦等全身症状较多见。30%~40% 的 HL 患者以原因不明的持续发热为起病症状。少数患者表现为周期性发热。

（二）非霍奇金淋巴瘤

有两个特点：①随年龄增长而发病增多，男性较女性为多；除惰性淋巴瘤外，一般发展迅速。②有远处扩散和结外侵犯倾向。对各器官的压迫和浸润较多见，常以高热或各器官、系统症状为主要临床表现。

1. 咽淋巴环病变　临床表现有吞咽困难、鼻塞、鼻出血及下颌下淋巴结增大。

2. 胸部受累　以肺门及纵隔受累为主，半数有肺部浸润或胸腔积液，可致咳嗽、胸闷、气促、肺不张及上腔静脉压迫综合征等。

3. 胃肠受累　以回肠受累为多，其次为胃，结肠很少受累。临床表现有腹痛、腹泻和腹块，常因肠梗阻或大量出血施行手术而确诊。

4. 腹膜后淋巴结增大　可压迫输尿管，引起肾盂积水。

5. 肾损害　主要为肾增大、高血压、肾功能不全及肾病综合征。

6. 中枢神经系统病变　以累及脑膜及脊髓为主，硬膜外肿块可导致脊髓压迫。

7. 骨骼损害　以胸椎及腰椎最常见，表现为骨痛、腰椎或胸椎破坏及脊髓压迫症等。

8. 骨髓受累　约20%的NHL患者在晚期累及骨髓，发展成急性淋巴细胞白血病。

9. 皮肤受累　表现为肿块、皮下结节、浸润性斑块、溃疡等。

第三节　恶性淋巴瘤癌痛的治疗

一、病因治疗

（一）以化疗为主的化、放疗结合综合治疗

1. 霍奇金淋巴瘤　分以下几型：

（1）结节性淋巴细胞为主型：ⅠA期可单纯淋巴结切除等待观察或累及野照射20~30Gy，Ⅱ期以上同早期霍奇金淋巴瘤治疗。

（2）早期（Ⅰ、Ⅱ期）霍奇金淋巴瘤：给予适量全身化疗，而放疗趋向于降低放疗的总剂量，缩小照射野的范围。化疗采用ABVD方案。

（3）晚期（Ⅲ、Ⅳ期）霍奇金淋巴瘤：6~8个周期化疗，化疗前有大肿块或化疗后肿瘤残存应做放疗。化疗中进展或早期复发，应考虑挽救性高剂量化疗及造血干细胞移植。

（4）复发难治性霍奇金淋巴瘤：首程放疗后复发可采取常规化疗；化疗抵抗或不能耐受化疗，再分期为临床Ⅰ、Ⅱ期行放射治疗；常规化疗缓解后复发可行二线化疗或高剂量化疗及自体造血干细胞移植。

2. 非霍奇金淋巴瘤　以化疗为主：

（1）惰性淋巴瘤：化、放疗有效，但不易完全缓解。主张采取姑息治疗原则，尽可能推迟化疗，如病情有所发展，可单独给予苯丁酸氮芥4~12mg/次，1次/d口服，或环磷酰胺100mg/次，1次/d口服。联合化疗可用COP方案或CHOP方案。病情进展不能控制者可试用CF方案：环磷酰胺 $0.6g/m^2$ 静脉注射，1次/周，连用2次；氟达拉滨（fludarabine）$25mg/m^2$ 静脉滴注，1次/d，共3 d。

（2）侵袭性淋巴瘤：不论分期均应以化疗为主，对化疗残留肿块、局部巨大肿块或中枢神经系统累及者，可行局部放疗扩大辐射（25Gy）作为化疗的补充。

（二）分子靶向治疗

1. 单克隆抗体　凡CD20阳性的B细胞淋巴瘤，均可用CD20单抗（利妥昔单抗）治疗。B细胞淋巴瘤在造血干细胞移植前用利妥昔单抗做体内净化，可提高移植治疗的疗效。

2. CD19 CAR-T细胞　最近Kochenderfer等完成的一项临床试验总结了15例进展期B细胞恶性肿瘤患者，所有患者均接受环磷酰胺和氟达拉滨预处理。结果8例完全缓解（CR），4例部分缓解（PR），1

例疾病稳定（SD），2 例未予评价。

此外，组蛋白去乙酰化酶抑制剂（HDAC 抑制剂）、BCL2 抑制剂维奈托克（Venetoclax）、来那度胺（lenalidomide）、本妥昔单抗（brentuximab vedotin）、BTK 抑制剂依鲁替尼（ibrutinib）等靶向药物已应用于恶性淋巴瘤的临床试验，并观察到有一定治疗效果。干扰素对蕈样肉芽肿和滤泡性小裂细胞型有部分缓解作用。胃 MALT 淋巴瘤经抗幽门螺杆菌治疗后，部分患者症状改善，淋巴瘤消失。

（三）骨髓或造血干细胞移植

55 岁以下、重要脏器功能正常、缓解期短、难治易复发的侵袭性淋巴瘤，4 个 CHOP 方案能使淋巴结缩小超过 3/4 者，可考虑全淋巴结放疗（即斗篷式合并倒 Y 野扩大野照射）及大剂量联合化疗后进行异基因或自身骨髓（或外周造血干细胞）移植。

（四）手术治疗

合并脾功能亢进者，可行脾切除术以提高血象，为以后化疗创造有利条件。

二、镇痛治疗

淋巴瘤晚期由于肿瘤的压迫和（或）淋巴瘤侵犯骨骼如胸椎、腰椎、骨盆、肋骨、颅骨等部位，特别容易引起全身性和（或）淋巴瘤疼痛，应及时采取镇痛治疗措施。

（一）药物治疗

首先对患者疼痛情况进行全面评估，然后按 WHO 癌症三阶梯药物止痛原则选用止痛药。如疼痛已达患者难以忍受的程度（中度以上），可以选用强阿片类药，如吗啡、缓释吗啡（美施康定）、芬太尼透皮贴剂（多瑞吉）等药物。必要时加用辅助药物（参见第九、十、十一章）。

（二）鞘内吗啡泵镇痛或神经外科手术

对重度疼痛、顽固性疼痛或对吗啡耐药产生严重不良反应者，根据患者的病程、全身状况考虑鞘内吗啡泵镇痛或神经外科手术（参见第十七、十九章）。

（三）射频治疗

对淋巴瘤局部疼痛或骨转移局限性疼痛，亦可采用影像指示下射频治疗（参见第十六章）。

（彭志刚）

参 考 文 献

［1］SIEGEL R，NAISHADHAM D，JEMAL A. Cancer statistics，2012. CA Cancer J Clin，2012，62（1）：10-29.

［2］ElenMa，Maher，AbdulHay. T cell lymphomas，a challenging disease，treatments，andfuture. Int J Clin Oncol，2016 Oct 14. DOI 10. 1007/s10147-016-1045-2

［3］林桐榆，于世英，焦顺昌. 恶性肿瘤靶向治疗. 北京：人民卫生出版社，2016.

［4］WILLIAM B M，ARMITAGE J O. International analysis of the frequency and outcomes of NK/T-cell lymphomas. Best practice & research. Clinical Haematol，2013，26：23 – 32.

［5］YU Z，WILLMARTH N E，ZHOU J，et al. microRNA 17 /20 inhibits cellular invasion and tumor metastasis in breast cancer by heterotypic signaling. Proc Natl Acad Sci USA，2010，107（18）：8231-8236.

［6］KOCHENDERFER J N，ROSENBERG S A. Treating B-cell cancer with Tcells expressing anti-CD19 chimeric antigen receptors. Nat Rev Clin Oncol，2013，10（5）：267-276.

［7］KOCHENDERFER J N，WILSON W H，JANIK J E，et al. Eradication of B-lineage cells and regression of lymphoma in a patient treated with autologous T cells genetically engineered to recognize CD19. Blood, 2010, 116 (20): 4099-4102.

[8] KOCHENDERFER J N, DUDLEY M E, FELDMAN S A, et al. B-cell depletion and remissions of malignancy along with cytokine associated toxicity in a clinical trial of anti-CD19 chimeric antigen receptortransduce T cells. Blood, 2012, 119 (12): 2709-2720.

[9] KOCHENDERFER J N, DUDLEY M E, CARPENTER R O, et al. Donor-derived CD19-targeted T cells cause regression of malignancy persisting after allogeneic hematopoietic stem cell transplantation. Blood, 2013, 122 (25): 4129-4139.

[10] CRUZ C R, MICKLETHWAITE K P, SAVOLDO B, et al. Infusion of donor-derived CD19-redirected virus-specific T cells for B-cell malignanciesmalignanciesrelapsed after allogeneic stem cell transplant: A phase lstudy. Blood, 2013, 122 (17): 2965-2973.

[11] STRAUS D J, HAMLIN P A, MATASAR M J, et al. Phase I / II trial of Vorinostat with Rituximab, Cyclophosphamide, Etoposide and Prednisone as palliative treatment for elderly patients with relapsed or refractory diffuse large B cell lymphoma not eligible for autologous stem cell transplantation. Br J Haematol, 2015, 168 (5): 663-670.

[12] RIBRAG V, KIM W S, BOUABDALLAH R, et al. Safety and efficacy of Abexinostat, a Pan? Histone Deacetylase (HDAC) inhibitor, in non Hodgkin lymphoma and chronic lymphocytic leukemia: Results of an ongoing phase 2 study. Blood, 2015, 126 (23): 256.

[13] GERECITANO J F, ROBERTS A W, SEYMOUR J F, et al. A Phase 1 study of Venetoclax (ABT-199 / GDC-0199) monotherapy inpatients with relapsed/refractory non-Hodgkin lymphoma. Blood, 2015, 126 (23): 254.

[14] NOWAKOWSKI G S, LAPLANT B, MACON W R, et al. Lenalidomidecombined with R-CHOP overcomes negative prognostic impactof non - germinal center B-cellphenotype in newly diagnoseddiffuse large B - cell lymphoma: A phase II study. J Clin Oncol, 2015, 33 (3): 251-257.

[15] WILSON W H, YOUNG R M, SCHMITZ R, et al. Targeting B cellreceptor signaling with Ibrutinib in diffuse large B celllymphoma. Nat Med, 2015, 21 (8): 922-926.

[16] STATHIS A, YOUNES A. The new therapeutical scenario of Hodgkin lymphoma. Ann Oncol, 2015, 26 (10): 2026-2033.

第三十九章　骨癌癌痛的治疗

恶性骨肿瘤也称为骨癌，分为原发性、继发性和转移性恶性骨肿瘤。原发恶性骨肿瘤以骨肉瘤、软骨肉瘤、纤维肉瘤为多见。继发性骨肿瘤是由良性骨肿瘤转变而来。转移性恶性骨肿瘤又称骨转移癌，是由其他系统的恶性肿瘤远处转移至骨骼，以乳腺癌、前列腺癌、甲状腺癌、肺癌、结直肠癌等常见，其发生率高达 15%~70%。转移好发于富含红骨髓的轴向骨如脊椎、骨盆、肋骨、股骨和颅骨等部位。由骨癌引起的疼痛称为骨癌痛。骨癌的发病率男性为 1.112/10 万，女性为 1.060/10 万。在晚期癌痛患者中 30%~40% 是由骨转移引起的，且 2/3 骨转移患者为重度疼痛。骨转移癌的发生率是原发性骨癌的 35~40 倍。骨癌常常早期就出现疼痛症状。由于多处骨转移，可出现多部位疼痛或周身痛。肿瘤在骨内侵袭生长或癌细胞转移到骨骼系统不仅会引起疼痛，还可引发高钙血症、贫血、感染、骨折、脊髓压迫、脊柱稳定性降低及运动功能下降，最终导致患者全身机能及生活质量降低，甚至危及生命。治疗骨癌癌痛的目的是缓解疼痛，预防和减少骨癌疼痛的相关并发症，保持骨的完整性和稳定性，提高患者生存质量，改善预后。

第一节　临床特点

恶性骨肿瘤疼痛的临床表现为复杂的疼痛综合征，包括：痛觉异常、持续疼痛和爆发痛等。恶性骨肿瘤疼痛发病机制复杂，不同的恶性骨肿瘤疼痛的临床特点又有不尽相同之处。

一、骨肉瘤

骨肉瘤组织学上具有多种亚型，可分为典型肉瘤（45%）、成纤维细胞型骨肉瘤（9%）、软骨母细胞型骨肉瘤（27%）、细胞退变型骨肉瘤（17%）、毛细管扩张型骨肉瘤、低度中心型骨肉瘤以及其他亚型（2%）。典型骨肉瘤好发于骨骺生长最活跃的部位，如长管状骨的干骺端，以股骨远端、胫骨近端和肱骨近端为常见，也常常发生于扁平状骨如骨盆骨、颅骨、肩胛骨、肋骨、椎骨等。

早期症状是局部疼痛，呈持续性、日益加重，夜间尤甚，后期疼痛加剧。骨肿瘤局部皮肤温度增高，浅静脉怒张；肢体近端可扪及肿大淋巴结。局部肿块生长迅速，质中等硬度或坚硬，有压痛。如肿瘤侵及关节，则出现关节疼痛和功能障碍。如伴有骨折，可出现剧烈疼痛。

二、软骨肉瘤

软骨肉瘤是仅次于骨肉瘤的常见恶性骨肿瘤，占全部恶性骨肿瘤的 20%，发病年龄多在 30 岁以后。软骨肉瘤可分为原发性和继发性两种，原发性或中央型软骨肉瘤是指起源于骨内的软骨肉瘤，继发性或周围型软骨肉瘤主要是指继发于骨软骨瘤或内生软骨瘤等良性病变的软骨肉瘤。好发部位依次是骨盆（30%）、股骨、肋骨和肱骨，很少发生于椎骨。

由于肿瘤生长缓慢，一般仅有轻度疼痛。

三、Ewing 肉瘤

Ewing 肉瘤男性略多于女性，发生高峰年龄为男性 10~14 岁，女性 5~9 岁。Ewing 肉瘤是儿童骨骼常见的恶性肿瘤，可发生远处转移，常见为肺和其他骨骼。

Ewing 肉瘤是起源于髓腔的肿瘤，多发生在长管状骨，如股骨、胫骨、腓骨近端和肱骨，也可发生于骨盆或椎骨。

多为迅速发展的疼痛、肿胀和软组织肿块，常伴有体温升高。脊柱 Ewing 肉瘤常产生脊髓压迫症状。

四、骨恶性纤维组织细胞瘤

骨恶性纤维组织细胞瘤好发于四肢骨，以股骨和胫骨多见。疼痛特点表现为大关节附近的疼痛性固定肿块。

五、骨恶性淋巴瘤

骨恶性淋巴瘤又称为骨网状细胞肉瘤，好发于股骨、胫骨干骺端，其次是骨盆。X 线表现为在骨干骺端可见明显的骨质溶骨性破坏，边界不清。

一般疼痛较轻，容易发生病理性骨折。

六、多发性骨髓瘤

多发性骨髓瘤是以单克隆细胞在骨髓中无节制增殖而导致广泛骨髓破坏，甚至溶骨性改变，常见于椎骨、颅骨、骨盆、近端肱骨和股骨。X 线检查表现为穿凿样溶骨改变，骨质疏松，约 75% 患者诊断时即有骨折。

约 2/3 患者有骨痛，尤其胸骨疼痛。疼痛一般由运动引起，夜间很少出现骨痛，但当睡姿改变时，可有骨痛。病理性骨折多发生于肋骨，其他如锁骨、胸骨和椎骨。肋骨骨折可引起胸部剧痛，胸腰椎骨折可引起腰及下肢剧痛和截瘫。

七、骨转移癌

骨的转移灶多表现为溶骨性破坏，个别如前列腺癌可表现为成骨性。乳腺癌和胃肠道癌骨转移有时可出现溶骨和成骨的混合类型。溶骨性骨转移时，可出现血钙升高；而成骨性骨转移时，可出现血清碱性磷酸酶升高。晚期前列腺癌骨转移可出现酸性磷酸酶升高。

骨转移癌，其疼痛往往较剧烈，呈持续性胀痛。随着肿瘤不断生长及肿瘤诱发骨不断重塑，突破性疼痛会频繁发作，即突然出现剧烈的间歇性发作的疼痛。如发生病理性骨折，则往往出现疼痛加剧。骨转移所引起突破性（爆发性）疼痛及神经病理性疼痛的治疗十分困难。

第二节　发病机制

骨癌痛的发病机制复杂，不同的恶性骨肿瘤发病机制又不尽相同。

一、传统机制

传统机制包括肿瘤因素机制、中枢敏化和外周敏化的机制。肿瘤因素机制主要包括：①肿瘤细胞的生长增殖过程逐渐压迫损伤外周神经；②肿瘤细胞和相关的免疫细胞释放多种炎症因子；③局部骨组织缺氧，pH 降低和细胞外高钙，导致骨癌痛的发生。

二、分子机制

1. 破骨细胞活化分子机制　破骨细胞大量增殖，分泌相关生物活性物质，诱导骨破坏导致骨不稳定，从而通过刺激骨膜的机械感受受体引起疼痛。

2. 离子通道或受体改变分子机制　骨癌痛相关的离子通道或受体甚多，如 N-甲基-D-天冬氨酸（NMDA）受体、瞬时受体电位香草酸亚型 1（TRPV1）受体、P2X 受体、钠离子通道、钾离子通道、钙离子通道等，离子通道的改变和受体改变可引起感觉神经元的兴奋性增高及神经冲动异常发放，诱发痛觉敏化。骨癌痛模型中，离子通道或受体的拮抗剂可以逆转热痛觉过敏。

3. 信号通路改变分子机制　信号通路的研究发现，多条信号通路在骨癌疼痛中发生着重要作用，如 EphrinB-EphB 信号通路、MCP-1-ERK 信号通路、MEK/ERK 信号转导通路，NF-κB 信号通路、PAR2 - NF-κB 信号通路等。

4. 神经化学物质分子机制　肿瘤细胞与各种免疫细胞如巨噬细胞、T 细胞及中性粒细胞，可以分泌各种各样的能兴奋初级传入神经的物质，如肿瘤坏死因子（TNF-a）、白细胞介素-1（IL-1）、内皮素-1（ET-1）、前列腺素（PGE）、神经生长因子（NGF）等，同时还有多种类型的生长因子，这些物质通过与初级传入神经上其相应的受体结合，引起神经元的兴奋，将伤害性信息传入中枢，从而引起疼痛。在骨癌痛模型上注射相关因子和受体的阻断剂或拮抗剂可以部分阻断或逆转痛觉过敏，提示相关因子参与了骨癌痛的形成过程。

第三节　恶性骨肿瘤疼痛的治疗

一、病因治疗

（一）手术治疗

根治性手术是治疗原发性恶性骨肿瘤的主要方法，患者在手术后主要症状如疼痛等往往得以减轻，但截肢术后幻肢痛、术后残端痛需要特别处理。对极难忍受的疼痛，可做姑息性截肢；发生病理性骨折，可做内固定。

辅助性手术，如睾丸摘除术、肾上腺皮质切除术、垂体切除术等内分泌腺手术可能会减慢骨转移速度，但一般很少采用。

（二）化疗

一般主张无论原发肿瘤是否切除，转移灶是单发或多发，或转移瘤是否切除，均应根据原发肿瘤的病理类型采取联合化疗。化学药物治疗不仅能杀灭和抑制癌细胞，起到治疗或控制癌症的作用，而且对减轻癌痛亦有一定效果。进行抗肿瘤治疗才能从根本上解除骨转移肿瘤造成的疼痛。骨癌痛化疗主要有以下几种药物。

1. 甲氨蝶呤与四氢叶酸钙及多柔比星　大量研究结果表明，骨肉瘤最好的治疗程序是多种药物的新化疗，保留肢体的手术和术后化疗。术前可全身或经动脉内给药，已经证实大剂量甲氨蝶呤与四氢叶酸钙（HD-MTX+CF）及多柔比星（ADR）是最有效的化疗药物。原发肿瘤的手术切除常在 10~13 周化疗后进行。临床上主要根据疼痛减轻，肿瘤附近关节活动范围增加，CT 或 MRI 检查显示肿块缩小、边界清楚、肿瘤部分骨化等来判断化疗对肿瘤的疗效，并以此作为是否行保留肢体手术的参考。如在化疗期间肿瘤增大，神经血管受侵犯，应立即行截肢手术，手术伤口愈合后（常为 3 周），即要开始术后化疗并维持 40 周左右。

2. 异环磷酰胺（IFO）　　IFO 被认为是 Ewing 肉瘤化疗的特效药，可单独使用，在使用大剂量 IFO 时可用 MESNA（二巯基乙醇硫酸钠）解毒，既可增加化疗效果，又可减轻 IFO 的毒副反应。

3. 美法仑（melphalan）与泼尼松　　二药联合方案一直是多发性骨髓瘤的首选标准治疗方案，总体有效率达 50%~60%，中位生存期达 2~3 年。加上长春新碱（VCR，Vincristine）、卡莫司汀（BCNU，Carmustine）、环磷酰胺（Cyclophosphamide），即 VBMCP 方案，70% 的患者出现客观有效。联合烷化剂方案（VCMP/VCAP）治疗接受过美法仑和泼尼松治疗的患者，可以获得更高的反应率和更长的存活期。

（三）放疗

局部或区域放射性治疗对缓解骨转移癌有一定效果，其原理是抑制或杀死肿瘤细胞，局部放射治疗可减慢转移生长的速度，从而减轻疼痛。外照射常用的剂量及方法：300cGy/次，共 10 次；或 400cGy/次，共 5 次；或 800 cGy/次，共 1 次。双膦酸盐联合外照射放疗，对骨转移瘤的局部止痛效果更好。放疗疼痛缓解率 >85%，疼痛完全消失约 50%，50% 以上疼痛在治疗开始后 1~2 周内出现缓解。

（四）放射性核素治疗

通过静脉注入亲骨性放射性药物，在骨转移部位出现较高的浓集，利用放射性核素发射的 β 射线可在体内对肿瘤进行照射，达到止痛和破坏肿瘤组织的作用。放射性核素治疗对缓解全身肿瘤骨转移疼痛有显著效果。放射性核素包括 ^{153}Sm（钐-153）或 ^{89}Sr（锶-89）和 ^{188}Re（镭-188）。放射性核素全身治疗与局部放射治疗相结合，可提高镇痛效果。

放射性核素治疗止痛起效时间为 2~3 周，部分缓解率为 55%~95%，完全缓解率为 5%~20%，平均止痛时间为 3~6 个月。10%~40% 的患者出现一过性的疼痛加剧和骨髓抑制，一般注射药物 8~12 周后可恢复。

（五）激素治疗

乳腺癌、前列腺癌等与内分泌激素相关的恶性肿瘤骨转移导致的顽固性癌痛，应用内分泌治疗可抑制转移性肿瘤增长，减轻骨癌疼痛。内分泌治疗常用的药物包括：抗雄激素药物、抗雌激素药物、孕激素药物、芳香化酶抑制剂和 LH-RH（促黄体激素释放激素）类似物。内分泌治疗适用于前列腺癌、乳腺癌等激素依赖性肿瘤。通过内分泌治疗，能减少骨转移，降低骨癌痛的发生率。

1. 皮质类固醇激素　　对癌症转移所致的神经水肿和神经压迫引起的疼痛有效。糖皮质激素与阿片类镇痛药合用对缓解转移性脊柱肿瘤疼痛效果更好。

2. 雌激素　　对绝经期后乳腺癌、子宫颈癌的肿瘤骨转移疼痛有一定效果。

3. 双膦酸盐和降钙素：骨肿瘤患者的骨痛可能与破骨细胞的骨质吸收有关，双膦酸盐和降钙素可抑制骨质吸收。常用降钙素 100U/d、帕米膦酸二钠 90mg/d 或 30mg/d，连用 3d。双膦酸盐类药物包括：唑来膦酸、帕米膦酸、氯屈膦酸和伊班膦酸。

4. 地诺单抗（denosumab）相关药物　　一种有独特作用机制的骨吸收抑制剂，其特异性靶向核因子 κB 受体活化因子配体（receptor activator of NF-κB ligand，RANKL），抑制破骨细胞活化和发展，减少骨吸收，增加骨密度。

5. 其他药物

（1）NMDA 受体阻断剂：目前已用于临床的药物如加巴喷丁（gabapentin）。作用机制是阻断 NMDA 受体、阻断 CNS 的钙离子通道、减少兴奋性氨基酸（谷氨酸）的释放。

（2）骨保护素（OPG）：是通过抑制 RANKL 对破骨细胞的激活而抑制骨质的破坏。

（3）内皮素受体阻断剂：可阻断内皮素与无髓鞘初级传入神经元上的内皮素受体结合，阻断内皮素直接致敏或激活伤害性感受器参与癌痛的产生。药物如内皮素-A 受体阻断剂阿曲生坦。

（4）其他：Alpha-v-beta3 整合素阻断剂、生长因子抑制剂、烟碱受体激动剂、缓激肽阻断剂、5-HT 阻断剂等。

二、镇痛治疗

（一）药物治疗

骨癌疼痛的镇痛治疗一般首选 WHO 癌症三阶梯药物治疗方法。镇痛药物种类包括非甾体类抗炎药（环氧化酶-2 抑制剂）、阿片类药物、二膦酸盐类、抗抑郁药与抗惊厥药、糖皮质激素。

1. 非甾体类抗炎药（NSAIDs）　是 WHO 推荐的治疗癌痛的第一阶梯药物，代表药物有阿司匹林 250~500mg/次，最大剂量 1 000mg/次，每 4~6 h 一次；双氯芬酸钠 25mg，3 次/d；对乙酰氨基酚 0.2~0.6g/次，0.6~1.8g/d；塞来昔布 0.1~0.2g/次，1 次/d。（参见第十章）

2. 阿片类及非阿片类镇痛药　癌痛治疗的一线药物主要是阿片类镇痛药。长效阿片类药物可用于控制骨癌痛的持续疼痛，而短效起作用迅速的阿片类药物主要用于控制发作性的爆发性疼痛。按 WHO 癌症三阶梯药物治疗原则选用阿片类或其他镇痛药，如可待因、双氢可待因、曲马多、羟考酮缓释片、吗啡、硫酸吗啡缓释片、盐酸吗啡缓释片、芬太尼、美沙酮等（参见第八、九章）

3. 抗抑郁药与抗惊厥药　患者出现神经病理性疼痛或抑郁症者可使用抗抑郁药（如阿米替林、多塞平）和抗惊厥药（如卡马西平、加巴喷丁、普瑞巴林等）（参见第十一章）。

（二）神经阻滞及化学毁损治疗

原发性骨癌或转移性骨癌出现顽固性疼痛，经三阶梯药物镇痛治疗无效或效果不满意者，可联合用神经阻滞或神经毁损治疗。根据疼痛部位和神经支配采用不同的神经阻滞方法（参见第十三、十五章）。

1. 单侧上肢癌痛　可行臂丛或硬膜外阻滞治疗。

2. 肋骨癌痛　可行肋间神经阻滞、椎旁神经阻滞或硬膜外阻滞治疗。

3. 髂骨和骶骨癌痛　可行硬膜外阻滞治疗。

4. 单侧下肢骨癌痛　可行腰大肌肌间沟神经阻滞或腹腔丛、坐骨神经联合阻滞治疗。伴下肢静脉、淋巴回流障碍引起肿胀时，可行腰交感神经节阻滞治疗。

在采用神经阻滞治疗有效，而疗效不能持久时，可行选择性化学毁损或物理毁损治疗，但应尽量避免或减少影响患者的运动功能。

（三）多模式镇痛

由于骨癌痛机制复杂、环节多、靶点多，理论上需要针对多环节和多靶点进行立体治疗。多模式镇痛是指采用多种模式的镇痛方法，如药物、神经阻滞、介入治疗及姑息性放疗和化疗等多种方法，实现镇痛作用的协同或相加，达到缓解癌痛的目的。

多模式镇痛中，常用癌痛介入性治疗方法有：患者自控镇痛（PCA）、静脉 PCA 给药、鞘内 PCA 给药、神经阻滞或化学性毁损、经皮放射粒子植入术、经皮椎体成形术、经皮电刺激术和脊髓电刺激术、脑垂体破坏术、周围神经毁损性阻滞、硬膜外隙脊神经毁损性阻滞、蛛网膜下隙脊神经根毁损性阻滞、胸腰椎交感神经节毁损性阻滞等。

（梁　锐　谭冠先）

参 考 文 献

[1] 吴必武，韩宏德，黄国定. 双氯芬酸与塞来昔布联合阿片类药物对转移性骨癌痛的临床效果. 实用癌症杂志，2018（4）：644-649.

[2] 余慧芬，唐李，赵贵芳. 骨癌痛发生机制的研究进展. 吉林医药学院学报，2018（5）：385-388.

[3] 张春鹏，周庆辉. 骨癌痛模型研究进展. 中国疼痛医学杂志，2018（10）：774-777.

［4］潘宁芳，胡华辉，沈福祥．骨癌痛中西医疗法研究进展．浙江中西医结合杂志，2018（11）：979-982.

［5］张潇文，周庆辉．骨癌痛病理机制的研究进展．安徽医科大学学报，2015（12）：1835-1838.

［6］侯睿，林进．阿片类药物为主联合治疗慢性骨癌痛的临床进展．中国临床医生，2015（8）：23-25.

［7］贺小涛，魏燕燕，董玉琳．骨癌痛的发生发展研究现状．神经解剖学杂志，2015（3）：374-378.

［8］杜俊英，房军帆，方剑乔．基于脊髓层面的骨癌痛发生机制．中国肿瘤，2014（10）：849-853.

［9］童志前，李艳，万有．转移性骨癌痛的新机制：癌细胞产生的内源性甲醛激活外周神经纤维上的辣椒素受体．中国疼痛医学杂志，2014（7）449-453.

［10］林桐榆，于世英，焦顺昌．恶性肿瘤靶向治疗．北京：人民卫生出版社，2016.

［11］ROBERT A S，JUTITH A P，DORALINA L A，et al. NCCN Clinical Practice Guidelines in Oncology A-dult Cancer Pain Version1，2018.

［12］SUN K F，FENG W W，LIU YP，et al. Electrical peripheral nerve stimulation relieves bone cancer pain by inducing Arc protein expression in the spinal cord dorsal horn. J Pain Res，2018（11）：599-609.

［13］MANTYH PW. Bone cancer pain：from mechanism to therapy. Curr Opin Support Palliat Care，2014，8（2）：83-90.

［14］WAN Y. Adv Exp Med Biol. New Mechanism of Bone Cancer Pain：Tumor Tissue-Derived Endogenous Formaldehyde Induced Bone Cancer Pain via TRPV1 Activation. 2016，904：41-58.

［15］LIU S，LV Y，WAN X X，et al. Hedgehog signaling contributes to bone cancer pain by regulating sensory neuron excitability in rats. Mol Pain，2018，14：1744806918767560.

［16］HUANG YQ. Expression of BDNF in dorsal root ganglion of rats with bone cancer pain and its effect on pain behavior. J Musculoskelet Neuronal Interact，2018，18（1）：42-46.

［17］HUA B L，GAO Y，KONG X，et al. New insights of nociceptor sensitization in bone cancer pain. Expert Opin Ther Targets，2015，19（2）：227-43.

［18］ZHU M，LIANG R，PAN L H，et al. Zoledronate for metastatic bone disease and pain：a meta-analysis of randomized clinical trials. Pain Medicine，14（2），pp 257-264，2013/2.

［19］GENG C J，LIANG Q，ZHONG JIAN H，et al. Ibandronate to treat skeletal-related events and bone pain in metastatic bone disease or multiple myeloma：a meta-analysis of randomised clinical trials. BMJ Open，5（6），p e007258，2015/6/2.

第四十章 癌痛综合征

癌痛综合征是在癌症病变的基础上，肿瘤侵蚀外周神经组织或压迫神经干、神经根所致的一系列临床症状，转移性的、剧烈的疼痛是癌痛综合征的主要特点。癌痛综合征多在癌肿侵袭机体某个（或某些）部位或在某些医疗干预后出现。癌痛综合征不仅是疼痛，还会导致患者产生一种恐惧和濒死感，给患者造成巨大的心理压力；癌痛综合征可大量消耗自身免疫功能，从而导致抗癌能力降低。

第一节 发病机制

一、肿瘤转移趋向

肿瘤的转移对某些器官和部位具有一定的趋向性、亲和性。临床上一些肿瘤的转移多在特定的部位，Onguibo 将其描述为癌细胞转移的"器官选择"。如转移性骨肿瘤的好发部位与骨髓造血功能关系密切，以脊柱、骨盆、股骨近端最为多见。

二、肿瘤转移的过程

肿瘤转移是一个多步骤多因素参与的极其复杂的过程，其步骤如下：

（1）早期原发肿瘤生长。

（2）肿瘤血管形成：毛细血管网进入肿瘤组织，形成向肿瘤提供养料的血管。

（3）肿瘤脱落侵入基质。

（4）肿瘤细胞进入循环系统（血管或淋巴管）。

（5）癌栓形成：进入血管的肿瘤组织的肿瘤细胞相互聚集，形成微小癌栓，并在循环系统中存活。

（6）继发组织器官定位生长：癌细胞在血管壁生长，并穿透血管壁，逸出血管进入周围组织，增殖生长，最终形成转移灶。

（7）转移灶继续扩散：当肿瘤直径超过 $1\sim2mm$ 时，新生毛细血管形成，并与肿瘤连通，形成新转移灶。

第二节 癌痛综合征的分类

根据疼痛持续时间的长短分为急性癌痛综合征和慢性癌痛综合征。根据疼痛原因可分为肿瘤直接侵犯所致的疼痛综合征、肿瘤治疗相关的疼痛综合征及与肿瘤治疗无关的疼痛综合征。

一、急性癌痛综合征

急性癌痛综合征是指与癌症相关的急性发作性疼痛，主要由诊断或治疗措施引起。多数情况下其发生的时间较明确，发生的原因也较易确定，因而临床诊断一般不难。

（一）吗啡引起的疼痛综合征

吗啡虽属于中枢性强镇痛药，但在大剂量鞘内注射或静脉注射后有些患者会出现痛觉倒错和肌阵挛现象，称为"反常性疼痛"。吗啡引起的急性疼痛包括：

1. 脊髓阿片类痛觉过敏综合征　脊髓阿片类痛觉过敏综合征是大剂量阿片类药物鞘内或硬膜外注射后发生的异常反应。典型者表现为会阴部、臀部、腿部疼痛，痛觉过敏，节段性肌阵挛，毛发竖立，阴茎异常勃起等。停药后可消失。

2. 阿片类药头痛　极少数人使用阿片类药物后可发生反复性全头痛，可能与阿片类药物引起组胺释放或 PCO_2 增高，导致反射性脑血管扩张，颅内压增高有关。

3. 吗啡诱发或加重的胆绞痛　与吗啡引起的 Oddi 括约肌收缩有关，这种疼痛可被纳洛酮缓解。

（二）化疗毒性引起的疼痛

1. 黏膜炎　多发生于骨髓移植前进行大剂量化疗、放疗时，可出现吞咽痛、消化不良、腹泻等。严重的中性粒细胞减少容易引起败血症。

2. 化疗性痛性周围神经病　多由长春碱类、顺铂导致，长春碱类尤其长春新碱还可引起下颌痛、腿痛、臂痛、腹痛等，可急性起病，持续数小时至数天。

3. 弥散性骨痛　可见于使用全反式维甲酸或集落刺激因子之后，表现为急性广泛性骨痛，疼痛程度强弱不等。

（三）免疫治疗引起的急性疼痛

多见于使用干扰素治疗的患者。表现为发热、寒战、肌痛、关节痛和头痛，常出现于首次用药后不久，症状的严重程度与干扰素的类型及给药途径、方式和剂量有关。当剂量>1800 万 U 时，可产生中、重度毒性反应。

（四）放疗引起的急性疼痛

1. 放射性黏膜炎　头颈部照射可引起口腔炎、咽喉炎，表现为口咽部疼痛，饮水、进食、说话可加重；胸部和食管部位照射时引起食管炎，出现吞咽痛；腹部或骨盆照射可发生放射性肠炎，表现为腹部绞痛伴恶心、腹泻；直肠受累可引起直肠疼痛，可出现里急后重、腹泻、血便等。这些并发症可随放疗结束而好转。

2. 早发性放射性臂丛神经病　多发生在颈、肩、腋窝等部位放疗后。早发性放射性臂丛病发生早（放射后立即发生），呈一过性，表现为肩臂部的感觉异常，疼痛和乏力较少见或较轻，有自限性。

3. 亚急性放射性脊髓病　发生于脊髓外肿瘤放射治疗后。头颈部肿瘤及 Hodgkin 病放射治疗后累及颈部脊髓最常见。表现为颈部电击样疼痛，屈颈时加重，严重者疼痛可向下放散波及颈背部及四肢。一般临床经过呈一过性，适当休息及药物治疗后症状多在 3~6 个月内完全消失，少数有发展为持续性脊髓损伤可能。

（五）感染引起的急性疼痛

带状疱疹多发生于人体免疫力低下时，癌症患者特别是血液、淋巴增殖性恶性疾病，接受免疫抑制治疗时，或者晚期癌症发生带状疱疹的概率大大增加。疱疹发生的部位常与肿瘤部位有关，原发性妇科、泌尿生殖系肿瘤患者好发于腰骶部，乳腺癌、肺癌患者好发于胸部，血液系统肿瘤患者好发于颈部，接受过放疗的皮肤区域感染机会较未照射区大 1 倍。临床表现为受损区持续性撕裂样疼痛，伴有疱疹或皮肤红斑。

二、慢性癌痛综合征

多由癌肿直接侵袭周围组织引发，持续时间较长（1 个月以上），起病隐匿，时轻时重，往往与癌肿的生长部位、侵袭范围等密切相关。

（一）骨痛综合征

由癌肿骨转移，并破坏骨质及其周围组织引起。临床以肺癌、乳腺癌、前列腺癌转移最常见，转移部位多在脊柱、骨盆及股骨上端等部位。骨痛发生一般与肿瘤直接侵犯骨结构有关，但不是所有的骨转移患者均有骨痛发生，骨转移性疼痛的发生可能与骨内或骨周围的伤害性感受器受刺激（机械牵拉或释放化学介质），或肿瘤生长侵犯周围软组织和神经等有关。常见骨痛综合征如下：

1. 椎体综合征　椎体是恶性肿瘤最常见的骨转移部位。约有1/3以上的椎体转移发生于胸椎，而腰、骶椎和颈椎约分别占20%和10%，且以多平面转移最常见，约占85%。主要表现为癌肿转移相关部位的中线痛。椎弓根转移或椎旁肿瘤蔓延到硬膜外时，可引起单侧或双侧神经根性痛、截瘫或四肢瘫。因为疼痛多发生于邻近神经结构受压前，故早期识别肿瘤性椎体综合征可以早期治疗，防止发生神经损害，但应与椎间盘变性和骨质疏松症进行鉴别。椎体综合征主要包括以下几种：

（1）枢椎破坏及齿突骨折：表现为颈部或枕部疼痛，且疼痛常向枕部、颅顶放射，颈部活动尤其屈颈时疼痛可加重。当发生继发性半脱位时，可压迫脊髓的颈髓连接部，出现一个或多个肢体的感觉、运动和自主神经功能障碍，并呈进行性加重。

（2）第7颈椎至第1胸椎（$C_7 \sim T_1$）综合征：常由乳腺癌、支气管癌或椎旁肿瘤侵犯 $C_7 \sim T_1$ 引起，表现为颈椎旁的持续性酸痛，并向肩胛区、肩、臂内侧面放射。但有的仅表现为肩、臂部的疼痛。如侵犯星状神经节、上腔静脉还可有霍纳（Horner）综合征和上腔静脉综合征的表现。查体常有 $C_7 \sim T_1$ 棘突叩击痛，无名指、小指感觉异常和麻木及三头肌和手无力等表现。X线检查常常显示不清，故可疑 $C_7 \sim T_1$ 转移癌时应选择 MRI 或 CT 检查。

（3）第12胸椎至第1腰椎（$T_{12} \sim L_1$）综合征：$T_{12} \sim L_1$ 常是乳腺癌、前列腺癌及其他肿瘤的好发转移部位。当椎体破坏时可出现中背部酸痛，并向一侧或双侧髂嵴、骶髂关节放射；压迫神经根引起的根性痛常位于腹股沟或大腿，坐或卧位可使疼痛加重。站立位可使疼痛减轻，也可加重。

（4）骶骨综合征：由癌肿对骶骨的破坏引起。以乳腺癌、前列腺癌较常见，表现为骶尾部酸痛，坐或卧位加重，步行可减轻，常伴有肛周感觉消失、膀胱直肠功能障碍、阳痿等症状。当肿瘤向侧方扩展侵犯梨状肌时，可引起严重的发作性臀部或大腿后部疼痛，臀部内旋时加重。

（5）多灶性、弥漫性骨痛：常见于多发骨转移、恶性血液系统肿瘤和实体瘤患者。有时骨扫描或放射检查可能无异常发现，故对这类患者应多观察。

2. 骨盆和髋部疼痛综合征　骨盆和髋部是肿瘤转移的常见部位。可累及坐骨耻骨部、髋骶部、髋臼、髋关节或股骨上端，往往表现为运动性疼痛。髋关节综合征由肿瘤累及髋臼或股骨头引起，表现为髋部局限性疼痛，负重或髋部活动时加重，并向膝部或大腿内侧放散。当肿瘤向内侧扩展，横越骨盆侧壁累及腰骶丛时，可合并出现腰、骶丛综合征。对可疑癌性髋关节综合征的患者，应选择 CT 或 MRI 检查，以了解骨质破坏及邻近软组织受累情况。

3. 颅底转移综合征　多由鼻咽癌、乳腺癌、肺癌、前列腺癌直接蔓延或转移引起。表现为头痛、单个或多个脑神经功能障碍等，根据转移部位的不同，又分为海绵窦综合征、蝶窦综合征、斜坡综合征、颈静脉孔综合征等。

（1）海绵窦综合征：由海绵窦转移癌引起，主要表现为前额部疼痛，常伴随Ⅲ、Ⅳ对脑神经功能障碍，如复视、眼肌麻痹、视神经盘水肿及三叉神经眼支分布区域感觉减退。

（2）蝶窦综合征：由蝶窦转移癌引起，表现为前额痛和（或）眶后痛，并向颞部放射。伴有Ⅳ对脑神经功能障碍（复视）、鼻塞等。

（3）斜坡综合征：常由斜坡及枕骨基底部转移癌引起，头顶部疼痛，屈颈可加重。同时伴有Ⅶ、Ⅸ～Ⅻ对脑神经功能障碍，如面瘫、声音嘶哑、吞咽困难、斜方肌肌力减弱等，开始为单侧，逐渐扩散为双侧。

（4）颈静脉孔综合征：由颈静脉孔转移癌引起，表现为枕部痛，活动后加重，可向头顶、耳部乳突区、肩臂放射。伴随症状有Ⅸ~Ⅻ对脑神经功能障碍，如声音嘶哑、构音障碍、吞咽困难、斜方肌无力等，偶可出现晕厥、舌咽神经痛或同侧霍纳征。

（5）枕骨髁综合征：由枕骨髁转移癌引起，疼痛局限于枕部，屈颈可加重，可伴有Ⅻ对脑神经障碍，如舌肌麻痹、构音障碍、吞咽困难、胸锁乳突肌无力、颈僵直等。

（6）颅中窝综合征：由颅中窝转移癌引起，表现为面部持续性钝痛，有时呈阵发性或撕裂样痛，向面颊部、颞部（三叉神经第2、3支区域）放射。伴随症状有Ⅴ、Ⅵ对脑神经功能障碍，如面部感觉减退、咀嚼无力、外展无力等。

（二）神经脊髓压迫症

1. 神经丛综合征　是癌症患者常见的神经损伤并发症，可由癌肿直接或间接侵犯及治疗措施等因素损害神经引起。其疼痛性质、临床表现较为复杂，在早期常常容易造成漏诊或误诊。

（1）臂丛神经病：多由癌肿直接侵犯臂丛或放疗引起。以淋巴瘤、肺癌、乳腺癌患者常见。疼痛常是其早期表现。疼痛性质一般为较重的刺痛，也可为持续性或撕裂样感觉异常，分布于肩带区、前臂及手部。晚期可伴有患侧上肢肌萎缩、无力等。放射性臂丛神经病有急性、慢性起病两种方式。慢性放射性臂丛神经病发生晚，可发生于放疗后6个月至20年，疼痛较少见或很轻，主要表现为进行性肩部活动无力和肩臂部、前臂外侧感觉异常。恶性臂丛神经病与放射性臂丛神经病的鉴别较困难，影像学检查辅助诊断意义有限，常需长期反复检查和长期观察。

（2）腰骶丛神经病：在癌症患者中，腰骶丛神经病多由肿瘤浸润、压迫或放疗引起。常见的原发性肿瘤有结肠癌、直肠癌、乳腺癌、颈部肿瘤、肉瘤、淋巴瘤等。症状多由肿瘤通过骨盆内肿物直接扩散累及腰、骶丛引起，疼痛常为首发症状，约有20%的患者疼痛为其唯一症状；性质多为压痛或刺痛，多数于疼痛出现后数周至数月出现麻木、感觉异常、下肢无力等。查体可发现跨皮区的感觉缺失、反射不对称、局限性压痛、下肢水肿、直腿抬高试验阳性等。CT、MRI检查有助于腰骶丛病的诊断。

2. 脊髓或硬膜外压迫症（epidural compression，EC）　是癌症的第二种常见神经并发症，其发生率约占10%，且往往是癌症的首发表现。多由椎体转移癌向后扩散侵犯硬膜外隙所致，偶由椎弓根肿瘤扩散或椎间肿瘤通过椎间孔浸润引起。临床上EC患者的发病部位约60%在胸段、30%在腰段、10%在颈段，其中约20%的病例发生多部位压迫。而引起EC的原发性肿瘤以乳腺癌、支气管癌、淋巴瘤最常见，约占脊髓压迫病例的40%。背痛几乎是所有EC患者的首发症状，进行性加重或持续性神经根性疼痛或刺痛的患者，常提示有EC的可能。若背痛或根性疼痛在卧位、咳嗽、打喷嚏或牵张时加重，则EC的可能性更大。临床上颈髓和腰髓压迫症的根性痛常是单侧，而胸髓压迫的根性痛多是双侧，特别是当伴有硬膜外隙扩散时，常表现为胸部或腹部的带状紧缩感。EC若诊断治疗不及时，必将导致神经损害。可能与椎管内癌肿或转移癌有关的疼痛包括：①局部椎骨转移性癌痛呈横向放射；②单侧或双侧腰方肌痉挛；③局限在脊髓病变平面单侧或双侧的神经根性痛；④腿痛呈环状、袖口样或不完整的长统袜样分布，而不按皮节分布；⑤由于膀胱或胃肠道扩张引起内脏痛。在部分性或完全性脊髓横贯损害的患者中，约有1/4疼痛可表现为病变水平以下躯体部位的灼痛、麻刺痛。对EC患者进行体检时可发现脊柱侧突、不对称性椎旁肌萎缩、驼背、脊柱压痛及可触及明显的棘突间隙异常，反射、运动及感觉障碍等。怀疑EC时，应对相应部位进行CT或MRI检查，有助于EC的确诊。

3. 脑脊膜癌病（meninges carcinomatosis）　由蛛网膜下隙受转移瘤的广泛性、多发性浸润引起，转移灶多出现在脑膜和脊膜上，也可累及神经系统。原发癌以乳腺癌、肺癌、黑色素瘤、非霍奇金淋巴瘤和急性淋巴细胞性白血病常见。头痛和脊背痛是最常见的起始症状，可伴有脑膜刺激征、局灶性或多灶性神经症状和体征，如恶心、呕吐、耳鸣、颈项强直、复视、听力丧失、面部麻木、视力减退、抽搐、偏瘫、共济失调、精神状态改变等。对于脑脊膜癌病，CT和MRI检查及脑脊液分析有助于诊断。脑脊膜癌病若不治疗可出现多部位、进行性神经功能障碍，常于发病后4~6周内死亡。

（三）内脏痛综合征

1. 癌性肝痛综合征　是由肝内广泛癌转移和胆汁淤积刺激肝包膜、血管、胆道系统引起的疼痛综合征。表现为右季肋区的持续性钝痛和灼痛，可向右侧肩项或肩胛区放散，有时可表现为突发的刺痛，持续几分钟，每日发作 1~2 次。可伴有恶心、呕吐、消瘦、厌食、黄疸等。肝脏超声波和 CT 检查时可发现占位性病变或胆汁淤积。

2. 癌性肠绞痛综合征　由腹腔（盆腔）肿瘤压迫、粘连或侵犯平滑肌、淋巴管、血管、自主神经引起，也可在肠梗阻、便秘时发生。表现为脐周或上腹部间歇性绞痛，进食可加剧，多伴有呕吐、厌食、便秘等症状。当有局部肠管出现绞窄或坏死时，可出现相应部位的疼痛。立位或卧位腹部平片可发现气液平面和肠胀气，腹部 CT 或 MRI 检查可明确腹腔内肿瘤的位置和范围。

3. 癌性胸痛综合征　主要由支气管肺癌、乳腺癌浸润引起，表现为肋骨痛和（或）胸膜痛，下季肋部胸壁受侵犯时疼痛常较为剧烈。

4. 腹膜后癌痛综合征　由原发腹膜后肿瘤或腹膜后转移损伤腹后壁的深部躯体结构、牵拉痛觉敏感的结缔组织（或血管）引起。肿瘤也可直接浸润腹腔丛导致疼痛。表现为上腹部、下胸背部钝痛或烦闷感，弯腰时加重，坐位可缓解。

5. 癌性会阴部疼痛　由结肠或直肠肿瘤、女性生殖系肿瘤、泌尿生殖器远端肿瘤等侵犯周围神经所致，表现为持续性锐痛，坐位或立位加重，可并有里急后重或膀胱痉挛。当肿瘤侵犯盆底肌时还可引起持续性胀痛或沉重感，立位时加重。盆腔指诊可有局部压痛、触及肿物等。

第三节　癌痛综合征的治疗

癌痛综合征的治疗原则上首先按 WHO 癌症三阶梯止痛方案给予各类药物（参见第八、九、十、十一章）。但对重度癌痛和顽固性疼痛的患者最好及早采用综合疗法。

一、病因治疗

（一）放射治疗

癌痛综合征患者只要身体状况允许，对原发病灶进行放射治疗仍然是主要的治疗方法之一。但在这类患者常常采用与化疗综合治疗的方案。根据病变发展的不同，可用根治性放疗或姑息性放疗，以镇痛为目的时常采用少次大剂量照射的姑息放疗。

近些年国内多家医院开展放射性粒子植入病灶治疗癌性疼痛取得良好效果，最常用的放射性粒子是 ^{125}I。放射性粒子植入治疗不但能有效控制疼痛，还能缩小肿瘤体积，控制肿瘤进展，不良反应较少，目前在头颈部、腹部、盆腔等部位的中晚期恶性肿瘤已经广泛开展，是一种具有良好临床应用前景的治疗方法（参见第二十二章）。

（二）化疗

从预后的角度来看，化学治疗无论对原发灶或转移灶均有重要的意义，但其毒副作用较多，在选择时应仔细权衡利弊。一般认为对已进行过外科手术和（或）放射治疗的头颈部鳞状细胞癌复发的患者，施行化学治疗可能是有益的。约有 35% 的患者使用甲氨蝶呤或顺铂 1~2 周，可望有较好的镇痛效果。

二、镇痛治疗

（一）非甾体类抗炎药

该类药物无耐药性和依赖性，但有"天花板效应"，多用于轻度疼痛及骨癌痛综合征的患者。常用药物有阿司匹林。

（二）阿片类药物

1. 弱阿片类药　适用于轻、中度疼痛的患者，常用药物有可待因、盐酸曲马多缓释片。在

2015NCCN 和 2017NCCN 成人癌痛临床实践指南中已弱化该阶段在 WHO 癌症三阶梯止痛治疗中的作用，对于疼痛剧烈，控制不理想的患者，可越过此阶段，直接进行强阿片类药物滴定。

2. 强阿片类药物　适用于中、重度疼痛，药物剂量无"天花板效应"，可随疼痛强度的增加逐渐增加用量，给药以口服或透皮贴剂为主。常用药物有硫酸（或盐酸）吗啡控释片、盐酸羟考酮缓释片、芬太尼透皮贴剂。晚期不能口服镇痛药物、严重便秘及肝肾功能不全的患者可考虑使用芬太尼贴剂，但在初期应用时或者增量时要注意嗜睡和呼吸抑制等严重不良反应。对于部分强阿片药物快速耐受或者不良反应严重时，还可尝试使用地佐辛，但目前只有注射剂型，妨碍其进一步临床使用。

（三）辅助用药

在癌症三阶梯止痛治疗中起辅助作用，但对某些特殊类型的疼痛可产生独特的镇痛效果。可视情况用于三阶梯止痛治疗中的任一阶段。

1. 抗惊厥药物　适用于神经损伤引起的撕裂痛、烧灼痛等。如臂丛、腰丛、骶丛、脑神经损伤，带状疱疹等引起的疼痛。常用药物有卡马西平、丙戊酸钠、加巴喷丁。

2. 抗抑郁药　可增加阿片类药物的镇痛作用，对持续性灼性神经痛和伴有抑郁情绪的神经病理性疼痛效果较佳，常用药物有阿米替林、多虑平。

3. 皮质类固醇激素　适用于骨痛、神经脊髓压迫痛、颅高压、厌食、支气管痉挛或部分阻塞所致的呼吸困难、肿瘤引起的吞咽困难等。常用药物有地塞米松。

4. NMDA 受体拮抗剂　通过阻断脊髓中 NMDA 受体活化而抑制脊髓后角细胞敏化，起到镇痛或增强吗啡镇痛效应。常用药物有右美沙芬，氯胺酮也可试用。噩梦或恶心等不良反应出现时，可用氟哌啶或咪达唑仑拮抗。

疼痛类型与镇痛药物的选择见表 40-1。

表 40-1　疼痛类型与镇痛药选择

疼痛类型	药物选择
伤害感受性疼痛	
骨、软组织痛	NSAIDs 类（或加阿片类药）
内脏痛（轻度）	NSAIDs 类（或加阿片类药）
内脏痛（中重度）	阿片类药（或加 NSAIDs 类药）
神经性疼痛	
神经压迫	阿片类药（或加皮质类固醇）
传入神经阻滞性疼痛	抗抑郁类药、抗惊厥类药、阿片类药、NSAIDs
交感神经依赖性疼痛	交感神经阻滞药、抗交感神经类药
其他	
颅内压增高	皮质类固醇激素（或加脱水剂）
肌痉挛	骨骼肌松弛剂

（四）神经阻滞或毁损治疗

过去的观念认为，神经阻滞疗法是在其他所有抗痛疗法均不能有效镇痛时才考虑的介入治疗方法。但在这种状态下，疼痛的恶性循环已形成，多演变为顽固性疼痛，即使应用神经阻滞也难以完全奏效。由于神经阻滞疗法具有镇痛效果确切，不直接影响患者全身状态、意识水平、精神活动等优点，故在癌痛治疗的早期就应适时和恰当地采用介入治疗，而绝不应将其视为各种疗法无效时的最后抗痛手段。新型的癌痛治疗理念认为，神经阻滞与 WHO 癌症三阶梯止痛方案及其他抗痛治疗并用，能有效地提高整体抗痛水平，对提高癌症患者的生活质量有很大的意义。扩大后的 WHO 癌症三阶梯止痛方案也强调了多学科治疗、综合控制癌痛的原则（参见第十三、十五章）。

1. 基本适应证　癌痛综合征伴下列情况的疼痛时，可首选神经阻滞治疗，或在 WHO 癌症三阶梯止痛方案同时联合采用神经阻滞治疗，主要包括：

（1）局限于数个脊髓节段的体神经痛，可行相应脊神经后根阻滞或毁损、硬膜外阻滞或神经毁损；

（2）胸、腹、盆腔痛，可行腹腔丛阻滞或毁损术；

（3）癌肿侵犯体神经引起的躯干四肢痛，神经根化学毁损术效果最好；

（4）交感神经相关的四肢疼痛，行交感神经阻滞或化学毁损术多可满意镇痛；

（5）局限的躯干及头颈部体神经性疼痛，末梢神经的破坏术往往有效；

（6）对于骨转移性癌痛，激素依赖性癌及散在性癌痛等，可酌情选用经蝶窦脑下垂体阻滞术。但因并发症多、技术难度较大，临床较少应用；

（7）对第 4 颈椎水平以下的半侧躯体痛，且预后在 1 年以内的癌痛患者，可考虑行经皮脊髓丘脑束切断术（热电凝术）。

2. 常用方法　蛛网膜下隙脊神经后根毁损术、硬膜外神经毁损术、交感神经阻滞或毁损术、末梢神经阻滞或毁损术、脑神经阻滞或毁损术。

（五）鞘内药物输注系统植入术

晚期癌痛综合征患者，即使经标准三阶梯治疗后仍然有相当部分患者得不到有效缓解。而且，口服阿片类药物会引起恶心、呕吐、便秘等不良反应，加重患者的痛苦，致其难以继续加量，镇痛不足，严重影响其生活质量。所以对部分镇痛效果不满意的患者，或者强阿片类药物虽能缓解疼痛，但不能耐受其不良反应的患者可考虑行鞘内药物输注系统植入术（参见第十七章）。

（六）心理治疗

癌痛综合征是癌痛的特殊类型，发生机制复杂，特别强调综合治疗，除药物治疗和介入治疗外，患者的情绪和信心对调控疼痛程度具有重要意义。故对癌痛患者进行心理学指导、治疗，如让患者进行自我松弛训练、听音乐及做一些力所能及的创作活动等，都可使患者的情绪保持平衡，并增强其战胜疾病的信心。积极的情绪对提高痛阈、增强机体抗痛能力有益（参见第三十一章）。

（樊碧发　杨　阳）

参考文献

［1］ROBERT A S，JUTITH A P，DORALINA L A，et al. NCCN Clinical Practice Guidelines in Oncology Adult Cancer Pain Version1，2018.

［2］NEUFELD N J，ELNAHAL S M，ALVAREZ R H. Cancer pain：a review of epidemiology，clinical quality and value impact. Future Oncol，2017，13（9）：833-841.

［3］VON M R，BODY J J，EGERDIE B，et al. Pain and analgesic use associated with skeletal-related events in patients with advanced cancer and bone metastases. Supportive Care in Cancer，2016，24（3）：1327-37.

［4］NAKAMURA N，TAKAHASHI O，ZENDA S，et al. Neuropathic Pain Features in Patients with Bone Metastases. Clinical Oncology，2016，28（3）：204-208.

［5］JORDI P，SARA O，EMMANOUIL R，et al. The McGill University Health Centre Cancer Pain Clinic：A Retrospective Analysis of an Interdisciplinary Approach to Cancer Pain Management. Pain Research and Management，2016：1-7.

［6］QUOC T D H，WIMONRAT S，MARZIDA M，et al. Patient and Physician Satisfaction with Analgesic

Treatment：Findings from the Analgesic Treatment for Cancer Pain in Southeast Asia（ACE）Study. Pain Research and Management，2018：1-8.

［7］ SCHMIDT B L. The Neurobiology of Cancer Pain. Journal of Oral & Maxillofacial Surgery，2015，73（12）：S132-S135.

［8］ ZHU C，TANG J，DING T，et al. Neuron-restrictive silencer factor-mediated downregulation of μ-opioid receptor contributes to the reduced morphine analgesia in bone cancer pain. pain，2017，158（5）：879-90.

［9］ PAICE J A，MULVEY M，BENNETT M，et al. AAPT Diagnostic Criteria for Chronic Cancer Pain Conditions. Journal of Pain，2016，18（3）：233.

［10］ Adult Cancer Pain-NCCN Clinical Practice Guidelines in Oncology V. 1. 2010.

［11］ 孙燕，汤钊猷. 临床肿瘤学手册. 7 版. 吉林：吉林科学技术出版社. 2001.

［12］ 谭冠先，郑宝森，罗健，等. 癌痛治疗手册. 郑州：郑州大学出版社. 2003.

［13］ 苏园林. 续性癌症疼痛引发的临床问题. 中国疼痛医学杂志，2010，16：129-130.

［14］ 辛浩林，郑宝森. 癌性疼痛与多模式治疗. 实用疼痛学杂志，2008，4：262-265.

［15］ 苏园林. 伴随焦虑和慢性痛的癌症患者. 中国疼痛医学杂志，2009，15：321-322.

第四十一章　老年癌痛的治疗

老年人是恶性肿瘤的患病主体，也是癌痛的高发人群。美国 NCCN 对癌症发病及死亡的检测数据显示，60%新诊断的恶性肿瘤和 70%因癌症死亡者为 65 岁以上老年人。随着全球（包括我国）老龄化时代快速到来，老年癌症人群逐年增加，因此，对老年癌痛的控制显得越来越重要。但是，由于癌痛病因的复杂性及临床表现的多样性和老年癌症患者伴发疾病较多及机体反应差等特点，使得癌痛治疗的效果往往不理想。而且老年癌痛患者主动报告疼痛的比例明显偏低，有些老年人伴有认知功能损害，常不能主诉或不能准确主诉疼痛，也影响到对老年癌痛的镇痛治疗。目前，对老年人癌痛的评估不充分、治疗不足普遍存在。疼痛对老年人生活质量的影响更为显著，因而，癌痛控制对维持老年患者生活质量有非常重要的作用，应努力改善老年癌痛的镇痛治疗。

第一节　老年癌痛的临床特点

由于老年人的生理特点、疾病的特点和药代动力学的特征，使得老年癌痛治疗面临许多特殊问题。

（1）老年癌痛不单纯因癌症引起，可能同时伴有其他疾病导致的疼痛，如骨质疏松、关节炎、糖尿病、肩背肌筋膜炎等。癌痛治疗时必须考虑这些因素。

（2）老年人对疼痛的感知不同于年轻人，疼痛水平（强度、性质）的变化容易改变，对外界环境适应能力差，易受外界因素影响，是导致疼痛评估困难、准确性差的原因之一。

（3）老年人代谢慢，肝肾解毒、排泄能力减退，导致药物清除时间延长，使用各种药物，尤其麻醉性镇痛药和安定镇静药应小心谨慎。

（4）老年癌痛患者，处于生理衰退阶段，心、肺功能常常减退或伴有多种内科疾病。镇痛药物的使用和治疗方法的选择困难更多。

（5）老年人对药物依从性差，通常老年人对疼痛感受较迟钝，对止痛药的使用顾虑大，容易放弃按时服用止痛药，以致影响治疗效果。

第二节　老年癌痛的评估

老年人癌痛评估的步骤、方法与一般癌痛评估相同（参见第四章）。但应注意以下问题：

（1）老年人神经肌肉的病变可导致对疼痛的感受异常，因而会影响对癌痛强度的准确评估。

（2）老年癌痛患者，主观上会低估疼痛症状。

（3）对有视觉损害和认知障碍的老年癌痛患者，常用的疼痛测量方法，如视觉模拟评分法（VAS）、数字评分法（NRS）不能使用，致使疼痛级别的确定有一定困难，需家属和医护人员细观察患者的各种反应和表现。

（4）对完全不能自我报告疼痛的老年痴呆患者，要依靠对疼痛相关行为，如呻吟、辗转不安等的观察进行评估。

（5）老年癌痛患者易伴抑郁症和焦虑症，应注意评估。

第三节　老年癌痛的治疗

一、病因治疗

1. 由于老年癌痛患者多为癌症晚期，身体衰弱和（或）生存期不长，因此，一般不适宜行根治性肿瘤切除或大手术，发生胃肠道梗阻时，如患者身体情况允许行姑息性手术。

2. 根据恶性肿瘤的种类可采用化疗、放疗或联合放、化疗。对晚期体弱的老年癌痛患者亦多为姑息性放、化疗（参见第二十一、二十二章）。碘125（^{125}I）粒子植入治疗对某些老年晚期癌痛可有缓解疼痛、改善生活质量、延长生命的作用。

3. 靶向治疗联合放、化疗可改善癌症本身和缓解癌痛，可依据癌症的种类应用靶向药物（参见第二十五章）

二、镇痛治疗

老年癌痛的控制主张综合治疗，以多种药物联合为主，再联合非创伤性镇痛治疗，如康复理疗、中医药治疗、经皮神经电刺激、心理治疗等。对重度顽固性癌痛，经评估如身体状况能耐受，生存期长于3个月，亦可采用神经阻滞等介入治疗等方法。

（一）药物镇痛

老年癌痛患者采用 WHO 癌症三阶梯止痛治疗时，用药剂量需酌减，从小剂量开始，缓慢增加剂量。尽量不用或少用对呼吸、循环和消化功能影响大的药物。

1. 非甾体消炎镇痛药　对于轻度癌痛（1~3分）或药物综合治疗时，NSAIDs 中的对乙酰氨基酚曾认为是首选药物，但老年患者肝功减退，不宜长期服用。选择性 COX-2 抑制剂塞来昔布对胃肠道副作用很少，但曾因心血管问题慎用，现经重新衡量其疗效与风险后又认为是首选药物（参见第十章）。

2. 阿片类药物　对中、重度疼痛患者应及时、合理使用长效阿片类药物，如吗啡即释片、吗啡控释片或芬太尼贴剂（参见第九章）。口服不能有效控制疼痛时，可用大剂量微泵静脉输注。

3. 辅助用药　由于老年癌痛患者精神因素的特殊性，必要的辅助用药是治疗的一种措施（参见第十一章）：

（1）抗抑郁药：主要包括：丙咪嗪、阿米替林、多虑平、氯丙咪嗪。这类药物在增强阿片药物的镇痛效果的同时，还可以解除因疼痛带来的焦虑、抑郁和烦躁等精神症状，主要不良反应包括多汗、口干、便秘、嗜睡等，一般可以耐受。

（2）抗惊厥药：加巴喷丁最早用于非癌性神经病理性疼痛，目前已经越来越广泛地应用于癌性神经病理性疼痛的治疗。加巴喷丁不仅对神经病理性疼痛有确切的镇痛效果，还具有良好的耐受性，而且与其他药物相互作用也轻，已被作为任何病因引起的神经病理性疼痛的一线治疗药物。其副作用主要是嗜睡和头晕，仔细制定服用剂量，这些副作用常常是可以耐受的。

（3）类固醇激素：地塞米松和泼尼松等具有抗炎作用，对多种癌性疼痛的症状缓解有效，包括：骨痛、神经压迫或浸润性痛、关节痛以及空腔脏器梗阻性疼痛，等等。临床上使用类固醇激素有大剂量和小剂量两种策略，通常脊髓压迫或阿片不能缓解的急性重度疼痛可以使用大剂量激素（如地塞米松最高甚至可达 100mg/d），小剂量（如地塞米松 2~8mg/d）可用于晚期患者，即使阿片镇痛效果良好也可以同时使用，有增加食欲，缓解不适症状，改善生活质量的作用。临床上长期小剂量治疗方法耐受性较好，但需注意消化道溃疡出血等不良反应的出现。

（4）安定类：可以缓解心情抑郁等精神症状，但由于该类药物副作用较大，其使用一直很受争议。有报道新型抗精神病药奥氮平具有降低疼痛强度、减少阿片类药物用量、提高认知功能和抗焦虑的作用。奥氮平相对同类其他药物安全性要高，建议用于有焦虑等精神症状的癌痛患者为佳。

（5）氯胺酮：氯胺酮是一种麻醉药，在辅助用药中较为常用，尤其对顽固性神经病理性疼痛在常规治疗方法欠佳时适用。对晚期癌痛患者联合阿片类药使用，可以降低吗啡日常用量，提高生活质量。

（二）神经阻滞和硬膜外阻滞镇痛

老年癌痛患者常常不愿接受创伤性治疗。但当药物镇痛不理想、疼痛难忍时，如神经阻滞或硬膜外阻滞镇痛无禁忌，则应向患者解释，争取其合作，根据癌痛部位采用神经阻滞或硬膜外阻滞综合镇痛。给药方式包括单次注射、患者自控镇痛（PCA），必要还可行化学性毁损（参见第十三、十四、十五章）。

（三）鞘内输注系统植入术（IDDS）和经皮脊髓电刺激

这两种技术对顽固性癌痛都有一定治疗效果，但操作技术和管理要求较高，费用昂贵（尤其后者），对患者条件有一定要求，其中经皮脊髓电刺激，患者生存期一般不少于 3 个月，因此，对于老年晚期癌痛实际应用不多。鞘内吗啡输注系统植入术（IDDS）镇痛效果较确实，且由于改进为硬膜外吗啡泵持续输注，临床应用有增加趋势，但使用仍不普遍。

（四）中医中药治疗

近年来，中医中药在治疗晚期癌痛方面有很大进展，包括针灸、中药内服、中药镇痛擦剂等。中医中药和针灸治疗的副作用相对较少，尤其适用于老年癌痛患者。基本方剂组成多为元胡、丹参、冰片、马钱子等，缓解率为 79%，优点是无创、简便、毒副作用少，无药物依赖，易被老年人接受。可辅助给予穴位注射药物如颅痛定、地塞米松、维生素 B_{12} 等。

（王春亭　李廷坤）

参考文献

［1］ROBERT A S，JUTITH A P，Doralina L. Anghelescu，et al. NCCN Clinical Practice Guidelines in Oncology Adult Cancer Pain Version1，2018.

［2］World Health Organization. Latest world cancer statistics，Global cancer burden rises to 14. 1 million new cases in 2012：Marked omcrease in breast cancers must be addressed，2013.

［3］LIANG Y X，DENG J Y，GUO H H，et al. Characteristics and prognosis of gastric cancer in patients aged ≥ 70 years. World J Gastroenterol，2013，19（39）：6568－6578.

［4］NEUFELD N J，ELNAHAL S M，ALVAREZ R H. Cancer pain：a review of epidemiology，clinical quality and value impact. Future Oncol，2017，13（9）：833-841.

［5］MERCADANTE S，PORTENOY R K . Breakthrough cancer pain：twenty-five years of study. Pain. 2016 Dec；157（12）：2657-2663 J Clin Oncol. 2017 Jan；35（1）：96-112. Epub 2016 Oct 28.

［6］SCOTT M. F，JANE C. B，JAMES P R. Bonica's Management of Pain. 4th ed. Philadelphia：Wolters Kluwer，2009.

［7］陈万青，张思维，曾红梅，等．中国 2010 年恶性肿瘤发病与死亡．中国肿瘤，2014，23（1）：1.

［8］王昆，谢广茹．临床癌症疼痛治疗学．北京：人民军医出版社，2003：99-165.

［9］于晓光．老年癌痛治疗中的问题及对策．中国临床康复，2003，7（20）：2890-2892.

［10］杨辉．居家宁养癌痛患者止痛治疗遵医行为影响因素分析及干预．中国医药指南，2012，10（09）：444-445.

［11］COLUZZI F，MATTIA A C. Pharmacological profile and clinical data in chronic pain management Minerv Anestesioy，2005，71：451-460.

［12］BIANCOFIORE G. Oxycodone controlled release in cancer pain management Ther Clin Risk Manag，2006，2：229-234.

［13］杨旅军．老年癌痛治疗的展望．老年医学与保健，2012，18（5）：260-262.

［14］于世英．重视老年癌痛患者的药物止痛治疗．中国肿瘤，2011，20（4）：270-272.

［15］徐建国，林建，李伟彦，等．临床使用内植入式给药装置（port）的研讨．临床麻醉学杂志，2014（3）：299-300.

［16］王存德，董蕙，陈曦，等．老年癌痛患者三阶梯治疗影响因素分析及临床意义．云南医药，2010（5）：511-514.

［17］黄静，丁纪元．探析中医治疗癌痛的经验．中国高等医学教育，2013，09：134-135.

［18］薛东霞，杨桐．心理干预与健康教育支持对老年肺癌患者癌痛及生活质量的影响．中国卫生标准管理，2018，9（3）：193-194.

［19］杨洋，吴夏慧，罗毅．盐酸羟考酮缓释片与硫酸吗啡缓释片治疗老年患者中重度癌痛的效果和安全性比较．中国医药，2018，13（5）：725-728.

［20］宋文阁．老年癌痛患者微创治疗．老年医学与保健，2017，23（4）250-251.

［21］万红，王晓娟，黄雪兰，等．奥施康定治疗老年晚期胰腺癌中重度癌痛的疗效及安全性．中国老年学杂志，2015（16）：4581-4582.

第四十二章　小儿癌痛的治疗

小儿癌症和成人癌症相比有许多的不同点，许多患有癌症的小儿可以长期无症状生存，儿童最常见的恶性肿瘤——急性淋巴细胞白血病，经过治疗已有越来越多的患儿长期无症状生存。但由于以前一些错误观念及对儿童疼痛认识上存在的误区，导致了对小儿癌痛估计不足，以致不少小儿癌痛未能得到合理治疗。随着小儿恶性肿瘤发病率的增加，对小儿癌痛应引起更多的注意。

第一节　小儿癌痛临床特点

一、婴儿期癌痛特点

小于 6 个月的婴儿，对疼痛经历没有记忆，而且对疼痛几乎没有恐惧感。6 个月以后，对疼痛的反应受到以往疼痛刺激经历以及父母所给予的情感的影响。大一些的婴儿也并不能描述疼痛的程度，此时如采取分散注意力或说服，只能更增加恐惧感及身体的反抗，如手足挥舞、不让医护人员靠近。

二、幼儿期癌痛特点

幼儿对机体各部位的功能是没有任何概念的。对测量体温、血压、检查耳朵等都非常恐惧，其反应程度与疼痛刺激的操作几乎是一样的，他们对疼痛的反应相似于婴儿阶段，但较强烈，表现为蹙眉、咬牙握拳、瞪大眼睛、地上打滚，有的甚至咬、踢医护人员或逃跑，他们不能描述疼痛的程度，但可以指出疼痛的部位。

三、学龄前期癌痛特点

对疼痛的反应类似于幼儿期儿童，略微不同的是他们喜欢预先的干预，如操作前解释工作或分散注意力的方法。能描述疼痛的程度，可以指出疼痛的部位。想得最多的是寻求父母的安慰。由于对"机体完整性"还未形成概念，他们对机体的损伤非常恐惧。

四、学龄期癌痛特点

对疼痛的恐惧远不如身体残疾、疾病不能控制及死亡带来的恐惧大，女孩表现更为明显。他们对各种检查与治疗会问很多问题，关注更多的是这些检查治疗所带来的损伤，如担心麻醉后会醒不来或会死掉。一般的检查都会很好配合，但对生殖器官的检查很害怕（害羞）。他们用语言表达疼痛，并喜欢在操作过程中与医护人员交谈，要求解释操作程序。他们很少或不愿意向父母述说痛苦，渴望得到的是父母无言的安慰。

第二节　小儿癌痛的评估

小儿处于生长发育阶段，其生理结构和器官、系统的功能均处于不平衡状态，不同年龄阶段的小儿表达疼痛方式不同，婴幼儿缺乏表达疼痛的语言能力，儿童又难以用准确的语言描述疼痛的性质和严重程度，因此小儿癌痛很难进行准确测量，常需多方面的评估，包括：自我评估、行为评估和生理评估。

一、自我评估

公认测量疼痛的金标准是患儿自己对所经历痛苦的表达（称自我评估或自我描述）。常用视觉模拟评分法（VAS）、数字评分法（NRS）或 Wong-Baker 面部表情疼痛分级量表（参见第四章）。

二、行为学评估

行为学评估是新生儿、4 岁以下婴幼儿和智力残疾儿童主要的疼痛评估方法。患儿的声音、面部表情、身体活动等都与疼痛有关，可采用东安大略儿童医院疼痛评分（Children's Hospital of Eastern Ontario Pain Scale，CHEOPS），其内容包含 6 项行为学指标（哭闹、面部表情、语言表达、躯体活动、伤口可触摸程度、腿部运动）。行为学评估对短时锐痛反应较准确，对于慢性疼痛效果略差。

三、生物学评估

对尚不能用语言表达的小儿，通过测定生理参数，包括：心率、呼吸、血压及其变化等指标来评估疼痛，其中，心率是评价短期锐痛的简便而合理指标。近期有研究以疼痛引起的副交感神经反应，如心律变异性、迷走神经张力和下丘脑-垂体-肾上腺皮质系统等变化作为评估指标。

第三节　小儿癌痛治疗

小儿癌症的治疗，目前仍以手术切除、化疗和放射治疗为常规方法，其中手术切除为首选。通过肿瘤切除或化疗、放疗使肿瘤瘤体缩小，可解除对邻近器官、神经和血管的压迫，起到缓解癌痛的作用。

一、病因治疗

（一）手术治疗

小儿常见的恶性肿瘤，如肾母细胞瘤、视网膜母细胞瘤、髓母细胞瘤、脑肿瘤等均首选手术切除。有条件者做肿瘤根治术，不能行肿瘤全切除者则做部分切除+术后化疗或放疗。其他脏器的恶性肿瘤，如甲状腺癌、肝癌亦首选手术切除。

（二）化疗

小儿恶性肿瘤化疗包括手术前化疗、术后化疗、联合化疗和姑息性化疗。化疗的适应证、药物种类及治疗方案与成人基本相同，用量按体表面积计算。环磷酰胺和 5-FU 是常用药物（参见第二十一章）。

（三）放疗

小儿肾母细胞瘤、视网膜母细胞瘤、神经母细胞瘤、髓母细胞瘤、脑肿瘤、恶性淋巴瘤等均对放疗敏感。根据患儿情况放疗可应用于术前、术后或姑息性放疗。照射剂量与成人基本相同或略减。肾母细胞瘤术后放疗剂量 18~40Gy，若有肺部病变 12Gy；视网膜母细胞瘤根治性放疗剂量 40~45Gy；髓母细胞瘤术后放疗，全脑、全脊髓 23.4~36Gy，颅后窝 45~54Gy。

小儿放射治疗的副作用有别于成人的是致畸、发育异常和治疗引起的第二原发恶性肿瘤。

二、镇痛治疗

（一）药物镇痛

小儿癌痛的药物镇痛治疗原则上与成人相同，首先按 WHO 癌症三阶梯止痛原则选用非甾体抗炎止痛药（NSAIDs）、阿片类或非阿片类镇痛药、抗抑郁药和抗癫痫药（较少用）和镇静药等（参见第八、九、十、十一章）。但小儿的用药量与成人显然不同，应根据年龄、体重给药。常用非甾体抗炎止痛药和阿片类镇痛药的推荐用量见表 42-1、42-2。

NSAIDs 中的阿司匹林、酮咯酸、布洛芬和对乙酰氨基酚均可用于小儿癌痛。但对乙酰氨基酚可对小儿肝功能造成损害，应予注意。皮质类固醇（地塞米松）对缓解脑肿瘤引起的颅内压增高头痛和骨转移癌疼痛有效。

新生儿、婴儿的肝脏功能和中枢神经系统尚未发育成熟，应用麻醉性镇痛药时易引起呼吸抑制。三个月内的小儿，吗啡、芬太尼、哌替啶等阿片类药的半衰期明显延长，因此宜慎用。可用对呼吸无影响的可待因、氨酚羟考酮或对呼吸影响小的曲马多镇痛。

表 42-1　适用于轻度疼痛治疗的非甾体抗炎止痛药

药物名称	小儿（< 50kg）剂量	主要毒副作用
对乙酰氨基酚	10~15mg/kg，q4~6h 口服	均有过敏、皮疹
萘普生	5~10mg/kg，q12 h 口服	血小板减少
布洛芬	5~10mg/kg，q8~12h 口服	肝、肾毒性
消炎痛	0.3~0.5mg/kg，q4~6h 口服	免疫功能降低
双氯芬酸钠	0.5~1mg/kg，q4~6h 口服	胃肠道反应

表 42-2　适用于中、重度疼痛的阿片类药物

药物名称	等效剂量	常用量（静脉/皮下）		静脉口服	常用量（口服）		生物半衰期
		<50kg	>50kg		<50kg	>50kg	
短效							
吗啡（Morphine）	10mg	0.1mg/kg q2~3h（单次量）0.03~0.05mg/（kg·h）（静滴）	5~10mg，q2~4h	1：3	0.3mg/kg，q3~4h	30mg，q3~4h	2.5~3h
氢化吗啡酮（Hydromorphone）	1.5mg	0.015mg/kg，q3~4h	1~1.5mg，q3~4h	1：5	0.6mg/kg，q3~4h	4~8mg，q3~4h	2~3h
可待因（Codeine）	130mg				0.5~1mg/kg，q3~4h	60mg，q3~4h	2.5~3h
氧可酮（Oxycodone）					0.2mg/kg，q3~4h	10mg，q3~4h	1.5h
盐酸哌替啶（Meperidine）	75mg	0.75mg/kg，q2~3h	75~100mg，q3h	1：4	1~1.5mg/kg，q3~4h	50~75mg，q3~4h	3h

药物名称	等效剂量	常用量（静脉/皮下）		静脉口服	常用量（口服）		生物半衰期
		<50kg	>50kg		<50kg	>50kg	
芬太尼（Fentanyl）	100mg	0.5~2mg/（g·h）（静滴）	25~75mg，q1h				
长效							
吗啡控释片（Controlled-release morphine）					0.6mg/kg，q8h 或 0.9mg/kg，q12h	30~60mg，q12h	
美沙酮（Methadone）	10mg	0.1mg/kg，q4~8h	5~10mg，q4~8h	1:2	mg/kg，q4~8hr	10mg，q4~8h	12~50h

表 42-2 是阿片类镇痛药的推荐剂量，口服吗啡时可用其糖浆，常用起始剂量为 0.5mg/kg，每 4~6h 给 1 次为基础。缓释吗啡片每日 2 次给药。吗啡亦可采取其他给药方式，如经肛门给药，对不能进食的大龄患儿可应用芬太尼外用贴剂（多瑞吉）。

（二）患者静脉自控镇痛（PCIA）

对不能口服给药或需快速缓解疼痛的患儿，可采用静脉 PCIA，适用于 7 岁以上小儿，有些 5~6 岁小儿也可应用，对于较小的患儿可由护士或父母亲控制。建议处方：舒芬太尼 0.04~0.05μg/kg/h（舒芬太尼 100μg 加入 0.9%氯化钠注射液 100mL）。

（三）神经阻滞镇痛

学龄期以上儿童可行神经阻滞镇痛。根据癌痛部位和原因采用神经节、神经丛、神经干或分支以局部麻醉药阻滞，包括三叉神经节及分支阻滞、臂丛神经阻滞、交感神经节阻滞、椎旁神经阻滞、腹腔神经阻滞等。各种神经阻滞的技术操作与成人相同，但局麻药浓度和剂量按年龄酌减，一般用 0.125%~0.2%布比卡因或罗哌卡因，一次最大剂量 3mg/kg。对于不能主动配合的小儿，可在药物镇静下进行神经阻滞操作。对顽固性癌痛可在外周神经阻滞基础上行化学性神经毁损（参见第十三、十五章）。由于小儿常常不能配合，故神经阻滞镇痛应用受一定限制。

（四）硬膜外阻滞镇痛

小儿腹腔肿瘤引起的顽固性癌痛可采用硬膜外（含骶管）阻滞镇痛。上、中腹部癌痛采用第 10 胸椎至第 2 腰椎之间其中之一个椎间隙穿刺，向头侧置管；下腹部、盆腔、下肢癌痛选择第 2~5 腰椎之间其中之一个椎间隙穿刺，向头侧置管或骶管穿刺置管行连续硬膜外阻滞或患者硬膜外自控镇痛（PECA），镇痛药为 0.125%布比卡因或罗哌卡因+芬太尼 0.1~0.2mg（或舒芬太尼 100~200μg）+0.9%氯化钠注射液至 100mL（参见第十三、十四章）。骶管阻滞适用于 3 岁以下婴幼儿，阻滞平面可达腰或下胸段。

对胸以下顽固性癌痛，需长期止痛患儿可行硬膜外脊神经根化学毁损（参见第十五章）

（五）其他

介入射频消融、鞘内吗啡泵输注和经皮脊髓神经电刺激等镇痛治疗均可用于小儿（一般 6 岁以上）顽固性癌痛治疗，但目前临床应用尚不普遍。

（李廷坤　王春亭）

参 考 文 献

［1］ SCOTT M F，JANE C B，JAMES P R. Bonica's Management of Pain. 4th ed. Philadelphia：Wolters Kluwer，2009.

［2］ ROBERT A S，JUTITH A P，DORALINA L A，et al. NCCN Clinical Practice Guidelines in Oncology Adult Cancer Pain Version1，2018.

［3］ World Health Organization，Latest world cancer statistics，Global cancer burden rises to 14. 1 million new cases in 2012：Marked omcrease in breast cancers must be addressed，2013.

［4］ 崔健君，张丽红. 小儿疼痛与镇痛. 中国临床康复，2002，6（12）：1720-1723.

［5］ 倪家骧，小儿疼痛治疗. 中国疼痛医学杂志，2001，7（3）：173-179.

［6］ 甄子俊，孙晓非，夏奕，等. 成人常用镇痛药治疗儿童癌痛的可行性及疗效. 癌症，2007，26（8）：866-869.

［7］ 蒋宗滨，王勇，彭宇，等. 小儿癌痛宁养治疗的临床研究. 临床麻醉学杂志，2009，25（8）：670-672.

［8］ JEMAL A，SIEGEL R，WARD E，et al. Cancer statistics 2008. CA Cancer J Clin，2008，58：71-96.

［9］ VARNI J W，BURWINKH T M，KATZ E R，et a1. The PedsQL in pediatric cancer. reliability and validity of the Pediatric Quality of Li／e Inventory Generic Core Scales Multidimensional Fatigue Scale and Cancer Module. Cancer，2002，94：2090-2106.

［10］ 张广超. 儿童癌症疼痛相关问题探讨. 医学与哲学，2009，30（2）：9-11.

［11］ 张广超. 儿童癌痛：重视评估及治疗原则. 中华医学信息导报，2012，27（7）：16.

［12］ 陈凤珍，石翅飒. 小儿术后疼痛的评估及镇痛的临床进展. 实用疼痛学杂志，2013，9（06）：467-471.

［13］ ANGHELESCU D L，FAUGHNAN L G，Oakes L L，et al. Parent-controlled PCA for pain management in pediatric oncology：Is it safe? J Pediatr Hematol Oncol，2012，34（6）：416-420.

［14］ 金文珺，花芸. 儿童癌痛的护理发展现状. 广东医学，2016，37（19）：29-90.

第四十三章 癌痛的家庭治疗

癌痛是癌症患者最主要也是最恐惧的症状。据 WHO 统计，癌痛的发病率占癌症患者尤其是晚期癌症患者的一半以上。即使在日本及欧美等发达国家，晚期患者在医院里离开人世的比例也仅有 49%～54%，而在印度及中国，则只有 34% 和 28%。在中国，由于传统的观念、经济条件差、医疗保障不足等种种因素的影响，在宁养院患者中调查发现，晚期癌痛患者最后 3 个月住院天数仅为 7.2，也就意味着 92% 的时间都要在家度过，因此癌痛在家庭中的治疗尤其重要。

第一节 癌痛的家庭治疗现状

癌痛的家庭治疗与国家和地区的经济水平、医疗保健及姑息医学的发展密切相关。在澳州，家居癌痛患者得到宁养服务机构医务人员相应时数的医疗与护理，家庭疼痛治疗是相当完善的；在香港，晚期癌痛患者的姑息关怀服务包含有住院、家居服务、日间护理服务，家居护士定期探访、调整与护理，癌痛治疗也相当满意。

国内的一项调查，在 244 例家居癌痛患者中，仅有 29.1% 的患者得到了正确止痛治疗，疗效满意；30.3% 的患者没有得到止痛治疗，只能忍受疼痛的折磨；另 40.6% 的患者未得到正确的止痛治疗、效果不佳。目前国内癌痛患者的治疗方式主要有三种：①住院治疗：所占比例不超过 30%，多为医疗保健条件很好的城市患者。②门诊治疗：这是目前最常见的方式，所占比例约 60%，多为农村患者和城市低收入患者。患者住在家中，由癌痛患者的亲属或监护人到门诊取药，并协助癌痛患者在家使用麻醉性镇痛药物，没有医务人员上门指导。这种状况，因医生未能直接了解患者治疗后的真实情况，一切通过缺乏专业知识的患者家属的诉说，因此，存在很大程度的误差，治疗效果不理想，还存在麻醉药品外流等流弊现象。③家庭病床或社区卫生中心提供的家庭治疗：这是对癌痛患者很好的照顾方式。近年开展的家居宁养服务，宁养医务人员以真诚的爱心、专业的能力及完善规范的管理，10 多年来共为 10 多万癌痛患者进行家居镇痛治疗，有效率达 90% 以上，没有呼吸抑制及成瘾等严重毒副作用，也没有麻醉镇痛药物外流等流弊发生。可见，优质的癌痛家庭治疗十分重要。但目前接受这种治疗方式的癌痛患者不足 10%。可见完善癌痛患者的家庭治疗还需努力。

第二节　癌痛的家庭治疗方法

一、家庭治疗的流程

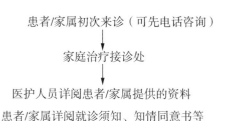

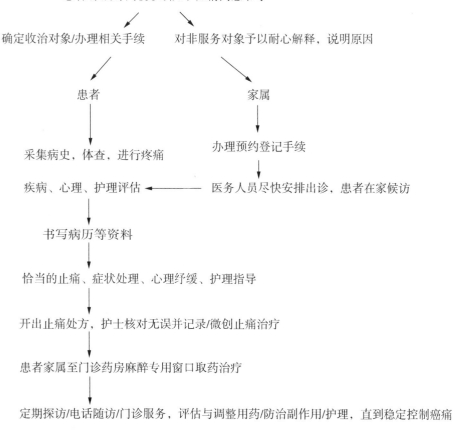

```
患者/家属初次来诊（可先电话咨询）
            ↓
       家庭治疗接诊处
            ↓
  医护人员详阅患者/家属提供的资料
  患者/家属详阅就诊须知、知情同意书等
         ↙        ↘
确定收治对象/办理相关手续    对非服务对象予以耐心解释，说明原因
      ↙                        ↘
    患者                         家属
      ↓                           ↓
采集病史，体查，进行疼痛        办理预约登记手续
      ↓                           ↓
疾病、心理、护理评估  ←——  医务人员尽快安排出诊，患者在家候访
      ↓
  书写病历等资料
      ↓
恰当的止痛、症状处理、心理纾缓、护理指导
      ↓
开出止痛处方，护士核对无误并记录/微创止痛治疗
      ↓
患者家属至门诊药房麻醉专用窗口取药治疗
      ↓
定期探访/电话随访/门诊服务，评估与调整用药/防治副作用/护理，直到稳定控制癌痛
```

```
* 患者应提供的资料：
☆县（市）级（Ⅱ级）以上医院确诊资料：
◇病历记录（病历小结）、癌症诊断证明
◇各种病理学、影像学、实验室检查报告单
☆患者和其家属的身份证(或户口本)原件和复印件
```

二、收治对象的确定

（1）根据各种资料以确定患者为收治对象，包括Ⅱ级以上医院癌症确诊证明原件（需有医院章）；病历记录（病历小结）；各种病理学、影像学、实验室检查报告；听取患者的主诉并亲自检查；根据家庭治疗的适应证与禁忌证予以确定。对不符合家庭治疗收治标准者，应耐心解释，说明理由予婉拒。必要时可建议、转介到其他相关部门。

（2）查验患者和家属的身份证（或户口本）原件，留复印件。

（3）签署知情同意书。

1）家庭治疗知情同意书。

2）麻醉药品、第一类精神药品使用知情同意书。

3）办理医疗保险手续或预交必要的费用。

三、探访及病历记录等方面的要求

（1）家属来门诊登记，确定患者为服务对象后，至少应在 10 天内进行首次家访，评估病情，及时做止痛治疗，同时确保麻醉药品安全使用。

（2）医生必须亲自接诊或探访患者本人后，根据患者的病情需要和麻醉药品有关规定，方可给患者开具麻醉药品处方。

（3）医护人员必须按规定定期探访患者，每位患者至少每两个月家访一次，以及时了解患者病情。病情急剧改变或药物剂量明显改变，须家访并在病程记录里加以说明。

（4）至少每 2 周进行一次电话访问或（和）与患者/家属面对面交流患者的病情，并在病程记录上记录。

（5）做好咨询服务。告知患者和家属如何在不同的时间段获得帮助及咨询，以确保患者/家属不因在工作时间外而感到无助。

（6）新患者在接诊或探访时要全面评估，包括癌症诊断、癌痛程度、性质、相关因素、既往治疗等，以及其他身体、心理社会问题、照顾者的情况等。进行止痛治疗后的第 2~5 天，需要每天随访或电话随访评估患者的疼痛情况，及时调整剂量、处理副作用，也就是争取 3~5 天内达到满意止痛，并做疗效及副作用情况变化记录。当患者疼痛或病情发生变化时应上门探访或电话随访再次进行评估，并做疼痛记录。

（7）每个家庭治疗的患者应建立病历档案；新患者进行首次探访或评估后 24 小时内完成病历记载；每次探访后应书写病程记录；至少每两周电话随访或门诊交流并做病程记录。

四、癌痛家庭治疗的原则

癌痛的家庭治疗原则上应尽量采用无创的治疗方法，即口服或透皮贴剂、直肠栓剂。因为方便、安全、经济、患者乐于接受。唯有一些特殊癌痛、难治性癌痛，才考虑采用微创的止痛方法，如皮下注射、PCA、神经阻滞等。

1. 止痛药物使用原则

（1）实行口服给药和贴剂给药（无创给药）原则。

（2）按阶梯给药。

（3）按时给药。

（4）个体化用药。

（5）注意具体细节（参见第八、九章）。

2. 麻醉药品管理

（1）严格按照国务院和卫生部颁发的有关麻醉药品、第一类精神药品管理的各项规章制度，确实做好麻醉药品的管理工作。

（2）请执行麻醉药品管理的"五专"，即专方、专人、专账、专柜、专册。所在医院的药剂科负责麻醉药品的具体管理，并负责监督家庭治疗部门做好麻醉药品的使用、回收和处理。

（3）每次给药前，工作人员需先确定应有之剩药数量，并收回用过之药物的所有包装盒及内壳，清点后按规定收回、记录、销毁。如有特殊情形应在病程记录上记录。

（4）开具处方需根据患者病情严重程度等因素确定给药天数，缓释片最多不能超过 15 天，即释片最多不能超过 7 天。

第三节　照顾者的教育与支持

由于照顾者在家庭治疗中的重要作用，他们的体力、知识与能力、情绪与精神状态往往决定着癌痛患者家庭治疗的效果，故应重视对照顾者（家属）的教育与支持，主要包括：

一、提供实质帮助

协助照顾患者（包括义工服务）、家务分担以至争取有关方面的经济支持等，缓解家属（照顾者）的身心疲惫。

二、建立工作坊

通过家属的支持工作坊，在家居探访时提供癌痛治疗、照顾知识宣传小册子等对家属（照顾者）进行癌痛治疗知识、患者照顾方法（如翻身、按摩、擦澡等）的教育与指导。

三、指导内容

（1）提高与患者沟通的技巧，协助患者与其家属把握最后的相处。

（2）通过陪伴、倾听，鼓励与患者沟通。即使患者昏睡或不能用语言表达时，亲人的陪伴仍是至关重要的，可以指导患者家属坐下来，紧握着患者的手，并对患者说一些令其安慰、安心或感谢的话语，因患者的听觉还存在。

（3）指导并协助家属和患者做生命回顾，协助家属尽量完成患者的愿望，让患者的内心得到满足。

（4）家属（照顾者）在长期照顾患者中可能会有许多无助、委屈与牺牲，必要时，给予家属心理疏导，让其保持稳定的心理状态。

（5）做好家庭照顾的协调工作，让家属就治疗计划与决策达成共识，并在家庭成员间得以相互支持与协调，从而有利于共同照顾患者。

（钟进才）

参 考 文 献

［1］ SCOTT M F, JANE C B, JAMES P R. Bonica's Management of Pain. 4th ed. Philadelphia：Wolters Kluwer，2009.

［2］ ROBERT A S, JUTITH A P, DORALINA L A, et al. NCCN Clinical Practice Guidelines in Oncology Adult Cancer Pain Version1, 2018.

［3］ SMITH R A, ANDREWS K S, et al. Brooks D. Cancer screening in the United States, 2017：A review of current American Cancer Society guidelines and current issues in cancer screening. CA Cancer J Clin, 2017, 67（2）：100-121.

［4］ HASHIM D, BOFFETTA P, LA VECCHIA, et al. The global decrease in cancer mortality：trends and disparities. Ann Oncol. 2016, 27（5）：926-933.

［5］ 杨辉. 居家宁养癌痛患者止痛治疗遵医行为影响因素分析及干预. 中国医药指南, 2012, （9）：

444-445.

[6] 翁美芳，宋正波，叶小红．癌痛患者居家延续性止痛治疗的服药依从性调查分析．中国乡村医药，2015，（7）：72-73.

[7] 王颖丽，金其林，陈风华，等．晚期肿瘤患者"宁养"服务的需求情况调查．中国全科医学，2010，（28）：3193-3194.

[8] 智晓旭，王守慧，鲍婷婷，等.居家癌痛患者镇痛治疗现状及影响因素分析．护理学杂志（综合版），2014，（9）：9-12.

[9] 林海玉，陈淑芬，沙文娜，等．电话回访及上门访视对居家癌痛患者服药依从性效果的影响．中华全科医学，2016，（9）：1595-1597.

[10] PITTS M. Fullfilling needs in final days．Homecare，1995，17：40.

[11] 陈钒．宁养疗护的家居照顾//李嘉诚基金会全国宁养办公室．姑息医学——晚期癌症的宁养疗护．汕头：汕头大学出版社，2007：278.

[12] 王友霞，林淑娜．癌痛患者家居镇痛治疗 102 例临床观察．华北煤炭医学院学报，2004，6：343-345.

[13] 梁远，钟进才．晚期癌症患者的生活质量调查．中国肿瘤临床与康复，2004，11：91-93.

[14] 李峻极．癌痛患者使用麻醉性镇痛药品期间的家庭察访．中国药师，2005，8：261.

[15] 马振山，黄建华，邵军，等．晚期癌痛患者在家中镇痛治疗的意义．首都医科大学学报，2003，24：305-306.

[16] 李集慧，陈海莲，邹凌燕，等．PCEA 用于顽固性癌痛的家庭治疗．中国疼痛医学杂志，2002，8：50.

[17] 曹伟华，陈素钻，曾怀端，等.家居镇痛治疗对中晚期癌症患者生活质量影响的观察．中国肿瘤临床与康复，2003，10：285-287.

[18] 马振山，邵军．晚期癌痛家中治疗效果观察．医学研究通讯，2004，33：46-47.

[19] 钟进才．香港的宁养服务．医学文选，2003，22：83-85.

[20] 曹伟华，蔡泽玲，黄少卿，等．口服吗啡用于晚期癌症镇痛的家居实践．中国肿瘤临床，2003，30：331-333.

[21] 林章华，周晓敏，钟进才，等．家居晚期癌痛患者用药依从性调查与改善对策．广西医学，2007，29：1156-1158.

[22] 钟进才，阙铁生，张华萍，等．宁养医疗服务对家居的晚期癌症患者生活质量的影响．中华癌症姑息医学杂志，2003，2：74-76.

[23] 马克．姑息治疗学．昆明：云南科技出版社.2000.

[24] 钟宏昌．安宁疗护与缓和医学——简要理论与实践．台北：安宁照顾基金会，2006：58-59.

[25] VINCENT T. D，JR. SAMUEL H，STEVEN A R．癌-肿瘤学原理和实践．5 版．徐丛高，张茂宏，杨兴季，等译．济南：山东科学技术出版社，2003.

[26] 李金祥．姑息医学．北京：人民卫生出版社，2005.

第四十四章　抗癌治疗相关并发症所致疼痛的处理

抗癌治疗过程中，由于化学药物的副作用或放射性损伤等医源性因素和癌症患者自身免疫力降低，可能发生一些并发症如化疗引起的口腔炎，放疗引起的放射性食管炎、膀胱炎等。这些并发症往往导致疼痛。此外，癌症患者许多为老年人，在抗癌治疗过程中，由于免疫功能进一步受到抑制，容易并发带状疱疹或带状疱疹后神经痛。中晚期癌症患者多数已存在癌症相关疼痛，若在抗癌治疗过程中出现并发症相关的疼痛，患者更加痛苦。因此，应关注抗癌治疗相关并发症疼痛的处理。

第一节　化疗相关性疼痛及处理

化疗药物治疗恶性肿瘤是除手术、放疗外的三大治疗手段之一。从 20 世纪 70 年代开始，由于新型药物的研发和临床研究的不断发展，已有不少癌症有可能通过化学治疗治愈。随着化学治疗的不断发展，能用化疗治愈和延长寿命的恶性肿瘤会越来越多，化学治疗在癌症治疗中的作用也将越来越大。但现有的化疗药物对肿瘤细胞选择作用尚不够强，其在杀伤肿瘤细胞的同时，对正常组织也有一定的损害，从而导致一系列的毒副作用，如疼痛、乏力、恶心呕吐、腹泻、脏器损害等，有时甚至严重影响了患者的生活质量。即使新型的靶向药物也不例外。

一、口腔黏膜炎

(一) 发生机制

口腔黏膜由非角质鳞状上皮细胞组成，这些上皮细胞每 7~14 天更新一次。肿瘤患者化疗后出现口腔黏膜炎的机制为：

(1) 化疗药物对黏膜上皮细胞的直接损伤作用。通过抑制 DNA 合成而影响细胞再生、成熟和修复过程，引起口腔黏膜溃疡。

(2) 化疗后骨髓造血功能受抑，常伴有中性粒细胞减少，造成口腔局部感染。

(3) 化疗后由于胃肠道毒副作用使患者饮水、进食减少，口腔内寄生的正常菌群大量繁殖，口腔自洁作用减弱，产生吲哚、硫氢基、胺类等破坏口腔内环境，导致口腔黏膜受损而形成溃疡。

(4) 由于大量抗生素及糖皮质激素的应用，使口腔正常菌群受抑，某些致病菌、真菌异常繁殖，引起口腔溃疡感染。

(二) 临床表现

化疗药物减弱了口腔黏膜的再生能力，致使口腔黏膜修复障碍，所以容易引起口腔炎、舌炎、唇损害等，常表现为口腔黏膜红肿、充血、出血、糜烂，重者可出现溃疡，合并感染、出血。引起疼痛、进食减少，吞咽困难，随着黏膜炎加重，可出现融合成片状的假膜，溃疡加重并有脓性分泌物，剧痛，不能进食、进水，偶有发热。不仅给患者带来极大痛苦，而且常常影响治疗方案的顺利实施。

（三）防治措施

1. 保持口腔清洁卫生　可用生理盐水、洗必泰漱口液、2.5%碳酸氢钠、1%过氧化氢等漱口。大剂量 MTX 化疗后引起的口腔黏膜炎还可用甲酰四氢叶酸钙漱口。

2. 改善全身状况　由于化疗药物除抑制、杀伤肿瘤细胞外，对正常的细胞与组织亦有杀伤作用，导致或加重口腔黏膜病变的发生。在加强营养支持治疗的同时，可予以口服大量维生素 C、复合维生素 B 等，避免刺激性食物。

3. 雾化吸入疗法　可予表皮生长因子、维生素 B_{12}、糜蛋白酶、庆大霉素加入生理盐水 20mL 低流量氧气雾化吸入，3~4 次/天。

4. 局部镇痛　可选用 0.5%~1% 利多卡因溶液或普鲁卡因溶液含漱；对于剧烈疼痛者，必要时予以口服镇痛药物或芬太尼透皮贴剂处理。

5. 保护黏膜，促进修复　可用硫糖铝凝胶、维生素 E 等含漱，也可予以表皮生长因子含漱处理。

6. 及时处理继发感染　如合并念珠菌感染，可用制霉菌素悬液含漱或口服 30 000U，每日 3~4 次。若合并细菌感染，必要时予以抗生素抗感染治疗。

二、药物外渗和静脉炎

（一）发生机制

化疗药物在静脉输注过程中，除直接刺激血管引起静脉炎外，若药物从血管外渗，由于药物的刺激及细胞毒作用，可引起严重的组织损伤和坏死。

（二）临床表现

化疗药物外渗或静脉炎表现为：

（1）在输液过程中常表现为沿血管走行烧灼样疼痛或局部肿胀。

（2）注射部位局部出现红、肿、热、痛等反应，如处理不及时或未加处理，严重者可出现大水疱及簇疹，随后出现局部紫斑溃疡、坏死。

（3）注射部位局部出现紫色红斑坚硬，灼样疼痛，皮下组织受累，活动受限。

（4）由于药物刺激，使组织受损，刺激神经末梢引起放射性疼痛。

（5）溃疡形成，由中心向外周逐渐蔓延，皮下组织坏死，周围明显有表皮增生，边缘不整齐。

（三）防治措施

（1）输注化疗药物时尽可能选择大静脉，若有条件可予以留置 PICC 管或深静脉置管。开始给药速度要慢，出现不适症状，停止输液，尽快回吸输液管，抽出外渗药，拔掉穿刺管，抬高患肢并予以冷敷。

（2）2% 普鲁卡因+生理盐水或地塞米松皮下注射，在穿刺部位和肿胀范围做环形及点状封闭，可减慢化疗药物吸收和镇痛。

（3）局部明显肿胀者可用硫酸镁湿敷以消除肿胀，湿敷面积应超过外渗部位外围 2~3cm，湿敷时间保持 24 小时以上；也可外抹喜辽妥霜、氟轻松软膏等。

（4）渗漏 24 小时后，可考虑使用超短波、红外线、紫外线照射仪等，可达到止痛、消炎，促进局部吸收等作用。局部坏死广泛的，应进行外科换药或植皮。

（5）对于蒽环类或丝裂霉素外渗，可用二甲基亚砜与维生素 E 外用；丝裂霉素可加上局部注射维生素 B_6；若长春碱类外渗，可局部皮下注射透明质酸酶。

三、末梢神经炎

（一）发生机制

末梢神经炎的发生可能是因为细胞毒性药物在神经肌肉接头部位的直接毒性作用或者运动神经元兴

奋性高所致。

（二）临床表现

末梢神经炎的临床表现对于所有种类的化疗药都是一样的。感觉神经病变是最常见的，如感觉异常、麻木、针刺感、疼痛，尤其是以肩部和椎旁肌肉为中心的痛性痉挛和肌痛是常见的主诉。部分可出现深部腱反射消失，最常见的是踝反射消失。感觉异常常呈袜套和手套样分布与肢端深部腱反射消失是末梢神经炎的典型症状。

（三）防治措施

1. 调整用药策略　可减量或推迟用药，采用打打停停的方法使用奥沙利铂，能减少严重的神经病变而不降低抗肿瘤疗效。也可用延长输液时间的方法，降低神经毒性。

2. 对症处理　可用非甾体类抗炎药如消炎痛对症处理。也可配合抗抑郁药如阿米替林或抗癫痫药如加巴喷丁及拉莫三嗪等。

3. 预防性用药　主要有以下几种药物：氨磷汀、神经生长因子、抗氧化剂（谷酰胺、谷胱甘肽、维生素 E）、钙剂、镁剂等。

四、化学性膀胱炎

（一）发生机制

烷化剂类化疗药物的代谢产物丙烯醛会刺激膀胱上皮，引起出血性膀胱炎，导致泌尿系刺激症状。常见的药物有环磷酰胺类及铂类化疗药物。

（二）临床表现

主要表现为泌尿系刺激症状，出现尿痛、尿频、尿急，严重者可出现排尿困难或肉眼血尿。

（三）治疗

（1）用药前及用药过程中予以水化、利尿，根据患者心肾功能情况，加大补液量，增加尿量。

（2）化疗时给予 5% 碳酸氢钠静脉滴注，纠正尿液中的酸性环境，能减轻膀胱损害。

（3）症状严重者可予以生理盐水或呋喃西林溶液等液体对膀胱进行冲洗。

（4）巯基化合物如美司钠（Mesna，巯乙基磺酸钠）、乙酰半胱氨酸（NAC）和谷胱甘肽等，能通过巯基与丙烯醛结合使其失活从而减轻毒性。临床上美司钠作为预防用药已经成为常规的治疗方案之一。

第二节　放疗相关性疼痛及处理

放射治疗是治疗恶性肿瘤的主要手段之一，可治愈 18% 的恶性肿瘤。临床治疗中约 65%~75% 的恶性肿瘤患者需要接受放射治疗。在美国每年约有 60% 的癌症患者接受过放射治疗。但是放射治疗在杀灭恶性肿瘤细胞的同时，也可杀灭大量的正常组织细胞。患者在放射治疗后出现一系列并发症，部分严重影响患者的生活质量，甚至危及生命。本节主要阐述放射治疗常见并发症引起的疼痛及其处理。

一、放射性口腔黏膜炎

（一）发生机制

头颈部恶性肿瘤放射治疗中，口腔黏膜常包括在放射野内。放射性口腔黏膜炎是放疗过程中必然发生的一种并发症，其产生的主要原因如下：

（1）放射线对基底细胞的损伤，使黏膜细胞的分裂补偿机制受到影响，黏膜的厚度降低，脆性增加，进食的微小机械性的刺激让黏膜受损率增大。

（2）放疗损伤唾液腺，使唾液流量及质量均大大地降低，口腔自洁及免疫功能受限，导致口腔卫生不良，酸度增加，pH下降、原有微生物环境失调，引起口腔黏膜发炎、破溃。

（3）放疗在一定程度上降低了患者的全身免疫功能，造血系统、免疫功能受到抑制，使机体抵抗力下降，此外NPC患者食欲不佳、营养失调，导致机体抵抗力进一步降低，组织修复能力差。

（二）临床表现

放射性黏膜炎的严重程度与放疗方式、剂量、射线能量、患者体质等相关。症状多在放疗的第2~3周出现。初期主要表现为口腔黏膜局灶性红肿，造成吞咽不适或疼痛，随着放疗剂量的增加，可出现口腔黏膜糜烂、溃疡，部分患者出现吞咽困难，反应严重的可出现片状融合的溃疡，表面被覆白膜，可合并感染，导致剧烈疼痛而滴水难咽。有的甚至使放射治疗计划被迫中止，影响肿瘤治疗效果。

（三）治疗

（1）完善放疗前口腔准备，其中包括洁牙，修补龋齿，去除金属牙套，拔除残根。

（2）注意饮食卫生，进软食，勿食过冷、过硬、过热食物，忌辛辣刺激性食物，戒烟酒，必要时可服用清热解毒类药物。

（3）注意口腔卫生，保持口腔清洁，每次饭后用软毛刷和双氟牙膏刷牙，予以洗必泰漱口液、口洁灵含漱，也可喷桂林西瓜霜、双料喉风散等保护口咽黏膜，消炎止痛，促进溃疡愈合处理，必要时口服抗生素。

（4）明显疼痛者在进食前可用含有利多卡因的含漱液漱口镇痛，必要时可按世界卫生组织（WHO）关于癌痛的三阶梯镇痛原则予以芬太尼透皮贴剂等处理。

（5）可配合使用表皮生长因子、维生素 B_{12}、糜蛋白酶、庆大霉素加入生理盐水中进行雾化吸入，以达到湿化呼吸道和减轻黏膜水肿，促进黏膜愈合。也可直接用表皮生长因子喷雾剂喷口腔处理。

（6）对伴有发热者应静脉滴注抗生素，补充高营养液，促进溃疡愈合。合并真菌感染者，予以氟康唑等抗真菌治疗。

二、放射性食管炎

（一）发生机制

胸部肿瘤行放射治疗时，食管常包括在放射野内，急性放射性食管炎是胸部恶性肿瘤放疗引起的无菌性炎症。由于食管黏膜上皮是一种生长旺盛的组织，受到照射时，上皮细胞发生水肿、变性和坏死，导致食管黏膜水肿、渗出及糜烂，一般发生于放射治疗开始后2~4周，放疗剂量20~40Gy出现。

（二）临床表现

胸骨后灼痛、吞咽不畅、疼痛不适等急性放射性食管炎症状，是由放射不良反应所致。若不及时处理，可出现进食时吞咽疼痛和胸骨后疼痛。严重者出现吞咽困难或因疼痛不能进食进水。

（三）防治措施

1. 调节饮食　疗程中避免进食辛辣、粗糙食物，避免机械和化学性刺激。

2. 保护食管黏膜　可予以消化道黏膜保护剂如蒙脱石散剂、硫糖铝凝胶等，口服后覆盖于消化道黏膜上，从而减轻放射性食管炎。

3. 氧气雾化吸入疗法　生理盐水5mL、庆大霉素8万U、地塞米松5mg雾化吸入。食管黏膜损害严重时，可加入盐酸利多卡因2.5~5mL，起到表面麻醉、减轻疼痛的作用，促进组织修复。

4. 口服镇痛　对于疼痛剧烈者，可予以庆大霉素、地塞米松、利多卡因等加入生理盐水配制成的口服液口服镇痛处理；有报道用芬太尼透皮贴剂治疗放射性食管炎取得良好效果。

5. 抗感染　必要时可予以抗感染治疗。

三、放射性肠炎

（一）发生机制

放射性肠炎主要因肠黏膜和血管结缔组织受照射后，引起肠上皮细胞增生受抑制，肠黏膜下小动脉受损产生肠壁缺血和黏膜糜烂、溃疡；肠壁组织损伤，纤维母细胞增生，最后导致纤维化，黏膜面扭曲和断裂，肠腔狭窄或穿孔，腹腔内形成脓肿、瘘道和肠粘连。

（二）临床表现

腹腔或盆腔肿瘤进行放射治疗时，常可发生不同程度的放射性直肠炎。临床表现缺乏特异性，急性起病者多在放疗 1~2 周后出现恶心、呕吐、食欲减退、黏液血便，轻者表现为大便次数增多，重者可表现为腹泻、腹痛、黏液血便、里急后重、肛周疼痛等。严重者可表现为脂肪泻，导致营养不良，甚或恶病质，甚至发生肠坏死穿孔。结缔组织的病变则进展缓慢。

（三）防治措施

（1）进食易消化、高营养食物，保持大便通畅，忌食刺激性及粗纤维食物。

（2）症状较轻者可予以收敛止泻处理，有报道应用生长抑素，可以减少消化液的分泌，减轻消化液对创面的腐蚀作用，从而控制腹泻和消化道出血，也可配合黄连素或诺氟沙星消炎治疗。

（3）对于症状较重者，可给予思密达粉 6g、地塞米松 10mg、庆大霉素 8 万 U 加生理盐水 50mL 保留灌肠处理，必要时予以静脉营养支持治疗。

（4）一旦出现肠穿孔，需及时进行外科手术治疗。

四、放射性膀胱炎

（一）发生机制

盆腔恶性肿瘤放射治疗后，可引起不同程度的急、慢性放射性膀胱炎。其中子宫颈癌放疗患者最常见。放射性膀胱炎的损伤主要有：移行上皮剥脱黏膜溃疡，固有层内急性炎症反应，血管内血栓形成；病变晚期可有膀胱壁纤维化，罕见情况下有黄色瘤病变。尿脱落细胞学的检查可见细胞碎片，变性、坏死的尿路上皮细胞，各种出血以及包括组织细胞在内的炎症细胞；增大的移行上皮细胞，以及有核内空泡出现、核染色质清亮、核结构消失等退行性改变的移行上皮细胞。这种尿脱落细胞学改变可以持续数年。组织病理变化方面，急性型可在放射治疗后 4~6 周出现，慢性型出现在治疗后 3 个月至 10 年，通常见于治疗后 4 年。

（二）临床表现

放射性膀胱炎的临床表现以突发性、无痛性肉眼血尿起始，主要表现为持续或反复、难以控制的肉眼血尿，多伴发尿频、尿急，部分患者因伴感染而尿痛。有时尿中大小不等的血凝块阻塞尿道致排尿困难，甚至急性尿潴留。部分患者有明显下腹坠胀疼痛。

（三）治疗

（1）疗程中嘱患者多饮水，加强利尿，冲洗尿道。

（2）口服维生素 C 及碳酸氢钠，碱化尿液。

（3）可适当给予消炎、止血处理。

（4）甲醛膀胱灌注法是一种常用的治疗放射性膀胱炎的方法，一般可选用 1%~10% 的甲醛溶液。

（5）疼痛症状较重者可予以 2% 利多卡因 5mL、泼尼松 10mg 加生理盐水膀胱内灌注。

（6）高压氧在治疗和预防放射性膀胱炎出血方面具有一定的价值。

第三节　肿瘤患者急性带状疱疹痛和后遗神经痛的处理

带状疱疹是一种由水痘-带状疱疹病毒感染所致的皮肤疾病。恶性肿瘤患者放化疗后免疫力低下，易合并带状疱疹，且病情重，不易治愈，神经痛持续时间长，给患者带来极大痛苦，而且严重影响肿瘤的治疗效果。

一、病因

由水痘-带状疱疹病毒感染所致，本病在无或低免疫力的人群，如婴幼儿中引起原发感染，即为水痘。病毒感染后以潜伏形式长期存在于脊神经或脑神经的神经节细胞中，被某些因素激活后，病毒从一个或数个神经节沿相应的周围神经到达皮肤，引起复发感染，即带状疱疹。患原发水痘后能再发带状疱疹，但带状疱疹发生后很少复发，这与前者发病后产生不完全免疫（IgM 反应）及后者发病后产生完全持久性免疫（IgM 反应）有关。

本病常呈散发性，与机体免疫功能有关。老年人，局部创伤后，系统性红斑狼疮、恶性肿瘤接受化疗和放疗以及较长期接受皮质激素、免疫抑制剂的患者，较正常人明显易感，且病程迁延，病情较重，后遗神经痛也较突出。

二、临床表现

病前常先感局部疼痛，或轻度发热、乏力，亦可无前驱症状，患部先出现红斑，继而成簇性丘疹、丘疱疹，迅疾成水疱，疱壁紧张、疱周红晕，7~8 天后水疱干涸结痂，愈合后留有暂时性色素沉着，各群水疱之间皮肤正常，附近淋巴结肿大。皮疹往往沿一侧周围神经分布，排列成带状，一般不超过体表中线，多见于肋间神经或三叉神经、腰骶神经支配区，病程 2~4 周，愈后获终身免疫，一般不易复发，（免疫力低下者例外）。

神经痛为本病特征之一，疼痛可出现在发疹前或伴随皮疹存在，年龄愈大，疼痛愈剧烈。老年患者于皮损消退后遗留顽固神经痛可达数月之久。由于机体免疫状态不同，侵犯神经各异，出现下列几种特殊型带状疱疹：

1. 顿挫型带状疱疹　仅发生红斑、丘疹，而不形成水疱，即自行消退。
2. 出血型带状疱疹　水疱内容物为血液。
3. 坏疽型带状疱疹　水疱中心出现坏死，呈褐色结痂，痂下为溃疡，愈后有瘢痕。
4. 泛发型带状疱疹　病毒通过血行播散，全身泛发水痘样皮疹，伴高热，肺、脑等全身中毒症状，病情严重，可导致死亡。
5. 眼带状疱疹　如累及角膜，水疱破溃，形成溃疡性角膜炎，愈后留有角膜瘢痕而失明，严重者甚至发生全眼球炎。
6. 耳带状疱疹　由于病毒侵犯面神经膝神经节，影响面神经和前庭蜗神经的感觉神经纤维，使外耳道出现水疱、面瘫及内耳功能障碍（耳鸣、耳痛），称为 Ramsay-Hunt 综合征。
7. 内脏带状疱疹　病毒由脊神经节侵及交感神经及副交感神经的内脏神经纤维，引起胃肠道及泌尿道症状；病毒从脊神经前、后根向上侵及中枢神经系统，表现脑膜炎。

三、诊断

带状疱疹起病突然或先有发热乏力等全身症状。典型的皮损为在炎症基础上出现成簇而不融合的粟粒至黄豆大丘疹，丘疹继而变为水疱，疱液澄清，疱壁紧张，围以红晕；皮损常沿外周神经作单侧带状分布，以肋间神经和三叉神经分布区多见；患处常有不同程度神经痛，病程 2~3 周，少有复发，神经痛可持续更久。根据水疱集簇成群，沿一侧神经分布，排列成带状，伴疼痛等特点，不难诊断。

四、治疗

其治疗原则是镇痛、消炎、抗病毒，保护局部、防止继发感染。

（一）非甾体类抗炎镇痛药

首选非甾体抗炎镇痛药如双氯芬酸钠、塞来昔布、布洛芬等能有效减轻疼痛。剧烈顽固疼痛者予以 0.5% 利多卡因、地塞米松行椎旁神经阻滞和 0.25% 利多卡因、地塞米松行皮疹区皮内浸润。

（二）三环类抗抑郁药

如阿米替林、地昔帕明、去甲替林等，除了治疗抑郁症外还用于多种神经痛的治疗，它不仅能改善患者的抑郁状态，而且通过阻断去甲肾上腺素和5-羟色胺的再摄取而减轻带状疱疹后神经痛患者的疼痛。

（三）抗惊厥药

如卡马西平、苯妥英钠、加巴喷丁和普瑞巴林等，其中加巴喷丁和普瑞巴林是新一代的抗癫痫药，是治疗带状疱疹后神经痛及其他病理性神经痛的一线药物。主要机制是减少谷氨酸能神经的传导，改善γ-氨基丁酸能神经的传导，与电压依赖钙离子通道相结合，阻止钙离子的内流而产生镇痛作用。

（四）麻醉性镇痛药

此类药物通过激动中枢阿片样受体发挥镇痛作用。主要包括曲马多、羟考酮、吗啡、多瑞吉贴剂（主要成分是芬太尼）等。芬太尼透皮贴剂需要12~14h才能充分发挥镇痛作用，在此期间可胃肠外补充速效吗啡制剂。

（五）抗病毒药及免疫调节剂

常用的抗病毒药有阿昔洛韦、伐昔洛韦、喷昔洛韦；免疫调节剂如丙种球蛋白、人白细胞转移因子或α-干扰素等。

（六）皮质类固醇激素

老年患者无激素禁忌证时可早期应用短疗程、小剂量强的松以减轻神经根的损伤，避免发生严重的病理性神经痛后遗症；但有人主张慎用，以免病毒扩散。

（七）神经营养药

如维生素 B_1、维生素 B_{12} 口服或肌注，通过营养受损的神经达到镇痛作用。

（八）局部疗法

根据皮损情况对症处理，外用消炎抗感染、干燥收敛药物为原则。氧化锌油中加入抗生素，保护创面，或1%达克罗宁霜，5%苯唑卡因霜以镇痛。

（九）康复物理疗法

包括电疗法、光疗法（红外线、紫外线、激光）、超声波疗法、磁疗法、蜡疗法等。其中氦氖激光治疗带状疱疹后神经痛应用广泛。

（十）中医中药治疗

热盛者治以清热利湿解毒，用龙胆泻肝汤加减。湿盛者治以健脾利湿解毒，用除湿胃苓汤加减。气滞血瘀者治以活血化瘀、行气镇痛，用活血散瘀汤加减。

附常用药方：

（1）龙胆泻肝汤加减：龙胆草 6g，山栀子 9g，黄芩 9g，泽泻 12g，车前子 9g，柴胡 10g，当归 9g，生地 15g，半枝莲 15g，白花蛇舌草 30g，甘草 5g，木通 6g。

（2）除湿胃苓汤加减：苍术 10g，厚朴 15g，陈皮 10g，泽泻 12g，茯苓 15g，白术 15g，滑石 10g，防风 9g，山栀子 10g，木通 5g，肉桂 3g，甘草 5g。

（3）活血散瘀汤加减：川芎 15g，当归尾 10g，赤芍 15g，牡丹皮 15g，苏木 10g，枳壳 12g，瓜蒌仁 10g，桃仁 15g，槟榔 15g，莪术 15g，三棱 10g，甘草 5g。

（郑积华　屠伟峰）

参 考 文 献

[1] SCOTT M F, JANE C B, JAMES P R. Bonica's Management of Pain. 4th ed. Philadelphia：Wolters Kluw-

er，2009.

[2] 李萌，田庆，刘钰，等.2015 与 2010 年版 NCCN 成人癌痛临床实践指南的比较，Tuna，2017，（37）：1-11.

[3] ROBERT A S，JUTITH A. P，DORALINA L A，et al. NCCN Clinical Practice Guidelines in Oncology A-dult Cancer Pain Version1，2018.

[4] KNOX J J，PUODXIUNAS A L V，FELD R. chemktherapyinduced oramucositis. Drugs and Aging，2000，17：257-267.

[5] KEMP C. Non-Hodgkin's Lymphona，Oral cavity and pharyna and ovary. Am J Hosp palliat care，1999，16：605-607.

[6] 邱立，张萍，程薇.复方双氧水用于危重患者的口腔护理临床观察.护理研究，2004，18（10）：1753-1754.

[7] 王小方，李新奎，向英，等.肿瘤患者放化疗后并发口腔溃疡治疗护理现状.第四军医大学学报，2002，23：67-68.

[8] 姚晚侠，姚聪，杜粉静，等.肿瘤患者口腔粘膜炎的综合处理方法探讨.现代肿瘤医学，2006，14（8）：1038-1039.

[9] RICARDO S，PATRICK S，WILLIAM B，et al. Palifermin for Oral Mucositis after Intensive Therapy for Hematologic Cancers. N Engl J Med，2004，351（25）：2590-2598.

[10] 韩宇静.化疗药物外渗.中国民族民间医药，2009（2）：66-67.

[11] 徐海平，张秀玲，庄丽华.恶性肿瘤患者化疗药物外渗的临床特点及护理.实用医技杂志，2008，15（2）：762-763.

[12] 娄婷，黄幼含.肿瘤化疗药物渗漏的预防与处理.中华实用医药杂志，2004，4（1）：81-83.

[13] 熊海燕.丛佩燕草酸铂化疗致末梢神经炎的护理.吉林医学，2008，29（6）：502.

[14] CASCINU S，CATALANO V，CORDELLA L，et al. Neuroprotective effect of reduced glutathione on ox-aliplatin-based chemotherapy in advanced colorectal cancer：a randomized，double-blind，placebo-controlled trial. J Clin Oncol，2002，20（16）：478-483.

[15] YILDIRIM I，KORKMAZ A，OTER S，et al. Contribution of antioxidants to preventive effect of mesna in cyclophosphamide-induced hemorrhagic cystitis in rats. Cancer Chemother Pharmacol，2004，54（5）：469-473.

[16] MILENA M V，FRANCISCO Y B，Mac'do，et al. Ternatin，aflavonoid，prevents cyclophosphamide and ifosfamide induced hemorrhagic cystitis in rats. Phytother Res，2004，18（2）：135-141.

[17] 舒展，王悦，翟所迪.环磷酰胺致出血性膀胱炎的监测与防治.药物不良反应杂志，2006，8（4）：269-272.

[18] SONIS S T，ELTING L S，KEEFE D，et al. Perspectives on cancer therapy induced mucosal injury：path-ogenesis，measurement epidemiology，and consequences for patients. Cancer，2004，100（9Suppl）：1995-2025.

[19] KALSO E，，ALLAN L，DELLEMIJN P L I，et al. Recommendations for using opioids in chronic non cancer pain. European Journal of Pain，2003，7（5）：381-386.

[20] 邢沫.放射性口腔黏膜反应的防护进展.现代护理杂志，2007，13（4）：367-368.

[21] 陈瑶舟，张锦龙，郑莉华，等.芦荟混合液雾化防治放射性口腔黏膜反应的疗效观察.现代护理杂志，2008，14（4）：435-436.

[22] 王逸如，陈少明，郑滢，等.早期护理干预对防治鼻咽癌患者放射性口腔炎的作用探讨.护理研究，2007，21（7）：1810-1811.

[23] 孙杨，祝玲，杨爱仙.急性放射性口腔黏膜炎的预防及护理.国外医学护理学分册，2005，24

（9）：528-530.

[24] 郭秀娟，沈莉，宫彦军．放射性食管炎及其治疗．临床荟萃，2007，22（18）：1358-1360.

[25] LEVINE M S, RUBESIN S E. Diseases of the esophagus：diagnosis with esophagography. Radiology, 2005, 237（2）：414-427.

[26] 宋翔，赵新萍，吴伟，等．思密达混合剂治疗放射性食管炎 50 例临床观察．山西临床医药杂志，2001，10（9）：643-644.

[27] 殷蔚伯，谷铣之．肿瘤放射治疗学．北京．北京协和医科大学出版社，2002.

[28] 薛艳，鲜仕蓉，周渝．放射性肠炎的治疗和预防．华西医学，2003，18（4）：611-612.

[29] 张华，李亚琴．放射性肠炎的病机与治疗探讨．陕西中医，2006，27（1）：82-83.

[30] ZIMMERER T, BCKER U, WENZ F, et al. Medicalprevention and treatment of acute and chronic radiation induced enteritis is there any proven therapy. Gastroentero, 2008, 46（5）：441-448.

[31] 崔崟，米振国．放射性膀胱炎的诊断和治疗．山西医科大学学报，2007，38（5）：460-463.

[32] 周飞，石洪波，余志运，等．放射性膀胱炎出血治疗 44 例分析．中国误诊学杂志，2008，8（9）：2187.

[33] FELDMEIER J J, HAMPSON N B. A systematic review of the literature reporting the application of hyperbarci oxygen prevention and treatment of delayed radiation injuries：an evidence based approach. Undersea Hyperb Med, 2002, 29（1）：1-3.

[34] 刘春梅，赵桂香，张红岩，等．带状疱疹后神经痛的治疗．中国老年学杂志，2009，29（2）：769-770.

[35] RICE A S, MATON S. Gabapentin in postherpetic neuralgia：a randomized double blind, placebo controlled study. Pain, 2001, 94（4）：215-224.

[36] 邹彦，阮培刚．恶性肿瘤放化疗合并带状疱疹的临床分析．中国综合临床，2006，22（5）：449-450.

[37] GAMMAITONIAR, GALER B S, BULLOCH S, et al. Randomized, double-blind, placebo-controlled comparison of the analgesic efficacy of oxycodone 10mg/ acetaminophen 325mg versus controlled release oxycodone 20 mg in postsurgical pain. J Clin Pharmacol, 2003, 43（3）：296-304.

[38] 张学军．皮肤性病学．北京．人民卫生出版社，2004.

[39] MOULIN D E, CLARK A J, GILRON L, et al. Pharmacological management of chronic neuropathic pain consensus statement and guidelines from the Canadian Pain Society. Pain Res Manag, 2007, 12（1）：13-21.

第四十五章　晚期癌症患者的姑息关怀

据《2013年中国恶性肿瘤发病和死亡分析》显示，2013年，全国估计新发恶性肿瘤病例约368万，死亡病例约222万。这些晚期癌症患者，普遍遭受着疼痛、疲倦乏力、食欲减退等躯体症状的折磨，还存在社会支持不足、情绪不良、精神痛苦等诸多问题，迫切需要姑息关怀以减轻症状、提高生活质量。

第一节　姑息关怀的基本概念与发展

一、基本的概念

姑息关怀学（Hospice and palliative care），或称临终关怀学、姑息医学、宁养医学、纾缓医学，是指当疾病处于不可逆的临终状态时，最重要的是纾缓照顾（care），而不是一般意义上的"治疗"（cure）。故WHO定义为：对不能治愈的患者首要的是进行积极全面的照顾，包括疼痛及其他症状的控制，心理、社会、精神方面问题的解决，目的是使患者及其家属获得最好的生活质量。

姑息关怀的核心哲理是：①尊重生命的神圣性，承认死亡是人生的一部分，不会提早结束生命，亦不会勉强延续生命；②以多学科组成的团队合作为不能治愈的患者提供积极的、全面的照顾，也称为四全照顾：即全人、全家、全程、全队照顾，以尽量提高患者及家属的生活质量为目标。

所谓全人是指为患者提供身、心、灵的全面照顾，强调疼痛及症状控制的重要性；全家是指帮助患者家属共同面对疾病带来的困境；全程是指协助患者积极地活到最后一刻，并提供哀伤期的辅导；全队是指整个宁养医护照顾是由多学科小组全体成员协作完成的，包括患者及其家属、医生、护士、社工、心理学家、治疗师、院牧、义工等。

二、历史、现状与未来

（一）历史概况

现代宁养医学起源于英国的善终服务运动，1967年英国西塞莉·桑德斯博士（Dr. Cicely Saunders）在伦敦创建了世界上第一家现代宁养院——圣克里斯多弗宁养院（St. christopher's hospice）。它是以一个团队的方式给晚期癌症患者及其家属专业的照顾，不仅将癌痛作为一个重要的症状并提倡用口服阿片类药物加以控制，还以同理心给患者心理社会、精神方面的支持。50年来，英国的宁养院已发展至一百多所，全世界已有十多个国家前往学习观摩。美国于1974年在康涅狄格州新港市创办了全美第一家宁养院，到1996年已达2 476家。加拿大也相继建立了200多家宁养院，不仅服务于癌症患者，也服务于艾滋病患者。日本自1981年开展hospice movement，并逐渐普及到全国。我国香港地区自1987年开始提供善终服务，1992年白普理宁养中心成立，现有12家医院提供宁养服务，病床252张。我国台湾地区则于1990年在台北淡水马偕医院成立第一个安宁疗护病房，发展较迅速，至今已形成了较为完善的体系。

1988 年天津临终关怀研究中心成立，标志着中国大陆的临终关怀事业起步。随后，全国各地相继建立了一些临终关怀机构，如天津医科大学二附院的中西医结合病房、北京东方医院的"颐养院病房"、北京朝阳医院的临终关怀病房、北京松堂医院、上海南汇老年护理院临终关怀病房、昆明市第三医院的关怀科和中国医科大学附属盛京医院宁养病房等。

1998 年李嘉诚先生出于对癌症患者的关爱，捐资在汕头大学医学院第一附属医院兴建了全国首家免费宁养院，在取得了较大社会效益的基础上，2001 年李嘉诚基金会斥巨资（2 000 万元/每年）与全国 20 家医院协作设立宁养院，每年为 1 万多名贫困的晚期癌症患者提供家居宁养服务，减轻了晚期癌症患者的痛苦，建立了中国特色的"贫困、癌痛、家居、免费"的宁养服务模式，在大陆掀起关爱晚期癌症患者的热潮。但国内临终关怀事业的发展是缓慢的，粗略统计国内各种类型的临终关怀机构不足 100 所，且都集中于百万人以上的大城市，从业人数少，服务范围狭窄，服务内容少，服务水准仍有待提高。

（二）现状

经过 50 多年的发展，姑息关怀医学已形成了较完整的理论知识和实践体系。

1. 服务对象　姑息关怀学照顾的对象为目前医学水平不能治愈的患者，通常是指晚期癌症患者、艾滋病患者、运动神经元疾病患者，经相关专科医生诊断其预期寿命有限（美国为 6 个月，德国为 3 个月）。而姑息治疗的措施和手段可以延伸应用于疾病的更早期阶段。

2. 服务内容

（1）镇痛治疗：是姑息关怀照顾的重点，通过三阶梯镇痛治疗及姑息性的外科手术、放疗、化疗等方法控制癌痛。

（2）控制癌症患者其他常见的躯体症状：如恶心呕吐、呼吸困难、乏力、便秘、胸腹水等，让患者感到舒适。目前，这方面已积累了相当丰富的知识和经验。

（3）心理社会支持：晚期癌症患者常有焦虑、抑郁、孤独、愤怒、恐惧、绝望等心理障碍，以及诸多的社会问题，因此心理疏导、社会支持尤为重要。

（4）精神抚慰：面对死亡是一个孤独的旅程，晚期癌症患者在这时候最需要被了解和支持，才有力量走完他的人生路。因此医务人员要以真诚的关心、陪伴、倾听，以同感心和良好的沟通技巧表达患者的情绪，让患者感觉被了解、被支持；通过生命的回顾唤起患者人生丰富的阅历、感悟和价值，从而丰盈生命的意义，使患者的心灵得以安宁。

（5）护理：对晚期患者而言，良好的护理较治疗更为重要，对家居患者还应协助家属做好护理。

（6）对患者家属的支持和哀伤辅导：家庭是晚期肿瘤患者最大的力量源泉，但晚期肿瘤患者的家属由于要持续地付出体力和精神照顾患者，还要面对病人终会离去的事实，因此往往是心力交瘁、茫然无助。所以，家属无论是人力物力上以及精神上都需要足够的支持。而挚亲的离世，往往带给家属无限的悲痛，面对这人生的巨变，要重新振作、继续生活并不容易。因此需要提供哀伤辅导，帮助家属尽快走出哀伤情绪，达到生死两相安。

3. 服务方式

（1）家居照顾：指姑息关怀医务人员定期到患者家中服务。在社区医疗资源完善的地方，主要采用这种模式，具有高效、低耗的特点。

（2）日间照顾中心：由医务人员及义工策划各种活动，然后接送家居患者至中心参加的模式。

（3）住院照顾：综合医院的姑息关怀病房或专门的姑息关怀医院，为晚期患者提供高标准的症状控制，以及门诊服务、电话咨询服务等。英国、香港地区是采用上述几种服务方式相互补充，满足了不同情况患者之所需，相当完善、周到、高效。

4. 政策法规扶持　在发达国家，当疾病无法治愈时，姑息关怀已逐渐被认为是一项基本人权，任何人都有无痛的权利。1976 年美国加州通过"自然死法案"（Natural death act），推行"生预嘱"（Liv-

ing wills），"生预嘱"或"生前预嘱"，又称"预立指示"（Advance directives），让人们在健康时，或还没病到没有能力表示意愿时，即以书面表示临终时的抉择，最重要的是接受或拒绝心肺复苏术。2000年台湾地区立法通过"安宁缓和医疗条例"，赋予了"末期患者"有拒绝施行心肺复苏术的权利。只要签有意愿书表明拒绝施行心肺复苏术，经过两位医生（其中一位须为专科医生）诊断确定为末期患者，则医生可依法在患者临终时不予施行心肺复苏术等抢救措施，而是协助患者减轻痛苦、安详离世。

5. 姑息关怀的覆盖面　发达国家和地区如英国、德国，我国香港地区、台湾地区等已是全民受惠，无论是住院或家居宁养服务基本上都是免费的。1983年美国立法将姑息关怀服务纳入国民医疗保险范围。

6. 专业教育与训练　发达国家已有完备的专业训练体系，设有纾缓医学专科训练和进修课程。2000年法国在医学教育法令附件中规定开设题为"疼痛-姑息治疗-死亡"的教学讲座，以了解和掌握看护和关爱临终患者的原则与知识。1998年中国香港内科医学院也成立了纾缓医学专科，现有6家医院可提供纾缓专科训练。我国台湾地区于1993年开始了安宁缓和专科医生训练，平均每年受训人数达1 000人次。2004年中国大陆的多家医学院校开设了姑息医学课程，2005年卫生部在全国推广癌痛规范化治疗，2012年卫生部开展无痛病房的创建活动，这些活动或项目达到了普及姑息关怀知识、培养姑息关怀专业人才的效果。一些学（协）会如香港纾缓医学会、香港善终服务护士会、台湾安宁照顾协会、中国抗癌协会癌症康复与姑息专业委员会等在推动当地姑息关怀医学的发展方面起了很重要的作用。

（三）存在问题与未来趋势

全球年发癌症患者近1 000多万，并呈上升趋势，且短期内癌症的预后不会明显改观，因此迫切需要姑息关怀照顾。为此1989年WHO将癌症部更名为癌症与姑息治疗部，将姑息治疗作为癌症综合控制计划的四项重点之一。但发达国家与发展中国家的情况是明显不同的，发达国家的姑息关怀发展得很好，覆盖面大。

在我国等一些发展中国家，阻碍姑息关怀发展还存在以下问题：①传统文化认为死亡是恐怖、晦气的。因此，虽然患者病情已处于晚期癌症的临终期，仍采取各种治疗措施，而不实行姑息关怀，不仅增加患者痛苦，同时，还造成了医疗资源的巨大浪费；②社会公众对麻醉镇痛药有"成瘾"的疑虑，惧怕使用；③政府相关部门对宁养医疗照顾的政策支持不够，因惧怕麻醉镇痛药物流失而供应不足；④国家经济实力不足的制约因素，目前的卫生服务还限于有病治病的应急状态，要从正规的政府资金渠道来发展带公益性质的宁养医疗项目仍有一定困难；⑤部分贫困的癌痛患者连镇痛药物也支付不起，只能忍受癌痛的煎熬；⑥教育训练（专业和普及教育）缺乏。对社会公众生死观的教育、新闻媒体对临终关怀的宣传不够；⑦专业教育匮乏，多数医学院校学生中尚没有姑息关怀医学专科医生训练和认证。

自1988年以来，国内临终关怀事业已呈现了良好的发展趋势。首先是争取政策上支持。有资料表明，姑息关怀照顾的费用并不高，仅为传统住院治疗的1/5～1/10，部分费用尚可通过民间力量（义工、爱心捐献）筹集；如通过立法推广临终关怀服务，临终患者传统住院治疗的巨额医疗经费将节约下来，远远能满足临终关怀服务的需要，这样既体现了政府的惠民政策，又能解决晚期癌症患者医疗照顾问题。其次是加强宣传和教育，改变人们的观念。相信通过这些努力，顺应时代需要的姑息关怀照顾一定会有更大的发展。

三、安乐死与姑息关怀

安乐死是指为解除痛苦，以特定方式（积极或消极）刻意结束已患不可治愈疾病患者的生命。姑息关怀是指为缓解患者的痛苦而进行积极全面的治疗照顾，尽量减轻痛苦、缓解症状、维持患者尊严、提高生活质量。二者的共同点都是想解除患者的痛苦。但二者在手段及后果上却有巨大的差异：前者是通过刻意结束生命——也就是死亡来达到解除痛苦的目的，而后者是提倡快乐的活着直到最后一刻，死亡是顺其自然的。

目前争论的焦点是伦理问题。赞成安乐死的人认为，人有自我决定的权利；反对者认为生命是神圣的，应得到尊重，医学没有帮助自杀或安乐死的权利（即人不能杀人）。

姑息关怀反对安乐死。因为患者的预后往往难于确定、患者的主观意愿常常存在不确定性，安乐死的请求常源于症状未得到缓解，或担心成为家人的负担（即使其他人没有放弃自己的想法），或感觉生命已没有意义等，如果安乐死被认可，末期患者及老年人将面临"高危"状态。临床上常常看到这样的情况：患者开始要求安乐死，但当接受宁养服务的全人照顾后，或疼痛控制了、症状减轻了，或其内心又找到了勇气和力量，这些患者就再也不要求安乐死。因此，普及姑息关怀是当前更重要、更迫切的工作。

第二节　姑息关怀的方法

姑息关怀的基本任务是解除患者的临床症状，在此基础上，给予精神心理上全面的关怀，提高患者的生活质量。患者症状包括身体与心理精神两个方面。前者是基础，姑息医学特别强调癌痛及其他症状控制的重要性，只有疼痛得到缓解，睡眠改善，才有可能解决心理精神等问题。而后者与身体症状相互影响，患者有足够强大的心理力量就能面对疾病、疼痛以至死亡的挑战。姑息关怀主要包括：全面评估和全人照顾两大部分。

一、评估

通过评估可掌握患者的情况，找出需要解决的问题，因而评估在姑息治疗中很是重要，应该始终贯穿于整个医疗护理活动中。评估的内容主要包括：①采集病史；②体格检查；③必要的实验室检查及辅助检查；④找出存在的主要症状（问题）和分析可能的原因；⑤制订治疗护理计划。

（一）采集病史

由于晚期患者常常疲惫痛苦，甚至虚弱衰竭，有时又很慌乱，因而难以从患者那里采集到详细完整的病史。但一些关键的资料是不能缺少的。家属与陪护常常成为患者病史的提供者，但是要注意他们的描述与患者的感觉常常是有差异的。采集病史的步骤如下：

（1）医护人员通过打招呼、介绍环境等与患者及其家属建立初步关系，以利访谈。

（2）明确癌症与癌痛的诊断及其进展，包括是否有诊断证明、各种实验室检查、病理学报告单、影像学资料（X线片、CT片、MRI片及报告、B超报告）等，这将有助于掌握原始诊断的情况、已经做过的治疗与疗效、目前疾病进展情况。

（3）了解患者既往病史：要注意晚期患者合并的其他疾病，如有消化道溃疡患者一般不用NSAID，使用华法林（Warfarin）的患者也一般不用NSAID，糖尿病患者一般不给予皮质类固醇药物，心脏病患者注意塞来昔布的应用等。

（4）患者癌痛与其他症状：

1）疼痛评估：正确的癌痛评估应来源于患者的主诉和医护人员的判断，切不可以医护人员的主观臆断来评估。癌痛评估的内容包括：癌痛的原因、部位、程度、加重或减轻的相关因素，癌痛治疗效果、不良反应等。疼痛强度评估可采用以下方法：数字分级（numeric rating scale，NRS）；语言评价量表（verbal rating scale，VRS）；视觉模拟法（visual analogue scale，VAS）和Wong－Baker脸谱法。

2）其他临床症状评估：如恶心、呕吐、呼吸困难、烦躁、精神错乱、乏力等症状的评估。

3）感觉与运动障碍：包括日常活动障碍及所需之辅助用具、饮食状况、排泄状况、皮肤状况、睡眠状况等。

4）情绪评估：包括焦虑、抑郁、愤怒、恐惧、绝望等。

5）患者对病情的认知及余生期待：包括患者对病情知道多少，患者期望什么，患者害怕什么和有什么不放心的事情。

6）与家人的关系及沟通状况：建立家庭图，了解患者与其家属的关系。家庭图的内容主要包括：患者和谁最亲近，最能帮助的人是谁，谁需要依靠患者，甚至将与患者有关系的朋友、同事都绘制到支持和关心的家庭图中。

7）精神状况：生命的价值感、对生命意义的认识和宗教信仰等。

8）家居环境安全评估。

（二）体格检查

当患者全身情况尚可时，完善的体格检查是必需的。但对身体状况很差、已经进入生命末期的患者，全面体格检查是难以完成的。与平时的体检相比，应更侧重舒适和功能，故要对常规的医学检查进行修改。主要注意以下几方面：

1. 意识　注意观察患者精神状态、面部表情、姿势和活动情况等，了解患者最舒适的体位和日常活动能力等。

2. 口腔　有无鹅口疮、苍白、发炎、溃疡或白斑等。

3. 皮肤　了解有无出汗、苍白和黄疸；易受压的部位有无发红、溃疡。

4. 压痛点　包括肌肉和骨骼的压痛点。

5. 其他　腹部有无肿瘤和包块，肢体有无重力性水肿或淋巴性水肿。

（三）实验室检查及辅助检查

一般不需进行过多的辅助检查。但在某些情况下，为了排除肿瘤急症，如脑转移、高钙血症、肠梗阻、病理性骨折等，需要进行必要的生化检查及物理检查。

（四）患者存在的问题

列出患者存在的问题清单，包括：

（1）疼痛（包括：癌痛与非癌性痛）。

（2）其他不适症状。

（3）心理问题。

（4）社会问题。

（5）家庭问题：经济、家庭环境、设施、安全、家庭护理、家属的需求等问题。

（6）精神层面的问题。

分析其可能的原因常常是有意义的，以便采取针对性的干预措施，但并非绝对必要，因为对晚期癌症患者而言有时过于复杂。

（五）制订治疗护理计划（全人照顾计划）

针对存在问题和可能原因，制订切实可行的计划。包括：①疼痛控制方法；②症状处理措施；③护理措施；④心理疏导方法；⑤经济支持方法；⑥照顾人力的支持；⑦提供资讯；⑧生活技能的康复；⑨家庭环境的改善；⑩设施的提供或改装；⑪安全问题的解决；⑫对家属的照顾（如协助照看不知所措的孩子、安排志愿者服务给看护者休息的机会，或需要时安排患者住院，给受情绪困扰的家属心理支持等）；⑬精神抚慰等。必要时做进一步检查，以查明患者不舒服的原因（如血红蛋白、血钙、肌酐的检验或胸部 X 线检查，必要时 CT 或 MRI 检查）。

初步的治疗护理计划需要进一步与患者及主要家属进行讨论、沟通，以拟定切实可行的计划。由于初始的治疗护理计划很难完全正确或完善，况且患者的情况也是在不断变化之中，因此需要动态评估患者情况，并对原计划做出适当的修正。

二、全人照顾

医学治疗的目的主要包括：①治愈；②延长生命；③缓解痛苦；④安宁的死亡。对于晚期癌症患者的姑息关怀来说，治愈已无可能，延长生命也不一定能达到，但缓解痛苦，提高生命质量、让患者安详离世是可行的。姑息关怀也就是将不可治之病变为可治之症，必须与两种倾向划清界限：放弃的观点与过度治疗。基于这一目的，姑息关怀的主要治疗方法必然包含了生理、心理社会和精神的各个方面，是全人的照顾。具体如下：

（一）癌痛的治疗

癌痛治疗的目的主要包括：①达到最大限度的镇痛效果；②最小的不良反应；③实现最大的生理功能和心理功能；④提高生活质量。

癌痛治疗方法主要包括：①按 WHO 三阶梯镇痛原则给予镇痛药；②神经阻滞、介入治疗等"第四阶梯"治疗；③姑息性放、化疗等病因治疗。

（二）症状控制

通过适当的药物控制恶心、便秘、咳嗽、呼吸困难、乏力、失眠等症状。运用各种理疗、放松治疗或芳香按摩等以解决肌痉挛的问题，淋巴按摩解除淋巴水肿等。

（三）心理疏导

通过陪伴、倾听、澄清、代述、鼓励表达、支持接纳、同理心、音乐疗法、催眠疗法等改善患者的心理状态。

（四）精神的抚慰

本着"不伤害、自主、有利、公正"四个原则进行患者病情的告知，同时必须进一步了解患者的余生期待是什么，尽可能达成患者的愿望。

（五）意义治疗

生命回顾、肯定其生命的独特价值、给予爱与被爱、宽恕与被宽恕、保留希望。尊重患者及其家属的宗教信仰，并引发出积极的生命意义。

（六）社会支持

在经济、照顾的人力、资讯提供等方面，争取各种社会资源的支持。

（七）哀伤辅导

哀伤辅导服务是为高危家属提供的。在姑息关怀服务中，评估出高危的家属后，常常由社工、哀伤辅导员（义工）负责个案跟进，也可由居家关怀护士或心理师负责。"丧亲路，路难行"，但陪伴就是一份无价宝，只要细心聆听、表达接纳及肯定，就能帮助患者家属尽快迈过哀伤路。具体的服务内容包括慰问卡、家访及清明、重阳节的纪念活动等。

（八）舒适护理

姑息关怀，目的是解除症状、提供舒适，因此护理工作无疑占更大的比例，也起着更大的作用。包括：

1. 生活护理　包括日常活动、清洁、饮食、睡眠、大小便的护理，乃至按摩、喝茶、听音乐、打牌、欣赏电影电视、赏花、散步等护理。日常活动障碍所需的辅助用具有：翻身枕、防压疮的圆圈垫、防水中单、简易洗头槽、便器、轮椅、拐杖、防压疮的气垫床等。

2. 症状护理　包括疼痛护理、压疮护理、便秘护理、口腔护理、气促护理等。护士应当熟悉用于姑息治疗的药品，以及各种各样的给药途径；熟悉各种设施及设备的使用。

3. 心理精神护理　患者遇到困难时一般首先想到护士，因为他们之间有更多的直接接触，因此护士最能给予患者或其家属心理精神支持及深层次的关怀，也是他们的安全依托。护士同时也是护理员或家庭内看护人员的支持者和鼓励者。

第三节　姑息关怀的模式

作为现代姑息关怀的起源地，英国圣克里斯多弗宁养院发展了较为完善的姑息关怀模式：以住院服务为主，还有居家照顾、日托关怀、哀伤辅导、教育与研究等相关服务。

美国的姑息关怀服务主要在医院外，由护士提供相互协调的社区与家庭护理，必要时才请有关医学专家评估指导。台湾地区的姑息关怀服务以安宁疗护病房住院为主，全人照顾做得很到位。香港地区的姑息关怀中心分布比较合理，患者可就近接受服务；住院、家居服务、日间纾缓治疗、门诊及哀伤辅导服务的设置较为合理、相互补充，满足了不同情况的患者所需。

中国大陆地区的宁养院，是以居家照顾为主要服务方式，以免费镇痛治疗为主的"身-心-灵"全人服务模式，以低廉的成本解决了癌末患者的主要问题，明显提高了生活质量。

由此可见，各地的姑息关怀模式各异，是与其经济、文化特点及医疗状况相适应的。

一、住院照顾

晚期癌症患者如选择在医院里过世，或症状严重需要住院进行控制，或为了暂时减轻家属的照顾负担时都可允许住院。为实现全人照顾，可设立专门的姑息关怀医院或综合医院中的姑息关怀病房。为了利于症状的控制与全人照顾，姑息关怀病房有较高的护士/患者比例，如在台湾的安宁疗护病房，护士/床位数比达 2：1，而且配备有医生、物理治疗师、社工师、心理师、灵性治疗师及志愿者等组成的专业团队。

二、居家照顾

随着医疗技术的进步，很多医疗设施能带到家庭中，这又使得居家照顾变得有可能。在中国这样一个农村占大多数的国度，因经济及习俗原因，癌症晚期末患者在离世前多愿意选择留在家中，有亲人的照顾与陪伴，又减轻经济压力，因此居家照顾显得十分重要。

居家照顾适合那些病情相对稳定、可以在家休息或接受治疗的患者，主要由姑息关怀机构或社区卫生服务中心实施。专业的居家护士或医生必须与社区卫生保健人员紧密合作，必要时还协同姑息治疗团队，如社工师、心理师、志愿者等，一同上门服务，提供镇痛、症状控制、居家护理、心理疏导、社会支持、精神抚慰等，并对患者的整个家庭提供支持。因而较多的患者能够长期保持居住在家中，有的直至死亡。

居家照顾的意义是在保证优质效果的前提下实现。当患者病情严重、症状复杂、需要较多设施、需要专业的护理或需要 24 小时照顾时，居家照顾常常不能胜任。

"宁养医疗服务"是在李嘉诚先生的倡导和支持下而建立的，是由我国的医护工作者结合中国国情，借鉴港澳台以及国外医疗服务的经验，综合缓和医学（Palliative Medicine），或称"姑息医学"理论和临床实践经验而逐步建立起来的一种医学服务模式。目前全国共有宁养院 32 家，每年服务患者达 2 万多人。宁养医疗服务的宗旨是：以人为本，全人照顾。其服务对象：贫困的晚期癌症患者。其服务特色是：以居家免费镇痛治疗为主的"身-心-灵"全人服务模式。宁养医疗服务与其他临床医疗服务的最大区别是：宁养医疗服务送医上门，询问病情变化和疼痛情况，了解患者的精神情绪和心理状态，倾听患者和其家属的需要，评估镇痛效果、以爱心关怀、专业知识及积极态度，为患者及其家属提供全面服务，包括身体、心理、精神及社会的照护，使晚期癌症患者在人生的最后阶段能保证一定的生活质量，活得有意义、有尊严。

三、日间纾缓治疗

日间护理中心常设在姑息治疗中心内，主要是为居家照顾的患者或住院的患者提供日间纾缓治疗，包括：医疗、护理、物理治疗、职业治疗、按摩、香薰治疗、音乐治疗、艺术治疗、讲座、小组活动（插花、手工、喝茶、看电影等）、节日庆祝和郊游等。

一般是由志愿者在上午把患者接送到中心，下午再送回家。参加日间护理中心的活动使患者认识新朋友，保持社交功能，相互交流与鼓励，并共享丰富的文化娱乐活动，常常会让患者发现新的生活意义。同时身心疲惫的家属也得以有一个短暂的休整机会，这是姑息关怀的全人照顾的体现。

四、共同照顾

共同照顾是打破患者观念和照顾场所因素的限制，将姑息关怀送到有需求的地方，亦即将四全照顾（全人、全队、全家、全程）的精神运用到一般病房中的癌症末期患者，以期让更多的末期患者得到更完善的全人照顾。

安宁共同照顾模式起源于20世纪80年代的我国台湾地区。由于医护人员、患者家属未能对患者的病况、所需的治疗照顾及替代方案进行完整的沟通思考，许多末期患者仍徘徊在重症病房中，犹豫着是否该忍受痛苦并接受更进一步的治疗或是转入安宁照顾体系中接受舒适性的照顾。为了让这些有安宁照顾需求，而因为主客观因素未能转入安宁照顾体系的患者也能接受姑息关怀，有必要建立一个能打破患者观念、照顾场所等因素的限制，将姑息关怀送到有需要的地方的照顾模式。在此背景下，安宁共同照顾模式逐渐普及成为发展最快速的安宁照顾模式。

安宁共同照顾的运作是采用分担责任的方式进行，因此共同照顾中的姑息关怀团队是立足于建议、协助与辅导的角色与病房团队一起照顾患者，兼负有提升医院内末期照顾品质、推广末期照顾知识与技能等目标。这种方式与传统的会诊方式的不同点在于随着患者的症状与需求，灵活调整照顾责任，安宁共同照顾团队的工作包括：提供建议、示范照顾方式或暂时承担部分照顾责任。因此安宁共同照顾团队兼有照顾与教育重症病房医疗团队的双重任务。符合上述任务的要求，安宁照顾团队的基本成员最好是具有安宁照顾病房照顾经验的资深安宁缓和医疗专科医生和护理师，并根据业务扩展增加社工师。

五、社区照顾

社区照顾作为一种理念，最先由英国提出。社区照顾模式是通过运用社区的各种正式与非正式资源，尽量做到使需要照顾的人士能够继续留在社区或他们原来熟悉的生活环境下维持独立的生活，不需要改变自己的正常生活习惯，而同时又能获得必要的照顾，从而避免不必要的住院或隔离。

社区照顾的服务对象不仅是老年人，也包括其他需要的人士，如儿童、残障人士、肿瘤患者等。

目前晚期肿瘤患者从医院回归社区在西方国家及我国香港、台湾等地相当普及。如美国，负责居家关怀的护理人员作为姑息关怀的协调者，不仅制订姑息关怀计划，并且将患者家庭与社区卫生服务相连接，协同家庭与社区卫生服务机构完成关怀照顾任务。英国90%的患者在最后一年都是在家中由社区初级卫生保健人员提供姑息关怀服务。

这种照顾方式的优越性包括：①更体现人文关怀，对患者而言，可在自己熟悉的环境下生活，无须改变平常的生活习惯，而同时又能获得必要的照顾；②强调居民在社区的义务参与，建立社区中互助互爱的关系，抗衡现代都市带来的冷漠与孤立；③最大程度利用家庭与社区资源，节省医疗费用，减轻家庭与社会的经济负担，也缓解了专科医院的医疗压力。

近几年，虽然我国社区卫生服务中心的发展如火如荼，但依旧存在不少问题，如无法从事居家照顾，居家照顾的医疗费用无法纳入医保范围，从业人员缺乏姑息关怀的专业培训，社会（社区）资源未能有效整合利用等。宁养院具有专业能力，但人力少，经费不足，仍不能为所有患者提供服务，有些很必需的服务项目不能开展，服务质量难以进一步提高。如果宁养院能与社区卫生服务中心合作，通过对社区卫生人员进行教育与培训，让他们掌握姑息关怀的有关知识与技能，并通过电脑网络相互转介患者，就有可能为更多的晚期癌症患者服务，并充分利用社区资源开展更多重要的服务内容以提高服务质量。此种方式很值得我们进一步去探索。

（钟进才）

参 考 文 献

［1］ 张程，尹梅．中美肿瘤患者姑息治疗的对比研究．中国医学伦理学，2018（3）：346-351.

［2］ 张永喜，刘淑媛，李君艳，等．晚期癌症患者居家宁养服务与住院姑息治疗成本-效益分析．中国卫生经济，2012，（4）：73-74.

［3］ 刘巍，刘嘉寅．肿瘤支持/姑息治疗的回顾与展望．医学研究与教育，2018（3）：55-58.

［4］ 李艳丽，隋玉杰，王志中，等．优势视角下癌症末期患者宁养社会工作介入——以山西省肿瘤医院宁养院个案为例．中国社会工作，2018（18）：29-33.

［4］ 许印华，徐光如，朱涤朝，等。上海浦东江镇居家癌痛患者社区干预的探索．基层医学论坛，2018，（16）：2293-2295.

［5］ SCOTT M F, JANE C B, JAMES P R. Bonica's Management of Pain. 4th ed. Philadelphia：Wolters Kluwer，2009.

［6］ ROBERT A S, JUTITH A P, DORALINA L A, et al. NCCN Clinical Practice Guidelines in Oncology Adult Cancer Pain Version1，2018.

［7］ NEUFELD N J, ELNAHAL S M, ALVAREZ R H. Cancer pain：a review of epidemiology, clinical quality and value impact. Future Oncol, 2017, 13（9）：833-841.

［8］ FERRELL B R, TEMEL J S, TEMIN S J. Clin Oncol. Integration of Palliative Care Into Standard Oncology Care：American Society of Clinical Oncology Clinical Practice Guideline Update，2017，35（1）：96-112.

［9］ DY S M, ISENBERG S R, AI HAMAYEL N A. Palliative Care for Cancer Survivors. Med Clin North Am，2017，101（6）：1181-1196.

［10］ SMITH R A, ANDREWS K S, et al. Brooks D. Cancer screening in the United States, 2017：A review of current American Cancer Society guidelines and current issues in cancer screening. CA Cancer J Clin，2017，67（2）：100-121.

［11］ VINCENT T D V, JR. S H, S A R. 癌-肿瘤学原理和实践．5版．徐丛高，张茂宏，杨兴季，译．济南：山东科学技术出版社，2003.

［12］ 姚晓英．日本临终关怀的特色与思考．护理管理杂志，2002，2（4）：48-49.

［13］ 钟进才．香港的宁养服务．医学文选，2003，22（1）：83-85.

［14］ 彭金莲，陈伟，吴惠平，等．晚期癌症患者家居宁养服务的探讨．中华医院管理杂志，2003，19（2）：127-128.

［15］ 钟进才，张华萍，林章华，等．宁养服务效益分析．中国医院管理杂志，2004，24（1）：34-36.

［16］ 刘玉芹．德国医院临终关怀护理特点．护理学杂志，1999，14（3）：180.

［17］ 林章华，张华萍，钟进才．浅谈宁养医疗服务．中华医院管理杂志，2003，19（7）：439-440.

［18］ 章亚萍，施永兴．上海市社区家庭病床恶性肿瘤患者治疗费用情况评价．中国初级卫生保健，2000，14（12）：7-9.

［19］ 李嘉诚基金会全国宁养办公室．姑息医学——晚期癌症的宁养疗护．汕头：汕头大学出版社，2007.

［20］ 李同度．癌症的康复．北京：人民卫生出版社，1999.

［21］ 李金祥．姑息医学．北京：人民卫生出版社，2005.

［22］ GREER S, MORRIS T. Psychological attributes of women who develop bleast cancer：A controlled stud-

y. J Psychosomatic Researchs，1975，19：147-153.

［23］马克．姑息治疗学．昆明：云南科技出版社，2000.

［24］钟进才，黄智芬，覃光灵，等．家居晚期癌症患者的社会支持与心理健康状况的相关调查．广西医学，2005，7（11）：1719-1721.

［25］朱琪．恶性肿瘤//李心天．医学心理．北京：中国科学技术出版社，1988：132-150.

［26］邱红，于世英．NCCN 姑息治疗临床指引（2005 年第 2 版）．循征医学．2006，6（4）：238-253.

［27］钟进才，阙铁生，周晓敏，等．基于同感心的心理支持方法对晚期癌症患者情绪障碍的效果评估．中国临床康复，2005，9（40）：51-53.

［28］崔以泰，黄天中．临终关怀学理论与实践．北京：中国医药科技出版社，1992：47.

［32］杨兴华，方明治，陈娟．大剂量阿片类药物治疗终末期癌痛患者的临床分析．中国疼痛医学杂志，2010，16：83-86.

［29］王金平，蒋红，常成．神经阻滞疗法配合临终关怀改善晚期癌痛患 103 例观察．实用疼痛学杂志，2011，7：106-108.

第四十六章 癌痛治疗的医患沟通

随着医学模式的转变，患者及其亲属更多参与疾病治疗的全过程，这将有利于密切医患关系，提高医疗品质、提高患者满意度。与其他非癌痛患者相比，癌痛患者的治疗困难更大，尤其在晚期癌痛、顽固性癌痛、癌痛综合征和爆发性痛患者；癌痛患者除了身体的疼痛，还要承受死亡阴影下的心理痛苦，其癌痛是身体的疼痛与心灵痛苦的总和，因而痛苦更大。因此，在癌痛治疗前和治疗过程中都需要与患者及其家属保持良好的沟通，充分听取他们的意见和要求，对治疗的疗效与副作用做细致的说明和解释，取得其理解与同意，共同面对癌痛的治疗以取得更好疗效，同时也避免不必要的误解和医疗纠纷。更希望通过良好沟通这个桥梁，转达医疗团队的关爱与支持，从而减轻患者心灵的痛苦，减轻总癌痛，更有力地支持患者走完余下的路。

第一节 建立有效的医患沟通关系

一、医患沟通

医患沟通就是医生、护士与患者及其家属对疾病的诊断、治疗和预后等双方都关切的问题，相互传达、交流、联系。

医患间的相互信任是取得满意医疗服务的基础。唯有良好的沟通才能相互理解，避免误解，互动更有效，患者才能更好地配合医疗团队完成医疗服务，达到更好的治疗效果。晚期癌痛患者存在疼痛、即将面对的死亡以及由此带来的诸多社会问题、情绪变化、精神压力等，医务人员需要去了解、理解、包容与解决，甚至要深入患者的内心，激发起支持的力量。因此，掌握良好的沟通技能显得更为重要。

沟通的载体有：①语言（包括音乐、歌声），这是最常用、最主要的；②文字（包括图画、照片等），当不方便说或难以表达时采用；③表情（喜怒哀乐怨恨等），常显露真实的情感；④动作（肢体动作如抚摸等），这是一种沉默的语言，表达你真实的意思，有时甚至无声胜有声；⑤其他，如情绪、气氛等。

二、有效沟通的基础

（一）互信关系

只有和患者建立了互信关系后才能更有效地沟通。重要的是医务人员具有准确的角色定位，具有良好的医者仁心的态度，在"尊重、平等、无条件地接受、设身处地"的基础上进行交流，才能建立良好的沟通。

（二）同感（理）心

同感（理）心就是出空自己，医护人员要设身处地感受患者的情境和体会，然后用语言或非语言方式表达对患者的关心，使患者感觉到被了解、被接纳，从而内心感觉有力量，更有效应付现实境况并走完他的人生路。

肢体或动作语言方式，如静默的眼神注视、点点头、拍拍肩、握握手、抚慰一下，同样表示一种理解、一种同感，也能产生良好的沟通效果。

作为整体的人，其沟通是通过四个层面，即生理、情绪、理性、精神（灵性）层面进行，人与人的有效沟通必须在同一层面的内涵中才能进行，否则不可能有效地沟通。见附图：

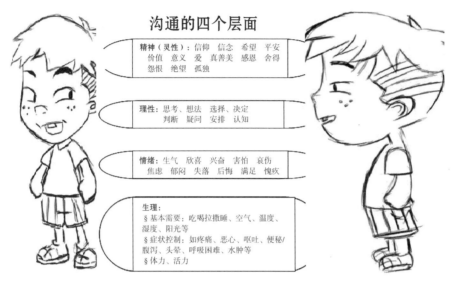

附图：沟通的四个层面

同理心运用时最容易产生的两个误区：①滥用：在没完全理解对方的具体情况时，就轻易泛泛地说"我知道你的问题在哪里""我能理解你的心情""我懂得你的痛苦"等。②太偏激：比如，对方刚说完，马上与对方产生共鸣，立刻给予有效的建议；或同对方一起伤心痛哭；或赞同对方的观点。

第二节 常用的医患沟通方式

常用的医患沟通有以下几种方式：

1. 倾听 这是重要及基本的一种沟通方式。患者往往最担心的就是医生并没有专心地听他们的叙述。医护人员要耐心、专心和关心地倾听患者的陈诉，并做出适当的反应。

2. 肯定 肯定患者感受的真实性，不要听而不闻，更不可妄加否定。对患者的不适感和担心表示理解。

3. 澄清 通过澄清可以确实了解事情的实际经过以及整个过程中患者的体验和情绪反应。尽可能将事实本身跟描述者的评价剥离开来。

4. 代述 患者或其家属有些想法和感受不便明说，然而憋在心里却会感到不快。对此，医务人员可以代述。因此，要求医护人员足够的敏感（所谓善解人意），从患者的言语表情等听出话外之音。如果医护人员能做到这一步，代述这一技术往往可以大大促进医患之间的沟通。

5. 引导患者表达

（1）用未完成句：如"整天躺在床上，您是不是觉得……"

（2）用正面的叙述启动患者进一步发挥：如"你家里的人好像最近来得少了"。

（3）医生用自己的经历引发患者共鸣：如"我家亲戚住院时……"

6. 沟通环境、时机、气氛　沟通环境应该是私密、安静、不受干扰。沟通也应该选择合适的时机进行，这十分重要；此外，营造适宜的氛围，才能利于患者敞开心扉。

第三节　医患沟通常见困难的对策

对于癌痛患者，尤其晚期患者，医生、护士与患者或其家属的沟通常常发生困难，遇到这种情况时，应采取更细致的沟通方法：

一、充分的准备

医护人员在与癌痛患者或其家属沟通之前，需要做好以下准备：
(1) 确认沟通对患者有益。
(2) 必须充分了解和掌握患者的病情。
(3) 患者及其家属希望什么人在场或不希望什么人参加。
(4) 选择合适沟通的环境。
(5) 准备耐心接受患者及其家属的强烈情绪和各种反应。

二、病情告知

在医患沟通时要恰当地将患者的病情和预后告知其本人或（和）家属。
（一）重要性
(1) 大多患者都想知道自己的病情、治疗方法和预后。
(2) 可加强医患关系。
(3) 可进一步促进医患彼此的合作关系，让医护人员与患者及其家属共同计划、共同应对无法回避的困境。
（二）方法
1. 建立信任　首先通过照顾、陪伴、倾听、理解、关心和帮助与患者及其家属建立起互相信任的关系。向病人家属了解患者既往面对生命中的重大危机时是如何面对的，假如患者是坚强的，可考虑告知；反之则暂时不宜告知。

2. 开放式谈话　用开放式的态度，与患者谈话，了解患者对病情知道的程度，引导患者更多表达他之所思所感，此时要静静聆听，协助家属，切勿中断或离开话题，以关怀、接纳的态度让患者感觉到被尊重、被了解，从而将埋藏在心底的感觉和想法分享出来。

3. 引导患者　通过引导使患者表达所思所想，了解他是否要求知道病情；想知道病情到什么程度或想知道病情的哪些方面；知道坏消息后的打算等。若患者主动询问时，患者一般都做好了准备，这时，可适当告知患者其病情，并注意评估其接受坏消息的能力。假如患者表现情绪抑郁或激动，则停止告知。

4. 分享信息　如患者愿意知道其病情及配合治疗，用通俗易懂的语言明确地将病情（患者欲了解的程度和方面）告知，注意观察患者的反应，视情况随时暂停。沟通过程中，医护人员适时暂停，留出时间让患者思考，并鼓励提问。不要缩小病情的严重性，但要注意维持希望（也就是提出有希望的治疗方法）。随时探测患者的了解程度。

5. 接受患者的情绪反应　患者当时即可能有强烈的情绪反应或延迟性的情绪反应。如惊呆、痛哭、怨恨、伤心、生气、否认、害怕等。医护人员要继续陪伴、接纳，表示关心与支持，包括使用非语言的沟通，如握着手、抚慰肩膀等。鼓励患者表达当时的感受。

6. 继续"幽谷伴行" 计划好下一步的措施，如诊断、治疗方案；约好下次看望时间，提供具体的联系方法；离开前再次评估患者情况；落实继续陪伴的人员。

三、医患沟通常见问题

（一）询问生存时间

在医患沟通过程中，患者，尤其晚期癌痛患者常常会向医护人员询问："我还能活多久？"这是临床上常遇到的问题，在宁养医学中尤其不能避免，这是一个重要问题。因为有些患者希望好好计划剩余的人生，有些患者则是希望再次寻求保证（因为他是从别人那里听说，或者有相同疾病病人那里得到的经验）。

遇到这种情况时，建议处理方法如下：

（1）探询患者想知道预后的理由，如：

1）最近是不是觉得身体有变化或发生了什么不愉快事。

2）是否有什么事要规划。

总之，鼓励患者说出真实的想法与感受，对"计划余生者"需做详细的沟通。

（2）根据患者当时的病情做出估计，但要避免精确的答案（因不可能），如几小时、几天、几个月或几年。

（3）对患者表示，医生会尽一切努力进行治疗。

（4）接受患者的情绪反应及继续"幽谷伴行。"

（二）家属要求不将病情告知患者

当患者家属提出不能将病情告知患者时，首先要理解家属的顾虑，建议采取以下措施应对。

（1）不必与家属争辩，以免造成对立。

（2）依据患者家属及患者的文化、经济、修养等与家属探讨是否将病情告诉患者。

（3）告诉家属，患者自己最清楚病况，因为逐渐走下坡路的身体状况已向患者传达了信息，只要患者意识清楚，就会知道自己的病情发生变化。但告知患者病情是一件很慎重的事，作为医护人员，应掌握好在什么情况下，怎样做才合适。

（4）医护人员尽可能与患者及其家属建立信任的关系，这时，病情告知不再是问题，家属也不会挑战医务人员的专业性。

（三）关于安乐死

晚期癌症，尤其出现顽固性癌痛患者，其本人或其家属可能会向医生提出安乐死的请求，遇到这种情况时，建议采取以下措施：

（1）鼓励表达，引导说出请求的真正理由。

（2）鼓励患者与姑息关怀团队一起努力解决患者痛苦：如癌痛不适；心理上的抑郁、孤独、恐惧等；解决家庭社会问题，如经济困难、缺少照顾者、情感困扰等。

（3）让患者了解医学的进步和姑息关怀的力量，如告诉患者或其家属，目前虽然不能治愈癌症，但有能力控制癌痛、减轻痛苦；姑息关怀团队愿与他们一道解决目前的困境，争取最好的生活质量。

（4）当患者感觉被关爱、被支持，当患者通过生命回顾、心理精神治疗，激发出其责任感及生命意义感，患者的内心就能萌发出力量去面对癌症痛苦，甚至死亡。

（钟进才）

参 考 文 献

［1］ ANNE L R. 医疗服务过程中服务连续性与沟通的重要性. 中国医院，2010（1）：14-17.

［2］ 徐琼，张冬梅，吴叶生. 同理心理念下的医患沟通. 中国医学伦理学，2011，（3）：354-355.

［3］ 张晓群. 在晚期肿瘤患者临终关怀中实施死亡教育沟通方法初探. 实用临床医药杂志，2011，（22）：23-25.

［4］ 刘多. 语言沟通技巧训练和心理学教学对住院医师管理肿瘤患者的满意度分析. 中国卫生产业，2018，（25）：143-144.

［5］ 梁颖莹，袁响林. 肿瘤医患沟通现状调查及患者满意度分析. 江苏预防医学，2018，（1）：116-117.

［6］ 李嘉诚基金会全国宁养办公室. 姑息医学——晚期癌症的宁养疗护. 汕头：汕头大学出版社，2008.

［7］ CHRISTINA F，RICHARD W. Pallliative Care：An Oxford Core Text. Oxford university press. 2002.

［8］ 马克. 姑息治疗学. 昆明：云南科技出版社，2000.

［9］ 赵可式. 临终患者的病情告知//第三届李嘉诚基金会全国宁养医疗服务计划研讨会论文集. 汕头：汕头大学出版社，2003，14-16.

［10］ 李心天. 医学心理学. 北京：中国协和医科大学出版社，1998.

［11］ 李同度. 癌症的康复. 北京：人民卫生出版社，1999.

［12］ 李金祥. 姑息医学. 北京：人民卫生出版社，2005.

［13］ VINCENT T D，JR. S H，STEVEN A R. 癌-肿瘤学原理和实践. 5 版. 徐丛高，张茂宏，杨兴季，等译. 济南：山东科学技术出版社，2003.

［14］ 钟进才，阙铁生，周晓敏，等. 基于同感心的心理支持方法对晚期癌症患者情绪障碍的效果评估. 中国临床康复，2005，9（40）：51-53.

第四十七章　癌痛患者化疗的护理

随着肿瘤内科治疗技术和化疗新药的迅速发展，通过化疗参与的综合治疗而获得治愈的癌症患者越来越多，癌症通过化疗，癌痛亦得到有效缓解。因此，化疗也是治疗癌痛的选择之一。

在化疗中由于给药方式或抗癌药物引起的不良反应，可能产生化疗相关的疼痛。因此，化疗时护理工作必须为患者提供科学的化疗用药指导，使患者在化疗过程中增强治疗信心。针对化疗引起的疼痛，做到正确的护理，减轻化疗相关疼痛，使患者身心处于最佳状态。

第一节　化疗患者的特点

一、生理特点

1. 骨髓抑制　大多数抗癌药物均有不同程度的骨髓抑制；因此，化疗期间抽血检查时，通常出现白细胞减少，然后出现血小板降低，一般不会引起严重贫血。粒细胞缺乏性感染在临床上非常多见，特别是外周血中白细胞低于 $0.5×10^9/L$ 时，严重感染会在短时间内发生。

2. 消化道不良反应　顺铂、丝裂霉素等化疗药物均可引起食欲减退、恶心呕吐、腹痛腹泻等消化道不良反应。尤其顺铂，不仅直接刺激胃肠道黏膜，还作用于第四脑室化学催吐感受器，从而引起中枢兴奋产生呕吐。消化道不良反应常在用药后 2~28h 发生。

3. 口腔炎　口腔溃疡是化疗常见的不良反应，一般发生在化疗的 5~6d。患者先感唇舌麻木，唇及颊黏膜发红，舌苔减少，2~3d 后出现溃疡，通常在停药一周逐渐愈合，严重口腔溃疡可持续一个月左右。

4. 静脉炎　由于静脉注射化疗药物对血管的刺激、损伤或药物外渗产生无菌性炎症；使用外周静脉输注化疗药物或反复、多次、大剂量静脉冲击化疗，更容易引起静脉炎。出现静脉炎时，患者常感觉受累血管和周围组织剧烈疼痛。

5. 肝、肾毒性

（1）肝脏毒性：部分抗癌药物如化疗药物可引起肝脏毒性，主要包括肝细胞性功能障碍，药物性肝炎、静脉闭塞性肝病和慢性肝纤维化等。化疗药物引起的肝脏损害，表现为乏力、食欲减退、黄疸、肝大、肝区疼痛、血清转氨酶升高和胆红素升高。

（2）肾脏毒性：大剂量环磷酰胺、异环磷酰胺等可引起出血性膀胱炎。顺铂可损害近曲小管和远曲小管，主要表现为局灶性肾小管坏死、间质性肾炎等。肾损害多是不可逆的，故化疗前应常规检测肾功能。

6. 脱发　脱发是很多化疗药物的常见不良反应，给患者的心理和身体形象带来不良影响。应用化疗药物后导致患者脱发，其机理在于毛囊细胞死亡不能更新并发生萎缩，脱发常发生在用药后 1~2

周内。

7. 疼痛　化疗患者的疼痛包括两种情况：

（1）化疗前就存在的癌症引起的疼痛；

（2）化疗不良反应引起的疼痛，如静脉炎、口腔炎、腹腔灌注化疗、动脉灌注化疗、肝脏毒性和心脏毒性，都会引起化疗相关的疼痛。

二、心理特点

1. 恐惧　恐惧是癌症患者普遍存在的最初心理反应，绝大多数患者都有一种谈癌色变的心理。许多患者听说化疗常会产生恐惧心理，害怕化疗后呕吐、脱发、抵抗力下降等不良反应，有些患者甚至担心化疗加快死亡。

2. 焦虑和抑郁　由于患者对化疗效果的怀疑，以及反复住院化疗造成家庭经济负担不断增加，使得患者既担心失去亲人朋友的继续支持，又担心进一步增加经济负担，而产生不同程度的焦虑和抑郁。出现生理上和情感上的多种症状，如心悸、出汗、坐立不安、失眠、头痛、眩晕、疲乏。患者往往对个人行为失去控制，容易激动，缺乏信心，自责和责怪他人。

由于在化疗过程中出现的不良反应，患者常会出现抵触及放弃治疗、情绪抑郁、丧失信心，甚至放弃生命等抑郁心理问题。

3. 治疗信心不足　随着病情变化和病期进展，患者对曾用过的化疗方案和化疗药物缺乏信心，或对新的化疗方案和化疗药物缺乏认识和了解，从而对继续治疗的效果产生怀疑，信心不足。

4. 自我形象紊乱　癌症治疗过程中由于手术或化疗的副作用，如脱发，形体改变，面部色素、女性月经紊乱或男性化等，使患者的自尊心严重受损；担心手术后患肢功能障碍，生活不能自理，因而导致患者心理障碍，不愿与人交往，失去战胜疾病的信心。

第二节　化疗患者的常规护理

一、基础护理

护理人员要为患者创造一个安静、整洁、空气新鲜、温度及湿度适宜的病室环境。舒适可使患者身心疼痛减轻到最低程度，协助患者采取舒适的体位，保证其充分的休息和睡眠。大多数癌症晚期患者丧失自理能力，护理人员要加强基础护理，满足患者最基本的生活需要。做好患者皮肤、口腔、呼吸道、泌尿道等系统的护理，防止并发症的发生。

二、心理护理

心理护理的方式主要包括认知重建、应激处理和应对技巧指导、行为训练等。

1. 认知重建　认知重建可以使患者了解癌症的相关知识，认识到癌症不等于死亡，并了解手术或其他治疗的效果，了解自己疾病的发展，帮助患者产生控制感，减轻恐慌和焦虑。护理上采用开展讲座、个别指导、分发癌症患者资源手册和宣传手册、开通抗癌热线等方式帮助癌症患者实现认知重建，进行心理护理，提高患者生活质量。

2. 应激处理和应对技巧指导　护理人员对常用应对策略的分析和讲授，以及对成功抗癌的癌症患者应对方式的分析和传播，可帮助患者建立信心和勇气，积极应对。一般从健康教育、应激处理、应对技巧、心理支持等方面进行干预。

3. 行为训练　心理干预技术中行为训练是主要方法之一，可帮助患者降低心理应激和躯体症状，控制心率、血压等，行为训练包括肌肉放松训练、希望疗法、音乐疗法、生物反馈训练以及指导性冥想等。

4. 与患者建立治疗性互动关系　采用 King 达标理论着重阐述发生在人与人之间，特别是护士与患者之间的相互作用。双方通过感知、判断、行为、反应、互动等过程达到交流，减轻不良影响。针对肿瘤化疗患者进行心理干预，使患者的应激能力及依从性得到提高，从而提高治疗的满意度。

三、化疗药物副作用的护理

1. 消化系统不良反应的护理　许多药物对消化道黏膜有损坏作用而引起不同程度的消化道反应，如食欲减退、恶心、呕吐、腹痛、腹泻等。护理内容主要包括：

（1）健康教育、化疗前做好解释工作以及分散患者注意力，减少患者焦虑、恐惧心理。

（2）化疗前及时准确地遵医嘱给予止吐药物。

（3）治疗期间做好饮食指导，适当给予含高蛋白、高维生素、低脂肪、清淡易消化的半流质饮食，并合理安排进食时间。

2. 口腔护理　化疗期间注意观察患者口腔黏膜变化，检查有无红肿、出血、炎症、溃疡、真菌感染等，做出正确评估。对于患者给予更多关注，一旦发生口腔炎，应了解发生的部位、程度，并及时做好相应的处理。临床现有的护理方法有：复方利多卡因含漱液漱口、三七花冰块含漱。

3. 骨髓抑制的护理　抗肿瘤药物除了博来霉素、天冬酰胺酶、激素类、长春新碱（一般剂量）对骨髓影响很小外，其他化疗药物通常会引起不同程度的骨髓抑制，先出现白细胞减少，尤其是粒细胞下降，然后是血小板减少。护理中应注意以下问题：

（1）给予高蛋白质、高热量、丰富维生素的饮食。

（2）按时查血常规，了解相关指标，如白细胞下降情况，遵医嘱给予治疗药物。必要时输注全血或成分血。

（3）白细胞特别是粒细胞下降时，感染的机会将增加，应严密观察。当白细胞计数 $<1\times10^9/L$，容易发生严重感染，需要进行保护性隔离。

（4）血小板计数下降，易发生出血，应严密观察。防止患者因骨髓抑制过早地终止化疗。

4. 泌尿系统毒性护理　顺铂、丝裂霉素、大剂量的甲氨蝶呤等可损伤肾实质，如顺铂致肾小管坏死，丝裂霉素停药后可出现蛋白尿，环磷酰胺等可引起出血性膀胱炎等。

（1）水化能促进药物快速从体内排出，应鼓励患者多饮水，保证每日摄入液体量在 4 000mL 以上。

（2）密切观察患者的排尿情况，尿量宜在 3 000mL 以上。还应重点观察有无膀胱刺激症状、排尿困难及血尿。

（3）对出液量明显少于入液量者，在患者每次尿后测 pH 值。如 pH 值<6.5 时，报告医生以及时增加碱性药物用量。

5. 脱发和皮肤反应的护理　主要应做好心理护理，从精神上给患者支持，告诉患者脱发是暂时的，化疗停止后可再生，不要过分担心，避免强烈日光直接照射。建议佩戴假发以改善形象，增强治疗的信心。

第三节　化疗患者疼痛的护理

一、癌症相关性疼痛的护理

1. 疼痛的评估　协同医生对癌痛患者在化疗前和化疗中进行全面的、动态的评估。评估疼痛的部位、性质、强度；评估疼痛的持续时间和规律、诱发和缓解因素、疼痛伴随症状和体征；评估疼痛对患者日常生活及心理状态的影响及对社会机能的影响（参见第四章）。

2. 镇痛治疗的护理　WHO癌症三阶梯止痛是缓解化疗患者癌症相关性疼痛的主要措施，护理人员要掌握给药原则及各种药物的用法、剂量、适用范围及可能发生的副作用（参见第八、九、十、十一章）。某些重度顽固癌痛患者可能采用神经阻滞或介入技术镇痛。在实施镇痛治疗时，护士的主要工作有以下几方面：

（1）执行医嘱：注意各种镇痛治疗药物的用量、用法是否规范，如发现不当，及时报告医生。

（2）镇痛效果评估：协助医生动态评估患者镇痛治疗效果或填写镇痛治疗相关表格。对镇痛效果不满意者，及时报告医生。

（3）观察或监测：镇痛治疗过程，结合用药种类、镇痛方法，密切观察患者是否出发生不良反应。如服用COX-1非甾体抗炎止痛药者，要注意胃肠道反应。常规观察项目主要有神志、呼吸、脉搏、血压、体温等。对于老年、衰弱的或晚期癌痛患者，或采用神经阻滞、介入治疗镇痛，必要时行连续无创生命监测。

（4）不良反应护理：阿片类药物的不良反应最常见的是便秘。护理人员应指导患者合理饮食，多饮水，必要时给予缓泻剂。密切观察患者的其他不良反应，如呼吸抑制、嗜睡、恶心、呕吐、药物依赖、精神依赖等。

二、化疗相关性疼痛的护理

如前所述，化疗药物和某些化疗操作所产生的不良反应可引起疼痛，在护理时应注意观察，及时发现化疗引起的相关疼痛。对发生化疗相关疼痛的患者，首先要进行疼痛评估。化疗相关疼痛的镇痛治疗，主要采取WHO癌症三阶梯止痛原则选择适合的药物，护理时应协助观察治疗效果和药物的不良反应。常见化疗相关疼痛的具体护理如下。

1. 静脉炎的护理　许多化疗药物多为化学及生物碱制剂，治疗中反复多次穿刺造成的机械性损伤以及高药物浓度和不同的药物酸碱度等对静脉壁有较强刺激作用，注入静脉可引起化学性静脉炎，表现为沿注射静脉走向出现条索状红线，血管压痛，后期血管变硬，色素沉着。发生静脉炎时，主要的护理措施包括：

（1）停止在发生静脉炎部位输液。

（3）疼痛明显者，以0.5%利多卡因行炎症静脉周围封闭。

（4）用1%~3%普鲁卡因或加地塞米松10mg溶于生理盐水，经受累静脉滴注。

（5）72h后仍有疼痛可采用50%硫酸镁湿热敷，或在患处涂激素类软膏、鱼石脂或喜辽妥软膏，1~2次/d。

2. 药物外渗的护理　具有刺激性的药物有达卡巴嗪、依托泊苷、替尼泊苷、紫杉醇、多西他赛及铂类化合物，对血管壁有较大刺激，使局部产生非感染性炎症性水肿，组织细胞与毛细血管间距扩大，造成氧弥散障碍，继而组织细胞缺氧、变性和坏死。护理措施主要包括：

（1）立即停止用药，保留针头，接空针回抽残留药液。

（2）应用相应化疗药物的拮抗剂，从原静脉通路注入或外渗局部皮肤皮下注射。应尽量避免对外渗局部施加压力，以防止细胞毒药物进一步扩散。

（3）发疱剂和刺激性化疗药物外渗给予等渗盐水10mL+普鲁卡因2mL+地塞米松5mg做环形局部封闭。

（4）根据外渗药物性质局部给予冷敷或热敷。长春碱类药物选择热敷，多柔比星等抗肿瘤抗生素选择冷敷。

（5）抬高患肢促进回流，减少局部肿胀。

（6）必要时可选择抗静脉炎软膏或中药等局部外敷。

3. 腹腔灌注化疗引起腹痛护理　腹腔灌注化疗时容易诱发化学性腹膜炎及腹膜粘连、粘连性肠梗阻，产生难以忍受的疼痛。主要护理措施包括：

（1）给予腹部热敷。

（2）必要时给予止痛药物。

（3）避免选择对腹腔有较强刺激的药物，充分的腹腔灌注量，灌注液中加用利多卡因、地塞米松、尿激酶。

（4）灌注治疗时，反复活动变化体位。

4. 动脉灌注化疗引起疼痛护理　动脉灌注化疗时，由于局部药物浓度高，泵入速度较快，容易引起组织局部的明显疼痛，同时灌注化疗后肿瘤组织坏死水肿也引起局部疼痛明显。此外，因动脉灌注化疗导致的动脉栓塞可引起下肢剧痛。主要护理措施包括：

（1）突发剧烈疼痛者，减慢灌注速度。

（2）局部热敷。

（3）对于减慢灌注速度无法缓解疼痛的患者，给予利多卡因 100mg 加入 100mL 生理盐水缓慢动脉泵入。

（4）疼痛严重时按照三阶梯止痛给予止痛药。

（5）每 2h 触摸患者穿刺侧足背动脉搏动情况，如穿刺侧足背动脉部位的肢体疼痛、温度降低、皮肤发白、脉搏减弱或消失，提示有动脉栓塞形成，及时使用溶栓药物。

5. 口腔黏膜炎护理　抗代谢类、抗肿瘤、抗生素烷基化类或混合类药物，在癌症治疗过程中，40%的化疗患者可有口腔黏膜炎，表现为口腔红斑、溃疡和剧烈疼痛。主要护理措施：

（1）持续而彻底的口腔护理：进食后用复方硼砂溶液、3%碳酸氢钠或 3%过氧化氢溶液漱口，出现真菌感染应以制菌霉素液漱口或口服。

（2）营养支持：对Ⅱ、Ⅲ级口腔炎患者，有剧烈疼痛时，给予富含蛋白、维生素的流质饮食，进食前可先含漱 2%利多卡因缓解疼痛。

（3）疼痛剧烈者，以丁卡因或利多卡因涂布患处，也可用 2%的利多卡因含漱。

（4）必要时给予止痛药吗啡、芬太尼等。

6. 心脏毒性护理　化疗药物对心脏均有一定的毒性作用，发生心脏毒性时，由于心肌缺血、心绞痛、心肌梗死和心肌损害可引起患者明显胸痛。主要护理措施：

（1）立即让患者卧床休息，保持环境安静，减少探视，防止不良刺激。

（2）给予持续吸氧。

（3）加强监护，包括无创连续监测，心电图、血压、心率、呼吸和血氧饱和度（SpO_2），同时密切观察病情。

（4）舌下含服硝酸甘油 0.5mg/次，消心痛 100μg/mL 以 5～6mg/h 持续滴注，肝素钠 0.4mL 每日 2 次皮下注射，同时应用 β 受体阻滞剂、阿司匹林及他汀类药物。

（5）有心肌梗死患者给予哌替啶 50～100mg 肌内注射缓解疼痛。

7. 胃肠道毒性护理　化疗可能使胃肠道恶性肿瘤患者发生胃肠道穿孔，尤其是治疗敏感的肿瘤，如恶性淋巴瘤。抗血管表皮生长因子（VEGF）的靶向治疗药物易引起穿孔，如贝伐单抗。表现为上腹部剧烈疼痛，呈持续性刀割样或烧灼样痛。主要护理措施：

（1）严密观察患者生命体征，无创连续监测血压、心率、呼吸、心电图和 SpO_2。

（2）维持生命体征稳定，包括输液、输血、升压、抗感染等。

（3）做好急诊手术相关的护理准备。

8. 神经毒性护理　长春新碱、鬼臼毒素类等作用于微管的化疗药物主要引起外周神经毒性，表现为手指和脚趾末端麻木和疼痛。主要护理措施包括：

（1）立即停用药物。

（2）环磷酰胺出现神经毒性，应停用药物，同时静脉给予地西泮和亚甲蓝。

（3）必要时给予阿片类止痛药。

9. 手足综合征护理　采用分子靶向药物、蒽环类（多柔比星、多柔比星脂质体）及嘧啶类（氟尿嘧啶、卡培他滨）进行化疗的患者易发生手足综合征，临床上以卡培他滨和索拉非尼化疗患者出现手足综合征最为明显。主要表现为指（趾）热、痛、红斑性肿胀，严重者发展至溃疡和剧烈疼痛。主要护理措施：

（1）立即减量或停药。

（2）密切观察病情。

（3）避免四肢暴露于有热度和压力的环境中，对疼痛部位的皮肤采用软垫加以保护，避免手足受压。

（4）局部涂乳液或润滑剂。

（5）必要时给予止痛药。

（江锦芳）

参 考 文 献

［1］ SCOTT M F, JANE C B, JAMES P R. Bonica's Management of Pain. 4th ed. Philadelphia：Wolters Kluwer, 2009.

［2］ SWARM R A, PAICE J, ANGHELESCU D L, et al. NCCN Practice Guideline for Cancer Pain National Comprehensive Cancer Network, 2014.

［3］ ROBERT A .S, JUTITH A .P, DORALINA L. A, et al. NCCN Clinical Practice Guidelines in Oncology Adult Cancer Pain Version1, 2018.

［4］ 上海市护理学会组. 实用肿瘤护理. 上海：上海科学技术出版社, 2007.

［5］ 王燕荣. 癌症患者的化疗观察及护理. 现代护理, 2008, 1（5）：116.

［6］ 刘英玲, 石会玲. 化疗不良反应的护理研究进展. 中华护理杂志, 2004, 39（11）：858.

［7］ 尤黎明, 吴瑛. 内科护理学. 4 版. 北京：人民卫生出版社, 2006：69-76.

［8］ 李守村, 崔荣秀. 恶性肿瘤患者术后化疗副作用的观察与护理. 齐鲁护理杂志, 2006, 10（12）：2019-2020.

［9］ 曹晓红, 原龙. 癌症化疗患者的护理. 中国误诊学杂志, 2005, 7（1）：65.

［10］ 叶灿漫. 肿瘤化疗患者的心理特点和护理对策. 当代护士, 2006, 7（1）：89-90.

［11］ 刘红, 王乐燕. 联合化疗患者的护理措施. 中国肿瘤临床与康复, 2004, 11（6）：503.

［12］ 隋美玲. 乳腺癌门诊化疗患者心理特点及护理对策. 临床护理, 2008, 24（10）：192.

［13］ 路云青, 苗红英, 李娜. 多疗程化疗患者心理特点分析及护理. 齐鲁护理杂志, 2008, 14（17）：88-89.

［14］ 黄丽, 杨廷忠. 社会支持：肿瘤护理中值得重视的一种理念和方法. 中华护理杂志, 2002, 37（8）：631-633.

［15］ 马琴, 土琼, 周静, 等. 妇科恶性肿瘤化疗患者的护理. 中国医药指南, 2008, 10（2）：28-29.

［16］ 宋林萍, 赫秋莲. 常见抗癌药物外渗的预防和处理. 中华护理杂志, 2003, 38（7）：556.

［17］ 江锦芳, 陈丽君, 陶惠容, 等. 三七花冰块预防化疗性口腔炎的疗效观察. 广西医科大学学报, 2006, 23（4）：552.

［18］杨辉，茹永飞，梁坤荣．36例癌症患者化疗后致口腔溃疡的临床治疗及护理．现代护理，2008，5（4）：115-116.

［19］冯丽娟．肺癌患者行托泊替康化疗致重度骨髓抑制的护理．护理研究，2008，22（1）：67-68.

［20］裘湘芸．癌症患者化疗的副作用及护理措施．现代中西医结合杂志，2006，11（12）：1182.

［21］赵研珍，王军秀．癌症患者的心理护理．家庭护士，2006，4（12C）：19-20.

［22］骆秀玲．妇科恶性肿瘤行化疗1 946例心理护理体会．齐鲁护理杂志，2007，13（13）：81-82.

［23］刘茵茵，赖雪莹．结构性心理教育干预对化疗患者心理的影响．家庭护士，2007，5（6）：30-31.

［24］江锦芳，陈英．对肿瘤化疗后腹泻患者实施健康教育的效果观察．广西医学，2005，2（12）：2061-2062

［25］尤黎明，吴瑛．内科护理学．4版．北京：人民卫生出版社，2006：69-80.

［26］张俭丽．原发性肝癌化疗患者心理护理模式的研究．护理研究，2008，6（22）：1619-1620.

［27］钱邦妹，蒋进枝，王颖霞．King达标理论在肿瘤化疗患者心理护理中的应用．护理研究，2007，8（21）：2022-2023.

［28］江锦芳，陈丽君，劳永聪．化疗意象放松疗法对减轻化疗恶心呕吐的效果观察．广西医科大学学报，2008，25（6）：981.

第四十八章　癌痛患者放疗的护理

放疗是肿瘤三大治疗手段之一，是用各种不同能量的射线照射肿瘤，以抑制和杀灭癌细胞的一种治疗方法。放疗可单独使用，也可与手术、化疗等配合，作为综合治疗的一部分，以提高癌症的治愈率。对晚期癌症则可通过姑息性放疗达到缓解压迫、止痛等效果。但由于放疗照射野比较大，照射剂量高，因此在杀灭肿瘤细胞的同时也对正常组织造成损伤，引起放疗相关疼痛。

第一节　放疗患者的特点

放疗患者除了癌症本身引起的身心痛苦，还要承受放射治疗所带来的各种生理和心理的不良反应，以及由于放疗的不良反应所引起的疼痛。

一、生理特点

（一）全身反应

由于肿瘤组织崩解、毒素被吸收，在照射数小时或 1~2 天后，患者可出现全身反应，表现为虚弱、乏力、头晕、头痛、厌食，个别有恶心、呕吐等，特别是腹部照射和大面积照射时，反应较重。

（二）皮肤反应

分为Ⅲ度。Ⅰ度反应：红斑、有烧灼和刺痒感，继续照射时皮肤由鲜红渐变为暗红色，以后有脱屑，称干反应；Ⅱ度反应：高度充血，水肿、水疱形成，有渗出液、糜烂，称湿反应；Ⅲ度反应：溃疡形成或坏死，侵犯至真皮，造成放射性损伤，难以愈合。

（三）黏膜反应

1. 口腔炎　口腔黏膜照射后可出现水肿、充血、溃疡、疼痛、唾液分泌减少、口干，以致出现假膜。

2. 食管炎　食管照射后可出现黏膜充血、水肿及炎症，使食管梗阻加重，造成下咽困难、疼痛、黏液增多。

3. 直肠炎　全腹或盆腔照射时，可出现黏膜溃疡、腹胀、腹痛、腹泻等，甚至坏死组织脱落，引起大出血和肠穿孔。

4. 膀胱炎　膀胱照射后可引起毛细管扩张而出现尿频、尿急、血尿等膀胱炎症状，放疗后期膀胱缩小。

（四）骨髓抑制

由于骨髓和淋巴组织对放射线属于高度敏感，一般在放疗后第 2 周开始出现全身反应，轻者可引起外周血细胞减少，但停止治疗后可自行恢复。重者可导致骨髓抑制，使外周血细胞显著降低，如白细胞显著减少会继发严重感染，红细胞降低可导致严重贫血，血小板显著降低可导致出血。

（五）疼痛

放疗患者的疼痛包括肿瘤相关性疼痛以及放疗相关性疼痛。肿瘤相关性疼痛是全方位的疼痛，且疼痛剧烈，严重影响患者的生活质量，需要药物止痛；放疗相关性疼痛由放疗不良反应引起，因放疗剂量、放疗部位不同而有所差异，一般对症治疗即可。

二、心理特点

放疗患者对癌症和疼痛存在阴影以及对于放射治疗的不自信，常常会出现不同程度的心理问题，而不良的心理往往会影响恶性肿瘤治疗过程中的疗效。放疗患者的心理反应与癌痛患者有相同的特点（参见第三十一、四十七章）。

第二节 放疗患者的常规护理

肿瘤患者在接受放射治疗过程中，射线在杀灭肿瘤细胞的同时，对邻近的正常组织会造成一定损伤，而出现不同程度的毒性反应，随之带来一些心理问题。护士应了解患者病情、治疗计划以及预期效果，通过耐心细致、科学有效的护理，帮助患者顺利完成放射治疗，达到身心康复。

一、放疗前护理

（一）健康指导

向患者及其家属介绍有关放疗知识，放疗可能出现的不良反应以及需要配合的事项，使患者心中有数，消除焦虑情绪和恐惧心理。

（二）摘除金属物质

在放疗中金属物质可形成次级电子，使其相邻的组织受量增加，出现溃疡且不易愈合。所以接受头颈部照射的患者在放疗前应摘除金属牙套，气管切开的患者将金属套管换成塑料套管或硅胶管，避免造成损伤。

（三）口腔预处理

头颈部肿瘤放疗范围不可避免地要包括牙、牙龈、颌骨，故放疗前必须要做好口腔的处理，保守治疗照射范围内的患齿，充填龋齿，拔除短期内难以治愈的患牙和残根。如有严重的牙龈炎，要积极对症处理，避免诱发放疗并发症。

（四）评估全身状况

一般情况较差者尽快调整，如纠正贫血、脱水、电解质紊乱等，血常规低给予治疗。如有感染，须先控制感染后再行治疗。如有伤口，应妥善处理，一般应待伤口愈合后开始放疗。

二、放疗期间护理

（一）照射野皮肤的保护

在放疗过程中，照射野皮肤会出现放疗反应，其程度与放射源种类、照射剂量、照射野的面积及部位等因素有关。如护理不当，可人为加重皮肤反应。所以护士应做好健康宣教，使患者充分认识皮肤保护的重要性，并指导患者掌握照射野皮肤保护的方法。

（1）充分暴露照射野皮肤，避免机械性刺激，建议穿柔软宽松、吸湿性强的纯棉内衣，颈部有照射野要求衣领柔软或低领开衫，以减少刺激，便于穿脱。

（2）照射野区域皮肤，可用温水浸过的软毛巾清洗，并用碱性肥皂搓洗；不可涂酒精、碘酒药膏以及对皮肤有刺激的药物；局部禁贴胶布，禁用冰袋和暖袋。

（3）剃毛发宜用电动剃须刀，以防损伤皮肤造成感染。

（4）保持照射野皮肤的清洁干燥，特别是多汗区皮肤如腋窝、腹股沟、外阴等处。

（5）外出时防止曝晒及风吹雨淋。

（二）保持口腔清洁

由于射线的影响，唾液分泌减少，口腔自洁能力下降，容易发生龋齿及口腔感染，从而诱发更严重的放疗并发症或后遗症。口腔清洁需要患者配合做到以下几点。

（1）餐后睡前漱口，清除食物残渣，预防感染和龋齿发生。

（2）每日用软毛牙刷刷牙，建议用含氟牙膏。

（3）饮食以软食易消化为好，禁烟酒，避免过冷过热及辛辣食品对口腔黏膜刺激。

（三）营养和饮食护理

放疗在杀伤肿瘤细胞的同时，对正常组织也有不同程度的损害，加强营养对促进组织的修复，提高治疗效果，减轻毒、副反应有重要的作用。因此在食品的调配上，注意色、香、味，少量多餐，饭前应当控制疼痛，并为患者创造一个舒适的进食环境。加强对患者及其家属营养知识宣教，为患者提供丰富的营养。对全腹或盆腔放疗引起的腹泻，宜进少渣、低纤维饮食，避免吃产气食品如糖、豆类、鲜牛奶、碳酸类饮料。严重腹泻时，要暂停治疗并给要素膳或完全胃肠外营养。放疗期间鼓励患者多饮水，每日3 000mL，以增加尿量，使因放疗所致大量肿瘤细胞破裂、死亡而释放的有害物质排出体外以减轻全身放疗反应。

（四）定期检查血常规变化

放疗期间患者常有白细胞下降、血小板减少，并对机体免疫功能造成一定影响。因此密切观察血常规变化并注意患者有无发热现象，一般体温超过38℃应暂停治疗，并给予相应处理，预防继发性感染发生。每周检查血常规1~2次，如果发现白细胞及血小板有降低情况，应及时通知医生，并禁用对血常规有影响的药物。

（五）其他

腹腔、盆腔照射前应排空小便，减少膀胱反应。注意观察患者情况，如有全身或局部反应宜及时处理，并报告医生。

三、放疗后护理

（一）皮肤护理

放疗结束后，应做一次全面体格检查及肝肾功能检查。照射野皮肤仍需保护至少1个月，因照射区皮肤在多年以后仍可能发生放射性溃疡，故应一直注意放射区皮肤的保护，避免摩擦和强烈的理化刺激。

（二）局部及全身反应护理

随时观察患者局部及全身反应消退情况，脊髓或其他重要脏器受照后的远期反应亦应注意观察和处理。向患者讲清照射后局部或全身仍可能出现后期的放射反应，以免患者届时惊慌。口腔受照射后3~4年内不能拔牙，特别是当出现放射性龋齿所致的牙齿颈部断裂时，牙根也不能拔除，平时可用含氟类牙膏预防，出现炎症时予以止痛消炎。

（三）功能锻炼

加强照射区的功能锻炼，如头颈部放疗后练习张口，乳腺癌放疗后练习抬臂等。

第三节　放疗患者疼痛的护理

放疗患者的疼痛来源于两方面，癌症相关性疼痛和放疗相关性疼痛。对肿瘤相关性疼痛采用三阶梯止痛方案。放疗相关性疼痛包括早期疼痛和后期疼痛，通过及早观察、预防、正确护理，可以缓解或消除患者的疼痛，从而提高其放疗过程中的生活质量。

一、癌症相关疼痛的护理

癌症患者接受放疗前可能就存在癌症相关的疼痛，对这些患者在放疗前应进行详细、全面、动态的评估。

应用止痛药是缓解放疗患者在接受放射治疗前存在癌症相关性疼痛的主要措施，因此护理人员要掌握止痛药的给药原则及止痛药的用法、剂量及适用范围，观察使用止痛药后可能出现的不良反应，及时报告医生，进行处理。

二、放疗相关疼痛的护理

（一）早期疼痛的护理

细胞更新快的组织（如口腔黏膜，消化道黏膜和造血系统等）对放疗容易发生早反应，因此照射以后损伤很快便会表现出来，表现为受损部位不同程度的疼痛。

1. 皮肤急性反应　根据美国放射治疗肿瘤学协作组（RTOG）急性放射损伤分级标准，将皮肤放射毒性反应分为4级：①1级：滤泡样暗红色红斑，干性脱皮或脱发，出汗减少；②2级：触痛性或鲜艳红斑，皮肤皱褶处有片状湿性脱皮，或中度水肿；③3级：皮肤皱褶以外部位融合的湿性脱皮，凹陷性水肿；④4级：溃疡，出血，坏死。其中4级皮肤反应会引起疼痛。出现放射性皮肤急性反应时的处理措施如下：

（1）1级放射性反应：当干性反应出现时，局部涂薄荷淀粉、氢的油等药物，可起到清凉止痒作用，勿用手抓挠，造成皮肤损伤。

（2）2级放射性反应：若出现湿性反应时，局部外用氢的油，金因肽或湿润烫伤膏等，可减轻局部炎症反应，促进皮肤愈合。

（3）3级放射性反应：充分暴露反应区皮肤，切勿覆盖或包扎。外出注意防晒。

（4）4级放射性反应：当照射野皮肤出现结痂，脱皮时，禁用手撕剥，以免感染溃烂，出现皮肤色素沉着不必做特别的处理。放疗结束后皮肤会逐渐恢复。

2. 口腔黏膜反应　当口腔在照射野范围内，就会出现反射性口咽黏膜反应，这种情况多为头颈部患者。根据RTOG急性放射损伤分级标准，将黏膜放射毒性反应分为4级：①1级：充血，可有轻度疼痛，无须止痛药；②2级：片状黏膜炎，或有炎性血清血液分泌物，中度疼痛，需止痛药；③3级：融合的纤维性黏膜炎，可伴重度疼痛，需麻醉药；④4级：溃疡，出血，坏死。

反射性口腔黏膜反应出现后，在治疗上以尽量减轻黏膜受损，缓解口腔疼痛为目标，处理措施如下：

（1）1级放射性反应：护理措施是保持口腔清洁，避免过热过硬及刺激性食品，餐后漱口，清除食物残渣，用口泰漱口水或朵贝尔漱口液含漱每日至少4次。红肿红斑处勿用硬物刺激以免黏膜受损出血。

（2）2级以上放射性反应：给予氯酮液或金喉健等药物喷喉，也可用口腔溃疡陈涂口腔溃疡面，这些药物可起到保护口咽黏膜，消炎止痛，促进口腔溃疡愈合的作用。0.2%利多卡因含漱或地卡因糖于餐前含服，可改善进食引起的疼痛症状，中度以上疼痛应适当应用镇痛药。

（二）后期疼痛的护理

对于无再增殖能力或仅有修复功能的一类组织，如脊髓、肾、肺、皮肤、骨、纤维脉管系统等，均属于放疗后晚反应组织，以上组织器官因照射后的损伤而出现疼痛。

1. 放射性肺炎的护理　肺照射20Gy即可产生永久性损害，因而肺癌放疗时，肺的放射性纤维化是不可避免的，急性放射性肺炎是引起胸部疼痛的主要原因，通常发生在治疗后的第3周，4~6周达到高峰，2~3个月消退。护理时做好健康教育，嘱患者卧床休息，注意保暖，严防感冒。

2. 放射性食管炎的护理　放射性食管炎一般在照射后2周出现，临床表现为进食不适、疼痛，重者有前胸后背疼痛不适。护理工作要做好营养液体的输入以保证患者营养，同时嘱患者进温凉细软饮食，进食的速度宜慢，食物应充分咀嚼再咽下，要少量多餐，加强口腔卫生，每次进食后饮温水约100mL冲洗食管；进食后半小时内取半卧位，避免平卧位进食。对于吞咽疼痛剧烈者，遵医嘱执行及观察效果。

3. 放射性脑病的护理　放射可导致脑脊髓充血、水肿，可加重颅内、椎管内高压，在放疗后数月到数年内可发生放射性脑坏死，导致患者较为剧烈的头痛。目前对放射性脑病主要采用大剂量皮质激素、维生素C和维生素B、能量合剂和脱水剂，护理时应严密观察体温、脉搏、呼吸、血压、神志、瞳孔、肢体活动情况，发现异常，及时汇报医生进行处理。

4. 放射性心脏损伤的护理　目前对放射性心脏损伤尚缺乏行之有效的治疗方法，因此做好放射性心脏损伤的防护非常重要。护理措施包括：

（1）加强对胸部肿瘤治疗患者的心脏监测，注意有无心电图异常和发热、胸闷、心前区疼痛等表现。早期发现放射性心脏损伤并及时给予治疗。

（2）对较轻的心包炎患者，遵医嘱予以强心、利尿、吸氧等支持治疗。

（3）疼痛者遵医嘱予以止痛，必要时应用吗啡。

（4）症状较重的患者遵医嘱指导患者应用营养心肌的药物。

5. 放射性骨病的护理　生长期的骨骺软骨经较低剂量照射（20Gy）即可能发生损害；成熟完整的骨及软骨即使经高剂量（70~80Gy）照射，也很少发生改变。剂量过高或多次反复照射可发生放射性骨炎或骨坏死，早期会有持续性剧痛。护理工作主要包括：

（1）注意观察患者有无照射部位骨损伤的表现：包括照射部位肿胀、压痛、活动受限。

（2）头颈部肿瘤放疗时要指导患者做好口腔卫生。

（3）指导患者加强受照射关节的功能锻炼，防止关节僵硬、强直。

（4）对发生放射性骨折患者，根据患者疼痛情况应用有效的止痛药物和支持治疗。

6. 放射性直肠炎的护理　腹部放疗可致放射性直肠炎，临床表现为大便次数增多，腹痛，里急后重，血便或黏液血便，反复发作或持续时间较长，肠壁充血水肿增厚，甚至可见白膜及浅溃疡，肛门指检触痛明显。治疗以止血、止泻、消炎为主。护理措施包括：

（1）患者出现腹痛、腹泻、里急后重等肠道刺激症状，甚至直肠充血、溃疡而导致血便。护理时，配合医生适当调整个体放疗计划，进行腔内治疗时要保持直肠空虚，减少直肠的辐射受量。

（2）对急性直肠炎患者，应立即停止放疗，每晚保留灌肠。

（3）严密观察大便的性状、腹痛的性质，防止水电解质紊乱发生；了解贫血程度，贫血严重者应少量多次输血，并加强全身支持治疗和护理。

（曾小芬）

参 考 文 献

［1］ SCOTT M F, JANE C B, JAMES P R. Bonica's Management of Pain. 4th ed. Philadelphia：Wolters Kluwer, 2009.

［2］ SWARM R, ABERNETHY A, ANGHELESCU D, et al. NCCN Clinical Practice Guidelines in Oncology Adult Cancer Pain Version1, 2010.

［3］谭冠先，郑宝森，罗健．癌痛治疗手册．郑州：郑州大学出版社，2002.

［4］徐向英，曲雅勤，肿瘤放射治疗学．2版．北京：人民卫生出版社，2010.

［5］卫生部．癌症疼痛诊疗规范（2011年版）．中华危重症医学杂志（中文版），2012，（1）：31-38.

［6］殷文蓉，张晓霞，刘月琴．利多卡因用于放射性黏膜损伤所致口腔疼痛的疗效观察．解放军护理杂志，2007，1：20-21.

［7］程晶，马虹，薛军．芬太尼透皮贴剂治疗鼻咽癌放疗相关性口腔黏膜炎所致疼痛的疗效观察．肿瘤防治研究．2008，6：442-444.

［8］陈莎莎，徐海涛，李云贵，等．华素片对放疗期间口腔黏膜反应所致疼痛的影响．中国疗养医学，2009，5：463-465.

［9］马平平，顾小丽，陆美华．护理干预对食管癌患者放疗并发放射性食管炎的影响．齐鲁护理杂志，2010，20：43-44.

［10］殷蔚伯，谷先之．放射肿瘤治疗学．3版．北京：协和医科大学出版社，2003：618.

第四十九章　肿瘤外科手术患者的护理

外科手术是许多恶性肿瘤首选的治疗方法。外科手术不仅是根治癌症、缓解临床症状和延长生存时间的有效治疗方法，同时也有助于控制癌痛。目前，肿瘤外科手术呈逐年增加趋势。肿瘤根治性外科手术，往往创伤大、手术时间长、出血多，对患者生理产生一定影响，甚至影响心、肺、肝、肾等重要器官的功能。即使姑息性手术，对患者也是一次打击。又由于恶性肿瘤患者的生理及心理特点，使肿瘤患者手术的复杂性及风险性显著增加。如何最大限度地帮助患者以最好的生理状况和心理状态接受手术治疗，安全度过围手术期，顺利恢复，是医务人员的重要课题。协助医生进行术前评估，做好术前准备和术后护理，是护理工作的重要内容。

第一节　恶性肿瘤手术患者的特点

一、生理特点

恶性肿瘤患者，尤其中、晚期患者，易出现营养不良、贫血和低蛋白血症等。而癌症又以老年人居多，老年患者由于各器官的功能衰退和病变，常合并高血压、冠心病、糖尿病、慢性阻塞性肺疾病和肝肾功能损害等，使围手术期患者风险显著增加。

二、心理特点

恶性肿瘤患者，由于病程长、多种治疗无效和长期疼痛的折磨，常常存在消极、焦虑和抑郁的心理状态，对外科手术产生许多顾虑，对手术缺乏信心。如认为手术也难以治愈，只不过略微延长生命；害怕身体承受不住手术、麻醉打击，术中或术后出现生命危险或残废；担心增加家庭经济负担。因而对手术更感到恐惧不安。因此，术前对患者进行心理辅导十分重要。

第二节　肿瘤患者手术前的护理

肿瘤外科手术既是一个治疗过程，又是一个创伤过程，同时还存在麻醉的风险。绝大多数肿瘤患者对手术是充满期望的，但又不可避免地出现紧张、焦虑和恐惧不安等不良心理。护理工作应积极采取相应的措施，帮助患者做好生理和心理两方面的调节，尽可能使患者接近生理状态，保证手术顺利进行，降低手术风险，预防术中和术后并发症的发生，缩短住院时间。

一、术前评估

手术前对患者进行全面评估是一项十分重要的工作。通过评估，确保医护人员对患者的健康情况有全面的了解，并对患者现存的或潜在的基础疾病或症状进行必要的治疗和护理。术前患者的评估是整体护理的内容之一。

1. 健康史和全身情况的评估

（1）询问患者的年龄、性别、婚姻和职业；女性患者的月经史、生育史与哺乳史。

（2）询问患者有无手术史、手术时间、手术名称及性质、有无意外及并发症。

（3）询问患者有无吸烟、长期饮酒；有无不良的生活习惯或饮食习惯；有无肿瘤家族史；有无与职业有关的接触史或暴露史等。

（4）询问患者的用药史及药物过敏史。

（5）评估患者的饮食与营养状况，患者体温与水、电解质情况。

（6）评估患者有无癌症导致的局部或全身的症状。如疼痛、出血、梗阻、低热、贫血、恶病质等。

2. 重要组织器官功能的评估　手术患者器官功能良好是手术安全的重要保证，尤其老年癌症患者易合并心、肺、脑等重要器官疾病和功能损害。护理工作主要是通过询问病史，查看病历、化验检查结果和医生查房，了解患者的心、肺、肝、肾等重要器官和神经系统、血液系统等存在的疾病和功能状况，为做好术前和术后护理提供依据。

3. 麻醉方法及手术方式的评估　麻醉方法的选择由麻醉科医生根据患者的病情、手术的性质和要求、麻醉方法本身的优缺点、技术力量和设备情况以及手术患者的意愿来确定。麻醉方法不同，术前准备工作不同，术后护理方式也有不同。癌症患者的手术多为择期手术，偶有急症手术，如肝癌破裂致腹腔内出血、结肠癌扭转致肠梗阻等。手术的方式预示手术的疗效、术后的康复及患者的心理状况等，不同的手术种类和手术方式，对术后患者的生理和心理影响不同，因此护理的重点也不同。因此，护理时应了解麻醉方法和手术方式，以做好护理工作。

4. 心理及社会支持的评估　手术前对患者的心理社会和经济状况等进行评估，目的是帮助患者解除心理负担，争取家人和社会支持，勇敢接受手术治疗，促进术后恢复。手术前对患者的心理社会评估也是护理工作的重要内容之一。评估内容主要包括：

（1）评估患者既往有无精神、心理疾病史。

（2）评估患者是否存在失眠、语言行为改变、手心出汗、食欲下降、小便次数增加等过度紧张和焦虑等问题。

（3）评估患者家属对手术的认识与关心程度；对手术的预期及心理承受能力；支持是否有力以及经济承受能力等。

（4）评估患者有无宗教信仰。

二、手术前的护理目标

通过有效的护理，使患者能积极配合医疗护理工作，认真完成各项检查和各项术前准备，以最佳的身心状态接受手术。护理目标主要包括如下内容：

（1）减轻或消除患者的焦虑和恐惧。

（2）改善患者的营养状况。

（3）确保患者能安静入睡。

（4）患者能复述并理解各项检查、治疗、手术配合及康复方面的知识。

（5）患者的各项术前准备工作完善。

三、术前健康教育

手术前，向患者讲解麻醉和手术可能引起的机体反应，术前、术中的注意事项及配合，术后可能出现的并发症及术后卧床对机体的影响，使患者认识到积极心理和进行功能锻炼对预防术后并发症的重要作用。术前健康教育的主要内容包括：

1. 术前绝对戒烟、戒酒　向患者宣传手术前戒烟、戒酒的好处及必要性，指导和督促患者绝对执行术前戒烟、戒酒2周。

2. 呼吸训练　指导腹部手术患者掌握胸式呼吸方法：患者取舒适的坐位或半坐卧位，四肢自然放松，胸廓用力上抬的同时用鼻深吸气，然后用半闭的唇缓慢呼气，吸与呼的时间比为1∶2或1∶3。指导胸部手术患者掌握腹式呼吸方法：深呼吸训练每日3次，每次15min。

3. 咳嗽排痰训练　指导患者坐位或半坐卧位，两肩放松、上身前倾，深吸气后，用胸腹部的力量做最大咳嗽，以咳嗽时的声音从胸部震动为有效咳嗽动作。每天训练3次，每次5min。

4. 肺功能锻炼　术前1周开始，指导患者使用呼吸训练器进行肺功能锻炼：每日训练3次，每次15min，使肺活量达到1 500mL以上。此外，指导患者进行适当的体育锻炼，如快速行走10~15mim、爬3~4层的楼梯2~3次等。

5. 床上肢体功能锻炼　指导患者床上取平卧位，进行握（松）拳、扩胸、抬腿、勾足、翻身等床上运动操训练。

6. 床上排便训练　指导患者床上取平卧位，床头稍抬高，协助患者坐在便器上，双腿屈膝协助用力。

7. 术后下床活动训练　指导患者掌握术后下床活动的顺序和方法：床上坐起—床边坐起—扶床（或使用辅助器具或由人搀扶）行走—室内活动—室外活动。

四、术前护理

1. 心理护理　对于癌症患者来说，手术前害怕、焦虑、忧郁、悲观、顾虑、绝望的心情交织在一起，因此，手术前全面了解患者的心理状况、社会文化背景及学习能力、态度、经历和需求，建立良好的护患关系，帮助患者尽快适应住院环境、减轻术前焦虑、提高对手术的适应能力，使患者术后能密切配合治疗。护理时要热情，关心体贴患者，理解患者心情，向患者详细解释手术的意义和必要性，介绍癌症的可治性和手术的效果。鼓励患者加强生活信心，积极对待人生，树立战胜疾病的信心和勇气，以最佳的心理状态迎接手术。

2. 饮食护理　根据患者的手术部位、方式和范围等，指导患者手术前多摄入营养丰富、易消化的食物。糖尿病患者应严格执行糖尿病饮食。接受肠道手术的患者，入院后即给予半流质饮食，手术前一日改为流质饮食；接受非肠道手术的患者，饮食可不受限制，但不论接受何种手术的患者，手术前8h禁食，术前4h禁饮水。

3. 术前准备　手术前护理工作要严格查对和切实执行医嘱。术前准备主要包括以下内容：

（1）手术区皮肤准备。

（2）胃肠道准备。

（3）个人卫生准备。

（4）手术患者个人资料准备。

（5）完成术前医嘱及术前用药。

（6）测量体温、脉搏、呼吸、血压、体重并做好记录。

第三节　肿瘤患者手术后的护理

癌症患者手术后机体的防御能力下降，术后禁食、切口疼痛和应激反应等加重患者的生理、心理负担，不仅影响创伤愈合和康复过程，而且会导致多种并发症的发生。术后护理的重点是根据患者的手术情况和病情变化等，确定护理问题，采取切实有效的术后监护，预见性地实施护理措施，尽可能减轻患者的痛苦和不适，防治并发症，促进患者康复。

一、术后护理评估

1. 手术类型和麻醉方式的评估　了解手术和麻醉的情况，手术进程及术中出血、输血和补液，判断手术创伤大小及对机体的影响。

2. 患者全身情况的评估　评估患者的神志、血压、脉搏、呼吸和体温；评估切口部位及敷料包扎情况；评估患者的引流管及引流液情况，了解引流管的种类、数目、引流部位和引流液的性状、颜色及量；评估患者的肢体功能，感知觉的恢复情况、肢体活动度及皮肤温湿度等；有无疼痛、恶心呕吐、腹胀等不适；评估患者的各项辅助检查，掌握阳性结果。

3. 并发症的评估　评估患者有无术后出血、低血压、低氧血症、感染、切口裂开、深静脉血栓形成等并发症的发生及其相关因素。

4. 心理和社会支持状况的评估　癌症患者安全度过麻醉和手术期后，患者及其家属往往对后续治疗、护理充满信心。然而，对极少数未能按术前方案进行癌肿切除或失去部分肢体和器官的患者，术后出现并发症或家庭经济特别困难的患者，手术后患者或其家属容易出现焦虑、恐惧、悲观、绝望甚至愤怒的情绪，医护人员应及时发现并了解情况，给予心理疏导。

二、术后护理目标

（1）维持患者循环、呼吸功能稳定，生命体征平稳。

（2）减轻患者手术后不适，使其得到较好休息。

（3）维持和改善患者营养状况。

（4）患者活动耐力和活动量逐步增加。

（5）患者能复述术后康复知识。

（6）患者情绪稳定，能主动配合治疗和护理。

（7）患者术后并发症得以预防或及时发现和治疗，使术后恢复顺利。

三、术后护理内容

1. 一般护理和生命监测

（1）一般护理：患者置监护室，全麻未清醒前，去枕平卧、头偏一侧，保持呼吸道通畅。如有口腔及呼吸道分泌物及时清除，以防窒息及吸入性肺炎发生。清醒后取半卧位，以改善患者呼吸和循环功能，有利于引流，减轻伤口疼痛。

（2）生命监测：遵医嘱常规无创持续监测 T、BP、HR、RR、PaO$_2$，ECG，1 次/15~20min，并做好记录，待平稳后改为 1 次/30~40min。如出现血压下降、心律失常、心率增速、呼吸增快、PaO$_2$ 降低等情况，应立即查找原因并报告医生处理。

2、术后常见问题的护理

（1）排痰困难：患者排痰困难的主要原因包括未掌握有效咳嗽排痰的方法；术后疼痛，不愿意排痰；担心伤口裂开，不敢排痰；年老体弱，无力排痰或痰液黏稠难以咳出。患者清醒后即鼓励主动排痰，有痰时随时咳出，没有痰时每2h做咳嗽排痰动作1次，每次完成5个以上有效排痰动作。目前临床术后镇痛的广泛应用，术后疼痛不再是患者排痰困难主要原因。但对于疼痛敏感的患者，护士应注意使用胸（腹）带进行伤口保护，使患者有安全感，另外注意协助或指导患者进行伤口保护。多饮水，雾化吸入化痰药物，翻身叩背，必要时进行鼻导管吸痰或纤维支气管镜吸痰。

（2）恶心呕吐、腹胀：术后早期恶心呕吐常常与麻醉反应，或留置胃管，或急性胃扩张等有关。护士应查明原因，进行相应处理。术后腹胀常与胃肠蠕动受抑制，肠腔内积气有关。应鼓励患者早期活动；如胃内充满气体或液体时，可进行胃肠减压；肠腔积气时，放置肛管进行肛门排气；必要时进行小量不保留灌肠。

（3）便秘：患者便秘的主要原因包括麻醉药物的作用、活动量减少导致肠蠕动减弱。术后早期下床活动，多饮水，多进食蔬菜水果，必要时遵医嘱服用缓泻剂、使用开塞露或小量不保留灌肠。

（4）发热：发热是术后患者最常见的症状之一。对于体温≥39℃的患者，除给予物理或药物降温等对症处理外，护士应配合医生进行相关检查，查明发热原因，进行针对性治疗。

3. 切口及引流管管理　对留置多根引流管的患者，每根引流管均必须有明确标识并妥善固定。正确连接引流管，保持引流通畅，随时观察有无扭曲、脱节、堵塞，每30min 有效捏挤一次引流管，防止血凝块堵塞。观察记录引流液的性质、颜色、量，异常情况及时报告医生。观察并记录切口情况，保持切口敷料清洁干燥，必要时加用胸（腹）带包扎。切口换药或更换无菌引流瓶（袋）时，严格无菌操作原则。

4. 营养和饮食护理　癌症患者常常由于多种原因而引起糖、蛋白质、脂肪代谢紊乱，因此应加强对患者的营养指导，尤其在术后应给予营养丰富易消化的饮食，以增强机体抵抗力，改善营养状况促进康复。对于不能由口进食的患者，可进行全胃肠外营养，以保证机体营养需要。对手术后生命体征平稳的患者应鼓励尽早下床活动，活动量从小到大，以患者能耐受为原则。护士应指导患者掌握切口及引流管保护的方法。

四、术后疼痛的护理

1. 疼痛评估　癌症患者手术后，由于手术创伤和原发癌症引起的疼痛未能完全消除，在麻醉作用过后的数日，常常出现疼痛。术后疼痛治疗时，首先要确定引起疼痛的原因是手术创伤所引起的"术后疼痛"还是癌症本身引起的癌痛。护理工作应协助医生询问并观察患者的疼痛情况以做出判断。

2. 疼痛治疗护理　由于手术创伤所引起的伤口痛，或手术部位的肢体或内脏痛，一般采用 PCIA 或 PCEA 处理（参见第十四、五十章）。癌症本身引起的癌痛在患者不禁食时，先按 WHO 三阶梯止痛原则选用药物。

（石　英　胡　玲　屠伟峰）

参 考 文 献

［1］PERCIVAL, NATALIE. Advanced roles in cancer nursing. British Journal of Nursing, 2017, 26（10）: S29-S29.

［2］ROSENZWEIG M Q, KOTA K, VAN G L. Interprofessional Management of Cancer Survivorship: New Models of Care. Seminars in Oncology Nursing, 2017, 33（4）: 449.

［3］LIN C C. Health Promotion for Cancer Patients. Cancer Nursing, 2016, 39（5）: 339-340.

［4］PETER H, MARY J. Quality Cancer Care. Springer International Publishing, 2018, 95-102.

［5］SAW N, NGUYEN M. Pain Medicine. Springer International Publishing, 2017: 439-440.

［6］NAME N, MOHAMADIAN R, RAHMANI A, et al. Nurse Attitude-Related Barriers to Effective Control of Cancer Pain among Iranian Nurses. Asian Pac J Cancer Prev, 2016, 17（4）: 2141-2144.

［7］PAICE J A, TOY C, SHOTT S. Barriers to Cancer Pain Relief. Journal of Pharmaceutical Care in Pain & Symptom Control, 2016, 1（3）: 65-69.

［8］韩业冲，吴建红．三阶梯药物疗法治疗中晚期癌痛患者的护理．中华护理杂志，1995，30（3）：136-137.

［9］王晓娅，李晓琼，吴军姣．数控注射推进器持续静注吗啡治疗重度癌痛患者．中华护理杂志，1998，33（3）：154-155.

［10］张燕．影响癌症疼痛护理的障碍及其对策．解放军护理杂志，2004，21（10）：32-33.

［11］杨玫，叶琴琴，杨亚娟．对护理人员处置癌症疼痛知识的调查分析．护士进修杂志，2001，42（9）：39.

［12］蔡伟萍，黄叶莉．癌症疼痛护理的研究进展．护理管理杂志，2005，5（6）：11-12.

［13］王素玲．缓解癌症疼痛的进展．国外医学·护理学分册，1999，18（10）：450-452.

［14］佟术艳．疼痛的护理评估．中华护理杂志，1995，30（2）：123-124.

［15］耿莉华．外科手术后患者疼痛控制进展．实用护理杂志，1999，15（9）：11.

［16］韩文斌．术后镇痛效果的影响因素与管理．护理管理杂志，2003，3（5）：27-28.

第五十章　癌痛患者自控镇痛的护理

患者自控镇痛（PCA）是顽固性癌痛常用的镇痛技术。癌痛患者的 PCA 治疗常常由护士遵医嘱执行和护理或参与管理。因此，护士必须了解 PCA 的原理、设备、使用药物及给药参数设置等内容（参见第十四章）。本章重点阐述患者自控静脉镇痛（PCIA）及患者自控硬膜外镇痛（PCEA）的护理。

第一节　癌痛患者自控静脉镇痛的护理

一、PCA 泵使用中的常见问题

1. 患者认知不足　PCIA 对患者来说是一种陌生的镇痛方式，因患者本身的文化或认知差异，有的患者可能不理解或是不接受自控给药，由此可能造成使用 PCA 泵不当，当镇痛效果不满意时不知如何处理，导致影响镇痛治疗效果。

2. PCIA 装置故障　由于 PCA 泵的质量或使用前装配错误，可出现漏药或不能正常运作，导致影响镇痛效果。

3. 静脉通路障碍　由于三通连接器误置于关闭状态、静脉套管针阻塞、静脉针移出血管外都会影响药物进入体内，导致镇痛效果不佳。

4. 药物耐受　患者在住院前可能因长期使用镇痛药物而产生耐受性，因而可能导致镇痛效果不佳。

二、PCA 泵使用的护理

1. 全面了解癌痛患者病情　包括患者的生理和心理状况、并存内科疾病和疼痛特点等。

2. 掌握 PCA 泵使用方法　护士应熟练掌握 PCA 泵结构、安装、使用和常见报警的处理。使用 PCA 泵前教会患者和家其属按压泵上的键以追加镇痛药。

3. 泵的护理　PCA 泵保持高于患者心脏水平；注意 PCA 泵与静脉管道紧密连接；检查管道是否通畅；密切观察用药量。

4. 中心静脉导管的护理　妥善固定导管，预防脱落、扭曲、血液回流和堵塞。

5. 皮肤护理　应保持静脉穿刺局部清洁、定时消毒、更换敷料，预防发生局部感染。

三、患者的护理

1. 基础护理　癌痛患者行 PCIA 期间，由于患者活动不方便需加强护理。除常规测量血压、体温、脉搏，记录饮食和排尿情况外，对老年、衰弱患者必要时使用心电监护系统，连续或定时监测患者血压、心率、呼吸、心电图和血氧饱和度变化，加强口腔、皮肤护理。重症患者应定时翻身、拍背和预防压疮护理。

2. 心理护理　癌痛患者大多属于晚期癌症患者，长期经受极度疼痛的折磨，长期使用口服、肌注镇痛药物进行治疗，有不同程度的悲观、恐惧和绝望心理，所以护理工作中应做到主动关心和安慰患者，熟悉患者病情，了解其社会背景、家庭情况及其性格特点，有针对性地做好心理护理。

四、不良反应的护理

由于癌症和癌痛可造成患者一系列生理功能紊乱，静脉镇痛使用的阿片类镇痛药物可产生不良反应，如恶心、呕吐、头晕、嗜睡、呼吸抑制、血压下降、心率减慢等，同时由于静脉置管保留时间长，易导致静脉炎的发生。因此，通过加强对患者的护理和严密观察，预防和及时发现不良反应，避免并发症和意外发生。

1. 低血压的护理　出现血压降低时，应协助医生严密观察病情；如发生低血压或心律异常及时报告及协助医生处理，可采用低流量持续氧气吸入，关闭镇痛泵，必要时静脉注射血管收缩药升高血压。

2. 呼吸抑制的护理　在镇痛泵初始使用的 24h 内，应每 30min 观察 1 次患者的呼吸情况，包括呼吸活动度、频率和节律的变化，同时监测 SpO_2 有无下降，根据病情，24h 后延长为每小时 1 次。用药期间必须严密观察患者的呼吸。若患者出现呼吸减慢、呼吸困难、胸闷气短、面色发绀、烦躁不安、呼吸频率≤10 次/min 时，应立即给予半卧位，吸氧，关停 PCIA 泵，并且立即通知医生和配合处理。必要时采取急救措施，给予阿片受体拮抗剂纳洛酮 0.4mg 静脉注射，同时供氧，加强监护。

3. 恶心、呕吐的护理　对于长期卧床的癌痛患者，发生恶心、呕吐时应去枕平卧，头偏向一侧，防止呕吐物误入气管造成窒息，避免不良刺激。并且及时清除呼吸道分泌物。呕吐频繁者，可根据医嘱给予止吐药如胃复安 10mg 肌注，对缓解恶心、呕吐有较好的疗效。护理时还要注意观察患者出入量及面色反应和血压脉搏变化等情况。

4. 嗜睡的护理　嗜睡的出现，是患者由痛到无痛的标准之一，要严密观察患者的意识变化，轻度嗜睡对患者休息有益。但一定要防止中度以上嗜睡，患者持续嗜睡，可唤醒或不易唤醒，这反映患者体内镇痛药血药浓度已超过疼痛治疗需要，应适量减少泵注药量或暂行注药，同时立即通知医生，以防因镇静过度和深度嗜睡而引起严重意外或掩盖其他病情。

5. 尿潴留的护理　PCIA 的患者因为某些药物（如阿片类）能提高膀胱括约肌张力的作用可能发生尿潴留。尿潴留患者拔除尿管时间应在镇痛泵停止后 5~8h，患者感觉能自主排尿方能拔除，或延长保留导尿管到 48h。同时要做好导尿管的护理，保持导尿管通畅，妥善固定尿管，防止受压、打摺、扭曲及脱出，预防感染的发生，要告知患者带管活动的方法和注意事项。未插导尿管者，如一旦发生尿潴留可引导患者定时排尿热敷、温水冲洗外阴、听流水声、按摩下腹部等物理治疗，以促进患者排尿。

6. 瘙痒的护理　瘙痒是由于 PCIA 中阿片类药物诱发组胺释放引起的不良反应，护理措施主要是保持患者皮肤清洁，出汗后及时用温水擦干汗渍，禁用碱性肥皂，避免使用过烫物品，避免皮肤抓伤，必要时遵医嘱给予抗组胺药物异丙嗪并局部涂搽炉甘石洗剂，可使症状得到缓解。

第二节　癌痛患者自控硬膜外镇痛的护理

患者硬膜外自控镇痛（PCEA）是急性或慢性癌痛常用的方法之一。与 PCIA 比较，PCEA 镇痛效果较好，副作用相对较少，但镇痛区域相对局限，仅适用于区域性疼痛。

一、PCEA 泵使用常见问题

PCEA 时 PCA 泵可能出现的问题与 PCIA 基本相似（参见本章第一节）。

二、硬膜外导管的护理

留置硬膜外导管的护理应严格无菌、避免导管扭折及脱出；每2~3d用75%酒精消毒穿刺点局部皮肤，并更换敷料；注意观察硬膜外留置导管可能引起的神经损伤、硬膜外隙感染等。

三、PCEA患者的护理

癌症患者接受PCEA期间的基本护理和心理护理与PCIA相同（参见本章第一节）。

四、PCEA相关不良反应的护理

1. 循环、呼吸抑制的护理　PCEA时，局麻药产生的脊神经阻滞及镇痛液中的吗啡、芬太尼等阿片类镇痛药可引起血压下降或呼吸抑制，与PCIA相比，低血压较多见，呼吸抑制较少、较轻。发生低血压或呼吸抑制时的护理与PCIA相同（参见本章第一节）。

2. 压疮的护理　PCEA时，由于脊神经被阻滞，躯体、下肢的感觉减退，肌张力降低，患者对疼痛、压痛及体位不适的反应不敏感，同时卧床时间长，所以很容易出现压疮。护理工作主要包括：①严格执行床头交接班制度；②翻身1次/2h，建立翻身卡，记录卧床及皮肤情况；③不宜翻身的患者，准备15cm×15cm棉垫两个，垫于腰骶部，1~2h更换1次；④按摩受压部位皮肤，促进局部血液循环，减轻局部压力。

3. 尿潴留的护理　低位硬膜外阻滞容易出现尿潴留。有前列腺增生的老年男性患者更易于发生。护理工作包括：①首先积极采取诱导排尿的方法，如排尿时用手按压膀胱部位增加膀胱内压力，还应稳定患者情绪；②对于已经发生尿潴留的患者（超过6h不能排尿，且膀胱充盈的患者），可采取热敷、按摩、针灸；③在诱导排尿无效的情况下，则应实施导尿，并保留2~3d，同时做好会阴护理，可用生理盐水棉球消毒尿道口，每天2次，保持会阴部清洁。

4. 下肢深静脉血栓形成的护理　实施腰段PCEA时，往往患者双下肢运动神经及疼痛反射均受到抑制，加之患者多卧床不动，血流变缓，易形成下肢深静脉血栓。护理工作需要指导和帮助患者进行双下肢被动锻炼及肢体肌肉收缩运动，适当主动活动，以防血栓形成。注意观察患者全身情况，如面色、意识、呼吸等，尤其注意观察双下肢血液循环情况，以助判断有无血栓形成，及时发现异常，报告医生及时处理。

5. 神经损伤的护理　PCEA时由于穿刺、导管留置、局麻药等多种原因可引起神经损伤，护理工作中应每天询问患者双下肢的感觉变化和观察下肢活动情况，一旦出现下肢麻木、放射性痛等症状，应报告医生，尽早停用镇痛泵，拔除硬膜外导管。如拔管后症状仍不缓解，应怀疑有神经损伤的可能，及早采取相应治疗和护理措施。

6. 头痛的护理　硬膜外穿刺意外穿破硬脊膜时，由于脑脊液外溢、脑膜受刺激，可出现头痛。护理工作应嘱患者去枕平卧24h以上，多饮水，以预防硬膜穿破后头痛发生。若出现头痛，则应指导患者正确施行卧床休息、多饮水，必要时遵医嘱给患者静脉输液和口服镇静止痛药。

（周　萍　赵　震　许　睿）

参 考 文 献

[1] THOMPSON J. Pain management in cancer nursing. British Journal of Nursing，2013，23（10）：S17.
[2] ROBERT A S, JUTITH A P, DORALINA L A, et al. NCCN Clinical Practice Guidelines in Oncology A-

dult Cancer Pain Version1，2018.

［3］ PIMENTEL C B，BRIESACHER B A，GURWITZ J H，et al. Pain Management in Nursing Home Residents with Cancer. Journal of the American Geriatrics Society，2015，63（4）：633-641.

［4］ ERSEK M，NERADILEK M B，HERR K，et al. Pain Management Algorithms for Implementing Best Practices in Nursing Homes：Results of a Randomized Controlled Trial. Journal of the American Medical Directors Association，2016，17（4）：348-356.

［5］ PALMER P P，MILLER R D. Current and developing methods of patient-controlled analgesia. Anesthesiol Clin，2010，28（4）：587-599.

［6］ HONORIO T B，SRINIVASA N R，SCOTT M. F，et al. Cohen，Essentials of Pain Medicine，4th ed，Elsevier Inc，2018，117-122.

［7］ SCOTT M F，JANE C B，JAMES P. Rathmell. Bonica's Management of Pain . 4th ed. Philadelphia：Wolters Kluwer，2009

［8］ 杨春芳，万世艳. 患者自控镇痛泵用于术后镇痛的护理体会. 西南国防医药，2006，16（6）：656-657.

［9］ 洪珍兰，李晖，李卫华. 妇科手术后患者使用自控静脉镇痛泵的观察和护理. 家庭护士，2007，5（11）：29-31.

［10］ 肖秀英，杨玲，魏丽. 腹部手术后应用自控镇痛法的观察与护理. 黑龙江护理杂志，2000，6（10）：14-15.

［11］ 焦静，刘华平. 患者相关癌痛控制障碍及影响因素的研究进展. 中国护理管理，2008，8（11）：23-25.

［12］ 马红玲，周小燕，周康玲. 经静脉持续镇痛的观察及护理. 蚌埠医学院学报，2002，27（4）：366-367.

［13］ 黄小云. 静脉镇痛泵在妇产科手术后的应用与护理体会. 中国实用神经疾病杂志，2008，11（1）：150-151.

［14］ 郭景丽. 静脉自控镇痛泵在剖宫产术后的应用及护理. 河北北方学院学报，2008，25（4）：56-58.

［15］ 张海琛，李国权，石静滨，等. 吗啡自控静脉镇痛在晚期顽固性癌痛中的临床应用. 中国肿瘤临床与康复，2008，15（2）：191-193.

［16］ 孟庆莲，崔丽娟，朱文博，等. 术后镇痛泵与护理. 临床军医杂志，2004，32（5）：120-121.

［17］ 龚霆. 外科术后及肿瘤晚期患者应用静脉镇痛泵的护理. 淮海医药，2005，23（4）：319-320.

［18］ 郑平，罗钰麟. 影响术后患者自控镇痛质量的相关护理因素和对策. 护士进修杂志，2005，20（1）：86-87.

［19］ 李丽侠，孙亚斌. 镇痛泵（PCA）的护理. 中国社区医师，2007，19（9）：134-135.

［20］ 李红，李培鑫，王京. 肿瘤晚期患者使用PICC-电子镇痛泵的疗效观察及护理. 现代护理，2007，13（6）：506-507.

［21］ 姚彩娟. 自控静脉镇痛不全原因分析及对策. 护理与康复，2005，4（2）：132-133.

［22］ 隋一玲，李皎伦，吴淑丽. 自控镇痛泵的临床护理. 局部手术学杂志，2004，13（1）：66.

第五十一章　癌痛治疗的组织管理

在我国，目前还没有专门的癌痛诊疗机构，癌痛的诊疗由疼痛科、肿瘤科、姑息治疗科以及相关的科室完成。然而高质量的癌痛治疗毕竟有赖于规范化培养的专业人员、专业的技术、专业的设备，因此癌痛专门机构的设置势在必行。结合国内外临床实践，癌痛诊疗的专业机构应归属于疼痛科。其他癌痛诊疗的相关学科应参照疼痛科的组织管理。

第一节　癌痛治疗的组织机构及人员培训

一、医疗机构要求

开展临床疼痛诊疗工作的二级以上（含二级）医疗机构可向核发其《医疗机构执业许可证》的卫生行政部门申请登记疼痛科诊疗科目。医疗机构登记"疼痛科"诊疗科目后，方可开展相应的诊疗活动。疼痛科在《医疗机构诊疗科目名录》中为一级诊疗科目，疼痛科在医院属独立临床科室。

二、疼痛科内涵及业务范围

疼痛科是运用临床、影像、检验、神经电生理和神经生化学等方法诊断，并运用药物、微创介入、医疗器械以及其他具有创伤性或者侵入性的医学技术方法对疼痛性疾病进行治疗的临床科室。主要业务范围为慢性疼痛（含癌痛）的诊断与治疗，为患者提供专业疼痛诊疗服务。

三、科室机构设置

1. 门诊　疼痛科诊疗区域应相对集中，设独立的诊室和治疗室及疼痛治疗准备区域。疼痛科门诊建筑面积不少于 $50 \sim 80 m^2$（含诊室、治疗室、治疗准备室）；有创疼痛治疗操作应在符合相应标准的治疗室内进行；医生不少于 2 人，其中至少有 1 名具备中级以上职称；门诊护士不少于 2 人；可根据工作需要配备相关技术人员。

2. 病房　病房必须独立管理，每床净使用面积不少于 $4 \sim 6$ 平方米，病区内应设有治疗室、办公室、值班室等。设置疼痛科病房，一般 $6 \sim 20$ 张床以上。人员配备比例，床位：医生：护士为 $1:0.4:0.4$。至少有 2 名本专业具有主治医师及以上职称的医生，2 名具有护师及以上职称的护士。住院医师、主治医师和高级职称医师的比例应合理，能够满足三级医师查房和值班的需求。

四、人员资质

从事疼痛诊疗的医生，应取得《医师资格证书》《医师执业证书》，并具备麻醉科、骨科、神经内科、神经外科、风湿免疫科、肿瘤科或康复医学科等专业知识之一和临床疼痛诊疗工作经历及技能。疼痛科护士也应取得《护士资格证书》和《护士执业证书》，同时也需具有临床疼痛护理工作经历及技能。

独立从事疼痛诊疗的医生，至少具有临床医学本科学历，完成规范化住院医师培训，应具有疼痛科、麻醉科、神经科、骨科、风湿科、肿瘤科或康复医学科等临床工作经历2年以上，须参加全国卫生专业技术资格考试（疼痛学专业中级考试），成绩合格。已取得相应专业主治医师资格者，应在具有疼痛诊疗培训资质的医疗机构培训至少1年，考核合格。具有疼痛诊疗培训资质的医疗机构的培训方案由卫生行政部门组织专家另行制订（纳入专科医生培训）。独立从事疼痛护理的工作人员也应具有相应的学历、经过规范化护理及疼痛专科护理培训、具有临床疼痛护理工作经验。

疼痛科主任一般应具备副高以上专业技术职称，从事临床疼痛工作5~8年以上。

五、设备配置

1. 疼痛治疗室必备的基本设备、器材和急救药品

（1）监护仪：能够进行心电图、心率、无创血压、脉搏氧饱和度监测。

（2）麻醉机或呼吸机或简易呼吸器。

（3）吸氧装置。

（4）机械或电动吸引器。

（5）气管插管器具。

（6）急救药品。

（7）应急照明设施。

2. 具有与开展疼痛诊疗项目相应的设备 射频治疗系统、激光治疗系统、臭氧治疗系统、经皮电刺激系统以及其他疼痛治疗设备。

第二节 癌痛门诊与家庭病床的管理

一、癌痛门诊

癌痛门诊是治疗癌痛的重要窗口和环节，初诊癌痛患者在这里得到初步的评估及处理，或经此收住入院进一步治疗。复诊患者或非住院患者在此得到再评估和治疗。因此，需要非常重视癌痛门诊的管理。

（1）二级以上（含二级）医疗机构应设立癌痛门诊，其工作主要由疼痛诊疗专科完成，其他如姑息治疗科、肿瘤科以及相关科室也有涉及。由门诊部主任在主管院长领导下负责业务管理、组织协调、督促检查，科室主任则负责业务技术指导和考核。

（2）癌痛门诊工作人员及其出诊时间应相对固定。由于癌症疼痛门诊的特殊性，各科应派有一定经验、人品端正、工作认真努力、原则性强、医德高尚、乐于奉献的人员出诊，癌痛专科门诊应由副主任医师以上人员出诊。必须配置足够的医力，保证门诊者的及时就医。门诊人员轮（调）换应3~6月以上，以有利患者诊治，由科室与门诊部共同商定。

（3）建立明确的岗位责任制，完善各种医疗、护理操作常规及首诊负责制、会诊制度、"三查七对"制度、收入院制度、传染病报告制度等。要严格执行消毒隔离制度。

（4）门诊人员须医德高尚，态度和蔼，廉洁行医，服装整洁，佩戴胸卡，严格遵守门诊各项规章制度，保证准时上岗，不得无故迟到、早退、脱岗。对患者要做到关心体贴，态度和蔼，耐心地解答问题。认真诊治，做到科学治疗，合理用药，尽可能减轻患者负担。

（5）要认真书写门诊病历、处方及门诊日志。对疑难重症患者必要时及时请上级医生诊视。对病情不适于在门诊处置的患者要收入院治疗。

（6）门诊禁止吸烟，保持环境整洁、安静，秩序良好。

（7）积极向患者宣传癌痛防治知识。

（8）治疗和管理癌痛家庭病床。

（9）癌痛门诊护理人员做好开诊、分诊、保持秩序、解释宣传、协助救治、物品的保管维护等工作，协助医生做好门诊必要的登记和报表的工作。

（10）癌痛治疗遵循 WHO 三阶梯用药原则及 NCCN 癌痛治疗指南，严格执行麻醉性镇痛药物的管理规定，与药房人员互相协作、相互监督，严防麻醉性镇痛药物的非法流失。

（11）医院管理部门要对癌痛门诊工作常规监督检查。

二、家庭病床

家庭病床是顺应社会发展而出现的一种新的医疗护理形式。其以家庭作为护理场所，选择适宜在家庭环境下进行医疗或康复的病种，让患者在熟悉的环境中接受医疗和护理，既有利于促进患者的康复，又可减轻家庭经济和人力负担。家庭病床的建立使医务人员走出医院大门，最大限度地满足社会医疗护理要求，服务的内容也日益扩大，包括疾病普查，健康教育与咨询，预防和控制疾病发生发展；从治疗扩大到预防，从医院内扩大到医院外，形成了一个综合的医疗护理体系。

有历史资料显示，我国家庭病床是 20 世纪 50 年代首先在天津兴起的。20 世纪 70 年代起，家庭病床在我国各地已经初步建立，开始出现了专科性的家庭病床。家庭病床成为社区医疗的主要形式。在家庭病床开设中，护士占一定比例，并担负重要任务。

1984 年 9 月，卫生部在天津召开全国家庭病床工作经验交流会，总结了开展家庭病床工作的经验，并修改讨论了《家庭病床暂行工作条例》。虽然 30 多年过去了，这仍是目前唯一的国家级家庭病床工作文件。在具体操作中，各地根据自己的情况，制定了一些地方的规范，可以作为参考。

癌痛家庭病床属于治疗型，其适应证为需要给予支持治疗和减轻痛苦的中晚期肿瘤患者，病情稳定，允许在家治疗并需要连续观察者。

家庭病床的服务内容包括建立健康档案、定期查床、基础护理、输液、注射、输氧（含雾化）、换药、拆线、导尿（含膀胱冲洗）、灌肠（含保留灌肠）、鼻饲、一般穿刺、物理降温、针灸、拔罐、刮痧、中药泡洗治疗、B 超检查、心电图检查、临床检验及标本采集、医疗康复、心理咨询治疗、营养膳食指导、疾病预防指导和健康保健知识指导等。

癌痛家庭病床的管理规范如下：

（一）建床条件

（1）建立家庭病床的患者是定点社区卫生服务中心的签约患者，建有个人健康档案。

（2）建立家庭病床须由患者或其家属向社区卫生服务中心提出建床要求，并填写申请表。

（3）生活不能自理的患者在医务人员进行医疗服务时须有具备完全民事行为能力的家属或看护人员在场。

（4）建立家庭病床双方应签定建床协议，协议内容包括：建床原因、服务模式、医务人员责任、患者及家属的责任、查床及诊疗基本方案、收费、可能发生的意外情况等。

（二）建床指征

中晚期肿瘤患者姑息治疗（临终关怀）、放化疗间歇期支持治疗者。

（三）建床程序

（1）需要建立家庭病床的患者到社区卫生部门及人力资源和社会保障局认定的非营利性定点社区卫生服务中心向家庭医生提出建立病床要求，领取家庭病床审批表。

（2）家庭医生如实填写后，报社区卫生服务中心负责人审核同意。

（3）申请表报送上级主管部门（区卫生局和社保局）审核同意。

（4）批准的审批表返回社区卫生服务中心后由申请建床的患者或其家属交纳家庭病床预付金，由中心统一编号登记。

（5）家庭医生负责病床的全程管理，直至撤床结算后为止。

（四）家庭病床的管理

1. 诊疗规范

（1）家庭病床一经建立，责任医生于 24 小时内上门检查患者，建立家庭病床病历，制订诊疗护理计划，交代注意事项，签订家庭病床协议。

（2）家庭病床病历书写要求按照卫健委住院病历书写要求，主要内容：入床志（主诉、现病史、重要既往史、阳性体征和鉴别诊断时必要的阴性体征、诊断、治疗计划）、病程记录、阶段小结、出床小结。

（3）家庭病床遵循病房管理的基本原则，实行分级管理。

1）特级：临终关怀、输液者等病情须护士陪护者。

2）一级：每日查床。

3）二级：每周 2~3 次查床。

4）三级：每周 1 次查床。

（4）实行家庭医生首诊、全程负责制，责任医生按病情情况对家床患者进行分级管理，定期查床，并将病情变化、检查、治疗效果、诊断变更等及时计入病程记录。

（5）家庭病床应每月做阶段小结，总结病情及疗效，修订诊断、治疗、护理计划。

（6）患者出床、转院、死亡应及时开具出床通知单，并书写出床小结和死亡小结。

（7）家床患者需要会诊时，由责任医生负责联系会诊，并做好会诊记录。

（8）家床患者需要转院时由责任医生办理出床手续，填写病情及治疗情况介绍，联系转院。

（9）家床医嘱书写方法参照住院患者医嘱书写方法，一般医嘱由医务人员督促患者、家属按时执行；特殊治疗、护理医嘱由医务人员按时执行，并由执行者签字。

（10）医务人员严格遵守《医务人员医德规范及实施办法》和各项管理规定，严格执行技术操作规范。

2. 护理规范

（1）按照家床分级管理的方法，特级需要护士陪护者，由护理人员在陪护期间做好护理工作、填写护理记录，观察病情和心理变化，发现问题及时向责任医生报告。一级及以下的家床，由医生在病程记录中做好记录。

（2）宣传疾病预防知识、护理知识及注意事项，指导家属观察病情变化及卫生常识。

（3）发现传染病患者应及时报告，做好疫情登记，并指导家属做好消毒隔离工作。

（4）严格执行护理操作常规、无菌技术操作规程和医院感染管理制度。

（5）治疗使用过的一次性物品及医用垃圾由操作人员在诊疗结束后带回社区卫生服务中心依照有关规定妥善处理。

（6）对生活不能自理的患者，医务人员在进行诊疗护理时，须有具备完全民事行为能力的患者家属或看护人员在场。

（7）需要在家中进行输液或其他特殊治疗的还应签订知情同情书。

3. 麻醉药物管理　由于癌痛治疗的特殊性，还要求严格执行麻醉性镇痛药物的管理规定。

（五）建床周期

家庭病床以 3 月为一个有效治疗周期，3 月内应根据病情及时办理撤床手续及结算。确因病情需要继续治疗者，应先办理撤床手续，结清费用，再重新办理申请审批手续。

（六）收费与结算

1. 收费项目及标准　建床管理费、出诊费、查床费、诊疗费、医技检查费、护理费、康复治疗费、药品费等，应按照国家物价部门中的项目及标准收取。

2. 结算　家庭病床患者医疗费用按照住院患者费用结算方式进行，先缴预付金，发生费用计账，医疗费用中的自付部分（包括自费项目、自负比例）由患者支付，其余部分由建床社区卫生服务中心垫付，待患者撤床后与费用支付部门结算。

3. 结算时须提供的资料　家庭病床审批表、费用收据、费用清单、家庭病床病历。

（七）监督管理

家庭病床由社区卫生服务中心管理者监督管理，监督管理的内容包括以下几方面。

（1）社区卫生服务中心管理者负责对家庭病床准入把关。

（2）由社区卫生服务中心管理者监督医生的日常管理工作，并进行医疗差错事故登记，及时向有关部门报告。

（3）建立投诉受理机制，投诉处理率应达100%。

（4）做好出入床、转归、费用等统计登记工作。

（5）每月对家床医生进行综合考核，考核内容包括：行风、工作纪律、执业行为（包括收费标准执行情况）、服务态度、服务质量（包括病历质量、处方合格率等）、工作效益、工作效率。

第三节　病房的管理

2011年4月12日，国家卫生部发布卫办医政发〔2011〕43号文件，提出在2011—2013年3年时间内，在全国创建150个癌痛规范化治疗示范病房，重点内容包括：提高肿瘤规范化诊疗水平，建立癌痛评估标准和治疗规范，保证患者的疼痛能被及时发现，对疼痛的程度和性质进行正确评估并进行合理镇痛治疗；加强医院的麻醉和精神药品合理应用和管理；建立医护人员定期培训制度和患者定期宣教制度，提高患者对癌痛治疗的认知度和用药依从性。这对癌痛病房的管理提出了更高的要求。

病房管理不仅包括医疗、护理等技术工作的组织实施，还有行政和生活等管理。是一项细微而复杂的工作。加强病房管理工作的目的，主要在于使病房保持一个有利于医疗、护理、科研、教学工作的正常秩序和良好的环境。病房管理的内容主要包括：患者的住院管理、探视与陪护管理、膳食调配管理、卫生隔离管理、病房物资装备管理、医疗护理技术管理、医务人员的工作组织管理、病房环境管理等。

一、病房工作人员管理

为了使病房工作能正常运转，首先必须将病房医、护、工各类人员进行合理的分工和排班，使各项工作紧密配合，有分工、有合作。对护理人员要加强业务学习和培训，定期检查、考核和评价。

二、病房管理

病房护士应主动热情接待患者，向患者介绍住院规则，协助患者熟悉环境。护士应主动了解患者的病情和心理状态，正确处理护患关系，鼓励患者建立与疾病做斗争的信心。由护士长负责征求患者或其家属对医疗、护理、饮食、服务态度的意见。

为了保证医疗、护理工作的正常进行，并使患者能得到充分休息与及时治疗，严格执行陪护制度，教育家属和亲友遵守探视时间和要求。

三、物品、器材、药品管理

为了适应医疗、护理业务的需求，病房内要经常保持一定数量的物品，如精密仪器、器械、药品、家具、被褥、餐具、医疗表格以及一般生活用品等。要求供应及时、方便医疗抢救，减少忙乱和浪费，应建立健全管理制度。

1. 物品管理　物品要有计划领取，即保证需要，又做到不积压、不浪费、不丢失、不损坏，保管人员要掌握物品管理方法，加强库房管理，建立进出登记本，物品摆放整齐，防止虫鼠咬坏。

2. 医疗器械管理　仪器设备要由专人保管，应放置在固定位置，定期检修，并设有仪器档案，要经常保持性能完好，以适应紧急需要。

3. 药品管理　病房内常备药与剧毒药要分开管理，专人保管，固定数量和位置，有标记、有账目，发放药品要建立查对制度，准确无误。特别要严格执行麻醉性镇痛药物的管理规定。

四、医疗护理技术管理

医疗护理技术管理是衡量医院管理水平的重要标志，直接关系到医院医疗质量的水平。其主要内容是以下医疗核心制度，即：①首诊负责制度。②三级医师查房制度。③疑难病例讨论制度。④会诊制度。⑤危重患者抢救制度。⑥手术分级管理制度。⑦术前讨论制度。⑧死亡病例讨论制度。⑨查对制度。⑩医生交接班制度。⑪新技术准入制度。⑫病历书写和管理制度。⑬分级护理制度。其他医疗制度如医生定期考核制度，医疗差错、事故登记、报告、处理制度等，也应严格执行。根据有关规定制定医护标准、技术操作规程，疾病医护常规，各项规章制度，新业务、新技术的管理方法和防止交叉感染的措施，以及医护资料档案的管理等。

第四节　癌痛治疗药品的管理

癌痛治疗药物的管理包括如何规范化地使用镇痛药以及这些镇痛药的处方、保存与记录等。其中最重要的是麻醉性镇痛药的使用与管理。

一、癌痛药物的使用

规范化的癌痛药物治疗应遵循 WHO 三阶梯用药原则及 NCCN 成人癌痛指南。具体参见本书有关章节。

二、麻醉性镇痛药的使用和管理

按国务院颁布的《麻醉药品管理办法》第 2 条规定：麻醉药品指连续使用后易产生身体依赖性，能成瘾癖的药品。麻醉药品的品种范围：受国际管制的麻醉药品共 120 种，联合国麻醉品公约将其分成四种类型。第一类收载了 100 种麻醉药品，第二类收载了 10 种依赖性潜力较低的麻醉药品，第三类收载了一些麻醉药品的复方制剂，第四类收载了 18 种医疗上不准使用的麻醉药品（海洛因，埃托啡等），供兽用和科研用。

麻醉药品具有明显的两重性，一方面它有很强的镇痛作用，是临床上必不可少的镇痛药，同时它具有药物依赖特性，若流入非法渠道就成为毒品，会带来严重的药物滥用问题，造成社会公害，必须严格管理。

（一）医院麻醉药品管理

1. 麻醉药品的采购、储存　麻醉药品入库验收必须货到即验，至少双人开箱验收，清点验收到最小包装，验收记录双人签字。储存麻醉药品实行专人负责，专库（柜）加锁。对进出库（柜）的麻醉药品建立专用账册。

2. 麻醉药品的调配和使用　开具麻醉药品使用专用淡红色纸质处方。处方格式及单张处方最大限量按照《麻醉药品、精神药品处方管理规定》执行。医生开具麻醉药品时，应当在病历中记录。医生不得为他人开具不符合规定的处方或者为自己开具麻醉药品处方。

癌痛、慢性重度非癌痛患者的麻醉药品处方麻醉药品注射剂 1 次不超过 3 日用量，其他患者不超过 1 次用量；麻醉药品控（缓）释制剂处方 1 次不超过 7 日用量，其他剂型的麻醉药品处方 1 次不超过 3 日用量；一类精神药品注射剂处方 1 次不超过 1 次用量，其他剂型的一类精神药品 1 次不超过 3 日用量。哌替啶注射剂处方为 1 次用量，并限院内使用。

患者使用麻醉药品注射剂或麻醉药品贴剂的，再次调配时须将原批号的空安瓿或用过的贴剂收回，并记录收回数量。

医疗机构药房不得为患者办理麻醉药品的退方，患者不再使用麻醉药品，应将剩余的药品无偿交回医疗机构，由医疗机构按规定销毁。

3. 麻醉药品的安全管理　医疗单位要加强对麻醉药品的管理，禁止非法使用、储存、转让或借用麻醉药品。麻醉药品采用五专管理：专人负责，专柜加锁，专用账册，专用处方，专册登记。

医疗单位根据医疗需要，麻醉药品注射剂必须编制年度采购计划。向当地药品监督管理部门提出申请，经上一级药品监督管理部门核准，凭批准的印鉴卡及核准的数量到指定医药公司购药，数量不足时可申请追加。

采购人员按用药情况采购，保持合理库存。购买药品付款应当采取银行转账方式。

存放有麻醉药品的门诊、急诊、住院等药房设置的周转库（柜）必须加锁，保持合理的库存。

4. 麻醉、精神药品的处方管理　麻醉、精神药品处方格式由三部分组成：前记，正文，后记。麻醉、第一类精神药品处方的印刷纸为淡红色，处方右上角分别标注"麻"，"精一"；第二类精神药品处方的印刷纸为白色，处方右上角标注"精二"。麻醉药品处方至少保存 3 年，精神药品处方至少保存 2 年。

第五节　癌痛的诊疗记录与保存

一、癌痛诊疗记录

诊疗记录即病历，是指医务人员对患者疾病的发生、发展、转归，进行检查、诊断、治疗等医疗活动过程的记录。是医务人员对患者进行分析判断给出治疗的依据，是医务人员对患者资料进行科学研究的第一手资料，是医疗诉讼的法律文件。因此医务人员要认真地做好每一次诊疗记录。

病历书写是指医务人员通过问诊、查体、辅助检查、诊断、治疗、护理等医疗活动获得有关资料，并进行归纳、分析、整理形成医疗活动记录的行为。病历书写应严格遵循医疗质量管理 18 项核心制度中的病历书写与管理制度。以住院病历为例，病历书写应遵从下列原则。

（1）住院病历书写应当使用蓝黑墨水、碳素墨水，门（急）诊病历和需复写的资料可以使用蓝或黑色油水的圆珠笔。

（2）病历书写应当使用中文和医学术语。通用的外文缩写和无正式中文译名的症状、体征、疾病名称等可以使用外文。疾病诊断及手术名称编码依照国际疾病分类（ICD-10）书写，译名应以《英汉医学词汇》（人民卫生出版社 2014 年）和全国高等医药院校统一教材的名称为准。药名一律用中文、英文或拉丁文书写，不能用代替性符号或缩写，一种药名不能中英文混写。度量衡单位一律采用中华人民共和国法定计量单位，例如 m（米）；cm（厘米）；mm（毫米）；μm（微米）；L（升）；mL（毫升）；kg（千克）；g（克）；mg（毫克）；μg（微克）等。

（3）病历书写文字要工整，字迹清晰，表述准确，语句通顺，标点正确。书写过程中出现错字时，应当用书写时的笔墨双线画在错字上，不得采用刮、粘、涂等方法掩盖或去除原来的字迹。

（4）病历由本院具有执业资格的医师书写并签名，要求客观、真实、准确、及时、完整。病历中的术前谈话签名，重要内容签名，以及出院诊断证明书的签名，必须由本院有执业资格的医师承担。

实习医务人员、试用期医务人员书写的病历，应经过本院合法执业的医务人员审阅、修改并签名。

进修医务人员应由接收进修的医疗机构根据其胜任本专业工作的实际情况认定后书写病历。

（5）出现在病历上的各级医师职称要以医院的正式聘任为准，上级医务人员有审查修改下级医务人员书写病历的责任。修改时一律用红色墨水笔并在最后注明修改日期，签署全名，并保持原记录清楚、可辨。具体要求如下：

1）实习医生书写的完整病历，经其上级医生在全面了解病情的基础上做认真修改签字，每页修改3处以上的要实习医生重抄后再签名（仅供教学资料使用，不归档保存）。

2）主治医师应及时审阅进修医生和住院医师书写的各项记录，每页修改5处以上或字迹潦草不可辨认的，令其重抄后才签名。

3）入院记录、首次病程记录、申请会诊记录、转科记录、抢救记录、死亡记录、出院（死亡）小结、死亡病例讨论等重要记录应有主治医师或以上医生签名。

4）正、副主任医师要经常督促检查病历质量，并对与自己有关记录亲自修改并签名。

5）上级护理人员要及时审查和修改下级护理人员书写的护理文书。

（6）因抢救急危患者，未能及时书写病历的，有关医务人员应在抢救结束后6小时内据实补记，并加以注明。

（7）对按照有关规定需取得患者书面同意方可进行的医疗活动（如特殊检查、特殊治疗、手术、实验性临床医疗等），应由患者本人签署同意书。患者不具备完全民事行为能力时，由其法定代理人签字；患者因病无法签字时，由其近亲属签字，没有近亲属的，由其关系人签字；为抢救患者，在法定代理人或近亲属、关系人无法及时签字的情况下，可由医疗机构负责人或者被授权的负责人（如医务科长、医院总值班）签字。

因实施保护性医疗措施不宜向患者说明情况的，应将有关情况通知患者近亲属，由患者近亲属签署同意书，并及时记录。患者无近亲属的或者患者近亲属无法签署同意书的，由患者的法定代理人或者关系人签署同意书。

（8）诊断名称应确切、分清主次、顺序排列，主要疾病列于最前，并发症列于主要疾病之后，伴随疾病排列在最后。诊断除疾病名称外，还应尽可能包括病因、疾病解剖部位和功能的诊断。

对病史清楚、体征明确或已做过特殊检查、诊断依据充分者，可直接写"诊断"，不能明确的可写"初步诊断"，记录在入院记录的右下方。如经过多方检查，诊断有误可用"修正诊断"或"最后诊断"等，它们是出院时的结论性诊断，内容应与出院小结和住院病历首页相同。

（9）使用规范汉字，简体字、异体字按《新华字典》（2015年第11版）为准，杜绝错别字。词句中数字可使用汉字，双位数以上则一律使用阿拉伯数字。

（10）住院医师应在患者入院后24小时内完成住院志；危重、急症患者要及时书写首次病程记录；普通患者首记要求在8小时内完成。

（11）病程记录应详细记载患者全部诊治过程。医嘱告病危或病情突然变化的病例应随时书写病程记录，时间应具体到小时、分钟；医嘱告病重的病历，病程记录至少2日一次；病情稳定72小时后的病历，可2~3日记录一次；病情稳定的慢性病患者，至少5日（含休息日）记录一次。

（12）阶段小结：第1次阶段小结应在住院后4周末完成；以后每个月写1次阶段小结。

（13）转科患者要求转出科室写"转科记录（转出记录）"，转入科室写"转入记录"，外院转入本院的患者按新入院患者办理。主管医生换班时要写"交班记录"，接班医生写"接班记录"。

（14）出院（包括转院）记录应于患者出院后48小时内完成，在逐项填写病案首页后，质管医师、主治医生、科主任审查签名后方可送病案室归档。

（15）死亡记录应于患者死亡后24小时内完成，要求保管好所有资料，不得丢失；做好抢救记录、死亡记录和死亡讨论记录；凡做尸解者，病案中应有详细的尸检记录及病理诊断资料。

（16）病历中的术前谈话签名，重要内容谈话签名，以及出院诊断证明书的签名，必须由本院有执业资格的医师完成。各种记录结束时应签全名并清楚易认。

（17）凡药物过敏者，应在病历的过去史中注明过敏药物的名称。

（18）入院不足24小时出院的患者（包括死亡者）不能随意取消住院号，但可不书写住院志，而应详细书写24小时入出院（死亡）记录。患者未办入院手续，在送病房途中或于病房、手术室死亡，接诊或参加现场抢救的医务人员，应参照上述要求在门诊或急诊病历上书写记录，做好患者门诊或急诊死亡统计。

（19）一般患者护理记录、危重患者护理记录和手术护理记录按有关要求书写。高等医学院校附属医院可根据实际情况使用整体护理的相关记录。

（20）各种专项记录（如麻醉、内窥镜、导管操作及各种影像检查等）均应按各专业要求书写。

（21）检查报告分常规、生化（包括免疫、细菌学等化验检查）、技诊检查等三大类粘贴，要求按日期顺序呈叠瓦状粘贴整齐。

（22）各项记录必须有完整日期，按"年、月、日"方式书写，急诊、抢救要写时间，时间以24小时表示，如2002年3月4日下午5时30分写成2003-3-4　17：30。

（23）各种表格内容应逐项认真填写，每张记录纸均须完整填写楣栏如患者姓名、住院号、科别、床号、页码。

（24）医院病历有统一规格。使用表格式专科病历可参照《广东省病历书写规范》（附录：表格式病历）进行设计。实习医生以及临床工作不满三年的医生不能使用表格病历。病历纸规格大小，以国家档案管理规定和要求为准。

（25）不能单独用电脑打印住院志、手术记录、病程记录（含抢救记录）等。

二、诊疗记录的保存

为了便于复诊时参考，或是对患者资料进行总结研究，或是作为医保报销凭据，以及其他用途，医疗机构应妥善保存癌痛患者的诊疗记录，并向患者、医生及其他有关人员提供调取患者信息的服务，该工作一般由医院病案科完成，保存的介质有纸质及电子形式。根据中华人民共和国卫生部1994年颁布的《医疗机构管理条例实施细则》第五十三条，医疗机构的门诊病历的保存期不得少于十五年；住院病历的保存期不得少于三十年。

（刘　慧　杨邦祥）

参 考 文 献

[1] 张立生，刘小立．现代疼痛学．石家庄：河北科学技术出版社，1999．

[2] 赵俊，李树人，宋文阁．疼痛诊断治疗学．郑州．河南医科大学出版社，1999．

[3] 赵宝昌，崔秀云．疼痛学．3版．沈阳：辽宁教育出版社，2000．

[4] 谭冠先，郑宝森，罗健．癌痛治疗手册．郑州：郑州大学出版社，2003．

[5] 于洋，于世英．癌痛规范化诊疗评估指标体系的构建研究．中国疼痛医学杂志，2012，18（4）：225-230．

[6] ROBERT　A　S，JUDITH　P，DORALINA　L. Anghelescu. NCCN　Guidelines：Adult　Cancer

Pain. Version1. 2014.

［7］卫生部癌痛规范化治疗示范病房标准（2011 年版）. 卫办医政发 .［2011］43 号 . 2011. 3. 30

［8］关于加强肿瘤规范化诊疗管理工作的通知 . 国卫办医发 .［2016］7 号 . 2016. 03. 22.

［9］JOST L，ROILA F. Management of cancer pain：ESMO Clinical Practice Guidelines. Ann Oncol，2012，23（Suppl 7）：vii257-260.

［10］GAERTNER J，SCHIESSL C. Cancer Pain Management：What's New? Curr Pain Headache Rep，2013，17（4）：328.

［11］严敏 . 癌痛规范化治疗及 2010 年《NCCN 成人癌痛临床实践指南》（中国版）解读 . 现代实用医学，2012，24（2）：127-129.

［12］李萌，田庆，刘钰，等 . 2015 与 2010 年版 NCCN 成人癌痛临床实践指南的比较 . Tuna vol，2017，（37）：1-11.

第五十二章 癌痛规范化治疗示范病房的建设与管理

为进一步规范我国癌痛诊疗行为，完善重大疾病规范化诊疗体系，提高医疗机构癌痛诊疗水平，改善癌症患者生活质量，保障医疗质量和医疗安全，2011 年 3 月 30 日国家卫生部颁布了卫办医政发〔2011〕43 号文件《卫生部办公厅关于开展"癌痛规范化治疗示范病房"创建活动的通知》和《卫生部癌痛规范化治疗示范病房标准》(2011 版)。自此，癌痛规范化治疗示范病房创建活动在全国各地相继展开。

根据卫生部文件精神和癌痛规范化治疗示范病房标准，广西医科大学附属肿瘤医院在广西卫生厅的指导下启动了创建癌痛规范化治疗示范病房项目。2012 年 11 月，广西医科大学附属肿瘤医院化疗一科荣获卫生部"癌痛规范化治疗示范病房"称号。

第一节 癌痛规范化治疗示范病房建设

一、成立项目领导机构

国家卫生部门颁布的《卫生部办公厅关于开展"癌痛规范化治疗示范病房"创建活动的通知》和《癌痛规范化治疗示范病房标准》文件精神，以政府为主导成立以肿瘤医院院长担任顾问、肿瘤医院内科主任担任组长，肿瘤科、疼痛科、麻醉科、药学科和护理等专家组成的癌痛规范化治疗示范病房专家组。

二、学习与培训

在创建癌痛规范化治疗示范病房之初，召开全区各市卫生局医政科科长、二级以上医院的院领导及相关科室负责人专题会议，传达和学习《卫生部办公厅关于开展"癌痛规范化治疗示范病房"创建活动的通知》《卫生部癌痛规范化治疗示范病房标准》和《癌症疼痛诊疗规范》等有关文件。

在创建活动期间，多次举办学习班，邀请国内著名专家讲授癌痛诊疗相关知识和癌痛规范化治疗病房的组织管理，还组织相关学科医生、护士外出参观学习，博取众家之长。

三、成立项目专业机构

成立由业务副院长为组长，肿瘤内科主任为副组长，包括肿瘤内科、肿瘤外科、疼痛科、麻醉科、医务科、护理部、院办、科教科、门诊办、药学部及相关科室负责人组成的创建工作领导小组。由创建癌痛规范化治疗病房的肿瘤内科或化疗科主任负责项目的具体实施。并以病房为主体，疼痛科或麻醉科参与组成项目小组，开展工作。

四、对照标准建设病房

按照《卫生部癌痛规范化治疗示范病房标准》的规定建设病房，包括：科室基本标准；人员基本标准和科室基本管理标准。各项标准都分列出具体要求和制度化。

五、制度建立

项目小组根据卫生部规定的癌痛规范化治疗示范病房标准和相关文件的要求，结合医院具体情况制定示范病房的病房管理、医疗管理等各种制度，并纳入医院医疗质量管理体系（图52-1）。

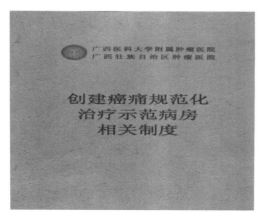
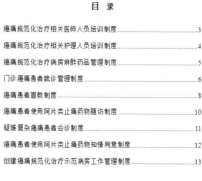

目　录

癌痛规范化治疗相关医师人员培训制度................3
癌痛规范化治疗相关护理人员培训制度................4
癌痛规范化治疗病房麻醉药品管理制度................5
门诊癌痛患者就诊管理制度................6
癌痛患者宣教制度................8
癌痛患者使用阿片类止痛药物随访制度................10
疑难复杂癌痛患者会诊制度................11
癌痛患者使用阿片类止痛药物知情同意制度................12
创建癌痛规范化治疗示范病房工作管理制度................13

图 52-1　癌痛规范化治疗病房相关制度

（一）癌痛规范化治疗示范病房的人员制度

1. 医生职责及要求　负责癌痛诊疗的医生需有 5 年以上肿瘤相关专科临床诊疗工作经验，具有主治医师以上职称，同时具备以下标准：

（1）熟练掌握《麻醉药品和精神药品管理条例》《处方管理办法》《医疗机构药事管理规定》《麻醉药品临床应用指导原则》和《精神药品临床应用指导原则》等文件精神和实施」能够熟练。

（2）熟练掌握疼痛评估方法。

（3）全面了解各种止痛药物的特性、使用方法以及常见不良反应的处理方法，能够独立开展癌痛评估和治疗工作。

2. 癌痛的护士职责及要求　具有 3 年以上肿瘤专科护理工作经验，具有护师以上专业技术职务任职资格，同时具备以下条件：

（1）熟练掌握所在专科常用护理技能。

（2）掌握疼痛评估和疼痛护理操作流程。

（3）能协助医生对患者进行全面的癌痛评估、治疗和宣教工作。

（二）癌痛规范化治疗相关人员培训制度

（1）创建癌痛规范化治疗示范病房的科室每年至少开展 1 次癌痛相关培训，培训内容包括：《麻醉药品和精神药品管理条例》《处方管理办法》《医疗机构药事管理规定》《麻醉药品临床应用指导原则》和《精神药品临床应用指导原则》等法则法规的学习和癌痛发病机理、癌痛评估、癌痛规范化治疗、阿片类药物副反应的处理、难治性癌痛的诊疗规范等内容。

（2）每次培训安排主治以上的高年资医生授课，授课学时数作为教学考核内容指标之一。

（3）每次培训内容参加人员需登记在册，纳入院内培训学分记录并作为年终考核指标之一。

（4）每季度进行不定期的考核，考核内容围绕癌痛规范化诊疗，考核成绩作为年终考核指标之一。

（三）癌痛规范化治疗护理人员培训制度

（1）创建癌痛规范化治疗示范病房的科室每季度须对各级护理人员开展一次癌痛相关培训，培训内容涉及《麻醉药品和精神药品管理条例》《处方管理办法》《医疗机构药事管理规定》《麻醉药品临床应用指导原则》和《精神药品临床应用指导原则》等法则法规的学习和癌痛发病机理、癌痛评估、癌痛规范化治疗、阿片类药物不良反应的处理、难治性癌痛的诊疗规范等内容。

（2）每次培训安排主治以上的高年资医生或主管护师授课，护士应尽可能参加，并有记录。

（3）每次培训内容纳入院内培训学分记录并作为年终考核指标之一。

（四）麻醉药品和精神药品规范化管理制度

按照《中华人民共和国药品管理法》《麻醉药品和精神药品管理条例》《处方管理办法》《医疗机构药事管理规定》等文件的要求，储存麻醉药品实行专人负责、专库（柜）加锁，专库（柜）必须是保险柜，对进出专库（柜）的麻醉药品建立专用账册，进出逐笔记录，记录内容包括：药品名称、剂型、规格、日期、领用部门、生产批号、有效期、生产单位、发药人、复核人、领用人、原库存数、进货数、领用数、现库存数、空安瓿。做到账、物、批号相符。

（五）癌痛患者宣教制度

（1）医院根据工作计划具体组织实施各项癌痛评估及规范化治疗宣传教育活动，宣教工作有专人负责。

（2）医院每年应制订全面的癌痛评估和规范化治疗宣传教育工作计划。收集、整理、制作和发放各项癌痛评估及规范化治疗教育宣传品，指导各部门、科室的癌痛评估及规范化治疗教育效果评价，计划和组织全院癌痛评估及规范化治疗教育的培训。

（3）积极收集、积累和编写用于癌痛评估及规范化治疗宣传教育的文字、图片、声像资料等。

（4）及时制作并在全院悬挂（张贴）各种标牌、标志，播放各种声像资料，并定期更新。

（5）各临床业务科室主任必须重视有关癌痛评估及规范化治疗教育，将此项工作纳入岗位责任制。病房设立有关癌痛评估及规范化治疗教育宣传专栏，并经常更换宣传内容；每季度召开至少一次有全科患者及其家属参加的专题讲座；督促检查医护人员对患者入院、住院和出院后的癌痛评估及规范化治疗教育工作。

（六）癌痛治疗患者知情同意制度

（1）医务人员对癌痛患者施治治疗过程中必须严格遵守癌痛三阶梯治疗的基本原则，根据患者的具体情况开展规范化的个体化治疗。

（2）医务人员在应用阿片类药物对癌痛治疗前，应向患者及其家属告知开展癌痛治疗的目的、风险、注意事项、可能的费用、可能发生的不良反应及预防措施，并由患者或其委托人签署《患者使用阿片类止痛药品知情同意书》。

（3）住院患者的知情同意书随病历归档。门诊患者的知情同意书由门诊办公室负责保存。

（七）疑难复杂癌痛患者会诊制度

1. 会诊适应患者　按照规范化疼痛处理治疗指南诊治3天以上疼痛控制不佳，排除人为的不配合用药、止痛药物剂量使用不足的情况，疼痛仍为中重度疼痛患者。

2. 会诊参与科室　临床药学科、肿瘤科、麻醉科、骨外科、康复科、神经科及相应可能涉及的相关科室中级职称以上人员。

（八）癌痛患者随访制度

（1）所有住院进行癌痛规范化治疗离院后需院外继续治疗的患者和定期复诊的患者均在随访范围。

（2）各科均要建立癌痛出院患者住院信息登记电子档案，内容应包括：姓名、年龄、单位、住址、联系电话，癌痛评分及治疗效果、出院随访情况等内容，由患者本次住院期间的主管医师负责填写。

以上各项医院层面的相关制度的建立，为进一步规范化治疗和管理工作打下良好的基础。

第二节　癌痛规范化治疗示范病房的管理

一、医院多部门紧密协调

在创建癌痛规范化治疗示范病房实施过程中，全院统一协调，由医院医务科、护理部负责定期组织，对活动开展情况进行检查并不断整改，参加创建的科室定期汇报情况并不断完善各项工作。

二、医护人员定期培训

科室组织各级医护人员进行癌痛规范化治疗培训。项目小组人员首先学习相关创建文件和相关癌痛知识，并在院内进行多场次的培训，使相关创建科室医务人员同时接受相关创建活动文件的学习培训。科室层面成立创建活动小组，由科主任亲自担任组长，科副主任和护士长担任副组长，科室医生和护士组成活动小组，科室设置专门的癌痛医生和护理人员负责癌痛评估及诊疗工作。癌痛医师熟练掌握相关文件，熟练掌握疼痛评估和治疗工作，并及时在病程记录中如实反映，癌痛护士熟练掌握疼痛评分和疼痛护理操作流程。

三、制定工作流程、相关文书和表格

结合医院具体情况制定病房和门诊癌痛规范化治疗工作流程；印制癌痛规范化治疗培训手册，主要包括患者癌痛知识健康教育手册、医生手册和护士手册等，保证癌痛治疗相关医护人员人手一册。同时制作简便、可操作性的工作表格和相关文书，在创建工作中不断体会和总结，通过不断改进工作表格和强化人员培训，简化流程，使得各项工作趋于更加简便、高效、合理，而且又利于患者得到规范化诊疗。通过不断补充和完善，使之成为可以推广的病房和门诊两套完整的诊疗运行体系。

四、质量监控

癌痛医生熟练掌握相关文件；熟练掌握疼痛评估和治疗工作，并及时在病程记录中如实反映。癌痛护士熟练掌握疼痛评分和疼痛护理操作流程，严格按照诊疗规范流程完成诊疗工作。科内定期质控，主任和护士长定期检查情况，进行动态监控，发现问题及时研究解决。

五、多学科联合诊治

加强与医院内各相关科室通力合作，力争得到全院内各科室如药剂科、麻醉科、门诊部、介入科等的支持和帮助。完善多学科联合会诊制度，积极及时处理疑难病例。遇到困难及时向医院领导汇报，请求给予支持和帮助，所有的请求均得到领导的及时反馈和帮助解决，使科室工作得以顺利开展。

六、患者宣教

加强癌痛患者宣教工作，除了定期对门诊和住院患者进行有针对性的癌痛知识宣讲、发放患者手册外，医护人员定时到病床边进行癌痛知识宣教，定期组织患者和其家属进行相关知识教育，还在病房墙上设创建活动公示（项目介绍）、疼痛治疗知识教育宣传栏等，并及时更新。

第三节　癌痛规范化诊疗

一、全面筛查与评估

患者入院后 8h 内完成癌痛评估，按照评估的四个原则：常规原则、量化原则、全面原则、动态原则等进行正确的癌痛评估和疗效评估。制订恰当的治疗方案（见第四章）。

二、正确合理使用阿片类止痛药物

（1）按照 WHO 三阶梯止痛原则和 NCCN 止痛治疗原则，及时进行阿片类药物滴定，争取 24h 内使患者达到疼痛评分 3 分以下；在患者进行阿片药物滴定达到稳态后及时改用缓释制剂维持。

（2）遵守适时、适量和个体化的精准治疗原则。

（3）合理联合使用非甾体类药物、抗惊厥药、抗抑郁药、镇静药和缓泻剂等辅助药物。

（4）正确及时处理镇痛药物导致的便秘、恶心呕吐、排尿困难、嗜睡等不良反应。

（5）注意动态观察患者变化，及时调整药物种类和剂量。

（6）提高医务人员及患者及时正确使用止痛药物的整体意识。

三、多学科综合治疗

积极贯彻癌痛的多学科综合治疗原则，尽量达到患者无痛和舒适的期望。

以下情况考虑实施有创性镇痛治疗，包括：神经阻滞、神经毁损、介入治疗等。

四、建立癌痛规范化治疗相关流程

（1）癌痛全面筛查与评估流程。

（2）癌痛三阶梯药物止痛及有创性综合治疗流程（图 52-2）。

（3）癌痛规范化护理流程（图 52-3）。

（4）药物滴定观察流程。

（5）爆发痛观察处理流程。

（6）阿片类药物过量及中毒急救处理流程。

（7）癌痛患者健康教育流程。

（8）癌痛患者出院流程。

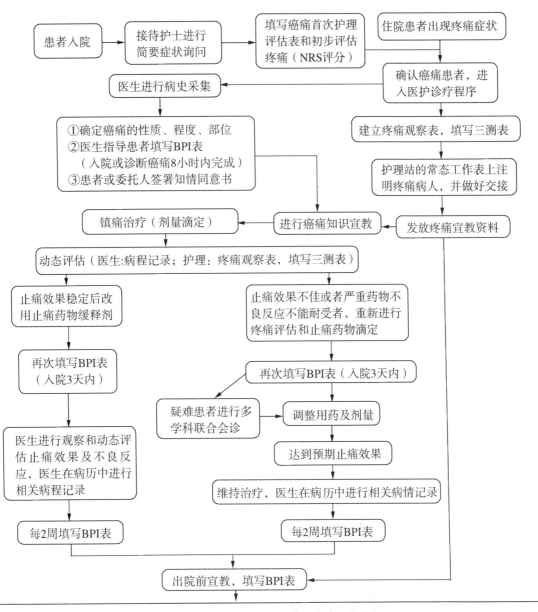

图 52-2 住院癌痛患者规范化治疗工作流程

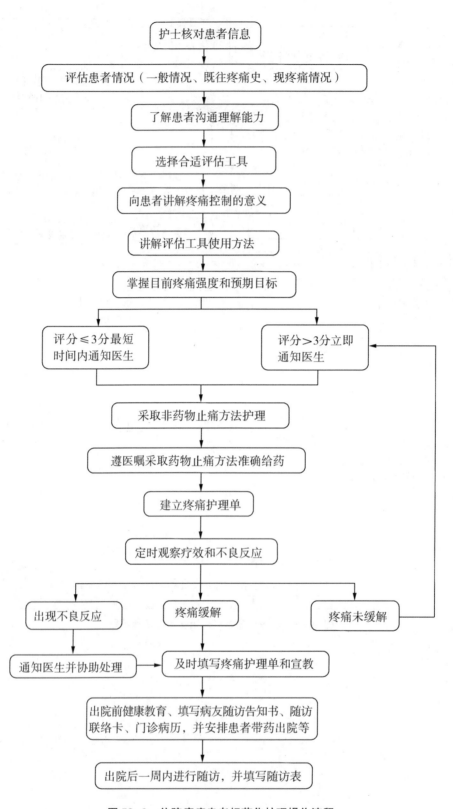

图 52-3　住院癌痛患者规范化护理操作流程

第四节　癌痛规范化治疗示范病房的初步成果

建立癌痛规范化治疗示范病房以来，进一步提高了医护人员和医院管理部门对癌痛治疗的认识；进一步规范癌痛诊疗行为，提高癌痛诊疗水平和治疗效果；保障医疗质量和医疗安全。主要成效如下：

（1）全院医务人员对癌痛规范化治疗意识普遍提高，知晓率从原来的51%提高到90%以上。

（2）行政、后勤部门及时提供病房，医疗、护理支持率达100%。

（3）住院患者癌痛评估率由原来的60%提高到100%。

（4）门诊患者癌痛评估率由原来的10%提高到了90%以上。

（5）对癌痛病人进行癌痛规范化治疗率达到100%。

（6）癌痛患者镇痛药物治疗有效率达到了90%以上。

（7）需要通过椎体成形术、神经阻滞术等介入治疗镇痛手段的癌痛患者由原来的15%降至5%。

（8）规范药品管理。

1）通过创建活动，全院毒麻药处方合格率由原来的60%提高到98%以上。

2）药品管理专人专柜双人双锁率达到100%。

3）吗啡、羟考酮、芬太尼等镇痛药品供应充足。

4）患者处方全部实行阿片类药品处方备案制。

（9）院内医务人员培训学习成为常态。多次进行院内培训，带动整个医院各医务人员步入越来越规范的轨道。

（10）通过癌痛规范化治疗知识培训，办学习班和学术交流会，广西各二级以上医院肿瘤科、疼痛科医务人员正确评估癌痛和正确使用阿片类药物的意识得到普遍提高，更多的癌痛患者得以受益，收到了良好的社会效果。

第五节　展望与探索

一、癌痛治疗弱化三阶梯治疗原则，提倡及早使用强阿片类药物

近年来，ESMO临床实践指南、NCCN成人癌痛指南、EAPC欧洲缓痛护理协会等三大指南均提出弱化二阶梯治疗理念。在意大利一项为期28天研究，纳入240例未使用过阿片类药物的中度癌痛患者（NRS 4~6），分为低剂量口服吗啡组（118例）及弱阿片类组（122例），研究目的是为在中度癌痛患者中应该使用第二阶梯弱阿片类药物还是使用第三阶梯低剂量的强效阿片类药物提供结论性数据支持，结果治疗28天时，低剂量强阿片组患者生活质量明显优于弱阿片类组。因此，近年来，我们工作中也在不断探索中度癌痛患者在二阶梯时不用弱阿片类药物，提早使用强阿片类药物，收到了良好的效果，今后还会继续探索和观察。

二、示范病房的转变

2016年以来，随着肿瘤患者发病率的增加及分级诊疗制度等国家新医改政策的推行，相关部门在总结前几年创建癌痛规范化治疗示范病房的经验基础上，积极探索更加适合新形势发展的新路子。目前，广大医务人员对癌痛治疗知识提高到了一个新的高度，针对癌痛的处理意识和处理能力已经有了很

大的提升，对此相关活动的要求也有所提高，已经由此前少数科室参与的"癌痛规范化治疗示范病房"调整为绝大多数肿瘤相关科室都要参与的"癌痛规范化治疗病房"，参与科室和人员大大增加。

三、癌痛规范化治疗向基层下沉

分级诊疗是 2017 年国家推进的新医改主要政策之一，我国进一步加强基层医疗机构技能提升的培训。由于中国癌症发病率持续上升，癌症患者尤其是晚期患者下沉，基层医疗机构对于癌痛管理高度重视，并且进行癌痛规范化治疗，让癌痛患者就近获得和三级医院同质化治疗。

四、推广创建癌痛规范化治疗病房

进一步开展癌痛规范化治疗基层行活动，深入基层开展培训学习班。同时在各级医疗机构开展新一轮"癌痛规范化治疗病房"创建活动，力求范围扩大到各个二级以上医疗机构所有从事肿瘤治疗相关科室和人员都要参与相关培训和创建活动，让所有的医务人员都成为"无痛医师"。

五、创建癌痛规范化治疗医院

目前，癌痛规范化治疗已经得到大多数肿瘤科医生的认可，此前创建的"癌痛规范化治疗示范病房"现在已经调整为创建"癌痛规范化治疗病房"，涉及所有的肿瘤相关科室都可以参加创建活动。随着相关知识的继续普及，下一步非肿瘤科医生也会参与其中，共同奋斗，为争取全区各个医疗机构都成为"癌痛规范化治疗医院"而努力，让所有癌痛病人无痛成为现实。

（李永强　胡晓桦）

参 考 文 献

［1］陈万青，张思维，曾红梅，等．中国 2019 年恶性肿瘤发病与死亡．中国肿瘤，2014，23（1）：1.

［2］SWARM R A，PAICE J，ANGHELESCU D L，et al. NCCN practice Guideline for Cancer Pain National Comprehensive Cancer Network，2014.

［3］SMITH R A，ANDREWS K S，et al. Brooks D. Cancer screening in the United States，2017：A review of current American Cancer Society guidelines and current issues in cancer screening. CA Cancer J Clin，2017，67（2）：100-121.

［4］ROBERT A S，JUTITH A P，DORALINA L A，et al. NCCN Clinical Practice Guidelines in Oncology A-dult Cancer Pain Version1，2018.

［5］World Health Organization，Latest world cancer statistics，Global cancer burden rises to 14. 1 million new cases in 2012：Marked omcrease in breast cancers must be addressed，2013.

［6］王昆，金毅．难治性癌痛专家共识（2017 版）．中国肿瘤临床，2017，44（16）：787-793.

［7］Elena Bandieri，J Clin Oncol，2016，34（5）：436-42.

［8］卫生部癌痛规范化治疗示范病房标准（2011 年版）．卫办医政发．［2011］43 号．2011.3.

［9］关于加强肿瘤规范化诊疗管理工作的通知．国卫办医发［2016］7 号．2016.3.22.

［10］癌症疼痛诊疗规范（2018 年版）．国卫办医函［2018］734 号．2018.9.18.

附录一　《NCCN 成人癌痛临床实践指南》（2018 年版）择选

附 1　癌痛处理原则

（一）一般原则

1. 越来越多的肿瘤学证据表明，生存与症状报告和控制有关，疼痛管理有助于广泛改善生活质量。为了最大限度地提高患者预后，疼痛管理是肿瘤管理的重要组成部分。

2. 镇痛治疗常发生在伴有多种症状或症状团簇后。治疗必须考虑复杂的药理学治疗的相互作用，要预先考虑患者和镇痛药。

3. 多学科团队是最佳选择。

4. 必须提供心理社会支持，包括情感和信息支持以及应对技能培训。

5. 必须以可理解的语言和格式向患者和家属/护理人员提供具体的教育材料，包括关于阿片类药物在癌症疼痛管理中作用的信息。

6. 考虑"痛苦"对患者及其家庭的多方面影响，并以文化尊重的方式解决这些问题。

（二）评估

1. 所有患者每次接触都必须接受疼痛检查。

2. 疼痛强度必须定期量化和记录，质量必须由患者来表述（尽可能根据患者的沟通能力）。还包括患者报告突破性疼痛、使用支架及其对疼痛的影响、患者报告足够的舒适度、患者报告对疼痛缓解的满意程度、提供者评估对功能的影响，以及与疼痛治疗相关的任何特殊问题。如果有必要，从家庭/护理人员那里获得额外的信息，重新评估疼痛和对功能的影响。

3. 如果出现新的恶化的疼痛，必须进行全面的疼痛评估，并定期对持续性疼痛进行评估。

4. 评定患者对阿片类药物滥用/转移的危险因素。

（三）疼痛处理/干预

疼痛管理目标根据治疗结果强调以下五点：

- 镇痛（优化镇痛）
- 活动（优化日常生活活动）
- 不良反应（最小化不良反应）
- 服用异常药物（避免服用异常药物）
- 效果（疼痛与情绪的关系）

1. 由于大多数患者具有多种病理生理和多种症状，因此需要全面的疼痛管理（针对使用药理学和非药物疗法的疼痛的生物系统疼痛）。

2. 预防预期的镇痛副作用，尤其是阿片类药物使用环境中的便秘，是治疗疼痛的关键。

3. 优化患者和家庭教育以及身体和认知综合干预。

4. 对于急性、严重疼痛或疼痛危机，考虑临终关怀或住院病人临终关怀，以达到特定的疼痛目标。

5. 持续的癌症疼痛通常需要定期使用镇痛药进行治疗，而且往往需要补充剂量的镇痛药来克服突破性疼痛。

6. 对于生还者的慢性疼痛，请参阅 NCCN 生存指南。

（四）重新评估

必须在指定的时间间隔内进行疼痛重新评估，以确保镇痛治疗能带来最大限度的好处，同时产生最小的副作用，并适当地遵循治疗计划。

附 2　未使用过阿片类药癌痛患者的处理

（一）一般原则

1. 根据患者的诊断、并存疾病和潜在的药物相互作用，选择最适当的药物。

2. 镇痛药物包括：阿片类药、乙酰氨基酚、非甾体抗炎药（NSAIDs）和/或辅助药。

3. 预防和治疗镇痛药的副反应，包括阿片类药引起的便秘。

4. 提供心理社会支持。

5. 提供患者和家属/或护理者的教育。

6. 最好的完全的关怀。

（二）中至重度患者（疼痛强度评分≥4 分）处理

1. 遵照以上"一般原则"。

2. 对急性痛、重度痛或疼痛急症患者，考虑到医院就诊或住院治疗。

3. 进行快速短小阿片类药滴定。

（三）轻度疼痛（疼痛强度评分 1~3 分）

1. 参考以上"一般原则"。

2. 首先考虑非阿片类药和辅助药物，对要求更舒适的患者，考虑用短效阿片类药。

附 3　短效阿片类药起始剂量滴定及维持

（一）口服

1. 短效硫酸吗啡 5~15mg 或等效量的阿片类药，60min 后评估疗效及不良反应，疼痛未缓解或增加者，剂量增加 50%~100%，2~3 个周期后，考虑静脉滴定，然后进行后续治疗。

2. 疼痛缓解但不满意，重复同样剂量，2~3 个周期后，考虑静脉滴定，然后进行后续治疗。

3. 疼痛改善或满意：当需要时，继续服用治疗前 24h 的剂量。

（二）静脉给药

1. 硫酸吗啡 2~5mg 或等效的阿片类药静脉泵注。

2. 给药 15min 后评估疗效及不良反应。

3. 疼痛未改善或增加：增加剂量 50%~100%，2~3 个周期后，考虑静脉滴定，然后进行后续治疗。

4. 疼痛缓解但不满意，重复同样剂量，2~3 个周期后，考虑静脉滴定，然后进行后续治疗。

5. 疼痛改善或满意：当需要时，继续服用治疗前 24h 的剂量。

附 4　耐受阿片类药癌症疼痛患者的处理

（一）中至重度患者（疼痛强度评分≥4 分）（或疼痛未能控制）

1. 口服镇痛药：口服相当于过去 24h 吗啡总量的 10%~20%，60min 后评估疗效及不良反应。

2. 疼痛不改善或增加，增加剂量 50%~100%，2~3 个周期后，考虑静脉滴定，然后进行后续治疗。

3. 疼痛缓解但不满意，重复同样剂量，2~3 个周期后，考虑静脉滴定，然后进行后续治疗。

4. 疼痛改善或满意：当需要时，继续服用治疗前 24h 的剂量。

（二）静脉镇痛

1. 口服镇痛药：口服相当于过去 24h 吗啡总量的 10%~20%，60min 后评估疗效及不良反应。

2. 疼痛不改善或增加，增加剂量 50%~100%，2~3 个周期后，考虑静脉滴定，然后进行后续治疗。

3. 疼痛缓解但不满意，重复同样剂量，2~3 个周期后，考虑静脉滴定，然后进行后续治疗。

4. 疼痛改善或满意：当需要时，继续服用治疗前 24h 的剂量，然后进行后续治疗。

附 5　后续疼痛治疗

（一）一般原则

1. 顽固性癌痛患者，给予最初的常规剂量阿片类后，必要时增加剂量。

2. 继续处理便秘和其不良反应。

3. 提供心理社会支持。

4. 提高患者和家属/护理人员教育。

5. 最好的完全关怀。

（二）中至重度患者（疼痛强度评分≥4 分）

1. 遵照以上一般原则。

2. 如疼痛控制不满意，再次评价阿片类药物滴定。

3. 如疼痛控制不满意，用全面的疼痛评价再次评价诊断。

4. 考虑特殊的疼痛综合征问题。

5. 考虑疼痛特殊会诊。

6. 考虑阿片类药物为轮换，如果出现在剂量限制副作用。

7. 每次就诊时，患者对舒适、功能、安全有特殊目标时，应常规再评估。

（三）轻度疼痛

1. 遵循一般原则

2. 再评估和修正用药方案，使不良反应降到最小。当没有更长期需要时，减少阿片类药物和其他治疗。

（三）使用阿片类药物处理不成功患者的后续处理

1. 再进行全面筛查和评估。

2. 考虑疼痛专科会诊。

3. 考虑介入技术或其他疗法。

4. 考虑姑息治疗会诊。

附表：

阿片类单剂口服剂量与胃肠外等效剂量换算

阿片类药物	胃肠外剂量	口服剂量	转换系数 （静脉→口服）	作用持续时间	不推荐
吗啡	10mg	30mg	3	3~4h	哌替啶
二氢吗啡酮	1.5mg	7.5mg	5	2~3h	镇痛新
芬太尼	0.1mg	—	—	—	环丁甲羟氢吗啡
美沙酮	—	—	—	—	丁吗喃
羟考酮	—	15~20mg	—	3~5h	
氢可酮	—	40~50mg	—	3~5h	
可待因	—	200mg	1.5	3~4h	
曲马多	100mg	300mg	—	—	
羟吗啡酮	1mg	10mg	10	3~6h	

附6　阿片类不良反应的处理

阿片类药物不良反应的处理原则：

1. 阿片类药物的不良反应是普遍存在的，必须要有预见性和积极处理。

2. 为了成功地预测和处理疼痛及阿片类药的不良反应，患者和家属或陪护者的教育是基本的。

3. 要认识到疼痛很难独立于癌症之外进行单独治疗，不良反应可能来自其他治疗或癌症本身。

4. 多种症状的评估是必要的。

5. 为了保证合适的阿片类药剂量和治疗不良反应，从患者和家属或陪护人员获取关于不良反应的信息是基本的。

6. 长期使用阿片类药疗法可能压迫肾上腺皮质轴和引起男性和女性性腺机能减退。

（一）便秘

1. 预防措施

（1）教育患者和家属在食物摄入量很少的情况下，需要排便。

（2）向患者和家属解释治疗目的（包括软便，排便容易，至少每两天一次）。

（3）每日服用阿片类药物的患者几乎总是需要缓泻剂。

（4）预防药物：

1）刺激排泻（如番泻叶，每日清晨两片，每日最大量为8片）。

2）聚乙烯二醇17mg相当于8盎司水溶聚乙烯二醇的1汤匙，每日两次。

3）增加阿片类用药时要增加缓泻剂的剂量。

（5）保持摄入足够的水。

（6）推荐足够的食物纤维的摄入，补充性药物纤维如车前子不足以控制阿片类导致的便秘或加重便秘。

（7）多库酯没有益处。

（8）适量的运动。

2. 如果形成便秘

（1）评估便秘的原因和严重程度。

（2）排除梗阻。

（3）滴定缓泻剂，目标是保证每日 1~2 次的排便。

（4）考虑采用辅助镇痛药以减少阿片类药物剂量。

3. 如果持续便秘

（1）重新评估便秘的原因和严重程度，排除肠梗阻和高钙血症，重新评估其他药物对便秘的潜在影响。

（2）检查阻塞情况。

（3）考虑增加另一种药物，如氢氧化镁 30~60 mL／日；双醋苯啶口服 2~3 片/日；每日一个直肠栓剂；乳果糖 30~60 mL／日；山梨醇 30 mL，每 2 小时一次，共三次，然后必要时给予枸橼酸镁或聚乙烯二醇。

（4）口服磷酸盐谨慎用于急性肾功能不全的患者。

（5）谨慎使用磷酸钠、生理盐水灌肠，并注意可能存在的电解质紊乱。

（6）在中性粒细胞或血小板减少的患者中，禁止使用直肠栓剂和灌肠剂。

（7）当缓泻药治疗阿片类引起的便秘效果不满意时，考虑使用甲基纳曲酮或 naloxegol。其他的二线药物包括注射用甲基纳曲酮 0.15 mg/kg 皮下注射，每日最大一个剂量，这类药物不能用于已知或是肠梗阻的患者。

（8）对于难治性慢性便秘，考虑阿片类轮换芬太尼或美沙酮。

（9）考虑椎管内镇痛、神经消融技术，或其他干预措施减轻疼痛，缓解便秘，或减少阿片类药物剂量。

（二）恶心

1. 预防措施

（1）确保患者正常排便。

（2）对于先前有阿片类药引起恶心史的患者，强烈推荐预防性使用止吐药。

2. 如果出现恶心

（1）评估引起恶心的其他原因（如中枢神经系统病变、化疗、放疗、高血钙症）。

（2）当需要时，考虑给予氯丙嗪 10mg 口服，每 6h 一次，或胃复安 10~15mg 口服，每日 4 次，或氟哌啶醇 0.5~1mg 口服，每 4~6h 一次。长期使用这些药物可能与迟发性运动障碍的发生有关，尤其是在体弱的老年患者中。

（3）为了降低中枢神经系统抗抑郁的风险，考虑改用 5-羟色胺受体拮抗剂，如昂丹司琼 4~8mg 口服，每日 3 次，或格拉司琼 2mg 口服，每日一次。便秘患者，要谨慎使用。为治疗恶心，亦可考虑使用东莨胆碱、屈大麻酚（dronabinol）或奥氮平（olanzapine）。

（4）伴肠梗阻患者考虑分次口服奥氮平 2~2.5mg/日。奥氮平的锥体外束反应比氟哌啶醇等典型的精神错乱患者要低。

（5）如果恶心持续加重，给予抗止吐药一周，考虑阿片类药更替。

（6）考虑给予地塞米松。

3. 阿片类药物引起的恶心症状随着药物的持续应用会耐受；如果恶心持续一周以上：

（1）重新评估原因和严重性。

（2）考虑更换阿片类药。

4. 如果一些阿片类药滴定和采取以上措施后，恶心仍持续：

（1）再评估恶心的原因和严重性。

（2）考虑使用神经轴向镇痛、神经消融技术和其他可能减少阿片类药物的干预措施。

（三）瘙痒

1. 如出现瘙痒

（1）如果处理后症状不改善，考虑更换其他阿片类药。

（2）评估瘙痒的其他原因（如其他药物引起）。

（3）瘙痒与皮疹、荨麻疹和呼吸急促的关系，考虑真正的变态反应，可再考虑选择阿片类药物进行治疗。

2. 如瘙痒持续

（1）考虑增加镇痛措施：小剂量复合激动-拮抗药，纳布啡（nalbuphine）0.5~1mg，如需要 6h 一次。

（2）为了缓解瘙痒而又不降低镇痛效果，考虑纳洛酮持续静脉输注，0.25mcg/kg/h，并滴定到 1mcg/kg/h。

（3）为了抗炎，考虑使用剂量相当的昂丹司琼。

（4）考虑抗组织胺药物，如西替利嗪（cetirzine）5~10mg，每日一次；苯海拉明 25~50mg，口服或静脉，每 6h 一次；或异丙嗪 12.5~25mg，口服，每 6h 一次，或盐酸羟嗪 25~50mg，每 6h 一次；口服或肌内注射。

（四）谵妄

1. 评估其他原因引起的谵妄（例如感染、高钙血症、中枢神经系统病变、肿瘤转移、其他精神药物）。

2. 如果导致谵妄的其他原因被排除，考虑减少阿片类药剂量或更换阿片类药物。

3. 考虑非阿片类镇痛药，以减少阿片类药物剂量。

4. 考虑给予氟哌啶醇 0.5~2mg 口服或静脉，每 4~6h 一次，或奥氮平 2.5~5mg 口服或舌下含服，每 6~8h 一次，或利培酮（risperidone）0.25~0.5mg，每日一到两次。开始治疗时，可按需给药，由于这些药物消除半衰期较长，可能需要减少剂量。

附7　特殊疼痛问题

（一）与炎症相关的疼痛

试用 NSAIDs 或糖皮质激素。

（二）肿瘤急诊骨痛

1. 试用 NSAIDs 或糖皮质激素。

2. 考虑骨修复药物，如双磷酸盐。

3. 弥散性骨痛：考虑内分泌治疗或化疗，试用双磷酸盐类药物、糖皮质激素或选择试用全身同位素。

4. 局部骨痛：考虑局部放疗或神经阻滞（如肋骨疼痛）；椎旁开创或射频消融。

（三）神经痛

1. 神经压迫或炎性疼痛：试用糖皮质激素。

2. 神经病理性痛：试用抗抑郁药物和/或抗癫痫药物，或考虑试用局部药物，对于爆发性痛，考虑介入治疗。

3. 对抗肿瘤治疗有效的疼痛：考虑试用放疗、内分泌治疗或化疗；对于重度难以控制的疼痛或濒死状态参考 NCCN 姑息治疗实践指南。

附录二　癌痛治疗相关文件

1.《麻醉、精神药品管理规定》
2.《麻醉药品和精神药品管理条例》
3.《麻醉药品、第一类精神药品使用知情同意书》
4.《癌痛管理制度》
5.《癌症疼痛诊疗规范（2011 年版）》
6.《卫生部癌痛规范化治疗示范病房标准》（2011 年版）
7.《关于加强肿瘤规范化诊疗管理工作的通知》
8.《癌症疼痛诊疗规范（2018 年版）》

附 1　《麻醉、精神药品管理规定》

为了贯彻执行《麻醉药品、精神药品处方管理规定》，加强麻醉药品、精神药品处方开具、使用、保存管理，根据我院具体情况，特制定以下规定：

1. 参加过麻醉药品、精神药品相关管理规定培训的医师才具有麻醉药品、精神药品处方权，开具麻醉药品、精神药品必须使用专用处方（麻醉药品和第一类精神药品处方的印刷用纸为淡红色，处方右上角分别标注"麻""精一"；第二类精神药品处方的印刷用纸为白色，处方右上角标注"精二"）。

2. 具有处方权的医师在为患者首次开具麻醉药品、第一类精神药品处方时，应当亲自诊查患者，为其建立相应的病历，留存患者身份证证明复印件，要求其签署《知情同意书》（一式两份），患者一份，一份留存在门诊病历。晚间急诊按首次就诊处理。

3. 使用麻醉药品非注射剂型和第一类精神药品的患者每 4 个月复诊或者随诊一次。

4. 麻醉药品注射剂仅限于医疗机构内使用，对于使用麻醉药品注射剂的患者，由门诊药房发专用的麻醉药品注射袋、药品清章（均签字盖章），注射室及急诊室核对麻醉药品注射袋、药品清单、门诊病历进行注射，并将空瓶放置于麻醉药品注射袋中留存，收下门诊病历，下班前交医教科。

5. 麻醉药品非注射剂型和第一类精神药品需要带出医疗机构外使用时，具有处方权的医师在患者或者其代办人出示下列材料后方可开具麻醉药品、第一类精神药品处方：
①二级以上医院开具的诊断证明；
②患者户籍簿、身份证或者其他相关身份证明；
③代办人员身份证明。
医疗机构应当在患者门诊病历中留存代办人员身份证明复印件。

6. 处方量规定：
①急诊麻醉药品、第一类精神药品处方为一次用量。

②麻醉药品、第一类精神药品注射剂处方为一次用量；其他剂型处方不得超过 3 日用量；控缓释制剂处方不得超过 7 日用量。

③第二类精神药品处方一般不得超过 7 日用量；对于某些特殊情况，处方量可适当延长，但医师应当注明理由。

④为癌症，慢性中、重度非癌痛患者开具的麻醉药品、第一类精神药品注射剂处方不得超过 3 日用量；其他剂型处方不得超过 7 日用量。

⑤对于需要特别加强管制的麻醉药品，如盐酸二氢埃托啡、盐酸哌替啶处方为一次用量。

7. 挂号室配复印机一台，便于患者复印身份证或者门诊病历，按相关规定收复印费。

8. 开具麻醉药品、第一类精神药品的门诊病历由医教科保管，使用麻醉药品注射剂的门诊病历由注射的注射室或急诊室每天下班前交到医教科。再次使用麻醉药品、精神药品的患者直接到医教科取门诊病历，并签收。

9. 对于患者需要门诊病历的，则可以提供复印件，或者患者再购买一本门诊病历，由诊治医师将开具麻醉药品、精神药品的那次病历抄录留存。

10. 急诊室及注射室首次在门诊药房预领一定量的麻醉药品注射剂（保险箱内保存），以后凭空瓶、麻醉药品注射袋与门诊药房结算。

11. "知情同意书""麻醉同意书、精神药品使用专用处方"由各科室具有处方权的医师负责管理，由医师到医教科领取。

12. 麻醉、精一药品处方作废到医教科注销，并作登记。

以上规定从 2006 年 12 月 12 日开始实施。

附 2　《麻醉药品和精神药品管理条例》

第一章　总　则

第一条　为加强麻醉药品和精神药品的管理，保证麻醉药品和精神药品的合法、安全、合理使用，防止流入非法渠道，根据药品管理法和其他有关法律的规定，制定本条例。

第二条　麻醉药品药用原植物的种植，麻醉药品和精神药品的实验研究、生产、经营、使用、储存、运输等活动以及监督管理，适用本条例。

麻醉药品和精神药品的进出口依照有关法律的规定办理。

第三条　本条例所称麻醉药品和精神药品，是指列入麻醉药品目录、精神药品目录（以下称目录）的药品和其他物质。精神药品分为第一类精神药品和第二类精神药品。

目录由国务院药品监督管理部门会同国务院公安部门、国务院卫生主管部门制定、调整并公布。

上市销售但尚未列入目录的药品和其他物质或者第二类精神药品发生滥用，已经造成或者可能造成严重社会危害的，国务院药品监督管理部门会同国务院公安部门、国务院卫生主管部门应当及时将该药品和该物质列入目录或者将该第二类精神药品调整为第一类精神药品。

第四条　国家对麻醉药品药用原植物以及麻醉药品和精神药品实行管制。除本条例另有规定的外，任何单位、个人不得进行麻醉药品药用原植物的种植以及麻醉药品和精神药品的实验研究、生产、经营、使用、储存、运输等活动。

第五条　国务院药品监督管理部门负责全国麻醉药品和精神药品的监督管理工作，并会同国务院农业主管部门对麻醉药品药用原植物实施监督管理。国务院公安部门负责对造成麻醉药品药用原植物、麻醉药品和精神药品流入非法渠道的行为进行查处。国务院其他有关主管部门在各自的职责范围内负责与麻醉药品和精神药品有关的管理工作。

省、自治区、直辖市人民政府药品监督管理部门负责本行政区域内麻醉药品和精神药品的监督管理工作。县级以上地方公安机关负责对本行政区域内造成麻醉药品和精神药品流入非法渠道的行为进行查处。县级以上地方人民政府其他有关主管部门在各自的职责范围内负责与麻醉药品和精神药品有关的管理工作。

第六条　麻醉药品和精神药品生产、经营企业和使用单位可以依法参加行业协会。行业协会应当加强行业自律管理。

第二章　种植、实验研究和生产

第七条　国家根据麻醉药品和精神药品的医疗、国家储备和企业生产所需原料的需要确定需求总量，对麻醉药品药用原植物的种植、麻醉药品和精神药品的生产实行总量控制。

国务院药品监督管理部门根据麻醉药品和精神药品的需求总量制定年度生产计划。

国务院药品监督管理部门和国务院农业主管部门根据麻醉药品年度生产计划，制定麻醉药品药用原植物年度种植计划。

第八条　麻醉药品药用原植物种植企业应当根据年度种植计划，种植麻醉药品药用原植物。

麻醉药品药用原植物种植企业应当向国务院药品监督管理部门和国务院农业主管部门定期报告种植情况。

第九条　麻醉药品药用原植物种植企业由国务院药品监督管理部门和国务院农业主管部门共同确定，其他单位和个人不得种植麻醉药品药用原植物。

第十条　开展麻醉药品和精神药品实验研究活动应当具备下列条件，并经国务院药品监督管理部门批准：

（一）以医疗、科学研究或者教学为目的；

（二）有保证实验所需麻醉药品和精神药品安全的措施和管理制度；

（三）单位及其工作人员2年内没有违反有关禁毒的法律、行政法规规定的行为。

第十一条　麻醉药品和精神药品的实验研究单位申请相关药品批准证明文件，应当依照药品管理法的规定办理；需要转让研究成果的，应当经国务院药品监督管理部门批准。

第十二条　药品研究单位在普通药品的实验研究过程中，产生本条例规定的管制品种的，应当立即停止实验研究活动，并向国务院药品监督管理部门报告。国务院药品监督管理部门应当根据情况，及时作出是否同意其继续实验研究的决定。

第十三条　麻醉药品和第一类精神药品的临床试验，不得以健康人为受试对象。

第十四条　国家对麻醉药品和精神药品实行定点生产制度。

国务院药品监督管理部门应当根据麻醉药品和精神药品的需求总量，确定麻醉药品和精神药品定点生产企业的数量和布局，并根据年度需求总量对数量和布局进行调整、公布。

第十五条　麻醉药品和精神药品的定点生产企业应当具备下列条件：

（一）有药品生产许可证；

（二）有麻醉药品和精神药品实验研究批准文件；

（三）有符合规定的麻醉药品和精神药品生产设施、储存条件和相应的安全管理设施；

（四）有通过网络实施企业安全生产管理和向药品监督管理部门报告生产信息的能力；

（五）有保证麻醉药品和精神药品安全生产的管理制度；

（六）有与麻醉药品和精神药品安全生产要求相适应的管理水平和经营规模；

（七）麻醉药品和精神药品生产管理、质量管理部门的人员应当熟悉麻醉药品和精神药品管理以及有关禁毒的法律、行政法规；

（八）没有生产、销售假药、劣药或者违反有关禁毒的法律、行政法规规定的行为；

（九）符合国务院药品监督管理部门公布的麻醉药品和精神药品定点生产企业数量和布局的要求。

第十六条 从事麻醉药品、第一类精神药品生产以及第二类精神药品原料药生产的企业，应当经所在地省、自治区、直辖市人民政府药品监督管理部门初步审查，由国务院药品监督管理部门批准；从事第二类精神药品制剂生产的企业，应当经所在地省、自治区、直辖市人民政府药品监督管理部门批准。

第十七条 定点生产企业生产麻醉药品和精神药品，应当依照药品管理法的规定取得药品批准文号。

国务院药品监督管理部门应当组织医学、药学、社会学、伦理学和禁毒等方面的专家成立专家组，由专家组对申请首次上市的麻醉药品和精神药品的社会危害性和被滥用的可能性进行评价，并提出是否批准的建议。

未取得药品批准文号的，不得生产麻醉药品和精神药品。

第十八条 发生重大突发事件，定点生产企业无法正常生产或者不能保证供应麻醉药品和精神药品时，国务院药品监督管理部门可以决定其他药品生产企业生产麻醉药品和精神药品。

重大突发事件结束后，国务院药品监督管理部门应当及时决定前款规定的企业停止麻醉药品和精神药品的生产。

第十九条 定点生产企业应当严格按照麻醉药品和精神药品年度生产计划安排生产，并依照规定向所在地省、自治区、直辖市人民政府药品监督管理部门报告生产情况。

第二十条 定点生产企业应当依照本条例的规定，将麻醉药品和精神药品销售给具有麻醉药品和精神药品经营资格的企业或者依照本条例规定批准的其他单位。

第二十一条 麻醉药品和精神药品的标签应当印有国务院药品监督管理部门规定的标志。

第三章 经 营

第二十二条 国家对麻醉药品和精神药品实行定点经营制度。

国务院药品监督管理部门应当根据麻醉药品和第一类精神药品的需求总量，确定麻醉药品和第一类精神药品的定点批发企业布局，并应当根据年度需求总量对布局进行调整、公布。

药品经营企业不得经营麻醉药品原料药和第一类精神药品原料药。但是，供医疗、科学研究、教学使用的小包装的上述药品可以由国务院药品监督管理部门规定的药品批发企业经营。

第二十三条 麻醉药品和精神药品定点批发企业除应当具备药品管理法第十五条规定的药品经营企业的开办条件外，还应当具备下列条件：

（一）有符合本条例规定的麻醉药品和精神药品储存条件；

（二）有通过网络实施企业安全管理和向药品监督管理部门报告经营信息的能力；

（三）单位及其工作人员2年内没有违反有关禁毒的法律、行政法规规定的行为；

（四）符合国务院药品监督管理部门公布的定点批发企业布局。

麻醉药品和第一类精神药品的定点批发企业，还应当具有保证供应责任区域内医疗机构所需麻醉药品和第一类精神药品的能力，并具有保证麻醉药品和第一类精神药品安全经营的管理制度。

第二十四条 跨省、自治区、直辖市从事麻醉药品和第一类精神药品批发业务的企业（以下称全国性批发企业），应当经国务院药品监督管理部门批准；在本省、自治区、直辖市行政区域内从事麻醉药品和第一类精神药品批发业务的企业（以下称区域性批发企业），应当经所在地省、自治区、直辖市人民政府药品监督管理部门批准。

专门从事第二类精神药品批发业务的企业，应当经所在地省、自治区、直辖市人民政府药品监督管理部门批准。

全国性批发企业和区域性批发企业可以从事第二类精神药品批发业务。

第二十五条 全国性批发企业可以向区域性批发企业，或者经批准可以向取得麻醉药品和第一类精神药品使用资格的医疗机构以及依照本条例规定批准的其他单位销售麻醉药品和第一类精神药品。

全国性批发企业向取得麻醉药品和第一类精神药品使用资格的医疗机构销售麻醉药品和第一类精神药品，应当经医疗机构所在地省、自治区、直辖市人民政府药品监督管理部门批准。

国务院药品监督管理部门在批准全国性批发企业时，应当明确其所承担供药责任的区域。

第二十六条　区域性批发企业可以向本省、自治区、直辖市行政区域内取得麻醉药品和第一类精神药品使用资格的医疗机构销售麻醉药品和第一类精神药品；由于特殊地理位置的原因，需要就近向其他省、自治区、直辖市行政区域内取得麻醉药品和第一类精神药品使用资格的医疗机构销售的，应当经国务院药品监督管理部门批准。

省、自治区、直辖市人民政府药品监督管理部门在批准区域性批发企业时，应当明确其所承担供药责任的区域。

区域性批发企业之间因医疗急需、运输困难等特殊情况需要调剂麻醉药品和第一类精神药品的，应当在调剂后 2 日内将调剂情况分别报所在地省、自治区、直辖市人民政府药品监督管理部门备案。

第二十七条　全国性批发企业应当从定点生产企业购进麻醉药品和第一类精神药品。

区域性批发企业可以从全国性批发企业购进麻醉药品和第一类精神药品；经所在地省、自治区、直辖市人民政府药品监督管理部门批准，也可以从定点生产企业购进麻醉药品和第一类精神药品。

第二十八条　全国性批发企业和区域性批发企业向医疗机构销售麻醉药品和第一类精神药品，应当将药品送至医疗机构。医疗机构不得自行提货。

第二十九条　第二类精神药品定点批发企业可以向医疗机构、定点批发企业和符合本条例第三十一条规定的药品零售企业以及依照本条例规定批准的其他单位销售第二类精神药品。

第三十条　麻醉药品和第一类精神药品不得零售。

禁止使用现金进行麻醉药品和精神药品交易，但是个人合法购买麻醉药品和精神药品的除外。

第三十一条　经所在地设区的市级药品监督管理部门批准，实行统一进货、统一配送、统一管理的药品零售连锁企业可以从事第二类精神药品零售业务。

第三十二条　第二类精神药品零售企业应当凭执业医师出具的处方，按规定剂量销售第二类精神药品，并将处方保存 2 年备查；禁止超剂量或者无处方销售第二类精神药品；不得向未成年人销售第二类精神药品。

第三十三条　麻醉药品和精神药品实行政府定价，在制定出厂和批发价格的基础上，逐步实行全国统一零售价格。具体办法由国务院价格主管部门制定。

第四章　使　用

第三十四条　药品生产企业需要以麻醉药品和第一类精神药品为原料生产普通药品的，应当向所在地省、自治区、直辖市人民政府药品监督管理部门报送年度需求计划，由省、自治区、直辖市人民政府药品监督管理部门汇总报国务院药品监督管理部门批准后，向定点生产企业购买。

药品生产企业需要以第二类精神药品为原料生产普通药品的，应当将年度需求计划报所在地省、自治区、直辖市人民政府药品监督管理部门，并向定点批发企业或者定点生产企业购买。

第三十五条　食品、食品添加剂、化妆品、油漆等非药品生产企业需要使用咖啡因作为原料的，应当经所在地省、自治区、直辖市人民政府药品监督管理部门批准，向定点批发企业或者定点生产企业购买。

科学研究、教学单位需要使用麻醉药品和精神药品开展实验、教学活动的，应当经所在地省、自治区、直辖市人民政府药品监督管理部门批准，向定点批发企业或者定点生产企业购买。

需要使用麻醉药品和精神药品的标准品、对照品的，应当经所在地省、自治区、直辖市人民政府药品监督管理部门批准，向国务院药品监督管理部门批准的单位购买。

第三十六条　医疗机构需要使用麻醉药品和第一类精神药品的，应当经所在地设区的市级人民政府卫生主管部门批准，取得麻醉药品、第一类精神药品购用印鉴卡（以下称印鉴卡）。医疗机构应当凭印鉴卡向本省、自治区、直辖市行政区域内的定点批发企业购买麻醉药品和第一类精神药品。

设区的市级人民政府卫生主管部门发给医疗机构印鉴卡时，应当将取得印鉴卡的医疗机构情况抄送所在地设区的市级药品监督管理部门，并报省、自治区、直辖市人民政府卫生主管部门备案。省、自治区、直辖市人民政府卫生主管部门应当将取得印鉴卡的医疗机构名单向本行政区域内的定点批发企业通报。

第三十七条　医疗机构取得印鉴卡应当具备下列条件：

（一）有专职的麻醉药品和第一类精神药品管理人员；

（二）有获得麻醉药品和第一类精神药品处方资格的执业医师；

（三）有保证麻醉药品和第一类精神药品安全储存的设施和管理制度。

第三十八条　医疗机构应当按照国务院卫生主管部门的规定，对本单位执业医师进行有关麻醉药品和精神药品使用知识的培训、考核，经考核合格的，授予麻醉药品和第一类精神药品处方资格。执业医师取得麻醉药品和第一类精神药品的处方资格后，方可在本医疗机构开具麻醉药品和第一类精神药品处方，但不得为自己开具该种处方。

医疗机构应当将具有麻醉药品和第一类精神药品处方资格的执业医师名单及其变更情况，定期报送所在地设区的市级人民政府卫生主管部门，并抄送同级药品监督管理部门。

医务人员应当根据国务院卫生主管部门制定的临床应用指导原则，使用麻醉药品和精神药品。

第三十九条　具有麻醉药品和第一类精神药品处方资格的执业医师，根据临床应用指导原则，对确需使用麻醉药品或者第一类精神药品的患者，应当满足其合理用药需求。在医疗机构就诊的癌症疼痛患者和其他危重患者得不到麻醉药品或者第一类精神药品时，患者或者其亲属可以向执业医师提出申请。具有麻醉药品和第一类精神药品处方资格的执业医师认为要求合理的，应当及时为患者提供所需麻醉药品或者第一类精神药品。

第四十条　执业医师应当使用专用处方开具麻醉药品和精神药品，单张处方的最大用量应当符合国务院卫生主管部门的规定。

对麻醉药品和第一类精神药品处方，处方的调配人、核对人应当仔细核对，签署姓名，并予以登记；对不符合本条例规定的，处方的调配人、核对人应当拒绝发药。

麻醉药品和精神药品专用处方的格式由国务院卫生主管部门规定。

第四十一条　医疗机构应当对麻醉药品和精神药品处方进行专册登记，加强管理。麻醉药品处方至少保存 3 年，精神药品处方至少保存 2 年。

第四十二条　医疗机构抢救患者急需麻醉药品和第一类精神药品而本医疗机构无法提供时，可以从其他医疗机构或者定点批发企业紧急借用；抢救工作结束后，应当及时将借用情况报所在地设区的市级药品监督管理部门和卫生主管部门备案。

第四十三条　对临床需要而市场无供应的麻醉药品和精神药品，持有医疗机构制剂许可证和印鉴卡的医疗机构需要配制制剂的，应当经所在地省、自治区、直辖市人民政府药品监督管理部门批准。医疗机构配制的麻醉药品和精神药品制剂只能在本医疗机构使用，不得对外销售。

第四十四条　因治疗疾病需要，个人凭医疗机构出具的医疗诊断书、本人身份证明，可以携带单张处方最大用量以内的麻醉药品和第一类精神药品；携带麻醉药品和第一类精神药品出入境的，由海关根据自用、合理的原则放行。

医务人员为了医疗需要携带少量麻醉药品和精神药品出入境的，应当持有省级以上人民政府药品监督管理部门发放的携带麻醉药品和精神药品证明。海关凭携带麻醉药品和精神药品证明放行。

第四十五条　医疗机构、戒毒机构以开展戒毒治疗为目的，可以使用美沙酮或者国家确定的其他用于戒毒治疗的麻醉药品和精神药品。具体管理办法由国务院药品监督管理部门、国务院公安部门和国务院卫生主管部门制定。

第五章　储　存

第四十六条　麻醉药品药用原植物种植企业、定点生产企业、全国性批发企业和区域性批发企业以及国家设立的麻醉药品储存单位，应当设置储存麻醉药品和第一类精神药品的专库。该专库应当符合下列要求：

（一）安装专用防盗门，实行双人双锁管理；

（二）具有相应的防火设施；

（三）具有监控设施和报警装置，报警装置应当与公安机关报警系统联网。

全国性批发企业经国务院药品监督管理部门批准设立的药品储存点应当符合前款的规定。

麻醉药品定点生产企业应当将麻醉药品原料药和制剂分别存放。

第四十七条　麻醉药品和第一类精神药品的使用单位应当设立专库或者专柜储存麻醉药品和第一类精神药品。专库应当设有防盗设施并安装报警装置；专柜应当使用保险柜。专库和专柜应当实行双人双锁管理。

第四十八条　麻醉药品药用原植物种植企业、定点生产企业、全国性批发企业和区域性批发企业、国家设立的麻醉药品储存单位以及麻醉药品和第一类精神药品的使用单位，应当配备专人负责管理工作，并建立储存麻醉药品和第一类精神药品的专用账册。药品入库双人验收，出库双人复核，做到账物相符。专用账册的保存期限应当自药品有效期期满之日起不少于 5 年。

第四十九条　第二类精神药品经营企业应当在药品库房中设立独立的专库或者专柜储存第二类精神药品，并建立专用账册，实行专人管理。专用账册的保存期限应当自药品有效期期满之日起不少于 5 年。

第六章　运　输

第五十条　托运、承运和自行运输麻醉药品和精神药品的，应当采取安全保障措施，防止麻醉药品和精神药品在运输过程中被盗、被抢、丢失。

第五十一条　通过铁路运输麻醉药品和第一类精神药品的，应当使用集装箱或者铁路行李车运输，具体办法由国务院药品监督管理部门会同国务院铁路主管部门制定。

没有铁路需要通过公路或者水路运输麻醉药品和第一类精神药品的，应当由专人负责押运。

第五十二条　托运或者自行运输麻醉药品和第一类精神药品的单位，应当向所在地省、自治区、直辖市人民政府药品监督管理部门申请领取运输证明。运输证明有效期为 1 年。

运输证明应当由专人保管，不得涂改、转让、转借。

第五十三条　托运人办理麻醉药品和第一类精神药品运输手续，应当将运输证明副本交付承运人。承运人应当查验、收存运输证明副本，并检查货物包装。没有运输证明或者货物包装不符合规定的，承运人不得承运。

承运人在运输过程中应当携带运输证明副本，以备查验。

第五十四条　邮寄麻醉药品和精神药品，寄件人应当提交所在地省、自治区、直辖市人民政府药品监督管理部门出具的准予邮寄证明。邮政营业机构应当查验、收存准予邮寄证明；没有准予邮寄证明的，邮政营业机构不得收寄。

省、自治区、直辖市邮政主管部门指定符合安全保障条件的邮政营业机构负责收寄麻醉药品和精神药品。邮政营业机构收寄麻醉药品和精神药品，应当依法对收寄的麻醉药品和精神药品予以查验。

邮寄麻醉药品和精神药品的具体管理办法，由国务院药品监督管理部门会同国务院邮政主管部门制定。

第五十五条　定点生产企业、全国性批发企业和区域性批发企业之间运输麻醉药品、第一类精神药品，发货人在发货前应当向所在地省、自治区、直辖市人民政府药品监督管理部门报送本次运输的相关信息。属于跨省、自治区、直辖市运输的，收到信息的药品监督管理部门应当向收货人所在地的同级药品监督管理部门通报；属于在本省、自治区、直辖市行政区域内运输的，收到信息的药品监督管理部门应当向收货人所在地设区的市级药品监督管理部门通报。

第七章　审批程序和监督管理

第五十六条　申请人提出本条例规定的审批事项申请，应当提交能够证明其符合本条例规定条件的相关资料。审批部门应当自收到申请之日起40日内作出是否批准的决定；作出批准决定的，发给许可证明文件或者在相关许可证明文件上加注许可事项；作出不予批准决定的，应当书面说明理由。

确定定点生产企业和定点批发企业，审批部门应当在经审查符合条件的企业中，根据布局的要求，通过公平竞争的方式初步确定定点生产企业和定点批发企业，并予公布。其他符合条件的企业可以自公布之日起10日内向审批部门提出异议。审批部门应当自收到异议之日起20日内对异议进行审查，并作出是否调整的决定。

第五十七条　药品监督管理部门应当根据规定的职责权限，对麻醉药品药用原植物的种植以及麻醉药品和精神药品的实验研究、生产、经营、使用、储存、运输活动进行监督检查。

第五十八条　省级以上人民政府药品监督管理部门根据实际情况建立监控信息网络，对定点生产企业、定点批发企业和使用单位的麻醉药品和精神药品生产、进货、销售、库存、使用的数量以及流向实行实时监控，并与同级公安机关做到信息共享。

第五十九条　尚未连接监控信息网络的麻醉药品和精神药品定点生产企业、定点批发企业和使用单位，应当每月通过电子信息、传真、书面等方式，将本单位麻醉药品和精神药品生产、进货、销售、库存、使用的数量以及流向，报所在地设区的市级药品监督管理部门和公安机关；医疗机构还应当报所在地设区的市级人民政府卫生主管部门。

设区的市级药品监督管理部门应当每3个月向上一级药品监督管理部门报告本地区麻醉药品和精神药品的相关情况。

第六十条　对已经发生滥用，造成严重社会危害的麻醉药品和精神药品品种，国务院药品监督管理部门应当采取在一定期限内中止生产、经营、使用或者限定其使用范围和用途等措施。对不再作为药品使用的麻醉药品和精神药品，国务院药品监督管理部门应当撤销其药品批准文号和药品标准，并予以公布。

药品监督管理部门、卫生主管部门发现生产、经营企业和使用单位的麻醉药品和精神药品管理存在安全隐患时，应当责令其立即排除或者限期排除；对有证据证明可能流入非法渠道的，应当及时采取查封、扣押的行政强制措施，在7日内作出行政处理决定，并通报同级公安机关。

药品监督管理部门发现取得印鉴卡的医疗机构未依照规定购买麻醉药品和第一类精神药品时，应当及时通报同级卫生主管部门。接到通报的卫生主管部门应当立即调查处理。必要时，药品监督管理部门可以责令定点批发企业中止向该医疗机构销售麻醉药品和第一类精神药品。

第六十一条　麻醉药品和精神药品的生产、经营企业和使用单位对过期、损坏的麻醉药品和精神药品应当登记造册，并向所在地县级药品监督管理部门申请销毁。药品监督管理部门应当自接到申请之日起5日内到场监督销毁。医疗机构对存放在本单位的过期、损坏麻醉药品和精神药品，应当按照本条规定的程序向卫生主管部门提出申请，由卫生主管部门负责监督销毁。

对依法收缴的麻醉药品和精神药品，除经国务院药品监督管理部门或者国务院公安部门批准用于科学研究外，应当依照国家有关规定予以销毁。

第六十二条　县级以上人民政府卫生主管部门应当对执业医师开具麻醉药品和精神药品处方的情况进行监督检查。

第六十三条　药品监督管理部门、卫生主管部门和公安机关应当互相通报麻醉药品和精神药品生产、经营企业和使用单位的名单以及其他管理信息。

各级药品监督管理部门应当将在麻醉药品药用原植物的种植以及麻醉药品和精神药品的实验研究、生产、经营、使用、储存、运输等各环节的管理中的审批、撤销等事项通报同级公安机关。

麻醉药品和精神药品的经营企业、使用单位报送各级药品监督管理部门的备案事项，应当同时报送同级公安机关。

第六十四条　发生麻醉药品和精神药品被盗、被抢、丢失或者其他流入非法渠道的情形的，案发单位应当立即采取必要的控制措施，同时报告所在地县级公安机关和药品监督管理部门。医疗机构发生上述情形的，还应当报告其主管部门。

公安机关接到报告、举报，或者有证据证明麻醉药品和精神药品可能流入非法渠道时，应当及时开展调查，并可以对相关单位采取必要的控制措施。

药品监督管理部门、卫生主管部门以及其他有关部门应当配合公安机关开展工作。

第八章　法律责任

第六十五条　药品监督管理部门、卫生主管部门违反本条例的规定，有下列情形之一的，由其上级行政机关或者监察机关责令改正；情节严重的，对直接负责的主管人员和其他直接责任人员依法给予行政处分；构成犯罪的，依法追究刑事责任：

（一）对不符合条件的申请人准予行政许可或者超越法定职权作出准予行政许可决定的；

（二）未到场监督销毁过期、损坏的麻醉药品和精神药品的；

（三）未依法履行监督检查职责，应当发现而未发现违法行为、发现违法行为不及时查处，或者未依照本条例规定的程序实施监督检查的；

（四）违反本条例规定的其他失职、渎职行为。

第六十六条　麻醉药品药用原植物种植企业违反本条例的规定，有下列情形之一的，由药品监督管理部门责令限期改正，给予警告；逾期不改正的，处5万元以上10万元以下的罚款；情节严重的，取消其种植资格：

（一）未依照麻醉药品药用原植物年度种植计划进行种植的；

（二）未依照规定报告种植情况的；

（三）未依照规定储存麻醉药品的。

第六十七条　定点生产企业违反本条例的规定，有下列情形之一的，由药品监督管理部门责令限期改正，给予警告，并没收违法所得和违法销售的药品；逾期不改正的，责令停产，并处5万元以上10万元以下的罚款；情节严重的，取消其定点生产资格：

（一）未按照麻醉药品和精神药品年度生产计划安排生产的；

（二）未依照规定向药品监督管理部门报告生产情况的；

（三）未依照规定储存麻醉药品和精神药品，或者未依照规定建立、保存专用账册的；

（四）未依照规定销售麻醉药品和精神药品的；

（五）未依照规定销毁麻醉药品和精神药品的。

第六十八条　定点批发企业违反本条例的规定销售麻醉药品和精神药品，或者违反本条例的规定经营麻醉药品原料药和第一类精神药品原料药的，由药品监督管理部门责令限期改正，给予警告，并没收违法所得和违法销售的药品；逾期不改正的，责令停业，并处违法销售药品货值金额2倍以上5倍以下的罚款；情节严重的，取消其定点批发资格。

第六十九条　定点批发企业违反本条例的规定，有下列情形之一的，由药品监督管理部门责令限期改正，给予警告；逾期不改正的，责令停业，并处2万元以上5万元以下的罚款；情节严重的，取消其定点批发资格：

（一）未依照规定购进麻醉药品和第一类精神药品的；

（二）未保证供药责任区域内的麻醉药品和第一类精神药品的供应的；

（三）未对医疗机构履行送货义务的；

（四）未依照规定报告麻醉药品和精神药品的进货、销售、库存数量以及流向的；

（五）未依照规定储存麻醉药品和精神药品，或者未依照规定建立、保存专用账册的；

（六）未依照规定销毁麻醉药品和精神药品的；

（七）区域性批发企业之间违反本条例的规定调剂麻醉药品和第一类精神药品，或者因特殊情况调剂麻醉药品和第一类精神药品后未依照规定备案的。

第七十条　第二类精神药品零售企业违反本条例的规定储存、销售或者销毁第二类精神药品的，由药品监督管理部门责令限期改正，给予警告，并没收违法所得和违法销售的药品；逾期不改正的，责令停业，并处 5000 元以上 2 万元以下的罚款；情节严重的，取消其第二类精神药品零售资格。

第七十一条　本条例第三十四条、第三十五条规定的单位违反本条例的规定，购买麻醉药品和精神药品的，由药品监督管理部门没收违法购买的麻醉药品和精神药品，责令限期改正，给予警告；逾期不改正的，责令停产或者停止相关活动，并处 2 万元以上 5 万元以下的罚款。

第七十二条　取得印鉴卡的医疗机构违反本条例的规定，有下列情形之一的，由设区的市级人民政府卫生主管部门责令限期改正，给予警告；逾期不改正的，处 5000 元以上 1 万元以下的罚款；情节严重的，吊销其印鉴卡；对直接负责的主管人员和其他直接责任人员，依法给予降级、撤职、开除的处分：

（一）未依照规定购买、储存麻醉药品和第一类精神药品的；

（二）未依照规定保存麻醉药品和精神药品专用处方，或者未依照规定进行处方专册登记的；

（三）未依照规定报告麻醉药品和精神药品的进货、库存、使用数量的；

（四）紧急借用麻醉药品和第一类精神药品后未备案的；

（五）未依照规定销毁麻醉药品和精神药品的。

第七十三条　具有麻醉药品和第一类精神药品处方资格的执业医师，违反本条例的规定开具麻醉药品和第一类精神药品处方，或者未按照临床应用指导原则的要求使用麻醉药品和第一类精神药品的，由其所在医疗机构取消其麻醉药品和第一类精神药品处方资格；造成严重后果的，由原发证部门吊销其执业证书。执业医师未按照临床应用指导原则的要求使用第二类精神药品或者未使用专用处方开具第二类精神药品，造成严重后果的，由原发证部门吊销其执业证书。

未取得麻醉药品和第一类精神药品处方资格的执业医师擅自开具麻醉药品和第一类精神药品处方，由县级以上人民政府卫生主管部门给予警告，暂停其执业活动；造成严重后果的，吊销其执业证书；构成犯罪的，依法追究刑事责任。

处方的调配人、核对人违反本条例的规定未对麻醉药品和第一类精神药品处方进行核对，造成严重后果的，由原发证部门吊销其执业证书。

第七十四条　违反本条例的规定运输麻醉药品和精神药品的，由药品监督管理部门和运输管理部门依照各自职责，责令改正，给予警告，处 2 万元以上 5 万元以下的罚款。

收寄麻醉药品、精神药品的邮政营业机构未依照本条例的规定办理邮寄手续的，由邮政主管部门责令改正，给予警告；造成麻醉药品、精神药品邮件丢失的，依照邮政法律、行政法规的规定处理。

第七十五条　提供虚假材料、隐瞒有关情况，或者采取其他欺骗手段取得麻醉药品和精神药品的实验研究、生产、经营、使用资格的，由原审批部门撤销其已取得的资格，5 年内不得提出有关麻醉药品和精神药品的申请；情节严重的，处 1 万元以上 3 万元以下的罚款，有药品生产许可证、药品经营许可证、医疗机构执业许可证的，依法吊销其许可证明文件。

第七十六条　药品研究单位在普通药品的实验研究和研制过程中，产生本条例规定管制的麻醉药品和精神药品，未依照本条例的规定报告的，由药品监督管理部门责令改正，给予警告，没收违法药品；拒不改正的，责令停止实验研究和研制活动。

第七十七条　药物临床试验机构以健康人为麻醉药品和第一类精神药品临床试验的受试对象的，由药品监督管理部门责令停止违法行为，给予警告；情节严重的，取消其药物临床试验机构的资格；构成犯罪的，依法追究刑事责任。对受试对象造成损害的，药物临床试验机构依法承担治疗和赔偿责任。

第七十八条 定点生产企业、定点批发企业和第二类精神药品零售企业生产、销售假劣麻醉药品和精神药品的，由药品监督管理部门取消其定点生产资格、定点批发资格或者第二类精神药品零售资格，并依照药品管理法的有关规定予以处罚。

第七十九条 定点生产企业、定点批发企业和其他单位使用现金进行麻醉药品和精神药品交易的，由药品监督管理部门责令改正，给予警告，没收违法交易的药品，并处5万元以上10万元以下的罚款。

第八十条 发生麻醉药品和精神药品被盗、被抢、丢失案件的单位，违反本条例的规定未采取必要的控制措施或者未依照本条例的规定报告的，由药品监督管理部门和卫生主管部门依照各自职责，责令改正，给予警告；情节严重的，处5000元以上1万元以下的罚款；有上级主管部门的，由其上级主管部门对直接负责的主管人员和其他直接责任人员，依法给予降级、撤职的处分。

第八十一条 依法取得麻醉药品药用原植物种植或者麻醉药品和精神药品实验研究、生产、经营、使用、运输等资格的单位，倒卖、转让、出租、出借、涂改其麻醉药品和精神药品许可证明文件的，由原审批部门吊销相应许可证明文件，没收违法所得；情节严重的，处违法所得2倍以上5倍以下的罚款；没有违法所得的，处2万元以上5万元以下的罚款；构成犯罪的，依法追究刑事责任。

第八十二条 违反本条例的规定，致使麻醉药品和精神药品流入非法渠道造成危害，构成犯罪的，依法追究刑事责任；尚不构成犯罪的，由县级以上公安机关处5万元以上10万元以下的罚款；有违法所得的，没收违法所得；情节严重的，处违法所得2倍以上5倍以下的罚款；由原发证部门吊销其药品生产、经营和使用许可证明文件。

药品监督管理部门、卫生主管部门在监督管理工作中发现前款规定情形的，应当立即通报所在地同级公安机关，并依照国家有关规定，将案件以及相关材料移送公安机关。

第八十三条 本章规定由药品监督管理部门作出的行政处罚，由县级以上药品监督管理部门按照国务院药品监督管理部门规定的职责分工决定。

第九章 附 则

第八十四条 本条例所称实验研究是指以医疗、科学研究或者教学为目的的临床前药物研究。

经批准可以开展与计划生育有关的临床医疗服务的计划生育技术服务机构需要使用麻醉药品和精神药品的，依照本条例有关医疗机构使用麻醉药品和精神药品的规定执行。

第八十五条 麻醉药品目录中的罂粟壳只能用于中药饮片和中成药的生产以及医疗配方使用。具体管理办法由国务院药品监督管理部门另行制定。

第八十六条 生产含麻醉药品的复方制剂，需要购进、储存、使用麻醉药品原料药的，应当遵守本条例有关麻醉药品管理的规定。

第八十七条 军队医疗机构麻醉药品和精神药品的供应、使用，由国务院药品监督管理部门会同中国人民解放军总后勤部依据本条例制定具体管理办法。

第八十八条 对动物用麻醉药品和精神药品的管理，由国务院兽医主管部门会同国务院药品监督管理部门依据本条例制定具体管理办法。

第八十九条 本条例自2005年11月1日起施行。1987年11月28日国务院发布的《麻醉药品管理办法》和1988年12月27日国务院发布的《精神药品管理办法》同时废止。

附3 《麻醉药品、第一类精神药品使用知情同意书》

《麻醉药品和精神药品管理条例》于2005年11月1日实施。为了提高疼痛及相关疾病患者的生存质量，方便患者领用麻醉药品和第一类精神药品（以下简称麻醉和精神药品），防止药品流失，在首次建立门诊病历前，请您认真阅读以下内容：

一、患者所拥有的权利：

（一）有在医师、药师指导下获得药品的权利；

（二）有从医师、药师、护师处获得麻醉和精神药品正确、安全、有效使用和保存常识的权利；

（三）有委托亲属或者监护人代领麻醉药品的权利；

（四）权利受侵害时向有关部门投诉的权利。

受理投诉卫生行政主管部门：　　　　　　　　　　　　电话：

二、患者及其亲属或者监护人的义务：

（一）遵守相关法律、法规及有关规定；

（二）如实说明病情及是否有药物依赖或药物滥用史；

（三）患者不再使用麻醉和精神药品时，立即停止取药并将剩余的药品无偿交回建立门诊病历医院；

（四）不向他人转让或者贩卖麻醉和精神药品。

三、重要提示：

（一）麻醉和精神药品仅供患者因疾病需要而使用，其他一切作他用或者非法持有的行为，都可能导致您触犯刑律或其它法律、规定，要承担相应法律责任。

（二）违反有关规定时，患者或者代办人均要承担相应法律责任。

以上内容本人已经详细阅读，同意在享有上述权利的同时，履行相应的义务。

医疗机构（章）：　　　　　　　　　　　　患者（家属）签名：

经办人签名：

年　月　日　　　　　　　　　　　　　年　月　日

附4　《癌痛管理制度》

一、癌痛规范化治疗示范病房医生职责

1. 重视癌性疼痛。

2. 癌痛病人入院能迅速地制定正确、合理、有效的镇痛治疗方案。

3. 熟悉癌痛治疗相关原则。

4. 对各种镇痛药物的特性、使用、转换，有清晰的了解。

5. 掌握阿片类药物快速滴定方法。

6. 在癌痛治疗中对镇痛药物不良反应能予较好的处理。

7. 定期组织疼痛相关治疗病例讨论会，学习了解疼痛治疗最新进展。

二、癌痛规范化治疗示范病房护士职责

1. 了解癌痛治疗中护理工作的重要性，及时向医生反馈疼痛病人相关信息。

2. 掌握疼痛评估的方法，病例首页记录疼痛评分变化。

3. 指导病人正确用药。

4. 掌握阿片类药物不良反应处理及护理。

5. 对疼痛病人做好心理指导。

6. 定期组织疼痛相关知识的患者宣教。

三、疼痛患者护理常规

1. 入院当日评估患者有无疼痛，如有，在护理记录单上记录疼痛一般情况，包括疼痛部位、性质、强度、发作频率、持续时间及加重和缓和的影响因素等。

2. 入院当日教会患者使用疼痛评估量表（数字、面部表情），告知患者如出现新的疼痛或疼痛加重应及时报告医护人员。准确评估疼痛强度，并将当前的疼痛强度记录在体温记录单相应时间点上。

3. 强调药物滴定的重要性，取得患者配合，准确、及时地进行药物滴定。

4. 每日 2PM 常规评估和记录疼痛强度，为过去 24 小时的平均疼痛强度，如果出现爆发痛，应将爆发痛强度及对症治疗后疼痛缓解强度记录在体温单的相应时间点上，并做好护理记录。

5. 指导患者正确使用口服止痛药或使用止痛贴剂。

6. 指导口服止痛药的患者按时服用缓泻剂预防便秘。

7. 连续观察止痛药物的不良反应，包括便秘、恶心呕吐、镇静、尿潴留等，如出现，及时通知医生处理。

四、癌痛患者管理制度

1. 主管护士接诊疼痛患者进行首次疼痛评估，包括疼痛部位、强度、性质、加重和缓解的因素、目前服用止痛药、药物副作用等，疼痛强度记录在体温单中，其余在疼痛观察记录单上记录。

2. 教会患者正确使用数字式疼痛评估量表，准确汇报自己的疼痛强度。

3. 准确、及时进行药物滴定。

4. 住院期间连续评估患者的疼痛强度，包括基础疼痛和爆发痛，记录在体温单上。

5. 对服用止痛药的患者，指导患者正确服药。

6. 对药物常见副作用，指导患者采取正确的预防措施，例如便秘。

7. 连续评估患者在疼痛治疗中的担忧和顾虑，及时给予解释，消除顾虑，提高治疗依从性。

8. 向出院患者交代办理麻醉性药品使用卡的程序，交代方便门诊的出诊时间，以保证疼痛治疗的连续性。

五、癌痛规范化护理护士培训制度

1. 癌痛规范化护理护士每年参加 2 次疼痛相关培训，学习疼痛新知识。

2. 癌痛规范化护理护士每年参加 1 次癌痛相关治疗的病例讨论会，学习了解疼痛治疗最新进展。

3. 实行定期考核制度：

（1）每季度进行 3 次疼痛相关知识的早提问。

（2）每季度进行 1 次疼痛相关知识的理论考核。

（3）不定期对各分管床位护士进行疼痛相关知识的口头考核。

4. 及时关注疼痛治疗新进展，不定期组织相关人员外出学习。

六、癌痛患者健康教育制度

1. 患者入院时由主管护士判断是否存在疼痛，并进行疼痛首次评估和记录。住院期间连续评估和记录患者的疼痛强度

2. 教会患者正确使用疼痛评估量表，准确汇报自己的疼痛强度。

3. 向患者讲解目前疼痛控制的原则和目标，使患者树立信心，积极配合治疗。

4. 指导患者正确服用各类止痛药物。

5. 指导患者正确预防止痛药常见不良反应的措施，例如便秘、恶心、呕吐等。

6. 连续评估患者的心理状态，针对具体问题给予解释，消除患者顾虑，提高治疗依从性。

7. 向出院患者交代办理麻醉性药品使用卡的程序，交代方便门诊的出诊时间，以保证疼痛治疗的连续性。

8. 建立癌痛患者出院随访登记本，定期随访记录。

七、阿片类药物使用及残余药管理制度

1. 病区备用阿片类药物放入保险柜内保存，班班清点、登记。

2. 使用阿片类药物必须有医嘱和麻醉处方，阿片类药物使用必须按时、规范记录在麻醉药使用登记本上，字迹清楚。废方统一保存。

3. 医生按需在主班护士处领取麻醉处方，需登记日期、麻醉处方号、医生姓名、以备追查麻醉处方下落。

4. 吗啡针剂残余药处理：将残余药液冲入下水道，在麻醉药使用登记本上记录，空安瓿与麻醉处方一起送药房。空安瓿与药物交给医疗废物处理中心统一粉碎处理。

5. 即释吗啡片残余药片处理：将残余药片碾碎，冲入下水道，并在麻醉药使用登记本上记录。

6. 多瑞吉废贴处理：多瑞吉贴使用后废贴要回收，废贴回收后，放入"废贴回收箱"盒内，并在多瑞吉废贴回收本上记录，定期集中送到药房，由药房交到医疗废物处理中心统一焚烧销毁。

八、癌痛患者出院随访制度

1. 建立癌痛患者出院随访信息

2. 电话随访内容包括止痛药使用情况、止痛效果、不良反应等。

3. 癌痛患者出院后一周、二周、一月分别对出院患者进行电话随访。

4. 关心患者的疼痛情况、生活质量，对患者出现的症状或疑问给予护理指导。

附 5　《癌症疼痛诊疗规范（2011 年版）》

一、概述

疼痛是癌症患者最常见的症状之一，严重影响癌症患者的生活质量。初诊癌症患者疼痛发生率约为25%；晚期癌症患者的疼痛发生率约为 60%～80%，其中 1/3 的患者为重度疼痛。癌症疼痛（以下简称癌痛）如果得不到缓解，患者将感到极度不适，可能会引起或加重患者的焦虑、抑郁、乏力、失眠、食欲减退等症状，严重影响患者日常活动、自理能力、交往能力及整体生活质量。

为进一步规范我国癌痛诊疗行为，完善重大疾病规范化诊疗体系，提高医疗机构癌痛诊疗水平，改善癌症患者生活质量，保障医疗质量和医疗安全，特制定本规范。

二、癌痛病因、机制及分类

（一）癌痛病因

癌痛的原因多样，大致可分为以下三类：

1. 肿瘤相关性疼痛：因肿瘤直接侵犯压迫局部组织，肿瘤转移累及骨等组织所致。

2. 抗肿瘤治疗相关性疼痛：常见于手术、创伤性检查操作、放射治疗，以及细胞毒化疗药物治疗后产生。

3. 非肿瘤因素性疼痛：包括其他合并症、并发症等非肿瘤因素所致的疼痛。

（二）癌痛机制与分类

1. 疼痛按病理生理学机制主要分为两种类型：伤害感受性疼痛及神经病理性疼痛。

（1）伤害感受性疼痛是因有害刺激作用于躯体或脏器组织，使该结构受损而导致的疼痛。伤害感受性疼痛与实际发生的组织损伤或潜在的损伤相关，是机体对损伤所表现出的生理性痛觉神经信息传导与应答的过程。伤害感受性疼痛包括躯体痛和内脏痛。躯体性疼痛常表现为钝痛、锐痛或者压迫性疼痛。内脏痛通常表现为定位不够准确的弥漫性疼痛和绞痛。

（2）神经病理性疼痛是由于外周神经或中枢神经受损，痛觉传递神经纤维或疼痛中枢产生异常神经冲动所致。神经病理性疼痛常被表现为刺痛、烧灼样痛、放电样痛、枪击样疼痛、麻木痛、麻刺痛、枪击样疼痛。幻觉痛、中枢性坠、胀痛，常合并自发性疼痛、触诱发痛、痛觉过敏和痛觉超敏。治疗后慢性疼痛也属于神经病理性疼痛。

2. 疼痛按发病持续时间分为急性疼痛和慢性疼痛。癌症疼痛大多表现为慢性疼痛。与急性疼痛相比较，慢性疼痛持续时间长，病因不明确，疼痛程度与组织损伤程度可呈分离现象，可伴有痛觉过敏、异常疼痛、常规止痛治疗疗效不佳等特点。慢性疼痛与急性疼痛的发生机制既有共性也有差异。慢性疼痛的发生，除伤害感受性疼痛的基本传导调制过程外，还可表现出不同于急性疼痛的神经病理性疼痛机制，如伤害感受器过度兴奋、受损神经异位电活动、痛觉传导中枢机制敏感性过度增强、离子通道和受体表达异常、中枢神经系统重构等。

三、癌痛评估

癌痛评估是合理、有效进行止痛治疗的前提。癌症疼痛评估应当遵循"常规、量化、全面、动态"评估的原则。

（一）常规评估原则

癌痛常规评估是指医护人员主动询问癌症患者有无疼痛，常规评估疼痛病情，并进行相应的病历记录，应当在患者入院后 8 h 内完成。对于有疼痛症状的癌症患者，应当将疼痛评估列入护理常规监测和记录的内容。疼痛常规评估应当鉴别疼痛爆发性发作的原因，例如需要特殊处理的病理性骨折、脑转移、感染以及肠梗阻等急症所致的疼痛。

（二）量化评估原则

癌痛量化评估是指使用疼痛程度评估量表等量化标准来评估患者疼痛主观感受程度，需要患者密切配合。量化评估疼痛时，应当重点评估最近 24 h 内患者最严重和最轻的疼痛程度，以及通常情况的疼痛程度。量化评估应当在患者入院后 8 h 内完成。癌痛量化评估通常使用数字分级法（NRS）、面部表情评估量表法及主诉疼痛程度分级法（VRS）三种方法。

1. 数字分级法（NRS）：使用《疼痛程度数字评估量表》（图 1）对患者疼痛程度进行评估。将疼痛程度用 0 ~ 10 个数字依次表示，0 表示无疼痛，10 表示最剧烈的疼痛。交由患者自己选择一个最能代表自身疼痛程度的数字，或由医护人员询问患者：你的疼痛有多严重？由医护人员根据患者对疼痛的描述选择相应的数字。按照疼痛对应的数字将疼痛程度分为：轻度疼痛（1~3），中度疼痛（4~6），重度疼痛（7~10）。

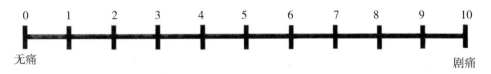

图 1　疼痛程度数字评估量表

2. 面部表情疼痛评分量表法：由医护人员根据患者疼痛时的面部表情状态，对照《面部表情疼痛评分量表》（图 2）进行疼痛评估，适用于表达困难的患者，如儿童、老年人，以及存在语言或文化差异或其他交流障碍的患者。

3. 主诉疼痛程度分级法（VRS）：根据患者对疼痛的主诉，将疼痛程度分为轻度、中度、重度三类。

（1）轻度疼痛：有疼痛但可忍受，生活正常，睡眠无干扰。

（2）中度疼痛：疼痛明显，不能忍受，要求服用镇痛药物，睡眠受干扰。

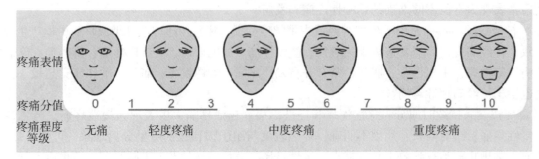

图 2　面部表情疼痛评分量表

（3）重度疼痛：疼痛剧烈，不能忍受，需用镇痛药物，睡眠受严重干扰，可伴自主神经紊乱或被动体位。

（三）全面评估原则

癌痛全面评估是指对癌症患者疼痛病情及相关病情进行全面评估，包括疼痛病因及类型（躯体性、内脏性或神经病理性），疼痛发作情况（疼痛性质、加重或减轻的因素），止痛治疗情况，重要器官功能情况，心理精神情况，家庭及社会支持情况，以及既往史（如精神病史、药物滥用史）等。应当在患者入院后 24 h 内进行首次全面评估，在治疗过程中，应当在给予止痛治疗 3 d 内或达到稳定缓解状态时进行再次全面评估，原则上不少于 2 次/月。

癌痛全面评估通常使用《简明疼痛评估量表（BPI）》（见附件），评估疼痛及其对患者情绪、睡眠、活动能力、食欲、日常生活、行走能力、与他人交往等生活质量的影响。应当重视和鼓励患者描述对止痛治疗的需求及顾虑，并根据患者病情和意愿，制定患者功能和生活质量最优化目标，进行个体化的疼痛治疗。

（四）动态评估原则

癌痛动态评估是指持续、动态评估癌痛患者的疼痛症状变化情况，包括评估疼痛程度、性质变化情况，爆发性疼痛发作情况，疼痛减轻及加重因素，以及止痛治疗的不良反应等。动态评估对于药物止痛治疗剂量滴定尤为重要。在止痛治疗期间，应当记录用药种类及剂量滴定、疼痛程度及病情变化。

四、癌痛治疗

（一）治疗原则

癌痛应当采用综合治疗的原则，根据患者的病情和身体状况，有效应用止痛治疗手段，持续、有效地消除疼痛，预防和控制药物的不良反应，降低疼痛及治疗带来的心理负担，以期最大限度地提高患者生活质量。

（二）治疗方法

癌痛的治疗方法包括：病因治疗、药物止痛治疗和非药物治疗。

1. 病因治疗。针对引起癌症疼痛的病因进行治疗。癌痛疼痛的主要病因是癌症本身、并发症等。针对癌症患者给予抗癌治疗，如手术、放射治疗或化学治疗等，可能解除癌症疼痛。

2. 药物止痛治疗。

（1）原则。根据世界卫生组织（WHO）癌痛三阶梯止痛治疗指南，癌痛药物止痛治疗的五项基本原则如下：

1）口服给药。口服为最常见的给药途径。对不宜口服病人可用其他给药途径，如吗啡皮下注射、病人自控镇痛，较方便的方法有透皮贴剂等。

2）按阶梯用药。指应当根据患者疼痛程度，有针对性地选用不同强度的镇痛药物。

①轻度疼痛：可选用非甾体类抗炎药物（NSAID）。

②中度疼痛：可选用弱阿片类药物，并可合用非甾体类抗炎药物。

③重度疼痛：可选用强阿片类药，并可合用非甾体类抗炎药物。

在使用阿片类药物的同时，合用非甾体类抗炎药物，可以增强阿片类药物的止痛效果，并可减少阿片类药物用量。如果能达到良好的镇痛效果，且无严重的不良反应，轻度和中度疼痛也可考虑使用强阿片类药物。如果患者诊断为神经病理性疼痛，应首选三环类抗抑郁药物或抗惊厥类药物等。

3）按时用药。指按规定时间间隔规律性给予止痛药。按时给药有助于维持稳定、有效的血药浓度。目前，控缓释药物临床使用日益广泛，强调以控缓释阿片药物作为基础用药的止痛方法，在滴定和出现爆发痛时，可给予速释阿片类药物对症处理。

4）个体化给药。指按照患者病情和癌痛缓解药物剂量，制定个体化用药方案。使用阿片类药物时，由于个体差异，阿片类药物无理想标准用药剂量，应当根据患者的病情，使用足够剂量药物，使疼痛得到缓解。同时，还应鉴别是否有神经病理性疼痛的性质，考虑联合用药可能。

5）注意具体细节。对使用止痛药的患者要加强监护，密切观察其疼痛缓解程度和机体反应情况，注意药物联合应用的相互作用，并及时采取必要措施尽可能减少药物的不良反应，以期提高患者的生活质量。

（2）药物选择与使用方法。应当根据癌症患者疼痛的程度、性质、正在接受的治疗、伴随疾病等情况，合理选择止痛药物和辅助药物，个体化调整用药剂量、给药频率，防治不良反应，以期获得最佳止痛效果，减少不良反应发生。

1）非甾体类抗炎药物：是癌痛治疗的基本药物，不同非甾体类抗炎药有相似的作用机制，具有止痛和抗炎作用，常用于缓解轻度疼痛，或与阿片类药物联合用于缓解中、重度疼痛。常用于癌痛治疗的非甾体类抗炎药包括：布洛芬、双氯芬酸、对乙酰氨基酚、吲哚美辛、塞来昔布等。

非甾体类抗炎药常见的不良反应有：消化性溃疡、消化道出血、血小板功能障碍、肾功能损伤、肝功能损伤等。其不良反应的发生，与用药剂量及使用持续时间相关。非甾体类抗炎药的日限制剂量为：布洛芬 2 400mg/d，对乙酰氨基酚 2 000mg/d，塞来昔布 400mg/d。使用非甾体类抗炎药，用药剂量达到一定水平以上时，增加用药剂量并不能增强其止痛效果，但药物毒性反应将明显增加。因此，如果需要长期使用非甾体类抗炎药，或日用剂量已达到限制性用量时，应考虑更换为阿片类止痛药；如为联合用药，则只增加阿片类止痛药用药剂量。

2）阿片类药物：是中、重度疼痛治疗的首选药物。目前，临床上常用于癌痛治疗的短效阿片类药物为吗啡即释片，长效阿片类药物为吗啡缓释片、羟考酮缓释片、芬太尼透皮贴剂等。对于慢性癌痛治疗，推荐选择阿片受体激动剂类药物。长期用阿片类止痛药时，首选口服给药途径，有明确指征时可选用透皮吸收途径给药，也可临时皮下注射用药，必要时可自控镇痛给药。

表 1 剂量滴定增加幅度参考标

疼痛强度（NRS）	剂量滴定增加幅度
7 ~ 10	50% ~ 100%
4 ~ 6	25% ~ 50%
2 ~ 3	≤ 25%

①初始剂量滴定。阿片类止痛药的疗效及安全性存在较大个体差异，需要逐渐调整剂量，以获得最佳用药剂量，称为剂量滴定。对于初次使用阿片类药物止痛的患者，按照如下原则进行滴定：使用吗啡即释片进行治疗；根据疼痛程度，拟定初始固定剂量 5～15mg，Q4h；用药后疼痛不缓解或缓解不满意，应于 1h 后根据疼痛程度给予滴定剂量（表1），密切观察疼痛程度及不良反应。第一天治疗结束后，计算第二天药物剂量：次日总固定量=前 24h 总固定量+前日总滴定量。第二天治疗时，将计算所得次日总固定量分 6 次口服，次日滴定量为前 24h 总固定量的 10%～20%。依法逐日调整剂量，直到疼痛评分稳定在 0～3 分。如果出现不可控制的不良反应，疼痛强度 <4，应该考虑将滴定剂量下调 25%，并重新评价病情。

对于未使用过阿片类药物的中、重度癌痛患者，推荐初始用药选择短效制剂，个体化滴定用药剂量，当用药剂量调整到理想止痛及安全的剂量水平时，可考虑换用等效剂量的长效阿片类止痛药。

对于已使用阿片类药物治疗疼痛的患者，根据患者疼痛强度，按照表 1 要求进行滴定。对疼痛病情相对稳定的患者，可考虑使用阿片类药物控释剂作为背景给药，在此基础上备用短效阿片类药物，用于治疗爆发性疼痛。

②维持用药。我国常用的长效阿片类药物包括：吗啡缓释片、羟考酮缓释片、芬太尼透皮贴剂等。在应用长效阿片类药物期间，应当备用短效阿片类止痛药。当患者因病情变化，长效止痛药物剂量不足时，或发生爆发性疼痛时，立即给予短效阿片类药物，用于解救治疗及剂量滴定。解救剂量为前 24 h 用药总量的 10%～20%。每日短效阿片解救用药次数大于 3 次时，应当考虑将前 24 h 解救用药换算成长效阿片类药按时给药。

阿片类药物之间的剂量换算，可参照换算系数表（表2）。换用另一种阿片类药时，仍然需要仔细观察病情，并个体化滴定用药剂量。

表 2　阿片类药物剂量换算表

药物	非胃肠给药	口服	等效剂量
吗啡	10 mg	30 mg	非胃肠道：口服=1：3
可待因	130 mg	200 mg	非胃肠道：口服=1：1.2
			吗啡（口服）：可待因（口服）= 1：6.5
羟考酮	10 mg	—	吗啡（口服）：羟考酮（口服）=（1.5~2：1）
芬太尼透皮贴剂	25 μg / h（透皮吸收）	—	芬太尼透皮贴剂 μg / h，q72 h 剂量=1/ 2 × 口服吗啡 mg / d 剂量

如需减少或停用阿片类药物，则采用逐渐减量法，即先减量 30%，两天后再减少 25%，直到每天剂量相当于 30 mg 口服吗啡的药量，继续服用两天后即可停药。

③不良反应防治。阿片类药的不良反应主要包括：便秘、恶心、呕吐、嗜睡、瘙痒、头晕、尿潴留、谵妄、认知障碍、呼吸抑制等。除便秘外，阿片类药物的不良反应大多是暂时性或可耐受的。应把预防和处理阿片类止痛药不良反应作为止痛治疗计划的重要组成部分。恶心、呕吐、嗜睡、头晕等不良反应，大多出现在未使用过阿片类药物患者的用药最初几天。初用阿片类药物的数天内，可考虑同时给予甲氧氯普胺（胃复安）等止吐药预防恶心、呕吐，如无恶心症状，则可停用止吐药。便秘症状通常会持续发生于阿片类药物止痛治疗全过程，多数患者需要使用缓泻剂防治便秘。出现过度镇静、精神异常等不良反应，需要减少阿片类药物用药剂量。用药过程中，应当注意肾功能不全、高血钙症、代谢异常、合用精神类药物等因素的影响。

3）辅助用药。辅助镇痛药物包括：抗惊厥类药物、抗抑郁类药物、皮质激素、N-甲基-D-天冬氨酸受体（NMDA）拮抗剂和局部麻醉药。辅助药物能够增强阿片类药物止痛效果，或产生直接镇痛作用。辅助镇痛药常用于辅助治疗神经病理性疼痛、骨痛、内脏痛。辅助用药的种类选择及剂量调整，需要个体化对待。常用于神经病理性疼痛的辅助药有：

①抗惊厥类药物：用于神经损伤所致的撕裂痛、放电样疼痛及烧灼痛，如卡马西平、加巴喷丁、普瑞巴林。加巴喷丁 100~300mg 口服，1 次/d，逐步增量至 300~600mg，3 次/d，最大剂量为 3 600mg/d；普瑞巴林 75~150mg，2~3 次/d，最大剂量 600mg/d。

②三环类抗抑郁药：用于中枢性或外周神经损伤所导致的的麻木样痛、灼痛，该类药物也可以改善心情、改善睡眠，如阿米替林、度洛西汀、文拉法辛等。阿米替林 12.5~25mg 口服，每晚 1 次，逐步增至最佳治疗剂量。

药物止痛治疗期间，应当在病历中记录疼痛评分变化及药物的不良反应，以确保患者癌痛安全、有效、持续缓解。

3. 非药物治疗。用于癌痛治疗的非药物治疗方法主要有：介入治疗、针灸、经皮穴位电刺激等物理疗法，认知-行为训练，社会心理支持治疗等。适当应用非药物疗法，可作为药物止痛治疗的有益补充，与止痛药物治疗联用，可增加止痛治疗的效果。

4. 介入治疗是指神经阻滞、神经松懈术、经皮椎体成形术、神经毁损性手术、神经刺激疗法、射频消融术等干预性治疗措施。硬膜外、椎管内、神经丛阻滞等途径给药，可通过单神经阻滞而有效控制癌痛，减轻阿片类药物的胃肠道反应，降低阿片类药物的使用剂量。介入治疗前应当综合评估患者的预期生存时间及体能状况、是否存在抗肿瘤治疗指征、介入治疗的潜在获益和风险等。

5. 患者及家属宣教。癌痛治疗过程中，患者及家属的理解和配合至关重要，应当有针对性地开展止痛知识宣传教育。重点宣教以下内容：鼓励患者主动向医护人员描述疼痛的程度；止痛治疗是肿瘤综合治疗的重要部分，忍痛对患者有害无益；多数癌痛可通过药物治疗有效控制，患者应当在医师指导下进行止痛治疗，规律服药，不宜自行调整止痛药剂量和止痛方案；吗啡及其同类药物是癌痛治疗的常用药物，在癌痛治疗时应用吗啡类药物引起成瘾的现象极为罕见；应当确保药物安全放置；止痛治疗时要密切观察疗效和药物的不良反应，随时与医护人员沟通，调整治疗目标及治疗措施；应当定期复查或随访。

附件

简明疼痛评估量表（BPI）

患者姓名： 病案号： 诊断：

评估时间： 评估医师：

1. 大多数人一生中都有过疼痛经历（如轻微头痛、扭伤后痛、牙痛）。除这些常见的疼痛外，现在您是否还感到有别的类型的疼痛？

（1）是 （2）否

2. 请您在下图中标出您的疼痛部位，并在疼痛最剧烈的部位以"x"标出。

3. 请选择下面的一个数字，以表示过去 24h 内您的疼痛最剧烈的程度。

（不痛）0 1 2 3 4 5 6 7 8 9 10（最剧烈）

4. 请选择下面的一个数字，以表示过去 24h 内您疼痛最轻微的程度。

（不痛）0 1 2 3 4 5 6 7 8 9 10（最剧烈）

5. 请选择下面的一个数字，以表示过去 24h 内您疼痛的平均程度。

（不痛）0 1 2 3 4 5 6 7 8 9 10（最剧烈）

6. 请选择下面的一个数字，以表示您目前的疼痛程度。

（不痛）0 1 2 3 4 5 6 7 8 9 10（最剧烈）

7. 您希望接受何种药物或治疗控制您的疼痛？

8. 在过去的 24h 内，由于药物或治疗的作用，您的疼痛缓解了多少？请选择下面的一个百分比，以表示疼痛缓解的程度。

（无缓解）0　10%　20%　30%　40%　50%　60%　70%　80%　90%　100%（完全缓解）

9. 请选择下面的一个数字，以表示过去24h内疼痛对您的影响

（1）对日常生活的影响

（无影响）0 1 2 3 4 5 6 7 8 9 10（完全影响）

（2）对情绪的影响

（无影响）0 1 2 3 4 5 6 7 8 9 10（完全影响）

（3）对行走能力的影响

（无影响）0 1 2 3 4 5 6 7 8 9 10（完全影响）

（4）对日常工作的影响（包括外出工作和家务劳动）

（无影响）0 1 2 3 4 5 6 7 8 9 10（完全影响）

（5）对与他人关系的影响

（无影响）0 1 2 3 4 5 6 7 8 9 10（完全影响）

（6）对睡眠的影响

（无影响）0 1 2 3 4 5 6 7 8 9 10（完全影响）

（7）对生活兴趣的影响

（无影响）0 1 2 3 4 5 6 7 8 9 10（完全影响）

附6　《卫生部癌痛规范化治疗示范病房标准》
（2011年版）

卫办医政发〔2011〕161号

为进一步规范我国肿瘤性疾病诊疗行为，提高我国癌痛规范化治疗水平，保障医疗质量和医疗安全，改善对肿瘤患者的医疗服务，提高肿瘤患者生存质量，制定本标准。

一、科室基本标准

二级以上综合医院或肿瘤专科医院，卫生行政部门核准登记的肿瘤科、疼痛科或者晚期肿瘤治疗、临终关怀相关科室。

（一）肿瘤科。

1. 三级肿瘤专科医院和三级综合医院：

（1）开展肿瘤科临床诊疗工作5年以上，床位不少于30张，年收治中晚期肿瘤患者800例次以上，能够为肿瘤患者提供规范化疼痛治疗；

（2）具有独立设置的肿瘤科门诊，能够为癌痛患者提供门诊服务，年开展癌痛治疗240例或1 500例次以上；

（3）技术水平达到三级医院肿瘤科专业重点科室技术标准，在本省、自治区、直辖市三级医院中处于领先地位；

（4）具有丰富的教学经验，具有每年培训5名以上癌痛治疗医师、6名以上癌痛治疗护士的能力。

2. 二级肿瘤专科医院和二级综合医院：

（1）开展肿瘤科临床诊疗工作5年以上，床位不少于20张，年收治晚期肿瘤患者400例次以上，能够为肿瘤患者提供规范化疼痛治疗；

（2）具有独立设置的肿瘤科门诊，能够为癌痛患者提供门诊服务，年开展癌痛治疗150例或900例次以上；

（3）技术水平在本省、自治区、直辖市二级医院中处于领先地位；

（4）具有培训同级医疗机构医护人员的经验和能力。

（二）疼痛科

开展疼痛科临床诊疗工作 2 年以上，设置疼痛科门诊。

1. 三级医院疼痛科门诊能够独立开展癌痛治疗等工作，每年开展癌痛治疗 150 例或 1 000 例次以上；或者疼痛科每年收治癌痛患者 50 例以上；具有年培训 3 名以上癌痛治疗医师、4 名以上癌痛治疗护士的能力。

2. 二级医院疼痛科门诊能够独立开展癌痛治疗等工作，每年开展癌痛治疗 80 例或 500 例次；具有培训同级医疗机构医护人员的经验和能力。

（三）其他晚期肿瘤治疗及临终关怀相关科室参照上述标准。

二、人员基本标准

（一）三级医院至少有 5 名医护人员专职负责癌痛评估与治疗工作，其中至少有 2 名医师、3 名护士。

（二）二级医院至少有 3 名医护人员专职负责癌痛评估与治疗工作，其中至少有 1 名医师、2 名护士。

（三）医师

1. 有 5 年以上肿瘤科临床诊疗工作经验，或 2 年以上疼痛科临床诊疗工作经验，具有主治医师以上专业技术职务任职资格。

2. 熟练掌握《麻醉药品和精神药品管理条例》《处方管理办法》《医疗机构药事管理规定》《麻醉药品临床应用指导原则》和《精神药品临床应用指导原则》等规范性文件；熟练掌握癌痛患者全面疼痛评估方法；熟练掌握各种止痛药物的特性、使用方法以及不良反应的处理方法；能够独立开展癌痛患者疼痛评估和治疗工作。

（四）护士

1. 有 3 年以上肿瘤科护理工作经验，或 2 年以上疼痛科护理工作经验，具有护师以上专业技术职务任职资格。

2. 熟练掌握肿瘤科、疼痛科护理技能，掌握疼痛评分和疼痛护理操作流程，能够协助医师对患者进行癌痛全面评估和治疗。

3. 能够配合医师做好癌痛患者治疗相关宣教工作。

三、科室基本管理标准

（一）建立麻醉药品和精神药品规范化管理制度。

按照《中华人民共和国药品管理法》《麻醉药品和精神药品管理条例》《处方管理办法》《医疗机构药事管理规定》等文件要求，完善麻醉药品和精神药品管理制度，改进工作机制，优化管理流程，保障患者方便、足量、合理使用止痛药物，满足麻醉药品和精神药品临床应用需求。

（二）建立健全癌痛规范化治疗相关制度

1. 建立癌痛动态评估机制。癌痛患者入院后，医师及护士在 8 小时内完成对患者的全面疼痛评估，并动态评估疼痛程度、性质变化，观察爆发性疼痛发作情况，疼痛减轻或加重相关因素及不良反应等，并予相应处理；病程记录应体现对疼痛的评估和处理，有疼痛护理单，病床旁有疼痛评分脸谱图；能够根据患者病情变化适时调整癌痛治疗方案。对癌痛患者动态评估率不低于 90%。

2. 落实患者知情同意制度。履行病情告知义务，尊重患者知情同意的权利。实施癌痛规范化治疗前，向患者及其家属告知开展癌痛治疗的目的、风险、注意事项、可能发生的不良反应及预防措施。

3. 实施癌痛个体化治疗。根据《精神药品临床应用指导原则》《麻醉药品临床应用指导原则》WHO 三阶梯止痛原则及 NCCN 成人癌痛指南和癌痛治疗规范，准确评估患者病情，制定个体化治疗方案，因病施治。治疗有效率不低于75%。

4. 建立癌痛规范化诊疗流程。建立癌痛患者疼痛评估和治疗流程，合理选择治疗方案。癌痛患者规范化诊疗率不低于80%。

5. 建立疑难复杂癌痛患者会诊制度。建立会诊机制，根据患者病情需要，能够组织肿瘤科、疼痛科、药剂科等有关科室医师进行会诊，制定适宜的诊疗方案。

6. 建立癌痛患者随访制度。对接受癌痛规范化治疗的患者进行定期随访、癌痛评估并记录，保障患者得到持续、合理、有效的癌痛治疗。出院癌痛患者随访率不低于70%，门诊癌痛患者疼痛评估率不低于95%。

（三）建立健全医护人员培训制度

1. 建立医护人员定期培训制度。组织肿瘤治疗相关医护人员每年至少接受一次癌痛规范化治疗培训。三级医院每年培训医护和药学人员300人次以上；二级医院培训100人次以上。

2. 编制医护人员癌痛规范化治疗手册。按照癌痛有关诊疗规范要求，印制癌痛规范化治疗医师操作手册和护理手册，并保证癌痛治疗相关医护人员人手一册。

（四）建立患者宣教制度

1. 建立癌痛患者宣教制度。定期举办癌痛患者宣教讲座（每季度至少开展一次）、科普培训，发放患者宣教手册，对患者及其家属开展癌痛治疗相关知识宣教。

2. 设有创建"癌痛规范化治疗示范病房"活动公示、疼痛治疗知识教育宣传栏，每季度更新宣教内容。

四、其他要求

医院院长和科室主任协调有关科室做好癌痛规范化治疗相关工作。

（一）医务部门

指定专人负责"癌痛规范化治疗示范病房"创建活动，定期组织对活动开展情况进行检查，不断总结经验，及时发现问题并整改，重点检查医师癌痛治疗情况、死亡病例原因分析、医疗安全保障情况、患者治疗后生存质量、随访情况和病历质量等。

（二）药剂科

1. 严格遵守《中华人民共和国药品管理法》《麻醉药品和精神药品管理条例》和《处方管理办法》等法律法规、规章制度，建立完备的麻醉药品和精神药品管理制度和流程。

2. 能够按照WHO三阶梯止痛原则要求提供必要的药品；提供至少3个品种阿片类止痛药物，以及纳洛酮等阿片类药物中毒解救药物，并能够按照处方调配药品，指导临床合理使用。

3. 定期对癌痛治疗药物使用情况进行动态分析，为临床合理使用麻醉药品和精神药品提供指导。

4. 至少有1名临床药师负责癌痛药物用药指导。临床药师有1年以上临床药师工作经验。

（三）麻醉科

开展麻醉科临床诊疗工作5年以上，配备有与麻醉科业务相适应的麻醉、监护与急救设备；三级医院每年独立开展全身麻醉800例以上、神经阻滞麻醉1500例以上；二级医院每年独立开展全身麻醉300例以上、神经阻滞麻醉800例以上。

附7 《关于加强肿瘤规范化诊疗管理工作的通知》

国卫办医发〔2016〕7 号

各省、自治区、直辖市卫生计生委、中医药管理局，新疆生产建设兵团卫生局：

为落实深化医药卫生体制改革要求和国家卫生计生委、国家发展改革委等 16 部门联合印发的《中国癌症防治三年行动计划（2015-2017 年）》，进一步提高肿瘤诊疗规范化水平，保障肿瘤诊疗质量与安全，维护人民群众健康权益，现就加强肿瘤规范化诊疗管理工作提出以下要求：

一、提高肿瘤诊疗能力

（一）加强肿瘤及相关学科建设。各地要加强医疗机构肿瘤科、内科、外科、妇科等相关科室的能力建设，使科室布局、人员配备、技术水平、质量管理、规章制度等与开展的肿瘤诊疗工作相适应。要落实相关法律法规、规章和规定，对放疗科、病理科、检验科、药学部门、放射科、影像科、核医学科等相关学科加强规范管理，为保证诊疗质量提供技术支撑。

（二）加强肿瘤诊疗人才培训。各地要重视肿瘤诊疗相关人才的培训，组织开展肿瘤筛查、诊断、手术、化疗、放疗、介入等诊疗技术的人员培训，使其掌握各种诊疗技术的适应证和诊疗规范。将肿瘤诊疗纳入住院医师规范化培训和医务人员继续教育，提高肿瘤规范化诊疗能力。加强中医药人才培训，提高肿瘤中医药诊疗水平。

（三）加强肿瘤紧缺人才队伍建设。通过制订和实施人才培养计划、建立分配激励机制等措施，改善相关人才紧缺状况。要大力培养与培训病理医师、病理技师，提高病理诊断能力和质量；加强肿瘤专科临床药师培训，增强抗肿瘤药物和辅助用药的审方、点评、调剂能力，指导临床用药；加强肿瘤护理人才培养，为患者提供优质护理服务；开展放疗医师、放疗技师和医学物理人员培训，保证放疗质量。

（四）鼓励开展肿瘤防治科学研究。鼓励有条件的医疗机构开展肿瘤防治科学研究，应用并推广使用安全有效的防治技术。国家将进一步加大对重要肿瘤防治技术和药物研发的支持，规划建设重要肿瘤防治科研基地。

二、规范肿瘤诊疗行为

（五）落实肿瘤诊疗规范和临床路径。医疗机构要严格落实肿瘤相关诊疗规范和临床路径，实施规范化诊疗。要根据患者基本情况、肿瘤病理分型、分期、分子生物学特征以及既往治疗等情况，合理选择手术、化疗、放疗、生物靶向治疗、中医药等治疗方式。国家卫生计生委、国家中医药管理局将继续组织研究、制修订常见肿瘤的诊疗规范和临床路径，指导各地贯彻实施。

（六）控制抗肿瘤药物和辅助用药品种品规数量。医疗机构要严格控制本机构抗肿瘤药物和辅助用药的品种数量，同一通用名称药物品种，其品规数量要作出限定。优先选用《国家基本药物目录》和《国家基本医疗保险、工伤保险和生育保险药品目录》和新农合药品目录收录及国家谈判的药品。要明确抗肿瘤药物和辅助用药的分类使用原则、使用比例，不断降低辅助用药的使用比例。

（七）定期开展用药监测与评价。医疗机构要定期收集、整理本机构及临床各科室抗肿瘤药物和辅助用药使用情况，评估药物使用合理性。二级以上医院要组织制订抗肿瘤药物和辅助用药临床应用专项评价方案，明确评价指标。每半年开展一次专项评价。大力倡导采用信息化手段，加强抗肿瘤药物和辅助用药临床应用监测与评价。

（八）落实处方点评及公示制度。二级以上医院要组织医学、药学、医疗管理等多学科，对抗肿瘤药物和辅助用药处方（医嘱）实施抽查点评。对用药适应证、用法、用量、疗程、配伍禁忌或者不良相互作用等情况进行点评和公示。对点评中发现的问题，要进行跟踪管理和干预，将点评结果作为科室和医务人员处方权授予及绩效考核的重要依据。

三、优化肿瘤诊疗模式

（九）推行"单病种、多学科"诊疗模式。将个体化医学、精准医学理念融入肿瘤的诊疗。针对病情复杂的患者，三级医院和肿瘤专科医院要积极推行"单病种、多学科"诊疗，组织肿瘤科、内科、外科、放疗、病理、药学、影像、检验、核医学等相关学科进行会诊、病例讨论或联合查房，制订科学、适宜的诊疗方案。中医医院要创新中医药与现代技术相结合的中医肿瘤诊疗模式，综合、有机运用多种中医药技术和现代技术，提高临床疗效。

（十）丰富肿瘤诊疗服务内涵。要落实《进一步改善医疗服务行动计划》，着力做好患者的康复指导、疼痛管理、长期护理和营养、心理支持。继续推进癌痛规范化治疗示范病房建设，提高肿瘤患者生存质量。重视对肿瘤晚期患者的管理，开展姑息治疗和临终关怀。加强肿瘤患者的健康教育和适时随访，结合随访结果，及时改进服务。

（十一）关注患者的心理和社会需求。结合医学模式转变，医疗机构和医务人员要关心、爱护肿瘤患者，了解患者心理需求和变化，做好宣教、解释和沟通。鼓励有条件的医疗机构开展医务社会工作和志愿者服务，为有需求的患者链接社会资源提供帮助。

四、建立科学管理方式

（十二）推进肿瘤全过程管理。各地要加强康复医院、护理院、临终关怀机构建设，与上级医院对接，建立长期对口合作关系，实现双向转诊、急慢分治。鼓励上级医院出具诊疗方案，在康复医院、护理院、临终关怀机构实施治疗。逐步构建从诊疗到康复、从医院到社区，对肿瘤的全过程管理模式。

（十三）加强肿瘤登记报告和监测。各省级卫生计生行政部门、中医药管理部门要健全肿瘤登记报告制度，逐步掌握辖区内恶性肿瘤发病和死亡情况。医疗机构要建立肿瘤病例信息监测体系，收集肿瘤临床诊治及预后信息，科学指导规范化诊疗。对个案肿瘤病例信息采取管理和技术上的安全措施，保护患者隐私和信息安全。

（十四）切实落实相关保障制度。各地要认真学习落实城乡居民大病保险、重特大疾病医疗救助等制度，使符合条件的贫困肿瘤患者享受相应的医疗保障，最大限度减轻患者医疗支出负担，缓解因病致贫、因病返贫。

各级卫生计生行政部门、中医药管理部门要高度重视肿瘤诊疗管理工作，发挥肿瘤质控中心的作用，积极组织开展相关培训，加强质量控制和督导检查，不断提高医疗机构肿瘤诊疗水平。国家卫生计生委、国家中医药管理局将适时组织对地方卫生计生行政部门、中医药管理部门和医疗机构的督导检查，并适时遴选肿瘤规范化诊疗示范医院。

国家卫生计生委办公厅　　国家中医药管理局办公室

2016 年 3 月 1 日

附 8 《癌症疼痛诊疗规范（2018 年版）》

一、概述

疼痛是人类的第五大生命体征，控制疼痛是患者的基本权益，也是医务人员的职责义务。疼痛是癌症患者最常见和难以忍受的症状之一，严重地影响癌症患者的生活质量。初诊癌症患者的疼痛发生率约为 25%，而晚期癌症患者的疼痛发生率可达 60%~80%，其中 1/3 的患者为重度疼痛。

如果癌症疼痛（以下简称癌痛）不能得到及时、有效的控制，患者往往感到极度不适，可能会引起或加重其焦虑、抑郁、乏力、失眠以及食欲减退等症状，显著影响患者的日常活动、自理能力、社会交往和整体生活质量。因此，在癌症治疗过程中，镇痛具有重要作用。对于癌痛患者应当进行常规筛查、规范评估和有效地控制疼痛，强调全方位和全程管理，还应当做好患者及其家属的宣教。

为进一步规范我国医务人员对于癌痛的临床诊断、治疗和研究行为，完善重大疾病规范化诊疗体系，提高医疗机构癌痛诊疗水平，积极改善癌症患者生活质量，保障医疗质量和医疗安全，特制定本规范。

二、癌痛病因、机制及分类

（一）癌痛病因

癌痛的原因复杂多样，大致可分为以下三类：

1. 肿瘤相关性疼痛：因为肿瘤直接侵犯、压迫局部组织，或者肿瘤转移累及骨、软组织等所致。

2. 抗肿瘤治疗相关性疼痛：常见于手术、创伤性操作、放射治疗、其他物理治疗以及药物治疗等抗肿瘤治疗所致。

3. 非肿瘤因素性疼痛：由于患者的其他合并症、并发症以及社会心理因素等非肿瘤因素所致的疼痛。

（二）癌痛机制与分类

1. 疼痛按病理生理学机制，主要可以分为两种类型：伤害感受性疼痛和神经病理性疼痛。

（1）伤害感受性疼痛：因有害刺激作用于躯体或脏器组织，使该结构受损而导致的疼痛。伤害感受性疼痛与实际发生的组织损伤或潜在的损伤相关，是机体对损伤所表现出的生理性痛觉神经信息传导与应答的过程。伤害感受性疼痛包括躯体痛和内脏痛。躯体痛常表现为钝痛、锐痛或者压迫性疼痛，定位准确；而内脏痛常表现为弥漫性疼痛和绞痛，定位不够准确。

（2）神经病理性疼痛：由于外周神经或中枢神经受损，痛觉传递神经纤维或疼痛中枢产生异常神经冲动所致。神经病理性疼痛可以表现为刺痛、烧灼样痛、放电样痛、枪击样疼痛、麻木痛、麻刺痛、幻觉痛及中枢性坠胀痛，常合并自发性疼痛、触诱发痛、痛觉过敏和痛觉超敏。

2. 疼痛按发病持续时间，分为急性疼痛和慢性疼痛。癌症疼痛大多数表现为慢性疼痛。慢性疼痛与急性疼痛的发生机制既有共性也有差异。慢性疼痛的发生，除伤害感受性疼痛的基本传导调制过程外，还可表现出不同于急性疼痛的神经病理性疼痛机制，如伤害感受器过度兴奋、受损神经异位电活动、痛觉传导中枢机制敏感性过度增强、离子通道和受体表达异常、中枢神经系统重构等。与急性疼痛相比较，慢性疼痛持续时间长，机制尚不清楚，疼痛程度与组织损伤程度可呈分离现象，可以伴有痛觉过敏和异常疼痛，常规止痛治疗往往疗效不佳。

三、癌痛评估

应该对癌症患者进行疼痛筛查，在此基础上进行详尽的癌痛评估。癌痛评估是合理、有效进行止痛治疗的前提，应当遵循"常规、量化、全面、动态"的原则。

（一）常规评估原则。癌痛常规评估是指医护人员主动询问癌症患者有无疼痛，常规性评估疼痛病情，并且及时进行相应的病历记录，一般情况下应当在患者入院后 8 小时内完成。对于有疼痛症状的癌症患者，应当将疼痛评估列入护理常规监测和记录的内容。进行疼痛常规评估时应当注意鉴别疼痛爆发性发作的原因，例如需要特殊处理的病理性骨折、脑转移、合并感染以及肠梗阻等急症所致的疼痛。

（二）量化评估原则。癌痛量化评估是指采用疼痛程度评估量表等量化标准来评估患者疼痛主观感受程度，需要患者的密切配合。量化评估疼痛时，应当重点评估最近 24 小时内患者最严重和最轻的疼痛程度，以及平常情况的疼痛程度。量化评估应在患者入院后 8 小时内完成。癌痛的量化评估，通常使用数字分级法（NRS）、面部表情评估量表法及主诉疼痛程度分级法（VRS）三种方法。

1. 数字分级法（NRS）：使用《疼痛程度数字评估量表》（图 1）对患者疼痛程度进行评估。将疼痛程度用 0~10 个数字依次表示，0 表示无疼痛，10 表示能够想象的最剧烈疼痛。交由患者自己选择一个最能代表自身疼痛程度的数字，或由医护人员协助患者理解后选择相应的数字描述疼痛。按照疼痛对应的数字，将疼痛程度分为：轻度疼痛（1~3），中度疼痛（4~6），重度疼痛（7~10）。

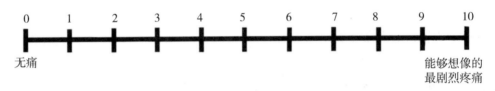

图 1　疼痛程度数字评估量表

2. 面部表情疼痛评分量表法：由医护人员根据患者疼痛时的面部表情状态，对照《面部表情疼痛评分量表》（图 2）进行疼痛评估，适用于自己表达困难的患者，如儿童、老年人、存在语言文化差异或其他交流障碍的患者。

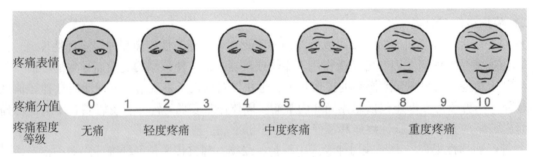

图 2　面部表情疼痛评分量表

3. 主诉疼痛程度分级法（VRS）：主要是根据患者对疼痛的主诉，可将疼痛程度分为轻度、中度、重度三类。

（1）轻度疼痛：有疼痛，但可忍受，生活正常，睡眠未受到干扰。

（2）中度疼痛：疼痛明显，不能忍受，要求服用镇痛药物，睡眠受到干扰。

（3）重度疼痛：疼痛剧烈，不能忍受，需用镇痛药物，睡眠受到严重干扰，可伴有植物神经功能紊乱或被动体位。

（三）全面评估原则。癌痛全面评估是指对癌症患者的疼痛及相关病情进行全面评估，包括疼痛病因和类型（躯体性、内脏性或神经病理性）、疼痛发作情况（疼痛的部位、性质、程度、加重或减轻的因素）、止痛治疗情况、重要器官功能情况、心理精神情况、家庭及社会支持情况以及既往史（如精神病史、药物滥用史）等。应当在患者入院后 8 小时内进行首次评估，并且在 24 小时内进行全面评估，在治疗过程中，应实施及时、动态评估。

癌痛全面评估，通常使用《简明疼痛评估量表（BPI）》，评估疼痛及其对患者情绪、睡眠、活动能力、食欲、日常生活、行走能力以及与他人交往等生活质量的影响。应当重视和鼓励患者表达对止痛治疗的需求和顾虑，并且根据患者病情和意愿，制定患者功能和生活质量最优化目标，进行个体化的疼痛治疗。

（四）动态评估原则。癌痛动态评估是指持续性、动态地监测、评估癌痛患者的疼痛症状及变化情况，包括疼痛病因、部位、性质、程度变化情况、爆发性疼痛发作情况、疼痛减轻和加重因素、止痛治疗的效果以及不良反应等。动态评估对于药物止痛治疗中的剂量滴定尤为重要。在止痛治疗期间，应当及时记录用药种类、剂量滴定、疼痛程度及病情变化。

四、癌痛治疗

（一）治疗原则。癌痛应当采用综合治疗的原则，根据患者的病情和身体状况，应用恰当的止痛治疗手段，及早、持续、有效地消除疼痛，预防和控制药物的不良反应，降低疼痛和有关治疗带来的心理负担，提高患者生活质量。

（二）治疗方法。癌痛的治疗方法，包括病因治疗、药物治疗和非药物治疗。

1. 病因治疗。即针对引起癌痛的病因进行治疗。癌痛的主要病因是癌症本身和/或并发症等引起；需要给予针对性的抗癌治疗，包括手术、放射治疗、化学治疗、分子靶向治疗、免疫治疗及中医药等，有可能减轻或解除癌症疼痛。

2. 药物治疗

（1）基本原则。根据世界卫生组织（WHO）《癌痛三阶梯止痛治疗指南》进行改良，癌痛药物止痛治疗的五项基本原则如下：

1）口服给药。口服方便，也是最常用的给药途径；还可以根据患者的具体情况选用其他给药途径，包括静脉、皮下、直肠和经皮给药等。

2）按阶梯用药。指应当根据患者疼痛程度，有针对性地选用不同性质、作用强度的镇痛药物。

①轻度疼痛：可选用非甾体类抗炎药物（NSAID）。

②中度疼痛：可选用弱阿片类药物或低剂量的强阿片类药物，并可联合应用非甾体类抗炎药物以及辅助镇痛药物（镇静剂、抗惊厥类药物和抗抑郁类药物等）。

③重度疼痛：首选强阿片类药，并可合用非甾体类抗炎药物以及辅助镇痛药物（镇静剂、抗惊厥类药物和抗抑郁类药物等）。

在使用阿片类药物治疗的同时，适当地联合应用非甾体类抗炎药物，可以增强阿片类药物的止痛效果，并可减少阿片类药物用量。如果能达到良好的镇痛效果，且无严重的不良反应，轻度和中度疼痛时也可考虑使用强阿片类药物。如果患者诊断为神经病理性疼痛，应首选三环类抗抑郁药物或抗惊厥类药物等。如果是癌症骨转移引起的疼痛，应该联合使用双膦酸盐类药物，抑制溶骨活动。

3）按时用药。指按规定时间间隔规律性给予止痛药。按时给药有助于维持稳定、有效的血药浓度。目前，缓释药物的使用日益广泛，建议以速释阿片类药物进行剂量滴定，以缓释阿片药物作为基础用药的止痛方法；出现爆发痛时，可给予速释阿片类药物对症处理。

4）个体化给药。指按照患者病情和癌痛缓解药物剂量，制定个体化用药方案。由于患者个体差异明显，在使用阿片类药物时，并无标准的用药剂量，应当根据患者的病情，使用足够剂量的药物，尽可能使疼痛得到缓解。同时，还应鉴别是否有神经病理性疼痛的性质，考虑联合用药的可能。

5）注意具体细节。对使用止痛药的患者要加强监护，密切观察其疼痛缓解程度和机体反应情况，注意药物联合应用时的相互作用，并且及时采取必要措施尽可能地减少药物的不良反应，以提高患者的生活质量。

（2）药物选择与使用方法。应当根据癌症患者疼痛的性质、程度、正在接受的治疗和伴随疾病等情况，合理地选择止痛药物和辅助镇痛药物，个体化调整用药剂量、给药频率，积极防治不良反应，以期获得最佳止痛效果，且减少不良反应。

1）非甾体类抗炎药物和对乙酰氨基酚：是癌痛治疗的常用药物。不同非甾体类抗炎药有相似的作用机制，具有止痛和抗炎作用，常用于缓解轻度疼痛，或与阿片类药物联合用于缓解中、重度疼痛。

非甾体类抗炎药常见有不良反应，包括消化性溃疡、消化道出血、血小板功能障碍、肾功能损伤、肝功能损伤以及心脏毒性等。这些不良反应的发生，与用药剂量和持续时间使用相关。使用非甾体类抗炎药，用药剂量达到一定水平以上时，再增加用药剂量并不能增强其止痛效果，但是药物毒性反应将明显增加。因此，如果需要长期使用非甾体类抗炎药或对乙酰氨基酚，或日用剂量已达到限制性用量时，应考虑更换为单用阿片类止痛药；如为联合用药，则只增加阿片类止痛药用药剂量，不得增加非甾体类抗炎药物和对乙酰氨基酚剂量。

2）阿片类药物：是中、重度癌痛治疗的首选药物。对于慢性癌痛治疗，推荐选择阿片受体激动剂类药物。长期使用阿片类止痛药时，首选口服给药途径，有明确指征时可选用透皮吸收途径给药，也可临时皮下注射用药，必要时可以自控镇痛给药。

①初始剂量滴定。阿片类止痛药的有效性和安全性存在较大的个体差异，需要逐渐调整剂量，以获得最佳用药剂量，称为剂量滴定。对于初次使用阿片类药物止痛的患者，建议按照如下原则进行滴定：使用吗啡即释片进行治疗；根据疼痛程度，拟定初始固定剂量5～15mg，口服，Q4h或按需给药；用药后疼痛不缓解或缓解不满意，应于1小时后根据疼痛程度给予滴定剂量（表1），密切观察疼痛程度、疗效及药物不良反应。第1天治疗结束后，计算次日药物剂量：次日总固定量＝前24小时总固定量+前日总滴定量。次日治疗时，将计算所得的次日总固定量分6次口服，次日滴定量为前24小时总固定量的10%～20%。依法逐日调整剂量，直到疼痛评分稳定在0～3分。如果出现不可控制的药物不良反应，疼痛强度<4，应考虑将滴定剂量下调10%～25%，并且重新评价病情。

表1 剂量滴定增加幅度参考标准

疼痛强度（NRS）	剂量滴定增加幅度
7～10	50%～100%
4～6	25%～50%
2～3	≤25%

对于未曾使用过阿片类药物的中、重度癌痛患者，推荐初始用药时选择短效阿片类止痛药，个体化滴定用药剂量；当用药剂量调整到理想止痛及安全的剂量水平时，可考虑换用等效剂量的长效阿片类止痛药。

对于已经使用阿片类药物治疗疼痛的患者，可以根据患者的疗效和疼痛强度，参照表1的要求进行滴定。

对于疼痛病情相对稳定的患者，可以考虑使用阿片类药物缓释剂作为背景给药，在此基础上备用短效阿片类药物，用于治疗爆发性疼痛。阿片类药物缓释剂的剂量调整参考表1。

②维持用药。在我国常用的长效阿片类药物有吗啡缓释片、羟考酮缓释片和芬太尼透皮贴剂等。在应用长效阿片类药物期间，应备用短效阿片类止痛药，用于爆发性疼痛。当患者因病情变化，长效止痛药物剂量不足时，或发生爆发性疼痛时，立即给予短效阿片类药物，用于解救治疗及剂量滴定。解救剂量为前24小时用药总量的10%～20%。每日短效阿片解救用药次数≥3次时，应当考虑将前24小时解救用药换算成长效阿片类药按时给药。

阿片类药物之间的剂量换算，可参照换算系数表（表2）。换用另一种阿片类药时，仍然需要仔细观察病情变化，并且个体化滴定用药剂量。

表 2 阿片类药物剂量换算表

药物	非胃肠给药	口服	等效剂量
吗啡	10mg	30mg	非胃肠道：口服 = 1：3
可待因	130mg	200mg	非胃肠道：口服 = 1：1.2 吗啡（口服）：可待因（口服）= 1：6.5
羟考酮	10mg		吗啡（口服）：羟考酮（口服）=（1.5~2）：1
芬太尼透皮贴剂	25μg/h（透皮吸收）		芬太尼透皮贴剂 μg/h，q72h 剂量 = 1/2 ×口服吗啡 mg/d 剂量

如需减少或停用阿片类药物，应该采用逐渐减量法，一般情况下阿片剂量可按照 10%~25%/天剂量减少，直到每天剂量相当于 30mg 口服吗啡的药量，再继续服用两天后即可停药。

③不良反应防治。阿片类药物的常见不良反应，包括便秘、恶心、呕吐、嗜睡、瘙痒、头晕、尿潴留、谵妄、认知障碍以及呼吸抑制等。除了便秘之外，这些不良反应大多是暂时性的或可以耐受的。应把预防和处理阿片类止痛药不良反应作为止痛治疗计划和患者宣教的重要组成部分。恶心、呕吐、嗜睡和头晕等不良反应，大多出现在未曾使用过阿片类药物患者用药的最初几天。初用阿片类药物的数天内，可考虑同时给予甲氧氯普胺（胃复安）等止吐药预防恶心、呕吐，必要时可采用 5-HT$_3$ 受体拮抗剂类药物和抗抑郁药物。便秘症状，通常会持续发生于阿片类药物止痛治疗全过程，多数患者需要使用缓泻剂来防治便秘，因此，在应用阿片类药物止痛时宜常规合并应用缓泻剂。如果出现过度镇静、精神异常等不良反应，应当注意其他因素的影响，包括肝肾功能不全、高血钙症、代谢异常以及合用精神类药物等；同时，需要减少阿片类药物用药剂量，甚至停用和更换止痛药。

3）辅助镇痛用药。辅助镇痛药物，顾名思义能够辅助性增强阿片类药物的止痛效果，或直接产生一定的镇痛作用；包括抗惊厥类药物、抗抑郁类药物、皮质激素、N-甲基-D-天冬氨酸受体（NMDA）拮抗剂和局部麻醉药等。辅助镇痛药常用于辅助治疗神经病理性疼痛、骨痛和内脏痛。辅助用药的种类选择和剂量调整，也需要个体化对待。常用于神经病理性疼痛的辅助药物：

①抗惊厥类药物：用于神经损伤所致的撕裂痛、放电样疼痛及烧灼痛。

②三环类抗抑郁药：用于中枢性或外周神经损伤所致的麻木样痛、灼痛，该类药物也可以改善心情、改善睡眠。

对于癌痛采用药物治疗期间，应当在病历中及时、详细记录疼痛评分变化和药物的不良反应，以确保患者的癌痛获得有效、安全、持续控制或缓解。

3. 非药物治疗。用于癌痛治疗的非药物治疗方法，主要有介入治疗、放疗（姑息性止痛放疗）、针灸、经皮穴位电刺激等物理治疗、认知-行为训练以及社会心理支持治疗等。适当地应用非药物疗法，可以作为药物止痛治疗的有益补充；而与止痛药物治疗联用，可能增加止痛治疗的效果。

介入治疗是指神经阻滞、神经松解术、经皮椎体成形术、神经损毁性手术、神经刺激疗法以及射频消融术等干预性治疗措施。硬膜外、椎管内或神经丛阻滞等途径给药，可通过单神经阻滞而有效控制癌痛，有利于减轻阿片类药物的胃肠道反应，降低阿片类药物的使用剂量。介入治疗前，应当综合评估患者的体能状况、预期生存时间、是否存在抗肿瘤治疗指征、介入治疗适应证、潜在获益和风险等。放疗（姑息性止痛放疗）常常用于控制骨转移或者肿瘤压迫引起的癌痛。

五、患者和家属宣教随访

（一）患者和家属宣教。癌痛治疗过程中，患者及其家属的理解和配合至关重要，应当有针对性地开展止痛知识宣传教育。重点宣教以下内容：鼓励患者主动向医护人员如实描述疼痛的情况；说明止痛治疗是肿瘤综合治疗的重要部分，忍痛对患者有害无益；多数癌痛可以通过药物治疗有效控制，患者应当在医师指导下进行止痛治疗，按要求规律服药，不宜自行调整止痛方案和药物（种类、用法和剂量等）；吗啡及其同类药物是癌痛治疗的常用药物，在癌痛治疗时应用吗啡类药物引起"成瘾"的现象极为罕见；应当确保药物妥善放置，保证安全；止痛治疗时，要密切观察、记录疗效和药物的不良反应，及时与医务人员沟通交流，调整治疗目标及治疗措施；应当定期复诊或遵嘱随访。

（二）患者随访。应当建立健全癌痛患者的随访制度。对于接受癌痛规范化治疗的患者进行定期的随访、疼痛评估并记录用药情况，开展患者教育和指导，注重以人文关怀，最大限度满足患者的镇痛需要，保障其获得持续、合理、安全、有效的治疗。

附件：1. 《癌症疼痛诊疗规范（2018 版）》编写专家委员会（略）

2. 简明疼痛评估量表（BPI）（略）

3. 常用癌痛治疗药物表（略）